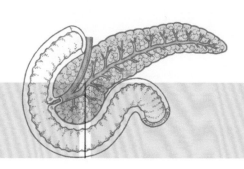

整合胰腺肿瘤学

主编

李兆申　陈汝福　胡先贵

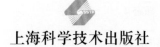

上海科学技术出版社

图书在版编目(CIP)数据

整合胰腺肿瘤学 / 李兆申,陈汝福,胡先贵主编.
—上海:上海科学技术出版社,2015.10
ISBN 978-7-5478-2818-2

Ⅰ.①整… Ⅱ.①李… ②陈… ③胡… Ⅲ.①胰腺肿
瘤—肿瘤学 Ⅳ.①R735.9

中国版本图书馆 CIP 数据核字(2015)第 225333 号

整合胰腺肿瘤学

主编　李兆申　陈汝福　胡先贵

上海世纪出版股份有限公司
上海 科 学 技 术 出 版 社 　出版
(上海钦州南路 71 号　邮政编码 200235)
上海世纪出版股份有限公司发行中心发行
200001　上海福建中路 193 号　www.ewen.co
上海中华商务联合印刷有限公司印刷
开本 889×1194　1/16　印张 40.25　插页 4
字数 1000 千字
2015 年 10 月第 1 版　2015 年 10 月第 1 次印刷
ISBN 978-7-5478-2818-2/R·996
定价:298.00 元

内 容 提 要

本书共 4 篇 31 章,充分体现整合医学的理念,对胰腺肿瘤进行多学科整合,全面地介绍了胰腺肿瘤的相关基础研究、诊断技术、治疗技术以及临床与多学科协作的最近进展,配有大量影像学、消化内镜、病理学和手术标本图片,文字简明扼要,图片清晰翔实。本书可供胰腺内科、外科、肿瘤科、影像科、病理科医师以及从事胰腺基础研究和肿瘤治疗的科研人员参考阅读,既是临床工作中实用的参考书,又是一部内容丰富的专业教科书。

编　委　会

主　　编　李兆申　陈汝福　胡先贵

副 主 编　王凯旋　高　军　金　钢　陆建平　王杰军　郑建明

学术秘书　黄浩杰　王云锋　曾彦博　高　莉　邵成伟

编　　者（按姓氏笔画排序）

丁佳寅　第二军医大学附属长海医院消化内科

王　东　第二军医大学附属长海医院消化内科

王　莉　第二军医大学附属长海医院影像科

王　雷　第二军医大学附属长海医院消化内科

王云锋　第二军医大学附属长海医院消化内科

王玉琼　中国人民解放军第四一一医院消化内科

王杰军　第二军医大学附属长征医院肿瘤科

王凯旋　第二军医大学附属长海医院消化内科

王洛伟　第二军医大学附属长海医院消化内科

王铁功　第二军医大学附属长海医院影像科

方　军　第二军医大学附属长海医院消化内科

孔祥毓　第二军医大学附属长海医院消化内科

左长京　第二军医大学附属长海医院核医学科

叶义标　中山大学孙逸仙纪念医院肝胆胰外科

叶会霖　中山大学孙逸仙纪念医院肝胆胰外科

包　睿　第二军医大学附属长海医院麻醉科

边　云　第二军医大学附属长海医院影像科

毕卓菲　中山大学孙逸仙纪念医院肿瘤科

朱德增　第二军医大学附属长海医院中医科

庄　璐　第二军医大学附属长海医院消化内科

庄燕妍　中山大学孙逸仙纪念医院消化内科

刘　芳　第二军医大学附属长海医院影像科

刘　芳　第二军医大学解剖学教研室

刘　枫　第二军医大学附属长海医院消化内科

刘　岩　中国人民解放军第三〇七医院消化内科

刘宇亭　第二军医大学附属长海医院消化内科

刘宜敏　中山大学孙逸仙纪念医院肿瘤科

刘建强　南京军区福州总医院消化内科

许林锋　中山大学孙逸仙纪念医院放射科

孙宏亮　中山大学孙逸仙纪念医院放射科

孙金山　兰州军区乌鲁木齐总医院消化内科

孙笑天　第二军医大学附属长海医院消化内科

纪风涛　中山大学孙逸仙纪念医院麻醉科

杜奕奇　第二军医大学附属长海医院消化内科

李　平　第二军医大学附属长海医院消化内科

李开春　同济大学附属天佑医院肿瘤科

李兆申　第二军医大学附属长海医院消化内科

李志花　中山大学孙逸仙纪念医院肿瘤科

李豆豆　中山大学孙逸仙纪念医院肿瘤科

李爱民　南方医科大学中西医结合医院肿瘤科

李淑德　第二军医大学附属长海医院消化内科

杨　学　第二军医大学附属长海医院中医科

杨向群　第二军医大学解剖学教研室

杨志英　中日友好医院肝胆胰外科

杨秀疆　复旦大学附属肿瘤医院内镜科

肖　斌　江苏省人民医院消化内科

沈柏用　上海交通大学医学院附属瑞金医院普外科

宋　涛　第二军医大学附属长海医院普外科

宋甜甜　北京协和医院消化内科

张　玉　南通大学附属南通第三医院消化内科

张　建　第二军医大学附属长海医院核医学科

张　玲　第二军医大学附属长海医院消化内科

张太平　北京协和医院基本外科

徐　岷　江苏大学附属医院消化内科

徐永君　第二军医大学生理学教研室

徐克成　暨南大学医学院广州复大肿瘤医院

徐茂锦　第二军医大学附属长海医院内分泌科

高　军　第二军医大学附属长海医院消化内科

高　莉　第二军医大学附属长海医院病理科

郭杰芳　第二军医大学附属长海医院消化内科

郭晓钟　沈阳军区总医院消化内科

唐启斌　中山大学孙逸仙纪念医院肝胆胰外科

黄　勤　第二军医大学附属长海医院内分泌科

黄凤婷　中山大学孙逸仙纪念医院消化内科

黄浩杰　第二军医大学附属长海医院消化内科

曹　喆　北京协和医院基本外科

曹铭辉　中山大学孙逸仙纪念医院麻醉科

龚爱华　江苏大学医学院基础医学系

盛　慧　第二军医大学生理学教研室

崔忠敏　沈阳军医总医院消化内科

彭书峻　中山大学孙逸仙纪念医院麻醉科

彭娟菲　中山大学孙逸仙纪念医院消化内科

曾彦博　第二军医大学附属长海医院消化内科

湛先保　第二军医大学附属长海医院消化内科

赖人旭　中山大学附属第五医院消化内科

詹　茜　第二军医大学附属长海医院影像科

廖　专　第二军医大学附属长海医院消化内科

熊源长　第二军医大学附属长海医院麻醉科

冀凯宏　第二军医大学组织胚胎学教研室

序

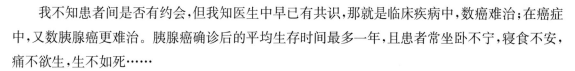

　　我不知患者间是否有约会，但我知医生中早已有共识，那就是临床疾病中，数癌难治；在癌症中，又数胰腺癌更难治。胰腺癌确诊后的平均生存时间最多一年，且患者常坐卧不宁，寝食不安，痛不欲生，生不如死……

　　这世界上的事，最恶者常早原形毕露；最难者常早迎刃而解，这叫倒逼。人是被逼出来的，从妈妈的肚子里。办法也是被逼出来的，从屡次的失败之中，难怪人说"失败是成功之母"，我想胰腺癌也会这样。

　　胰腺癌的研究在当下如火如荼，特别是最近五年，可谓风起云涌，万马奔腾。基础的，临床的；宏观的，微观的；病因的，病理的；诊断的，治疗的；内科的，外科的；西医的，中医的；生理的，心理的……一方面我们还要循此研究下去，为识庐山真面目。另一方面，我们应该对这些研究资料进行收集整理，归纳分析，去粗取精，去伪存真，由此及彼，由表及里，从而将数据和证据还原成事实，将认识和知识提升为经验，然后循事实而诊，循经验而治，从循数据医学、循证据医学向循事实医学、循经验医学进军，这就是我们提倡的整合医学（holistic integrative medicine）。落实到胰腺癌就是整合胰腺肿瘤学（holistic integrative pancreatic oncology，HIPO）。

　　李兆申、陈汝福、胡先贵三位教授紧随历史潮流，适时组织全国同道，在短期内完成了这部《整合胰腺肿瘤学》，实属不易。大家知道，过去我们在教科书中看到的胰腺肿瘤内容多不过3～4页，我们在消化病专著中看到的胰腺肿瘤内容顶多也就13～14页，而今我们看到的这部专著则多达600余页，为既往的数十倍甚至上百倍，我有幸先睹为快。手捧书稿，我的第一感觉是过去好比数花独香，而今是百花满园；草读书稿，我的第一感悟是原料备至，快成大餐。所谓快成，而非已成。我的意思是收集的数据、证据已十分丰富，应有尽有，反映了当代的研究水平，但对其间的相互关系还须做连锁分析，也就是串联到位，并联还需更下功夫。好比面前有很多零件，无数零件，最后要组装成飞机才能飞起来，这就是整合。但我相信快成大餐，最后必成大餐，只是时间而已。

李兆申教授及其编写团队在胰腺肿瘤领域为整合医学的理念和实践开了先河，走出了整合胰腺肿瘤学的第一步，为我们提供了宝贵原料。要做成大餐，怎样做成大餐，什么才叫大餐，仁者见仁，智者见智。也许除了李兆申教授他们，还有人可用此做成大餐来，做成不同的大餐来。不过到了那时，可不要忘记了这些先行者、先驱者曾经的艰辛与贡献。The journey of a thousand miles begins with one step，千里之行始于足下，他们走的可是第一步。

　　是为序。

中国工程院院士　副院长
美国医学科学院院士
西京消化病医院院长

2015 年 7 月 7 日

前　言

　　胰腺是一个后腹膜器官,具有人体生命中不可或缺的内分泌、外分泌功能,由于其解剖位置及生理功能的特殊性,全球范围内对胰腺疾病研究起步都相对较晚,基础研究和临床诊治有进步但尚未达到令人满意的程度,是一个重大的医学科学问题。

　　常见的胰腺疾病有十多种,急性胰腺炎、胰腺肿瘤及慢性胰腺炎为三大胰腺疾病。胰腺常见的肿瘤有胰腺癌、胰腺囊腺癌、胰腺囊腺瘤、胰腺实性假乳头状瘤、胰腺导管内产黏蛋白肿瘤、胰腺神经内分泌肿瘤等近十种;近来研究显示,胰腺肿瘤的发生率有逐年升高的趋势,但由于症状隐匿、无特异性,早诊早治困难。以胰腺癌为例,2013 年最新统计数据显示,在我国上海等经济发达地区,胰腺癌新发估计病例数列男性第六位,女性第七位,但 85% 以上的胰腺癌患者在确诊时已不能行根治性切除术,中位生存期仅为 6~9 个月,5 年总体生存率小于 5%。目前的诊疗技术要达到早诊和早治仍有较大的困难。因此,如何整合临床、影像和病理等相关的技术以达到胰腺肿瘤的早诊和早治已成为世界性医学难题,也是本世纪亟待攻克的顽固堡垒。

　　尽管近年基础医学及影像学快速发展,基因诊断及治疗技术不断完善,使胰腺肿瘤的诊断与治疗水平有了明显进步,在胰腺肿瘤每个方向都已成体系,但各个方向的成绩如同散落的珍珠,缺的是将之串联成整体的线,这根线的缺乏可能成为限制临床治疗的短板。若想解决以上问题,就应该引入"整合医学(holistic integrative medicine,HIM)"的概念。整合医学不仅要求我们把现在已知的各生物因素加以整合,而且要求将心理因素、社会因素和环境因素也加以整合;不仅需要我们将现存与生命相关各领域最先进的医学发现加以整合,而且要求我们将现存与医疗相关各专科最有效的临床经验加以整合,从而构建更全面、系统、科学的疾病诊断、治疗和预防医学知识体系。

　　近年来,我国著名的医学教育家、消化病专家、中国工程院副院长樊代明院士率先提出"整合医学"理念,并得到广泛的认可和推广。据此理念,国内多名专家先后撰写和出版了《整合眼科学》《整合内镜学》《整合胃肠肿瘤学》等专著。受此启发,我们组织全国众多开展胰腺肿瘤基础与临床研究的知名专家学者将胰腺肿瘤发生的基础和临床实践经验有机整合，编写了《整合胰腺肿瘤学》一书，为参与胰腺肿瘤诊治的医务工作者提供较为全面的知识，以期为更有效的诊疗提供帮助。

全书共4篇31章，涵盖了胰腺肿瘤的整个范畴，对胰腺肿瘤基础研究的新进展进行全面汇总；在胰腺肿瘤临床诊疗新技术方面，概括了包括消化内科、胰腺外科、肿瘤科、内分泌科、影像科、核医学科、病理科、放疗科、介入科、麻醉科、营养科等多学科整合协作模式。借此笔者感谢各路临床高手的无私奉献，将自己实践中总结的有效方法著书交流，以期达到对胰腺肿瘤各种诊疗方法的完整了解。另外，本书针对胰腺常见肿瘤，包括胰腺癌、胰腺囊腺癌、胰腺囊腺瘤、胰腺实性假乳头状瘤、胰腺导管内产黏蛋白肿瘤、胰腺神经内分泌肿瘤以及其他胰腺少见肿瘤，就其较为分散的基础知识和临床诊治方法的"纵向知识"再次进行"横向整合"，以期为这些胰腺肿瘤疾病的诊治提供"解牛"式精准的治疗。本书力争将胰腺肿瘤的相关知识予以科学论述及整合，脱离管窥而见全貌，为医学艺术锦上添花。

本书在编写过程中，得到中国工程院副院长樊代明院士的指导、审定和严格把关，并特地为本书作序。本书编写人员来自不同医院和专业，所写内容均是其从事或熟悉的专业，可能未能全面阐述胰腺肿瘤的全部动态，而且本书为近年来相关科学研究工作的积累，一定存在认知的局限性，加上本书内容较广，涵盖面宽，难免有不妥之处，恳请各位专家和读者指正。

谨以此书献给在胰腺肿瘤基础研究和临床工作中不断探索、为人类服务的广大医务工作者。

李兆申　陈汝福　胡先贵
2015 年 7 月 27 日

目　　录

第三篇
胰腺肿瘤治疗相关技术 / 307

第四篇
胰腺肿瘤临床整合 / 393

第一篇

胰腺肿瘤相关基础

第一章
胰 腺 的 发 生

胰腺为消化腺,兼有内分泌、外分泌功能,由外分泌部(腺泡和导管)和内分泌部(胰岛)两部分组成。外分泌部腺泡是产生各种消化酶的部位,导管上皮细胞除了分泌水和碳酸氢盐外,还是胰腺多能干细胞的储存部位。从导管上皮细胞分化来的内分泌前体细胞迁移至胰腺基质并最终分化为胰岛。胰岛含 A 细胞、B 细胞、D 细胞、PP 细胞和 D1 细胞等 5 种内分泌细胞,分别产生胰高血糖素、胰岛素、生长抑素、胰多肽和血管活性肠肽,是调节血糖的主要内分泌组织。

一、背、腹胰芽的发生和演变

胰腺起源于两个原基,即背胰芽(dorsal pancreas bud)和腹胰芽(ventral pancreas bud)。

胚胎第 4 周末时,肝憩室尾缘上皮增生,从前肠末端的背腹两侧壁上各突出一个内胚层芽,此两芽为胰腺原基。背侧芽直接从十二指肠发出,腹侧芽则从肝憩室基部的下方分出。背、腹胰芽的上皮细胞不断增殖,形成的细胞索反复分支,其末端形成腺泡,而与原始消化管上皮相连的部分形成各级导管,于是背、腹两个胰芽分化成了背胰(dorsal pancreas)和腹胰(ventral pancreas)。背胰出现较早,发育较快,故背胰大于腹胰。在背胰和腹胰的中轴线上各有一条贯穿腺体全长的总导管,分别称背胰管和腹胰管。胚胎第 6～7 周时,由于胃、十二指肠的旋转和肠壁的不均等生长,使腹胰和腹胰管的开口转向背侧,并与背胰融合,形成一个单一的胰腺。腹胰形成胰头的下半部分,背胰形成胰头的上半部分和胰体、胰尾。腹胰管与背胰管的远侧段

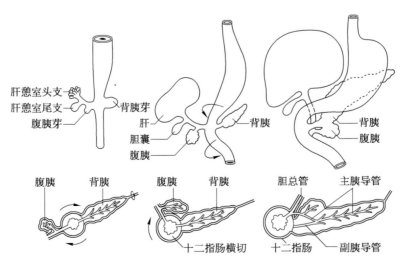

图 1-0-1 胰腺的发生

接通,形成胰腺的主胰导管,与胆总管汇合后共同开口于十二指肠乳头。背胰管的近侧端段或退化,或存留而成副胰导管,开口于十二指肠副乳头(位于主胰管开口下方 2 cm 处)(图 1 - 0 - 1)。

二、胰腺的组织发生

胰腺的实质来源于原始消化管的内胚层。目前已被证实,内分泌细胞和外分泌细胞均是来自具有导管细胞特征的上皮细胞,即导管样上皮细胞,它是具有分化为内分泌细胞和外分泌细胞潜能的干细胞。在人类,最初上皮细胞排列成条索状,并分支形成胰管系统,细胞索的末端细胞增生成团,分化为胰腺的各级导管。导管末端膨大,形成外分泌部的腺泡。据报道,原始胰管周围的间充质有诱导腺泡上皮细胞分化的功能。与此同时,一些上皮细胞群或细胞索仍可增生,渐与上皮细胞分离,向管壁外突出,继而卷曲成团,并与其他细胞索分离,其中有丰富的毛细血管,即发育成具有内分泌功能的胰岛。许多低等动物的胰腺外分泌部不形成独立的器官,而是散在于肠系膜中。例如,无脊椎动物没有独立的胰腺,外分泌部组织存在于肝内,而内分泌细胞存在于胃肠道上皮内,为一种含基底颗粒的开放型内分泌细胞。在较高等的动物,胰腺渐趋复杂,内、外分泌部的腺实质不同程度地分开。例如,爬虫类的内分泌部以小岛的形式散在于外分泌腺的实质中,在鸟类和哺乳类动物才有清楚结构的小岛并有丰富的血管。

(一)内分泌部

胰岛的发生早于外分泌部腺泡。胚胎第9~10周时,原始胰管的二级或三级导管壁局部上皮细胞增生,向外突出并脱离导管系统,形成游离的管旁细胞团,此细胞团即是胰岛原基,逐渐分化形成 A 细胞、B 细胞、D 细胞及胰多肽细胞(pancreatic polypeptide cell,PP 细胞)。其中 A 细胞的分化较 B 细胞早,约占胰岛细胞的 20%,分泌胰高血糖素(glucagon),且具有诱导 B 细胞分泌胰岛素的功能。通过电镜观察和免疫组织化学染色,可见第 10 周的胰岛内已存在 A 细胞。D 细胞于胚胎第 12 周左右出现,占胰岛细胞的 10%,分泌生长抑素(somatostatin)。而 B 细胞于胚胎第 13~14 周才出现,占胰岛细胞的 60%~70%,分泌胰岛素(insulin)。第 18 周开始,A 细胞和 B 细胞均出现周期性脱颗粒现象,表明此时具有分泌活动,B 细胞先开始合成胰岛素,继而 A 细胞合成胰高血糖素,提示胰岛对血糖的调节作用比胎肝对糖原的调节功能出现得更早。第 28~32 周,A 细胞有退化现象,可能与胎儿此阶段生长速度变缓、对胰高血糖素的需要减少有关。第 26 周后,胰岛内偶尔可见 D 细胞和 PP 细胞,PP 细胞为非开放型,与外分泌部腺泡细胞相邻,所释放的胰多肽可随胰液排入十二指肠。在胰腺中,这些内分泌细胞的分布并不是均匀的,A 细胞大多来源于背胰,分布于胰岛周边部分;PP 细胞数量较少,多源于腹胰,除胰岛部位外,亦可存在于腺泡细胞之间以及胰腺导管部位;B 细胞则多由导管上皮细胞分化而来,居于胰岛中央。胰腺发育过程中,背胰含较多的胰岛,故背胰比腹胰形成胰岛的潜力大。临床证实,患糖尿病的孕妇往往会引起死胎、胎儿早熟或胎儿超重等,并且几乎所有糖尿病孕妇所产胎儿的胰岛体积异常增大,数量增多,表明母体的高血糖可影响胎儿胰岛的发育。

(二)外分泌部

胚胎第 13~14 周原始胰管侧方及末端细胞聚集分化形成腺泡细胞,第 14~16 周导管的分支和腺泡逐渐增多,腺泡细胞开始分化,第 16 周胰腺出现被膜,形成疏松的小叶结构,小叶内的结缔组织较成年人多,同时腺泡细胞内出现酶原颗粒。第 17~22 周,导管上皮内糖原消失,而腺泡细胞的酶原颗粒增多,第 16 周开始有少量分泌物见于胰导管,此时分泌的胰液含有胰蛋白酶原。第 24 周时胰腺内含有胰淀粉酶,而胰脂肪酶则于第 32 周时出现于胰液内。一般认为第 16~25 周,胰腺腺泡细胞的酶原颗粒少,外分泌功能尚不完善,而内分泌部在胰腺内所占的体积较大,所以是临床移植治疗胰岛素依赖性糖尿病较合适的时期。

三、 胰腺胚胎发生的分子调节

胰腺的胚胎发生受多种信号分子及转录因子的调控。研究证实,胚胎胰腺发育早期的信号源于脊索,脊索分泌的转化生长因子(transforming growth factor-β,TGF-β)、活化素β-B(activin β-B)和碱性成纤维细胞生长因子(basal fibroblast growth factor,bFGF)抑制前肠末端内胚层上皮细胞 Shh(sonic hedgehog)表达,使胰-十二指肠同源盒-1(pdx-1)的表达活化,诱导这些细胞分化为胰腺原基,即背胰芽及腹胰芽,从而启动胰腺的分化发育。pdx-1 基因是胰腺胚胎发育早期表达的基因,被认为是胰腺发生和胰岛内分泌细胞发育的主控基因,所有胰腺细胞均来源于 pdx-1 表达的胰腺干细胞,随着胰腺发育其表达减弱,并局限于胰岛细胞,具有促进胰腺的早期发育和较晚期的分化以及在成熟 B 细胞中维持细胞的形态和正常作用等功能。

胰芽出现后表达的主要基因有:p48 和 ngn3。p48 是控制胰腺外分泌细胞发育的转录因子的DNA 结合亚单位,其与 pdx-1 有协同作用,促进外分泌细胞的分化及早期淀粉酶、甲胎蛋白等生成。ngn3 仅在胰岛前体细胞中表达,是胰腺发育过程中 pdx-1$^+$ 细胞向内分泌细胞分化的关键性转录调控因子,ngn3 可通过 pdx-1 下调促进 pdx-1$^+$ 干细胞向内分泌细胞分化。

pax4、pax6、nkx2.2、nkx6.1、hlxb9 等属胰岛晚期基因,在胰腺内分泌细胞世系分化中起重要作用。pax4 和 pax6 属同源域转录因子,pax4 参与 B 细胞和 D 细胞的分化。pax6 在 A 细胞、B 细胞、D 细胞和 PP 细胞中都有表达,并对 A 细胞的分化具有重要作用。nkx2.2 和 nkx6.1 属同源域蛋白,nkx2.2 在 A、B 及 PP 细胞均表达,而 nkx6.1 表达仅限于 B 细胞。nkx2.2 基因变异的胰岛细胞虽然可以形成 B 细胞原基,但却不能正常分化成具有功能

的成熟 B 细胞。nkx6.1 作为 pdx-1 的另一个潜在的靶基因,受到 nkx2.2 和 pdx-1 的直接调控,参与 B 细胞的成熟过程(图 1-0-2)。

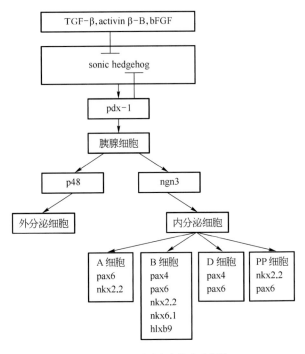

图 1-0-2　胰腺发育的分子调控

生长因子在胰腺的发生中也起了重要作用。TGF-α 能诱导 B 细胞增殖但不诱导其分化,对外分泌部的生长和分化也起调节作用。TGF-β1诱导腺泡细胞的退化。TGF-β 对导管和导管细胞分化有抑制作用。血管内皮生长因子(VEGF)可刺激导管细胞的分化,与内分泌细胞的再生和血管形成有关。胃泌素对导管和腺泡细胞有应答功能。

胰腺的发育过程包括形态发生、内分泌和外分泌细胞的增殖与分化、功能细胞的成熟和完善。胰腺的发育过程受多种信号分子及转录因子的调控。对胰腺发生、发育及调控的完整性认识将有助于人们深入理解胰腺疾病的发病机制,如胰腺肿瘤、糖尿病、胰腺畸形等,从而更有效地指导相关疾病等预防和治疗。

(徐 岷　冀凯宏)

◇参◇考◇文◇献◇

［1］ 周光纪,徐海伟,屈纪富.胰腺的发育及其相关基因调控[J].胰腺病学,2006,6(5)：303－306.

［2］ Schwitzgebel VM, Scheel DW, Conners JR, et al. Expression of neurogenin3 reveals an islet cell precursor population in the pancreas［J］. Development, 2000, 127(16)：3533－3542.

［3］ Peters J, Jürgensen A, Klöppel G. Ontogeny, differentiation and growth of the endocrine pancreas[J]. Virchows Arch, 2000, 436(6)：527－538.

［4］ Neoptolemos JP, Urrutia R, Abbruzzese JL, et al. Pancreatic Cancer［M］. New York：Springer, 2010：28－36.

［5］ Lammert E, Cleaver O, Melton D. Induction of pancreatic differentiation by signals from blood vessels[J]. Science, 2001, 294(5542)：564－567.

［6］ Gannon M, Ables ET, Crawford L, et al. pdx－1 function is specifically required in embryonic beta cells to generate appropriate numbers of endocrine cell types and maintain glucose homeostasis［J］. Dev Biol, 2008, 314（2）：406－417.

［7］ Kume S. The molecular basis and prospects in pancreatic development［J］. Dev Growth Differ, 2005, 47（6）：367－374.

［8］ Sander M, Sussel L, Conners J, et al. Homeobox gene Nkx6.1 lies downstream of Nkx2.2 in the major pathway of beta-cell formation in the pancreas[J]. Development, 2000, 127(24)：5533－5540.

［9］ Zhang YQ, Sarvetnick N. Development of cell markers for the identification and expansion of islet progenitor cells［J］. Diabetes Metab Res Rev, 2003, 19(5)：363－374.

第二章

胰腺的解剖

胰(pancreas)是消化器官中重要的大消化腺，它由外分泌部和内分泌部两部分组成，能分泌胰液和胰岛素。胰为一实质柔软而致密、呈分叶状的灰红色腺体。全长 17～19.5 cm，宽 3～5 cm，厚 1.5～2.5 cm，重 82～117 g。其右端膨大，向左延续的大部分狭长，横位于结肠上区、上腰段脊柱之前腹膜后间隙内，位置较固定。胰的外部形态变化较大，可呈蝌蚪形（40%）、弓形（20%）、S 形、腊肠形、波浪形等，少数形状不规则，这些形态变化对临床影像诊断有一定的参考作用。

一、胰的位置、分部及毗邻

胰的上界为第 12 胸椎体中 1/3 平面，下界达第 2、3 腰椎间盘平面，右界距中线 6.6 cm，左界距中线 11.0 cm。胰自右端至左端可分为四部：胰头、胰颈、胰体和胰尾（图 2-0-1），各部无明显界限，但毗邻的脏器不同。

（一）胰头

胰头（head of pancreas）是胰最宽大的部分，前后扁平，垂直径约 4.7 cm，前后径约 1.7 cm。嵌于十二指肠围成的"C"形凹内（图 2-0-1，图 2-0-2），恰在第 2 腰椎右侧。但约 5% 的人胰头位于脊柱左侧。前面上缘部分被十二指肠上部遮掩，毗邻胃的幽门；右缘紧贴十二指肠降部；下缘紧贴十二指肠水平部上缘。右缘和下缘与十二指肠间的浅沟处或在胰头前面距十二指肠降部左缘 0.5～1.0 cm 处有胰十二指肠前动脉弓经行，动脉弓也可部分或

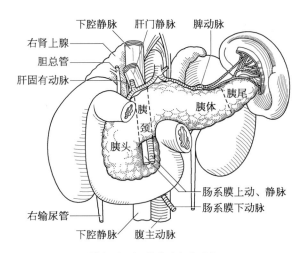

图 2-0-1　胰的分部和毗邻

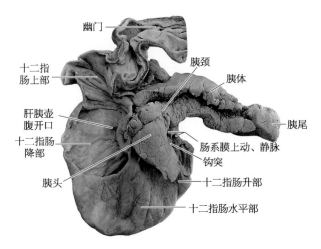

图 2-0-2　胰头和钩突

全部行于胰头前面实质内。胰头前面的中部有横结肠系膜根横向附着，横结肠系膜根上、下的胰头前面均有腹膜覆盖，上部与胃幽门部、幽门和十二指肠上部紧邻，下部邻接横结肠起始部和空肠襻。胰头后面紧邻下腔静脉，此外，右肾动静脉、左肾静

脉的末端、右膈脚，以及右侧睾丸（或卵巢）动、静脉也接触胰头后面，门静脉的起点多位于胰头后方。胆总管胰腺段或位于胰头后面上外侧部一沟内，或穿入胰实质内。

胰头癌有时侵犯下腔静脉或门静脉，手术时应予以注意。胰头和十二指肠遮盖右肾门，右肾手术时注意避免损伤这两个结构。胰头肿大（胰腺癌或慢性胰腺炎）可压迫其周围结构，或向周围结构浸润，引起相应的临床症状。如压迫胆总管致胆道梗阻，影像学检查可见胆管扩张，临床表现为梗阻性黄疸。压迫胰管致胰管梗阻，影像学检查可见胰管扩张，持续性或长期的胰管梗阻可使胰实质受压迫而萎缩纤维化，常是胰腺内、外分泌功能不足的原因。另外，也可压迫十二指肠引起梗阻，钡餐十二指肠造影可见十二指肠窗开大、降部内侧面黏膜纹理失常或肠腔狭窄等。胰头癌亦可浸润十二指肠致消化道出血。

钩突（uncinate process）是胰头下部左侧向下向左伸展到肠系膜上血管后方的部分，呈钩状（图2-0-1，图2-0-2）。大多数人有钩突（98.3%），少数人缺如（1.7%），还有少数人的钩突（3.3%）几乎大于胰头。钩突的大小、形状和包绕肠系膜上血管的程度有个体差异，因而临床在需分离钩突与肠系膜上血管时，其难易程度也有所不同。钩突伸于下腔静脉和腹主动脉前方，腹主动脉发出的肠系膜上动脉恰在钩突钩内向前下行，其右侧是肠系膜上静脉向上延续为门静脉，故钩突的一部分夹于腹主动脉与肠系膜上动脉之间的夹角内，钩突下方是十二指肠水平部，上方有左肾静脉经过。肠系膜上动、静脉有非常短的数个小分支到钩突，胰十二指肠切除术时必须十分小心地结扎这些血管。

（二）胰颈

胰颈（neck of pancreas）是从胰头向前、向上、向左移行于胰体而比头部狭窄的部分，位于第1腰椎水平，长约2.0 cm，垂直径为2.8 cm，前后径为1.6 cm。胰颈前面覆盖有腹膜，与胃幽门及部分网膜囊相邻。胰颈后面与上行的肠系膜上静脉相贴近，胰头与胰颈交界处的右前方有胃十二指肠动脉沟，左后方有一较深的切迹，内有肠系膜上静脉与脾静脉汇合而成的肝门静脉（图2-0-1）。在此处

胃左静脉从左侧注入门静脉，而有一些短小的静脉（收集胰、十二指肠的静脉血）从右侧注入门静脉，也有一些胰的小静脉从右侧注入肠系膜上静脉。由肠系膜上动脉发出的迷走肝动脉（胆囊动脉、肝总动脉、副肝右动脉等）行经胰颈和肝门静脉后方，在该部的手术易损伤此类动脉，会导致肝缺血坏死。中结肠动脉一般经胰颈下缘，有时甚至贯穿胰腺进入横结肠系膜，胰腺手术时必须注意。

（三）胰体

胰体（body of pancreas）是胰的大部分，横位于第1腰椎体前方。体呈三棱柱形，有前、后、下三个面和上、下、前三个缘（图2-0-1，图2-0-2）。垂直径2.5 cm，前后径1.3 cm，平均长7.8 cm。前面被覆有网膜囊后壁的腹膜，隔网膜囊与胃后壁相邻。后面无腹膜，与腹主动脉、肠系膜上动脉起始部、左膈脚、左肾上腺、左肾及其血管特别是左肾静脉接触。胰体下面右侧部分很窄，而左侧部分较宽，由横结肠系膜后下层的腹膜覆盖。体下方有十二指肠空肠曲和部分空肠襻，下面左端位于结肠左曲上方。体上缘右侧部分钝平，左侧部分窄锐，直达胰尾，网膜结节从上缘的右端突出至胃小弯上方，与胃小弯及小网膜后面相接触。上缘的上方与腹腔干相邻，其分支肝总动脉沿胰的上缘向右走行。体下缘分隔胰体后面与下面，肠系膜上血管在下缘右端穿出；而腹腔干分出的脾动脉从此处起沿胰上缘弯弯曲曲向左行进，动脉下方有脾静脉并行，因而胰腺后方的手术入路比较危险。体前缘是胰的前面和下面的分界线，也是横结肠系膜上、下两层的分界处，上层向上覆盖在胰的前面，下层向后下遮盖胰的下面。

（四）胰尾

胰尾（tail of pancreas）与胰体无明显分界（图2-0-1，图2-0-3），由胰体移行变窄，居结肠左曲下方。胰尾是胰的四部分中位置最高的一部分，达第12胸椎高度。胰尾与脾动、静脉一起伸入脾肾韧带内，故可活动。胰尾可达脾门（国人有33.3%）或不达脾门（国人有64.5%），脾大时还可能将胰尾包入脾门，胰尾与脾及其血管关系紧密，故行脾切除术游离脾蒂时需防胰尾受损。

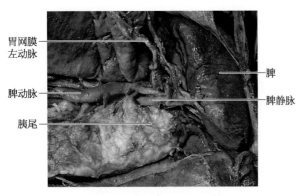

图 2-0-3 胰尾和脾

胃网膜左动脉
脾动脉
胰尾
脾
脾静脉

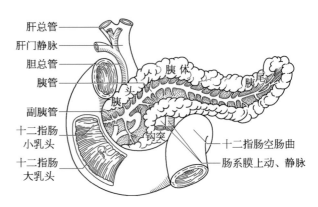

图 2-0-4 胰和十二指肠

肝总管
肝门静脉
胆总管
胰管
副胰管
十二指肠小乳头
十二指肠大乳头
胰体
胰尾
胰头
钩突
十二指肠空肠曲
肠系膜上动、静脉

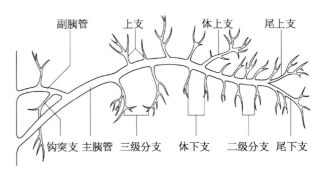

图 2-0-5 胰管的命名

副胰管
上支
体上支
尾上支
钩突支
主胰管
三级分支
体下支
二级分支
尾下支

胰位于腹膜后,是比较固定的器官,但可能有一定程度的上下活动,偶尔可见胰的肿瘤随呼吸而上下活动。胰的固定致使其在腹部钝性撞击伤时易于受伤,可因为胰横过坚硬的脊柱而被折裂。由于胰固定的位置及其与主动脉相毗邻,主动脉的搏动可直接传于胰,有时容易把胰肿瘤与主动脉瘤混淆,特别是这两种情况引起的疼痛通常都发生在背部。然而肠系膜血管,特别是肠系膜上静脉的梗阻,不常并发于胰的疾病。这是由于这些血管几乎完全被胰组织包围(胰颈在血管前,而钩突在血管之后),新生物生长比较缓慢,使得肠系膜上血管有了建立侧支循环的可能,因而肠系膜上血管不一定发生梗阻。

二、胰管及汇流

胰管分为主胰管和副胰管。

(一)主胰管

主胰管(main pancreatic duct)通常称胰管(pancreatic duct),在胰腺实质内从胰尾起始自左向右穿行胰体,靠近胰的后面(图 2-0-4)。主胰管平均长 13.8 cm(8.2~19.1 cm),管径从左向右逐渐增大,尾端管径平均 0.2 cm,头端管径平均 0.4 cm。胰管有两个生理狭窄区,分别在胰头、胰体交界处和胰体中 1/3 处,在胰尾、胰体内有 15~20 对小的胰腺管成直角汇入胰管,这些小支主要有头上支、头下支(即钩突支)、体上支、体下支、尾上支和尾下支等(图 2-0-5)。主胰管至胰颈处则向下、向后、向右,达十二指肠降部后内侧壁与胆总管并行一段,位于胆总管之左、内、下方,最后斜穿

十二指肠壁,开口于十二指肠降部。

主胰管到达胰头时转向下行并与胆总管汇合。国人两管汇合率为 81.7%,不汇合者占 18.3%。汇合部位在十二指肠壁外者占 82%,在肠壁内者占 18%,汇合角度以 45°为多。主胰管与胆总管的关系可细分为 6 种:① 主胰管以距十二指肠大乳头开口不同的距离汇合于胆总管,汇合后的管腔扩大,形成肝胰壶腹(hepatopancreatic ampulla,ampulla of vater)(图 2-0-6A)。② 胆总管和主胰管汇合后不形成壶腹,只形成短小的共同通道(图 2-0-6B)。③ 主胰管汇入胆总管,以胆总管为主形成共同通道(图 2-0-6C)。④ 胆总管汇入主胰管,以主胰管为主形成共同通道(图 2-0-6D)。⑤ 主胰管和胆总管彼此靠近,但分别开口于十二指肠大乳头(图 2-0-6E)。⑥ 主胰管与胆总管未形成共同通道,分别开口于十二指肠不同点(图 2-0-6F)。

肝胰壶腹开口于十二指肠降部后内侧壁的十二指肠大乳头(major duodenal papilla)顶端(图 2-0-7)。扫描电镜显示大乳头口形态不规则,其附近的大乳头黏膜形成纵横交错的皱襞并围成窦

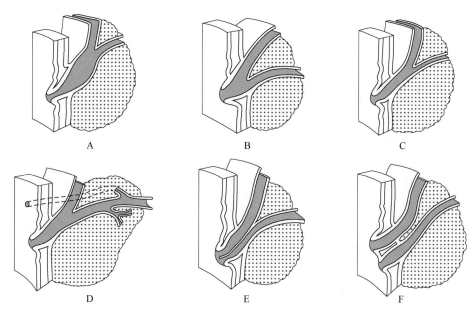

图 2-0-6　主胰管与胆总管的关系

腔向十二指肠腔开放。乳头形状在内镜下呈粉红色乳头状隆起（45.7%）、半球形（28.7%）或扁平形（25.6%）。乳头上方有纵行走向的口侧隆起，其表面有数条环行的缠头皱襞，乳头的肛侧有 1～3 条小带（图 2-0-7）。十二指肠纵襞的出现率为96%，可作为寻找十二指肠大乳头的标志，72%的人纵襞的形态为均匀的条形，其他还有锥形、倒锥形和梭形。纵襞长度平均为 2.94 cm，距幽门平均7.33 cm，其长轴与胆总管的夹角为 40.1°±11.8°，而与胰管的夹角几乎为直角，故临床上经内镜逆行胰胆管造影时，导管从正面垂直方向插入乳头开口易显示胰管。大乳头与纵襞的位置关系如下：大乳头可在纵襞上下端间任一点（36%）、纵襞上端（24%）、纵襞下端（18%），少数在纵襞左侧（16%）或右侧（2%）。在十二指肠大乳头上方的纵襞内，

有胆总管者占 26%。

胰管末端和壶腹处有括约肌，Oddi 把肝胰壶腹括约肌（hepatopancreatic sphincter）分为三部分（图 2-0-8）：① 胆总管括约肌，为一环行肌，位于胆总管末端，是胆总管最强的肌纤维，它收缩可关闭胆总管下端。② 胰管括约肌，位于胰管末端，常不完全，有时缺如。③ 肝胰壶腹括约肌，由十二指肠的环行肌纤维组成。以上三部分括约肌统称为 Oddi 括约肌。

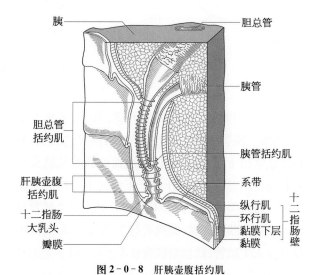

图 2-0-8　肝胰壶腹括约肌

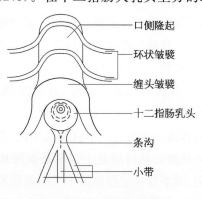

图 2-0-7　十二指肠大乳头

（二）副胰管

副胰管（accessory pancreatic duct）向上行于胰管之前方，与胰管有交通管相通（90%）。继续向

上至胰头上部的前部,随后穿十二指肠降部的后内侧壁,多开口于十二指肠小乳头(minor duodenal papilla)。十二指肠小乳头出现率为48%,常位于十二指肠大乳头上方约2 cm偏前,也有在大乳头右侧或左侧的。有的副胰管左端在胰颈处连于胰管;或不连而在胰头上部偏前面右行,开口于十二指肠小乳头。寻找副胰管和十二指肠小乳头的方法,可以胃十二指肠动脉或其分支胰十二指肠上动脉为标志,因为副胰管在该动脉后方(从手术角度看即深面或下方)在胰头实质内由左向右穿入十二指肠降部的壁。这种紧密关系也能导致消化性溃疡手术时意外损伤副胰管。

主胰管和副胰管的相互关系较复杂,据国人100例解剖统计,共有6种类型(图2-0-9):① 主胰管横贯胰腺的全长,末端与胆总管汇合后开口于十二指肠大乳头。副胰管短而细,位于胰头的上部,左端与主胰管相通,右端开口于十二指肠小乳头(图2-0-9A)。② 无副胰管,胰头上部有一小胰管与主胰管相通,另端为多支细小胰管而不开口于十二指肠(图2-0-9B)。③ 副胰管扩张并横贯胰腺全长,已代替主胰管的功能,其末端开口于十二指肠小乳头,主胰管反而细小,位于胰头下部,与副胰管不相连通,另端与胆总管共同开口于十二指肠大乳头(图2-0-9C)。④ 副胰管较细,钩突的小胰管汇入副胰管,副胰管与胰管相通,另端开口于十二指肠小乳头(图2-0-9D)。⑤ 副胰管较细,在胰头下部与胰管相通,经胰管浅面斜向右上方,开口于十二指肠小乳头(图2-0-9E)。⑥ 胰管在胰头部呈圆圈形,副胰管连于圆圈形上方尾侧的胰管(图2-0-9F)。有统计表明主胰管出现率为95%(其中80%为粗大的主胰管,15%为细小的主胰管),主胰管完全缺如者约占5%;副胰管出现率为80%(其中40%为粗大的副胰管,40%为细小的副胰管),副胰管完全缺如者约占20%。

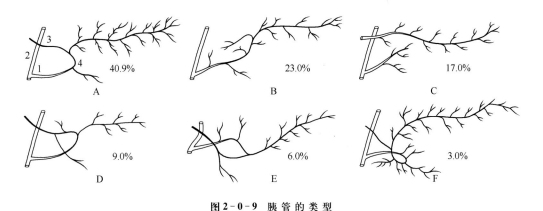

图 2 - 0 - 9 胰 管 的 类 型
1:主胰管;2:胆总管;3:副胰管;4:钩突小胰管

主胰管和副胰管的开口,两者间的关系常有变化,例如主胰管由胰尾部经胰体、胰颈直达胰头,开口于正常的十二指肠小乳头处,而副胰管从胰头下部起始与胆总管汇合,开口于正常的十二指肠大乳头处。这种类型如在做ERCP时就见不到主胰管显影。又如主胰管正常,副胰管起于胰头上部,反向至胰颈注入主胰管,此型副胰管就不开口于十二指肠。

三、胰腺的异常

胰腺源自两个原基,一个位于背侧,称背胰;另一个位于腹侧,称腹胰。背胰和腹胰分别长入肠系膜和肠腹系膜。由于肠管的扭转及肠壁的生长快慢不同,腹胰由十二指肠的腹侧转至背侧。至胚胎第7周时,背胰与腹胰完全合并。异常的胰有环状胰、异位胰和二分胰等(图2-0-10)。

(1)环状胰为先天性畸形,其原因尚不清楚,由于环状胰的管道注入主胰管,因此它有可能来自腹胰。环状胰患者约有一半直到成年仍没有症状。新生儿环状胰症状可能是十二指肠淤滞而引起部分肠梗阻,或继发一定程度的十二指肠狭窄。国内1955~1980年报告56例环状胰,完全包绕十二指

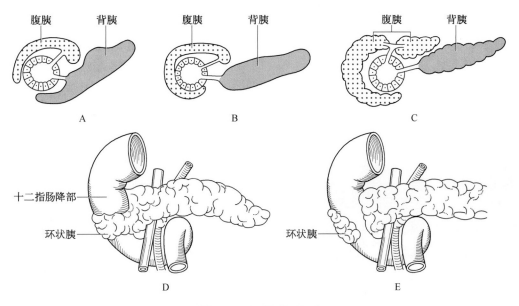

图 2-0-10 胰 的 异 常

A. 腹胰和背胰肥大；B. 腹胰在旋转前固定于十二指肠；C. 左侧腹胰永久存在；D. 完全的环状胰；E. 不完全的环状胰

肠者占 61%，部分包绕者占 39%。

（2）异位胰也称迷走胰，其出现率可达 2%。其原因尚不清楚，可能是胰腺组织在发育过程中随肠管的纵向生长及转位而移植，或由其他部位的内胚层异向分化而来。异位胰腺是异位的胰组织完全不与正常位置上的胰腺连接，可位于许多不同部位，包括胃、十二指肠、空回肠、Meckel 憩室的壁内、肠系膜、网膜、脾、胆囊、胆管、肝、食管以及胚胎来源的消化道其他处的憩室等处。在脾附近或网膜内有胰组织，有人称之为副胰腺。国内 1955～1980 年报道 69 例异位胰腺，见于胃窦部、胃体者共占 49.3%，于十二指肠者占 11.9%，于空肠者占

22.4%，于回肠者占 11.9%，于胰周围脂肪组织、胆总管、升结肠者各占 1.5%。

（3）二分胰很少见，由于腹胰与背胰不愈合，胰腺由两个各自分开的胰构成，每个胰有各自的导管开口于十二指肠。

四、胰腺的血管

（一）胰的动脉

胰的动脉来源于腹腔干的主支（肝总动脉、脾动脉）和肠系膜上动脉（图 2-0-11）。

1. **胰头和胰颈的动脉** 主要是由胃十二指肠

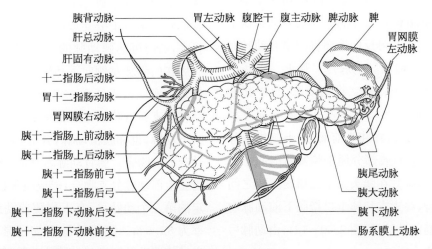

图 2-0-11 胰 的 动 脉

动脉和肠系膜上动脉分出的胰十二指肠上、下动脉构成恒定的2个（前、后）胰（十二指肠）动脉弓供血，还有脾动脉分支胰背动脉参与供血（图2-0-11，图2-0-12）。此外，胰头还可以接受胃十二指肠动脉的2个小分支即十二指肠上动脉和十二指肠后动脉供血。

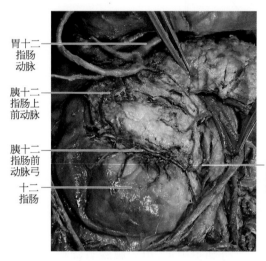

胃十二指肠动脉

胰十二指肠上前动脉

胰十二指肠前动脉弓

十二指肠

胰十二指肠下前动脉

图2-0-12 胰十二指肠前动脉弓

胃十二指肠动脉（gastroduodenal a.）是腹腔干的间接分支，由肝总动脉在十二指肠上部上方肝十二指肠韧带内分出，有时是在十二指肠上部后方分出，分出处距胰上缘约2 cm。分出后在十二指肠上部后方、胆总管之左侧下降，到胰头前面位于网膜囊右缘右侧。胃十二指肠动脉在十二指肠上部下缘胰头前面分为胃网膜右动脉和胰十二指肠上前动脉。

（1）胰十二指肠上前动脉（anterior superior pancreaticoduodenal a.）：通常胃网膜右动脉易于寻找（在胃大弯右端），可反向追溯胃网膜右动脉而寻找胰十二指肠上前动脉的起点。胰十二指肠上前动脉国人98%起于胃十二指肠动脉，起于其他动脉的有肝总动脉（1%）、肠系膜上动脉和胰背动脉（各0.5%）。起始后在胰头前面（距十二指肠降部内缘0.5~1.0 cm）或部分埋于胰实质内向十二指肠水平部走行，少数在胰头与十二指肠降部之间前面的沟内下行，终末支与胰十二指肠下前动脉吻合成胰十二指肠前动脉弓（图2-0-12），由动脉弓沿途分支至胰头。

（2）胰十二指肠上后动脉（posterior superior pancreaticoduodenal a.）：主要起自胃十二指肠动脉（90%），还可起于肝总动脉（2%）、肝固有动脉及其左右支、胆囊动脉（6%）、肠系膜上动脉（1.5%）和胰背动脉（0.5%）。一般单独由胃十二指肠动脉在十二指肠上部上缘处分出，国人出现率为82%，也有18%与胰十二指肠上前动脉共干起始。起始后向下经门静脉和胆总管之前到右侧，在胰头背面或在胰头背面与十二指肠之间的沟内下行，向下经胆总管与胰管汇合部之后方，终支与胰十二指肠下后动脉吻合形成胰十二指肠后动脉弓。在胆总管手术时应注意胰十二指肠上后动脉与胆总管位置关系的变化（动脉上段在胆总管前，下段在后），以免误伤。

（3）胰十二指肠下前和下后动脉（anterior & posterior inferior pancreaticoduodenal arteries）：两动脉或是各自起于肠系膜上动脉本干（33.7%），或是共干起自肠系膜上动脉（66.3%）。也有研究发现，胰十二指肠下动脉除上述两种起源外，还可起自肠系膜上动脉的分支第一个空肠动脉、胰背动脉、第二个空肠动脉、肝右动脉和胃网膜右动脉。通常在十二指肠水平部上缘或胰颈下缘处分出，立即分为前、后两支，各支在胰头之前、后面表面或浅面穿胰实质向右向上与胰十二指肠上前、后动脉末梢吻合成动脉弓，分支至胰头和十二指肠，并常有一支可分布于空肠近端。

（4）胰背动脉（dorsal pancreatic a.）：多数在胰颈上缘处起于脾动脉起始段（国人40.8%），是脾动脉的第一个分支或第一个胰支。胰背动脉管径大，有时可达脾动脉的1/3，平均1~3 mm。发起后在门静脉左侧向下达胰颈后或在其更左侧处伸入胰实质内下行1~3 cm，分为左、右支。胰背动脉左支在近胰下缘偏后向左穿胰体直至胰尾，称胰下动脉，也称胰横动脉，并分出多个分支与胰大动脉分支吻合。胰背动脉右支向右横行，与胰十二指肠上前动脉分支吻合，形成胰头前面的另一较恒定的第三个动脉弓，有人称胰前动脉弓，国人出现率为83.6%。胰背动脉右支还常分出一支至钩突。胰背动脉还可起自肝总动脉（国人有14.4%）、肠系膜上动脉(16.9%,起始后向上入胰实质)、腹腔干(8.0%)、胃十二指肠动脉、结肠中动脉、胰十二指肠下动脉、右胃网膜动脉和主动脉等。较多的报道提示,胰背动脉是胰的"优势"动脉,供应胰颈、体和尾,特别是对胰颈和腺尾,胰背动脉有时可能是胰的单一的动脉(有1%～2%)。因此从解剖学看,大的胰腺手术前,均应做胰血管造影以了解胰腺血供情况,特别是有无异常。

2. 胰体和胰尾的动脉 主要来自脾动脉的分支。

(1) 胰背动脉(dorsal pancreatic a.):较恒定,已述于前。

(2) 胰下动脉(inferior pancreatic a.):为胰体、胰尾的动脉中最恒定的一个,胰下动脉多数起自胰背动脉,即胰背动脉左支(国人有76.7%),还可起自胃十二指肠动脉(14.4%)、胃网膜右动脉(4.4%)、肠系膜上动脉和脾动脉。

(3) 胰大动脉(great pancreatic a.):较恒定,出现率为93.5%。可从脾动脉行于胰上缘全程的任何一点分出,但多数发自脾动脉中段(国人有54.4%)。胰大动脉发起后伸入胰实质内,分支与胰管平行,向左、右行向胰尾、胰头,与胰背动脉、胰尾动脉吻合。脾动脉在胰上缘还发出数支小的胰支进入胰实质。这些动脉小而数目多,又易被撕破,当在胰上缘分离脾动脉时,控制这些小血管的出血较难。

(4) 胰尾动脉(caudal pancreatic a.):可以是多支或者缺如,发自脾动脉,或发自脾门处的一个脾支,或发自胃网膜左动脉,进入胰内与胰大动脉、胰下动脉分支吻合。

除上述胰的供血动脉外,还有一些异常的动脉,在胰手术时易误伤出血、误扎或将其他器官变异的动脉与胰动脉共同的母干结扎,以致造成严重后果。如:① 肝总动脉变异起始于肠系膜上动脉,多是在胰头或胰颈后方起始向上行,偶尔可穿过胰头至其前面上行,经门静脉起始段后方,少数经门静脉前方,继续上行至肝十二指肠韧带内。此时十二指肠几乎全部血供来自肠系膜上动脉。意外结扎肠系膜上动脉不仅会引起肝缺血或者坏死,而且可危及十二指肠。② 肝右动脉可变异起始于肠系

膜上动脉(国人有3.76%)及其他动脉(胃十二指肠动脉、胰十二指肠后动脉,国人有2%),还可能发起胰十二指肠下动脉,行经胰颈和胰头后方,可经胆总管或门静脉后方向上。③ 肝左动脉起始于肠系膜上动脉或胃十二指肠动脉右侧,可能在胰颈或胰头后方上行,故在胰腺手术过程中可能遇见该动脉。④ 中结肠动脉的起点变高或不起于肠系膜上动脉,如在肠系膜上动脉起始处发出,经十二指肠上部下缘与胰头之间穿出,至胰头前面而后进入横结肠系膜;或在胰后方起于肠系膜上动脉,而穿过胰头实质从其前面出来;或起自胰十二指肠下动脉。

胰腺小叶多由独支的小叶内动脉供血,相邻小叶内动脉及其分支间无吻合存在,属终动脉,这是急性胰腺炎局部缺血及小叶内灶性坏死的解剖学基础。

(二)胰的静脉

胰的静脉血回流于门静脉系统。胰的静脉一般均与动脉伴行,并位于动脉浅面。胰内动脉、静脉均位于胰管的后方。

1. 胰头的静脉 主要是胰十二指肠上前、后静脉和胰十二指肠下前、后静脉,四支静脉在胰头与十二指肠之间的沟处或邻近形成前、后两个静脉弓,引流该两个器官的静脉血。

(1) 胰十二指肠上前静脉(superior anterior pancreaticoduodenal v.):在胰头前面胰十二指肠间的沟内靠近十二指肠降部的下部形成,多在沟内向上向内注入胃结肠干(60%),部分可汇入胃网膜右静脉,或直接汇入肠系膜上静脉。胰十二指肠上前静脉接受胰头前上部及十二指肠的许多小而壁薄的静脉。

(2) 胰十二指肠上后静脉(superior inferior pancreaticoduodenal v.):在胰头后面胆总管的胰腺部后方向上行至十二指肠上部后方,在胆总管之左侧注入门静脉后壁。在手术中显露胆总管胰腺部(有时在胰实质内)时可能受到损伤并引起出血。该静脉接受胰头后上部及邻近的十二指肠部分的小静脉。

(3) 胰十二指肠下前静脉(inferior anterior pancreaticoduodenal v.):在胰头前面与十二指肠

间的沟下部形成,向下向内行于胰头实质内到达钩突的下缘,单独或与胰十二指肠下后静脉合成一干而注入肠系膜上静脉。也常经肠系膜上静脉的后方至其左缘注入肠系膜上静脉;或是先注入第一空肠静脉,后者又注入肠系膜上静脉。胰十二指肠下前静脉引流胰头前下部及邻近的十二指肠的静脉。有时无胰十二指肠下前静脉,而由胰十二指肠上前静脉或胰十二指肠下后静脉代替。

(4)胰十二指肠下后静脉(inferior posterior pancreaticoduodenal v.):在胰头后面与十二指肠间的沟的下部内,即在胆总管以下形成,向下向内绕着钩突的下缘注入肠系膜上静脉本干或其属支第一空肠静脉。胰十二指肠下后静脉引流胰头后下部及邻近部分十二指肠的静脉。行胰头十二指肠切除术时,注意结扎、切断胰十二指肠下后静脉。

2. 胰颈、胰体和胰尾的静脉

(1)脾静脉胰支:脾静脉在脾动脉下方胰体后面的沟内从胰尾向右行,在胰颈后方与肠系膜上静脉汇合形成门静脉(portal v.)。脾静脉行进中收集3~13支胰支。

(2)胰下(横)静脉:在胰实质内,伴同名动脉在胰体后下缘上方向右行,大多数注入肠系膜上或下静脉,但也有注入脾静脉或胃结肠干的。

(3)胰颈静脉或峡静脉:胰颈静脉不常有,如果有则是一短而大的静脉,离开胰颈的下缘,注入肠系膜上静脉。如果有胰颈静脉存在,则在切除胰十二指肠分离胰颈与肠系膜上静脉时必须十分小心,防止撕裂静脉造成大出血。

(三)胰的血管与胰分段

近年来解剖学和放射学造影已证实胰也存在分段,即分为右段和左段。右段又称头颈段,包括胰头和胰颈,主要是胃十二指肠动脉和肠系膜上动脉供血区,供血的动脉是胰十二指肠上前、上后动脉,胰十二指肠下前、下后动脉和胰背动脉右支。左段又称体尾段,包括胰体和胰尾,主要是脾动脉供血区,供血的动脉是脾动脉的分支:胰背动脉的左支(胰下动脉)、胰大动脉和胰尾动脉等。

左、右胰段之间的界线相当于胰颈和胰体间的一个少血管过渡带,该带位于肠系膜上动脉与主动脉的夹角处前方和左侧2 cm内,在连接胰左右段的段间少血管区内有细的动脉吻合和胰管,并常有胃十二指肠动脉、胰背动脉或胃网膜动脉的一支管径1~2 mm的动脉。

五、胰腺的淋巴回流

胰腺叶内有丰富的毛细淋巴管丛,最后汇集成3~12条集合淋巴管。胰头上部的集合淋巴管注入胰十二指肠上前、上后淋巴结,而后汇入幽门下淋巴结及肝淋巴结。胰头下部的集合淋巴管注入胰十二指肠下前、下后淋巴结,而后汇入肠系膜上淋巴结。以上淋巴结均位于同名血管旁。胰尾4~7条集合管多注入脾门处的脾淋巴结、沿胰上缘脾血管旁的胰上淋巴结和中结肠淋巴结(同名动脉根部)。胰体前面的淋巴汇入胰上淋巴结、胃左淋巴结和肝淋巴结;胰体后面的淋巴汇入胰下淋巴结、中结肠淋巴结、肠系膜上淋巴结和主动脉淋巴结。

六、胰腺的神经支配

胰由内脏神经支配,主要有三部分:① 来自腹腔神经丛及其他神经丛伴随动脉走行的神经纤维,主要是胰运动神经的交感神经部分。这些神经纤维非常纤细,不形成肉眼可见的神经干或神经丛。② 由发自右腹腔神经节及肠系膜上丛不伴随动脉走行的神经纤维组成的胰头丛,这些神经较粗大,形成肉眼可见的神经干和神经丛,胰头丛的神经纤维包括支配胰的大部分内脏神经纤维(胰运动神经的副交感神经部分和胰感觉神经)。③ 来自左腹腔神经节的不伴随动脉走行的神经,主要分布于胰体和胰尾。这些神经较细小,分布也较稀疏,神经纤维的功能成分与胰头丛相同,称为胰支。

(刘　芳　杨向群)

◇ 参 ◇ 考 ◇ 文 ◇ 献 ◇

［1］ 裘法祖,王健本,张祜曾.腹部外科临床解剖学［M］.济南：山东科学技术出版社,2001.

［2］ 柏树令,应大君.系统解剖学［M］.第八版.北京：人民卫生出版社,2013.

［3］ 张传森,党瑞山.外科及断层影像应用解剖学［M］.上海：第二军医大学出版社,2011.

第三章
胰腺的显微及超微结构

胰腺表面包有薄层疏松结缔组织被膜,其腹侧面覆以腹膜。被膜的结缔组织伸入腺实质,将实质分隔成许多小叶。胰腺主要由腺泡和导管组成,血管、淋巴管、神经及较大的导管行走于小叶间的结缔组织内。胰腺由外分泌和内分泌两部分组成。外分泌部为浆液性的复管泡状腺,构成胰腺的大部分,是胰腺的组织结构、重要的消化腺,它分泌的胰液含有多种消化酶,如胰蛋白酶、胰脂肪酶、胰淀粉酶等。胰液通过导管排入十二指肠,消化食物。内分泌部称胰岛,是由多种内分泌细胞组成的细胞索团,分布于小叶内腺泡之间。胰腺的内、外分泌部结构和功能虽然不同,但两者功能活动的相互关系十分密切(图3-0-1)。

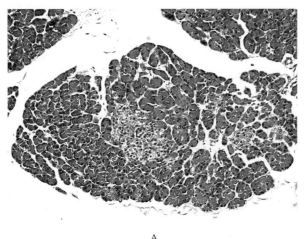

A

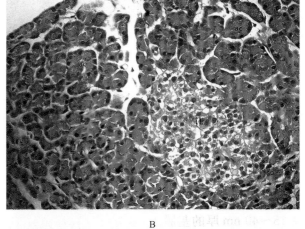

B

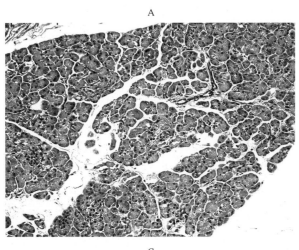

C

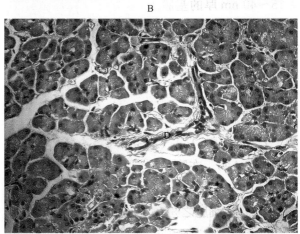

D

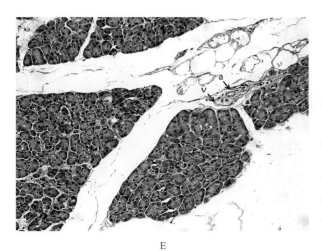
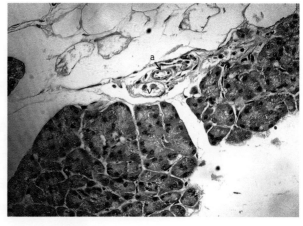

E

F

图 3-0-1　成年人胰腺组织结构(A、C、E：×200；B、D、F：×400)
ac：腺泡；iL：胰岛；D：导管；a：动脉；v：静脉

第一节　胰腺的外分泌结构

胰腺的外分泌部具有浆液性腺的结构,外有基膜,但无肌上皮细胞,导管无分泌管。胰腺的胰泡数量最多,占82%,总的分泌面积约为 11 m²。成年人胰腺每 24 h 分泌胰液 1 500～2 000 ml(约 25 ml·kg⁻¹·d⁻¹)。

一、胰　泡

胰腺泡(pancreatic acinus)是外分泌部的分泌单位,由一层锥体形的腺泡细胞组成。细胞坐落在 15～40 nm 厚的基膜上,基膜外包以少许纤细的网状纤维和丰富的毛细血管。腺泡腔的大小随腺泡细胞的功能状态而变化,细胞分泌之前腺泡腔较小,直径仅 1 μm;细胞分泌之后则腔较大,直径约3 μm。腺泡腔内常见染色较浅的泡心细胞(centroacinar cell)。泡心细胞是伸入到腺泡腔内的闰管上皮细胞,它们以不同的方式围绕腺泡腔(图 3-0-1A)。在腺泡的切面上常见泡心细胞位于腺泡腔内或腺细胞之间。因此腺泡细胞的分泌物是通过泡心细胞之间的间隙流入腺泡腔内的。

1. **腺泡细胞**　属于浆液性腺细胞,细胞的底部

位于基膜上,顶端邻腺泡腔(图 3-1-1A)。细胞核较大,圆形,大多靠近细胞的基部,有 1～2 个明显的核仁。有的腺细胞有双核。新鲜腺泡细胞,其顶部胞质富含嗜酸性的酶原颗粒,其含量因细胞的功能状态而异。消化活动旺盛时,腺泡细胞释放分泌物,颗粒减少,甚至消失,随后又重新形成。细胞基底部的胞质富含嗜碱性物质,若标本在染色之前先用 RNA 酶处理,则基底部的胞质便失去嗜碱性反应,证明嗜碱性物质含有核糖核酸。甲苯胺蓝染色可清楚显示腺泡细胞中的嗜碱性成分(图 3-1-1B)。

胰腺小叶的腺泡细胞内,酶原颗粒的含量变化很大。有些小叶,腺泡细胞含丰富的酶原颗粒,且有很强的摄取氨基酸能力;有的腺泡细胞酶原颗粒很少,甚或没有。这种差异表明,各小叶腺泡细胞的功能状态不是同步的。数十年前,Jarotzky 就已描述了邻近胰岛的腺泡(periinsular acini),其腺泡细胞较大,富含酶原颗粒,染色反应深于离胰岛较远的腺泡,并将围绕胰岛附近的腺泡称为岛晕(periinsular halo),离胰岛较远的腺泡称为远胰岛腺泡(teloinsular acini)。小鼠和刺鼠岛晕的腺泡占总数的 5%～10%,岛晕腺泡含较高的脂肪酶,

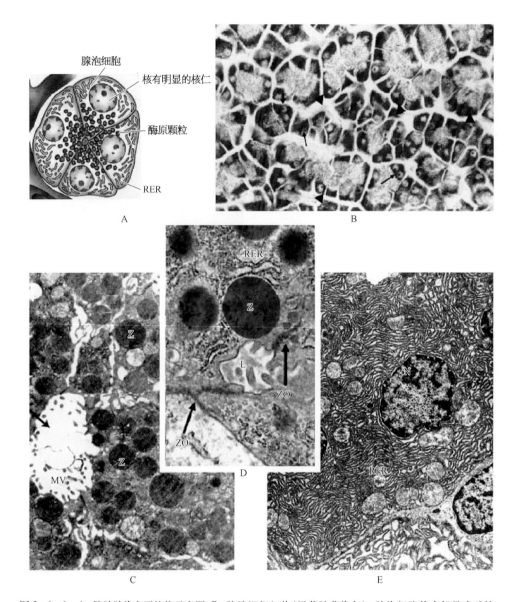

图 3-1-1　A. 胰腺腺泡主要结构示意图；B. 胰腺组织切片（甲苯胺蓝染色）：腺泡细胞基底部呈嗜碱性（▲），核仁明显的泡状核（→）；C. 胰腺腺泡超微结构：微绒毛（MV），腺细胞顶膜（→），酶原分泌颗粒（Z）；D. 腺泡腔（L），邻近细胞的紧密连接（ZO），酶原颗粒（Z），粗面内质网（RER）；E. 腺泡细胞基底结构：含大量核糖核酸（粗面内质网＋游离核蛋白体）

（引自 Pancreatic Cancer，见参考文献[3]）

而远胰岛腺泡则含较高的淀粉酶。此外，在成年人的腺泡内尚有散在的单个胰岛细胞，一般为 B 细胞，在近胰岛的腺泡内多为 A 细胞。电镜下的腺泡细胞可见发达的粗面内质网，呈板层状布满于胞质基底部，并伸向核周围。游离核糖体或多核糖体散布于粗面内质网之间，故基底部胞质在 HE 切片上呈嗜碱性反应（图 3-1-1C）。高尔基复合体也很发达，位于细胞质的核上区，当细胞顶部充满酶原颗粒时，高尔基复合体移至细胞核的旁侧；线粒体丰富，分布于层状的粗面内质网之间或分散在细胞质内。腺泡细胞也有中心粒、溶酶体和多泡体等细胞器。酶原颗粒（图 3-1-1D）是包有界膜的密度高而均质的圆形颗粒，平均直径为 0.6 μm。免疫细胞化学和免疫荧光法证明，酶原颗粒内含有多种酶，如胰蛋白酶原、胰脂肪酶、胰凝乳酶原、羟肽酶、RNA 酶等。酶原颗粒的界膜类似于细胞的质膜，含较高的脂质，比内质网的通透性低，可防止酶的渗出而酶解胞质。酶原则以胞吐的方式排出，使酶原外释至腺泡腔而始终不与胞质接触。胞吐过程有赖于 Ca^{2+} 和 ATP 的存在。腺泡细胞的细胞核呈圆形,位于细胞基底部,其核仁明显(图 3 - 1 - 1E)。

腺泡细胞腔面有少量微绒毛(图 3 - 1 - 1C),长约 0.5 μm,直径约 0.1 μm,内含微丝。细胞化学和电镜证明,胰腺腺泡细胞表面覆有一层 PAS 阳性的含唾液酸的糖蛋白。该层物质含负电荷,能防止微绒毛相互接触或融合,并可能有稳定膜结构的作用。腺泡细胞之间的间隙宽约 13 nm,细胞侧面有连接复合体和相嵌连接,邻近腔面为闭锁小带,在闭锁小带的深面也有桥粒和缝隙连接。电镜研究显示,比胰蛋白酶分子量小的核酸在正常情况下不能通过闭锁小带,故胰蛋白酶通常也不能由腺泡腔漏入细胞间隙。连接复合体使相邻的腺泡细胞或泡心细胞连接起来,它不仅起到密封细胞间隙防止腺泡腔内酶反流的作用,还可能在协调细胞间离子和小分子物质交换中起重要作用。

2. 泡心细胞　是位于腺泡腔内的闰管末端的上皮细胞。泡心细胞小于腺泡细胞,呈扁平形。细胞质染色淡,核圆形或卵圆形。电镜下可见泡心细胞与腺泡细胞相邻的细胞质膜较平直,泡心细胞彼此间相邻的细胞质膜也较平直。近腔面处有闭锁小带,在其深部偶见有桥粒,腔面的细胞质膜形成少量的微绒毛。泡心细胞的胞质较少,电子密度低,细胞器很少,线粒体小而稀少,高尔基复合体和内质网都不发达,少量的核糖体常成群地散布于胞质内。

3. 星状细胞(stellate cells)　1982 年,Watari 等首次在小鼠的胰腺中发现了储存维生素 A 的细胞,这种细胞在 328 nm 的紫外光下可以自发蓝绿色荧光。1998 年 Bachem 等将胰腺组织中胞质含维生素 A 的细胞称为星状细胞。通过对星状细胞形态学、生物学功能和转录因子等方面的研究,发现胰腺星状细胞与其他器官内的星状细胞相似,如肝脏、肾脏和肺脏。该细胞位于胰腺小叶间和腺泡周围区,围绕邻近腺泡细胞基底部。在正常胰腺组织中,星状细胞处于静止状态,活化时胞质内脂滴消失,呈 α 平滑肌肌动蛋白(α - SMA)染色阳性的肌成纤维细胞样,并伴随Ⅰ、Ⅲ型胶原、纤维连接蛋白(Fn)、层粘连蛋白(Ln)大量生成及其细胞外基质(ECM)的沉积。胰腺纤维化的本质是以胶原为

主的 ECM 合成增多,而降解相对减少,两者失去动态平衡状态,导致过多的 ECM 沉积。此外,胰腺星状细胞还与胰腺导管腺癌相关,胰腺导管腺癌细胞和胰腺星状细胞可以形成"共生"关系。研究表明,活化的胰腺星状细胞在胰腺癌的发生、发展和转移中可能起到一定的作用,并且与化疗药物敏感性相关。

4. 干细胞(stem cell)　是存在于胰腺中的具有自我更新和分化潜能的一群未分化细胞。关于胰腺干细胞的报道较多,但关于其存在部位、特异性标记以及如何检测尚无定论。目前认为其可能的标记有巢蛋白、波形蛋白、转录因子 pdx1 和 ngn3 等。

二、导　管

与腺泡相连的一段细而长的导管称闰管,其伸入腺泡的一段称为泡心细胞,另一端汇入小叶内导管。小叶内导管出小叶后,在小叶间结缔组织隔内汇成小叶间导管,后者又汇入纵贯胰腺头尾的主胰管,与总胆管汇合后开口于十二指肠。闰管较长,分支多,由单层扁平或立方上皮组成。其基膜与腺泡细胞的基膜相连接。闰管上皮细胞和泡心细胞能分泌水和电解质。小叶内导管上皮的基膜厚20～40 nm,外包薄层结缔组织。上皮细胞之间的间隙较为恒定,宽约 16 nm,上皮侧面有相嵌连接。上皮顶面有少量孤立的纤毛,长 5～10 μm,直径为0.25 μm。基部胞膜可见许多吞饮小泡。闰管和小叶内导管上皮细胞的腔面均有少许微绒毛和小泡状的突出物。小叶间导管的柱状上皮细胞之间有杯状细胞。此外,在人胰腺的闰管上皮细胞之间可有散在的胰岛 B 细胞和 A 细胞,前者多于后者。在小导管的上皮细胞之间也散在有单个或成小群的 A 细胞和 B 细胞。在导管上皮下的结缔组织中也可有成群的 A 细胞和 B 细胞。主胰管从胰尾至胰头行经胰腺全长,沿途接受小的导管汇入。主胰管管壁稍厚,可分层。黏膜上皮为单层高柱状上皮,也可能有两层。柱状细胞的顶部细胞质内含黏原颗粒,柱状细胞之间有杯状细胞。主胰管在接近

十二指肠处,其固有膜内有小的黏液腺,弹性纤维明显,黏膜外有薄层环行的平滑肌及结缔组织。导管上皮表面覆有一层黏液,有保护深层组织免受胰蛋白酶破坏的作用。在慢性胰腺炎时导管上皮的微绒毛消失,上皮变为多层细胞,管径变细且有皱褶。约70%的主胰管先与胆总管汇合后再通入十二指肠。所以,胆道疾病可能诱发胰腺病变。副胰管(又称 Santorini 管)大多数在十二指肠主乳头的头侧通入十二指肠副乳头。尽管胰腺导管上皮细胞仅占胰腺的一小部分,但它在胰液电解质和黏蛋白的分泌方面发挥着重要作用。据研究,胰腺的分泌液中碳酸氢盐浓度相当低(仅 0.025 mol/L),而胰腺导管的分泌液中却含高浓度的碳酸氢盐(可达 0.15 mol/L)。研究表明,位于导管上皮细胞基部的 Na^+-K^+-ATP 酶在胰液电解质的分泌中起着重要作用。而导管上皮细胞分泌的碳酸氢酶在合成富有碳酸氢盐的胰液中起着关键的作用。

Konok(1969 年)等提出了胰管黏液屏障(pancreatic ductal mucosal barrier, PDMB)的概念,认为胰管上皮细胞及其黏液对胰管内容物有屏障作用,在正常生理状态下可防止胆汁、胰蛋白酶等反流入胰实质,防止胰液中的 HCO_3^- 反流至血液。因此,PDMB 有保护胰组织免受外源性和内源性物质损坏的功能。每日分泌 500～700 ml 的胰液对胰管表面进行冲洗,也有保护 PDMB 的作用。光镜下观察兔胰管上皮为单层立方或单层柱状,上皮间有杯状细胞,其分泌物使胰管上皮表面覆有一层黏多糖。Simpon(1983 年)在电镜下见猫胰管上皮细胞规则排列于基膜上,相邻细胞近腔面处形成紧密连接,细胞表面有 1 μm 长的不规则微绒毛,顶部胞质含数量不等的黏原颗粒,有丰富的内质网和发达的高尔基复合体。相邻细胞侧面胞膜的指状交错也加强了上皮的牢固度。但是胰管的高压、胆汁、乙醇和某些药物等可损害 PDMB,破坏其屏障作用,这可能是急性胰腺炎的一种发病机制。

(张 玲 冀凯宏)

第二节 胰腺的内分泌结构

胰岛是内分泌细胞组成的球形细胞团,散布于胰腺小叶内,估计人胰岛有十几万至几百万不等,胰尾中胰岛较多。胰岛的总体积和总重量占胰腺的 1% 左右。胰岛的大小不等,直径为 75～500 μm,体积大的由数百个细胞组成,小的只有几个细胞,还可见单个胰岛细胞嵌于腺泡或导管上皮细胞之间的。胰岛与腺泡之间有少量网状纤维分隔。胰岛细胞多呈不规则索状排列,细胞之间有紧密连接和缝隙连接,桥粒很少见。细胞之间有丰富的毛细血管网,为有孔型,孔径 50～100 μm。胰岛细胞朝向血管的一侧有基膜,它与毛细血管的基膜贴近,其间仅有极少的网状纤维和间充质细胞,有利于激素的透过。由于胰岛的血管较外分泌部丰富,若用稀释的中性红溶液进行血管灌注,肉眼即可辨认较大的胰岛。

一、胰岛细胞结构

胰腺的内分泌细胞大多聚集成胰岛,少数细胞为散在分布。胰岛细胞较小,合成和释放分泌物的速度比腺泡细胞慢得多,细胞器也不甚发达,在 HE 染色的切片中胞质着色浅,难分辨。用 Mallory-Azan 染色法可区分出 3 种主要细胞,即 A 细胞、B 细胞和 D 细胞。

近年多用免疫细胞化学法鉴别胰岛各类细胞。目前一般将胰岛细胞分为 6 类,但各类胰岛细胞的数量因不同的动物而有差异,甚或完全缺少某种细胞。电镜下可辨认各类细胞分泌颗粒的形态特征。胰岛细胞的共同特征是,分泌颗粒多位于靠近毛细血管的一侧,均有界膜包被,有电子密度致密的芯。

颗粒内除含肽类激素外,还可能含有单胺类(多巴胺、5-羟色胺、组胺等)、ATP以及运载这些物质的糖脂蛋白(载体蛋白)。颗粒内容物释放入毛细血管,作用于远处的靶细胞;但也可能直接作用于邻近的细胞和组织,即旁分泌作用。胰岛细胞间有桥粒、缝隙连接和紧密连接。离子和分子量<1 200的小分子物质可自由通过缝隙连接,细胞合成的激素则不能通过。缝隙连接在调节胰岛功能中起重要作用,如使A、B、D细胞相互联系,同步活动。紧密连接则构成间质内的屏障,可防止激素在细胞间质内扩散而使之进入毛细血管。

1. B细胞 为胰岛的主要细胞,在人类约占胰岛细胞数的75%,主要位于胰岛的中央部。电镜下见其线粒体较腺泡细胞的小,散在分布,圆形或细长,粗面内质网多呈短管或小泡状,均匀分布于胞质内。当分泌颗粒稀少时,粗面内质网与核糖体较多,且粗面内质网常扩大成池。高尔基复合体靠近核的一侧,发育中等,有时在其小泡内可见致密物质,乃是分泌物的前体。在胞质内有各种走向的微管,其末端附于细胞膜或分泌颗粒上,微管之间有时可见微丝。

B细胞的分泌颗粒多集中于胞质的近毛细血管一侧。颗粒外包以界膜,颗粒内有一至数个电子致密的芯,界膜与芯之间的间隙较大。少数B细胞分泌颗粒芯的电子密度低,呈细粒状,芯与界膜紧贴,在胚胎或胰岛素分泌过多的B细胞瘤中这类细胞增多。有时还可见到上述两种分泌颗粒之间的过渡形式。细胞化学证明,分泌颗粒内含少量金属锌,它可能有横向连接和聚合胰岛素分子的作用。所以胰岛素分子可能与锌形成复合体贮存于颗粒内。ATP可能具有稳定分泌颗粒的作用。B细胞还含有5-羟色胺及多巴胺,细胞能快速摄取5-羟色胺及多巴胺并使其脱羧。5-羟色胺可能有助于胰岛素的贮存。

B细胞主要分泌胰岛素,故又称胰岛素细胞,主要调节糖的代谢,促使葡萄糖在肝细胞、脂肪细胞和肌细胞内合成糖原,贮存能源,同时防止高血糖的发生。

2. A细胞 在人类A细胞约占胰岛细胞数的20%,在胰体和胰尾部的胰岛内较多。成年人的A细胞较大,常呈多边形,多位于胰岛的周边部。Mallory-Azan染色时,A细胞胞质内见鲜红色的颗粒。电镜下A细胞的线粒体较少,呈细长形,有适量的粗面内质网,且常扩大成池,游离核糖体丰富,高尔基复合体不发达,其囊和小泡常含有致密物质。A细胞的分泌颗粒呈圆形或卵圆形,电子致密度高的芯常偏于一侧,界膜与芯之间有一新月形的帽样间隙。

A细胞分泌胰高血糖素,故又称高血糖素细胞。胰高血糖素可促进糖原分解和脂肪分解,满足机体活动的能量需要,防止低血糖的发生。胰高血糖素和胰岛素两者作用的相互拮抗和协调维持了血糖的稳定。近年来,免疫细胞化学定位研究提示,A细胞还分泌抑胃多肽和缩胆囊素。前者可抑制胃的蠕动和分泌;后者可收缩胆囊和松弛Oddi括约肌。

3. D细胞 D细胞数量较少,约占胰岛细胞数的5%。人类的D细胞为卵圆形或梭形,分散于胰岛周边部,A、B细胞之间。细胞核卵圆形,染色质致密,核仁不明显。Mallory-Azan染色可见D细胞胞质内含有大量的蓝色颗粒。电镜下,D细胞的细胞器如线粒体、粗面内质网和游离核糖体均较少,线粒体细,常位于分泌颗粒旁边,高尔基复合体较明显,靠近核的一侧。分泌颗粒较大,位于靠近毛细血管一侧的胞质中。颗粒芯的电子密度较A细胞低,界膜紧贴芯,没有间隙。近些年,用免疫细胞化学法证实了D细胞分泌生长抑素,其对胰岛素、胰高血糖素和胰多肽的释放起抑制作用。此外,也有报道D细胞分泌促胃激素,但对此尚有不同意见。虽然生长抑素对各种细胞的作用有差别,但总的来说它主要是在局部对邻近的细胞起强烈的抑制作用,可能是通过降低细胞对Ca^{2+}的摄取和破坏腺苷酸而降低靶细胞的活性,从而降低胰岛B、A细胞的分泌活性。

4. PP细胞 PP细胞体积小,分泌胰多肽。此细胞数量很少,但会随年龄增长而有所增加。在人类它主要存在于钩突内的胰岛周边部,在外分泌部的中、小导管上皮内和腺泡细胞之间也有发现。光镜下只能用免疫细胞化学法辨别此细胞。电镜下，人类的 PP 细胞分泌颗粒较小，且大小不一，圆形或卵圆形，颗粒芯一般为中等电子密度，界膜与芯之间的间隙窄而清亮。但颗粒芯的电子密度变化很大，有中等和高电子密度的颗粒，也有透亮的颗粒，而且这三种颗粒可以共存于一个细胞内，并均有胰多肽的免疫活性。透亮的颗粒往往是圆形的，并含有丝状或丛毛状物质；而高电子密度的颗粒往往是有角的。对胰多肽的免疫反应在颗粒周围强而显得浓，中央则是一个淡染色或不染色的区域。胰多肽对消化系统活动主要起抑制作用，是一种抑制性的激素，如抑制胰液的分泌，特别是抑制碳酸氢盐和胰蛋白酶的分泌，减弱胆囊的收缩和加强胆总管的紧张度以及抑制胃窦和小肠的运动等。

5. D_1 细胞　D_1 细胞在人类的胰岛内极少，有 2%～5%，主要位于胰岛的周边部。细胞形态不规则或细长有突起。光镜下不易辨认，电镜下见细小的分泌颗粒，圆形或不规则形，中等电子密度，Grimelius 银染反应弱。此细胞易与 PP 细胞混淆，其区别在于颗粒界膜与芯之间无间隙。免疫组织化学法显示 D_1 细胞可能分泌血管活性肠肽。在分泌血管活性肠肽增多的肿瘤中，可见类似的 D_1 细胞增多。在腺泡细胞膜上发现血管活性肠肽受体，故血管活性肠肽可看作为一种调节胰腺外分泌的神经递质。血管活性肠肽还能抑制胃酶的分泌，刺激胰岛素和胰高血糖素的分泌。

6. C 细胞　Thomas 早在 20 世纪 30 年代就报道豚鼠胰岛内有少量不含分泌颗粒的 C 细胞。目前看来，低等脊椎动物的胰岛内确实存在一种无颗粒细胞，电镜下见胞质很淡，细胞器很少，表明这是一种分化低的细胞。小鼠的 C 细胞可见少量颗粒。在再生的胰岛和低分化的胰岛肿瘤内，这种无颗粒的 C 细胞较多见，所以一般认为 C 细胞可能是胰岛内分泌细胞的前身。

二、胰岛-腺泡门脉系统

利用血管灌注及扫描电镜研究发现，胰岛与外分泌部腺泡之间有血管吻合。进入胰岛后的血管分支盘曲形成有孔毛细血管网，分布于胰岛细胞之间。胰岛内毛细血管汇成数条出岛血管，呈放射状离开胰岛，分布到周围的外分泌部，再次分散形成包绕胰腺腺泡的毛细血管网。由于出岛血管的前后两端均为毛细血管，故称为胰岛-腺泡门脉系统（insulo-acinar portal system）。胰岛细胞分泌的激素经此门脉系统对外分泌部的功能起控制和调节作用。

（张　玲　冀凯宏）

◇ 参 ◇ 考 ◇ 文 ◇ 献 ◇

［1］ 王维斌，赵玉沛.胰腺星状细胞和胰腺癌微环境［J］.中华外科杂志，2011,49（5）：458-460.

［2］ 张小丽，李非.胰腺星状细胞生物学特性的研究进展［J］.中华外科杂志，2010,48（19）：1508-1510.

［3］ Neoptolemos JP, Urrutia R, Abbruzzese JL, et al. Pancreatic Cancer［M］. New York：Springer, 2010.

［4］ 李兆申，许国铭.现代胰腺病学［M］.北京：人民军医出版社，2006.

［5］ 成令忠，王一飞，钟翠平.组织胚胎学——人体发育和功能组织学［M］.上海：上海科学技术文献出版社，2003.

第四章
胰腺的生理功能

胰腺是整个消化道内最重要的分泌腺,根据细胞组成和功能的不同,可分为内分泌部和外分泌部。胰腺内分泌部又称为胰岛,约占胰腺总体积的 1%,是直径为 $20\sim300~\mu m$ 的实质性细胞团块。根据形态和所分泌激素的不同,这些细胞可分为 A 细胞、B 细胞、D 细胞和 PP 细胞等,它们分别分泌胰高血糖素、胰岛素、生长抑素和胰多肽等。胰腺外分泌部占据胰腺的大部,由腺泡和导管构成。腺泡细胞是外分泌部的主要功能细胞,可分泌多种消化酶;导管上皮细胞则主要分泌水和电解质。它们共同构成了胰液分泌的主要部位。胰腺的内分泌部和外分泌部之间并非彼此孤立,而是相互影响,相互作用,共同调节着机体的能量平衡,并参与胰腺的正常生理和胰腺相关疾病的发生、发展(图 4-0-1~图 4-0-3)。

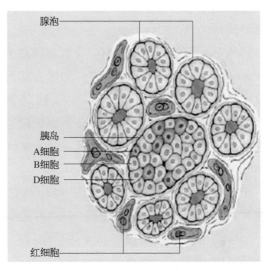

图 4-0-2 胰岛细胞分布模式图

(Guyton AC, Hall JE. Textbook of Medical Physiology. 9th ed. Philadelphia: W.B. Saunders, 1996.)

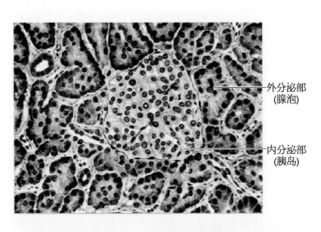

图 4-0-1 胰腺光镜下结构图

(唐军民,李英,卫兰,等.组织学与胚胎学彩色图谱.北京:北京大学医学出版社,2003.)

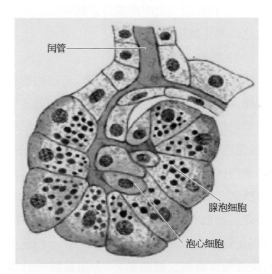

图 4-0-3 胰腺腺泡模式图

(唐军民,李英,卫兰,等.组织学与胚胎学彩色图谱.北京:北京大学医学出版社,2003.)

第一节　胰腺内分泌功能与调节

一、胰岛素的合成、分泌与生理功能

(一)胰岛素的合成与分泌

胰岛素是由胰岛 B 细胞合成和分泌的含有 51 个氨基酸残基的小分子蛋白质,由 A 和 B 两条多肽链组成,分子量约为 6 000。

胰岛 B 细胞首先在内质网中合成前胰岛素原(preproinsulin),分子量为 11 500;然后去除前面由 24 个氨基酸组成的信号肽,形成胰岛素原(proinsulin),分子量为 9 000;胰岛素原在高尔基体内被水解成为胰岛素和游离的 C 肽(connecting peptide,C 肽),两者一起被 B 细胞分泌。

正常成年人胰岛素的分泌量为 40~50 U/d。空腹时,血清胰岛素水平约为 10 μU/ml,进餐后 8~10 min 开始升高,30~45 min 达高峰,可为餐前分泌量的 10 倍;此后,伴随着血糖水平的下降,血清胰岛素水平也迅速降低,90~120 min 后恢复至基础水平。血中胰岛素的半衰期为 5~8 min,主要被肝、肾和外周组织中的胰岛素酶灭活或通过受体内化而终止效应。

(二)胰岛素的生理功能

胰岛素的生物学作用十分复杂,是体内促进合成代谢、维持血糖浓度稳定的主要激素。其主要生理功能包括:① 促进组织细胞对葡萄糖的摄取和利用;促进糖原合成,抑制糖原分解;抑制糖异生。胰岛素是体内唯一可降低血糖水平的激素,它与胰高血糖素共同作用以维持血糖稳定。② 通过多种途径促进脂肪代谢,如促进脂肪酸合成酶系的活化;将葡萄糖的能量以脂肪的形式贮存于脂肪细胞中;促进糖酵解和三羧酸循环,为脂肪酸的合成提供前体物质等。还可抑制脂肪的分解。③ 促进蛋白质合成,抑制蛋白质分解。④ 促进机体的生长。

(三)胰岛素分泌的调节

血糖浓度的变化是调控胰岛素分泌的主要生理因素。此外,代谢性因素、各种激素和神经系统等也可调节胰岛素的分泌。

葡萄糖、氨基酸、脂肪酸既是胰岛素的作用底物,又对胰岛素的合成和分泌有重要作用。其中血糖浓度是调节胰岛素分泌的最重要的因素。当血糖浓度升高时,胰岛素分泌明显增加;当血糖浓度下降至正常空腹水平时,胰岛素分泌也迅速恢复到基础水平。多种氨基酸,如精氨酸和赖氨酸等在 B 细胞内的代谢可刺激胰岛素的分泌。血液中脂肪酸和酮体大量增加时,也可促进胰岛素分泌。

多种胃肠激素可刺激胰岛素分泌,如胃泌素、胰泌素、胆囊收缩素和抑胃肽等,这些物质的刺激作用依赖于细胞外葡萄糖的存在。生长激素、糖皮质激素、甲状腺激素等可通过升高血糖浓度而间接刺激胰岛素分泌。

胰岛其他细胞分泌的激素通过旁分泌方式影响胰岛素的分泌。胰高血糖素一方面可通过促进肝糖原分解来升高血糖,间接促进胰岛素的分泌,另一方面可直接刺激 B 细胞分泌胰岛素;生长抑素和 C 肽等也可抑制胰岛素分泌。

胰岛素分泌还受自主神经支配。迷走神经兴奋,胰岛素分泌增加;交感神经兴奋,胰岛素分泌减少。

二、胰高血糖素的合成、分泌与生理功能

(一)胰高血糖素的合成与分泌

胰高血糖素是由胰岛 A 细胞分泌的含有 29 个氨基酸残基的直链多肽,分子量为 3 485,其氨基端第 1~6 位的氨基酸残基是其生物活性所必需的

片段,其靶细胞主要为肝脏细胞。胰高血糖素在血清中的浓度为 50～100 ng/L,半衰期为 5～10 min,主要在肝内降解失活。

(二)胰高血糖素的生理功能

与胰岛素的作用相反,胰高血糖素是一种促进分解代谢的激素。① 促进糖原分解和糖异生,升高血糖水平:胰高血糖素与肝细胞膜上的受体结合,通过激活 Gs 蛋白-cAMP-PKA 或通过 Gq 蛋白-PLC 等胞内信号途径激活肝细胞糖原磷酸化酶和糖异生有关的酶,加速糖原分解,促使氨基酸转化为葡萄糖,促进糖异生,导致肝糖输出量增加、血糖升高。② 促进脂肪分解:胰高血糖素促进肝细胞摄取糖异生的前体物质,如丙氨酸、谷氨酸、丙酮酸和乳酸等;激活脂肪酶,促进脂肪分解,增加血中游离脂肪酸水平,同时加强脂肪酸氧化,使酮体生成增多。③ 其他作用,如可能通过促进肝内氨基酸脱氨作用所致的生热效应,使心肌细胞内 cAMP 含量增加,增强心肌收缩力,具有正性变力效应。

(三)胰高血糖素分泌的调节

血糖浓度是影响胰高血糖素分泌的最重要的因素。血糖浓度降低可使血浆胰高血糖素水平迅速升高;反之,血糖浓度升高时胰高血糖素分泌减少。血液中氨基酸水平也是刺激胰高血糖素分泌的重要物质,高蛋白餐或静脉注射各种氨基酸均可刺激胰高血糖素分泌。但与葡萄糖作用有所不同,氨基酸对胰高血糖素和胰岛素的分泌都具有刺激作用。氨基酸一方面通过刺激胰岛素的释放使血糖浓度降低,另一方面又通过刺激胰高血糖素的释放提高血糖水平,对于防止血糖下降过低导致低血糖具有一定的生理意义。

血浆脂肪酸水平在生理范围内波动即可影响胰高血糖素水平的变化。血浆脂肪酸水平降低能刺激 A 细胞分泌胰高血糖素;反之,则抑制其分泌。

生长激素、糖皮质激素通过升高血糖而间接影响胰高血糖素的分泌。生长抑素、抑胃肽等胃肠激素能直接影响胰高血糖素的分泌。自主神经对胰岛细胞亦有调节作用,副交感神经元兴奋可抑制胰高血糖素的分泌。肾上腺素、去甲肾上腺素及多巴胺等儿茶酚胺类激素可促进胰高血糖素的分泌。体育锻炼、应激状态如休克、感染、精神紧张等,均可促进胰高血糖素的分泌。

胰岛分泌的其他激素通过旁分泌方式调控胰高血糖素的分泌。胰岛素可通过降低血糖水平间接刺激胰高血糖素分泌,但 B 细胞分泌的胰岛素和 D 细胞分泌的生长抑素直接抑制 A 细胞分泌胰高血糖素。

三、生长抑素的合成与生理功能

生长抑素(somatostain,SS)是体内具有广泛抑制性作用的一种激素。生长抑素由胰岛 D 细胞分泌,以十四肽(SS14)为主,分子量为 1 600。它广泛分布于神经系统、胃肠道和胰腺中。

生长抑素对机体多种内分泌和非内分泌功能有广泛的抑制作用。对于消化系统,生长抑素能抑制胃液分泌,抑制胰蛋白酶、淀粉酶、碳酸氢盐和胰液的合成和分泌,抑制胃排空和胆囊收缩,还能抑制小肠对糖和脂肪的吸收,减少内脏的血流等,从内分泌与外分泌的多个环节抑制消化的进程和各种营养成分的吸收,在机体营养功能和能量平衡的调节中与其他因素抗衡,使营养物质的吸收与组织利用相互匹配;对于胰岛,生长抑素能抑制目前已知的所有胰岛激素的分泌,包括胰岛素、胰高血糖素及胰多肽,并且能抑制所有刺激胰岛素及胰高血糖素分泌的反应;对于垂体,生长抑素可抑制生长激素的基础分泌及其多种刺激因子的分泌反应,同时抑制 TSH 的分泌及 TRH 对 TSH 分泌的刺激作用。

已知的所有能刺激胰岛 B 细胞分泌胰岛素的因素都能刺激胰岛 D 细胞分泌生长抑素。

四、胰多肽的合成与生理功能

胰多肽(pancreatic polypeptide,PP)是由胰岛 PP 细胞分泌的含有 36 个氨基酸残基的直链多肽,分子量为 4 200。在脑、自主神经系统和小肠还分别发现了两种相关的 36 肽，即神经肽 Y（neuropeptide Y，NPY）和酪酪肽（polypeptide YY，PYY）。这些肽类物质都属于胰多肽家族，在机体的能量平衡中起着一定的生理作用。在人类，胰多肽在餐后释放，其主要作用是抑制胰腺分泌胰蛋白酶和碳酸氢盐。其次，胰多肽可抑制胆囊收缩，减少胆汁的排除，抑制胃酸分泌和胃的运动，从而影响食物的消化和吸收。

食物中的蛋白质是刺激胰多肽分泌的最强因素，其次是脂肪、糖类。进食、低血糖、胃扩张、小肠内酸化等可引起 CCK 的释放及迷走神经兴奋，刺激 PP 细胞分泌胰多肽；生长抑素和高血糖则可抑制胰多肽分泌。

五、 其他内分泌激素的合成与生理功能

胰岛淀粉样多肽（islet amyloid polypeptide，IAPP），或称淀粉素（amylin），是一种含有 37 个氨基酸残基的多肽，分子量为 3 800，也是由胰岛 B 细胞分泌。胰岛淀粉样多肽可使 B 细胞发生超极化，抑制胰岛素的分泌，具有抗胰岛素生物活性的作用，可导致胰岛素抵抗；还可抑制肌肉糖原的合成，促进糖原分解和糖酵解，增加乳酸的输出量，为肝糖原合成和糖异生提供原料，从而调节代谢。

（徐　岷　盛　慧　徐永君）

第二节　胰腺外分泌功能与调节

一、 胰 液 的 组 成

胰液（pancreatic juice）是无色无味的液体，呈弱碱性，pH 值为 7.8～8.4，渗透压与血浆相等。成年人每 24 h 分泌胰液 1 500～2 000 ml。主要包括多种消化酶、水和无机盐等。其中，消化酶主要由胰腺腺泡细胞分泌，种类很多，包括消化蛋白质的酶，如胰蛋白酶原（trypsinogen）、糜蛋白酶原（chymotrypsinogen）和羧基肽酶原（procarboxypeptidase）；消化淀粉的酶，如胰淀粉酶；消化脂肪的酶，如胰脂肪酶；消化核酸的 RNA 酶和 DNA 酶。无机盐主要由胰腺导管上皮细胞分泌，包括 Na^+、K^+、Ca^{2+}、Mg^{2+}、HCO_3^-、HPO_4^{2-} 和 Cl^- 等，以 HCO_3^- 含量最多。当胰腺大量分泌胰液时，HCO_3^- 的浓度可达 145 mmol/L，是血浆中 HCO_3^- 浓度的 5 倍左右，这也是胰液呈碱性的主要原因。胰液中的 Cl^- 浓度与 HCO_3^- 浓度间呈反向变化的关系。

二、 胰腺外分泌生理功能

胰腺外分泌部分泌的胰液是消化道中最重要、消化功能最强的一种消化液。当胰液分泌障碍时，即使其他消化腺的分泌都正常，食物中的脂肪和蛋白质仍不能完全消化，从而影响吸收，而糖类的消化和吸收不受明显影响。

（一）胰酶的生理功能

胰液中含有多种消化蛋白质的酶，包括胰蛋白酶原、糜蛋白酶原、羧基肽酶原和少量的弹性蛋白酶原（proelastase）。它们在刚被分泌时都是以酶原形式存在，进入小肠后在肠肽酶等物质的作用下被激活。其中，胰蛋白酶原被激活后成为胰蛋白酶（trypsin），后者既可以正反馈方式激活胰蛋白酶原，也可激活糜蛋白酶原和羧基肽酶原，使之成为糜蛋白酶（chymotrypsin）和羧基肽酶（carboxypeptidase）。胰蛋白酶和糜蛋白酶单独作用时，可将蛋白质水解为胨和胨，它们协同作用时，则使蛋白进一步分解成小分子多肽和氨基酸，多肽被羧基肽酶进一步分解为氨基酸。此外，糜蛋白酶还具有凝乳作用。

胰液中消化淀粉的酶是胰淀粉酶（pancreatic amylase），它可将食物中的淀粉、糖原及其他碳水化合物分解为麦芽糖及少量三糖。

胰液中消化脂肪的酶是胰脂肪酶（pancreatic lipase），其在胆盐和辅脂酶存在的条件下，可将脂肪分解成甘油、单酰甘油和脂肪酸。胰液中还含有一定量的水解胆固醇的胆固醇酯水解酶和水解磷脂的磷脂酶 A_2，以及 RNA 酶和 DNA 酶等，它们活化后可水解相应核酸为单核苷酸。

腺泡细胞还分泌少量胰蛋白酶抑制因子（trypsin inhibitor），其在 pH 3～7 的环境中可与胰蛋白酶以 1:1 的比例结合，使胰蛋白酶丧失活性，从而防止了胰腺自身被消化。但胰液中胰蛋白酶抑制因子的含量很少，作用有限，当出现胰导管梗阻、痉挛或饮食不当而引起胰液分泌急剧增加时，由于胰液排出受阻，胰管内压力升高，胰腺腺泡破裂，胰蛋白酶原渗出到胰腺间质而被激活，胰腺组织被自身消化，引起胰腺的炎症和坏死，导致急性胰腺炎的发生。

（二）碳酸氢盐的生理功能

胰液中含量最多的无机物是 HCO_3^-，主要生理功能是中和进入十二指肠的胃酸，使肠黏膜免受强酸侵蚀，同时也为小肠内各种消化酶提供最适的 pH 环境。

三、胰腺外分泌生理调节

在非消化期，胰腺外分泌分泌胰液的量很少，仅占最大分泌量的 10%～20%。食物是刺激胰液分泌的自然因素。进食后，胰液分泌大大增加。胰液分泌受神经和体液因素的影响，以体液调节为主。

（一）体液调节

很多胃肠激素调控着胰腺外分泌的分泌。目前已知的促进胰液分泌的激素有：胰泌素、胆囊收缩素、胃泌素、胰岛素、血管活性肠肽、胰多肽、铃蟾肽（蛙皮素）、促胃动素等；抑制胰液分泌的激素有：胰高血糖素、降钙素、肾上腺素、去甲肾上腺素、生长抑素、前列腺素 E 等。

1. 促进胰腺分泌的激素　胰泌素（secretin）是由小肠黏膜的 S 细胞分泌的由 27 个氨基酸残基组成的多肽，主要作用于胰腺小导管上皮细胞，刺激其分泌水和 HCO_3^-，表现为胰液分泌量增加，而胰酶的含量不高。盐酸、蛋白质分解产物、脂肪酸、迷走神经兴奋等均可刺激胰泌素的释放，从而促进胰液分泌。

胆囊收缩素（cholecystokinin，CCK）又称促胰酶素，主要由小肠黏膜 I 细胞分泌，是由 33 个氨基酸残基组成的多肽激素。它可促进胰腺腺泡细胞分泌多种消化酶，对导管上皮细胞分泌水和 HCO_3^- 也有弱的兴奋作用，表现为胰液中胰酶的含量高，而水和 HCO_3^- 量相对少。CCK 受体包括 CCK‑A 和 CCK‑B 受体，其中刺激胰液分泌主要通过 CCK‑A 受体介导。其途径有：① CCK 通过 CCK‑A 受体，激活腺泡细胞膜上的鸟苷酸环化酶，使胞内 cGMP 水平增高，cGMP 作为第二信使，可促使腺泡细胞分泌胰酶。另外，CCK 可激活磷脂酰肌醇系统，增加钙离子水平，而钙离子也可作为第二信使，促使胰酶分泌。② CCK 作用于迷走神经传入纤维上的 CCK‑A 受体，增加迷走传入神经的冲动，促进乙酰胆碱的释放，刺激胰酶分泌。

胰岛素由胰岛 B 细胞分泌，能增加胰淀粉酶的释放，并通过与胰腺腺泡细胞上的特异性受体结合，促进腺泡细胞蛋白质合成、葡萄糖摄取与利用，调节胰腺腺泡功能。其调节作用有短效和长效之分，前者主要是加强腺泡对胃肠激素和神经递质的反应，后者则偏重于调节胰消化酶的生物合成。

血管活性肠肽（vasoactive intestinal peptide，VIP）储存在胰腺神经末梢，其对胰腺的作用类似于胰泌素，与相应受体结合，可增加腺苷酸环化酶的活性，导致 cAMP 合成增加，促进碳酸氢盐的分泌。其与小剂量胰泌素可起协同作用，增加胰液量及碳酸氢盐的分泌，对于大剂量胰泌素则发生竞争性抑制。

其他如胃泌素释放肽、蛙皮素、糖皮质激素、甲状旁腺素、生长激素等，也可从不同途径刺激胰腺外分泌。胃泌素释放肽、蛙皮素可通过胰腺腺泡上的特异性受体介导，促进胰酶分泌。糖皮质激素对胰腺腺泡细胞酶原颗粒形成有促进作用。

2. 抑制胰腺分泌的激素　胰高血糖素由 29 个氨基酸组成，是胰岛 A 细胞分泌的一种多肽类激素，可抑制胰蛋白酶、胰脂肪酶和碳酸氢盐分泌，剂量越大，抑制越明显，其作用机制是通过促进生长抑素释放及降低迷走胆碱能神经的活性而起抑制作用。

生长抑素是胰岛 D 细胞合成的 14 肽，主要作用是抑制胰液和胰酶的外分泌。研究表明，生长抑素几乎抑制所有的胃肠激素，包括血管活性肠肽（VIP）、胰泌素、胃泌素、胆囊收缩素等的释放，从而间接影响胰腺外分泌系统的功能。生长抑素还直接抑制胰液碳酸氢盐、胰蛋白酶、淀粉酶等的分泌。其中抑制胰酶分泌的作用较其抑制碳酸氢盐的作用更强。

胰多肽由胰岛 PP 细胞分泌，由 36 个氨基酸组成。近年来研究表明，PP 由 CCK 介导释放，通过与胆碱能受体竞争性结合后，对胆碱能递质起作用而抑制胰酶的分泌。实验显示，PP 能明显地抑制胰腺的外分泌系统，包括基础水平与兴奋后水平，尤其是碳酸氢盐和蛋白酶，使胰液分泌减少。

其他激素，如神经降压肽可抑制胃酸和胰液分泌，脑啡肽可抑制胰泌素及餐后刺激的胰液分泌，去甲肾上腺素可导致胰血管收缩，抑制胰腺外分泌。降钙素、肾上腺素和前列腺素等也能通过不同的途径抑制胰腺外分泌。

（二）神经调节

胰腺受交感和副交感神经支配，它们分别来自内脏神经和迷走神经。其中交感神经纤维来自腹腔神经丛及其副丛（肝丛、肠系膜上丛、脾丛）的交感神经节后纤维，大部分终止于胰腺血管，少量分布在腺泡和导管上，控制胰腺动脉系统。兴奋时，引起胰内血管收缩，减少胰内血流，减少胰腺分泌，还可引起胰管收缩，直接抑制腺泡细胞分泌酶原颗粒，减少胰酶的分泌，抑制胰腺对各种刺激的反应。

副交感神经纤维来自迷走神经的副交感神经节前纤维，与胰腺结缔组织间隔内的小神经节交换神经元，其节后纤维终止于胰腺腺泡、胰岛细胞及导管的平滑肌细胞，对胰腺的外分泌和胰岛的分泌起直接调节作用。迷走神经兴奋对胰腺腺泡细胞作用更为显著，而对导管细胞作用则较弱，故迷走神经兴奋时胰液中胰酶的含量很丰富。迷走神经主要通过以下途径刺激胰腺分泌：① 直接作用于胰腺腺泡（或同时作用于导管细胞）的毒蕈碱受体上，增加三磷酸肌醇和二酰甘油的浓度，导致细胞内钙离子增加，刺激胰酶及碳酸氢盐的分泌。② 促进胃酸分泌和胃排空，使十二指肠酸化，促进小肠内胃肠激素的释放。③ 扩张血管，强化胰腺对刺激肽的反应。④ 促进小肠激素的释放。

神经因素与体液因素对胰腺外分泌调节并不是分别地、单独地起作用，两者常互相依存，共同执行复杂的调节功能。其中 CCK、胰泌素和许多物质对胰腺外分泌的调节均与乙酰胆碱能神经有着密切的关系。

（徐　岷　盛　慧　徐永君）

◇ 参 ◇ 考 ◇ 文 ◇ 献 ◇

［1］ 姚泰.生理学［M］.北京：人民卫生出版社,2013.

［2］ 高峻,李兆申.第二讲胰腺外分泌功能［J］.胰腺病学,2007,7(2)：129-130.

［3］ 潘雪,李兆申.胰腺外分泌功能检测的临床应用价值［J］.中国现代普通外科进展,2001,4：15-17.

［4］ Eynard AR, Valentich MA, Rovasio RA. Histology and Embryology of the Human Being：Cell and Molecular Bases (in Spanish)［M］. 4th ed. Buenos Aires：Editorial Medica Panamericana, 2008：394-496.

［5］ Klover PJ, Mooney RA. Hepatocytes：critical for glucose homeostasis［J］. Int J Biochem Cell Biol, 2004, 36(5)：753-758.

［6］ Chen X, Walker AK, Strahler JR, et al. Organellar proteomics：analysis of pancreatic zymogen granule membranes［J］. Mol Cell Proteomics, 2006, 5(2)：306-312.

［7］ Li P, Song Y, Lee KY, et al. A secretin releasing peptide exists in dog pancreatic juice［J］. Life Sci, 2000, 66(14)：1307-1316.

［8］ 舒鼎铭,覃健萍,曹永长.缩胆囊素（CCK）的生物学功能研究进展［J］.饲料工业,2004,25(11)：12-16.

［9］ Le Marchand SJ, Piston DW. Glucose suppression of glucagon secretion：metabolic and calcium responses from alpha-cells in intact mouse pancreatic islets［J］. J Biol Chem, 2010, 285(19)：14389-14398.

第五章
胰腺肿瘤的种类、病理分型与临床分期

第一节　胰腺肿瘤的 WHO 分类

最新一版的 WHO 肿瘤分类消化系统分册于 2010 年 11 月正式发行,在疾病的分类、命名和分期等方面都有了较大的变化,提出了一些新的概念和病种,其中胰腺肿瘤的分类如下(表 5-1-1)。

表 5-1-1　胰腺肿瘤的 WHO 分类

(1) 上皮性肿瘤
良性
　　腺泡细胞囊腺瘤(acinar cell cystadenoma)
　　浆液性囊腺瘤(serous cystadenoma)
癌前病变
　　胰腺上皮内瘤变,3 级(PanIN 1~3)
　　导管内乳头状黏液性肿瘤伴低度或中度异型增生(IPMN with low-or moderate-grade dysplasia)
　　导管内乳头状黏液性肿瘤伴高度异型增生(IPMN with high-grade dysplasia)
　　导管内管状乳头状肿瘤(intraductal tubular papillary tumor)
　　黏液囊性肿瘤伴低度或中度异型增生(MCN with low-or moderate-grade dysplasia)
　　黏液囊性肿瘤伴高度异型增生(MCN with high-grade dysplasia)
恶性
　　导管腺癌(pancreatic ductal adenocarcinoma)
　　腺鳞癌(pancreatic adenosquamous carcinoma)
　　胶样癌(黏液性非囊性癌)(colloid carcinoma)
　　肝样癌(hepatoid adenocarcinoma)
　　髓样癌(medullary carcinoma)
　　印戒细胞癌(signet ring cell carcinoma)
　　未分化癌(undifferentiated carcinoma)
　　伴有破骨细胞样巨细胞的未分化癌(undifferentiated carcinoma with osteoclast-like giant cells)
　　腺泡细胞癌(acinar cell carcinoma)
　　腺泡细胞囊腺癌(acinar cell cystadenocarcinoma)

续　表

　　导管内乳头状黏液性肿瘤合并浸润性癌(IPMN with invasive carcinoma)
　　混合性腺泡-导管癌(mixed acinar-ductal adenocarcinoma)
　　混合性腺泡-神经内分泌癌(mixed acinar-neuroendocrine carcinoma)
　　混合性导管-神经内分泌癌(mixed ductal-neuroendocrine carcinoma)
　　混合性腺泡-神经内分泌-导管癌(mixed acinar-neuroendocrine-ductal carcinoma)
　　黏液囊性肿瘤合并浸润性癌(MCN with invasive carcinoma)
　　胰母细胞瘤(pancreatoblastoma)
　　浆液性囊腺癌(serous cystadenocarcinoma)
　　实性假乳头状肿瘤(solid pseudopapillary neoplasm)
神经内分泌肿瘤
　　胰腺神经内分泌微腺瘤
　　神经内分泌瘤(neuroendocrine tumor,NET)
　　　　非功能性神经内分泌瘤,G1,G2
　　　　NET G1
　　　　NET G2
　　神经内分泌癌(neuroendocrine carcinoma,NEC)
　　　　大细胞 NEC
　　　　小细胞 NEC
　　EC 细胞,5-羟色胺生成性神经内分泌瘤(类癌)(carcinoid)
　　　　胃泌素瘤(gastrinoma)
　　　　胰高血糖素瘤(glucagonoma)
　　　　胰岛素瘤(insulinoma)
　　　　生长抑素瘤(somatostatinoma)
　　　　肠道血管活性肽瘤(VIPoma)
(2) 成熟性畸胎瘤
(3) 间叶性肿瘤
(4) 淋巴瘤
(5) 继发性肿瘤

在这一版肿瘤分类中,胰腺外分泌肿瘤的分类中"交界性(恶性潜能未定)"一类改名为"癌前病变"。对于恶性前驱病变的命名,以往使用较为混乱,不同地域的病理医师有的使用"上皮内瘤变",有的习惯于"异型增生"。"异型增生"侧重于病变细胞和组织结构的形态学异常,而"上皮内瘤变"则侧重于基因改变导致的细胞增殖和分化异常,强调其肿瘤的性质。旧版中试图用"上皮内瘤变"统一替代"异型增生",但是由于不同器官在发生恶性前驱病变时上皮形态、生物学特征和恶性潜能不尽相同,而且细胞增殖和分化异常可以出现在形态学异常出现之前,难以绝对统一,故这一版分类依据病变部位不同而采用不同的名称,胰腺的PanINs采用"上皮内瘤变"(1～3级),而黏液性囊性肿瘤和导管内乳头状黏液性肿瘤使用"异型增生"这一名称,分为"低度或中度异型增生"和"高度异型增生"两个级别,归入恶性前驱病变中,去掉了良性的黏液性囊腺瘤、导管内乳头状黏液腺瘤,提示这两种病变具有恶性潜能。在恶性病变中,则相应变成了导管内乳头状黏液性肿瘤伴有相关的浸润癌和黏液囊性肿瘤伴有相关的浸润癌,去掉了原来相应的非浸润型,同时新增了导管内管状乳头状肿瘤。

外分泌胰腺的囊性肿瘤包括浆液性囊性肿瘤(serous cystic neoplasm,SCN)、黏液性囊性肿瘤(mucinous cystic neoplasm,MCN)、导管内乳头状黏液性肿瘤(intraductal papillary mucinous neoplasm,IPMN)和实性假乳头状肿瘤等,预后较实性肿瘤好。

在新版分类中将混合性肿瘤单独分出,其中增加了混合性腺泡-导管癌、混合性腺泡-神经内分泌-导管癌等分类。导管腺癌的变异型增加了肝样腺癌和髓样癌,腺泡细胞肿瘤除了原有的腺泡细胞癌,还在良性病变中相应增加了腺泡细胞囊腺瘤。实性假乳头肿瘤不再分为实性假乳头瘤和实性假乳头癌,统一称为"实性假乳头状肿瘤",明确其生物学特征至少为低度恶性。

旧版本中的内分泌肿瘤在这一版中命名为"神经内分泌肿瘤",因为这些肿瘤细胞除了具有典型的内分泌细胞的特征和表型外,还表达神经标志物。长期随访资料显示,神经内分泌肿瘤属于恶性肿瘤范畴,命名采用"神经内分泌瘤(NET)"和"神经内分泌癌(NEC)"两种。NET为高分化肿瘤,细胞形态特征与正常胃肠道内分泌细胞相似,表达神经内分泌标志和相应的激素,细胞核轻至中度异型,核分裂数≤20/10 HP,组织学分级为G1或G2,其中G1即相当于旧版中的类癌;NEC属于低分化的高级别恶性肿瘤,小细胞或中等到大细胞,与NET比较,神经内分泌标志弱表达或灶性表达,细胞核异型明显,多灶性坏死,核分裂数>20/10 HP,组织学分级为G3,包括之前的小细胞癌、大细胞(神经)内分泌癌和低分化(神经)内分泌癌。

(高 莉 郑建明)

第二节 胰腺肿瘤的组织病理及分型

一、上 皮 性 肿 瘤

(一)导管腺癌及癌前病变

胰腺外分泌肿瘤的分类依据其组织分化特征进行,肿瘤的临床病理特征及生物学行为与其组织学分类密切相关。大多数外分泌肿瘤是导管腺癌及其特殊类型,组织学表现为形成导管、囊腔、乳头,或形成黏液,表达黏液相关的分子标志物。这类实性癌生长迅速,侵袭性强,预后极差。

1. **胰腺上皮内瘤变** 目前认为胰腺导管上皮的异型增生是导管腺癌的癌前病变,现在统一称为胰腺上皮内瘤变(pancreatic intraepithelial neoplasia,PanIN)。PanIN是指在胰腺小导管内出现的微小局灶性上皮细胞异型增生的过程。上皮可呈扁平状或乳头状增生，细胞由立方形转变为柱状，伴有不同程度的黏蛋白产生和异型性（图5-2-1）。依据组织结构和细胞的异型程度分为轻、中、重度PanIN（PanIN 1～3）。

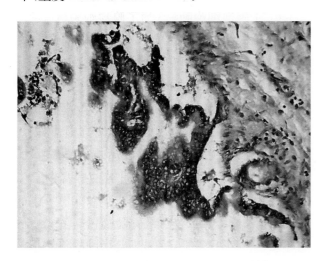

图5-2-1　胰腺导管PanIN（HE染色，×200）

导管扩张，上皮细胞乳头状增生，细胞层次增多，核增大、拥挤，异型

2. 经典型导管腺癌　胰腺导管腺癌是胰腺癌最常见的类型，占胰腺癌的80%～90%。胰腺癌发生于胰头部者占2/3，常导致胆道阻塞和黄疸；发生于胰体、尾部者占1/3，临床表现主要为疼痛和体重减轻。偶见弥漫性或多结节性肿瘤累及整个胰腺。肿瘤大体表现为质硬肿块或粗大结节，切面灰白色或黄白色，边界不清，少数可呈胶冻状、囊状或乳头状，或因出血坏死而质地较软。胰头癌常早期浸润胰管，致胰管狭窄阻塞、远端胰管扩张。

　　胰腺导管腺癌的肿瘤组织由不同分化程度的导管样结构组成，可有不同程度的细胞内黏液，常伴有丰富的纤维间质。依肿瘤细胞的分化程度和排列结构不同，分为高分化、中分化和低分化腺癌。高分化导管腺癌的细胞异型性小，要注意与慢性胰腺炎和自身免疫性胰腺炎时残留和增生的导管鉴别，两者都有明显的间质纤维增生，腺管结构相对较少，当细胞异型性小的时候容易漏诊。应注意观察细胞的生物学行为特点，高分化腺癌的腺体排列杂乱，可有不完整的腺管（腺腔直接与间质相连）（图5-2-2），慢性胰腺炎的腺管常呈小叶状排列；慢性胰腺炎的导管通常位于小叶中央，小血管位于

小叶周边，如果紧邻小血管的地方发现腺体结构，即使异型性小，也要怀疑高分化腺癌。导管腺癌的神经侵犯和血管侵犯现象非常常见（图5-2-2），如果发现这种腺管结构浸润血管或神经，则可确定癌的诊断。中分化导管腺癌在组织切片中呈大小不规则的腺管状、筛状或实性片状排列，细胞的异型性较高分化腺癌更为明显。低分化导管腺癌由低分化的癌细胞排列呈实体的条索状或巢状，仅见少许不规则腺腔样结构。癌细胞异型性大，核极向消失，核仁显著，核分裂象增多。

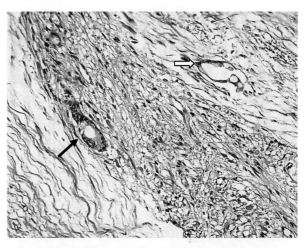

图5-2-2　胰腺高分化导管腺癌（HE染色，×100）

少量肿瘤组织呈小腺管状排列，细胞呈立方形或柱状，异型性小。白色箭头所示为一个不完整的腺管，右侧腺腔直接与间质相连；黑色箭头所示为侵犯神经纤维的癌细胞

3. 腺鳞癌　由不同比例的腺癌和鳞癌成分混合而成。某些导管腺癌可以发生局灶的鳞状上皮化生，鳞状上皮成分超过30%时才可诊断腺鳞癌。

4. 胶样癌（黏液性非囊性癌）　较少见，与胃肠道及乳腺的黏液癌相似，应注意与导管内乳头状黏液性肿瘤和黏液性囊性肿瘤鉴别。大体上呈半透明胶冻状，组织切片中有丰富的细胞外黏液，肿瘤细胞成团或散在，漂浮于大片"黏液湖"中，肿瘤细胞顶端充满黏液呈多角形至高柱状，悬浮于黏液湖内或边缘，也可呈单个散在的"印戒"样。

5. 肝样腺癌　肝样腺癌可以单独出现，也可伴随导管腺癌或腺泡细胞癌发生，或是神经内分泌肿瘤局部向肝细胞分化。癌细胞呈梁索状或巢状分布，其间以血窦间隔。细胞大，胞质丰富红染，核大，核仁大而明显。癌细胞表达AFP、Hepal-1等

肝细胞标记。

6. 髓样癌 在胰腺中非常少见。肿瘤组织呈结节状或实性片状生长,细胞分化差,异型明显。间质少,这点与传统导管腺癌的间质明显增生不同。细胞间有丰富的淋巴浆细胞浸润。

7. 印戒细胞癌 是胰腺癌中较少见的亚型,恶性程度高。组织学上肿瘤细胞弥散分布,或呈条索状、链状浸润间质,无腺管形成。肿瘤细胞圆形,胞质丰富,充满黏液,核被挤压于胞质一侧呈"印戒"样。印戒细胞癌在胰腺中极其罕见,应注意排除胃印戒细胞癌侵犯胰腺的可能。

8. 未分化癌 又称为多形性癌、肉瘤样癌或间变性癌,肿瘤由多形性大细胞、巨细胞和(或)梭形细胞构成,形态像肉瘤(图5-2-3)。胰腺原发的肉瘤少见,诊断时应予以鉴别,还应与无色素性恶性黑色素瘤、脂肪肉瘤、横纹肌肉瘤、恶性纤维组织细胞瘤等鉴别。充分取材后常可见到局灶性腺样分化,免疫组化 CK、EMA、CEA、CA19-9 染色阳性。

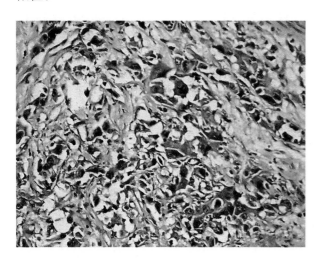

图5-2-3 胰腺未分化癌(HE染色,×100)

肿瘤细胞呈梭形、多角形或不规则形,弥漫分布似肉瘤样,胞核显著多形,可见巨核或多核瘤细胞

9. 伴有破骨细胞样巨细胞的未分化癌 这是胰腺导管腺癌的特殊亚型,组织学特点为多形性的癌细胞弥漫浸润,伴有破骨细胞样巨细胞反应。破骨细胞样巨细胞的形态与骨的巨细胞肿瘤形态相似,免疫组化显示巨细胞 CD68⁺,上皮标记阴性,提示这种巨细胞为反应性成分而非肿瘤细胞。多

形性癌细胞可为梭形、多角形或卵圆形,肉瘤样排列。瘤细胞单核或多核,核仁明显,核分裂多见。免疫组化显示上皮标记阳性。癌细胞具有多向分化的特征,可出现分化较好的区域,如导管腺癌结构、黏液囊性肿瘤的结构,甚至出现骨或软骨分化。

(二)腺泡细胞肿瘤

1. 腺泡细胞囊腺瘤 是向腺泡细胞分化的胰腺囊性病变,大体上呈多房囊性外观。囊肿内衬上皮细胞具有腺泡细胞的特征,单层或小簇状排列,胞质嗜酸性颗粒状,表达胰酶,细胞无异型性和增殖活性,临床呈良性病程。

2. 腺泡细胞癌 较少见,仅占成年人胰腺肿瘤的 1%~2%,老年人多见,偶尔也可发生于儿童,发生于小儿的肿瘤预后较好。少数病例可伴有高分泌脂肪酶综合征(皮下、骨髓及腹部多灶性脂肪坏死、脂膜炎)、多关节病或非细菌性血栓性心内膜炎。肿块多位于胰头,边界清楚,分叶状,体积大;切面质软、鲜黄或粉红色,可伴出血、坏死。肿瘤实质丰富,间质少;肿瘤细胞大小一致,排列成实性巢团状、梁状或腺泡状。细胞呈圆形,形态单一,胞质丰富,嗜伊红颗粒状。核大小一致,异型性小,局部拥挤或重叠,核染色质较空,核仁明显(图5-2-4)。

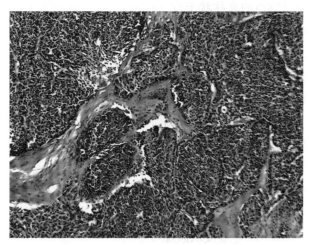

图5-2-4 胰腺腺泡细胞癌(HE染色,×100)

肿瘤组织实性巢状排列,间质少。细胞形态单一,胞质丰富,核无明显异型,与正常胰腺腺泡相似

3. 腺泡细胞囊腺癌 当腺泡细胞癌出现明显囊性病变时称为腺泡细胞囊腺癌,预后与经典的腺泡细胞癌没有差别。腺泡细胞癌或腺泡细胞囊腺

癌应注意与神经内分泌肿瘤、胰母细胞瘤和实性假乳头状肿瘤鉴别。

（三）浆液性囊性肿瘤

1. 浆液性囊腺瘤 浆液性囊性肿瘤一般为良性，称为浆液性囊腺瘤（serous cystadenoma），多数为微囊性腺瘤（microcystic adenoma），少数为寡囊性或单房性。浆液性囊腺瘤是较少见的胰腺良性肿瘤，占所有外分泌胰腺肿瘤的 2%，女性较男性多见，发病年龄跨度大，18～91 岁，平均 65 岁。该病与 von Hippel-Lindau 综合征有关，很少恶变。

浆液性囊腺瘤的大体标本表现为边界清楚的多房囊性肿块，切面呈海绵状或蜂窝状，由大小不等的囊腔组成，其间为宽窄不等的纤维性间隔，有时也可见到典型的中央星状瘢痕，常伴有钙化。囊内有清亮的水样浆液，液体通常在取材时流出，因此在 HE 切片上大多看不到囊液，偶尔在小的囊腔内可见粉染的浆液。镜下肿瘤内可见大小不等的囊腔，间隔以宽窄不等的纤维结缔组织。较大的囊腔形态不规则，内衬上皮为低立方形或扁平形，小的囊腔形态多较规则，内衬立方上皮。局部可有乳头形成。这种乳头无预后意义，形态也与导管内乳头状黏液性肿瘤的乳头状结构不同，后者内衬的是富含黏液的高柱状上皮。浆液性囊腺瘤的细胞界限清楚，胞质富含糖原，粉红色或透亮，核小圆形，大小一致，均匀深染，如淋巴细胞大小，染色质细。如果做 PAS 染色可证实胞质糖原的存在，以除外胞质黏液。囊腔内可产生浆液，PAS 染色阳性。

2. 浆液性囊腺癌 浆液性囊腺癌非常少见，仅见个案报道。肿瘤在临床上可有侵袭性的生物学行为，侵入周围器官甚至转移至远隔器官，但肿瘤细胞形态无明显多形性。肿瘤生长缓慢，预后较好。

（四）导管内乳头状黏液性肿瘤

IPMN 是直接从胰腺导管上皮起源的肿瘤，源于主胰管或分支导管，根据上皮起源分为 3 类：主胰管型、分支胰管型、混合型。主胰管型 IPMN 大部分位于胰头，也可发生于胰腺全长，近半数可伴有侵袭性癌；分支胰管型 IPMN 大部分位于胰头钩突，1/3 为多囊性。大部分 IPMN 是分支胰管型，发生于更年长的人群，平均年龄 65 岁，男性略多于女性。

与 MCN 相似，IPMN 的预后依赖于肿瘤类型和侵袭范围，需要临床彻底的外科切除和全面取材，依据上皮异型的程度诊断 IPMN 伴低或中或高度异型增生或浸润性癌。非侵袭性 IPMN 的 5 年生存率超过 90%。有侵袭者仅 40%，但还是优于导管腺癌。大多数分支胰管型 IPMN 呈良性经过，而大部分主胰管型和混合型 IPMN 伴高度异型增生或侵袭性癌。

显微镜下可见扩张的导管，内衬典型的乳头状黏液性上皮。乳头中央可见纤维血管轴心，乳头上皮可分为胃型、肠型、胰胆管型和嗜酸细胞型。胃型多位于分支导管，上皮细胞与胃小凹上皮相似，常具有低至中度异型性；肠型多位于主导管，上皮细胞与肠道的绒毛状腺瘤形态相似，常具有中至高度异型性；胰胆管型少见，多位于主导管，细胞立方形或矮柱状，常形成细分支乳头结构，胞质较少，核居中，常伴高度异型；嗜酸细胞型常具有复杂的树状分支结构，乳头结构内间质纤细，被覆 2～5 层立方或柱状上皮细胞，高度异型，胞质内见大量嗜酸性颗粒（图 5-2-5）。IPMN 与 MCN 的区别在于上皮下缺乏卵巢样间质，乳头主要向导管腔内生长。周围胰腺组织可呈不同程度的萎缩和慢性炎症表现。

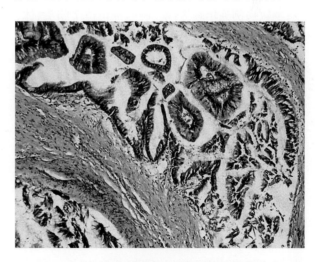

图 5-2-5 胰腺 IPMN（HE 染色，×100）

胰腺导管扩张，上皮细胞呈乳头状向管腔内突出，细胞呈柱状，核轻度异型，胞质丰富

（五）黏液性囊性肿瘤

MCN 占胰腺原发肿瘤的 10%。患者多为女性，平均年龄为 40～50 岁，但小儿和老年人也可发

生。肿瘤多位于胰体尾部,通常与胰腺导管系统无关。肿瘤呈粗大分叶状或小结节状,有完整包膜。切面呈多房囊性或蜂窝状,囊壁厚,间隔厚薄不等。囊壁光滑,有时可有乳头突入囊腔内。囊内充满胶冻样黏液。

MCN 与分支胰管型 IPMN 都有充满黏液的多房囊腔,大体表现相似,卵巢样间质是区分 MCN 和 IPMN 的关键。囊肿间隔粗细不等的纤维组织,其间可见实性肿瘤组织小灶,缺乏正常胰腺小叶与导管结构。囊壁的上皮可为单层高柱状、立方形或扁平上皮,可呈乳头状突入囊腔。乳头上皮多呈高柱状,假复层排列。如果上皮细胞出现不同程度的异型性,如核增大、深染及核分裂象增多,应根据异型程度报告黏液性囊性肿瘤伴低或中或高度异型增生,并多处取材寻找有无浸润灶,以确定有无恶变。侵袭性 MCN 的发病年龄较非侵袭性 MCN 大10 岁左右,预后与肿瘤是否侵袭直接相关,与内衬上皮异型性无关。外科手术后应进行全面的组织学取材,以除外局部侵袭。

(六)实性假乳头状肿瘤

实性假乳头状肿瘤又称实性-囊性-乳头状肿瘤,较少见。该肿瘤 90% 发生于女性,平均年龄 28岁;少数病例为年轻男性。肿瘤部位位于胰头、体、尾各占 1/3,偶见发生于胰后和结肠系膜的报道。以往绝大多数实性假乳头状肿瘤被认为是一种良性肿瘤,但 WHO 2010 版肿瘤分类认为该肿瘤属于低级别恶性肿瘤,因为即使肿瘤内未见神经或脉管侵犯以及浸润周围胰腺组织等恶性肿瘤的证据,也可出现转移。大多数患者手术后无复发,个别患者会局部复发或肝内转移。肿瘤多数较大(平均10 cm),边界清楚,分叶状,小的肿瘤多呈实性,大的肿瘤更多表现为囊性或囊实性,常见坏死及出血。部分病例肿瘤可直接浸润周围器官或发生转移,或出现明显的高级别恶性肿瘤转化。

镜下肿瘤的实性区由小而一致的圆形细胞组成,呈片状、条索状或梁状排列,伴有不同程度的硬化间质。肿瘤细胞的胞质嗜酸性或空泡状,有的可见嗜酸性透明小体,PAS 染色阳性。核圆形或卵圆形,可见锯齿状核或核沟,核分裂少见。血管丰富,管壁可

透明变性。远离血管的细胞常常变性坏死,使残留在血管周围的细胞围绕成假乳头状(图 5 - 2 - 6)。常见散在的小团泡沫细胞或变性改变,广泛变性坏死可出现囊性区,也可出现异物巨细胞围绕胆固醇结晶形成的胆固醇性肉芽肿。少数病例存在恶性侵袭性表现,肿瘤细胞形态不规则,出现核分裂象及胞核异型性,或肿瘤细胞突破包膜,浸润周围血管、神经、脏器及胰腺周围组织。免疫组化检测 Vimentin、CD10、α1 - AT、α1 - ACT 和 NSE 呈弥漫阳性,CD20、CgA、S - 100、Syn、CD56 仅局灶阳性或弱阳性,β - catenin 胞质和胞核阳性。

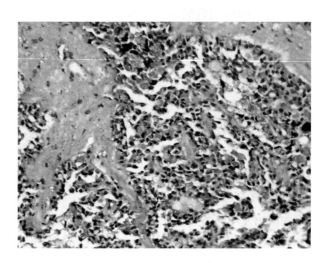

图 5 - 2 - 6　胰腺实性假乳头状肿瘤(HE 染色,×100)

肿瘤内血管丰富、透明变性,肿瘤细胞围绕在血管周围呈假乳头状排列,细胞形态单一,胞质丰富呈嗜酸性,核轻度异型

(七)胰母细胞瘤

胰母细胞瘤是罕见的胰腺恶性肿瘤,常发生于婴儿和儿童,少数见于成年人。多数胰母细胞瘤位于胰头或胰体部,通常体积较大,界限清楚,部分肿瘤有包膜。切面黄白色,可有出血、坏死或囊性变。肿瘤组织由上皮和间叶成分混合构成,上皮细胞排列成实体片状、巢状、腺泡状或管状,其间由致密的纤维间质分隔。细胞立方形或多角形,胞质中等量,疏松淡染,可含 PAS 阳性颗粒,这点与实性假乳头状肿瘤和腺泡细胞癌相似;核卵圆形,轻至中度异型,可见核仁。肿瘤常见核分裂,这一特征有助于与实性假乳头状肿瘤鉴别。肿瘤细胞间常可见到化生的鳞状细胞巢,这一特征可以明确地把胰母细胞瘤与其他任何胰腺实性肿瘤区分开来。间叶

成分由梭形细胞组成,束状排列,可发生透明变性,还可含有软骨及骨组织。胰母细胞瘤的免疫组化显示胰蛋白酶、糜蛋白酶等外分泌标记以及 Chr、Syn 等神经内分泌标记阳性,AFP 也可阳性,提示其来源于胰腺原始的具有多种分化潜能的干细胞。

(八)神经内分泌肿瘤

胰腺内分泌部由胰岛及少数散在于小胰腺导管内的 Langerhans 细胞构成。胰岛为圆形或椭圆形的细胞团,无包膜,境界清楚,多埋于腺泡间,细胞呈条索状排列,其间为毛细血管网。发生于胰腺的主要向神经内分泌分化的肿瘤,以往被称为内分泌肿瘤或胰岛细胞瘤,在 WHO 2010 版肿瘤分类中采用"神经内分泌肿瘤"这个名称。虽然导管来源的肿瘤也常含有散在的神经内分泌分化的细胞,但如果神经内分泌分化的细胞占肿瘤的主要成分,则称为神经内分泌肿瘤。胰岛多集中于胰体、尾,所以各种胰腺的神经内分泌肿瘤也多发生于胰体、尾。肿瘤多为单个,少数可多发。一般体积较小,为圆形或椭圆形的实性小结,大多数界限清楚,无明显包膜,切面浅灰红色或粉白色,可由于钙化而变硬,也可由于出血坏死而变软,也可发生囊性变。

目前认为,除了<5 mm 的胰腺无功能性神经内分泌微腺瘤为良性肿瘤外,其余所有神经内分泌肿瘤在生物学行为上均具有恶性潜能,大部分神经内分泌肿瘤侵袭性较强,出现浸润或转移的证据,而且肿块切除后常易复发,所以需要依据细胞形态和增殖活性进行组织学分级。WHO 推荐的分级方法是依据肿瘤细胞的核分裂数量或免疫组化检测 Ki-67 指数进行分级,① G1:核分裂数<2/10 HP 和(或)Ki-67≤2%;② G2:核分裂数 2~20/10 HP 和(或)Ki-67 为 3%~20%。③ G3:核分裂数>20/10 HP 和(或)Ki-67>20%。

胰腺的神经内分泌肿瘤的组织结构多样,可表现为岛状、小结节状、腺泡状、小梁状、带状、脑回状或弥漫成片排列(图 5-2-7)。可见肿瘤细胞围成菊形团或围绕小血管形成假菊形团,腺腔中可见红染分泌物。肿瘤细胞可有灶性坏死,坏死灶边缘的瘤细胞呈栅栏状排列。肿瘤间质少,毛细血管丰富,围绕于细胞团或细胞梁索周围。间质纤维多少

不等,可见胶原纤维玻璃样变。肿瘤细胞呈多角形,胞界不清,胞质浅染、细颗粒状或透亮,核圆形或卵圆形,大小一致,染色质呈典型的"椒盐样",核仁不明显。少数神经内分泌肿瘤具有特征性的组织学形态,如间质出现淀粉样物质沉着时常为胰岛素瘤,出现含有砂粒体的腺管样结构时要考虑生长抑素瘤的可能。免疫组织化学检测 NSE、Syn、Chr、PGP9.5 等内分泌标记可呈阳性表达。

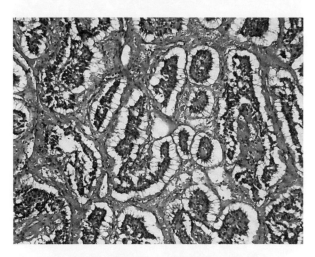

图 5-2-7　胰腺神经内分泌肿瘤(HE 染色,×100)

肿瘤组织呈腺泡样或菊形团样排列,间质少,毛细血管丰富

神经内分泌微腺瘤指的是直径<5 mm 的非功能性神经内分泌肿瘤,为良性肿瘤。

高分化或低级别神经内分泌肿瘤(NET)是组织学分级为 G1 和 G2 的肿瘤,组织形态分化良好,与正常的胰腺内分泌细胞相似。组织呈巢状、梁索状或脑回样排列,其间以血窦间隔,胞质中等量,细胞核为均匀一致的圆形,轻至中度异型,染色质呈典型的内分泌细胞所特有的"椒盐样"(图 5-2-8)。

低分化或高级别神经内分泌肿瘤也即神经内分泌癌(NEC),组织学分级为 G3。肿瘤通常较大,癌组织分化差,组织呈巢状或弥漫片状排列,常伴有出血和坏死,常可见浸润包膜,侵入间质,侵入血管、神经等。细胞分为大细胞型和小细胞型,大细胞 NEC 比小细胞 NEC 更常见。大细胞 NEC 细胞体积大,有丰富的胞质和偏位核,核大、异型明显,可见多核、多形核,核分裂易见(图 5-2-9)。小细胞 NEC 的细胞体积小,裸核,染色质"椒盐样",形态与小细胞肺癌中的肿瘤细胞相似(图 5-2-10)。

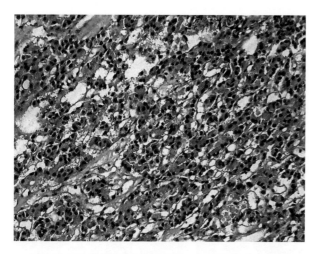

图5-2-8 胰腺高分化神经内分泌肿瘤(HE染色,×100)

肿瘤组织呈梁索状排列,其间以血窦间隔,细胞均匀一致,核圆形,异型不明显

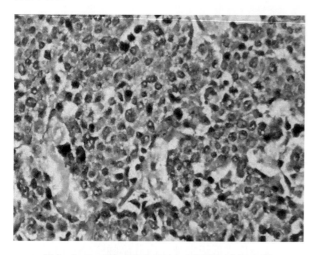

图5-2-9 胰腺低分化神经内分泌肿瘤(大细胞型)

肿瘤组织呈实性片状排列,胞质丰富,核偏位,异型明显,可见巨核瘤细胞(HE染色,×200)

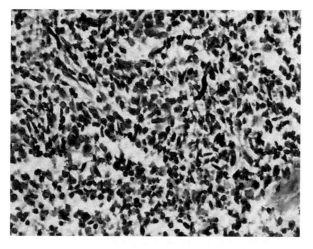

图5-2-10 胰腺低分化神经内分泌肿瘤(小细胞型)

肿瘤细胞弥漫分布,体积小,裸核,深染,染色质呈"椒盐样"(HE染色,×200)

胰腺神经内分泌肿瘤大部分为功能性,少数为非功能性。功能性神经内分泌肿瘤仅指由于肿瘤细胞过度分泌某种激素引起相应的临床综合征的病例,肿瘤的大小与分泌功能不一定成正比,也有肿瘤微小但出现明显内分泌症状者。功能性神经内分泌肿瘤根据临床各类内分泌功能紊乱的症状特征和激素测定,结合免疫组化标记进行分类,包括类癌、胃泌素瘤、胰高血糖素瘤、胰岛素瘤、生长抑素瘤、血管活性肠肽瘤等。免疫组化标记肿瘤细胞内的激素表达情况并不一定与临床的激素功能状态一致,如果临床无激素异常引起的综合征,即使血清检测或免疫组化标记证明肿瘤细胞表达某种特异性激素时,也不应使用特殊的功能性术语,可诊断为产生某激素的神经内分泌肿瘤。

大多数胰腺神经内分泌肿瘤可依靠组织学特征做出诊断,应注意与腺泡细胞癌、高分化导管腺癌及其他继发或转移性肿瘤鉴别,免疫组织化学标记神经内分泌标志物阳性表达,有助于鉴别诊断。

(九) 混合性肿瘤

肿瘤由多少不等的导管腺癌、腺泡细胞癌或神经内分泌癌混合构成,依混合肿瘤的成分命名为:混合性腺泡-导管癌、混合性腺泡-神经内分泌癌、混合性腺泡-神经内分泌-导管癌、混合性导管-神经内分泌癌等,组织学诊断要求每种成分的比例超过30%方可诊断。

二、 成熟性畸胎瘤

畸胎瘤是由2~3个胚层的多种组织组成的肿瘤,可见于幼儿及成年人,发生于胰腺极为少见。成熟性畸胎瘤为良性肿瘤,多为囊性,组织学由多种分化成熟的组织组成,包括角化或非角化的鳞状上皮、腺体、肌肉、脂肪、神经或软骨等。影像学特点难以和其他胰腺囊性肿瘤鉴别,通常依靠手术获得确诊。近年来也有不成熟性畸胎瘤(恶性)发生于胰腺的报道。

三、 间叶性肿瘤

胰腺原发的间叶性肿瘤非常罕见,包括良性

肿瘤中的平滑肌瘤、脂肪瘤、淋巴管瘤、血管瘤、神经鞘瘤、孤立性纤维瘤，具有恶性潜能的上皮样血管平滑肌脂肪瘤，以及恶性肿瘤中的平滑肌肉瘤、恶性胃肠道间质瘤、间叶软骨肉瘤等，多为个案报道。

四、恶 性 淋 巴 瘤

胰腺原发性淋巴瘤是指起源并局限于胰腺的结外淋巴瘤。原发于胰腺的恶性淋巴瘤非常罕见，通常为 B 细胞来源，包括小细胞淋巴瘤、滤泡性淋巴瘤、低级别黏膜相关淋巴瘤及弥漫性大 B 细胞淋巴瘤。T 细胞淋巴瘤更为罕见。

五、继 发 性 肿 瘤

胰腺的继发性肿瘤可为单发性、多发性或弥漫性，无特异性的临床症状。胃、肝、肾上腺或后腹膜的肿瘤可以通过直接扩散累及胰腺，其他远隔部位的肿瘤也可通过淋巴或血路转移累及胰腺。有些转移性肿瘤与胰腺原发性肿瘤难以区别，如胃肠道肿瘤、肾细胞癌、小细胞癌和淋巴瘤等，全面的临床病史、影像学检查和免疫组化标记有助于明确诊断。

（高　莉　郑建明）

第三节　胰腺肿瘤的临床分期

WHO 2010 版肿瘤分类中胰腺肿瘤 TNM 分期采用了第 7 版 AJCC/UICC 分期系统，该分期系统适用于胰腺外分泌肿瘤和内分泌肿瘤（表 5-3-1）。

表 5-3-1　胰腺肿瘤的 TNM 分期

T: 原发肿瘤		N: 区域淋巴结		M: 远处转移	
Tx	原发肿瘤无法评估	Nx	区域淋巴结无法评估	M_0	无远处转移
T_0	无原发肿瘤证据	N_0	无区域淋巴结转移	M_1	有远处转移
Tis	原位癌，包括 PanIN3	N_1	有区域淋巴结转移		
T_1	肿瘤局限于胰腺内，最大径≤2 cm				
T_2	肿瘤局限于胰腺内，最大径＞2 cm				
T_3	肿瘤浸润至胰腺外				
T_4	肿瘤累及腹腔干或肠系膜上动脉				

病理分期	T	N	M
0	Tis	N_0	M_0
ⅠA	T_1	N_0	M_0
ⅠB	T_2	N_0	M_0
ⅡA	T_3	N_0	M_0
ⅡB	T_1,T_2,T_3	N_1	M_0
Ⅲ	T_4	任何 N	M_0
Ⅳ	任何 T	任何 N	M_1

（高　莉　郑建明）

第六章
胰腺肿瘤的流行病学和病因学研究

第一节　胰腺癌的流行病学研究

胰腺癌是消化系统常见恶性肿瘤之一,胰腺癌的发病率和死亡率接近,预后极差。胰腺癌的发病率在不同国家、不同地区、不同人群中的差别较大。近几十年,我国胰腺癌的发病率在迅速上升,大城市尤为显著。

一、地区因素

胰腺癌的发病率有明显的地区差异,在发达国家和工业化程度较高的国家其发病率也较高,而非洲和亚洲某些国家的发病率较低。就全球而言,20 世纪胰腺癌发病率最高的地区为新西兰、美国夏威夷、北欧、东亚日本及北美一带,最低的地区为印度、北非、西非及太平洋地区的美拉尼西亚等地。随纬度增高,胰腺癌的发病率有增高趋势。如 1970 年胰腺癌最高发病地区为新西兰、美国夏威夷,最低发病区为印度、西非几内亚;1980 年最高发病区为北欧,最低发病区为北非;1990 年最高为东亚日本、北欧、中美洲,最低为北非、美拉尼西亚。全球发病率最高的是美国黑种人,为 15.2/10 万,最低的地区是匈牙利、尼日利亚和印度,为 1.5/10 万。Parkin 等研究认为,胰腺癌发病率在发展中国家居第 13～15位,在发达国家居第 8～11 位,发达国家是发展

中国家的 5～7 倍。

我国虽然缺乏大规模的流行病学资料,但基于 1990～1992 年的人口抽样调查结果显示,我国胰腺癌调整死亡率为 1.3/10 万,男性为 1.54/10 万,女性为 1.08/10 万。死亡率最高的地区为上海市(3.7/10 万),最低的地区为湖南省(0.43/10 万)。北方省市居民胰腺癌的死亡率高于南方省市。北方天津市、辽宁省和黑龙江省居民胰腺癌的死亡率分别为 3.34/10 万、2.78/10 万和 2.47/10 万,而南方湖南省、广西壮族自治区和海南省居民胰腺癌的死亡率分别为 0.43/10 万、0.55/10 万和 0.65/10 万。一项最新有关中国胰腺癌病死率变迁的报告表明,1991～2000 年全国疾病监测点报告胰腺癌患者死亡 1 619 例,胰腺癌病死率东北和华东地区高于华北、华中、华南、西北和西南地区;城市高于农村 2～4 倍。

城市居民发生胰腺癌的危险性要大于乡村居民,法国 Calvados 城市居民胰腺癌的死亡率男性和女性分别为 6.2/10 万和 2.8/10 万,乡村居民胰腺癌的死亡率男性和女性分别为 4.1/10 万和 0.65/10 万。环境因素、饮食结构、就医程度等可能是造成城乡居民胰腺癌发病率和死亡率差别的主要原因,也与城市地区健康保健体系较好、诊断技术先进、胰腺癌诊断率较高有关。

二、时间因素

就时间分布而言,胰腺癌发病率随国家或地区工业化程度的提高和发达程度而增加,当工业化程度达到较高水准时,胰腺癌发病率维持在一个较高水平。胰腺癌发病率在西方发达国家的上升趋势早于中国。美国胰腺癌的发病率从20世纪20年代至70年代增加了4倍,以后基本稳定在9/10万～10/10万。多年来,美国肿瘤死亡原因中,胰腺癌占第四或第五位,目前每年大约有2.6万人死于胰腺癌。2001年美国约2.92万人死于胰腺癌,男性和女性都占癌性死亡的第四位。日本的情况与之相似,从1953年到1987年,胰腺癌的标化发病率男性从1.9/10万上升到8.0/10万,女性从1.3/10万上升到4.5/10万,1996年的发病率达到9.8/10万,2001年日本有10 471例男性死于胰腺癌,女性有8 926例死于胰腺癌,男性和女性分别占癌性死亡的第四位和第五位。1930～1977年,挪威、英国等地胰腺癌发病率增长2倍。但随着发达国家提倡戒烟和低脂、低盐、低能量、高维生素饮食,并不断提高医疗保健水平和改善环境污染,近年来胃肠道癌症在全球范围内有降低趋势,估计发达国家胰腺癌发病率在未来一段时期内将会持续稳定或略有降低。

近半个世纪,我国胰腺癌的发病率也在迅速上升,大城市尤为显著。上海市肿瘤研究所统计的数据表明,上海市胰腺癌的发病率1963年为1.25/10万,1977年上升为4/10万,1995年激增为9.4/10万。1991～2000年全国疾病监测点报告胰腺癌患者死亡1 619例,胰腺癌病死率、校正病死率及年龄标准化病死率分别由1991年的1.46/10万、1.75/10万和2.18/10上升至2.38/10万、3.06/10万和3.26/10万,表明中国胰腺癌病死率在1991～2000年间呈上升趋势,并将在未来继续增长。

三、人　群　因　素

(一) 年龄

胰腺癌以老年患者多见。美国一组资料表明,60～80岁患者占病例总数的80%,平均年龄为63岁,40岁以下患者非常少见。日本的胰腺癌患者以60岁以上多见,高峰病死年龄在70～80岁。1991～2000年全国疾病监测点(包括省市县不同等级医院)报告中国胰腺癌病死病例60岁以上占69.62%,45～54岁人群的病死率增长缓慢,而65～84岁病死率为平均水平的5倍以上,40岁以前死于胰腺癌者只占3.95%。另一组由中国抗癌协会胰腺癌专业委员会进行的调查发现,1990年1月1日至2000年12月31日时间内,8省2市14家三级甲等医院共报告胰腺癌2 340例,年龄范围在10～92岁,平均年龄57.1岁,40岁以下占7.1%,40～49岁占15.6%,50～59岁占28.6%,60～69岁为33.6%,70岁以上占15.1%,同时建议将40岁以上年龄列为胰腺癌的高危人群。年龄老化现象使体内积累致癌物质增多,改变了体内一些防御机制或许是胰腺细胞最终癌变的结果。

(二) 性别

胰腺癌发病率男女性别比通常为(1.1～2.5)∶1。Emest等研究认为,美国人25～29岁年龄段胰腺癌发生率性别比最大,50岁以后则逐渐降低,而日本人50岁以后仍略有增长。David等研究发现,1973～1977年全美胰腺癌发病男女性别比最高的是Filipino人,达6.83∶1,这是迄今世界上所见最高的胰腺癌发病率男女性别比值。Susan等研究发现,在1970年前后,美国胰腺癌发病男女性别比最大,约1.6∶1。Kamisawa等研究表明,日本胰腺癌发病率男女性别比从49岁以下的1∶0.3逐渐上升到80岁以上的1∶1.2。但近几年的研究表明,胰腺癌发病率男女性别差异正逐渐缩小,2001年美国约29 200人死于胰腺癌,男女发病率大致相等;日本2001年死于胰腺癌的男性为10 471例,女性为8 926例,男女比例为1.17∶1。

中国1990～1992年胰腺癌调整死亡率男性为1.52/10万,女性为1.08/10万,男女性别比例为1.4∶1。中国抗癌协会胰腺癌专业委员会进行的调查发现,1990年1月1日至2000年12月31日时间内,男女胰腺癌的比例为1.9∶1。1991～2000年全国疾病监测点报告的中国胰腺癌病死病例中,男性 975 例,女性 644 例,男女比例为 1.51:1,其间男女胰腺癌病死率均呈上升趋势,女性的增长深度明显快于男性。

男性的胰腺癌发病率高于女性,男女间差异问题各种研究尚无满意解释,性激素未见明确相关性,可能与男性过多暴露于化学环境和不良生活习惯,如吸烟、酗酒等有关。

(三)种族与移民

美国多次全国癌症调查显示,黑种人与白种人的胰腺癌发生率差异有显著性,黑种人男女发病率均较白种人高。Kovi 等研究发现美国黑种人的多种癌症发生率较其祖源地西非黑种人显著增高。与美国其他种族和民族相比,非洲裔美国人胰腺癌发病率高(女性 17.6/10 万;男性 14.3/10 万)。美国黑种人更可能被诊断为晚期和无手术指征的胰腺癌,并且美国黑种人胰腺癌死亡率也较高:男性为 12.5/10 万,女性为 15.3/10 万。美国黑种人中胰腺癌高风险可能与吸烟率高、香烟烟雾的代谢差异、肥胖、高热量的摄入、大量饮酒、长期的糖尿病、低收入水平等有关。一些研究发现,低社会经济地位与胰腺癌患者接受辅助治疗率较高有关。

移居美国的日本人及其后代与本土日本人的胰腺癌发病率有显著差异,移民及其后代胰腺癌的死亡率是本土日本人的 2 倍。David 等研究提示移居美国的一代移民(日本人、中国人、墨西哥人)其胰腺癌发病率较本土人显著增高。美国白种人与国外移入的黄种人(如日本人、中国人)亦有差异。研究显示:如以日本本土人的胰腺癌死亡率 100% 作为标准,则移居美国的日本人男性为475%,女性为349%,出生于美国的日本移民后代男性为167%,女性为104%,而美国白种人男性为274%,女性为270%。说明移居美国的日本人胰腺癌死亡率要比美国人和日本本土的日本人高,出生于美国的日本人情况居中。多项研究认为,环境及饮食因素在其中起到一定作用。胰腺癌发病率亚裔和太平洋岛民最低。一项基于人群(包括中国、日本、菲律宾、美国夏威夷、黑种人和白种人患者)的研究发现:日本患者的胰腺癌病情更易局部

病变、分期较好,而在中国、菲律宾、日本,女性的平均生存时间比白种人女性要长,可能的解释与较少肥胖、不同的生活方式和遗传差异有关。

Silverman 等研究饮酒与美国黑种人、白种人胰腺癌发病率的关系,结果表明,对比于白种人,黑种人男性嗜酒者及女性中等度饮酒者均有较高发生率,提示个人生活行为方式对不同种族人群的胰腺癌发生率有一定影响。

除美国外,南非白种人较班托人(Bantus)的胰腺癌发生率显著增高;新西兰毛利人较白种高加索人显著增高。以色列犹太人男女胰腺癌发病率比非犹太人高,两者相比差异有显著性。来自欧洲移居以色列的犹太人(如苏联、波兰、罗马尼亚等)较以色列出生的犹太人胰腺癌发病率要高。移居澳大利亚的欧洲移民,发现他们几种癌症的发病率(含胰腺癌)均较本土欧洲人增高。移民的癌症发病率异常已被大多数学者们所认可,其发生机制研究已深入到基因水平。

中国尚无有关不同种族间胰腺癌发病率与死亡率的报告。

(四)职业

总的来说,约 5% 胰腺癌的终生风险由职业暴露引起。对二手烟暴露风险的确认之前,许多工人过度暴露于卷烟侧流烟雾。在美国,由于工作场所普遍禁止吸烟和雇主提供的奖励职工戒烟,这种风险应该大大减少。职场中接触有毒和致癌的材料很难确定与胰腺癌的发生存在因果关系。在美国,欧洲和斯堪的纳维亚这样工作已经持续超过 45年。一项荟萃分析表明:荟萃在 1969~1998 年进行的 20 项职业研究发现,职业病病因占胰腺癌发病的 12%。一项研究中观察到的相对风险:暴露在氯化烃溶剂($RR = 1.6$)、镍和镍化合物(1.9)、铬化合物(1.5),多环芳香烃(1.5),有机氯农药(1.5),矽尘(1.4),以及脂肪族溶剂(1.3)。一项病例对照研究评价了在 K-ras 基因 12 密码子突变与血清有机氯的关系,与胰腺癌无 K-ras 突变和对照组相比,胰腺癌患者中 K-ras 基因突变者有较高水平的二氯二苯酯滴滴涕(DDT)、联苯乙烯(DDE)和 3 种联苯同系物;DDT[$OR = 8.7$,95%

CI(相对危险度):1.6～48.5],DDE(OR＝5.3,95%CI:1.1～25.2),PCB 180(OR＝9.6,95%CI:1.1～83.7)。研究人员推测,有机氯化合物增强 K-ras 诱变剂的活性,而不是引起突变,提示基因和环境交互作用的存在。这也可能是这些化合物与癌前病变 PanINs 相互作用并促进其发展。回顾性分析 22 个职业和环境与胰腺癌的关系发现,石棉、农药和除草剂、住宅的氡、煤炭产品、焊接产品和辐射是最常见的暴露。除了职业暴露,在一定的工业现场附近居住的人环境致癌物暴露一直是人们关注的焦点。相比那些生活在 4.83 km(3 英里)以外的居民,居住在炼油厂和食品加工厂附近的居民胰腺癌风险成倍增加。

(五) 个体因素

胰腺癌除了与性别、年龄、职业、生活习惯等因素有关外,还可能与生育次数、首胎年龄、离婚或分居、易疲劳、血型、过敏体质等相关。早先的流行病学研究显示生育史与胰腺癌相关,但也有相反的结果。最新的资料未发现生育次数与胰腺癌之间的相关性,而首胎年龄与胰腺癌相关,主要限于 50 岁之前患胰腺癌的女性。为了评价首胎年龄和生育数与胰腺癌的发生可能存在的关系,第二军医大学附属长海医院做了以医院为基础的病例对照研究。结果发现,首胎年龄与生育数均与胰腺癌相关,经吸烟、饮酒、体重指数、胆石症、胆囊切除术、糖尿病、慢性胰腺炎和胃部分切除术调整后相关性仍存

在。低龄、高龄生育及生育 3 胎(OR＝3.10,95%CI:1.65～5.82)以上为胰腺癌的危险因素。

研究认为,独身或离异者胰腺癌发病率增高。无论黑种人、西班牙种白种人或其他白种人,其独身者、已婚健在者及离异者,胰腺癌发病率有一定差异。其中部分独身女性发病率降低,而黑种人离异者升高最明显。

Guy 等研究了 2 350 例恶性肿瘤患者血型分布情况,发现黑种人相对于白种人,B 型血者发生肿瘤的概率高,而 A 型血患者发生肿瘤的概率小,但胰腺癌多倾向于发生在 A 型血患者。黑种人男性及白种人女性 A 型血者患胰腺癌风险性提高了50%。南斯拉夫一项研究认为血型 O 对胰腺癌的发生有保护作用。西班牙的研究认为 A 型血对胰腺癌有中等度的风险性。国外学者多数认同 A 型血与胰腺癌之间具一定相关性。第二军医大学附属长海医院探讨了中国汉族人胰腺癌和 ABO 血型相关性,以 1 431 例胰腺癌患者作为病例组,以医院来源的 1 449 例年龄、性别匹配者为对照组,用病例对照研究的方法计算估计 ABO 血型患胰腺癌的相对危险性。结果显示,与 O 型者相比,汉族男性 A 型和 AB 型为胰腺癌危险因素(A 型:OR＝1.368,95% CI:1.127～1.661;AB 型:OR＝1.391,95%CI:1.053～1.838)。

(贲其稳)

第二节 胰腺肿瘤的病因学研究

胰腺癌的病因和发病机制尚未完全清楚,一般认为胰腺癌的发生和发展是一个多病因、多步骤的复杂过程,物理、化学和生物等因素引起体内组织结构、代谢和基因表达的异常,其中基因表达是肿瘤发生和发展的核心。

胰腺癌发病的危险因素很多,但除年龄外,只有吸烟与胰腺癌的关系被证实。近期的流行病学研究提示:肥胖可能是胰腺癌危险因素。糖尿病、

饮酒、慢性胰腺炎与胰腺癌的关系一直有争议,慢性胰腺炎是胰腺癌的危险因素,家族性胰腺炎极为少见,遗传因素在患者中占 5%以上,因此认为其发病有家族集聚性。β 萘胺或联苯胺等化学物质,也增加患胰腺癌的危险。食物因素与胰腺癌的关系尚不明,动物试验显示脂肪与胰腺癌有关,而食用蔬菜水果可能具有保护作用。美国国立癌症研究所(NCI)指出胰腺癌的危险因素如下。① 增龄:

60岁以上；② 吸烟：发病率增高 2～3 倍；③ 糖尿病；④ 男性；⑤ 非洲系美国人：比亚系或白种人的发病率高；⑥ 家族史：若父母兄弟有胰腺癌史，其发病率增至 3 倍，有大肠癌或卵巢癌家族史发病率也增加；⑦ 慢性胰腺炎。

一、吸　烟

现有资料表明，吸烟是胰腺癌公认的最危险的发病因素。与非吸烟者相比，吸烟增加胰腺癌的相对危险度达 1.74，并且与吸烟的数量呈正相关，每日超过 40 支者的危险度增加 10 倍。4 项大样本病例队列研究表明：每日吸烟超过 20 支，发生胰腺癌的优势比为 1.4～3.6。一项欧洲的前瞻性研究表明：吸烟与胰腺癌发病风险存在明显的剂量-风险关系，即每日吸烟增加 5 支，其胰腺癌发病风险增加 27%。上海市在 1996 年进行的病例对照研究显示，吸烟人群发生胰腺癌的危险性增加，男性和女性的相对危险度（95%CI）分别为 1.5（1.1～2.7）和 1.5（0.9～2.5），并且随每日吸烟支数、吸烟年限和包年数的增加而增高。有趣的是吸烟者戒烟 5 年以上，其胰腺癌风险恢复到不吸烟者水平。被动吸烟增加胰腺癌风险约 40%，儿童期被动吸烟，其成年后胰腺癌风险增加一倍。

吸烟与胰腺癌发生的机制既有烟草的器官非特异性致癌效应，也有器官特异性致癌效应。烟草中含有 30 多种芳香胺类致癌物，尤其是亚硝胺类代谢产物经肝脏胆汁分泌进入胆道，再反流入胰管，可改变胰腺导管细胞 DNA 甲基化的稳定性，激发 ras 等致癌基因，诱发动物胰腺癌。尸检可以在吸烟者见到胰腺导管细胞增生、细胞核不典型改变等；而且这些改变与吸烟的量正相关。

二、饮　酒

饮酒与急性胰腺炎和慢性胰腺炎的关系已明确，而与胰腺癌发病的关系尚未清楚。最近一项荟萃分析 14 项队列研究发现，大量饮酒男性（>60 g/d）其胰腺癌发病风险增加 53%（95%CI：1.1～2.12），在调整了吸烟、饮食摄入叶酸、维生素等因素后，该增加风险仍持续存在；而大量饮酒的女性其胰腺癌风险并不增加。无论男女，少量或中等量饮酒者其发病风险不增加。国际胰腺癌病例对照协作组的研究亦得出相似结论。然而一项巢式病例对照研究和日本队列研究协作组都发现，即使每天饮用白酒、啤酒或葡萄酒 60 g 以上，胰腺癌风险也不增加。

三、肥胖或超重

在 2007 年，世界癌症研究基金和美国癌症研究所已证实，肥胖或超重可增加胰腺癌风险。据估计，肥胖可解释 26.9% 的美国胰腺癌的发病。迄今为止，已有多个大型队列研究及荟萃分析证实了这点。例如，一项荟萃分析纳入 21 项前瞻性队列研究（包括 3 495 981 人和 8 062 例胰腺癌患者），发现 BMI 每增加 5 个单位，男性增加 16%（95%CI：6%～17%）的发病风险，而女性增加 10%（95%CI：2%～19%）的发病风险。有趣的是：腰臀比越高（即中心型肥胖），胰腺癌风险越高，并且该风险增加与 BMI 无关，尤其见于女性。肥胖增加胰腺癌风险的机制尚不清楚，可能与肥胖有关的慢性炎症、内质网应激和线粒体功能异常所致的自嗜活性降低有关。

四、糖　尿　病

糖尿病与胰腺癌的关系一直存在争议：糖尿病是胰腺癌的病因，抑或是胰腺癌的表现之一？根据 WHO 糖尿病诊断标准，胰腺癌相关糖尿病患病率为 45%～65%。进一步研究发现，长期糖尿病患者的胰腺癌发病率轻度增加，而在新发糖尿病（new-onset DM）中，胰腺癌发生风险明显增加。大约有 50% 以上的胰腺癌相关糖尿病是新近发生的（定义为糖尿病病程≤2 年）。近来，Chari 等报道，新发糖尿病在 3 年内发生胰腺癌的风险是年龄、性别相似的无糖尿病病史的对照组近 8 倍。

我们发现，与非糖尿病患者或一般人群相比，糖尿病患者发生胰腺癌的风险增加了近 2.0 倍。这一阳性风险关系与性别、饮酒、体重指数和吸烟状况无关。此外,胰腺癌的相对危险度与糖尿病病程呈负相关,最高的胰腺癌风险发生于诊断少于 1 年的糖尿病患者。

我们最近的一项荟萃分析表明,糖尿病的持续时间较短(<1 年)患胰腺癌的风险显著增加;病程较长的糖尿病患者(≥10 年)患胰腺癌发病风险增加但无统计学意义。有趣的是,于诊断糖尿病后随访时间 1 年以内胰腺癌风险最高($SRR = 5.38$;$95\%CI$:$3.49 \sim 8.30$)。这支持这一假说:至少在某些情况下,糖尿病可能会由胰腺癌引起,否则,相对危险度将与糖尿病病程正相关,而不是负相关。这一发现表明,新诊断的糖尿病患者,应高度警惕胰腺癌的发生。Chari 等发现,在胰腺癌诊断前 36 个月,糖尿病患病率出现持续上升,因此,高血糖可能为胰腺癌筛查的有吸引力的标志物。

长期糖尿病造成胰腺癌的机制不明。高胰岛素血症既是肥胖又是非胰岛素依赖性糖尿病的特征,可能在胰腺致癌过程中起重要作用。Pour 等的试验表明,外周胰岛素抵抗与胰岛细胞转化有关,并能刺激叙利亚仓鼠胰岛细胞分化从而增强对胰腺的致癌作用,这是糖尿病与胰腺癌相关的第三种可能机制。

五、慢性胰腺炎

慢性胰腺炎和胰腺癌有密切的相关性,有许多共同的危险因素,但两者因果关系未明。

胰腺癌患者常同时发生慢性胰腺炎。1960~1990 年发表的胰腺癌患者中慢性胰腺炎流行率 5 项研究的汇总分析显示,在 1 078 例胰腺癌中有 10 例患者同时发生慢性胰腺炎,发病率为 0.9%,约为普通人群的 9 倍。中国抗癌协会胰腺癌专业委员会对国人 2 340 例胰腺癌分析发现,2.3%的患者有慢性胰腺炎病史。一项对 9 个病例对照研究的汇总分析发现,在 2 034 例胰腺癌患者中有 65 例患慢性胰腺炎,而 4 039 例对照者中仅有 37 例患慢性

胰腺炎。胰腺癌尸体解剖中慢性胰腺炎的发生率更高,但在尸解标本中很难确定两者发生顺序和因果关系。胰腺癌时胰管的阻塞常导致阻塞后端的炎症和纤维化,同时在胰腺癌周围往往伴有非特异性炎症反应。

慢性胰腺炎患者易发生胰腺癌。1993 年 Lowenfels 等报道欧、美 6 个国家对 2 015 例慢性胰腺炎的随访结果,平均随访(7.4±6.2)年,总共检出胰腺癌 56 例。随访 2 年以上的患者,胰腺癌的累积发生率稳步上升,在诊断慢性胰腺炎 10 年及 20 年后,胰腺癌的累积发生率分别为 1.8%(95%CI:1.0%~2.6%)和 4.0%(95%CI:2.0%~5.9%)。作者认为慢性胰腺炎患者发生胰腺癌的危险性明显升高。最近美国一项病例对照研究表明:与年龄、性别匹配的健康对照相比,有慢性胰腺炎病史者患胰腺癌风险增加 7.2 倍,其中年龄<55 岁者患胰腺癌风险增加 10 倍;慢性胰腺炎病程为<3 年、3~10 年、>10 年者患胰腺癌风险分别为 29%、2.6%、1.8%,提示慢性胰腺炎可能是部分胰腺癌的继发改变。

较普遍接受的观点是,慢性胰腺炎患者发生胰腺癌的总发病率约 3%。但遗传性慢性胰腺炎是胰腺癌最强烈的危险因素,遗传性慢性胰腺炎患者年龄达到 70 岁时,发生胰腺癌的累积危险性达到 40%,如果双亲同时存在这种遗传模式,胰腺癌的累积危险性达到近 75%。两种与遗传性慢性胰腺炎有关的突变基因已被发现,可为筛选这类家族提供帮助。

慢性胰腺炎和胰腺癌的发病具有许多共同的危险因素。胰腺癌和慢性胰腺炎均多见于年龄较大的男性、吸烟、酗酒、饮食过度者等。因而这些共同的危险因素增加了慢性胰腺炎和胰腺癌发病的危险性,或者这些危险因素是经过慢性胰腺炎形成后才体现其易感因子的致病作用,也有一种可能是这些危险因素通过不同的机制分别引起慢性胰腺炎和胰腺癌的发生和发展。

另外,也有流行病学资料显示慢性胰腺炎并不一定是胰腺癌发生的危险因素。一项对 56 例慢性胰腺炎随访 16~20 年的调查结果未能证实胰腺癌

的发病与慢性胰腺炎之间的关系。

六、咖啡、绿茶

20世纪80年代，NEMJ上一篇病例对照研究发现饮用咖啡可增加胰腺癌的风险，该研究发现，每天饮用≥3杯咖啡可增加胰腺癌发病风险2倍，并且此作用与是否吸烟无关。之后有＞50项研究报道了咖啡和胰腺癌的关系，其中只有少数研究发现了阳性关系。Turati等于2012年荟萃分析发现：无论病例对照研究，还是队列研究均发现，饮用咖啡并不增加胰腺癌的风险；进一步的累积荟萃分析发现，随着时间推移到20世纪90年代中期，报道的胰腺癌的RR逐渐降低，作者推测早期研究发现的阳性关系可能与假阳性、研究的混杂作用有关。

绿茶富含黄酮醇类化合物，包括儿茶素、表儿茶素。这些化合物具有抗增殖特性和诱导胰腺癌细胞在体外和体内细胞凋亡。病例对照研究显示茶和胰腺癌没有因果关联。日本两个队列研究发现茶对胰腺癌没有保护或有害的关系。最近对14项队列研究的分析表明，茶的摄入与胰腺癌风险之间没有联系。在本研究中，作者没能探讨茶类之间（即绿茶与红茶）和胰腺癌的危险，因为很少有研究检测这些风险关系。在最近的一项队列研究中亦显示饮茶与胰腺癌风险之间没有联系。有趣的是，最近一项在中国进行的研究表明，与那些不经常喝茶的人相比，定期饮用绿茶的女性患胰腺癌的风险减少32%。增加绿茶消费和更长的饮茶时间均与降低女性罹患胰腺癌风险相关。总的来说，茶叶适度饮用是安全的，但现有的研究并没有显示出茶对胰腺癌有保护作用。

七、水 果 和 蔬 菜

流行病学研究表明，食用水果和蔬菜与患胰腺癌的风险成反比。病例对照研究中证实对胰腺癌有预防作用的水果和蔬菜，如柑橘类水果、甜瓜、浆果、深绿色蔬菜、西红柿、豆角、豌豆、深黄色蔬菜、

纤维和全谷物。水果，特别是柑橘类水果，含丰富的黄酮类橙皮苷、芦丁和地奥司明。黄酮类化合物已被证明具有抗肿瘤、抗增殖和促凋亡特性。柑橘类水果也含丰富的类胡萝卜素如β胡萝卜素和叶黄素，这些化合物也可以降低患癌症的风险。柑橘中的柠檬苦素类化合物如柠檬苦素、诺米林，被发现具有抗氧化和抗癌特性。

大型的前瞻性研究，探讨了不同人群水果和蔬菜对胰腺癌发病的影响。日本合作队列研究显示消耗大量的水果者减少了50%的男性患胰腺癌的风险。瑞典乳腺队列和瑞典男性的队列研究、爱荷华妇女健康研究、夏威夷洛杉矶多种族队列研究、欧洲癌症和营养的前瞻性调查（EPIC）超过520 000人的队列研究，均表明多吃水果和蔬菜并不能减少胰腺癌风险，但这些研究都受混杂因素的影响。

八、肉 类

现有的前瞻性研究的结果不一致，但最近的一项荟萃分析表明，食用加工肉类增加胰腺癌风险，该研究表明，红色肉类消费量与胰腺癌的风险呈正相关，但这一关系只见于男性，男性比女性食用更多的炸肉、烤肉等处理肉可解释这一关系，或与男性比女性体内储存铁更高有关。IWHS和日本合作队列研究没有观察到肉类摄入与胰腺癌风险之间的总体关联性。在一欧洲大型队列研究中，罗尔曼和同事研究了肉类消费与胰腺癌的关系，与以往的研究不同，他们没有发现肉类消费与胰腺癌风险之间的关联的证据，但发现了红色肉类消费量与女性患胰腺癌的风险正相关。被发现的风险增加可能与羊肉、小牛肉等有关。

九、幽门螺杆菌、乙肝病毒

幽门螺杆菌（Hp）与胃腺癌、胃淋巴瘤密切相关，于1994年被列为Ⅰ类致癌因子；肝螺杆菌可能参与肝癌、胆管癌等的发病。因此，Hp或其他菌属是否参与胰腺癌的发病呢？1998年澳大利亚学者

通过病例对照研究发现,胰腺癌的 Hp 感染率为 65%,而健康对照和结肠癌的感染率分别为 45% 和 47%,Hp 阳性者与阴性者发生胰腺癌的风险比为 2.1(95%CI:1.1~4.1);但作者在胰腺癌组织或周围正常胰腺组织中未发现 Hp 定植及 Hp 相关的炎症。Stolzenberg-Solomon 等对 21 933 例男性吸烟者进行 10 年左右随访,其中 121 例发生胰腺癌,与未发生癌症的对照组相比,Hp 抗体阳性率分别为 82% 和 73%,风险比 1.87(95%CI:1.05~3.34),且细胞毒素相关基因 A 阳性者(CagA)有更高风险(OR = 2.01,95%CI:1.09~3.70)。作者推测,由于 Hp 定植于幽门,使过多胃酸刺激胰腺分泌碳酸盐和胰泌素,从而刺激导管上皮增生和 DNA 合成,进而导致胰腺癌的发生。瑞典学者 Lindkvist 等,于 2008 年也报道了一项巢式病例对照研究,从随访期内发生胰腺癌的患者中随机选取 87 例及未发生癌症的性别、年龄匹配的对照 263 例,结果在总人群中 Hp 抗体阳性者并没有更高风险发生胰腺癌,但在烟酒习惯调整后,非吸烟少酒的人群中,抗 Hp 抗体血清阳性者发生胰腺癌风险增加(OR = 3.81,95%CI:1.06~13.63)。美国学者 de Martel 等相似研究后发现,无论 Hp 抗体还是 CagA 阳性与否均与胰腺癌风险无关。不同国家的研究结果存在分歧可能是与不同螺杆菌感染、宿主人种、地区分布及不同的研究设计等因素有关。因此,Hp(或其他菌属)感染是否为胰腺癌的高危因素,仍需进一步研究。

Hp 感染在胰腺癌中作用机制的研究报道很少。瑞典学者 Nilsson 等从胰腺疾病组织石蜡中提取 DNA,用螺杆菌种属特异的 PCR 扩增、测序。结果 75% 的胰腺癌、57% 的神经内分泌肿瘤、60% 的慢性胰腺炎有 Hp 表达;其中部分胰腺癌患者检测胃黏膜 Hp 阳性率为 30%,测序结果表明,胰腺组织中的螺杆菌大部分为 Hp。日本学者报道,与胰腺癌细胞株共培养后,培养上清中炎症因子 IL-8、VEGF 及转录因子 NF-κB、AP-1、SRE 等分泌增加,提示 Hp 感染可增加胰腺癌的恶性潜能。

乙型肝炎病毒(HBV)通常是与肝相关,但 HBV 可感染胰腺及其他器官。HBV 和胰腺癌风险之间的关联已经报道。来自第二军医大学附属长海医院的一项病例对照研究共纳入经病理证实的胰腺癌患者 943 例和 1 128 例相匹配的对照,评估胰腺癌与乙肝病毒不同状态之间的关系。结果:慢性乙型肝炎及 HBsAg 携带状态患胰腺癌的风险显著增加,调整后的比值比(OR = 1.60,95%CI:1.15~2.24)。此外,DM 病史与慢性乙型肝炎及 HBsAg 携带者(HBsAg 阳性)有着显著的交互作用,但不与抗-HBc(+)/抗-HBs(-)有交互作用(OR = 5.42,95%CI:2.76~10.64)。

最近来自美国的一项病例对照研究,纳入 476 例经手术病理证实的胰腺癌患者和 879 例年龄、性别和种族匹配的健康对照组,发现过去暴露于乙型肝炎病毒与胰腺癌风险可能有关联。在这项研究中,抗-HBc(+)见于 38 例患者(8%)和 35 例对照(0.9%)。估计与未感染 HBV 相比,抗-HBc(+)/抗-HBs(+)者和抗-HBc(+)/抗-HBs(-)患胰腺癌风险增加(前者:OR = 1.8,95%CI 为 0.9~3.1;后者:OR = 3.4,95%CI:1.3~9.1)。肝脏和胰腺解剖上接近,共用血管和胆管,可使胰腺成为肝炎病毒潜在的靶器官。事实上,胰液和胆汁可检测到乙型肝炎表面抗原(HBsAg)。病毒性肝炎导致胰腺的损害可见于相当比例的急性和慢性 HBV 和 HCV 感染患者,这些患者胰腺酶水平升高。然而,de Gonzalez 等人报道在 201 975 名韩国人包括胰腺癌 664 例,未发现乙型肝炎 HBsAg 阳性与胰腺癌的相关性(RR = 1.13;95%CI:0.84~1.52)。因此,乙型肝炎病毒感染与胰腺癌的关系还需要进一步研究。

十、遗 传 因 素

越来越多的证据提示家族史与胰腺癌发病风险增加有关。基于严格的纳入标准胰腺癌家族聚集性报道 2 个前瞻性的研究,分别为瑞典和德国的一项研究。在总人群中终身胰腺癌风险较低,1.3%~1.5%,但对于有家族史的个人胰腺癌的风险会明显增加 2~3 倍。因此,危险分层取决于受影响的家庭成员的数量和关系,有两个一级亲属罹患胰腺癌,其本人患病风险估计增加 6.4 倍(终生风险 8%～12%)和 32 倍,有三个或更多的一级亲属罹患胰腺癌者其终身患病风险 40%。

此外,具有明确胰腺癌遗传背景的人群,包括:Peutz-Jeghers 综合征、FAMMM、家族性乳腺癌和卵巢癌、家族性胰腺癌等,这些都具有明确的基因突变,与总人群相比,患胰腺癌风险增加 3.5～132 倍(表 6-2-1)。

表 6-2-1 遗传性胰腺癌相关疾病、累积基因和发病风险

	累 及 基 因	RR/CLR
Peutz-Jeghers 综合征	STK11	RR = 132 CLR = 36%
FAMMM	CDKN2a	CLR = 17%
家族性乳腺癌、卵巢癌	BRCA2,BRCA1	
遗传性非息肉性肠癌	MLH1,MSH2,MSH6, PMS1,PMS2	
遗传性胰腺炎	PRSS1	CLR = 40%
囊性纤维化	CFTR	RR = 3.5
家族性胰腺癌		
患胰腺癌的一级亲属 人数:3 人	?	RR = 32
患胰腺癌的一级亲属 人数:2 人	?	RR = 6.4
患胰腺癌的一级亲属 人数:1 人	?	RR = 4.5

注:RR(relative risk):相对风险;CLR(cumulative lifetime risk):终生累积发病风险

十一、胃大部分切除、胆囊切除术、阑尾切除术、扁桃体摘除术后

胃大部分切除术后 15～20 年,胰腺癌发病的相对危险度为 2～7。一项在 34 000 例患者中进行的前瞻性研究发现,因消化性溃疡而手术者患胰腺癌的相对危险度为 2.62(95%CI:1.0～6.9)。大宗病例对照研究显示胃手术后患胰腺癌的优势比达 5.3(95%CI:1.6～21.5)。而 700 例男性胃切除患者的随访队列研究发现,其中 11 例发展为胰腺癌,较预期的 4 例明显增多。动物试验依据为胃部分切除术后 K-ras 基因 12 密码子突变频率增高。

胆囊切除术后仓鼠的血浆胆囊收缩素水平升高,胰腺 DNA 合成速率加快,腺泡细胞增生和肥大,胰腺重量增加。胆囊切除术后患者,胰腺癌发病的相对危险度为 1～1.5。但也有研究显示胃及胆囊切除术与胰腺癌的发病无关。

第二军医大学附属长海医院以病例对照研究方法探讨了中国人胰腺癌的发生与阑尾切除术、胃部分切除术、胆囊切除术及扁桃体摘除术间的关系。以 493 例病理确诊胰腺癌患者作为病例组,1 031 例非肿瘤患者年龄、性别、居住地、经济收入频数匹配的同来源病例为对照组,计算 OR 值及 95%CI,以估计阑尾切除术、胃部分切除术、胆囊切除术及扁桃体摘除术对胰腺癌的相对危险性,并做 logistic 回归分析。结果表明在阑尾切除术、胃部分切除术和胆囊切除术者中胰腺癌的危险性上升,趋势检验 P 均<0.01,OR 和 95%CI 分别为 2.12 和 1.47～3.06、3.11 和 1.49～6.50 及 4.71 和 2.40～9.50,而扁桃体摘除者为 2.80 和 0.67～11.98,但 logistic 回归分析仅阑尾切除有统计学意义(P<0.105)。研究表明,阑尾切除术为胰腺癌的独立危险因素,胆囊切除及良性溃疡胃手术是可疑危险因素,扁桃体摘除对胰腺癌的作用无法确定。

一般认为,胃大部分切除和胆囊切除术后,上消化道结构和功能发生改变,十二指肠液和胆汁向胰管倒流,胰液分泌增多,致癌物质在体内积累后容易刺激胰腺导管上皮细胞增生,激活癌基因。而扁桃体和阑尾作为淋巴器官对于人体抵抗结核感染和癌变非常重要,可抵抗某些对遗传物质的可致癌的有害刺激。扁桃体、阑尾作用中枢免疫器官对肿瘤有保护作用的理论支持本研究结果。但两者切除术后与胰腺癌发生的关系尚需积累更多的研究资料。因而,不要轻易进行扁桃体和阑尾摘除手术。

(贲其稳)

第三节　糖尿病与胰腺肿瘤

胰腺癌是常见的消化系统恶性肿瘤,早期临床表现不明显,一旦发现多为晚期,而且发展迅速,转移率高,预后恶劣。流行病学研究表明,胰腺癌的发生是多种因素协同作用的结果,而在 20 世纪早期,人们就认识到胰腺癌和糖尿病(diabetes mellitus,DM)存在相互关系,但两者的因果关系一直存有争论。

一、胰腺癌相关糖尿病

糖尿病是一组以慢性高血糖为特征的代谢性疾病,依据代谢和激素特点的不同可分为 4 种类型:1 型 DM(T1DM),患者胰岛素严重或者绝对缺乏,需要外源性胰岛素进行补充;2 型 DM(T2DM),胰岛素抵抗和胰岛素分泌不足共存,血糖与胰岛素均升高,多伴有肥胖;其他类型糖尿病(3 型)根据发病机制不同,又分为 8 个亚型,依次为 A~H,继发于胰腺外分泌疾病者被划分为 3C 型,又称胰源性糖尿病(T3cDM),以血糖调节激素严重缺乏为特点,与胰腺外分泌功能相关的良、恶性疾病有关,包括各种原因导致的急慢性胰腺炎、胰腺囊肿、胰腺创伤或胰腺切除术、囊性纤维化病、血色病、纤维钙化性胰腺病等;4 型 DM(T4DM),为妊娠期糖尿病。

近年来研究结果表明,长期糖尿病患者(病程>2 年)的胰腺癌发病率轻度增加,而在新发糖尿病(在诊断胰腺癌前 2 年内发生)中,胰腺癌发生风险显著增加。Chari 等报道新发糖尿病在 3 年内发生胰腺癌的风险是年龄、性别相似无糖尿病史的对照组的近 8 倍,且这些患者发病年龄通常较大、非肥胖,尽管药物严格控制,糖尿病仍迅速恶化。对于此类新发糖尿病,有学者将其命名为"胰腺癌相关糖尿病(pancreatic cancer associated diabetes mellitus,PCDM)",并且认为这符合上述类型中的

T3cDM。与普通糖尿病患者相比,PCDM 有其相应的临床特点:① 发病年龄相对比较大,约 1%的 50 岁以上糖尿病患者在确诊为糖尿病后的 3 年内被诊断为胰腺癌,明显高于一般糖尿病人群;② 多无糖尿病家族史;③ 患者常无多饮、多食、多尿的"三多"症状,但短期内常有明显的体质量下降;④ 快速形成对胰岛素的周围拮抗作用;⑤ 肿瘤标志物 CEA 和 CA19‑9 常有异常。

二、胰腺癌早期诊断的必要性与可能性

胰腺导管细胞癌(简称胰腺癌),是恶性程度最高的肿瘤之一,发病率逐年上升。由于缺乏早期诊断和有效治疗,该病死亡率极高,在美国和欧洲分别位居癌症相关死亡的第四、第五位。虽然近年来该病的治疗已取得一定的进展,但手术切除仍是目前治愈胰腺肿瘤的唯一方法。据美国 SEER 统计,胰腺癌患者的总体 5 年生存率<5%,而经根治性切除患者(平均肿瘤直径 32 mm)的 5 年生存率为 10%~20%,小型(直径<20 mm)的为 30%~60%,微小型(直径<10 mm)的可超过 75%。但是,胰腺癌症状特异性差且常出现于疾病晚期,约 50%患者确诊时已发生远处转移,29%发生局部扩散,只有 10%~15%的患者有幸接受手术,而未手术的患者中位生存期为 4~6 个月,预后极差。随着检测手段和治疗方法的不断发展,肺癌、结肠癌、乳腺癌和前列腺的死亡率逐年下降,据预测,到 2050 年胰腺癌将成为癌症相关死亡的首要原因。

早期诊断、增加手术切除机会是降低死亡率、改善预后的关键。关于胰腺癌的发生,目前认为相当部分是由胰腺导管上皮内瘤变(PanINs)逐步演变而来,PanINs 被认为是胰腺癌的癌前病变。胰腺癌的发生由正常上皮经历系列过程而演化为侵袭性恶性肿瘤,其演变模式类似于结肠癌的腺瘤至

腺癌演变模式：正常上皮→PanIN1A→PanIN1B→PanIN2→PanIN3→PC。PanIN1 发展到侵袭性癌所需时间尚不清楚。Brat 等人研究指出，从 PanINs 发展到临床上可诊断的胰腺癌需要 17 个月至 10 年的时间，个体差异大。在一项胰腺癌患者计算机断层扫描（CT）的系统回顾中显示，当肿瘤可在影像上显影时，此时已进入不可切除期。这表明，至少要先于临床诊断 6 个月（即无症状期）发现胰腺癌，那么才有切除机会。但是，无症状期通常不会引起人们注意，且在普通人群中筛查无症状胰腺癌明显不切实际。两大主要难题阻碍了我们的筛选：缺少早期胰腺癌的高危人群和高敏感、高特异的生物指标。Chari 等人在研究中提出，我们需要两个"滤网"来提高筛检率——高危人群、特异标志物或非侵入性检查。现在，对于患有遗传综合征且一级亲属中有≥2 个胰腺癌患者的人群，要对其进行超声内镜（EUS）检查。但是，通过此途径筛查出来的胰腺癌患者只占全部的 5%。这提示我们需要寻找其他途径来早期发现胰腺癌。

针对病因，寻找胰腺癌早期危险信号，可望提高早期诊断率。众所周知，胰腺癌病因复杂，发病机制至今未清。胰腺癌的危险因素包括：老龄、吸烟、肥胖、家族史、慢性胰腺炎（CP）和糖尿病。早在 1883 年，Bright 就发现糖尿病与胰腺癌有关，到 20 世纪初期，两者的相关性被正式报道记载。目前，已有多项大型流行病学研究证明，糖尿病和胰腺癌的发病风险增加相关，在胰腺癌诊断时大约 80% 的患者血糖异常或已诊断糖尿病。胰腺癌和糖尿病之间的密切关系已被广泛认可，但是两者孰因孰果一直存在争议，糖尿病是胰腺癌的危险因素还是临床表现，抑或既是危险因素又是临床表现？

三、新发糖尿病是早期胰腺癌的征兆

糖尿病和胰腺癌两者的因果关系一直存在争论，但近几年多数研究发现，25%～50% 的患者在诊断胰腺癌之前的 1～3 年内会发生糖尿病，这表明新发 PCDM 由胰腺癌引起，PCDM 可作为胰腺癌的早期临床表现或征兆。

（一）新发糖尿病作为早期胰腺癌筛查的第一道"滤网"

1. 胰腺癌是一种致糖尿病状态 在一项基于医疗记录的早期研究中，胰腺癌中的糖尿病患病率为 4%～20%。而一项采用口服葡萄糖耐量试验的研究报道，胰腺癌患者中糖尿病患病率可达 45%～65%。根据美国糖尿病协会建议的空腹血糖值和糖尿病诊断标准，对 642 例新诊断的胰腺癌患者回顾性分析发现，303 例患者（47%）可诊断为糖尿病。在另一项研究中，依据相同的诊断标准，38% 的胰腺癌患者空腹血糖调节受损，仅 14% 患者血糖正常。

2. 流行病学 PCDM 多为新发糖尿病。Huxley 等人对 36 篇关于糖尿病和胰腺癌关系的流行病学研究（其中 17 篇病例对照研究，19 篇队列研究）进行荟萃分析。该研究共纳入超过 9 000 例胰腺癌患者。分析发现糖尿病患者发生胰腺癌的风险是年龄、性别匹配的无糖尿病患者的近 1.8 倍（总的相对风险，SRR = 1.8，95% CI：1.7～1.9），且糖尿病病程＜4 年的患者，其胰腺癌发生风险比病程＞5 年者增加 50%。另一项研究表明，糖尿病发生时间较短（1～9 年）患胰腺癌的风险轻度增加；病程较长的糖尿病患者（≥10 年）患胰腺癌风险增加但无统计学意义，有趣的是，最高的胰腺癌风险发生于诊断＜1 年的糖尿病患者中。这些研究均提示糖尿病与胰腺癌明显相关，且糖尿病病程与胰腺癌的发病风险有一定的负相关性。

Gupta 所做的一项回顾性队列研究也证明，与无 DM 组相比，新发糖尿病组患者发生胰腺癌的危险性高 2.2 倍，且在 DM 诊断后 2 年内发病率最高。类似的结果也出现在 1 型 DM（OR = 2.0，95% CI：1.37～3.01）。这一发现与美国研究者 Pannala 的研究相似，其研究发现胰腺癌诊断时糖尿病患病率（47%）及其中新发糖尿病所占比例（74%）均显著高于对照组。

在 Chari 等人进行的一项回顾性研究中，将胰腺癌患者作为病例组，无胰腺癌者作为对照组，结果显示在胰腺癌确诊前 3 年，两组糖尿病的发病率几乎相同,在出现胰腺典型症状到胰腺癌明确诊断期间,病例组糖尿病发生率明显增加,而对照组发生率仍在原先水平,在胰腺癌确诊时已有多于40%的胰腺癌患者并发糖尿病,而对照组则＜20%,这就意味着在胰腺癌患者中所诊断的糖尿病有近50%为新发,并提示此种糖尿病是胰腺癌的早期表现。

我国学者在一项对空腹血糖水平(fasting plasma glucose,FPG)的对照研究中发现,新确诊的胰腺癌患者 FPG 正常者较对照组明显降低,14%的胰腺癌患者 FPG 正常,对照组 59%患者 FPG 正常。此外,还发现糖尿病并发胰腺癌多见于老年患者,男女比例相当,糖尿病大多与胰腺癌同时发现或在诊断胰腺癌前 2 年内诊断为糖尿病,两者约占 78.6%。胰腺癌可引起患者糖代谢紊乱,导致新发糖尿病的发生。口服降糖药能较好控制血糖的 PCDM 患者,随肿瘤病程的发展所需药量不断增加且疗效降低,病情恶化迅速,这提示胰腺癌加剧糖尿病病程。有研究证实,胰腺恶性肿瘤的衍生影响葡萄糖代谢、胰岛素分泌,并最终导致胰腺癌早期阶段糖尿病的发生。

Wang 等在加利福尼亚州做了一项病例对照研究,以 532 例 PC 患者作为病例组,1 701 例正常人作为对照组,结果显示病例组中有 DM 史者比例大于对照组,病例组的 DM 病程较短,但需要使用胰岛素控制血糖的人数反而较多,这与国内的研究结果较为一致。此外,随着 DM 病程的不同,PC 的危险性亦不同(病程 1～4 年,则 OR = 2.4,95% CI：1.4～4.0;病程 5～9 年,OR = 2.0,95% CI：1.2～3.4;病程≥10 年,则 OR = 0.86,95% CI：0.52～1.4;Pd：0.004)。在 DM 患者中,应用降糖药或胰岛素 5 年以上者,用药与 PC 的发生无明显相关性;但是应用时间＜5 年者,PC 发生的危险性上升到 6.8 倍。故认为新发糖尿病可能是胰腺癌的并发症或者早期标志,而且胰腺癌引起的胰岛素抵抗以及与胰腺癌相关的 B 细胞功能障碍导致胰岛素治疗比例加大。

除了糖尿病与胰腺癌的诊断有着频率和时序的密切关联外,还有些许研究支持 PCDM 可能是由癌症引起的独特形式。

3. 肿瘤切除后糖尿病可缓解 瑞典研究者 Permert 发现,经历成功的肿瘤切除术后,几乎所有患者的葡萄糖耐量均提高,随后意大利的 Fogar 也证实了这一发现。在 Pannala 的一项研究中,104 例胰腺癌患者接受肿瘤切除术,其中 41 例为糖尿病患者。术后平均 48 日检测空腹血糖,30 例新发糖尿病患者中 17 例(57%)空腹血糖正常,11 例长期糖尿病患者血糖依旧偏高;术后平均 237 日,30 例新发糖尿病患者中 16 例空腹血糖正常,而 11 例长期糖尿病患者依旧偏高。这项研究结果与至少一半的 PCDM 由肿瘤引起相吻合。

4. 胰腺癌家族史与新发糖尿病的交互作用 胰腺癌家族史(家庭成员中有≥2 个胰腺癌患者)与新发糖尿病存在交互作用,其中机制不甚清楚。研究表明,具有胰腺癌家族史者胰腺癌发病风险显著升高。Lichtenstein 研究报道,胰腺癌家庭聚集有某些遗传易感性为基础,我们推论,某些具有这些基因的携带者发生胰腺癌时更易于发生糖尿病。Brentnall 等人的研究则证实了这一点,有典型胰腺癌家族史的胰腺病患者,通常同时患有糖尿病或葡萄糖耐受不良。

5. 基础试验研究 有研究报道,胰腺癌细胞的条件培养基代谢活跃,它可损害人成肌细胞和大鼠肝细胞的葡萄糖代谢。将大鼠的胰岛分离并置于胰腺癌细胞的培养基中,胰岛素释放随之减少。在 Basso 等的一项研究中,每日给裸鼠腹腔内注射胰腺癌细胞的上清,与注射生理盐水的对照组相比,试验组小鼠的葡萄糖耐量显著降低。在另一项研究中,用致胰腺癌药物二甲基苯蒽诱导小鼠生瘤,在瘤体长出之前发现高胰岛素血症。另外,有研究报道,胰腺癌细胞株会诱导 SCID 鼠发生高糖血症,且胰腺癌衍生的 S-100A8 N-末端肽已被证实为致糖尿病因子。

以上这些研究支持如下假设:至少部分糖尿病可能由胰腺癌所引起,否则,患胰腺癌的相对风险将与糖尿病病程呈正相关,而不是负相关。PCDM 可能是由癌症引起的一种独特形式的糖尿病。此外,在最近的一项回顾性研究中,研究者对一组糖尿病患者（这些患者后来被诊断为胰腺癌）的影像学资料做了回顾性研究，发现从新发糖尿病到胰腺癌确诊的平均间隔时间为 10 个月（范围 5~29 个月）。直径≤20 mm 的小胰腺癌和直径≤10 mm 的微小胰腺癌通常可切除。Tsuchiya 等报道，61% 的小胰腺癌患者葡萄糖耐量减退，另一项研究则称 33% 的微小胰腺癌患有糖尿病，将近 50% 早期、可切除的胰腺癌并存糖尿病。这提示我们，高血糖可作为胰腺癌的早期预测指标，对于新诊断的糖尿病患者，应提高警惕胰腺癌的发生。

新发糖尿病可作为一个筛选工具，它为无症状胰腺癌的早期诊断带来了希望。因此，糖尿病也要争取及早发现，从发现无症状糖尿病开始（例如每年做一次体检）。若能找到一个可以有效鉴别 PCDM 和 2 型糖尿病的标志物，血糖监测对于胰腺癌的早期诊断则更有价值（我们可以联合新发糖尿病和上述标志物进行诊断）。

（二）寻找第二道"滤网"

在胰腺癌的筛查过程中，以新发糖尿病作为第一道"滤网"，而第二道"滤网"可以是胰腺癌的特征性临床表现、检查手段或生物指标。有学者曾试图将胰腺癌常见症状（黄疸、食欲减退、腹痛等）和 CA19-9 为线索，在新发高血糖患者中诊断胰腺癌，但是出现上述症状的患者通常已错失了手术切除机会，这样检测出可手术切除肿瘤的概率较低。CT 是诊断胰腺癌的有效方法，但 Mario 等人对众多胰腺癌患者的 CT 结果分析研究，认为胰腺癌一旦在 CT 扫描中被发现，则大多已经失去手术机会。通过 EUS、腹腔镜活检、细针穿刺、ERCP 刷取等方法获取病理组织或特定分泌液，检测其中胰腺癌相关基因成为诊断胰腺癌早期诊断的新方法。但是这种基因诊断往往需要侵入性检查，而通过血液检测胰腺癌突变基因效果欠佳，且 EUS 有时可检测到实际不存在的疾病，这些干扰会对胰腺癌的诊断产生影响。更为重要的一点是，毕竟新发糖尿病中大多为普通 2 型糖尿病，2 型糖尿病发病率是 PCDM 的 100 多倍，在所有的新发糖尿病患者中进行侵入性检查明显不切实际。日本和法国的研究也表明，以影像学等检查作为筛查手段对年龄＞

50 岁的新发糖尿病患者进行检查不可行。因此，如何从新发糖尿病中鉴别出 PCDM 成为问题的关键。能否以新发糖尿病群体作为早期胰腺癌的筛查对象，很大程度上取决于如何将 2 型糖尿病和 PCDM 鉴别开来。

曾经有学者提出，2 型糖尿病常伴随典型的临床表现和代谢综合征，如多饮、多食、多尿、肥胖、糖尿病家族史等，而老年、高瘦、无糖尿病家族史的新发糖尿病患者则更倾向于 PCDM。但是，在一项研究中，纳入 240 例胰腺癌伴糖尿病患者和 62 例 2 型糖尿病患者，结果发现，多数胰腺癌患者在出现症状之前表现为超重或肥胖。2 型糖尿病的危险因素如年龄、家族史和肥胖等也同样存在于胰腺癌相关糖尿病中。鉴于许多早期胰腺癌没有特异症状，而 PCDM 和普通的 2 型糖尿病均显示高血糖，单纯依靠临床特点区别 PCDM 和 2 型糖尿病是困难的。因此我们需要一个能将 PCDM 和普通 2 型糖尿病相鉴别的生化指标，在众多新发糖尿病患者中筛选出胰腺癌高危人群。今后我们应该将研究重点放在探寻 PCDM 相关的血清学或分子生物标记上。

（三）PCDM 的生物学标记

虽然临床研究近年来处于蓬勃发展期，但之前研究者发现的 PCDM 相关标志物对胰腺癌的早期诊断都不够敏感，或至今仍在验证中。曾有学者报道，一种由胰腺 B 细胞分泌的激素因子——胰岛淀粉样多肽（islet amyloid polypeptide，IAPP），或称胰淀素，与胰岛素共同分泌，其减少肝糖原的合成，抑制胰岛素对肝脏的影响，并产生外周胰岛素抵抗，在体内和体外均有致糖尿病作用。而胰腺癌细胞被证实可刺激 IAPP 的释放，胰腺癌患者血浆 IAPP 浓度明显升高，进而引起胰岛素抵抗、糖耐量降低。且有研究表明，试验仓鼠在长出肉眼可见的肿瘤之前，其循环血中 IAPP 浓度升高，故其过度分泌可能与胰腺癌相关糖尿病的发生有关。但 Chari 等人随后表明，IAPP 作为胰腺癌的标志物不够敏感，且慢性胰腺炎以及其他胃肠道肿瘤都可以出现 IAPP 的升高，可见 IAPP 并不是胰腺癌所特异表达的。

Basso 等人在一项研究中发现,胰腺癌细胞株培养基(CM)中含有一种多肽,可有效刺激小鼠成肌细胞葡萄糖利用和乳酸生成增加,诱导小鼠高血糖的发生。该研究小组在后续研究中证实了 CM 中相关致高血糖因子的存在,而且可能是一个多肽,它影响胰岛细胞功能,刺激胰淀素分泌,影响糖原代谢。随后研究发现,胰腺癌并发糖尿病患者的胰腺肿瘤组织中有一种 PC-衍生的 S-100A8 N-末端肽,其包含 14 个氨基酸,N 端为 S-100A8,与 S-100 钙结合蛋白有着完全的同源性,且此肽在癌旁组织及不伴糖尿病的胰腺癌组织中不存在,它可以通过降低骨骼肌对葡萄糖的摄取引起高血糖,可能为胰腺癌相关性糖尿病的始动因子。

Pfeffer 应用蛋白微阵列分析技术鉴定出了一种缝隙连接蛋白——连接蛋白 26,其在 PCDM 中高表达,且连接蛋白 26 的 mRNA 高表达与血糖升高有关。Huang 用同样方法,在 27 个胰腺癌相关性糖尿病患者外周血中发现了 58 个标志性基因,其中泛酰巯乙胺酶-1 和基质金属蛋白酶-9 的敏感性和特异性最高,提示两种基因的联合检测可能成为从新发糖尿病中筛选胰腺癌相关性糖尿病的潜在方法。研究还观察到,基质金属蛋白酶-9 的蛋白质产物在血清和胰腺癌组织中均有表达,以胰腺癌相关性糖尿病表达密度最高,这篇报道不仅提出了胰腺癌相关性糖尿病的潜在基因标志物,也使血清学蛋白质标志物的发现成为可能。

一项体外试验发现,热休克蛋白-60、前信使 RNA 加工因子 19 和外周蛋白在胰腺癌中表达增加,而重组人血红素氧合酶-1 和葡萄糖调节蛋白-78 表达下降。前已证实热休克蛋白-60 和外周蛋白与 1 型糖尿病发病有关,而前信使 RNA 加工因子 19、重组人血红素氧合酶-1 和葡萄糖调节蛋白-78,作为调控胰岛功能的基因,可能参与调控了 1 型和 2 型糖尿病的发生和发展。这五种胰岛蛋白的发现将胰腺癌与糖尿病紧密联系起来。

此外,除了血清学标志物,基因标记也在探寻中。在 2009 年,Jones 等人对胰腺肿瘤进行 DNA 测序,发现了 PALB2 基因,它很可能是遗传性胰腺癌的第二大突变基因(继 BRCA2 之后)。但是迄今尚无大规模临床研究证实以上标志物的敏感性和特异性。目前,我们尚没确定可靠的 PCDM 标志物,了解 PCDM 的发病机制也许会为寻找其生物标记提供线索。

(四) PCDM 的发病机制

胰腺癌相关糖尿病的发病机制及其相关介质目前尚不完全明了。T3cDM 以血糖调节激素严重缺乏为特点,胰岛素和胰多肽(pancreatic polypeptide, PP)分泌不足,外周胰岛素敏感性升高,而肝脏胰岛素发生抵抗,这与普通 2 型糖尿病相反。PP 是 36 个氨基酸组成的直链多肽激素,主要由胰头分泌。PP 细胞受餐后食物中蛋白质的作用,蛋白质是刺激 PP 分泌的最强因素。正常情况下,PP 通过调节肝细胞胰岛素受体的表达维持肝细胞对胰岛素的敏感性,当发生慢性胰腺炎、胰腺肿瘤等胰腺外分泌疾病或胰腺切除后,PP 水平减低,不能维持胰岛素受体基因的表达,继发肝细胞胰岛素抵抗,肝糖原输出增加,导致高血糖,且这种胰岛素抵抗可通过外源补充 PP 来纠正。PCDM 在分类上属于 T3cDM,然而,相关研究显示,PCDM 患者体内胰岛素和 C 肽水平明显高于健康对照组,且存在外周胰岛素抵抗,这与其他 T3cDM(如慢性胰腺炎)截然不同,其激素水平特点更像 2 型糖尿病。美国糖尿病协会也认同这一观点。

关于 PCDM 的发病机制,有些学者提出可能与以下原因有关:① 在肿瘤及其周围,因肿瘤的机械作用或化学作用,B 细胞数量较正常减少,从而导致在葡萄糖或胰高血糖素刺激下释放的胰岛素减少;② 胰岛细胞逐渐失去原有内分泌功能,分化为带有糖类抗原(carbohydrate antigen,CA),如 CA125/CA19-9 等肿瘤标志的胰腺或胰腺外细胞。但是,PCDM 不可能仅仅由于肿瘤破坏了胰腺组织或肿瘤引起的阻塞性慢性胰腺炎引起。糖尿病在胰腺癌中的高发病率、小胰腺癌(<2 cm)和早期胰腺癌已发生葡萄糖耐受不良,以及糖尿病通常在影像学可检测出肿瘤的 2 年前发生,这些研究发现均提示 PCDM 的发生倾向于一个体液过程,而不是肿瘤局部作用的结果。此外,如果只是胰腺损伤和胰腺 B 细胞数量减少引起了 PCDM,则患

者体内胰岛素和 C 肽浓度应与慢性胰腺炎相关糖尿病类似,水平低于正常。此外,PCDM 很少发生酮症,这表明其胰岛素缺乏并不那么严重,残存的胰岛素尚足以预防酮症的发生。

以上表明,胰腺癌相关糖尿病的发展不仅仅依赖于胰岛 B 细胞的破坏,同时也与外周胰岛素的抵抗有关。这种胰岛素抵抗往往发生在胰腺癌的早期,是胰腺癌常见临床症状出现之前发生糖尿病的原因。主要表现为骨骼肌胰岛素信号转导受损,即位于胰岛素信号通路下游的磷脂酰肌醇激酶 3 活性、葡萄糖转运子和糖原合成酶受损,而胰岛素受体结合活性、酪氨酸激酶活性、胰岛素受体 mRNA 和胰岛素受体底物 1 数量未改变。有研究进一步发现,胰岛素受体、酪氨酸酶的活性,胰岛素受体 mRNA,谷氨酸(glutamic acid)、GLUT - 4 以及 GLUT - 4 mRNA 在胰腺癌患者中都是正常的,相反却发现糖原的合成有多种缺陷,胰腺癌 DM 组与胰腺癌无 DM 组相比较,糖原磷酸化酶 a 和 b 的活性都有所增加,但是糖原磷酸化酶的 mRNA 水平并没有明显差别,这说明这类患者的胰岛素抵抗主要是胰岛素受体后的缺陷,而且在胰腺癌切除术后,胰岛素抵抗和糖尿病都会有所改善。

根据上述情况,我们推测可能存在一种或多种体液因子在 PCDM 的发生中发挥重要作用。有临床及试验数据显示,胰腺癌组织通过释放可溶性介质,改变胰岛功能,引起肝脏和骨骼肌糖代谢紊乱,从而导致糖尿病的发生。这个引起胰岛素抵抗的可溶性因子在 20 世纪 90 年代被证明是分子量＜10 000 的小片段,随后即发现了 IAPP 和致糖尿病因子 S-100A8 N -末端肽(上述)。此外,有研究者发现了一个特殊的基因,即 Kruppel 样因子 11 基因,该基因表达的蛋白产物是一种细胞内的转录抑制蛋白,可以使细胞周期停滞于 S 期,一旦其突变可能会导致胰腺癌的发生,同时增加糖尿病的患病倾向,进而引起胰腺癌相关糖尿病的发生。但仍需进一步研究证实上述它们的作用。

胰腺肿瘤组织还可以释放一些细胞因子,如白细胞介素 1、白细胞介素 6 及肿瘤坏死因子等,其中白细胞介素 1 对胰腺 B 细胞具有细胞毒性作用,肿瘤坏死因子在高浓度下能抑制胰岛素的释放,而白细胞介素 6 不仅可以增强肿瘤细胞的增殖、存活和侵袭能力,而且对机体的抗肿瘤免疫反应具有抑制作用。

体外研究显示,胰腺癌细胞中同时存在胰岛素抵抗和 B 细胞功能障碍。与健康对照组相比,在生理浓度胰岛素的存在下,胰腺癌患者的骨骼肌葡萄糖转运能力受损,磷脂酰肌醇 3 激酶(PI3K)活性降低。有研究报道,胰腺癌患者的糖原合成酶活性减弱。将人成肌细胞置于胰腺癌细胞条件培养基中,葡萄糖转运能力增强,乳酸生成增加,当成肌细胞暴露在胰腺癌并发糖尿病患者肿瘤匀浆中时,这一现象更为显著。在孤立和灌注大鼠肝细胞中,胰腺癌细胞条件培养基可减弱糖酵解,增加 1、2 -二酰基甘油的产生。这些数据表明,在骨骼肌和肝脏中,胰岛素信号的级联放大反应被胰腺癌损害。

胰腺 B 细胞功能障碍也在体外试验中得到证实。如前所述,将大鼠胰岛分离后用 Panc - 1 和 HPAF 细胞株的条件培养基孵化或与 Panc - 1 和 HPAF 细胞共培养,随后观察到胰岛素释放减少。在 BOP 诱导的叙利亚仓鼠胰腺癌模型中,葡萄糖刺激的胰岛素释放受损。最近的一项研究指出,PCDM 患者的胰岛细胞萎缩,胰腺 B 细胞数目减少。同样,采用稳态模式评估法对胰腺癌患者进行体内生理研究,观察到胰腺癌的 B 细胞功能明显减弱,空腹血糖调节严重受损,而胰岛素抵抗小幅增加。

总之,体外和体内研究均表明,PCDM 的发生可能是胰岛素相对不足与胰岛素抵抗共同作用的结果。胰腺原发疾病继发胰岛素分泌受损,但不同于 1 型糖尿病的胰岛素绝对不足,该型糖尿病胰岛素分泌仍处于较高水平,尚不足以引起糖尿病的发生。从其他也存在胰岛素抵抗的疾病来看(如肥胖和多囊卵巢综合征),仅存在胰岛素抵抗而没有 B 细胞功能受损也不足以导致糖尿病。此外,糖尿病在胰腺癌中的患病率(45%～65%)明显高于其他致糖尿病状态。胰腺 B 细胞受到体液循环因素的慢性刺激后,轻度的胰岛素抵抗即可使其功能受损,这足以引起 B 细胞的失代偿和糖尿病。此外,PCDM 的发展可能是患者本身(年龄、体重指数、糖尿病家族史)和肿瘤因素(未知)之间相互作用的结果。存在糖尿病高危因素的胰腺癌患者(老年、有糖尿病或肥胖家族史)比那些没有危险因素的患者更容易发生代谢失调,从而导致糖尿病。至于这种交互作用如何影响 PCDM 的发展目前尚不清楚,进一步研究其发病机制可能会阐明这个问题。

四、 长期糖尿病是胰腺癌的危险因素

近年来多项流行病学研究表明,糖尿病不仅是一个独立的疾病,而且与高血压、冠心病、恶性肿瘤等密切相关。糖尿病是多种恶性肿瘤的危险因素,包括胰腺癌在内。

新发糖尿病是胰腺癌的早期临床表现,而长期糖尿病可显著增加胰腺癌的患病风险。因为,高度恶性的胰腺癌不可能导致糖尿病多年后才被诊断,长期糖尿病可能是胰腺癌的病因。这支持糖尿病和胰腺癌之间也具有因果关系。

目前研究提示,糖尿病可通过数种机制促进胰腺癌的发生。多项研究表明,胰岛素抵抗和随后代偿的高胰岛素血症与多种肿瘤的发生有关,包括乳腺癌、结肠癌、肾癌等,其中,胰岛素/胰岛素样生长因子-1(insulin-like growth factor - 1, IGF - 1)轴可能发挥了主要作用。胰岛素受体(IR)与 IGF - 1 受体(IGF - 1R)在细胞表面组成同二聚体或异二聚体,与配体结合后,受体磷酸化,使胰岛素受体底物(IRS)磷酸化,继而活化下游信号通路,其中最主要的是 PI3K/AKT/mTOR 信号通路,PI3K/AKT/mTOR 的过度活化引起:细胞过度增殖、影响细胞周期、凋亡抑制、促进血管生成。除 insulin/IGF - 1 的直接作用外,亦可通过减少 IGF 结合蛋白 - 1,2(IGFBP - 1 和 2)的产生,继而增加 IGF - 1 生物活性,进而促进胰腺癌发生、发展。胰腺癌细胞表达 IR 与 IGF - 1R,高表达胰岛素受体底物-1,2(IRS - 1,2),提示 insulin/IGF - 1 轴在胰腺癌发生和发展中起重要作用。

由于近年癌症能耗学说的提出,高血糖在其中的作用也受到重视。Batty 等人发现,空腹血糖水平和患胰腺癌的风险存在剂量-效应关系;同样,

Jee 在一项队列研究中发现,发生胰腺癌的风险和空腹血糖水平呈正相关;芬兰一项超过 10 年随访的研究发现,高血糖、胰岛素抵抗和高胰岛素血症均为胰腺癌的高危因素,但其危害比要在 10 年后才会显著升高,表明长期损害是促进胰腺癌发展的必要因素。此外,近年研究提示,高血糖可通过诱导内皮生长因子(EGF)的表达和 EGF 受体的反式激活促进胰腺癌细胞的增殖。体内研究提示,1 型糖尿病者肿瘤生长降低,提示高血糖至少在缺乏胰岛素时未必会促进肿瘤发生发展;在高胰岛素致癌的过程中,高血糖可能起"帮凶"作用。

另外,T2DM 和肥胖可能通过氧化应激介导和诱导炎症反应影响胰腺癌的发生。两者亦是亚临床慢性炎症状态,脂肪组织产生 MCP、IL - 6、TNF - α 等炎症因子,在肿瘤的恶性转化及进展中发挥重要作用。如 IL - 6 可通过活化 STAT 信号途径促进癌细胞(包括胰腺癌细胞)增殖、生存、侵袭,抑制宿主抗肿瘤免疫等。

五、 二甲双胍可降低胰腺癌的发生风险

二甲双胍是临床上最常用的降糖药物,它可抑制肝葡萄糖的输出,改善外周组织对胰岛素的敏感性。由于其安全有效、副作用少,现在为治疗 T2DM 的一线用药。最近几年的流行病学和分子机制研究均证明,与使用其他降糖药物及胰岛素的糖尿病患者相比,服用二甲双胍罹患胰腺癌的风险更低。一项荟萃分析表明,二甲双胍可使糖尿病患者总癌发生风险减少 31%(95%CI:0.61~0.79)。还有研究报道称二甲双胍可将胰腺癌发生风险降低约 70%。而胰岛素及其促泌剂,在治疗过程中可能发生致死性的低血糖,而且还增高癌变风险。目前机制研究表明,二甲双胍通过抑制肿瘤细胞 AMP-activated protein kinase(AMPK)的激活而发挥作用。此外,体内研究也证明,二甲双胍可抑制 insulin/IGF - 1 轴和 mTOR 信号通路,以及打破 insulin/IGF - 1 轴与 G 蛋白偶联受体(GPCR)信号之间的交叉对话。Bao 等人发现,二甲双胍还可通过抑制肿瘤干细胞(CSC)标志物 CD44、

EpCAM、EZH2、Notch1、Nanog 和 Oct4 的表达，引起相关 miRNA 的再表达，从而降低癌细胞的生存、集落生成、自我更新能力。二甲双胍的抗癌作用已毋庸置疑，但其相关机制尚不十分清楚，仍需大量的基础研究和临床验证。

六、总　结

胰腺癌的早期诊断为提高患者生存率和改善预后提供了希望。提高早期诊断率，要以无症状患者为目标。约 50% 的新发糖尿病患者在 3 年内会诊断胰腺癌，且多项研究表明新发糖尿病由胰腺癌引起，是胰腺癌的并发症或早期标志。以新发糖尿病群体作为早期胰腺癌的筛查对象，这为无症状胰腺癌的早期诊断带来了希望。但其能否成为一个有效的筛选工具还需大量研究支持，这在很大程度上取决于如何将 T2DM 和 PCDM 鉴别开来。因此，探寻 PCDM 的特异分子生物标记对于提高早期诊断至关重要。PCDM 相关发病机制尚不清楚，相关研究表明，PCDM 的发生可能是胰岛 B 细胞功能受损和胰岛素抵抗共同作用的结果，仍需进一步探明。此外，胰腺癌和糖尿病的临床特征、时序关联以及二甲双胍的治疗价值值得进一步研究探索。

（徐茂锦　黄　勤）

第四节　慢性胰腺炎与胰腺肿瘤

慢性胰腺炎是一个胰腺内外分泌腺体发生进行性和不可逆性损伤，胰腺实质被纤维组织取代的炎症过程，最终发生各种形态和功能改变，导致一系列临床症状出现。慢性酒精中毒是慢性胰腺炎最为常见的病因，占全部病因的 70%～90%，其他病因包括胆道系统疾病、急性胰腺炎、基因突变、自身免疫等。大量研究表明，慢性胰腺炎是胰腺癌发生的一个独立危险因素，胰腺癌恶性程度高，5 年生存率仅有 4.6%。几乎所有有症状的患者确诊时已处于晚期，即使少部分可行手术切除的胰腺癌患者 5 年生存率也仅为 26%。因此，目前改善胰腺癌愈后的有效方法就是对有慢性胰腺炎等高危因素的无症状个体进行筛查，早期发现癌变，早期干预。

一、流　行　病　学

（一）人群因素

1. 年龄、性别　慢性胰腺炎多见于中年患者，以男性为主。日本第七次全国慢性胰腺炎流行病学调查表明，慢性胰腺炎患者男女性别比为 4.6∶1，平均年龄为 62.3 岁。第二军医大学附属长海医院消化内科对 1994～2004 年的 2 008 例慢性胰腺炎患者分析发现，男性占 64.99%，平均年龄为 48.9 岁。胰腺癌以老年患者多见。1991～2000 年全国疾病监测点（包括省市县不同等级医院）报告中国胰腺癌病死病例 60 岁以上占 69.62%，45～54 岁人群病死率增长缓慢，而 65～84 岁病死率为平均水平的 5 倍以上，40 岁以前死于胰腺癌者只占 3.95%。慢性胰腺炎作为胰腺癌的独立危险因素，其癌变率高于一般人群，尤其是年老者（>50 岁）。

2. 职业　从慢性胰腺炎的职业结构成分分析可看出工人、干部所占比例最大，分别为 32.4% 和 21.9%，其次是农民为 17.2%，教师、学生、医务人员所占比例相对较少。一定的职业环境暴露可促进或加快慢性胰腺炎癌变，如从事焦炭、原油加工冶炼、氯化杀虫剂、某些化学溶剂、染料、去污剂等行业的工人。

3. 种族　黑种人慢性胰腺炎发生率高于白种人，其癌变的发生也较其他种族高。但种族差异的机制目前尚不清楚，仍需进一步研究。目前，中国尚无有关不同种族间慢性胰腺炎、胰腺癌发病率与病死率的报道。

(二) 地区因素

慢性胰腺炎在经济较发达地区如上海、江苏省等地发病人数较多,而经济欠发达的西北地区发病人数相对较低。全球范围内胰腺癌发生率最高的是美国黑种人。Parkin 等认为,胰腺癌发病率在发展中国家居第 13～15 位,在发达国家居第 8～11 位,发达国家是发展中国家的 5～7 倍。国内缺乏大规模的流行病学资料,基于 1990～1992 年人口抽样调查计算显示,病死率最高的地区为上海市,为 3.7/10 万,最低地区为湖南省,为 0.43/10 万。北方省市居民胰腺癌的病死率高于南方省市。天津市、辽宁省和黑龙江省居民胰腺癌的病死率分别为 3.34/10 万、2.78/10 万和 2.47/10 万,而湖南省、广西和海南居民胰腺癌的病死率分别为 0.43/10 万、0.55/10 万和 0.65/10 万。1991～2000 年全国疾病监测点报告胰腺癌患者死亡 1 619 例,病死率东北和华东地区高于华北、华中、华南、西北和西南地区;城市高于农村 2～4 倍。

(三) 时间因素

上海第二军医大学附属长海医院 2004 年牵头组织了全国多中心慢性胰腺炎临床流行病学调查,从 10 年研究结果看,1996～2003 年慢性胰腺炎患病率(/10 万)依次为：3.08、3.91、5.28、7.61、10.43、11.92、12.84 和 13.52,呈逐年增加趋势(图 6-4-1)。慢性胰腺炎发病人数也呈逐年增加趋势,1994 年半年新发患者 36 例,1999 年增至 138 例,到 2003 年增加至 326 例,2004 年至 5 月新发患者已达 206 例。2011 年日本全国慢性胰腺炎普查报道该年慢性胰腺炎患病率和发病率分别为 52.4/10 万和 14.0/10 万,比 2007 年全国普查报道的患病率 36.9/10 万和发病率 11.9/10 万增长。欧美国家报道的慢性胰腺炎发病亦有增高趋势,Anderson 统计 1970～1974 年发病率为 6.9/10 万,而 1975～1979 年增高至 10.0/10 万。全球范围内慢性胰腺炎发病率均有增高趋势,这与近年来高分辨率 CT、MRCP、超声内镜等检查手段的出现密不可分。

胰腺癌发病率随国家或地区工业化程度和发达程度的提高而升高,当工业化程度达到较高水平

时,胰腺癌发病率维持在一个较高水平。多年来,美国肿瘤死亡病因中,胰腺癌占第四或第五位,目前每年大约有 26 000 人死于胰腺癌。Yeo TP 报道,2015 年美国将有 48 960 例胰腺癌新患者,并将有 40 560 例患者死于胰腺癌;预测 2015 年全球范围至少有 337 000 例胰腺癌新患者。日本的情况与之类似,从 1953～1987 年,胰腺癌的标化发病率男性从 1.9/10 万上升至 8.0/10 万,女性从 1.3/10 万上升至 4.5/10 万,1996 年发病率达到 9.8/10 万,2001 年日本有 10 471 例男性死于胰腺癌,8 926 例女性死于胰腺癌,男女分别占癌性死亡的第四位和第五位。

近半个世纪,我国胰腺癌的发病率也在迅速上升,大城市尤为显著。上海市肿瘤研究所统计的数据表明,1963 年上海市胰腺癌的发病率为 1.25/10 万,1977 年上升至 4/10 万,1995 年激增至 9.4/10 万。1991～2000 年全国疾病监测点报告胰腺癌死亡数 1 619 例,病死率在 10 年间呈上升趋势,并将在未来继续增长。

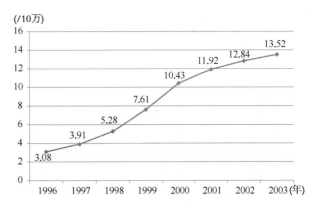

图 6-4-1　1996～2003 年我国慢性胰腺炎患病率增长趋势图(单位：/10 万)

二、病 因 学

(一) 慢性胰腺炎癌变相关危险因素

1. 吸烟　已有研究报道,吸烟与胰腺纤维化密切相关,而慢性胰腺炎和胰腺癌均有进行性纤维化,侧面说明吸烟与慢性胰腺炎和胰腺癌相关。吸烟是急性胰腺炎、慢性胰腺炎和胰腺癌的剂量依赖

性危险因素,主要影响胰腺外分泌功能,并可导致胰腺钙化,其中尼古丁及其代谢产物是主要的致病因子。但有研究表明,慢性胰腺炎患者在发病第一年戒烟,可降低胰腺钙化的风险。吸烟可促进急性胰腺炎发展为慢性胰腺炎,其死亡率为普通人群的5～6倍。

吸烟是公认的胰腺癌最危险的发病因素,并且与吸烟量呈正相关,每日超过40支者,其危险度增加10倍,并可使胰腺癌患者死亡风险提高70%,但戒烟5年以上将恢复到不吸烟者水平。吸二手烟同样可以增加胰腺癌患病风险。

慢性胰腺炎本身容易转变为胰腺癌,而吸烟是慢性胰腺炎癌变的一个危险因素。一项497例遗传性慢性胰腺炎的研究表明,吸烟者比不吸烟者发生胰腺癌的危险性增加2倍,出现时间早20年。可能原因:慢性胰腺炎是发生胰腺癌的危险因素,而吸烟增加了慢性胰腺炎癌变的风险,且使慢性胰腺炎发生癌变的时间提前。

2. 饮食 西方国家饮食习惯,如过量饮食、高脂高蛋白饮食可能增加胰腺癌发病的相对危险度。研究发现,高胆固醇血症是胰腺癌发生的独立危险因素,而高脂饮食与饮酒及糖尿病具有协同作用。一项病例对照研究发现他汀类药物可降低男性胰腺癌发生的风险,尤其是长期服用者,但对女性的影响作用不明显。

高脂血症与慢性胰腺炎发病密切相关。调查发现,1型高脂血症可能是少数民族慢性胰腺炎患者的病因,其发病年龄早、病情重。Chang YT 等人发现脂蛋白脂酶 S447X 突变与胰腺钙化和脂肪泻密切相关,而胰腺钙化和脂肪泻是慢性胰腺炎典型特点,侧面说明高脂血症与慢性胰腺炎发病相关。

肥胖是慢性胰腺炎癌变的重要危险因素之一。JAMA 有报道,年轻的超重或肥胖患者胰腺癌发病风险高,且发病年龄早;年老的肥胖患者胰腺癌生存年限降低。Stolzenberg-Solomon RZ 等报道,超重或肥胖作为胰腺癌发病的危险因素与年龄无关,任何年龄的超重、肥胖患者发展为胰腺癌的危险都高于正常体重者。荟萃分析显示,在西方国家,胰腺癌的发病风险随体重指数(BMI)的增加而轻度增加,肥胖者(BMI≥30 kg/m²)比 BMI 正常者(22 kg/m²)发生胰腺癌的风险增加19%。

此外,食物储存、烹饪不当能增加致癌物质亚酰胺类的含量。而多补充水果或叶酸可降低胰腺癌的发生。

3. 家族史 家族性胰腺癌指具有家族聚集现象的胰腺癌,患者的一级亲属中至少有2个或2个以上成员患有胰腺癌。具有遗传性胰腺癌综合征及胰腺癌家族史的患者,发生胰腺癌的危险性增加。Del Chiaro M 等通过研究570个家庭、9 204例患者亲属发现,9.3%的患者具有胰腺癌家族史,一级亲属的胰腺癌死亡率明显增高;亲属死于胰腺癌的风险为4.1%,60岁前发病的亲属死亡率上升至7.2%。德国一项病例对照研究通过调查479例胰腺癌患者亲属发病情况提出,家族性胰腺癌在德国的发病率约3.5%。

遗传性胰腺炎常见的基因突变有阳离子胰蛋白酶 PRSS1、胰分泌型胰蛋白酶抑制剂(SPINK1编码)、糜蛋白酶 C(CTRC)、钙敏感受体(CASR)、囊性纤维化跨膜转导调节因子(CFTR)等。Rebours V 等研究发现遗传性胰腺炎患者发生癌变的风险明显高于一般人群,尤其是吸烟患者,与PRSS1 突变无关。

4. 饮酒 目前,饮酒已成为国内外慢性胰腺炎发生的主要病因。2004年由第二军医大学附属长海医院牵头的全国20多家慢性胰腺炎研究资料显示,酒精性慢性胰腺炎已占慢性胰腺炎病因的35.4%,已超过胆道系统疾病成为慢性胰腺炎的主要病因。慢性胰腺炎发生的危险性与饮酒有剂量依赖性,一项病例对照研究报道饮酒≥5 次/d 及荟萃分析表明饮酒≥4 次/d,慢性胰腺炎发生的危险性明显增加。乙醇相关性急性胰腺炎可进展为慢性胰腺炎,戒酒或少量饮酒患者、日饮酒量减少者及未减量患者慢性胰腺炎发生率依次为14%、23%、41%。

目前,饮酒影响胰腺癌发生的研究较少,因饮酒常伴有吸烟,其作为独立因素的研究较困难。但Gapstur 等人对非吸烟患者做了一项队列研究发现,烈酒饮用≥3 次/d 可增加胰腺癌的死亡。还有资料表明,吸烟可提高饮酒诱发胰腺癌的风险。La Torre G 等则表示饮酒是胰腺癌发生的独立危险因素。

5. **慢性胰腺炎**　慢性胰腺炎与胰腺癌有密切的相关性,有许多共同危险因素。胰腺癌患者常同时伴有慢性胰腺炎。1960～1990 年发表的 5 项研究汇总分析显示,在 1 078 例胰腺癌中有 10 例患者同时发生慢性胰腺炎,发病率为 0.9%,约为普通人群的 9 倍。中国抗癌协会对国人 2 034 例胰腺癌分析发现,2.3%的患者伴有慢性胰腺炎。

慢性胰腺炎患者易发生胰腺癌。普遍观点接受,慢性胰腺炎患者发生癌变的总发病率约为 3%,其中遗传性胰腺炎是胰腺癌最强烈的危险因素。目前研究发现,遗传性胰腺炎患者癌变的风险明显高于普通人群,其中,父源性遗传致病风险更高。

慢性胰腺炎和胰腺癌具有较多共同危险因素,这些危险因素是通过慢性胰腺炎形成后才体现其致病作用,还是通过不同的作用机制分别引起慢性胰腺炎和胰腺癌的发生,目前还不清楚,有待进一步研究。

(二) 慢性胰腺炎的相关病因

慢性胰腺炎病因复杂,除外上述所讲的饮酒、吸烟、高脂血症及遗传性因素外,根据 TIGAR‐O 分类系统(表 6‐4‐2),慢性胰腺炎相关病因及危险因素还包括急性胰腺炎、自身免疫、梗阻因素等,其中酗酒是最常见的病因。

表 6‐4‐2　慢性胰腺炎病因及危险因素(TIGAR‐O 分类系统)

化学与代谢因素
乙醇
吸烟
高钙血症
高脂血症
特发性
热带性胰腺炎
遗传性
常染色体显性遗传
胰蛋白酶原 29 和 122 密码子突变
常染色体隐性遗传
CFTR 突变
SPINK1 突变
胰蛋白酶原 16、22、122 密码子突变

续　表

自身免疫
独立自身免疫性慢性胰腺炎
自身免疫性慢性胰腺炎综合征
炎症性肠病-自身免疫性慢性胰腺炎
原发性硬化性胆管炎-自身免疫性慢性胰腺炎
急性胰腺炎
血管疾病或缺血
梗阻因素
胰腺分裂症
胆胰壶腹括约肌功能紊乱(SOD)
胆管结石、肿瘤
十二指肠囊肿
胰管瘢痕狭窄

1. **急性胰腺炎和胰腺外伤**　急性胰腺炎区别于慢性胰腺炎的最大特点为:急性胰腺炎胰腺损伤后组织和功能可完全恢复;而慢性胰腺炎的组织和功能持续性受损,难以恢复。但是,重症急性胰腺炎常合并胰腺假性囊肿或胰腺外伤感染后合并胰腺脓肿,均可造成胰腺不可逆性损伤,可进一步发展为慢性胰腺炎。2002 年第二军医大学附属长海医院研究资料表明,262 例慢性胰腺炎患者中伴有急性胰腺炎病史者 38 例。

2. **自身免疫**　目前自身免疫性胰腺炎(autoimmune pancreatitis, AIP)主要分为 2 类:1 型 AIP 和 2 型 AIP。1 型 AIP 发病晚,平均年龄为 62 岁。以血浆 IgG4 升高为主,50%的病例可伴有其他组织器官受累,以 $IgG4^+$ 硬化性胆管炎最常见。组织学特点表现为 $IgG4^+$ 浆细胞和淋巴细胞浸润。2 型 AIP 平均发病年龄为 40～48 岁,早于 1 型 AIP,与克罗恩病和溃疡性结肠炎相关。组织学特点表现为粒细胞性上皮损害。炎症细胞浸润及补体 C3c、IgG4 和 IgG 沉积于胰腺导管和腺泡基底膜可能是导致胰腺炎的主要原因。

3. **梗阻性因素**　主胰管和胆总管下端汇合后开口于十二指肠降段的主乳头,副胰管通过副乳头开口于主乳头旁侧。因此,胰管的任何阻塞、压迫及胰腺组织炎性改变都可增大胰管压力,导致狭窄段的近端胰管扩张、腺泡萎缩、纤维组织增生。目前,较为常见的梗阻因素包括胰腺分裂、胆胰壶腹括约肌功能紊乱(SOD)、胆管结石和肿瘤、十二指肠囊肿、胰腺瘢痕狭窄等。

4. 高钙血症 研究表明血液 Ca^{2+} 浓度升高可刺激胰腺分泌胰酶，持续 Ca^{2+} 浓度升高会过度刺激胰腺腺泡导致胰腺炎。高钙血症会降低胰管和组织间隙的屏障作用，使 Ca^{2+} 更多地渗入胰液中，胰液中升高的 Ca^{2+} 易在碱性胰液中形成沉积，造成胰管结石。胰腺实质中 Ca^{2+} 浓度升高也易激活胰酶造成胰腺炎反复发作，故高钙血症是慢性胰腺炎的好发因素。

5. 热带性胰腺炎 热带性胰腺炎多发于热带发展中国家，为青少年特发性、非酒精性慢性胰腺炎，分为热带钙化性胰腺炎和纤维钙化性胰腺炎糖尿病。前者以剧烈腹痛、胰腺钙化、胰腺功能障碍（无糖尿病）为特征，多见于年轻人。后者以糖尿病为主要临床表现，为热带性胰腺炎的晚期阶段。研究发现，热带性胰腺炎的发生可能与 SPINK1 基因有关，但环境的影响作用目前仍不明确。

6. 特发性胰腺炎 临床工作中常遇见一部分患者，在仔细询问病史，排除吸烟、饮酒等病因后，使用超声、CT、MRI 等检查手段后仍不能明确病因，我们称之为特发性胰腺炎。目前其发病机制仍不清楚，但胆道微结石、SOD、胰腺分裂等可能为胰腺炎病因。

（三）胰腺肿瘤的相关危险因素

胰腺肿瘤以胰腺癌最为常见，其他还有胰腺囊腺瘤、胰腺囊腺癌、胰腺神经内分泌肿瘤等。其中，胰腺癌的病因除上述所讲的吸烟、饮酒、肥胖、家族史及慢性胰腺炎外，还有环境污染、糖尿病、胰腺不典型增生等。

1. 环境污染 与环境因素相关的致癌因子主要是芳香胺类致癌物。接触 β 萘胺和联苯胺 10 年者，胰腺癌发病的危险度为 5。一项 1 766 例从事化工 32 年以上的死亡者病因调查报告显示，胰腺癌死亡者 9.9 倍于对照组。Hoppin 等报道了 108 例胰腺癌患者和 82 例对照者血清 DDE、多氯联苯和 trans-nonachlor 水平的检测结果，三者在胰腺癌组的指标明显高于对照组。因此，从事焦炭、原油加工冶炼、氯化杀虫剂、某些化学溶剂、染料等行业的工人是胰腺癌的高危人群。

大气污染也可能是近年来发展中国家胰腺癌发病率增高的原因之一。X 线可制备胰腺癌模型以及霍奇金病放疗后 14 年易患胰腺癌均是射线致胰腺癌的例子。

2. 糖尿病 糖尿病是胰腺癌的病因，抑或胰腺癌引起糖尿病，一直备受争议。研究发现，糖尿病患者发展为胰腺癌的总风险是普通人群的 2 倍，在诊断初期风险可高达 7 倍，10 年后其风险仅为非糖尿病人群的 36%。因此，最好对所有新发糖尿病患者做胰腺癌筛查，尤其要警惕年龄＞55 岁、无罹患糖尿病风险而突发糖尿病的患者。对于不典型糖尿病症状的高危人群（如胰腺癌或慢性胰腺炎家族史、吸烟者等）也应高度警惕。Toriola AT 等还研究发现糖尿病患者胰腺癌的生存年限降低。血胰岛素水平高且胰腺压力高可能是糖尿病导致胰腺癌高发的原因。然而，胰腺癌可使胰岛素抵抗作用加强，且胰岛素分泌量减少，这可能是胰腺癌导致糖尿病发生或加重糖尿病的原因。

3. 胃大部分切除、胆囊切除术、阑尾切除术、扁桃体摘除术后 第二军医大学附属长海医院采用病例对照研究探讨了 493 例胰腺癌患者和 1 031 例非肿瘤患者与胃部分切除术、胆囊切除术、阑尾切除术及扁桃体摘除术间的关系。结果显示，阑尾切除术、胃部分切除术和胆囊切除术者胰腺癌的危险性升高，OR 值和 95% CI 分别为 2.12 和 1.47～3.06、3.11 和 1.49～6.50、4.71 和 2.40～9.50，而扁桃体摘除者为 2.80 和 0.67～11.98，但 logistic 回归分析仅阑尾切除有统计学意义。研究表明，阑尾切除术为胰腺癌的独立危险因素，胆囊切除及良性溃疡胃手术是可疑危险因素，扁桃体摘除对胰腺癌的作用无法确定。

一般认为，胃大部分切除术及胆囊切除术后，上消化道结构和功能发生改变，十二指肠液和胆汁逆流入胰管，反复刺激胰腺导管上皮发生细胞增生，激活癌基因。而扁桃体和阑尾作为人体淋巴器官，对抵抗结核感染和抗癌作用非常重要。因此，有上述器官切除的患者应注意胰腺癌筛查。

4. 胰腺不典型增生 不典型增生可能是胰腺癌的癌前病变，包括导管内乳头状增生与腺瘤、黏蛋白囊性腺瘤等。化学诱发胰腺癌的动物模型中，胰腺经过导管与腺泡不典型增生，最后发生癌变。胰管内乳头状黏液瘤（intraductal papillary mucinous neoplasm，IPMN）是一种特殊的胰腺肿瘤，常表现为胰管扩张、胰管内大量黏液及胰管内乳头状瘤等。IPMN 分为主胰管型、分支胰管型或混合型，其中分支胰管型癌变率低，10 年癌变率为 20%；而主胰管型癌变风险高，10 年约为 70%。

胰腺黏液性囊腺瘤也具有高度潜在恶性，是胰腺囊腺癌的癌前病变。

（廖　专　赵朕华）

◇参◇考◇文◇献◇

［1］ Ben Q, Wang K, Yuan Y, et al. Pancreatic cancer incidence and outcome in relation to ABO blood groups among Han Chinese patients：a case-control study［J］. Int J Cancer, 2011, 128：1179 - 1186.

［2］ Genkinger JM, Spiegelman D, Anderson KE, et al. Alcohol intake and pancreatic cancer risk：a pooled analysis of fourteen cohort studies［J］. Cancer Epidemiol Biomarkers Prev, 2009, 18：765 - 776.

［3］ Ben Q, Cai Q, Li Z, et al. The relationship between new-onset diabetes mellitus and pancreatic cancer risk：a case-control study［J］. Eur J Cancer, 2011, 47：248 - 254.

［4］ Ben Q, Xu M, Ning X, et al. Diabetes mellitus and risk of pancreatic cancer：A meta-analysis of cohort studies［J］. Eur J Cancer, 2011, 47：1928 - 1937.

［5］ Turati F, Galeone C, Edefonti V, et al. A meta-analysis of coffee consumption and pancreatic cancer［J］. Ann Oncol, 2012, 23：311 - 318.

［6］ Chang B, Sang L, Wang Y, et al. Consumption of tea and risk for pancreatic cancer：a meta-analysis of published epidemiological studies［J］. Nutr Cancer, 2014, 66：1109 - 1123.

［7］ Larsson SC, Wolk A. Red and processed meat consumption and risk of pancreatic cancer：meta-analysis of prospective studies［J］. Br J Cancer, 2012, 106：603 - 607.

［8］ Ben Q, Li Z, Liu C, et al. Hepatitis B virus status and risk of pancreatic ductal adenocarcinoma：a case-control study from China［J］. Pancreas, 2012, 41：435 - 440.

［9］ Chari ST, Leibson CL, Rabe KG, et al. Pancreatic cancer associated diabetes mellitus：prevalence and temporal association with diagnosis of cancer［J］. Gastroenterology, 2008, 134(1)：95 - 101.

［10］ Magruder JT, Elahi D, Andersen DK. Diabetes and pancreatic cancer：chicken or egg?［J］. Pancreas, 2011, 40：339 - 351.

［11］ Gupta S, Vittinghoff E, Bertenthal D, et al. New-onset diabetes and pancreatic cancer［J］. Clin Gastroenterol Hepatol, 2006, 4：1366 - 1372.

［12］ Wang C, Wang X, Gong G, et al. Increased risk of hepatocellular carcinoma in patients with diabetes mellitus：a systematic review and meta-analysis of cohort studies［J］. Int J Cancer, 2012, 130：1639 - 1648.

［13］ Pannala R, Basu A, Chari ST, et al. New-onset diabetes：a potential clue to the early diagnosis of pancreatic cancer［J］. Lancet Oncol, 2009, 10：88 - 95.

［14］ Pannala R, Leirness JB, Bamlet WR, et al. Prevalence and clinical profile of pancreatic cancer-associated diabetes mellitus［J］. Gastroenterology, 2008, 134：981 - 987.

［15］ Basso D, Millino C, Greco E, et al. Altered glucose metabolism and proteolysis in pancreatic cancer cell conditioned myoblasts：searching for a gene expression pattern with a microarray analysis of 5000 skeletal muscle genes［J］. Gut, 2004, 53(8)：1159 - 1166.

［16］ Cui Y, Andersen DK. Diabetes and pancreatic cancer［J］. Endocr Relat Cancer, 2012, 19：F9 - F26.

［17］ Sah RP, Nagpal SJ, Mukhopadhyay D, et al. New insights into pancreatic cancer-induced paraneoplastic diabetes［J］. Nat Rev Gastroenterol Hepatol, 2013, 10(7)：423 - 433.

［18］ Grote VA, Rohrmann S, Nieters A, et al. Diabetes mellitus, glycated haemoglobin and C-peptide levels in relation to pancreatic cancer risk：a study within the European Prospective Investigation into Cancer and Nutrition (EPIC) cohort［J］. Diabetologia, 2011, 54(12)：3037 - 3046.

［19］ Stolzenberg-Solomon RZ, Graubard BI, Chari S, et al. Insulin, glucose, insulin resistance, and pancreatic cancer in male smokers［J］. JAMA, 2005, 294(22)：2872 - 2878.

［20］ Aggarwal G, Ramachandran V, Javeed N, et al. Adrenomedullin is up-regulated in patients with pancreatic cancer and causes insulin resistance in β cells and mice［J］. Gastroenterology, 2012, 143(6)：1510 - 1517.

［21］ Chen N, Unnikrishnan IR, Anjana RM, et al. The complex exocrineendocrine relationship and secondary diabetes in exocrine pancreatic disorders［J］. J Clin Gastroenterol, 2011, 45：850 - 861.

［22］ Bao B, Wang Z, Ali S, et al. Metformin inhibits cell proliferation, migration and invasion by attenuating CSC function mediated by deregulating miRNAs in pancreatic cancer cells［J］. Cancer Prev Res (Phila), 2012, 5(3)：355 - 364.

［23］ Hirota M, Shimosegawa T, Masamune A, et al. The seventh nationwide epidemiological survey for chronic pancreatitis in Japan: clinical significance of smoking habit in Japanese patients [J]. Pancreatology, 2014, 14(6): 490 – 496.

[24] Wang LW, Li ZS, Li SD, et al. Prevalence and clinical features of chronic pancreatitis in China: a retrospective multicenter analysis over 10 years [J]. Pancreas, 2009, 38(3): 248 – 254.

[25] Wang W, Liao Z, Li G, et al. Incidence of pancreatic cancer in chinese patients with chronic pancreatitis [J]. Pancreatology, 2011, 11(1): 16 – 23.

[26] Hirota M, Shimosegawa T, Masamune A, et al. The sixth nationwide epidemiological survey of chronic pancreatitis in Japan [J]. Pancreatology, 2012, 12(2): 79 – 84.

[27] Yeo TP. Demographics, epidemiology, and inheritance of pancreatic ductal adenocarcinoma [J]. Semin Oncol, 2015, 42(1): 8 – 18.

[28] van Geenen EJ, Smits MM, Schreuder TC, et al. Smoking is related to pancreatic fibrosis in humans [J]. Am J Gastroenterol, 2011, 106(6): 1161 – 1166.

[29] DiMagno MJ, DiMagno EP. Chronic pancreatitis [J]. Curr Opin Gastroenterol, 2010, 26(5): 490 – 498.

[30] Law R, Parsi M, Lopez R, et al. Cigarette smoking is independently associated with chronic pancreatitis [J]. Pancreatology, 2010, 10(1): 54 – 59.

[31] Alexandre M, Pandol SJ, Gorelick FS, et al. The emerging role of smoking in the development of pancreatitis [J]. Pancreatology, 2011, 11(5): 469 – 474.

[32] Talamini G, Bassi C, Falconi M, et al. Smoking cessation at the clinical onset of chronic pancreatitis and risk of pancreatic calcifications [J]. Pancreas, 2007, 35(4): 320 – 326.

[33] Nojgaard C, Becker U, Matzen P, et al. Progression from acute to chronic pancreatitis: prognostic factors, mortality, and natural course [J]. Pancreas, 2011, 40(8): 1195 – 1200.

[34] Lin Y, Yagyu K, Ueda J, et al. Active and passive smoking and risk of death from pancreatic cancer: findings from the Japan Collaborative Cohort Study [J]. Pancreatology, 2013, 13(3): 279 – 284.

[35] Vrieling A, Bueno-de-Mesquita HB, Boshuizen HC, et al. Cigarette smoking, environmental tobacco smoke exposure and pancreatic cancer risk in the European Prospective Investigation into Cancer and Nutrition [J]. Int J Cancer, 2010, 126(10): 2394 – 2403.

[36] La Torre G, Sferrazza A, Gualano MR, et al. Investigating the synergistic interaction of diabetes, tobacco smoking, alcohol consumption, and hypercholesterolemia on the risk of pancreatic cancer: a case-control study in Italy [J]. Biomed Res Int, 2014, 2014: 481019.

[37] Walker EJ, Ko AH, Holly EA, et al. Statin use and risk of pancreatic cancer: results from a large, clinic-based case-control study [J]. Cancer, 2015, 121(8): 1287 – 1294.

[38] Sisman G, Erzin Y, Hatemi I, et al. Familial chylomicronemia syndrome related chronic pancreatitis: a single-center study [J]. Hepatobiliary Pancreat Dis Int,

2014, 13(2): 209 – 214.

[39] Chang YT, Chang MC, Su TC, et al. Lipoprotein lipase mutation S447X associated with pancreatic calcification and steatorrhea in hyperlipidemic pancreatitis [J]. J Clin Gastroenterol, 2009, 43(6): 591 – 596.

[40] Li D, Morris JS, Liu J, et al. Body mass index and risk, age of onset, and survival in patients with pancreatic cancer [J]. Jama, 2009, 301(24): 2553 – 2562.

[41] Stolzenberg-Solomon RZ, Schairer C, Moore S, et al. Lifetime adiposity and risk of pancreatic cancer in the NIH-AARP Diet and Health Study cohort [J]. Am J Clin Nutr, 2013, 98(4): 1057 – 1065.

[42] Maisonneuve P, Lowenfels AB. Risk factors for pancreatic cancer: a summary review of meta-analytical studies [J]. Int J Epidemiol, 2015, 44(1): 186 – 198.

[43] Del Chiaro M, Zerbi A, Falconi M, et al. Cancer risk among the relatives of patients with pancreatic ductal adenocarcinoma [J]. Pancreatology, 2007, 7(5 – 6): 459 – 469.

[44] Bartsch DK, Kress R, Sina-Frey M, et al. Prevalence of familial pancreatic cancer in Germany [J]. Int J Cancer, 2004, 110(6): 902 – 906.

[45] Rebours V, Boutron-Ruault MC, Schnee M, et al. Risk of pancreatic adenocarcinoma in patients with hereditary pancreatitis: a national exhaustive series [J]. Am J Gastroenterol, 2008, 103(1): 111 – 119.

[46] Cote GA, Yadav D, Slivka A, et al. Alcohol and smoking as risk factors in an epidemiology study of patients with chronic pancreatitis [J]. Clin Gastroenterol Hepatol, 2011, 9(3): 266 – 273.

[47] Kristiansen L, Gronbaek M, Becker U, et al. Risk of pancreatitis according to alcohol drinking habits: a population-based cohort study [J]. Am J Epidemiol, 2008, 168(8): 932 – 937.

[48] Yadav D, Hawes RH, Brand RE, et al. Alcohol consumption, cigarette smoking, and the risk of recurrent acute and chronic pancreatitis [J]. Arch Intern Med, 2009, 169(11): 1035 – 1045.

[49] Irving HM, Samokhvalov AV, Rehm J. Alcohol as a risk factor for pancreatitis. A systematic review and meta-analysis [J]. Jop, 2009, 10(4): 387 – 392.

[50] Takeyama Y. Long-term prognosis of acute pancreatitis in Japan [J]. Clin Gastroenterol Hepatol, 2009, 7(11 Suppl): S15 – 17.

[51] Gapstur SM, Jacobs EJ, Deka A, et al. Association of alcohol intake with pancreatic cancer mortality in never smokers [J]. Arch Intern Med, 2011, 171(5): 444 – 451.

[52] Rahman F, Cotterchio M, Cleary SP, et al. Association between alcohol consumption and pancreatic cancer risk: a case-control study [J]. PLoS One, 2015, 10(4): e0124489.

[53] Toriola AT, Stolzenberg-Solomon R, Dalidowitz L, et al. Diabetes and pancreatic cancer survival: a prospective cohort-based study [J]. Br J Cancer, 2014, 111(1): 181 – 185.

第七章
胰腺肿瘤的基础研究

第一节　胰腺肿瘤的分子致病机制

胰腺癌的发病机制尚未明确，目前认为其发生是多种因素综合作用的结果。与胰腺癌发病相关的危险因素有多种，其中吸烟是其唯一公认且致病的危险因素，此外，高热量、高饱和脂肪酸、高胆固醇食品和富含亚硝胺的食品与胰腺癌的发生率增加有关，慢性胰腺炎、糖尿病、肥胖及长期暴露于各种物理化学生物有害环境的人群胰腺癌的发病风险亦增加。这可能与各种因素引起 DNA 损伤有关，这些损伤累积于细胞内，干扰正常细胞的生长、增殖、分化和凋亡，进而引起肿瘤的发生。胰腺癌的发生、发展过程极其复杂，根据流行病学和人类遗传学研究证据，携带癌症易感胚系突变基因或者易感多态性、低外显基因的个体是癌症的高危人群，遗传不稳定性（genetic instability，GI）与胰腺癌发生的相关性亦受到重视。人类肿瘤细胞中主要存在 2 种类型的 GI，一种是错配修复基因突变导致的核苷酸水平的遗传不稳定性，称为微卫星不稳定性（microsatellite instability，MIN），此种不稳定性可导致点突变或小片段插入、缺失频率的增加。另一种是在染色体水平产生的遗传不稳定性，称为染色体不稳定性（chromosome instability，CIN）。目前有观点认为，CIN 是肿瘤发生、发展过程中的早期事件，其可能是肿瘤发生的一个重要原因，此外，尚有染色质重构、基因改变、非编码 RNA

等参与胰腺癌分子致病机制。

一、染色体不稳定性及染色质重构

（一）染色体不稳定性种类

癌细胞中出现 CIN 可能有 2 种原因：一种是"由于癌细胞向高恶性状态发展过程中出现的混乱状态导致的一种偶然结果"，即突变假说；一种是"CIN 是肿瘤发生的一个重要原因，是肿瘤发生、发展中的必然事件"，即 CIN 假说。目前越来越多的观点支持 CIN 假说。CIN 主要包括染色体结构异常和染色体数目异常。结构异常包括杂合缺失（loss of heterozygous，LOH）、染色体易位、重排、基因扩增导致的染色体均染区、双微体等；而数目异常主要表现为非整倍体现象。其中，LOH 是导致抑癌基因失活的一个重要机制，是肿瘤发生、发展过程中的早期事件。

（二）染色体不稳定性的机制

CIN 的发生机制尚不十分明确，目前认为可能是由于控制染色体活动的基因突变引起的，这些基因涉及染色体分离、DNA 损伤修复、端粒功能、细胞周期调控等方面。染色体的数目异常可能是由于有丝分裂过程中染色体的错误分离造成的，而这可能与参与有丝分裂检测点的功能蛋白的失活有关。一旦这些检测点失去对染色体分离的监控,就会发生染色体不分离现象。其结果就是出现单体和(或)三体的子细胞。而另一种情况就是某条染色体因未能与纺锤体纤维连接而在子代细胞的基因组中缺失。

断裂-融合-桥循环(B-F-B循环)具有双着丝粒染色体和有丝分裂后期桥形成的典型形态特征,其主要由DNA双链的断裂以及端粒的缩短和缺陷所致,是CIN的另一个主要机制。当染色体复制时,B-F-B循环可被某一丢失的端粒所启动。姐妹染色单体可在末端发生融合,融合的姐妹单体在分裂后期形成桥结构,当两个中心体的两极向相反的方向运动时,桥样结构发生断裂,由于断裂并不能恰好发生在相融合的部位,所以常会发生一个子细胞获得染色体末端大量反向重复序列而另一个子细胞获得的染色体末端常伴有大段重复序列的缺失。由于这两种染色体都缺乏端粒,所以再次复制时B-F-B循环仍会出现,使DNA序列扩增和染色体末端缺失不断累积,直到染色体重新获得端粒。DNA扩增是B-F-B循环引起染色体重排的主要特征,B-F-B循环引起的扩增区域,在筛选条件严格时部分转变为肿瘤细胞的双微体。

DNA损伤修复和细胞周期检测点是人类正常细胞防止致癌剂作用的主要机制。染色体易位的主要机制则是偶发于DNA复制中的不可修复的DNA双链的断裂。人类细胞有4种主要的DNA修复途径:错配修复、核苷酸切除修复(NER)、碱基切除修复(BER)和双链断裂修复(double stand break,DSB),其中DSB修复主要由同源直接修复(HDR)和非同源末端连接(NHEJ)2种途径完成,而HDR和NHEJ与CIN密切相关。

(三)染色体不稳定性与胰腺癌

如前所述,染色体不稳定性还表现在染色体的数目异常。正常细胞是二倍体,而肿瘤组织中染色体数目异常尤其是多倍体细胞的出现十分常见,这源于细胞周期中出现了染色体的错误分离或多极中心体和多极纺锤体的有丝分裂。目前广泛认为肿瘤的发生源于原癌基因的激活以及抑癌基因的

突变、失活,认为多倍体、非整倍体不过是癌变的结果或者后期事件。然而,以每个特定肿瘤仅含有14~20个不同的突变基因计算,性质各异的肿瘤细胞的生物学特点包括染色体和表型的不稳定、非致癌性突变、多基因表型、肿瘤含特定的非整倍体以及非选择性表型等现象是无法充分解释的。越来越多的数据表明,多倍体细胞表现出基因不稳定性,而这可能更容易使细胞发生遗传变化和癌性转变并最终导致肿瘤。

在全部具有CIN特征的20个胰腺癌细胞系中,胰腺癌相关基因的突变发生率依次为DPC4 20%、p53 45%、K-ras 75%和p16 90%,除此之外还表现出整条染色体或者染色体片段的增加或缺失,表明影响胰腺癌的发生因素可能是由大量的基因和非基因成分共同介导的。对胰腺癌进行比较基因组杂交研究发现,肿瘤细胞基因组常见的扩增区域在1q、7q和8q位点,且特异染色体区域拷贝数的变化对临床分期及预后有指导意义。比如,UICC分期为pT3、pT4和N_1期的胰腺癌标本中出现10q丢失过多时,强烈提示患者预后不良。多数胰腺癌细胞存在6、12、13、17和18号染色体缺失现象,且若频发的LOH在胰腺癌标本的某一染色体部位被检出,则可能提示在此位点附近存在该肿瘤相关的抑癌基因。在DPC4缺失的胰腺癌细胞系中导入该基因并不能逆转癌细胞的快速增长,而继续将整条18q位点基因导入后则有效地抑制其恶性增殖,说明除了DPC4,18q位点上尚有其他基因或者非基因成分与胰腺癌有关。近期亦有关于20q高频扩增与胰腺癌相关性的研究,其中有报道全部胰腺癌细胞系均存在20q扩增现象,提示20q位点可能是胰腺癌特征性的遗传学改变的发生位点。

(四)染色质重构

染色质重构使染色质结构发生一系列重要的变化,如染色质去凝集,核小体变成开放式的疏松结构,使转录因子更易接近并结合核小体DNA,从而调控基因转录等。

通常,染色质重构受如下3种不同方式调控:①通过ATP依赖型重构复合体途径催化的。目

前已鉴定出了许多种人类 ATP 依赖型重建复合体，如 SWI/SNF、RSC、CHRAC、NURF ACF 等。这些重建复合体通过共激活因子、转录因子以及重建复合体之间的相互作用调控靶基因的表达。有些共激活因子可以结合并打开紧缩的染色质，改变 DNA 与核小体中心颗粒缠绕的途径，或改变核小体中心颗粒本身的结构，从而促进转录因子及 RNA 聚合酶与启动子结合，起始转录。② 通过组蛋白乙酰转移酶（HAT）修饰组蛋白。乙酰基转移至组蛋白末端的碱基氨基酸后，碱性组蛋白与酸性 DNA 之间的结合力将会降低。这一过程还需别的特异共激活因子的共同参与，而且 ATP 依赖型重建复合体与组蛋白乙酰转移酶总是以协同作用的方式重建染色质。染色质重构通常首先发生在增强子位点，再延伸扩展到基因的启动子位点，使 RNA 聚合酶等与启动子结合，转录 RNA。另外，乙酰化的组蛋白也可在组蛋白去乙酰酶（HD）的作用下除去乙酰基，恢复紧缩的染色质结构。③ 重构染色质的第三种方式就是染色体内募集的多样性的组蛋白变异体，它们能改变组蛋白的稳定性，并调整被修饰的核心组蛋白。已发现组蛋白 H2A、H2B、H3 和 H1 都存在多种变异体。除了以上 3 种主要机制之外，染色质重构和启动子 DNA 甲基化、组蛋白修饰紧密相连，任何一种组蛋白修饰组合或 DNA 甲基化修饰都将引起染色质构象的改变，并通过相关蛋白质因子募集转录共激活或共抑制因子，从而调控目的基因的表达。

在胰腺癌癌变分子机制研究中，胰腺癌基因组染色质重构的研究几乎还是个盲区，期望不久的将来这一研究领域将得到学者们的关注。

二、癌基因和抑癌基因的改变

众所周知，胰腺癌的发生、发展是一个极其复杂的过程，在细胞水平上可导致无法控制的细胞增殖、生长和凋亡，基因水平的具体改变包括癌基因的过度表达及抑癌基因的失活。因此学者们试图提出胰腺癌发病过程模式的假设：第一步最为关键，为 K‑ras 癌基因的突变和 Her‑2/neu 基因的过度表达；如果第一步发生后仍有细胞存活，它们将更易发生第二步，即 p16 抑癌基因的失活；第三步则以抑癌基因 p53、DPC4 和 BRCA2 的失活为代表。所以，下面将从癌基因、抑癌基因、转移相关基因等方面对胰腺癌分子生物学的研究进展做一介绍。

（一）癌基因

癌基因（oncogene）是一类编码产物与细胞的肿瘤性转化有关的核酸片段。癌基因中来自病毒的称为病毒癌基因，来自细胞的称为细胞癌基因或者原癌基因。原癌基因主要是刺激细胞的正常生长以满足细胞更新的要求，但当其发生突变时，即使没有接收到生长信号仍不断地促使细胞生长或者使细胞免于死亡，最终导致细胞癌变。

1. ras 基因　1964 年 ras 基因被首次从大鼠肉瘤（rat sarcoma）的急性逆转录病毒中分离并以大鼠肉瘤的字首命名为 ras。已知 ras 基因家族共有 4 种。① H‑ras 基因：1982 年 Weinberg 和 Barbacid 从人膀胱癌细胞系 T24 中分离出的具有转化能力的 ras 基因，可使 NIH3T3 细胞发生恶性转化，因与 Harvery 大鼠肉瘤病毒癌基因具有同源性得名。② K‑ras 基因：Krontiris 在人肺癌细胞中发现 Kister 大鼠肉瘤病毒基因的同系物并命名为 K‑ras。③ N‑ras 基因：这是在人神经母细胞瘤 DNA 感染 NIH3T3 细胞时发现的与 ras 类似的基因。其中，K‑ras 对人类癌症影响最大。④ R‑ras 作为 ras 家族的新成员，位于质膜，起着"分子开关"的作用；作为 GTP（guanine nucleotide binding protein）结合蛋白类，结合 GTP 时表现 GTP 酶的活性，处于激活状态，能够与下游因子相互作用，开启信号通路，调节细胞增殖，促进细胞凋亡，抑制细胞运动，调节细胞形态，调控细胞黏附分子，构塑神经突触，抑制血管再生和介导胞吐等相应的细胞生物学功能。

各种 ras 基因具有相似的结构，编码分子量为 21 000 的 p21 蛋白。它们分别位于人类 11、12 及 1 号染色体。ras 蛋白为膜结合型的 GTP/GDP 结合蛋白，定位于细胞膜内侧。细胞信号转导中，无活性的 ras‑GDP 与有活性的 ras‑GTP 相互转化，规律地调节 p21 对信号系统的开启关闭，完成生长分化信号传入细胞内的过程。ras 基因被激活以后就变成有致癌活性的癌基因,其激活方式有 3 种:基因点突变、基因大量表达、基因插入及转位。目前认为 ras 基因致癌的主要分子基础是点突变,多发生在 N 端第 12、13 和 61 密码子,其中绝大多数突变发生在第 12 密码子,而且多为 GGT 突变成 GTT。ras 基因激活转变成癌基因后其表达产物 ras 蛋白构型及功能发生改变,与 GDP 的结合能力减弱,和 GTP 结合后不需外界生长信号的刺激便

自身活化;且 ras 蛋白内在的 GTP 酶活性降低或影响了 GAP 的活性,使 ras 蛋白和 GTP 解离减少,失去了 GTP 与 GDP 的有节制的调节,活化状态的 ras 蛋白持续地激活 PLC 产生第二信使,造成细胞不可控制地增殖,进而发生恶变。ras 基因激活后通过其下游多个通路影响细胞的生物学行为。K-ras 不仅对于胰腺癌的早期发生,而且对于胰腺癌早期演进都是极为重要的,最近的研究显示 K-ras 参与胰腺癌细胞糖代谢途径调节(图 7-1-1)。

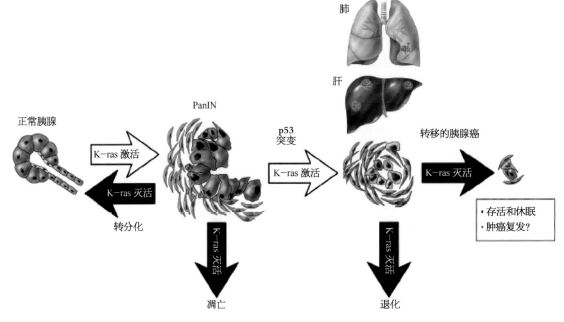

图 7-1-1 K-ras 在胰腺癌形成及演进中的作用

(di Magliano MP. Gastroenterology. 2013, 144:1226)

研究表明,约 90% 的胰腺癌患者存在 ras 基因突变。K-ras 基因突变是胰腺癌的早期事件,其突变几乎均发生于 K-ras 基因的第 12 位密码子及其周围,而正常胰腺、胰腺炎或者癌旁正常组织中几乎无突变。ras 基因突变早于病理检出及临床表现的出现,K-ras 在胰导管癌、胰黏液细胞癌和慢性胰腺炎中突变率分别是 81%、53% 和 7%,相应胰液中的突变率分别为 72%、53% 和 0,所以检测胰液中突变的 K-ras 基因即可为临床诊断提供有力的帮助。联合检测胰腺癌患者胰液中突变的 K-ras 基因和癌胚抗原水平在胰腺癌诊断中的准确度可达 90%,可见联合检测 K-ras 基因和癌胚抗原可及早而准确地诊断肿瘤。

R-ras 是近年来发现的 ras 家族的新成员,是一种重要的原癌基因。R-ras 定位于 19q13.3,蛋白分子量约为 23 000,在激活态的 R-ras 能够明显增强 PI3K 通路的活性,参与整合素激活、细胞迁移和细胞增殖的调控。R-ras 在原发性胰腺癌中的表达水平明显高于癌旁组织,并与胃肠道肿瘤细胞增殖和恶性程度的指标 PCNA 和 p21 具有良好的一致性。提示 R-ras 可能参与了胰腺癌的发病过程。

2. Her-2/neu 基因　Her-2/neu 基因是 1981 年在神经细胞瘤中被发现的一种癌基因,将其命名为 neu,其与表皮生长因子受体(EGFR)基因一样具有同源序列,故将 EGFR 基因命名为 CerbB-1(Her-1),而将 neu 命名为 CerbB-

2(Her-2),即表皮生长因子受体家族的第二号成员。人类 Her-2/neu 基因定位于 17 号染色体 17q21-22 上,其编码分子量为 185 000 的单链跨膜蛋白 p185,p185 含有 1 255 个氨基酸残基,其细胞内段具有酪氨酸激酶活性。由于目前尚未发现能与 Her-2/neu 蛋白直接结合的配体,其主要通过与家族中其他成员包括 EGFR(Her-1/CerbB-1)、Her-3/CerbB-3,Her-4/CerbB-4 形成异二聚体而与各自的配体结合。当与配体结合后,主要通过引起受体二聚化及胞质内酪氨酸激酶区的自身磷酸化,激活酪氨酸激酶的活性。主要介导细胞内信号途径如 MAPK 途径、PI3K 途径、AKT 途径。

Her-2/neu 蛋白在多种人类肿瘤中过度表达,如乳腺癌、卵巢癌、肺腺癌、原发性肾细胞癌、子宫内膜癌等,并提示预后不良。Her-2/neu 在胰腺癌组织中的表达率为 58%～82%,明显高于良性病变及正常胰腺组织,其过度表达可能影响癌细胞分泌的多种血管生长因子而实现对新生血管的间接调控以促进胰腺癌的发展。Her-2/neu 的过度表达还可激活 AKT 及 NF-κB,持续活化的 AKT 和 NF-κB 可诱导抗凋亡级联反应,使癌细胞产生对 TNF-α 的抵抗性,降低宿主对肿瘤的防御能力。Her-2/neu 分子不仅可以进入细胞核内,而且能与环氧合酶 COX-2 共同表达于胰腺癌组织和细胞中。COX-2 与肿瘤的增殖、血管生成和转移能力密切相关,且 COX-2 的转录激活依赖于 Her-2/neu 的酪氨酸激酶活性,其作为转录因子促进胰腺癌的生长和增殖。Her-2/neu 还可通过影响癌细胞分泌的多种血管生长因子而实现对新生血管的间接调控,以促进胰腺癌的发展。

3. AKT 基因 又称蛋白激酶 B(protein kinase B,PKB),在哺乳动物中,AKT 有 AKT1(PKBα)、AKT2(PKBβ)和 AKT3(PKBγ)三种亚型,分别位于染色体 14q32、19q13 及 1q44 上。生理状态下,AKT 以低活性或失活状态存在于细胞质中。当其暴露于紫外线照射和缺乏生长因子等各种因素时,在多种调节因子如 PI3K 等的作用下,AKT 因其 T308 位点和 S473 位点同时磷酸化而被激活(p-AKT),p-AKT 移位到胞质膜、胞溶质或胞核中,并与相应部位的底物蛋白发生作用。它是一种胞质内调节细胞凋亡和(或)存活的信号转导蛋白。

AKT1 基因突变有组织特异性,AKT/PKB 基因的扩增和 AKT 的持续高度活化在许多肿瘤组织中均可发生,AKT 在胰腺癌组织中高表达和异常激活与肿瘤的发生、发展密切相关。有研究显示 AKT 在胰腺癌中的高表达率为 71.8%。在 9 株胰腺癌细胞中发现 7 株 S473AKT 持续磷酸化,提示在胰腺癌细胞株中也异常活化。而 p-AKT 高表达者的生存期为 24 个月,明显长于低表达者的 11 个月。但亦有相反的研究报道,发现 T308 p-AKT 高表达者的 5 年生存率为 14.1%,明显低于低表达者的 57.0%。AKT 异常表达和激活能促进胰腺癌的生长,拮抗凋亡,增加肿瘤细胞的生存能力。MiaPaCa-2 过度表达 AKT1,增加细胞的增殖和克隆形成。而在胰腺癌 Panc-1 和 AsPC-1 细胞中过度表达野生型或持续活化的 AKT1 或 AKT2 能明显上调肿瘤细胞侵袭转移相关的蛋白,即胰岛素样生长因子 1 受体(insulin-like growth factor 1 receptor,IGF-1R),AKT1 或 AKT2 可通过上调 IGF-1R 增强胰腺癌细胞的侵袭能力。由此可见,AKT 的活化与胰腺癌的侵袭、转移能力强有关。有学者认为胰腺癌细胞 PKB/AKT 的高表达与营养缺乏的耐受有关,AKT1 和 AKT2 的反义 RNA 能消除 Panc-1 细胞对饥饿的耐受,其可促进胰腺癌细胞在环境恶劣时的生存。Wortmannin 可抑制 AKT 磷酸化,而应用透明质酸刺激胰腺癌 SW1990 细胞,诱导 AKT 磷酸化,使细胞的运动能力和迁移能力明显增加,并增加胰腺癌细胞的凋亡和吉西他滨在胰腺癌荷瘤鼠的抗癌效应。AKT 靶向治疗能有效地抑制胰腺癌细胞生长的作用,增强细胞毒性化疗药物的抗癌效应。一种 AKT1 反义寡核苷酸(AKT1 antisense oligonucleotide,AKT1 AO)能有效抑制 AKT1 mRNA 和蛋白的表达。体外应用小剂量的 AKT1 AO 能抑制胰腺癌细胞的生长,腹腔注射 14 日后能使胰腺癌细胞(MIA-Luc)的荧光信号明显减少或完全消失,并明显抑制移植瘤的体内生长。以

RNAi 同时封闭 AKT2 和 ras 能有效地抑制 Panc－1 细胞的增殖和克隆形成，增加细胞凋亡。

4. Wnt 基因　该基因于 1982 年在小鼠乳腺癌中被发现，最初被命名为 INT－1，并被认为是癌基因，后来因被发现与果蝇的无翅基因 wingless 高度同源，因而得名 Wnt－1 基因。人类的 Wnt 基因定位于 12q13 上，编码分泌糖蛋白及 Wnt 蛋白，后者与细胞表面基质及其特异性受体卷曲蛋白（frizzled protein，Fz）相互作用，通过其下游的散乱蛋白（dishevelled protein，DSH）切断 β 连环蛋白（β－catenin）的降解途径（主要由大肠腺瘤样息肉蛋白 APC、Axin、糖原合成激酶－3β 即 GSK－3β、酪蛋白激酶 1 即 CK1 等构成），使 β－catenin 在细胞质中积累，进入细胞核，与 T 细胞因子相互作用，调节靶基因表达（如 C－myc、cyclin D1）。经典 Wnt 通路又称 Wnt/β－catenin 信号通路，其异常激活可导致肿瘤发生。

采用微设备高效捕获老鼠内源性胰腺癌模型中循环肿瘤细胞（CTCs），并将这些细胞进行单分子 RNA 测序，可发现 Wnt2 在胰腺癌循环肿瘤细胞和转移瘤中高表达，但在原发肿瘤中这种表达 Wnt2 的细胞却很罕见，表明胰腺癌细胞表达 Wnt2 后，肿瘤细胞的失巢凋亡现象被抑制，体内转移的倾向增加。研究人员尝试在体外培养的循环肿瘤细胞中抑制胰腺癌 Wnt2 通路分子的活性，发现抑制 TAK1 能抑制癌细胞转移相关活性。在注射了表达 Wnt2 的循环肿瘤细胞的小鼠中，通过 RNAi 下调 TAK1 的表达也能减少癌细胞转移。这说明 Wnt 高表达后细胞的生物学行为改变与纤维连接蛋白上调以及 TAK1 蛋白受到抑制有关。临床数据也显示在胰腺癌患者的 CTC 中发现了 Wnt 信号高表达。

5. cyclin D1 基因　作为一种原癌基因，cyclin D1 基因与 CDKs 家族成员相结合为 cyclin D1－CDKs 复合物，通过磷酸化视网膜母细胞瘤家族（Rb）家族蛋白而释放 E2F 因子，游离的 E2F 因子与特异基因启动子区相结合，促进这些基因开始转录和表达，使细胞完成由 G 期到 S 期的转变。cyclin D1 的过度表达使细胞 G 期明显缩短，细胞增殖加速，继而导致癌变。

研究表明，cyclin D1 基因参与 MAPK 及 SAT 等细胞外多种信号通路，并与胰腺癌细胞转移密切相关。通过 RNA 干扰沉默 cyclin D1 基因可抑制胰腺癌细胞系 AsPC－1 的细胞生长、侵袭及血管生成。

6. BRAF 基因　又称鼠类肉瘤滤过性毒菌致癌同源体 B1（vraf murine sarcoma viral oncogene homolog B1），是 RAF 家族成员之一，定位于染色体 7q34 上，编码一种丝/苏氨酸特异性激酶（serine/threonine-specific kinase），该基因能诱导禽原代细胞增殖和 NIH3T3 细胞的转化，为一种癌基因。在许多肿瘤中存在 BRAF 基因的突变，并与细胞癌变密切相关。BRAF 是 ras 最为关键的效应分子，通过激活 MEK/ERK 信号通路发挥作用。其激活后能依次磷酸化并激活 MEK 和 ERK，持续激活的 ERK 能影响多种癌的肿瘤标志物水平，参与调控细胞生长、分化和凋亡。胰腺癌中存在不同比例的 BRAF 突变，BRAF 在胰腺癌组织中的表达明显高于正常胰腺组织，BRAF 可被 ras 基因激活，调节胰腺癌细胞的生长。

（二）抑癌基因

抑癌基因（tumor suppressor gene）也称为抗癌基因（antioncogene），指正常细胞中存在的抑制肿瘤发生的基因，正常情况下它们对细胞的发育、生长和分化的调节起重要作用。抑癌基因的产物可抑制细胞增殖，促进细胞分化和抑制细胞迁移，起负调控作用，但在一定情况下被抑制或丢失、突变后可减弱甚至消除其抑癌作用，使激活的癌基因发挥作用而致癌。抑癌基因的产物主要包括：① 转录调节因子，如 Rb、p53；② 负调控转录因子，如 WT；③ 周期蛋白依赖性激酶抑制因子（CKI），如 p15，p16，p21；④ 信号通路的抑制因子，如 ras－GTP 酶活化蛋白（NF－1），磷脂酶（PTEN）；⑤ DNA 修复因子，如 BRCA1、BRCA2；⑥ 与发育和干细胞增殖相关的信号途径组分，如 APC、Axin 等。

1. p53 基因　p53 基因在 1979 年被首次报道，因编码一种分子量为 53 000 的基因调节蛋白

p53 蛋白而得名，是一种抑癌基因，人类 p53 基因定位于 17p13.1。野生型 p53 基因可抑制肿瘤生长，在正常细胞中低或极弱表达，但是当细胞受到低氧或者紫外线照射、化合物刺激等反应后表达量急剧增加并被激活。p53 基因突变后，p53 蛋白失活，失去了对细胞生长、凋亡和 DNA 修复的调控作用，导致细胞发生癌变。p53 在正常细胞中表达量极低，但是当细胞受到低氧、紫外照射、化合物刺激等反应后表达量急剧增加并被激活。

作为转录因子，p53 可调节大量靶基因的表达，以影响细胞周期的阻滞、凋亡、分化、DNA 损伤、血管生成和转移的抑制等功能。当 p53 基因转录调控功能启动，可发挥重要的作用：① 通过修复调节下游效应基因，如周期蛋白依赖性激酶相互作用蛋白 21、基因 Cip 1、野生型 p53 激活片段 1、基因 Waf1、生长阻滞和 DNA 诱导损伤基因 GADD45 导致 G1 期阻滞；与此同时 GADD45 与增殖细胞抗原相结合，以抑制 DNA 合成，阻止细胞进入 S 期；另外通过对细胞分裂周期 2（cell division cycle 2，CDC2）和细胞周期蛋白 B1（cyclin B1）的抑制促使细胞在 G2 期发生阻滞，以阻止受损细胞发生有丝分裂。② 当 DNA 损伤无法修复时，p53 通过两方面介导细胞凋亡。其一，p53 通过转录激活其他前凋亡基因介导细胞凋亡，如 Puma、Noxa、p53AIP、Bax 和 Apaf21 等；其二，p53 在 Bcl - 2 家族作用下通过对线粒体调控来介导细胞凋亡。因此，突变型 p53 可通过各个方面诱导肿瘤细胞生长。

p53 突变比 p53 基因缺失更能促进胰腺癌转移。突变型 p53 蛋白在胰腺癌的恶性细胞中大量聚集可刺激机体产生 p53 抗体，检测 p53 抗体对肿瘤的诊断和预测具有重大意义；但亦有学者认为 p53 突变与胰腺癌患者的生存期无明显相关，其在胰腺癌的发生、发展中的具体机制尚待进一步研究。p53 基因突变在胰腺癌发生过程中是其发生、发展的重要遗传突变事件，而这种突变事件常常发生在胰腺癌的晚期。因此，p53 突变与 K - ras 发生在胰腺癌早期事件相结合，对胰腺癌的诊断和预后判断可能有重要的临床价值。

2. DPC4 基因　1996 年美国学者 Hahn 等应用基因组扫描和定位克隆的方法，率先发现在胰腺癌中频繁发生杂合性缺失片段，该片段部位包括原已发现的大肠癌缺失基因 DCC（deleted in colon cancer），因其首先在胰腺癌中被发现频繁缺失，因此被命名为胰腺癌缺失基因（deleted in color in pancreatic cancer，locus4，DPC4）。DPC4 基因定位于人染色体 18q21.1 上，由 2 680 个碱基构成，其含有 11 个外显子和 10 个内含子，编码蛋白 Smad4 由 552 个氨基酸残基组成。Smad4 蛋白的一级结构分为 N - 末端、C - 末端和中间连接区；其中 N 端和 C 端与其他动物的 MAD（mother against decapentaplegic）蛋白高度同源，在进化上有高度保守区，MH1 能与 DNA 上的 SBE（Smads-binding element）区结合，而 MH2 与 Smads 相互作用，激活转录，以抑制细胞生长、增殖和分化。MH1 对 DPC4 整体结构的变化非常敏感，该区的 C 端和 N 端的改变并不影响 DPC4 与 DNA 的结合，但 MH1 的 L43 - R135 区的突变可影响 DPC4 与 DNA 的结合，以削弱该基因抑癌能力，证明了此区的突变与肿瘤的形成有关。

DPC4 是一种抑癌基因，其编码的 DPC4/Smad4 蛋白是 DNA 结合蛋白，与细胞内信号传导相关，是 TGF - β 信号传导途径的核心。TGF - β 是一种对细胞生长起负调节作用的细胞因子，其主要作用是抑制细胞增殖、促进细胞分化和血管及骨组织生成；还可抑制 NK 细胞、巨噬细胞活性及淋巴细胞增殖。TGF - β 主要由软骨细胞、成骨细胞、破骨细胞、成纤维细胞、血小板、单核细胞和 T 细胞合成分泌，通过与靶细胞膜上丝/苏氨酸蛋白激酶受体 1 和 2 的结合，使 1 型受体细胞内激酶活化，催化 Smads 家族磷酸化。其中 Smad1、2、3、5、8 能被 1 型受体磷酸化，促使其激活为 R - Smad，是受体的直接底物；Smad6、7 能竞争性与受体结合，但无磷酸化位点，进而抑制 TGF - β 信号通路。DPC4 既不能与受体结合，也无磷酸化位点，但 Smad4 能与磷酸化的 R - Smad 形成活性的二聚体进入细胞核，与 DNA 结合，抑制基因转录，可将 TGF - β 的信号传递到细胞内。另外，许多肿瘤细胞逃逸了 TGF-β 转导途径的生长抑制作用,这种逃逸与 DPC4 的变异相关。其变异可概括为以下 3 种状态:① 染色体片段的丢失,包括杂合性缺失或纯合性缺失;② 基因突变,如移码、无义及错义突变等;③ 基因表达水平异常,即低或弱水平表达。

大约 50% 的胰腺癌中存在 DPC4 缺失。近年来,采用胰腺癌石蜡包埋组织、新鲜胰腺癌组织、针吸活检组织、胰腺癌细胞株和胰腺癌荷瘤裸鼠对 DPC4 的基因、RNA 及其蛋白表达进行分析,并就该基因与其他抑癌基因的关系进行了系统研究,证明了胰腺癌组织中 DPC4 基因的外显子 1、2、3、4、8 和 11 易发生缺失和突变,而最常出现的突变位点是外显子 8 和 11。Smad4 基因缺失并不能启动肿瘤的形成,其作为一种启动子或是协同其他肿瘤形成的过程中去促进肿瘤的发生与发展。重组后表达 DPC4 的胰腺癌细胞 Hs766 并未能恢复对 TGF-β2 的反应,却使 VFGF 生成减少和 TSP-1 生成增加,表明 DPC4 在胰腺癌中可通过抑制肿瘤血管的生成达到抑制肿瘤的作用。对 60 例患者的 451 块胰腺上皮内瘤变(PanIN)进行研究后,发现 DPC4 的缺失大多发生在 PanIN2、3 和浸润性癌中。在浸润性癌中 DPC4 的缺失率约为 85%,而在 PanIN2 中 DPC4 缺失率为 14%,说明 DPC4 的变异发生在此类癌晚期。另外,DPC4 突变率在胰腺癌组织中约达 60%,与正常胰腺组织相比有显著的差异。在检测了 249 例胰腺癌患者的癌组织中的 DPC4 表达后,发现其蛋白阳性表达的患者术后生存时间平均为 19.2 个月,高于 DPC4 蛋白阴性的患者(14.7 个月)。亦有研究发现 21% 胰腺癌标本和 50% 的胰腺癌细胞株中有 DPC4 的改变,且 31%DPC4 缺失者仅发生在Ⅲ期和浸润性生长的胰腺癌,有 DPC4 表达者术后生存期延长,预后好,而正常胰腺组织 DPC4 无突变或缺失。DPC4 基因突变及失活与胰腺癌的不良预后相关,结合患者年龄、淋巴结转移情况和肿瘤的大小等生物学特征,发现 Smad4 基因失活的患者生存期显著降低,平均生存期为 11.5 个月,而 Smad4 基因未失活的患者生存期为 14.2 个月。相反,有学者认为在 DPC4 缺失的胰腺癌中,手术切除的可能性大,术

后生存期长,且与患者的分化程度、术后生存期有关。通过尸检发现胰腺癌患者中 30% 死于胰腺疾病的局部浸润,而 70% 死于广泛转移,DPC4 在局部破坏的胰腺癌中表达弱,而在广泛转移的胰腺癌中表达高。最新的研究发现,DPC4 的表达尚与肿瘤细胞对化疗药物的敏感性有关。这些均提示 DPC4 作为一个抑癌基因,它的突变失活与胰腺癌的发生、发展有密切的关系。

3. p16 基因　1993 年美国国立癌症研究中心 Serrano 等在应用酵母双杂合蛋白相关性筛选法研究与周期依赖性激酶 4(cyclin-dependent kinases 4,CDK4)作用的蛋白时发现了 p16 基因。p16 基因定位于 9p21 上,全长 85 kb,由 2 个内含子和 3 个外显子构成,又称多肿瘤抑制因子 1(multiple tumor suppressor 1,MTS1)、CDKN2、INK4a(inhibitor of CDK4)等。此基因编码分子量为 16 000 的蛋白。该蛋白与周期依赖性激酶 4 和 6(CDK4,6)特异性结合,在细胞周期中发挥重要的功能。细胞周期调节因素包括 3 种分子。细胞周期蛋白、依赖细胞周期蛋白的激酶和 CDK 抑制因子。一组细胞周期素蛋白可调控细胞周期,不同的细胞周期素通过与相应的 CDK 在细胞周期的特异位点组装成复合物,使细胞内 Rb 蛋白磷酸化失活并释放转录因子 E2F,使细胞由 G1 期进入 S 期,促使细胞增殖。细胞周期素 D 与 CDK4 有特别的亲和力,细胞周期素-CDK4 复合物可磷酸化 Rb 蛋白而使细胞进入增殖状态。p16 蛋白为 CDK4 特异性抑制药,通过与 cyclin D-CDK4 复合物紧密结合或与 CDK4 结合竞争性地阻断 cyclin D-CDK4 复合物的形成,维持 Rb 蛋白非磷酸化状态,阻止细胞从 G1 期进入 S 期,抑制细胞增殖。p16 基因可能失活机制:① 基因缺失:p16 基因发生杂合性缺失,但其主要的灭活方式为纯合性缺失。在大多数人类恶性肿瘤中,纯合性缺失的比率明显高于杂合性缺失及突变。② 基因突变:包括无义、移码、断裂或转录抑制突变及小片段缺失。③ 5′-CpG 岛异常甲基化:在原发性膀胱移行上皮癌中有 67% 的肿瘤标本及细胞系查到 p16 基因 CpG 岛甲基化。在非小细胞肺癌中,p16

基因结构似乎正常，而检测不到 p16 蛋白，这是由于 $5'-$ CpG 岛多被甲基化，而阻碍了 p16 基因的转录。

依据 p16 基因在胰腺癌细胞系中有 50% 纯合缺失和 30% 点突变的特点，日本学者对 6 株人胰腺癌细胞系进行染色体分析后发现 5 株有 p16 基因变异，认为 p16 基因纯合缺失在胰腺癌的发生和发展中发挥了重要作用。家族性胰腺癌 p16 突变普遍存在 295 密码子的 G－T 替换，导致 G1y93Trp 突变，提示 p16 基因的失活参与了胰腺癌的发生。目前认为，胰管内损伤及 PanIN 是胰腺癌的癌前病变，在毗邻胰腺癌的 PanIN 进展过程中 p16 基因改变有重要作用。有学者通过对 20 例慢性胰腺炎新鲜的冷冻组织 HE 染色确定导管内病灶，显微解剖出 PanIN，分别检测 PanIN 和非 PanIN 组织中 DNA 的 p16 基因突变及该抑制基因启动子甲基化，采用免疫组化检测 p16 蛋白表达，发现 10 例 PanIN 中 4 例免疫组化显示 p16 表达缺失，而 20 例非 PanIN 组织未出现 p16 表达缺失；p16 基因的突变分析亦未显示有突变；10 例 PanIN 中有 2 例出现 p16 基因启动子高度甲基化而导致基因失活。p16 基因失活在胰腺癌发生、发展中发挥了重要作用。美国 Johns Hopkins 医学研究所报告 p16 基因变异与胰腺癌的家系分析的关系，对于胰腺癌的家庭聚集性，其遗传学基础是这些家庭中 p16 基因种系突变导致了胰腺癌患者的亲属易患胰腺癌，甚至这些患者的二级亲属患胰腺癌的危险亦明显增加。

胰腺癌的发生是多基因累积的结果，K－ras 是胰腺癌发生的早期事件，而 p16、DPC4 基因是胰腺癌发生的晚期事件，对 p16 和 DPC4 基因的检测将有利于判断胰腺癌转移、分期及临床预后。有报道 p16 基因突变与胰腺癌 3 期有相关性，发生 p16 突变的患者平均生存期 5.5 个月，无 p16 突变的患者平均生存期为 19 个月，统计学上有显著差异。对 p16 基因表达阳性的患者总的生存期为 28.8 个月，而阴性者生存期为 18 个月，因此，p16 基因的检测对人胰腺癌的诊断及预后判断有重要的临床意义。但亦有研究表明，胰腺肿瘤有 p16 基因高水平突变，虽然它与晚期低分化肿瘤有关，但与患者的生存期无明显相关，由此认为 p16 基因变异无任何预后意义。总之，p16 基因是一种多种肿瘤抑制基因，它的丢失和突变与胰腺癌发生及发展有密切关系，该基因的失活及基因封闭为胰腺癌的基因治疗奠定了基础。

4. STK11 基因　STK11（serine threonine kinase，丝氨酸-苏氨酸蛋白激酶）基因又称 LKB1 基因，其克隆于 Peutz-Jeghers 综合征（P－J 综合征）患者，并与 P－J 综合征及其相关肿瘤的发生密切相关。STK11 基因定位于 19p13.3 上，全长 23 kb，由 9 个外显子和 11 个内含子构成，编码分子量为 60 000 的 STK11 蛋白，即丝氨酸-苏氨酸蛋白激酶，后者广泛存在于细胞核、细胞质及人体多种组织中。在 STK11 基因第 43～88 氨基酸中存在核定位信号序列（NLS），该序列有助于 STK11 蛋白定位于核内，如果此段氨基酸序列缺失，STK11 蛋白就无法进入核内，调节功能可能丧失。另外，LKB1 基因缺失的胰腺 B 细胞分泌胰岛素急剧增加，且 STK11 基因可通过 MAPK 信号途径调控细胞结构功能，参与胰腺肿瘤的代谢及生长。

STK11/LKB1 基因失活可诱导胰腺癌的发生，并与遗传性胰腺癌相关。通过甲基化特异性 PCR 及应用 D19S886、D19S565、D19S591、D19S549 和 D19S216 共 5 个微卫星标记杂合性缺失（LOH）分析，在 22 例 IPMN 患者中，LOH 定位于 STK11/LKB1 基因，其中 7 例有同源性缺失。采用免疫组化方法检测 56 例胰腺癌标本中有 4 例 STK11 表达缺失，推测 STK11 基因功能的缺失可能在 IPMN 中比胰腺导管细胞癌中更明显。进一步的研究发现在鼠体内 LKB1 单倍型不足，可与 K－ras 基因 G12 突变协同导致胰腺癌的发生，且在约 20% 的人胰腺癌中有 LKB1 表达的降低，而与 p21 的低表达和不良预后均相关。P－J 综合征患者生殖细胞中 LKB1/STK11 基因失活，其发生胰腺癌的风险可增加 100 倍，但一项通过对欧洲 39 例遗传性胰腺癌患者 DNA 测序分析研究，结果发现遗传性胰腺癌患者生殖系中尚无 STK11 基因突变。

5. pTEN 基因　又称 MMAC1 和 TEP1，定位于染色体 10q23.3。pTEN 基因通过 FAK-P130Cas 途径、PI3K 途径和促细胞分裂素激活的蛋白激酶途径发挥抑制作用。pTEN 的失活包括基因突变、缺失、启动子区的 DNA 甲基化、TGF-β 的高表达导致 pTEN 低表达或者无表达和 pTEN 的异常降解等。pTEN 可负调控细胞周期及多个信号途径，其在肿瘤发生和发展的作用包括：① 抑制细胞的生长、促进凋亡；② 抑制血管生成；③ 抑制细胞的黏附与转移。

胰腺癌罕见 pTEN 的完全失活，但 pTEN 表达有高低之别，从而可能导致功能上的部分失活。有学者采用免疫组化超敏 SP 法检测手术切除胰腺癌石蜡切片的 pTEN、p53 蛋白表达，结果显示所有胰腺癌组织都有 pTEN 蛋白表达，随胰腺癌分期增高，pTEN 高表达率逐步下降，而低表达率逐步上升。39% 的胰腺癌组织 p53 阳性表达。pTEN 基因转染胰腺癌细胞株可抑制其体外生长能力，其抑癌效应与下调 PI3K/AKT 通路有关，而不是通过对 MAPK 通路和 HSP70 表达的阻断介导的。pTEN 表达与 p53 表达相关，胰腺癌很高的 p53 突变率可能是导致 pTEN 表达下降的原因之一。胰腺癌存在的 pTEN/PI3K/AKT 通路失衡可能与 pTEN 表达下降和活化 K-ras 和 RTKs 所致的 AKT 过度活化有关。

6. RASSF1 基因　RASSF1（ras association domain family 1）基因定位于 3p21.3，作为 ras 效应蛋白家族中的一员，其可激活多条信号传递途径，并将信号由细胞外传递到细胞内，介导细胞分化、增殖及癌基因转化。RASSF1 基因抑制肿瘤的途径有：① RASSF1 基因可能通过抑制 ras 的激活途径而抑制癌细胞的生长和促进细胞凋亡；② RASSF1 基因可阻断 cyclin D1 的合成及细胞周期 G1 和（或）S 期的进展而抑制肿瘤生长。RASSF1 基因主要通过甲基化失活而不是突变失活发挥促肿瘤作用。

RASSF1 基因失活在胰腺癌中是个频发事件，8 个胰腺癌细胞系中有 7 个 RASSF1A 启动子区出现 CpG 岛甲基化，并发现了 RASSF1A 基因的甲基化状态与胰腺癌的病理分化程度、TNM 分期等有关，尤其有远处转移时，原发肿瘤 RASSF1A 甲基化检出率 100%，且 RASSF1 基因失活与 K-ras 基因激活呈负相关。

7. p27 基因　其是细胞周期蛋白依赖激酶抑制因子（cyclin-dependent kinase inhibitor，CKI）调控网络中 CIP-KIP 家族的成员，定位于 12p12-13.1 的交界处，编码 p27 蛋白，其作为细胞周期的负调控因子，可抑制多种 cyclin-CDK 复合物的活性，受 TGF-β 诱导可以使细胞阻滞于 G1 期。该基因具有促进细胞分化、细胞间黏附与诱导细胞凋亡等功能。p27 蛋白主要通过泛素-蛋白水解酶途径降解，其失活可能与异常甲基化和转录后水平失活有关。细胞重编程基因 SOX2 参与了肺癌、垂体肿瘤等几种癌症的发生，而且其受到抑癌基因 p27 的直接调控。有研究表明 p27 缺失在胰腺癌中是一个普遍事件，且其表达下降与胰腺癌组织分化程度、临床分期及淋巴结转移相关。

8. FHIT 基因　定位于 3p14.2，其编码的蛋白质属于三氨酸家族，因其易于断裂，故名脆性组氨酸三聚体基因（fragile histidines triad gene，FHIT）。FHIT 基因在肿瘤细胞系中存在缺失和重排。FHIT 基因在肿瘤中失活的机制可能有：① 致癌因子直接作用于 FHIT 基因的 FRA3B 引起其缺失。② 致癌因子作用于 VHL 基因使 FHIT 蛋白降解增加。③ 致癌因子导致类似 p53 基因点突变样使 FHIT 基因功能缺失。④ 致癌因子直接或间接作用引起 FHIT 基因内含子重排，如 5'-非编码区的高甲基化等，是 FHIT 基因表达水平下降或缺失的原因。50% 的胰腺癌细胞系存在 FHIT 基因的改变。在 DNA 水平常见外显子 5 的缺失，在 mRNA 水平，转录产物常为三种缩短的 mRNA 的混合及蛋白表达下降。

9. BRCA1 基因　1990 年，研究者发现了一种直接与遗传性乳腺癌有关的基因，命名为乳腺癌 1 号基因，英文简称 BRCA1。BRCA1 基因定位于 17q21，在调节人体细胞的复制、遗传物质 DNA 损伤修复、细胞的正常生长方面有重要作用。胰腺癌组织细胞中存在 BRCA1 蛋白表达,其常见分布比例为细胞核占 25%,细胞核和细胞质占 40%,细胞质占 35%,其质核分布比例在不同病例各异,表明 BRCA1 在胰腺癌存在蛋白出核现象,这可能与 DNA 修复功能及与肿瘤恶性程度有关。

10. Ptch 基因　1996 年 Hahn 等在人基底细胞痣综合征患者家族中发现,其位于 9q22.3 上,该基因为 Shh 信号通路的核心,具有与 Shh 结合及抑制 Smo 两种功能。Shh 信号通路与胰腺癌发生和发展密切相关。通常情况下,Ptch 与 Smo 结合,对 Smo 下游的传导通路起抑制作用,而 Shh 可和 Ptch 结合,解除 Ptch 对 Smo 的抑制作用,释放的 Smo 进入细胞内,引发信号传导,激活下游转录因子 Gli 家族,调节多种靶基因的表达,导致非程序性、无限制的细胞增殖。Shh 及 Ptch 在胰腺癌组织中过度表达,且其在胰腺癌上皮细胞间质转化中起重要作用。

11. RUNX3 基因　位于 1p36.1 上,编码的 RUNX3 蛋白是转化生长因子-β(TGF-β)信号转导通路下游的一个转录因子,其功能的改变可影响 TGF-β 信号的活性,与 TGF-β 超家族成员共同介导部分重要的生物学效应。有研究发现 62.5% 的胰腺癌组织中发生 RUNX3 基因的启动子高甲基化。

12. Syk 基因　广泛表达于造血细胞中,属非受体型酪氨酸激酶,与 T 细胞激活中的 ZAP270 同属于一个 PTK 家族,位于 9q22 上。Syk 基因启动子甲基化是 Syk 基因表达失活的主要原因之一。Syk 与 Her-2/neu 是一对功能相反的基因,Her-2/neu 的过表达可诱导血管内皮细胞收缩,使细胞易于穿过血管屏障而发生转移;而 Syk 可抑制 Her-2/neu 的这个功能,阻止肿瘤转移。Syk 基因被发现在胰腺癌组织中表达明显低于正常胰腺组织,提示其缺失可能与胰腺癌发生和转移有关。

(三) 转移抑制基因

转移抑制基因是指能够编码蛋白酶直接或者间接抑制具有促进转移作用的蛋白质,并降低癌细胞的侵袭和转移能力的一类基因,其表达与肿瘤转移有关,但一般不影响原位肿瘤的生长。

1. nm23 基因　nm23 基因于 1988 年由 Steeg 首先从小鼠黑色素瘤 K-1735 细胞系中分离获得,是一种与恶性肿瘤转移有关的基因。nm23 基因定位于 17q21,3-22 上,编码含 152 个氨基酸,分子量为 17 000 的蛋白质。它与 G 蛋白相互作用参与信息转换。nm23 编码产物与二磷酸核苷酸酶(NDPK)高度同源,通过与 G 蛋白结合和高能磷酸键的转换进而调节 G 蛋白活性,影响细胞内信号传导,发挥抑制肿瘤转移等负调节功能。此 NDPK 提供的 GTP 可以直接影响微管和微丝等细胞骨架蛋白的生物活动,以抑制癌细胞转移。

nm23 基因的表达与淋巴结转移呈负相关,与患者的术后生存率呈正相关,nm23 基因可能是一种转移抑制基因。胰腺癌中 nm23 基因表达水平与肿瘤浸润及淋巴结转移相关,nm23 基因高表达患者的总生存期或无瘤生存期较 nm23 低表达者明显缩短。另外,nm23-H1 基因的转移抑制效应可能具有组织特异性,通过细胞核 DNA 含量和 PCNA 表达联合检测,发现 nm23-H1 高表达的胰腺癌细胞核 DNA 含量高,而 PCNA 表达水平亦显著高于 nm23-H1 低表达者;显示 nm23-H1 基因产物高表达的胰腺癌具有较强的增殖活性,其是一种多效性基因,在不同组织发生的恶性肿瘤中发挥不同的调控作用。对于胰腺癌而言,nm23-H1 基因产物高表达与淋巴结转移及较高的细胞增殖活性有关。nm23 蛋白表达在肿瘤组织中研究的矛盾结果显示肿瘤转移机制的复杂性。

2. MKK4 基因　1993 年在非洲爪蛙体内筛选 MKK 家族成员时鉴定了 MKK4(mitogen-activated protein kinase kings 4,又称 JNKK1 或 SEK 1),其是丝裂原活化蛋白激酶的激酶,能将细胞外刺激信号转导至细胞及其核内,并导致细胞的增殖、分化、转化及凋亡等生物学反应。MKK4 基因定位于人染色体 17p11,2 上,其编码产物为含 399 个氨基酸的蛋白。MKK4 蛋白催化区包含 11 个亚区,其 2 个磷酸化位点(Ser257 和 Thr261)位于 V 区和 Ⅷ 区之间。MKK4 是 MAPK 信号转导通路的组成部分,在哺乳动物中发现并确认了 4 条相互并行的 MAPK 通路,分别是 ERK 通路、JNK 通路、p38 通路和 ERK5 通路。在所有 MKK 家族成员中,MKK4 是唯一能同时磷酸化并激活 2 条 MAPK 信号转导通路:JNK 通路与 p38 通路。MKK4 能激活所有的 JNK 通路亚型(JNK1、JNK2 和 JNK3)及部分 p38 通路亚型(p38α 和 p38β)。

MKK4 为肿瘤转移抑制基因,其能够抑制肿瘤细胞的转移,而不影响原发肿瘤形成的基因。将具有高转移能力的前列腺癌细胞株 AT6,1(其缺少 MKK4 表达)转染并表达 MKK4 获得了 AT6,1 - MKK4 细胞株,将其注入联合免疫缺陷小鼠,与注入对照组 AT6,1 细胞株做相比,发现 AT6,1 - MKK4 细胞株的转移能力显著下降。在正常的前列腺组织上皮层中,MKK4 蛋白高度表达,间质层中无表达。而在有肿瘤形成的前列腺组织中 MKK4 蛋白表达水平下降,其下降水平与其转移潜能成正比关系。有学者对 26 例经病理证实的胰腺癌的患者进行尸检,经与原发灶及各转移灶行免疫组化试验比较发现 MKK4 基因的丢失与胰腺癌的转移相关,支持了 MKK4 作为转移抑制基因在此癌转移中所起的作用,表明 MKK4 基因在胰腺癌中具有转移抑制作用。

3. SSTR2 基因 2 型生长抑素受体(SSTR2)被发现是有 5 种亚型的生长抑素受体之一。在胰腺癌中,其可通过 SSTR2 的介导对癌细胞生长产生抑制作用。Shi 等通过对胰腺癌 SW1990HM 细胞系研究发现其和胰腺癌的转移相关。生长抑素及其类似物对表达 SSTR2 的胰腺癌细胞的生长有明显抑制作用,而对不表达 SSTR2 的胰腺癌细胞无抑制作用。生长抑素通过 SSTR2 发挥抗癌作用的机制如下。① 直接抑制肿瘤细胞增殖:这种作用与肿瘤表面表达 SSTR 有关,且与 SSTR2 关系最密切。② 抑制肿瘤血管生成,减少瘤体血供:肿瘤外周血管有大量的 SSTR 表达,生长抑素类似物与 SSTR 结合产生缩血管效应,导致肿瘤血液循环障碍。

研究显示转染后表达 SSTR2 的胰腺癌细胞在无外源性生长抑素的情况下,其生长受到抑制,而不表达 SSTR2 的胰腺癌细胞生长不受抑制。综上可见,SSTR2 不仅可通过与生长抑素及其类似物结合发挥抑癌作用,而且其自身的重新表达亦可发挥抗癌作用,故 SSTR2 基因被认为可能是胰腺癌特异性受体基因。如将化疗药直接作用于受体特异位点,增加抗肿瘤效率及减少多药耐药性,为胰腺癌的靶向治疗开辟前景。

4. KAI1 基因 KAI1 cDNA 长 2.4 kb,编码含有 267 个氨基酸、分子量约为 29 600 的蛋白质。KAI1 蛋白属第 4 跨膜超家族(TM4SF),该家族包括 ME491/CD63、MRP21/CD9、CD81、CD37 和 CD53 等,其中大部分成员已被确定为白细胞表面蛋白,它们在细胞膜上的定位和广泛的糖基化说明它们在细胞与细胞、细胞与胞外基质的相互作用中发挥多种功能,在整合素细胞黏附分子、TM4SF 蛋白和磷脂酰肌醇 242 激酶之间存在着连接,说明 TM4SF 蛋白可能介导细胞与周围的信号转导,进而影响细胞的运动和分化,在肿瘤的侵袭和转移中发挥重要作用。

通过 Northern blot 及原位杂交分析发现伴有转移的胰腺癌患者 KAI1 mRNA 水平明显低于无转移的胰腺癌患者。而通过转染 KAI1 基因使 KAI1 蛋白表达上调后,胰腺癌细胞 MiaPaCa - 2 降解细胞外基质及侵袭转移的能力下降。胰腺癌细胞可通过激活自噬活性提高细胞抵抗失巢凋亡的能力及增加细胞的增殖、转移,低氧环境可诱导肿瘤细胞自噬及 KAI1 基因的过度表达,提示 KAI1 基因可能通过自噬来影响肿瘤细胞如胰腺癌细胞的转移能力。

(四)转移相关基因

肿瘤转移基因是其基因改变和表达能够促进或者导致肿瘤转移,其主要作用是编码细胞表面受体。当此类基因发生突变而失活后会导致细胞黏附能力下降,促使肿瘤发生转移。与胰腺癌转移相关的基因主要有如下几种。

1. 乙酰肝素酶 乙酰肝素酶(heparanase,Hpa)是一种 β 葡萄糖醛酸酯酶,为迄今发现唯一作用于细胞外基质多聚糖的内切酶,能够特异性识别硫酸肝素结构,并能将其降解为 10~20 糖单位的寡聚链,其基因定位于 4q21.3,cDNA 长度为 1 629 bp,开放阅读框编码 543 个氨基酸,分子量为 61 200。肿瘤发生时 Hpa 特异性高表达,通过特异性识别、裂解细胞外基质及血管基底膜上乙酰肝素蛋白多糖的硫酸肝素侧链,破坏细胞间质的屏障功能,与多种肿瘤的转移、侵袭及预后有关。其促进肿瘤的转移和侵袭的机制包括:① 直接作用于内皮细胞以生芽方式促进血管生成和间接地释放与活化 HS 结合的多种生长因子,促进肿瘤血管生成。② 降解 HSPG 破坏细胞侵袭的屏障。③ 介导细胞对 ECM 及 BM 的黏附,引起细胞在基质中的扩散以及促进 BM 的重塑,有利于肿瘤细胞侵入血管。④ HSPG 降解后产生的 HS 片段可激活 HS 受体 CD44v3,发出细胞内迁移信号,促进肿瘤细胞的扩散与转移。⑤ 降解后的产物可以抑制活化 T 淋巴细胞,引起免疫抑制,促进肿瘤转移。

研究表明,胰腺癌组织中 Hpa 的表达远远高于胰腺癌旁组织及正常胰腺组织,Hpa 促进了胰腺癌的增殖、侵袭和转移,直接影响了胰腺癌患者的预后和生存时间。胰腺癌细胞系 MiaPaCa-2 在低氧环境下高表达 Hpa,抑制其表达可降低 MMP-9 的活性,从而抑制其转移能力。

2. **钙黏附素**　肿瘤细胞的黏附性在肿瘤侵袭和转移中起着极为重要的作用,钙黏附素(cadherin,Cad)是调控肿瘤细胞之间黏附作用的关键分子,为细胞黏附分子中的一个重要家族,包括上皮型钙黏附素(E-cadherin,E-cad)、胎盘型钙黏附素(P-cadherin,P-cad)和神经型钙黏附素(N-cadherin,N-cad)等。E-cadherin 基因定位于 16q22.1,编码分子量 124 000 的单链 I 型跨膜糖蛋白,具有调节胚胎组织发育和组织形成、参与细胞与细胞间信息传递交流、促进细胞的黏附聚集、维持上皮形态结构的完整性、维持细胞极性和参与分化调节等作用。

研究表明,K-ras 等位基因可通过下调 E-cadherin 促进胰腺癌细胞转移。E-cadherin 还可通过旁观者效应及诱导凋亡等提高胸苷激酶/更昔洛韦(TK/GCV)自杀基因治疗的疗效。N-cadherin 基因定位于 18q11.2,其异常高表达可促进胰腺癌的浸润转移。有研究发现 N-cadherin 在转移的胰腺癌中表达阳性率明显高于胰腺原位癌,且与恶性程度、神经系统转移及组织学类型等因素有关。

3. **纤维连接蛋白**(fibronectin,FN)　是一种单基因编码组成的多功能糖蛋白,广泛存在于血浆及多种体液中,亦存在于多种细胞膜和细胞外基质中,是细胞间的附着分子,在细胞黏附及肿瘤的侵袭和转移中发挥作用。FN 异常高表达于各种恶性肿瘤。胰腺癌组织中 FN 基因表达明显高于正常对照组,且伴有淋巴结转移的胰腺癌明显高于无淋巴结转移者。有研究表明抑制 FN 可抑制胰腺癌细胞的生长。这些都说明 FN 基因参与胰腺癌形成及胰腺癌转移过程。

4. **黏液素**(mucins,MUC)　是一类具有复杂糖基结构的大分子糖蛋白家族,至今已经得到 20 多种黏液素的基因和蛋白序列,但均具有 5 个共同特点:① 可以随黏液分泌到黏液层;② 高分子量的氧联寡聚糖蛋白;③ 含有一种串联重复序列,由一个特定的大外显子编码;④ 出现一个含高比例丝氨酸、苏氨酸和脯氨酸残基的多肽区;⑤ mRNA 表达方式复杂。由于黏液素的多样性,决定了其功能的多种多样。正常情况下,黏液素除直接或间接起到维持上皮完整性、润滑和保护上皮表面的作用外,还参与上皮细胞更新和分化,细胞黏附调节以及细胞信号传导等。黏液素可进一步分为 2 个亚家族:① 分泌型,如 MUC2、MUC6 等,主要由特化的上皮细胞表达;② 跨膜型,如 MUC1、MUC4 等,由特定的细胞类型合成。

在胚胎发育早期,胰腺导管细胞已经表达 MUC1 和 MUC6,前者表达限于小叶内导管的腔侧,后者是正常胰腺表达的主要黏液素。MUC1 和 MUC4 是与胰腺癌关系最为密切的两种黏液素,虽同属跨膜型亚家族,但两者结构明显不同。MUC1 在导管腺癌和多种癌细胞株都有表达,在大多数慢性胰腺炎和正常胰腺组织中仅低表达,而在胰腺上皮内瘤变的各级病变中均可观察到其过表达,提示 MUC1 是在导管腺癌早期形成的。MUC1 的过表达可以降低细胞间和细胞-基质间的黏附,因此 MUC1 在胰腺癌侵袭和转移中可能起着重要作用。MUC4 在胰腺癌组织和细胞株亦均有表达,但是否为胰腺癌细胞特异性表达物仍存在不一致的研究结果。

5. 基质金属蛋白酶(matrix metalloproteiase, MMP) 具有组织基质的消融作用,在肿瘤转移过程中,如肿瘤血管生成、肿瘤细胞脱落、基质浸润、侵入和逸出循环系统等重要步骤中发挥极为重要的效应。MMP-9 在胰腺癌组织、癌旁组织、正常组织中以及肿瘤大小、分化、淋巴结转移与否均存在差异表达,并与患者预后有关。

(五)凋亡抑制基因

1. Survivin 基因 Survivin 是一种凋亡抑制基因,1997 年耶鲁大学的 Ambrosini 等利用效应细胞蛋白酶受体 cDNA 在人类基因组库的杂交筛选中克隆而得到。其定位于 17q25,编码产物分子量为 16 300,含有 4 个外显子和 3 个内含子。Survivin 具有肿瘤特异性,只表达于肿瘤和胚胎组织。其编码的蛋白是凋亡抑制蛋白(inhibitor of apoptosis protein,IAP)家族的重要成员,在调节细胞分裂、细胞应激反应、细胞周期检查点、组织模式、细胞因子激活和不同的细胞信号通路的激活中起关键作用,具有不同于家族其他成员的独特性质和结构,被认为是迄今发现的最强的凋亡抑制因子。

Survivin 通过多种途径促进肿瘤形成与进展:① Survivin 可竞争 CDK4,因 Survivin 对 CDK4 的竞争力强于 p16,导致 CDK4 被活化,进而使细胞从 G1 期向 S 转化,最终造成细胞的无限制生长。② Survivin 可增加血管生成素 1 的表达,从而促进毛细血管网的形成和内皮细胞的增生。③ Survivin 还可以表达于 G2/M 期,以周期调节方式和对纺锤体微管作用,促使细胞异常有丝分裂,以克服凋亡。④ Survivin 抑制线粒体细胞色素 C 的释放以达到直接或间接抑制凋亡下游效应分子 Caspase-3 和 Caspase-7,最终促进肿瘤进展。

Survivin mRNA 在胰腺癌组织中表达率为 74.2%,在慢性胰腺炎及正常胰腺组织中不表达,且 Survivin 基因表达与 C-myc、p53 蛋白表达显著相关,提示抑癌基因 p53 的失活和癌基因 c-myc 的上调与 Survivin 基因的表达可能在胰腺癌的发生中起协同作用。而通过 siRNA 和 shRNA 载体阳抑胰腺癌细胞系 Pa-Tu8988 的 Survinin 基因表达可以诱导胰腺癌细胞启动凋亡程序,加速细胞凋亡。

2. Bax 基因 1993 年 Oltvai 等用 Bcl-2 基因蛋白产物 Bcl-2 特异性单克隆抗体免疫沉淀等方法,从人和鼠 B 细胞中发现与 Bcl-2 共沉淀的一种分子量为 21 000 的蛋白质,命名为 Bax(Bcl-associated X protein),它可识别位于线粒体膜上的 Bcl-2 蛋白并与之结合形成 Bax-Bcl-2 异二聚体,抑制 Bcl-2 的抗凋亡作用,同时可改变线粒体膜的渗透性,使细胞色素 C 由线粒体释放到胞质,进一步激活下游的 Caspase-3 协同细胞凋亡。

Bax 作为一个促凋亡因子,其在胰腺癌中的表达受 p53 和 PI3K/AKT 等调控。p53 蛋白可以通过激活 Bax 基因的启动子,上调 Bax 的表达,导致细胞凋亡。Bcl-2 家族抑制剂通过自噬等提高了组蛋白去乙酰酶抑制药和索拉非尼的作用,有利于杀伤肿瘤细胞。在胰腺癌组织中,尤其是在癌组织形成的管样结构中 Bax mRNA 呈高表达,免疫组化结果 Bax 阳性者占 83%,Bax 高表达可增加胰腺癌对化疗药物如吉西他滨、5-FU 以及放疗的敏感性。

三、表观遗传修饰

(一)概述

胰腺癌是恶性程度很高的消化系统肿瘤,发病率在全球范围内逐年升高,其发生是多基因病变、多步骤、多阶段的演变进程。手术切除仍是迄今为止胰腺癌综合治疗体系中最核心的手段,能否根治性切除肿瘤是影响胰腺癌预后的重要因素,但因胰腺癌起病隐匿、恶性程度高、缺乏特异性临床表现,确诊时多数患者已失去根治性手术切除的机会,攻克此全球性难题仍然任重道远。伴随现代遗传学、分子生物学等相关学科的快速发展,学者们发现肿瘤的发生、发展、侵袭、转移与基因表达异常密切相关。通过对遗传信息及其表达机制的深入研究与探索,可帮助人们逐步了解胰腺癌的病变机制,并为早期预防、早期诊断和根治性治疗提供切实有效的方法。

基因突变对肿瘤的演进发挥着非常重要的作用,当前研究已发现多种癌基因和抑癌基因,此类传统遗传学的研究揭示了许多复杂的临床现象,为解开生命奥秘与征服疾病带来令人欣喜的进展。然而,当生物体表现型(phenotype)改变后,许多基因碱基序列并未相应发生改变,传统遗传学尚无法对此类现象进行解释。肿瘤的形成发展主要体现为遗传学与表观遗传学两大机制。经典遗传学认为遗传的分子基础为核酸物质,生命的遗传信息全部存储在核酸序列中,碱基序列的变更可引发表现型的改变,且这种改变能从亲代传递到子代。然而,伴随遗传学的快速进展,学者们发现,在基因的DNA序列不发生改变的前提条件下,组蛋白、DNA、染色质水平的修饰亦会造成基因表达模式的变化,且这种改变也能从上一代传递到下一代,导致可遗传的表现型变化,此种表现型变化并未直接涉及基因的碱基序列改变,而是"表观(apparent)的变化",故被称为"表观遗传变异(epigenetic variation)",又称"表观遗传修饰(epigenetic modification)"。1939年,生物学家Waddington首先在《现代遗传学导论》中提出"epigenetics"这一术语,1942年,他将表观遗传学阐释为一个控制从表观基因型(epigenotype)到表现型的机制。1987年,Holliday提出,应在两个层面上研究高等生物的基因属性:第一个层面是基因的世代间传递规律,此为遗传学;第二个层面是生物从受精卵进展到成体的发育过程中基因活性变化的模式,这是表观遗传学。1999年,Wollfe将表观遗传学定义为"研究没有DNA序列变化的、可遗传的基因表达改变"。

当前对表观遗传学的普遍定义为:"在基因的DNA碱基序列未发生改变的情况下,基因功能发生可遗传的遗传信息变化,并最终导致可遗传的表型变化。"表观遗传有3个特征:① 可遗传性,且可通过有丝分裂或减数分裂在细胞或个体世代间遗传;② 可逆性的基因表达调节(基因活性或功能改变);③ 没有DNA碱基序列的变化或不能用DNA序列变化来解释。因此,可认为基因组包含两类遗传信息:一类为传统意义上的遗传信息,由DNA碱基序列提供生命所必需的模板,即遗传编码信息;另一类为表观遗传学信息,影响基因转录活性而不涉及DNA序列的改变,它决定何时、何地、以何种方式去应用遗传信息的指令。

研究胰腺癌的表观遗传学,对于明确肿瘤的发生、发展机制,寻找更好的肿瘤诊断、分期、判断预后标志物,开展预防、干预治疗手段具有重要价值,是当前肿瘤科学研究最活跃、最具有发展前景的领域之一。新近研究发现,胰腺癌的发生和发展受遗传学和表观遗传修饰的影响,基因突变或缺失等遗传学改变参与肿瘤的形成,DNA甲基化、组蛋白修饰、RNA干扰、染色质重塑等表观遗传学修饰与基因表达密切相关。伴随基因组筛选技术的飞速发展,胰液中DNA甲基化定量检测已发展为诊断胰腺癌的潜在手段,以DNA甲基化与组蛋白乙酰化为基础的表观遗传学已成为胰腺癌诊治领域中的新方向和新靶点。因此,迫切需要深入探讨胰腺癌发生发展的分子机制,以开创早期诊断与治疗胰腺癌的新途径。

(二)胰腺癌中的表观遗传修饰研究进展

1. 胰腺癌中DNA甲基化修饰异常及其机制

甲基化是基因组DNA的一种主要表观遗传修饰形式,是调节基因组功能的重要手段,其对明确胰腺癌的发病机制、早期诊断、靶向治疗等具有重要意义。DNA甲基化是由DNA甲基转移酶(DNA methyltransferases,DNMTs)催化,以S-腺苷甲硫氨酸(SAM)为甲基供体,将甲基转移到特定碱基上,将胞嘧啶转变为5-甲基胞嘧啶(5 mC),但并不改变DNA序列和遗传密码,具有可逆性。DNA甲基化对维持染色体结构具有重要作用,且与X染色体失活、基因印记和肿瘤的发生和发展密切相关。真核生物体内甲基化状态主要分3种:① 持续的低甲基化状态,如持家基因;② 诱导的去甲基化状态,如发育阶段的一些基因;③ 高度甲基化状态,如女性的一条缢缩的 X 染色体。DNA 甲基化的方式主要包括 2 种:腺嘌呤甲基化和胞嘧啶甲基化。胞嘧啶甲基化是在 DNA 甲基转移酶的作用下,CpG(CNG, CCGG)位点胞嘧啶 C5 位被甲基化;腺嘌呤甲基化是通过 DNA 腺嘌呤甲基转移酶(DAM)识别回文序列 GATC,此位置两条链的腺嘌呤在 N-6 位置上同时被甲基化,同时 SAM 转变为 SAH(S-腺苷高半胱氨酸)。DNA 甲基化的生物学意义主要通过影响基因的表达状态实现:① 通过该表达基因调控区域 DNA 甲基化程度调控基因转录。② 参与基因组防御功能:通过高度甲基化使转座子等外源 DNA 处于沉默状态。③ 提高环境适应能力:在不改变基因型的情况下,通过甲基化修饰产生可遗传的新表型。

脊椎动物中的 CG 序列(CpG 二核苷酸)是 DNA 甲基化发生的主要位点,该位点在基因组中呈不均匀分布且广泛存在。通常将基因组中富含 CpG 的一段 DNA 称 CpG 岛(CpG island),其长度为 1~2 kb,主要位于基因启动子区,该区在正常状态下一般为非甲基化的,当其发生甲基化后,常导致基因转录沉默,致使部分重要基因如抑癌基因、DNA 修复基因等功能丧失,导致正常细胞的生长分化调控失常、DNA 损伤无法及时修复,此作用关乎多种肿瘤的发生和发展,如胰腺癌、胃癌、乳腺癌、肺癌、结肠癌等众多恶性肿瘤都不同程度地存在一个或多个肿瘤抑制基因 CpG 岛甲基化。伴随特异基因启动子区的异常高甲基化,整个基因组中普遍存在低甲基化现象,这种现象主要发生在 DNA 重复序列中,如长散布元件(LINES)、微卫星 DNA、Alu 顺序等,进而可造成基因组不稳定,并与肝细胞癌、子宫颈癌、尿道上皮细胞癌等多种肿瘤有关。此外,当甲基化对印记基因修饰紊乱后亦会造成印记丢失、抑制和刺激生长的信号失衡,进而引发多种肿瘤。DNA 甲基化主要通过 DNA 甲基转移酶家族催化实现。碱基的共价修饰主要包括:胞嘧啶甲基化、腺嘌呤甲基化和鸟嘌呤甲基化。哺乳动物中 DNA 甲基转移酶主要有 4 种:DNMT1、DNMT2、DNMT3a 和 DNMT3b。DNMT1 作为 DNA 复制

复合物的组分,主要指导半甲基化状态的 DNA 双链分子上与甲基胞嘧啶对应的胞嘧啶甲基化,维持 DNA 新生链的甲基化状态及复制过程中甲基化位点的遗传稳定性;DNMT2 为 tRNA 的甲基转移酶,仅有微弱的 DNA 甲基转移酶活性;DNMT3 家族则主要催化 CpG 从头甲基化,DNMT3 包括 2 个从头甲基转移酶 DNMT3a、DNMT3b 和 1 个调节蛋白 DNMT3L。DNMT3a 与 DNMT3b 可在未甲基化的 DNA 双链上进行从头甲基化而无需母链的指导,两者根据细胞类型和发育阶段对不同的位点进行甲基化修饰,可能直接作用于 DNA 序列或者在 RNAi 的辅助下的 DNA 甲基化,在胚胎发育中起重要的作用。

研究发现,胰腺癌中基因组整体甲基化水平降低,致使遗传不稳定性增加;组织特异性基因的启动子区域出现从头甲基化,抑癌基因过度甲基化而失活,癌基因多表现为甲基化不足或去甲基化,导致重新开放或异常表达,从而促进肿瘤发生和发展。

1) 胰腺癌与 DNA 高甲基化:既往研究发现,高甲基化介导的基因失活是胰腺癌发生和发展进程中的普遍现象。在人类胰腺良恶性肿瘤中可发现 CpG 岛超甲基化而致使表达沉默,如 TSLC1/IGSF4、cyclin D2、SOCS-1、RASSF1A、CDH13、DUSP6、WWOX、RUNX3、APC 和 HHIP(Hedgehog interacting protein)的异常与胰腺癌的关系已获广泛认可。p16 基因定位于人类染色体 9p21,全长为 8.5 kb,包括 2 个内含子和 3 个外显子,编码分子量为 16 000 的核酸蛋白 p16,后者包含一个开放阅读框架(148 个氨基酸),并由 4 个回钩状重复序列构成其空间构型。p16 蛋白是 CDK4 的抑制因子(CDK4I),在细胞周期中发挥着重要的作用,它可竞争性结合细胞周期素依赖性激酶 4 蛋白(CDK4),使之不能与细胞周期素 D1 结合,避免 Rb 蛋白磷酸化失活。胰上皮内瘤变属癌前病变,p16 基因启动子区高甲基化,预示其可能趋向胰腺癌发生、发展。ppENK 基因和抑制肿瘤细胞生长有关,它定位于 8q23-24,包括 4 个外显子和 3 个内含子。作为神经肽介质基因,ppENK 基因编码

产物为阿片样生长因子：甲硫氨酸-脑啡肽，其在大脑、胰腺、心脏、胃肠平滑肌和骨骼肌等多种组织中均可表达，参与包括反射、疼痛、心脏功能和细胞凋亡等多种机制，对包括胰腺癌在内的多种肿瘤发挥负生长调节作用。研究发现，在胰腺癌前病变——PanIN 和胰腺癌细胞中均发现 ppENK 过度甲基化，且胰上皮内瘤中 ppENK 甲基化率随其病变分期递增而增加，其抑制作用与 ppENK 启动子 CpG 岛甲基化干扰顺式作用转录因子与启动子的结合相关。目前多认为 ppENK 和 p16INK4a 甲基化是胰腺癌发生和发展过程中的中晚期事件。

采用高通流量寡核苷酸微阵技术研究胰腺癌的诸多甲基化位点，发现 4 种胰腺癌细胞系中将近 475 个候选基因可被 DNA 甲基转移酶抑制剂 5-氮-2-脱氧胞苷（5-aza-dC）诱导重表达，有 11 个基因存在高甲基化，如 Reprimo、UCHL1/PGP9.5 在 80% 的胰腺癌中呈现高甲基化状态。甲基化差异分析研究胰腺癌标本，发现 27 个 CpG 岛存在甲基化异常，SPARC 与 TFPI-2（组织因子通路抑制 2）在正常的胰腺上皮细胞中表达，而在多数胰腺癌细胞系中并不表达。Ito 等人的研究发现，在人类胰腺癌细胞中，胰腺导管腺癌的水闸蛋白 18（Cldn18）在转录水平受到蛋白激酶 C（PKC）信号通路调节及 DNA 甲基化限制。BNIP3 是低氧诱导的凋亡前基因，其丢失能够增加细胞对低氧诱导凋亡与化疗药物吉西他滨的耐受性。

DNA 超甲基化与胰腺癌的生长、侵袭、转移与化疗药物的耐药性相关，SPARC 基因表达有利于增加胰腺癌对化疗和放疗的敏感性。WWOX 属抑癌基因，能抑制胰腺癌细胞凋亡与集落形成。TFPI-2 可维持细胞外基质完整性，抑制胰腺癌细胞增殖、转移与侵袭。Zhang 等人研究胰腺癌细胞株中神经元正五聚蛋白 2（NPTX2）的表达水平和其启动子甲基化水平之间的关系，发现经 5-aza-dC 处理后细胞中 NPTX2 的表达重新恢复，NPTX2 的异位表达使 Panc-1 细胞停止在 G0/G1 期，可显著促使细胞凋亡，减少细胞增殖、迁移和侵袭，同时细胞周期蛋白亦显著下调，该基因主要发挥抗肿瘤效应，其低表达与启动子超甲基化有关，且可能参与胰腺癌发生机制。

RASSF1A 基因属 ras 相关域 1 基因家族，人类 RASSF1A 位于人类第 3 号染色体短臂（3p21.3）上，其编码的蛋白预测分子量为 39 000，包含一个 ras 蛋白相关域与一个氨基端二酰甘油结合域。RASSF1A 是一种候选肿瘤抑制基因，主要作用于 ras 蛋白相关的细胞信号转导途径，表达的 RASSF1A 蛋白可与 ras 蛋白结合，进而诱导细胞凋亡和抑制细胞周期素 D1 聚合以阻断细胞周期发展。包括胰腺癌在内的部分恶性肿瘤中，RASSF1A 表达明显降低，且其主要机制与基因突变无关，而是 RASSF1A 启动子区 CpG 岛超甲基化所致。常见基因甲基化的异常高表达及其染色体位点和功能详见表 7-1-1。

表 7-1-1　胰腺癌常见基因甲基化异常高表达及其染色体的位点与功能

基因名称	基因位点	功能（明确或待定）	甲基化率（%） 癌细胞系	甲基化率（%） 癌组织
TFPI-2	7q22	丝氨酸蛋白激酶抑制因子	82	73
BNIP3	10q26.3	低氧诱导细胞死亡	90	80
ppENK	8q23-q24	阿片样生长因子	100	91
SPARC	5q31.3-q32	细胞基质相互作用,细胞生长抑制因子	94	88
TSLC1/IGSF4	11q23.2	细胞间和（或）细胞基间相互作用	24	27
DUSP6	12q21-q22	MAPK 负调控因子	13	42
CDKN1A/p16	9p21	细胞周期依赖性蛋白激酶抑制因子	33	14
CDKN1C/p57KIP2	11p15.5	细胞周期依赖性蛋白激酶抑制因子	78	未测

续 表

基 因 名 称	基 因 位 点	功能（明确或待定）	甲基化率（%）	
			癌细胞系	癌 组 织
SOCS－1	16p13.13	JAK/STAT 通路抑制因子	32	22
Reprimo	2q23.3	p53 诱导的 G2/M 细胞周期抑制因子	91	80
NPTX2	7q21.3－q22.1	神经因子转运蛋白	95	100
WWOX	16q23.3－q24.1	甾体类固醇代谢物，细胞凋亡因子	22	13
HHIP	4q28－q32	Hedgehog 通路负调控因子	50	47
RARb	3p24	细胞生长调控因子	56	11
FOXE1	9q22	甲状腺激素转录因子	64	75
MLH1	3p21.3	DNA 错配修复因子	0	6
cyclin D2	12p13	细胞周期调控因子	86	65

2）胰腺癌与 DNA 低甲基化：DNA 低甲基化具有肿瘤特异性，通过筛查检测 DNA 甲基化水平，对肿瘤的早期诊断、治疗及预防发挥重要意义。DNA 低甲基化与维生素 B_{12}、叶酸代谢异常相关，包括全基因组整体的低甲基化和局部位点的低甲基化。叶酸致使 DNA 低甲基化的可能机制包括：叶酸盐主要是 5－甲基四氢叶酸（5－甲基 THF），其作为甲基供体在生成 SAM 的反应中发挥重要作用，使高半胱氨酸经甲硫氨酸转变为 SAM。SAM 在 DNA 中可以使特定的胞嘧啶甲基化，从而调控基因的表达。而叶酸缺乏的情况下，细胞中 SAM 减少而导致 DNA 低甲基化，可致原癌基因表达而发生肿瘤。亚甲基四氢叶酸还原酶的缺乏可能导致 DNA 低甲基化和染色体的丢失，而全基因组的低甲基化可增加基因的不稳定性，其主要致病途径包括：① DNA 低甲基化可致突变率增加：低甲基化状态能激活原癌基因而形成突变热点，增加染色体不稳定性，使转座子异常表达而引发基因表达异常，导致细胞恶变。② DNA 低甲基化可致杂合丢失：如在尿道上皮细胞癌中，位于 1、9、16 号染色体的 Sat2、Sat3 重复序列的低甲基化能导致该区的异染色质解压缩，从而使染色体重组的发生率提高，并且这种重复序列的低甲基化与 9 号染色体的杂合性缺失的出现呈显著相关。③ DNA 低甲基化致基因激活作用。通过微点阵分析胰腺癌的相关研究也发现 Claudin4、

Lipocalin2、14－3－3sigma/stratifin、trefoil facter 2、S100A4、Mesothelin 和前列腺干细胞抗原等基因都存在广泛低甲基化，并且导致基因的过度表达。

尽管癌细胞普遍存在基因组低甲基化现象，但不同肿瘤类型的 DNA 低甲基化规律呈现出一定的特异性。DNA 低甲基化可能是肿瘤细胞染色体重构不可或缺的成分，进而导致细胞表型的变化。既往研究证明：单拷贝基因的低甲基化可能发生在肿瘤转移的过程中，此阶段基因功能的选择基于低甲基化的随机性。低甲基化提高了癌细胞对不断变化的肿瘤组织微环境的适应能力；全基因组的低甲基化与染色质的重构和癌细胞中核组织分裂相关，主要反映在组蛋白修饰酶的许多变化及其他染色质调节器中；部分 DNA 低甲基化可能作为细胞分裂周期的结果发生，干扰 DNA 复制与 DNA 甲基转移酶之间的协调作用。基因启动子 CpG 岛去甲基化可促进抑癌基因的表达，因此极有可能成为胰腺癌基因治疗的新靶点。DNA 低甲基化如何与其他致癌因素协同作用促进肿瘤发生仍有待进一步研究。深入研究明确 DNA 低甲基化改变和肿瘤发展的相关性，对肿瘤的早期诊断、判断肿瘤亚型、分析肿瘤对化疗药物的敏感性、辅助治疗及判断预后具有深远的意义。常见的基因甲基化异常低表达及其染色体的位点和功能详见表 7－1－2。

表 7-1-2 胰腺癌常见基因甲基化异常低表达及其染色体的位点与功能

基 因 名 称	基 因 位 点	功能(明确或待定)	甲基化率(%)	
			癌细胞系	癌 组 织
Claudin 4	7q11.23	细胞黏附和侵袭	85	89
Maspin/SERPINB5	18q21.3	调节细胞有丝分裂和细胞死亡	87	94
S100A4	1q21	有丝分裂、侵袭和微管蛋白聚合作用	50	76
trefoil factor 2	21q22.3	分泌性多肽,上皮细胞修复	65	84
S100P	4p16	细胞周期和细胞分化	57	88
14-3-3sigma/stratifin	1p36.11	p53 诱导的 G2/M 细胞周期抑制因子	85	97
Lipocalin2	9q34	上皮细胞分化	80	92
PSCA	8q24.2	细胞表面抗原和细胞分化	30	54
Mesothelin	16p13.3	细胞表面抗原和细胞黏附	40	92

2. 胰腺癌组蛋白修饰及染色质重塑 肿瘤时常伴随不同形式的组蛋白修饰、多梳单位和异染色质蛋白 1 等病变,引发核小体结构发生变化,致使导致染色质重塑,且影响各类转录因子与 DNA 的结合而影响基因的转录。

真核细胞的基因组 DNA 在细胞核中以染色质形态存在,染色质是由 DNA、组蛋白、非组蛋白和少量的 RNA 组成,核小体是其基本组成单位。核小体由 DNA 双螺旋分子缠绕组蛋白八聚体(H2A、H2B、H3 和 H4 各两分子)形成,其 N-末端可通过乙酰化、磷酸化、泛素化、甲基化、ADP 核糖基化等进行翻译后修饰,其中以乙酰化和甲基化修饰尤为重要,与基因转录调节、基因组整合关系密切。组蛋白乙酰化状态受到组蛋白乙酰化酶(histoneacetytransferases,HATs)与组蛋白去乙酰化酶(histonedeacetylases,HDACs)双重调节,其修饰部位主要发生在 N-端保守的赖氨酸残基上,如组蛋白 H3Lys9、14、18、23 及 H4Lys5、8、12、16。组蛋白乙酰化是一个可逆的动态过程,HAT 将乙酰辅酶 A 的疏水乙酰基转移到核心组蛋白氨基末端上特定 Lys 残基的 ε-氨基基团,从而中和掉一个正电荷,使组蛋白与 DNA 之间相互作用减弱,染色质呈转录活性结构,且 DNA 易于解聚、舒展,有利于 DNA 模板与转录因子相结合而激活转录;而 HDAC 通过组蛋白 N-端的去乙酰化,使组蛋白带正电荷,从而与带负电荷的 DNA 紧密结合,使染色质呈致密卷曲的阻抑结构而抑制转录。

通常认为组蛋白氨基末端赖氨酸残基的高乙酰化与染色质松散及基因转录激活有关,而低乙酰化与基因沉默或抑制相关。因此,由 HAT 和 HDAC 异常引发的组蛋白乙酰化的失衡能影响正常功能的基因表达,导致肿瘤的发生。

组蛋白磷酸化主要通过影响信号传导通路相关激酶的活性,活化 C-fos 基因与 H3 的磷酸化相关。联合应用 EGFR 抑制剂和 MAPK 抑制剂能有效抑制胰腺癌细胞生长,MEK 抑制剂亦可增加胰腺癌细胞对化疗药物的敏感性。甲基化亦是组蛋白修饰的重要方式,可调节相应位点的基因表达与维持染色质结构,组蛋白甲基化位点多位于 H3 与 H4 的赖氨酸和精氨酸残基上。一个组蛋白上的赖氨酸残基至多可被 3 个甲基修饰,通过不同位置的甲基化标记可判断基因的激活状态,如 H3-K9(组蛋白 H3 第 9 位赖氨酸残基)、H4-K20 甲基化与基因沉默相关,而 H3-K4、K36、K79 甲基化却能使基因活化。组蛋白赖氨酸甲基化依据其甲基化位点的不同可呈现不同的生物学效应。普遍认为,H3-K9 和 H3-K27 甲基化与基因转录抑制关系密切。组蛋白甲基化和 DNA 甲基化可联合作用共同参与抑癌基因沉默而诱发肿瘤演进。

在基因表达的复制和重组过程中,相应基因特别是基因调控区的染色质包装状态,核小体、组蛋白及对应的 DNA 分子会发生系列改变,与基因表达调节所伴随的染色质结构和位置改变的现象称为染色质重塑(chromatin remodeling)。

DNA 通过与组蛋白结合经核小体、螺线管、染色质等多级的反复折叠缠绕,使其处于高度压缩状态,即遗传物质在有限的空间中完成复制和转录活动,并且在有限的体积中保证基因失活和激活状态的转变。染色质重塑主要包括 2 种类型:① 依赖 ATP 的物理修饰:通过 ATP 水解释放的驱动能量,组蛋白和 DNA 的构象发生局部变化。② 共价性化学修饰:主要包括组蛋白末端乙酰化、磷酸化、甲基化与泛素化等修饰,被统称为"组蛋白密码",参与基因转录等染色质调控过程。染色质重塑复合物、组蛋白修饰酶的突变均与转录调控、DNA 重组、细胞周期、DNA 甲基化、DNA 复制和修复的异常密切相关,这些异常可引发生长发育畸形、智力发育迟缓,甚至引发肿瘤。

多梳(Polycomb)是指兆道尔顿的大分子复合物,参与维持胚胎干细胞生物学和个体器官生长发育,部分基因在胚胎发育期静默可持续到整个生命过程,具有持久静默作用,此现象称为"转录后记忆"。多梳导入早期胰腺癌细胞,能降低对化疗药物的耐药性,静默癌基因的表达。异染色质(heterochromatin)是指细胞在整个细胞周期内都处于凝聚形态的染色质,如端粒、着丝粒等,异染色质不具有转录活性。异染色质蛋白 1(HP1)最初从果蝇多线染色体异染色质中被分离出,包含 chromo 结构域与 chromo 阴影结构域两个高度保守的结构区域,是组成异染色质的重要结构蛋白。HP1 与花斑位置效应现象相关,能引起稳定的转录沉默,在基因调控、端粒保护与维持、组装染色质上发挥重要作用。此外,异染色质蛋白 1 也可与 HDACs 共同作用使组蛋白去乙酰化,HP1 的染色区可特异性地与甲基化的 H3 - K9 相互作用,在基因调控中发挥重要作用。

3. **表观遗传修饰的异常标志物对胰腺癌的诊断价值** 肿瘤发生、发展过程中可出现不同程度的 DNA 甲基化修饰,故通过对启动子区高甲基化 CpG 岛的筛查检测可帮助发现因 DNA 甲基化沉默的抑癌基因。该技术的原理主要是通过重亚硫酸钠修饰,将目的序列中未甲基化状态的胞嘧啶脱氨基转变成尿嘧啶,而甲基化的胞嘧啶不会发生转变,然后样品经 DNA 测序技术或 PCR 技术等对甲基化胞嘧啶进行特异性分析,达到检测甲基化胞嘧啶的目的。DNA 异常甲基化的筛查用于肿瘤的诊断主要体现在 3 个方面:① CpG 岛异常甲基化可通过肿瘤细胞的活组织或肿瘤来源的 DNA 来检测。② CpG 岛甲基化异常可作为肿瘤诊断、化疗反应与预后复发的一种标志物。③ 非癌性组织中 CpG 岛异常甲基化可能作为肿瘤风险评估的一种标志物。在正常组织与癌前病变组织中发现表观遗传中的 DNA 甲基化异常,有可能作为监测正常细胞向肿瘤细胞恶性转化的生物学指标,为预测肿瘤的恶变提供新的诊断方式。

微阵列技术先后应用于乳腺癌、肺癌和胰腺癌等肿瘤 CpG 岛甲基化研究,相应的 CpG 岛甲基化谱不仅可作为早期诊断指标,还与肿瘤的病理分型、药物治疗敏感性和预后判断密切相关,亦是胰腺癌家族史的高危人群的筛查标志物。微阵列检测胰液中 NPTX2、SARP2 与 CLDN5 基因甲基化异常发生频率,发现 75% 的胰腺癌患者存在 DNA 甲基化异常,而良性对照组均无甲基化异常;62% 存在 p16 高甲基化,而良性胆道疾病组为 13%,胰腺炎组为 8%。应用定量 PCR 技术检测胰液中 6 个候选基因(cyclin D2、ppENK、FOXE1、NPTX2、p16 和 TFPI2)的甲基化,发现 11 例胰腺癌患者中有 9 例胰液中至少 2 个基因甲基化>1%,而 64 例非肿瘤患者的基因甲基化却<1%(敏感性 82%;特异性 100%;$P < 0.0001$),且慢性胰腺炎患者胰液中基因甲基化发生率低于胰腺癌患者。

肿瘤中许多特异癌基因也可呈现低甲基化,且伴随肿瘤的发展它们的表达有不同程度的增加。Sato 等采用基因芯片筛查胰腺癌标本,发现其中 maspin 和 S100P 存在低甲基化和表达增加。S100P 在绝大多数胰腺癌组织中存在过度表达,在 PanIN1 级即可见到 S100P 过度表达,且随着 PanINs 病变程度加剧而表达增强,提示 S100P 的低甲基化是其激活的可能途径,S100P 可能会成为有价值的早期诊断胰腺癌的肿瘤标志物。胰腺癌血清 RUNX3 基因的异常甲基化较常见抑癌基因突变的敏感性更高,可能作为胰腺癌的肿瘤标志物。胰腺病变时细胞 DNA 可脱落至胰液,故胰液有助于诊断包括胰腺癌在内的胰腺相关疾病。正常十二指肠液中亦存在部分基因高甲基化,采用基因甲基化检测诊断胰腺癌,必须通过选择性胰管插管收集纯胰液,当前仍需进一步的大样本研究以明确最佳甲基化标志物,指导胰腺癌的早期诊断、癌变风险评估,并帮助寻找最佳检测方法及提高其敏感性和特异性。

甲基化 CpG 岛扩增技术联合差异性分析方法分离出系列甲基化的异常 CpG 岛,发现其中＞90%的胰腺癌患者存在 ppENK 基因高甲基化。胰腺癌存在特异性基因高甲基化表达,14%胰腺癌存在 CpG 岛甲基化表型(CIMP),但 CIMP 与胰腺癌的病理类型、临床分期和生物学关系尚有待深入研究。既往研究曾分析胰腺癌血浆中异常的分子标志物,如突变型 K - ras 基因,但此基因一般在胰腺癌中晚期才可检查出,且血液循环中肿瘤源性DNA 异常的浓度非常低。因突变基因存在个体差异,故采用 DNA 甲基化异常标志物代替基因突变可能是今后筛查胰腺癌的重点研究方向。鉴于这些基因广泛涉及肿瘤细胞信号转导的各个途径,其甲基化状态决定肿瘤的生物学特性,因此通过分析不同的甲基化模式将有利于肿瘤的诊断、预后分析及治疗方案的优化选择。

4. 表观遗传修饰与胰腺癌治疗进展　不同于基因突变,肿瘤发生、发展过程中的 DNA 甲基化、组蛋白乙酰化等表观遗传修饰改变可以动态逆转。运用表观遗传学理论治疗胰腺癌主要从抑制 DNA 甲基化和抑制组蛋白的脱乙酰基两个方面着手。通过特异性抑制 DNMT 活性,如竞争性底物(发夹式半甲基化寡核苷酸)、小分子抑制物(SAH)、反义寡核苷酸、核苷类似物(5 - aza、5 - aza - dC)等,可有效抑制甲基化的发生。研究表明:5 - aza - dC 能抑制胰腺癌细胞株生长,该效应和干扰素相关性基因的活化相关,并能增加 TNF、顺铂和吉西他滨的化疗敏感性,且能诱导多种雄激素抗原,对研发免疫调节药物具有重要意义。但有相关研究发现 DNMT 抑制剂治疗胰腺癌可能导致癌基因表达上调,增强肿瘤细胞的侵袭力,呈现出一定的毒性作用和致突变性。

新近研究发现,胞苷类似物 zebularine 可抑制 DNA甲基化,具有化学稳定性好、适合口服、细胞低毒性等特点,其全部消除 DNMT1 的效应同时,亦可部分消除 DNMT3a 和 DNMT3b 的作用,可持久有效地抑制胰腺导管细胞癌 Cf - Pac - 1 中 p16 的表达。此外,部分 HDAC 抑制剂(如 TSA 和 FR901228)已被证实具有抑制肿瘤生长与诱导细胞凋亡的作用。近年来,SAHA、MS - 275、CI - 994、丁酸盐、TSA 等多种 HDAC 抑制剂已陆续进入Ⅰ期和Ⅱ期临床试验。MUC2 基因 5′端转录结合位点富含甲基化的 H3 -K9、乙酰化的 H3 - K9 与 H3 - K27,MUC4 主要受到DNMT、HDAC 的调控作用,应用 HDACs 抑制剂对胰腺癌进行治疗后,观察该抑制剂疗效良好,不良反应较少。联合应用 HDACs 抑制剂与其他抗肿瘤药物具有十分广阔的前景,如联合应用 DNMT 抑制剂与 HDACs 抑制剂能重新激活抑癌基因,促进肿瘤细胞凋亡,5 - aza - dC 与 TSA 联用能相应减少5 - aza - dC 的不良反应并发挥协同增效作用。

(三)胰腺癌表观遗传学研究的展望

诚然,表观遗传学的研究已成为基因组测序后的人类基因组重大研究方向与探索热点之一,此飞速发展的科学研究领域从分子水平揭示了复杂的生物学现象,为解开人类及其他生物的生命奥秘、造福人类健康带来欣慰暖心的希望。1999 年在欧洲成立了人类表观基因组协会(Human Epigenome Consortium,HEC),该协会于 2003 年 10 月正式宣布开始投资与实施人类表观基因组计划(Human Epigenome Project,HEP),其主要任务旨在大规模检测并绘制出不同组织类型或疾病状态的人类基因组甲基化位点(methylation variable positions,MVP)图谱。MVP 指在不同组织类型或疾病状态下,基因组序列中甲基化胞嘧啶的分布和发生概率。HEP 计划可以进一步加深研究学者对人类基因组本质的认识,为探寻人类发育和疾病相关的表观遗传变异提供宝贵的蓝图。表观遗传学领域日新月异的研究进展无疑使得人们更透彻全面地明晰肿瘤的发生、发展机制,具有十分重要的理论指导和实践引领意义。表观遗传学已成为生命科学研究的前沿与热点,研究胰腺癌表观遗传中各种因子突变致病的机制,将有助于理解胰腺癌表观遗传范畴的分子机制,从而更好地为胰腺癌的早期诊断、早期治疗、预测复发、评估预后及靶向治疗等提供崭新方法和优化途径。

四、非编码RNA

既往的研究多关注肿瘤编码基因,近年来非编码RNA(noncoding RNA,ncRNA)调控,特别是微小RNA(microRNA,miRNA)调控是表观遗传修饰中的一种新颖的基因表达调控机制,大量试验证据表明,miRNA在多种肿瘤组织中异常表达,miRNA广泛参与了基因调控网络,因此,miRNA的失调可能导致其调控的基因网络的异常,从而赋予细胞诸如无限增殖、抵抗凋亡、侵袭转移、促血管生成等恶性表型。

1. 微小RNA miRNA在基因组中多位于基因间或基因的内含子中,以单拷贝、多拷贝或基因簇的形式存在。以miRNA基因为模板,由RNA聚合酶Ⅱ或Ⅲ转录出具有茎环结构的miRNA初始转录本(pri-miRNA);后者在核内被RNase Ⅲ成员Drosha剪切成约80 nt的miRNA前体(pre-miRNA);pre-miRNA由Exportin-5转运至胞质,进一步被RNase Ⅲ家族的另一成员Dicer加工成22 nt的双链RNA;其中一条单链和RNA沉默复合体(RNA-induced silencing complex,RISC)结合,形成miRNA-RISC功能单位。miRNA-RISC复合体通过碱基配对方式寻靶,从而实现对靶基因表达的转录后调控。miRNA与靶基因mRNA3′UTR的碱基互补配对结合后,通过多种方式抑制mRNA的翻译。miRNA的种子区域(包括5′端2～8位碱基)对于其识别和结合靶mRNA尤为重要。现已发现miRNA通过4种不同的方式抑制靶基因的表达:① 抑制mRNA翻译起始;② 促使多聚核糖体脱落,抑制蛋白翻译延伸;③ 募集蛋白酶降解翻译中的蛋白;④ 促进mRNA降解。计算机预测显示人类细胞中至少有1/3的蛋白基因受miRNA的调控,提示miRNA在全基因组的表达调控中起着不可或缺的作用。

胰腺癌前病变包括胰腺导管内乳头状黏液性肿瘤、黏液性囊腺瘤及PanIN。胰腺癌前病变可能存在不同的miRNA表达谱。采用qRT-PCR和核酸锁定原位杂交的方法检测15例胰腺导管内乳头状黏液性肿瘤及对应的对照组织发现miR-155表达显著上调。有研究分析miR-21,miR-155和miR-221在胰腺非浸润性病变(PanIN1、PanIN2和PanIN3)的表达,结果显示miR-155表达上调出现在PanIN2,而miR-21表达上调出现在PanIN3。这些研究结果均提示miR-155表达异常出现在胰腺导管腺癌的较早期阶段,miR-155可作为胰腺癌前病变的生物学标志物。

近几年miRNA芯片和定量PCR技术被应用于miRNA的研究。有学者用这些技术研究胰腺导管腺癌的miRNA表达谱,比较胰腺导管腺癌来源的细胞系或胰腺导管腺癌组织与慢性胰腺炎、正常胰腺组织的miRNA表达情况,结果显示胰腺导管腺癌中有大量的miRNA表达出现异常。与正常胰腺组织相比,胰腺导管腺癌细胞系或癌组织中miRNA的表达异常大部分表现为高表达,如miR-21、miR-155、miR-221、miR-210等,小部分为低表达,如miR-148a/-148b;并且发现慢性胰腺炎miRNA的表达谱与正常胰腺组织相似,而胰腺正常组织与胰腺导管腺癌的miRNA表达谱则明显不同。

由于肿瘤组织标本中包含了肿瘤细胞、间质、正常腺泡及导管等各种类型细胞,因此由整个肿瘤组织检测到的miRNA不能直接反映肿瘤细胞的miRNA改变。用核酸锁定原位杂交方法可以明确定位哪种细胞出现了miRNA表达改变。研究显示大部分miRNA如miR-21和miR-155的过表达位于肿瘤细胞,而不是间质、正常腺泡或导管;另有报道miR-221,miR-376a及miR-301的表达亦定位于肿瘤细胞,间质、正常腺泡或导管无表达。

近年陆续有关于胰腺导管腺癌miRNA的功能研究及其靶基因的报道(表7-1-3)。但是由于miRNA与靶基因之间的调控网络非常复杂,特别是胰腺导管腺癌发生和发展中发挥关键作用的 miRNA 与靶基因仍需要大量的研究进一步证实。

表 7 - 1 - 3　胰腺导管腺癌相关微小 RNA 的功能及其靶基因

微小 RNA	功能靶基因
上调	
miR - 21	凋亡，促进增殖，侵袭，耐药性，Bcl - 2，PTEN，RECK，预后差的标志物 PDCD4，TPM1，TIMP3
miR - 155	肿瘤形成，促进侵袭 TP53INP1
miR - 196a	预后差的标志物 HOXB8，ANXA1，HMGA2
miR - 27a	促进增殖，肿瘤形成，侵袭 Spry2
hsa - miR - 520h	未知 ABCG2
miR - 301a	未知 NF - κB
miR - 132/- 212	细胞增殖 Rb1
miR - 421	促进增殖，肿瘤形成 DPC4/Smad4
miR - 483 - 3p	促进增殖，肿瘤形成 DPC4/Smad4
miR - 214	化疗反应差 ING4
miR - 200a	上皮间质转化 DCAMKL - 1
miR - 210	预后差未知
下调	
Let - 7	抑制增殖、纤维化 K - ras，MT1 - MMPMMP - 14，ERK1/2
miR - 146a	抑制侵袭 EGFR，MTA - 2，IRAK - 1，NF - κB
miR - 20a	抑制增殖和侵袭 Stat3
miR - 96	抑制增殖和侵袭 K - ras
miR - 217	肿瘤抑制 K - ras
miR - 34a	抑制肿瘤干细胞 53

2. 长非编码 RNA　在人的转录组中，存在着一类长度大于 200 nt 但并不具备编码蛋白质功能的基因转录产物，即长非编码 RNA（long noncoding RNA，lncRNA）。在整个基因组转录产物中，lncRNA 所占的比例远远超过编码 RNA 所占的比例。相比于小分子 RNA，它们仍是目前基因组转录产物中较为陌生的部分。目前已成为继 miRNA 之后的又一研究热点。lncRNA 通过多种方式产生，以多种途径调节靶基因表达，参与调控生物体生长、发育、衰老、死亡等过程；lncRNA 功能异常往往导致疾病发生。

随着对 lncRNA 在细胞生物学中的功能不断的深入研究，lncRNA 与疾病的关系得到越来越多的关注。很多研究已经表明，包括肿瘤在内的很多疾病都存在 lncRNA 的异常表达，尽管目前对 lncRNA 的致病机制还知之甚少，但大量由临床观察和试验得来的证据显示，lncRNA 的异常表达是疾病发生的重要原因之一。通过全基因组序列分析发现，lncRNA 中特定的超保守元件在人类肿瘤细胞中存在着广泛表达。后续研究则发现这类超保守元件与正常细胞的原癌基因有关，起着抑制细胞凋亡的作用。它们在正常细胞中有很多拷贝，分布在染色体的脆性位点和肿瘤相关区域。这说明这类超保守元件本在正常个体发育中发挥重要作用，而其异常表达则会导致细胞发生恶性转化。OCC - 1（结肠癌过表达基因 - 1）RNA 在结肠癌细胞中过量表达。而在前列腺肿瘤中，一种名为 PCGEM1 的 lncRNA 过量表达，导致了肿瘤细胞的增殖和克隆形成。MALAT - 1 RNA 是另一种已知的肿瘤相关 lncRNA，多篇文献报道了它的高表达与非小细胞性肺癌、乳腺癌、结肠癌、前列腺癌、肝癌等肿瘤的恶性化程度密切相关。

关于胰腺癌 lncRNA 的研究刚刚起步。运用芯片技术对源于基因间和内含子 lncRNA 在胰腺癌及其转移癌组织中的表达进行研究，发现在转移灶中，源于 MAPK 通路相关基因内含子的 lncRNA 显著升高，提示 lncRNA 参与了胰腺癌的恶性转化及转移；实时荧光定量 PCR 进一步验证了 PPP3CB、MAP3K14 和 DAPK1 loci 等 3 个 lncRNAs 在转移灶中的表达差异，但是其对应的蛋白编码基因在转移灶中的表达水平却无明显变化。相关性分析显示，lncRNA - MAP3K14 与 mRNA - MAP3K14 呈正相关，提示 lncRNA - MAP3K14 可能是来自其 pre - mRNA 的副产品。而 lncRNA PPP3CB、DAPK1 loci 与其对应的编码基因之间无相关性，其生成可能是一个独立的转录事件。研究发现，HOTAIR 在胰腺癌组织中表达水平显著高于正常胰腺组织，并且和胰腺癌的恶性程度相关。在 Panc1 和 L3.6pL 细胞系中敲除 HOTAIR 后，细胞生长变慢，周期停滞，细胞凋亡增加。在 L3.6pL 细胞构建的小鼠移植瘤模型中，敲除 HOTAIR 可以抑制肿瘤生长。这些都提示在胰腺癌中 HOTAIR 起促癌基因的作用。基因分析显示，在乳腺癌和胰腺癌中 HOTAIR 的靶基因很少重叠，在胰腺癌中 HOTAIR 仅靶向抑制干扰素和细胞周期相关的基因。EZH2 敲除和免疫共沉淀试验显示，HOTAIR 可不依赖 PRC2，抑制靶基因的表达。迄今，陆续有 MALTA1、PVT1、HULC、H19 和 Gas5 等在胰腺癌发病及耐药形成中的作用报道。

虽然 lncRNA 的异常表达在各类肿瘤中相继被发现，但是它们在肿瘤发生、发展中所扮演的角色和所发挥的功能尚未被深入了解。目前关于 lncRNA 与包括肿瘤在内的疾病相关联的证据大多来自 lncRNA 表达水平上的差异，此可为疾病诊断和治疗提供依据和靶点。而由 lncRNA 序列突变造成功能紊乱还有待进一步的研究。至于 lncRNA 的致病机制，除上述模型外，还存在别的类型，如在很多肿瘤中发现 lncRNA 作为基因沉默元件与抑癌基因转录产物结合，造成表达沉默，诱发肿瘤；或 lncRNA 形成特殊的发卡结构，干扰靶基因 mRNA 的正常剪切，造成病变等。

胰腺癌的分子致癌机制研究不断取得新进展，也必将为临床诊断和防治提供新的靶点和途径，期待未来取得新的有临床转化应用价值的成果。

（张世能　庄燕妍　陈汝福

周泉波　叶会霖　彭娟菲）

第二节　胰腺肿瘤的细胞信号通路

一、凋亡信号通路

细胞凋亡又称细胞程序性死亡，是细胞的一种生物学现象。它常常由一系列的基因激活、表达及调控导致细胞自主有序的死亡。细胞凋亡对维持生命体内环境有着重要的意义。异常的细胞凋亡会引起一系列疾病的发生和发展，如肿瘤、神经退化、自身免疫性疾病等。

目前肿瘤细胞凋亡的研究越来越受到人们的重视。对胰腺癌凋亡信号通路的研究能更完整地揭示胰腺癌发生和发展的机制，对信号传导靶向治疗带来更新的认识和方法。

（一）凋亡信号通路的组成及作用方式

细胞凋亡的过程大致可分为以下几个阶段：接受凋亡信号→凋亡调控分子间的相互作用→蛋白水解酶的活化→进入连续反应过程。现在研究较多，机制较明确的凋亡信号通路主要有：死亡受体通路和线粒体通路。一条是通过细胞外信号激活细胞内的凋亡酶（caspase），另一条是通过线粒体释放凋亡酶激活因子激活细胞内的凋亡酶。

死亡受体是一类跨膜蛋白肿瘤坏死因子受体超家族，由富含半胱氨酸的胞外段和同源氨基酸残基组成的胞内段构成。胞外段能特异性与配体结合，激活通路。胞内段具有蛋白水解作用，促进细胞死亡，因此胞内段也称为"死亡区域"。死亡受体通路主要包括 TNFR21/TNF、Fas/FasL、DR3/APO23L、DR4/TRAIL 和 DR5/TRAIL 五种。其中 Fas/FasL 引起肿瘤细胞凋亡的机制比较清楚，也是胰腺癌细胞凋亡研究的热点和重点。

线粒体途径由发育信号或生长因子撤除所诱发，引发线粒体释放细胞色素 C，使凋亡蛋白酶激活因子（apoptosis protease activation factor - 1，APa - f1）多聚化，激活 Caspaes - 9，此途径可被 Bcl - 2 家族蛋白调控。

（二）信号通路在胰腺癌的研究

1. **死亡受体通路**　死亡受体通路对细胞凋亡的主要机制是胞外段受体与相应的配体或分子结合作用，活化各种激酶，激活一系列 Caspase 引起染色体 DNA 断裂。Fas 介导的凋亡信号主要是通过与胞内段相关的死亡结构域蛋白 AFDD 介导的。TNFRI 信号转导中最重要的是 TRADD 分子,它不仅传递 TNFRI 的凋亡信号,而且参与了TNFRI 诱导转录因子 NF－κB 和 AP－1 活化信号的传递。DR3 的作用过程与 TNFRI 相似,而DR4 与 DR5 的凋亡机制还不是十分明确。

Fas 在胰腺细胞膜和细胞质都有表达,主要存在于细胞膜。在导管型胰腺癌细胞 Fas 几乎没有或者很少。FasL 在正常胰腺细胞和癌细胞都有表达。采用原位末端标记法发现低分化的胰腺癌细胞凋亡数低于高分化胰腺癌细胞凋亡数。对胰腺癌细胞系经 Fas 抗体处理后只有微弱的凋亡发生。这表明胰腺癌细胞系 Fas/FasL 对 Fas 介导的凋亡可能有抵抗。随后运用 RT－PCR 研究胰腺癌细胞中抵抗 Fas 介导凋亡的相关信号分子,发现一些分子可能性较大:DcR3,AFP－1,c－FLIP。胰腺癌细胞凋亡中潜在的抑 AFP－1 可能通过抗 Fas介导的 Fas 从细胞内储存处到细胞表面的转移,保护胰腺癌细胞免受 Fas 介导的细胞凋亡损害。由此可知 Fas/FasL 通路能抑制胰腺癌细胞死亡,导致细胞凋亡异常,在胰腺癌发生、发展中有着重要作用,但其具体的作用机制还需深入研究。

目前也有研究表明胰腺癌组织中普遍存在TRAIL 受体的表达,并存在受体类型的表达差异,TRAIL 受体在胰腺癌凋亡的调控机制中可能发挥重要作用,其作用与 DR5 有关,其具体调控机制不明。

2. **线粒体通路**　Bcl 是线粒体通路中非常重要的凋亡抑制基因。在胰腺癌的研究中发现,浸润性导管腺癌 Bcl－XL 表达率为 90%,显著高于乳头状黏膜腺瘤。Bcl－2 蛋白在胰腺癌、正常胰腺组织和良性疾病组织中均表达,但无统计学意义;而在胰腺癌中 Bcl－2 表达与临床病理特征有关。这些研究提示在胰腺癌形成过程中,Bcl－2 基因过表达使细胞凋亡受抑制,抑制机体的自身调节,突变细胞得以生存,而癌肿一旦形成,Bcl－2 表达降低,细胞凋亡受抑制减少,癌肿得以异常增殖,并可向远处转移。因而 Bcl－2 异常表达在胰腺癌的发生和发展中有着重要作用。

Smac 是一种新型的线粒体源性促凋亡蛋白,在胰腺癌中研究较少。最近发现 Smac 的表达与胰腺癌的分化程度有关,癌组织分化程度越高,Smac 的表达越高。反之,则表达越低。Smac 主要与 X－相关凋亡抑制蛋白(XIAP)相互作用抑制Caspase,进而促进细胞凋亡。Smac 下调 XIAP 是胰腺癌化疗的重要因素,上调 Smac 蛋白表达可抑制 XIAP 凋亡抑制作用,协同化疗药物诱导癌细胞死亡。有研究证明 Smac 过表达可下调 Bcl－2 的表达,促进胰腺癌细胞的凋亡。因此,Smac 类似物成为研究热点,运用 Smac 类似物作用于胰腺癌细胞可促进凋亡。

死亡受体通路和线粒体通路在肿瘤发生和发展中并不是单一作用,它们共同作用于细胞凋亡。各种通路相关基因、蛋白表达的异常也导致了细胞凋亡的异常。细胞凋亡异常在肿瘤形成和发展过程中起着关键的作用。尤其是对于胰腺癌这种恶性程度高、治疗疗效差的恶性肿瘤,研究凋亡通路在胰腺癌中的具体作用机制十分有必要。Fas/FasL 通路、TRAIL 受体、Bcl－2 蛋白、Smac 蛋白等凋亡相关基因及蛋白的研究为胰腺癌基因靶向治疗及药物治疗带来新的方向。

(三)凋亡信号通道在胰腺癌治疗的研究

有研究表明冬凌草甲素抑制胰腺癌细胞的增殖,下调相关周期蛋白 CDK1 的表达及上调YH2AX 的表达,影响了细胞的周期,阻滞细胞于S 期及 G2/M 期。并且能上调 p53 蛋白的表达及激活 Caspase 信号通路,可能通过 p53 及 Caspase信号通路诱导细胞凋亡。吉西他滨可以增强TRAIL 诱导胰腺癌 Caspase－2 细胞凋亡的作用,并且呈现一定的剂量依赖性。这种协同作用与TRAIL 受体 mRNA 的表达和 Bcl－2 蛋白的表达无关,可能与 5－FU 增强 Caspase－3、Bxa 蛋白的表达有关。

各种药物及具有潜力的基因治疗可通过影响凋亡信号通路来治疗胰腺癌,这具有一定深远意义,但其真正应用于临床还需要一段时间。还需要更进一步阐明凋亡信号在胰腺癌发生和发展的作用。

二、EGFR 信号通路

表皮生长因子（epidermal growth factor，EGF）最早在 1962 年由 Stanley Cohen 在小鼠的颌下腺分离纯化，随后发现人胃酸分泌抑制因子（urogastrone，UG）即人表皮生长因子（hEGF），并可从人尿液中大量制备。随着 EGF 研究的逐渐展开，多种生物体的 EGF 受体（epidermal growth factor receptor，EGFR）相继被发现。EGFR 主要位于细胞质膜上，属受体酪氨酸激酶家族，受到 EGF 等配体激活后通过二聚化引发胞内域形成酪氨酸激酶活性，并进一步激活下游的细胞信号转导通路，完成跨膜信号转导过程。EGFR 广泛分布于各组织，EGFR 介导的信号转导途径在肿瘤细胞的增殖、损伤修复、侵袭及新生血管形成等方面起重要作用。研究表明，包括胰腺癌在内许多实体肿瘤中存在 EGFR 的高表达或异常表达。

（一）EGFR 的生物学特征

EGFR 是原癌基因 CerbB－1 的表达产物，属于酪氨酸激酶Ⅰ型受体家族成员之一，EGFR 基因位于第 7 号染色体短臂上（7p12.3～p12.1），编码的 EGFR 是分子量为 170 000 的跨膜糖蛋白，具有酪氨酸激酶活性，是传递胞外信号到胞内的重要途径蛋白。EGFR 分为胞外配体区、跨膜区、胞内区 3 个部分。胞外配体区包含 2 种不同类型的 4 个结构域，2 个同源配体区和 2 个半胱氨酸富含区（CR），能结合具有激动功能的多种配体，这 4 个结构域在胞外以 L1－CR1－L2－CR2 形式排列。L1 和 L2 区是富含亮氨酸重复序列的 β 螺旋折叠结构，CR1 和 CR2 结构域富含半胱氨酸，含有 N 端糖基化位点和二硫键，决定了受体胞外区的三级结构。EGFR 的跨膜区是由 23 个氨基酸残基构成的 1 个 α 螺旋，高度疏水。胞内区包括近膜区、酪氨酸蛋白激酶区和 C 末端。目前发现的与 EGFR 特异结合的配体有 2 种，一种为只与 EGFR 结合的配体：表皮生长因子、转化生长因子-α、双调蛋白。另一种为 EGFR 与其他的 CerbB 家族受体共同的配体：B 细胞调节素、肝素结合样表皮生长因子、表皮调节素。

（二）EGFR 介导的信号转导途径

EGFR 信号通路主要分为：配体诱导胞外域构象变化、跨膜信号转导、胞内域形成激酶活性及下游信号激活、信号灭活四部分。EGF 诱导 EGFR 胞外域进行构象变化，通过二聚化或寡聚化解除胞外域对胞内域激酶活性形成的抑制作用，促使胞内域相互作用形成激酶活性并完成胞内域酪氨酸残基的磷酸化。磷酸化的胞内域作为结合位点招募其他信号分子（secondary messengers）并依赖 RTK 活性完成下游信号分子的磷酸化，启动信号转导通路。当信号传导至细胞核后，引起核内基因转录水平的增加，使细胞增殖、转化，使 EGFR 表达增加。主要激发以下 5 条信号转导通路：Ras/Raf/MAPK 信号通路；PI3K/AKT 信号转导途径；磷脂酶 C 通路；JAK－STAT 通路；c－Src 通路，这 5 条通路相互交联，从而使细胞的最终效应受到多种因素的综合调控。目前研究最多的主要有 2 条：Ras（retrovirus-associated DNA sequences）/Raf（rapidly-accelerated fibrosarcoma）/MAPK（mitogen activated protein kinase，丝裂原活化蛋白激酶）途径和 PI3K（phosphatidylinositol 3 kinase，磷脂酰肌醇 3 激酶）/AKT（serine/threonine kinase，丝氨酸/苏氨酸蛋白激酶）途径（图 7－2－1）。

1. Ras/Raf/MAPK 信号转导途径　活化的受体与衔接蛋白如生长因子受体结合蛋白 2（growth factor receptor binding protein 2，Grb2）的 Src 同源结构域 2（Src homology domains 2，SH2）结合，激活靶蛋白。Grb2 的 SH3 结构域与下游的鸟苷酸释放因子，即 SOS 结合，SOS 从细胞质中募集 Ras－GDP 至细胞膜，在 SOS 核苷酸转移酶的作用下，使 GDP 脱落，同时结合 GTP，Ras 蛋白即被活化。Ras 依次再激活 Raf（MAP kinase kinase kinases，MAPKKK）、MEK（MAP kinase kinases，MAPKK）和 MAPKs[如细胞外信号调节激酶（extracellular signal regulated kinase，ERK）等]，活化的 MAPKs 进入细胞核通过磷酸化作用激活转录因子，从而干扰细胞周期和细胞转化过程，最终导致肿瘤形成。

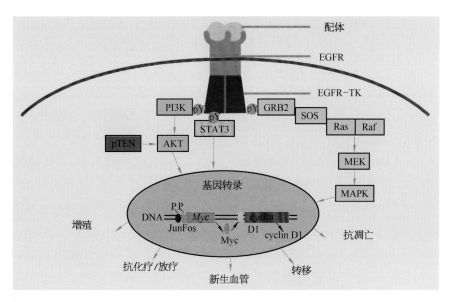

图 7-2-1 EGFR 激活级联信号转导模式图

2. PI3K/AKT 信号转导途径 PI3K 是由调节亚基 p85 和催化亚基 p110 组成的异源二聚体。EGFR 磷酸化后激活 PI3K，催化膜表面的磷脂酰肌醇二磷酸酯转化成磷脂酰肌醇三磷酸酯（phosphatidylinositol 3，4，5 trisphosphate，PIP3）。PIP3 的激活还可通过 Ras 和 p110 直接结合导致 PI3K 的活化。PIP3 与细胞内含有 PH 结构的信号蛋白 AKT 和 PDK1（phosphoinositide dependent kinase-1）结合，AKT 转位于细胞膜并获得催化活性。激活的 AKT 通过对下游靶蛋白 Bad、Caspase9、NF-κB、mTOR 等的调节，介导多种生长因子等诱发的细胞增殖，促进细胞存活。

在胰腺癌中，EGFR 的蛋白表达显著高于癌旁组织，存在较高比例的 EGFR 基因扩增，胰腺癌细胞中的 EGFR 过度表达可能与基因扩增相关，在胰腺癌中 K-ras 基因突变为 EGFR 通路失调的主要原因，其次是 EGFR 突变。

（三）胰腺癌的抗 EGFR 治疗

目前针对 EGFR 为靶点的靶向药物主要包括抗 EGFR 单克隆抗体，代表药物有 ABX-EGF、IMC-C225（cetuximab）、MAB528、MAB225 等，另一种为酪氨酸激酶拮抗剂，代表药物为吉非替尼、erlotinib 等。两类药物均能有效阻止下游受体依赖的信号转导途径，包括 Ras/MAPK 和 PI3K/AKT 信号转导途径，显示出对胰腺癌患者总生存期、无病进展生存期等的改善。Philip 等的一项随机对照Ⅲ期临床试验结果显示，吉西他滨联合西妥昔单抗相较单用吉西他滨可提高患者中位生存时间。但是单克隆抗体和小分子酪氨酸激酶抑制剂在临床治疗中也存在着一定的问题，主要是抗肿瘤效力弱，可能由于晚期肿瘤患者体内存在一定的免疫功能缺陷，缺乏免疫细胞配合，单纯靶向药物难以充分地发挥杀伤肿瘤的作用。

综上所述，表皮生长因子受体及其介导的信号转导在胰腺癌的发生和发展中发挥重要作用，故阻断酪氨酸激酶受体信号转导途径来研究抗肿瘤药物成为可能。同时我们应认识到胰腺发病机制比较复杂，其发生、发展、转归是一个多靶点多环节调控的结果，同时细胞中信号转导机制又是一个复合的、多因素交叉的网络体系，所以针对单一靶点、单一环节的靶向治疗可能疗效有限。其次，EGFR 表达水平是否与疗效相关，如何克服 EGFR 靶向药物的耐药问题，如何设计最佳联合用药方案，如何确定更有效的生物靶点，是否可以通过人工合成双功能抗体，克服单抗类药物的不足，既可起到原单抗的抗瘤作用，也可介导体内免疫效应细胞对 EGFR 表达阳性的胰腺癌细胞结合及杀伤，筛选更特异的疗效预测指标是肿瘤分子靶向治疗中亟待解决的关键问题。随着更多靶向治疗药物研发和大样本随机临床研究的开展,胰腺癌临床治疗希望会有突破性的进展。

三、Hedgehog 信号通路

(一) Hedgehog 信号通路概述

1. Hedgehog 信号通路的构成 Hedgehog(Hh)通路是 1980 年由 Wieschaus 和 Nusslein-Volhard 在对果蝇的研究中首次发现的。Hh 信号通路主要由分泌型糖蛋白配体 Hh、跨膜蛋白受体 Ptch、信号因子 Smoothened(Smo)和 SuFu(suppressor of fused)、核转录因子 Gli 蛋白及下游靶基因组成。

脊椎动物 Hh 配体存在 3 种同源基因:Sonic hedgehog(Shh)、Indian hedgehog(Ihh)和 Desert hedgehog(Dhh),分别编码 Shh、Dhh 和 Ihh 信号蛋白,三种信号蛋白在胚胎期细胞的分化发育,以及组织器官的形成过程中都起到了十分关键的作用。这三个配体与相同受体结合,其亲和力稍有不同,但都能引起靶细胞类似的反应。在人胰腺中起主要作用的是 Shh。Hh 蛋白是一种高度保守的分泌性糖蛋白,具有自我催化加工的功能,必须经过翻译后的修饰才能发挥出活性。

跨膜蛋白受体 Patched(Ptch)蛋白是一种 12 次跨膜蛋白,有 2 个细胞外结合域和 1 个细胞内结合域,具有结合 Hh 配体和抑制 Smo 的功能。人类有 2 种 Ptch 同源基因:Patched hedgehog1(Ptch1)和 Patched hedgehog2(Ptch2)。Smo 是一种 7 次跨膜蛋白,属于 G 蛋白偶联受体家族成员,负责细胞内信号转导和靶基因的激活。

脊椎动物 Hh 信号通路有 3 种核转录因子,称为 Gli(glioma-associated oncogene homoglog)家族,即 Gli1、Gli2 和 Gli3,三者功能各不相同。Gli1 起着转录激活因子的作用;Gli2 通常起着转录激活因子的作用,但保留部分转录抑制功能;Gli3 主要起着转录抑制因子的作用。

Hh 信号通路的靶基因在不同的物种中有所不同,果蝇的靶基因包括 Ptch、HIB、Pxb 等,脊椎动物的靶基因包括 Gli1、Ptch1、Hhip、MIM 等,这些靶基因产物在 Hh 信号通路的调控、正常胚胎发育和分化中起着重要作用。

2. Hedgehog 信号通路的调控 一般情况下,大多数细胞 Hh 信号通路处于抑制状态,Ptch 与 Smo 结合,Smo 蛋白活性被抑制,此时转录因子 Gli 蛋白羧基端处于残缺的状态,Gli 转录作用被抑制,下游靶基因不会被转录。当细胞外配体 Shh/Ihh/Dhh 与跨膜蛋白受体 Ptch 结合时,Ptch 空间构象发生变化,从而失去对 Smo 蛋白的抑制;Smo 蛋白进而抑制 SuFu 蛋白对转录活性 Gli 蛋白的抑制作用,使转录活性 Gli1 入核,从而启动下游基因的转录(图 7-2-2)。

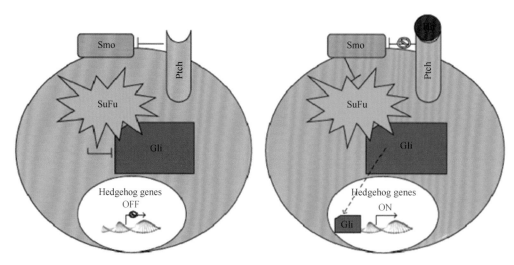

图 7-2-2 Hedgehog 通路图解

（二）Hedgehog 信号通路在胰腺癌中的作用

1. Hedgehog 信号通路在胰腺癌中作用机制

在人类胚胎发育中，Hh 通路能够调节细胞增殖、分化和发育。Hh 信号通路的作用靶点包括一些原癌基因和生长因子，而且在某些组织中能够调控干细胞群的增殖及自我更新。在人体正常组织中 Hh 通路通常是低表达或不表达，在肿瘤发生和发展过程中，Hh 通路被重新激活，并对肿瘤的维持和生长发挥关键性的作用，尤其是在胰腺癌发生和发展中起十分重要的作用。胰腺癌的发生及其恶性生物学特性的维持与 Hh 信号通路的过度活化密切相关，该通路中配体 Shh 和转录因子 Gli1 的过度表达是胰腺癌发生、发展的重要因子。在胚胎时期，Hh 信号通路是胰腺发育必需的信号通路之一，也是胰腺癌的一个"核心"信号转导通路，基因组测序分析的研究发现，Hedgehog 信号通路在几乎所有的胰腺癌细胞中异常表达。胰腺癌的发生是胰腺导管上皮细胞先发展成胰腺上皮内瘤变（PanIN）后进一步发展而来的。对不同时期的 PanIN 及胰腺癌进行分析，结果表明随着 PanIN 向胰腺癌的逐步发展，病变组织中 Hh 信号通路成员表达水平也急剧上升。Gli 转录因子主要通过以下机制直接诱导肿瘤的发生：诱导 G1/S 细胞周期调节蛋白的表达，从而促进细胞的增殖；直接诱导抗凋亡因子 Bcl-2 的表达以抑制凋亡；直接激活可促进上皮组织向间质转化因子的转录以提高肿瘤的侵袭性。Berman 等用定量 RT-PCR 的方法对 15 例新鲜胰腺癌标本进行 Ptch mRNA 表达水平的精确检测，发现在胰腺癌中 Ptch mRNA 的平均水平高于邻近正常组织 448 倍。而对 Hh 信号通路成员的功能学研究也支持 Hh 通路的过度活化会诱导胰腺癌发生这一观点。

2. 针对 Hedgehog 信号通路的胰腺癌靶向治疗　对 Hh 信号通路的干预来达到治疗疾病的目的现在正受到越来越多的关注，大多数研究主要集中在对 Hh 信号通路的中间物 Smo 的干预。第一个被发现的 Hh 信号通路抑制剂称为环巴明（cyclopamine），是一种从百合花植物中提取的甾体生物碱，它的作用机制是与 Hh 信号通路的中间物 Smo 结合，抑制 Smo 的活性，从而阻断了 Hh 信号通路。环巴明可导致胰腺癌细胞株中 snail 的下调和 E-cadherin 的上调，这与抑制上皮向间质转化过程一致，反映了在体外试验中肿瘤的转移能力显著降低；在原位异种移植模型小鼠中，环巴明显著抑制了胰腺癌的侵袭、转移，环巴明和吉西他滨联合给药组所有小鼠未出现转移灶，并显著缩小了原发性肿瘤的大小，可见环巴明能抑制胰腺癌侵袭转移。用环巴明阻断 Hh 信号通路后能使胰腺癌细胞株中 EGFR 的表达减少，并能增强 EGFR 拮抗剂吉非替尼（易瑞沙，iressa）在胰腺癌细胞中的抗增殖作用，环巴明和易瑞沙在抗胰腺癌细胞增殖中起协同作用。环巴明还能增强紫杉醇和放疗对胰腺癌细胞的杀伤作用，但对顺铂和吉西他滨则没有这种作用。以 Hh 信号通路为靶标是治疗胰腺癌的一种新的有效策略，由于肿瘤的异质性、药物的不良反应及药物来源受限等因素，以 Hh 信号通路为靶标的治疗胰腺癌研究仍处于试验阶段，离应用于临床实践还有一段距离，但其应用前景是广阔的。

3. 结语　对 Hh 通路的研究，可以加深对胚胎发育调控机制的研究，而肿瘤的生长与胚胎发育有着相似性。目前的很多研究都证实了 Hh 通路对胰腺癌的发展具有重要作用，这对于研究胰腺癌的形成和发展机制开辟了新的途径。鉴于 Hh 通路成员与慢性胰腺炎有一定的相关性，而慢性胰腺炎患者又是胰腺癌发生的高危人群。因此，研究 Hh 通路对于研究慢性胰腺炎向胰腺癌的转归也具有重要意义。进一步了解胰腺癌发病的分子生物学机制如 Hedgehog 信号通路在胰腺癌发生和发展中的作用机制，将为胰腺癌的进一步诊断和治疗提供新的思路。

四、Notch 信号通路

（一）Notch 信号通路的组成

1917 年 Morgan 首先在果蝇体内发现 Notch 受体基因，因其缺失时导致果蝇的翅缘出现缺口，故而得此命。Notch 受体蛋白及其同源分子广泛存在于从果蝇到哺乳动物的多个物种中,且具有高度保守性。Notch 信号通路作用多样,其通过与邻近细胞间的相互作用来精确调控各谱系细胞的分化、增殖、凋亡、黏附及器官发育。Notch 信号通路是由受体、配体和 CSL－DNA 结合蛋白三部分组成。

1. Notch 受体　目前已经在果蝇等细胞中分离出 Notch 基因的同源体。哺乳动物中存在 4 个 Notch 同源受体,它们是 Notch1、Notch2、Notch3 及 Notch4。这些基因的表达遍及胚胎发育过程的各个组织,以及成熟组织中具有增殖能力的细胞层。Notch 受体蛋白是一分子量约为 300 000 的 I 型跨膜蛋白,大约由 2 500 个氨基酸组成,羧基端在细胞质内,氨基端在细胞外。Notch 受体以异二聚体的形式表达于细胞膜上,根据与细胞膜的关系大体上可分为胞外区(Notch extracellular domain,NEC)、跨膜区(transmembrance region,TM)、胞内区(Notch intracellular domain,NICD)三部分。NEC 和 NICD 均高度保守。

胞外区:包含 29～36 个表皮生长因子样重复序列和 3 个富含半胱氨酸的 Lin－12/Notch 重复序列(Lin－12/Notch repeats,LNR),其主要功能是与配体 DSL 结合并激活 Notch 信号通路。在 LNR 与跨膜结构域之间保守的半胱氨酸可能参与受体异二聚体化时的二硫键结合。在未成熟的 Notch 蛋白的胞外区 1654 位点精氨酸残基至 1655 位点谷氨酸残基之间存在一个裂解位点 S1。在胞外区近膜区 1710 位点丙氨酸残基至 1711 位点缬氨酸残基之间存在另一个裂解位点 S2。

跨膜区:在跨膜区 1743 位点甘氨酸残基与 1711 位点缬氨酸残基之间存在裂解位点 S3。

胞内区含有多个功能结构域,包括重组信号结合蛋白-Jκ 结合分子区域(RBP－Jκ associated-molecule region,RAM)、6 个锚蛋白重复序列(也称 CDC10/ANK)、1 个 PEST 序列(praline-glutamateserine-threonine-rich,P)、2 个核定位信号区(NLS)及 1 个转录激活区(TAD)。RAM 结构域是与 C 启动子结合因子-1(CBF-1)/RBP-JK 的主要结合部位,是与核内转录因子有高亲和力的

位点。ANK 由 938 个氨基酸构成,是 MAML、Dehex 等蛋白的结合部位,这些蛋白参与调节 Notch 信号通路。PEST 结构域与 Notch 受体的降解有关。

2. Notch 配体　果蝇中有 2 个 Notch 配体,称为 Delta 和 Serrate,而在线虫中 Notch 配体为 Lag－2,因此又被称为 DSL 配体(Delta－Serrate－Lag－2)。与 Delta 同源的配体称 Delta 或 Delta-like,包括 DLL1、DLL3、DLL4。与 Serrate 同源的配体称为 Serrate 或 Jagged,包括 Jagged－1 和 Jagged－2。在哺乳动物中存在 5 种 DSL 蛋白,分别为 Delta-like-1、3、4 和 Jagged-1、2。这些配体表达在相邻的细胞膜上,也属于 I 型跨膜蛋白。Notch 配体胞外区连有 EGF 样重复序列,其 N 端也含有一个 DSL 基因序列,DSL 具有高度保守性,是结合并激活 Notch 受体所必需的。Delta 和 Serrate 家族配体的胞外区 N 末端有一个富含半胱氨酸的序列(CR),这一序列可能调节 Notch 受体与配体结合的特异性。

3. 细胞内效应分子 CSL－DNA 结合蛋白　CSL 蛋白是一种 DNA 结合蛋白,是 Notch 信号通路的重要调节分子。在哺乳动物中称为 RBP－Jκ 或 CBF－1,在果蝇中称为 Su,在线虫中称为 Lag-1。CSL 是 CBF－1、Su 及 Lag－1 的首字母缩写。NICD 进入细胞核后,其 RAM 区与 CSL 蛋白结合形成 NICD－CSL 复合体。此复合体再与 CSL 分子的 Rel 同源区(RHR)及 N 端的 31～435 位氨基酸残基与 GTGGGAA 序列结合,从而激活转录过程。

(二) Notch 信号的转导

经典的 Notch 信号通路,又称为 CBF－1/RBP－JK 依赖途径,其转导需要经过三步裂解法的过程。首先,Notch 受体前体蛋白在内质网合成后被转运到高尔基体中,在 S1 位点被 furin 样转化酶(fufin-like convertase)裂解生成胞外区和跨膜片段,两者以二硫键连接在一起,被转运到细胞膜上形成异二聚体。在邻近细胞表面的 Notch 配体结合到受体胞外区后,ADAM 家族蛋白酶中的肿瘤坏死因子-α 转化酶(TACE)作用 Notch 蛋白在 S2 位点被裂解并释放胞外段,N 端裂解产物即胞

外段被配体表达细胞吞噬,而 C 端裂解产物由 γ 分泌酶复合体在 S3 位点酶切,形成活化形式的 NICD。NICD 进入细胞核后,其 RAM 区与 CBF-1 等蛋白结合发挥传递信号的作用。

除了 CBF-1/RBP-JK 依赖途径外,还有 CBF-1/RBP-JK 非依赖途径。研究显示,Deltex 可单独介导 Notch 信号的传导,产生跨细胞转运、泛素化和活化 NICD 的作用。亦有研究表明,Deltex 可成为 Notch 通路的拮抗剂,而其本身可被 Notch 通路转录上调表达,故而提示 Deltex 有可能作为负反馈介导 Notch 通路的降解,从而调控 Notch 通路作用的时间和强度。此外,Deltex 可介导 MAP/ERKKK1 激酶的降解和泛素化,提示可能为 Notch 和促分裂原活化蛋白激酶(MAPK)通路交叉作用机制之一。还有一种 CBF-1/RBP-JK 非依赖途径:NICD 可与 p56Lck 在 T 细胞中形成复合物,促进 PI3K 磷酸化,最终导致由 Notch 介导 PI3K/AKT 通路的活化。

Notch 信号的靶基因多为碱性螺旋-环-螺旋(basic-helix-loop-helix, bHLH)转录抑制因子家族成员,如 HES、HATH1、MATH1 等。还有另一类 bHLH 家族分子 HERP(HES-related repressor protein, Hey/Hesr/HRT/CHF/gridlock),HERP 分子既可以通过形成同型二聚体,亦可以通过与 HES 形成异二聚体来激活下游基因的表达。

(三) Notch 信号通路的功能

Notch 信号通路调控多种细胞的发育、增殖、分化和凋亡。在果蝇中 NICD 可抑制或延缓细胞分化。在哺乳动物中 Notch 信号通路的功能多样,其主要有以下 4 个方面的功能:① 参与胚胎发育。Notch 信号会上调细胞膜表面的 Notch 受体,同时使配体 Delta 的表达下调;反之,配体 Delta 的表达对细胞自身 Notch 受体的表达有下调作用。这种机制使 Notch 及其配体表达的差别在发育过程中逐渐被放大,从而影响细胞的分化。② 参与 T 细胞发育。③ 调节血管生成。④ 维持造血干细胞的自我更新。总之,Notch 信号通路主要的生理功能体现在调节细胞分化和组织发育上。Notch 在肿瘤的发生和发展中也有重要作用:维护细胞未分化状态、诱导细胞终末分化、调节肿瘤血管的新生。

(四) Notch 信号通路与胰腺癌的关系

已有研究表明,Notch 家族成员与肿瘤发生密切相关,但 Notch 对不同肿瘤的发生、发展的作用可截然相反。在某些组织中 Notch 家族成员具有促癌基因的作用,而在另外一些组织中则发挥着抑癌基因的功能。

众所周知,PanIN 是 PDA 的癌前病变。研究表明,Notch 受体(Notch1、Notch2)、Notch 配体(DLL4 和 Jagged-1、2)及 Notch 靶基因(Hey-1、HeyL、Hes-1 和 Hes-4)在正常胰腺组织中低表达或无表达,而在组织转化的胰腺导管上皮、PanIN 以及人胰腺癌组织中都高表达,由此说明 Notch 信号通路的激活可促进胰腺癌的发生与发展。动物试验研究表明,在致癌基因 K-ras 作用下,Notch 信号通路持续激活,由腺泡细胞和(或)中心腺泡细胞向腺泡-导管化生(acinar-to-ductal metaplasia, ADM)发展,继而出现 PanIN,最终发展为侵袭性胰腺癌。而对于这一进展过程是由信号通路还是由基因突变或多种机制联合作用所导致尚无统一意见。

不同的 Notch 受体对胰腺癌的发生与发展发挥不同的作用。早前,Notch1 被鉴定为致癌基因,而近期研究表明,Notch1 缺失使转致癌基因 K-ras^{G12D}小鼠模型的胰腺癌发生和发展的概率增加,说明 Notch1 也可以发挥抑癌基因的功能。Mazur 等研究表明,Notch1 在胰腺腺泡中高表达,而 Notch2 在中心腺泡细胞、胰腺导管细胞和 PanIN 中高表达;在 K-ras^{G12D}致癌基因小鼠中敲除 Notch2 受体,可使小鼠模型 PanIN 发展停滞,总生存期得以延长,说明 Notch2 受体在 PanIN 和 PDAC 的发生和发展中起重要作用。Notch3 在胰腺癌细胞的细胞核和细胞质中均过表达。细胞核 Notch3 与胰腺癌患者总生存期较短有关,其过表达仅见于不可切除的胰腺肿瘤。

Notch 信号通路的持续激活有可能是发生在胰腺癌的早期阶段,证据为使用转化生长因子 α(TCFα)激活原代培养的腺泡细胞 Notch 信号通路,使 Hes‐1 蛋白在组织转化导管上皮及 PanIN 中过表达,促进腺泡细胞的分化。基质金属蛋白酶‐7(MMP‐7)通过激活 Notch 信号通路可调控胰腺腺泡的转移分化。通过 siRNA 下调 Notch1 的表达,可降低 NF‐κB DNA 的连接活性,下调 VEGF 和 MMP‐9 在胰腺癌细胞中的表达,降低了胰腺癌细胞的侵袭、转移能力。可见 Notch 信号通路在胰腺癌的发生、发展及侵袭、转移过程中是与其他信号通路相互交联、相互调节而发挥作用的,而不是孤立的。

研究发现 Notch 信号通路还与胰腺癌细胞对化疗药物的耐药性有关,体现在 Notch 信号通路促进胰腺癌上皮间质化和干细胞的形成,它们都与胰腺癌细胞耐药性密切相关。在对吉西他滨耐药的胰腺癌细胞中 Notch2 和 Jagged‐1 的表达明显升高,下调 Notch 信号可以部分逆转上皮间质化。胰腺癌因为其高表达药物转运蛋白 ABCC1 而具有对依托泊苷的抵抗性,在 ABCC1 阳性的细胞中表现 Notch 信号通路呈过度激活状态。因此,以 Notch 信号通路作为治疗靶点,可以逆转上皮间质化和消除胰腺癌干细胞形成,从而从根本上消除了胰腺癌细胞抗药性的原因。

虽然我们对 Notch 信号通路与胰腺癌发生、发展、侵袭、转移以及对化疗药物耐药的关系仍有许多问题需要进一步研究。但通过研究的深入,Notch 信号通路有望成为研究胰腺癌发生、发展机制以及治疗的新途径、新靶点。

五、Smad4/TGF‐β 信号通路与胰腺癌

TGF‐β/Smads 信号转导通路是由 TGF‐β 超家族、TGF‐β 受体、Smads 蛋白家族及其转录调节因子组成的肿瘤抑制通路。目前在哺乳动物中已发现 8 种 Smads 蛋白,从结构和功能上将其分为 3 种类型:受体调节型、通用调节型、抑制型。Smad4 属于通用调节型,它几乎能与所有活化的受体调节型 Smads 蛋白结合,从而参与调节 TGF‐β/Smads 信号转导。

Smad4 蛋白的编码基因为 DPC4(deleted in pancreatic cancer,locus 4,DPC4)。约 90% 的人类胰腺癌存在染色体 18q 区域的等位基因缺失,为了寻找染色体 18q 上与胰腺癌有关的肿瘤抑制基因,Hahn 等在 1996 年首先发现一个在胰腺癌中频繁发生纯合性缺失的片段,并将其命名为 DPC4。DPC4 的缺失或突变与胰腺癌的发生和发展有密切关系。DPC4 基因在胰腺癌中总的改变率约 50%,其中约 30% 表现为纯合性缺失,突变约占 20%。而在其他肿瘤中的失活频率常小于 10%,说明 DPC4 是胰腺癌较特异的肿瘤抑制基因。

(一) Smad4 的结构

该基因定位于染色体 18q21.1,包含 11 个外显子和 12 个内含子,编码由 522 个氨基酸组成的蛋白质。Smad4 蛋白以三聚体的形式存在,由进化上高度保守的 N 末端 MH1 结构域、C 末端 MH2 结构域及中间富含脯氨酸的连接区(linker)组成。其中 MH1 区主要与特定的 DNA 结合,指导目的基因的转录;而 MH2 区是 Smad 磷酸化及活化的部位,也参与 Smad 同聚体及异聚体的形成。Smad4 的大多数突变发生在 MH2 结构域,突变后可造成 Smad4 结构及功能的异常,导致 TGF‐β 信号中断。Smad4 蛋白分子中间连接区的羧基末端有一个含 48 个氨基酸(274~321)的 Smad4 活化区(Smad4 activation domain,SAD),它对于 Smad4 传导来自 TGF‐β 受体的信号是必需的。Smad4 的 SAD 区与其他 Smad 家族成员的相应区域的相似性很小。在没有配体时,Smad4 的 N 端和(或)中间连接区以某种方式隐藏了位于中间连接区 C 端的 SAD;与配体结合后,Smad4 的分子结构被打开,暴露了 SAD,SAD 才能与其他信号分子相互作用。这一过程与 Smad4 磷酸化无关,可能是由于 Smad4 与其他活化的 Smad 成员结合后 N 端区分子内部构象改变的结果。

(二) Smads 蛋白与 TGF‐β 通路

TGF‐β/Smads 信号转导通路是由 TGF‐β 超家族、TGF‐β 受体、Smads 蛋白家族及其转录调节因子组成的肿瘤抑制通路。通路中任一因子失活均可导致 TGF‐β/Smads 信号转导中断,从而引起细胞生长失控,诱导肿瘤发生。目前在哺乳动

物中已发现 8 种 Smads 蛋白，从结构和功能上将其分为 3 种类型：① 受体调节型 Smads（receptor-regulated Smads，R－Smads）包括 Smad1、2、3、5、8，作为 TGF－βⅠ型受体的底物，活化后进入核内调节特定基因的表达；② 通用调节型 Smads（common-mediated Smads，Co－Smads）包括 Smad4 一个成员，它几乎能与所有活化的受体调节型 Smads 蛋白结合，从而参与调节 TGF－β/Smads 信号转导；③ 抑制型 Smads（inhibitory Smads，I－Smads），包括 Smad6、7，可以抑制 R－Smads 和 Co－Smads 介导的基因表达作用。

TGF－β 在细胞表面有 2 种受体（TGF－βRⅠ和 TGF－βRⅡ），两种受体均有丝氨酸/苏氨酸激酶活性。TGF－β 与 TGF－βRⅡ结合后，通过磷酸化的形式激活 TGF－βRⅠ，被激活的 TGF－βRⅠ再对细胞内的靶蛋白 Smad2 或 Smad3 进行磷酸化。位于这些蛋白 C 末端的 SSXS 模序为活化的 TGF－βRⅠ磷酸化作用靶点。磷酸化的 Smad2 或 Smad3 与 Smad4 形成异聚体，形成的 Smad 蛋白复合物转移至核内直接或间接与 DNA 结合调控靶基因的转录，从而调节细胞增殖。Smad6 和 Smad7 可以抑制 Smad2 和 Smad3 的磷酸化作用。信号依赖的磷酸化作用以及 Smad 蛋白复合物在核的定位是信号转导中的重要步骤。

（三）Smad4 在胰腺癌中的作用

目前在 TGF－β/Smads 信号转导通路与胰腺癌的关系中，研究较多的是 Smads 蛋白家族中 Smad4 在胰腺癌中的改变。TGF－β 超家族成员具有调节细胞增殖、分化、凋亡等多种功能。Smad4 蛋白在 TGF－β 信号通路中起关键作用。Smad4 基因的突变或缺失使细胞对 TGF－β 超家族成员无应答，从而导致细胞异常增生甚至癌变。尽管 DPC4 是一重要的抑癌基因，但它的作用表现出高度的环境特异性。在胰腺癌中，Smad4 缺失不能启动肿瘤的发生，但可以促进肿瘤的进展，并通过非依赖 TGF－β 介导的 EMT 途径促进胰腺癌的转移。Azar 等研究发现 Smad4 通过结合 4E－BP1 基因序列上的保守元件提高 4E－BP1 基因启动子活性，从而抑制细胞增殖，因此 4E－BP1 基因

在 TGF－β/Smad4 介导的抑制细胞增殖中可能起关键作用。约 90% 的胰腺癌发生致癌基因 K－ras 的激活，而约 55% 的胰腺癌出现 Smad4 的缺失。Leung 等研究 K－ras 和 Smad4 在正常胰腺导管上皮细胞多步骤恶性转化中的作用时发现，在 Smad4 存在时，K－ras^{G12V} 不足以诱导 H6c7 细胞发生恶性转化，而 K－ras^{G12V} 介导的恶性转化可以发生在完全缺乏 Smad4 的细胞株中。Nestin 蛋白为神经干细胞的特征性标志物，有研究指出，Nestin 在胰腺的发育和胰腺癌的发展中起重要作用，它可能通过调节肌动蛋白和细胞黏附分子促进胰腺癌细胞的迁移、侵袭和转移。Su 等研究发现 Nestin 在胰腺癌细胞中的表达与 Smad4 的状态有关，TGF－β1/Smad4 信号通路以依赖 Smad4 的方式诱导 Nestin 的表达。Smad4 作为抑癌基因可以预测胰腺癌患者的生存率。Javle 等研究发现 TGF－β 信号通路相关分子标志物的检测可以评估胰腺癌患者的预后，其中低表达 TGF－βRⅡ和高表达 Smad4 的胰腺癌患者具有较高的总生存率，血浆 TGF－β1 高的患者的生存率明显降低。Blackford 等研究发现 Smad4 缺失的胰腺癌患者生存时间较短，除此之外，还研究了 39 个最常发生突变的基因与胰腺癌患者生存率的关系，结果发现这 39 个基因与患者的生存率无关，只有 Smad4 基因的突变状态与患者的预后明显相关。

Smad4 作为抑癌基因与胰腺癌的发生发展有重要关系，目前的研究表明它在胰腺癌的发病机制中起着关键作用，但仍有许多问题尚未完全阐明。随着对 TGF－β/Smads 信号通路及 Smad4 基因研究的不断深入，将会加深对胰腺癌的发生和发展的认识。今后有望通过检测 Smad 基因或 Smad4 蛋白预测胰腺癌患者的生存时间；修复 Smad4 基因或恢复 Smad4 蛋白表达来预防、控制胰腺癌的发生发展。

六、Wnt 信号通路

（一）Wnt 信号通路的组成

Wnt 基因于 1982 年由 Nusse 等在小鼠乳腺

癌中被发现,是一种癌基因,当时称之为 Int1 基因。随后发现它与果蝇的无翅基因(Wingless)类似,两者属于同一家族,因此统称为 Wnt 基因。Wnt 蛋白是一种由 Wnt 基因编码的具有分泌作用的糖蛋白,通过其下游糖原合成激酶-3β(glycogensynthase kinase 3β,GSK-3β)、散乱蛋白(dishevelled protein,DSH)、大肠腺瘤样息肉蛋白(adenomatous polyposis coli,APC)、β 连环蛋白(β-catenin)等磷酸化及去磷酸化过程来完成 Wnt 信号传递,组成 Wnt 信号转导通路。Wnt 信号通路分为决定细胞命运的经典途径(Wnt/β-catenin 信号通路)和控制细胞运动及组织极性的非经典途径(Wnt/平面细胞的极性通路、Wnt/Ca^{2+} 通路和蛋白激酶 A 通路)。

1. **Wnt 受体** Wnt 的受体是卷曲蛋白(frizzled,Frz),为 7 次跨膜蛋白,结构类似于 G 蛋白偶联型受体,Frz 胞外 N 端具有富含半胱氨酸的结构域(cysteine rich domain,CRD),能与 Wnt 结合。Frz 作用于胞质内的蓬乱蛋白(dishevelled,Dsh 或 Dvl),Dsh 能切断 β-catenin 的降解途径,从而使 β-catenin 在细胞质中积累,并进入细胞核,与 T 细胞因子(T cell factor/lymphoid enhancer factor,TCF/LEF)相互作用,调节靶基因的表达,TCF/LEF 是一类具有双向调节功能的转录因子,它与 Groucho 结合抑制基因转录,而与 β-catenin 结合则促进基因转录。Wnt 还需要另外一个受体(co-receptor),即 LRP5/6,属于低密度脂蛋白受体相关蛋白(LDL-receptor-related protein,LRP),但至今还不清楚它如何与 Frz 一起活化 Dsh。

2. **其他成分及作用** Wnt 信号途径的其他成分:GBP 是 GSK-3β 结合蛋白(Frat 基因的产物),对 Wnt 信号途径起正调控作用,GBP/Frat 抑制 GSK-3β 的活性。DKK1(dickkopf1)是一种分泌蛋白,其与 Wnt 受体 LRP5/6 及另一类穿膜蛋白 Kremen1/2 结合,形成三聚体,诱导快速的细胞内吞,减少细胞膜上的 LRP5/6,由此阻断了 Wnt 信号向胞内的传递。sFRP 属于分泌型 Frz 相关蛋白(secreted frizzled-related proteins),含有一个 CRD 结构域,但缺少 7 次跨膜域,它可能与 Frz 竞争结合相关联。还包括 Wnt 蛋白。其他的抑制蛋白还有 Sizzled、WIF-1 和 Cerberus,它们也直接与 Wnt 蛋白结合,从而拮抗 Wnt 信号。

(二) Wnt 信号的转导

Wnt 信号途径可概括为:Wnt → Frz 和 LRP5/6→Dsh→β-catenin 的降解复合体解散→β-catenin 积累,进入细胞核→TCF/LEF→基因转录(如 C-myc,cyclinD1)。β-catenin 的降解复合体主要由 APC、Axin、GSK-3β、CK1 等构成。GSK-3β 是一种蛋白激酶,在没有 Wnt 信号时,GSK-3β 能将磷酸基团加到 β-catenin 氨基端的丝氨酸/苏氨酸残基上,磷酸化的 β-catenin 再结合到 β-TRCP 蛋白上,受泛素的共价修饰,被蛋白酶体(proteasome)降解。β-catenin 中被 GSK3 磷酸化的氨基酸序列称为破坏盒(destruction box),此序列发生变异可能引起某些癌症。CK1 是酪蛋白激酶(casein kinase 1),能将 β-catenin 的 Ser45 磷酸化,随后 GSK-3β 将 β-catenin 的 Thr41、Ser37、Ser33 磷酸化。APC 是一种抑癌基因,其突变引起良性肿瘤——结肠腺瘤样息肉(adenomatous polyposis coli),但随着时间的推移,可能发生恶变。APC 蛋白的作用是增强降解复合体与 β-catenin 的亲和力。Axin 是一种支架蛋白,具有多个与其他蛋白作用的位点,能将 APC、GSK-3β、β-catenin、CK1 结合在一起。此外它还能与 Dsh、PP2A(protein phosphatase 2A)等成分结合,其中 Dsh 与 Axin 结合能使降解复合体解体。PP2A 可能引起 Axin 去磷酸化,而使降解复合体解体,因此属于 Wnt 途径的正调控因子,但 PP2A 至少由催化亚基和调节亚基两部分构成,其调节亚基仍算作是抑癌基因。

(三) Wnt 通路的功能

1. **Wnt 通路在多细胞生物体轴分化过程中起重要作用** β 连环蛋白调节的典型 Wnt 信号参与前后轴的形成;敲除 β 连环蛋白的胚胎,可发生细胞的错误定位,从而不能形成中胚层;抑制 Wnt 信号是脊椎动物体廓形成后期阶段的关键因素;Wnt 还可以拮抗分子能诱导头的形成。

2. **Wnt 信号也参与了器官的发育** Wnt 信号

参与大脑的形成。敲除 Wnt3a 小鼠胚胎,大脑海马回发育受损;LEF 纯合子突变可导致小鼠胚胎缺少全部海马回;Wnt/LEF/TCF 基因协同作用,共同参与大脑海马回的发育。它也参与生长锥的重建和多突触球状环(苔状神经纤维与颗粒细胞相接触时)的形成。参与轴突形成的起始过程:Wnt7a 能诱导苔状神经纤维中轴突和生长锥的重建和触素 I的汇集。Wnt 信号参与脊椎动物的肢体起始和顶端外胚层脊的形成。三种 Wnt 信号分子(Wnt2b、Wnt3a、Wnt8c)是信号转导的关键诱导者;FGF 与 Wnt 信号的信息交流也与内耳的形成有关。

3. Wnt 信号与肿瘤发生　Wnt 信号参与肿瘤形成的早期证据来源于小鼠乳腺癌中分离得到的、因病毒插入而激活的癌基因 Int1。另外,Wnt 通路的激活突变是小肠早期恶性前病变(包括异常隐窝灶和小息肉)的主要遗传改变。

(四)Wnt 基因与胰腺癌的关系

1. Wnt 信号通路与胰腺癌的增殖　β-catenin 是 Wnt 通路的调解中心,胞质中的 β-catenin 与 TCF/LEF 结合后进入细胞核成为转录激活剂,最终激活 Wnt 靶基因,如 C-myc、细胞周期蛋白 D1(cyclinD1)、环氧合酶-2(COX-2)及纤连蛋白(FN)等。C-myc 是一种常见的原癌基因,可使细胞无限增殖获永生化功能,是调控细胞周期的主要基因,与多种肿瘤的发生和发展有关。C-myc 表达的变化与细胞的增殖及分化状态有关,其表达产物在调节细胞生长、分化或恶性转化中发挥作用。目前认为胰腺癌、胃癌、乳腺癌、结肠癌、子宫颈癌等都有 C-myc 基因的扩增或过度表达。cyc1inD1 基因又称 PARDI,是 G1 期细胞增殖信号的关键蛋白,是细胞周期素之一。cyclinD1 能与细胞周期蛋白激酶(CDK4)结合激活成 CDK4-cyclinD1 复合物,与多种蛋白协同作用促进细胞由 G1 期向 S 期的过渡。cyclin-D1 扩增和蛋白表达在多种组织的癌变早期就已出现,且与肿瘤的浸润生长、淋巴转移及预后差有关。COX-2 能激活环磷酸腺苷(cAMP)途径诱导肿瘤血管生成,并通过抑制机体免疫系统和改变肿瘤周围微环境而利于肿瘤的浸润转移,其代谢产物前列腺素 E2(PGE₂)

能够刺激细胞增殖抑制凋亡。另外,COX-2 高表达促使慢性炎症部位形成癌前微环境(PCM),其具有类似肿瘤微环境(CM)的生物特性,可以促使慢性炎症向肿瘤转变。近期有研究发现一种新型的基因——胰腺癌促进因子(PAUF),能够通过上调 β-catenin 的表达诱导胰腺细胞快速增殖,因此可推测 β-catenin 可能成为胰腺癌靶向治疗的目的基因。激活 SIRT1 基因能够在表达 PAUF 基因的胰腺癌细胞中下调 β-catenin 的表达,从而成为胰腺癌的一条治疗途径。

2. Wnt 信号通路与胰腺癌迁移、侵袭和转移　越来越多的研究表明,Wnt-β-catenin 参与癌细胞的迁移和黏附,一方面,β-catenin 通常处于结合状态,是 E 钙黏蛋白和细胞骨架连接的重要桥梁,使得 E 钙黏蛋白维持黏附功能;另一方面,β-catenin 的入核转运可诱导上皮-间质细胞转化(epithelial-to-mesenchymal transition,EMT)相关基因的表达。Wnt-β-catenin 在上皮细胞迁移过程中具备关键作用,异常表达的 β-catenin 加上表皮生长因子(EGF)和肝细胞生长因子(hepatocyte growth factor,HGF)可诱导包括胰腺癌在内的多种肿瘤细胞的迁移。以上这些研究表明,Wnt-β-catenin 信号通路通过多种机制来调节细胞的迁移黏附参与肿瘤侵袭转移的过程。

在 Wnt-β-catenin 信号通路中,与胰腺癌相关的主要有 MMP-7、COX-2 等。MMP 是一种蛋白水解酶,可通过降解细胞外基质的结构和细胞外黏附分子来调控细胞的生长、分化和凋亡。大量研究证明了 MMP 在胰腺癌侵袭转移的促进因子与 Wnt 信号通路密切相关。MMP-7 不仅在胰腺癌细胞中表达,还在胰腺癌前提细胞中表达,且调控腺泡和导管的化生,表明了 MMP-7 通过 Wnt 信号通路作用于胰腺癌细胞。β-catenin 异常表达的细胞大多集中在肿瘤边缘浸润性较强的部位,而位于肿瘤中心部位的癌细胞则多无核内积累,提示其与癌细胞的转移密切相关。

又有研究证实在胰腺癌中 COX-2 水平高于癌旁组织的 60 倍,且 COX-2 蛋白在 10 例组织中表达 9 例,经致癌剂处理的胰腺癌细胞株可诱导表达 COX - 2 mRNA 和 COX - 2 蛋白。提示了 COX - 2 在胰腺癌的发生、发展中起重要作用。研究还发现 COX - 2 可使 MMP 的表达增强，APC 的突变则可显著地提高 COX - 2 的活性，提示了 Wnt - β - catenin 信号通路还可以通过调节 COX - 2，从而提高 MMP 的表达，并促进了肿瘤细胞的转移。

3. Wnt 信号通路与胰腺癌凋亡　细胞凋亡（apoptosis）又称细胞程序性死亡（programmed cell death，PCD），是指细胞在一定的生理或病理条件下，遵循自身的程序，自己结束其生命的过程，它并不是病理条件下自体损伤的一种现象。紫外线照射和电离辐射、抗癌药物、生长因子缺乏等可诱发细胞凋亡。它是由一系列酶参与、基因控制的一个主动、高度有序的死亡过程。涉及一系列基因的激活、表达以及调控等作用。Wnt 信号通路通过作用于下游靶基因的表达影响细胞凋亡。

（1）Survivin 基因位于人类染色体 17q25，全长 15 kb，是由 4 个外显子和 3 个内含子组成的一种癌基因。编码的蛋白质由 142 个氨基酸组成，分子量大约 16 000，是凋亡抑制蛋白家族中的新成员，Survivin 主要通过抑制半胱天冬氨酸酶-3（Caspase - 3）和 Caspase - 7 而阻断细胞凋亡过程，是迄今发现的最强的凋亡抑制因子。Survivin 也通过 p21 蛋白间接抑制 Caspase - 2。在细胞增殖性刺激下 Survivin 过度表达，Survivin 进入细胞核与细胞周期蛋白激酶（CDK4）形成 Survivin - CDK4 复合物，使 p21 从 CDK4 上释放出来，p21 与线粒体 Caspase - 3 结合，抑制 Caspase - 2 活性，从而抑制细胞凋亡，促使细胞增殖。Survivin 通过影响癌细胞的凋亡和增殖，在肿瘤发生和发展过程中起重要作用。β - catenin 与 Survivin 表达的关系是 Survivin 是 Wnt 信号通路的靶基因，β - catenin 可以导致 Survivin 表达水平提高。β - catenin 及 Survivin 可能共同通过 cyclin 家族及 Wnt 信号传导通路在肿瘤细胞转化中起促进作用，促进细胞增殖，抑制细胞凋亡。

（2）Caspase 半胱氨酸天冬氨酸特异性蛋白酶已有 11 种家族成员。包括 Caspase - 1～10、14。

Caspase 家族广泛存在于人体多种组织细胞中，激活的 Caspase 可特异性识别蛋白质的 Asp - X 序列。Caspase 底物分解作用位点都在天冬氨酸羧基端的肽键上。水解包括细胞调节、细胞信号转导、DNA 修复、组织平衡、细胞存活等环节中重要的蛋白。另外 Caspase 在细胞凋亡时可以水解 Bcl - 2 蛋白，它不仅消除了 Bcl - 2 蛋白的抗细胞凋亡作用，而且 Bcl - 2 水解片段也有促细胞凋亡的作用，这实际上是一个正反馈的过程。Caspase 还可以影响 DNA 修复、mRNA 剪接、DNA 复制等重要过程中的蛋白。从而使细胞表现为凋亡特有的形态学及生化特征：细胞皱缩、断裂，染色质聚集，DNA 降解，以及随后的凋亡细胞被吞噬细胞迅速地清除等。因此，可以说 Caspase 在细胞凋亡过程中的作用处于中心地位。线粒体细胞色素 C 释放到胞质，丧失电子转移功能，减少 ATP 产生；还可激活 Caspase 家族从而导致细胞凋亡。

（3）C - myc 基因定位于 8q24，由 3 个外显子和 2 个内含子组成。C - myc 是原癌基因，既是一种可易位基因，又是一种多种物质调节的可调节基因，也是一种可使细胞无限增殖、获得永生化功能、促进细胞分裂、参与细胞凋亡的基因。C - myc 蛋白具有与 DNA 结合功能的转录因子及正性细胞周期调控因子，具有刺激细胞增殖和诱导细胞凋亡的双重作用。由于 C - myc 基因启动子上有 TCF - 4 结合点，C - myc 亦是第一个被确定的 Wnt 信号转导通路的靶基因，β - catenin/TCF - 4 复合物作用后，使之活化，导致肿瘤发生。

（4）cyclin 细胞周期蛋白是一类调控细胞周期性变化蛋白质的一大家族，包括 A、B、D、E、G、T 等。cyclin 与细胞周期蛋白依赖性蛋白激酶结合在细胞周期一系列调控点发挥调节作用。肿瘤细胞表现出的过度增殖和异质性，是细胞周期调控异常的直接反应。cyclinD1 在细胞周期 G1～S 期进展中发挥重要作用。阻滞 cyclinD1 的表达可以阻断细胞从 G1 期进入 S 期，而 cyclinD1 的过度表达则使细胞 G1 期缩短，细胞增殖加速。cyclin 基因是 Wnt/β - catenin 的下游调控的靶基因。β - catenin 在细胞质升高激活 cyclin 基因，促使细胞分裂和生长,导致细胞增生失控而致癌,这可能是 cyclin 与 β-catenin 表达相关的机制。

4. Wnt 信号通路拮抗剂与胰腺癌　Wnt 信号通路拮抗剂的发现标志着 Wnt 信号通路的研究进入一个新的阶段。Wnt 拮抗剂包括 sFRPs(secreted frizzled-ralated proteins)和 DKK 两大类。sFRPs 全称为分泌型 Frizzled 相关蛋白,由 sFRP1～5 等多个成员组成。sFRPs 能够直接与 Wnt 相结合,从而改变 Wnt 与其经典途径和非经典途径受体复合物结合的能力。sFRP4 等 sFRPs 家族成员在胰腺癌中存在甲基化及表达消失,且 sFRP4 表达消失与胰腺癌的分期及淋巴结转移情况相关联,提示了 sFRP4 表达消失与胰腺癌的侵袭转移能力增加有关。

胰腺癌的发生和发展是一个多因素、多基因变异、多阶段积累的复杂过程。Wnt 信号转导通路作为一条多作用位点、多环节的开放通路,揭示了由多种基因协同作用的信号系统是如何联系并通过不同的机制参与胰腺癌发生和发展的。抑制异常的 Wnt 信号通路可诱导胰腺癌细胞凋亡,抑制胰腺癌细胞增殖,利用 Wnt 信号通路中的一些关键靶基因和蛋白,有望研发出针对某一特定靶点治疗胰腺癌等恶性肿瘤的药物。

七、JAK-STAT 信号通路

(一) JAK-STAT 信号通路

JAK-STAT 信号通路是一条由细胞因子激活的信号传导通路,细胞许多重要的生物学过程包括增殖、凋亡、分化、免疫调节等它都有所介入。它主要包含与酪氨酸激酶有关的受体家族、酪氨酸激酶 JAK 家族和转录因子 STATs 家族。

1. 受体家族　JAK-STAT 信号通路的受体是包含了 T 淋巴细胞和 B 淋巴细胞抗原特异性受体、调节细胞增殖与分化的局部介质(细胞因子)的受体、生长激素和催乳素等激素类的一大类异质性混合成分受体。它们都有一个相似的结构构造:胞内段都具有酪氨酸蛋白激酶的靶位点但自身不拥有酶活性。一旦受体与配体结合后,与之相联系

的酪氨酸蛋白激酶被活化,从而进一步导致靶蛋白的酪氨酸残基磷酸化,最终实现了细胞内的信号转导。依据受体结构的不同,通常分为 2 类。

(1) Ⅰ型受体家族:Ⅰ型受体包括催乳素、生长激素、集落生长因子、白介素等多种活性因子的受体,在受体家族中占绝大部分,结构上这些受体的胞外段都有一个 WSXWSJ 序列以及 4 个半胱氨酸残基,胞内区无激酶或催化结构域。Ⅰ型受体又可以分为如下几个亚类。① IL-2 受体亚族:IL-2、IL-4、IL-15、IL-7、IL-9 等因子的受体。② IL-3 受体亚族:IL-3、IL-5、GM-CSF 等的受体。③ IL-6 受体亚族:IL-6、IL-11、LIF、CNTF、OSM、CT-1 等因子的受体。④ PRL 受体亚族:mp1、PRL、Epo、GH 之类受体。⑤ G-CSF 受体亚族:目前仅有 G-CSF 受体。

(2) Ⅱ型受体家族:Ⅱ型受体家族包含白介素-10、干扰素 α/β、干扰素 γ 等受体,它们的共同结构特点是胞外氨基端和羧基都包含了特征性的半胱氨酸对。

2. JAK 家族　JAK(JAK1、JAK2、Tyk2 和 JAK3),是一类非受体型酪氨酸激酶。前 3 种遍及各种组织和细胞内,而 JAK3 仅于骨髓和淋巴系统中有表达。JAK 家族成员基本结构上包含 7 个高度同源的结构域(JAK homology domains,JH),它们分别是 JH1～JH7,分子量为 120 000～140 000。其基本结构如下。

(1) 酪氨酸激酶结构域(JH1),主导 JAK 的激酶活性。

(2) 假激酶结构域(JH2),不具有直接催化活性,但能够调节 JH1 的激酶活性。

(3) SH2(Src homology 2)结构域和位于 JH6～JH7 的 FERM(four-point-one,ezrin,radixin,moesin)结构域,它们能辨别结合细胞膜上的特异性受体(图 7-2-3)。

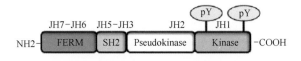

图 7-2-3　Janus 激酶结构
(引自 Biochim Biophys Acta,2013)

3. STATs 家族　STATs（signal transducer and activator of transcription）是 JAKs 的直接底物，能携带信号进入到细胞核内，从而调节特定基因的表达。目前发现哺乳动物中 STAT 家族成员共 7 种，分别是 STAT1、2、3、4、5a、5b、6，它们各处于不同染色体上。STAT 的结构包括：N 端（N-terminal）保守序列，介导 STAT 多聚体的形成；能与其他转录因子相结合的螺旋（coiled-coil）结构域；中部的 DNA 结合（DNA Binding）结构域能直接与靶基因的 STAT 结合元件相结合；类 SH3 样连接结构域（linker domain，LK）连接 DNA Binding 和 SH2 结构域，其序列高度保守，和 STAT 转录调节相关；SH2 结构域能促使 STAT 与磷酸化受体结合，从而介导活化 STAT 二聚体的形成；C 端转录激活（transactivation）区能与其他转录激活性因子相互作用，共同促进靶基因的转录。另外，该区域酪氨酸和丝氨酸的磷酸化可调节 STAT 的活性（图 7-2-4）。

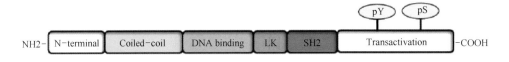

图 7-2-4　STATs 结构

（引自 Biochim Biophys Acta，2013）

（二）JAK-STAT 的信号传递过程

迄今为止，已发现 JAK-STAT 的信号通路涉及 40 余种细胞因子，包括 GM-CSF、GH、EGF、PDGF 以及 IFN 等。JAK-STAT 信号传递的基本过程可概括为：① 细胞因子与其相应受体相遇并结合。② 受体和细胞内的 JAKs 发生聚集，邻近的 JAKs 通过相互磷酸化使之活化。③ JAKs 通过 JH1 结构域催化 STATs 上相应部位的酪氨酸残基磷酸化，同时 STATs 的 SH2 功能区与受体中磷酸化的酪氨酸残基作用而使 STATs 活化。④ STATs 以同源或异源二聚化、多聚化的方式进入细胞核内，并与 DNA 靶序列特异性地结合在一起，进一步调控有关基因的表达，完成信号转导全过程（图 7-2-5）。

（三）在急性胰腺炎中 JAK-STAT 信号通路的作用机制

重症急性胰腺炎（SAP）的初期，由于胰腺腺泡细胞在炎症中遭到破坏，胰酶被释放，因此导致了细胞因子之类的炎症介质释放，激活了单核巨噬细胞、胰腺星状细胞、内皮细胞、胰腺腺泡细胞、成纤维细胞及导管上皮细胞，产生并释放 IL-6、MCP-1、IL-8 等细胞因子和趋化因子。有关 Robinson 等研究证明 IL-4、IL-6、IL-10 等细胞因子在 TNF-α 刺激胰腺腺泡细胞后显著增加，通过胃肠激素抑制剂抑制 JAK-STAT 途径可缓解胰腺炎

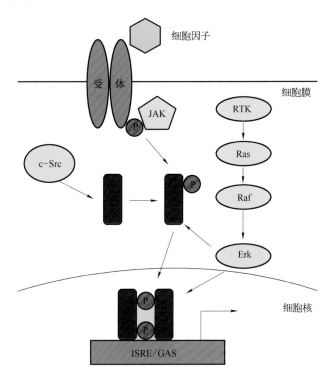

（注：ISRE/GAS：干扰素刺激反应元件/g 激活序列）

图 7-2-5　JAK-STAT 信号转导

（谷满仓等.药学进展.2014,38(8):585-590.）

的发生和发展。TNF-α 在 SAP 病发早期表达明显升高，是机体炎症反应最关键启动因子，能促使免疫细胞向炎症部位汇集并使之活化，从而释放多种炎性介质，激活凝血系统导致胰腺微循环障碍，诱导胰腺细胞大批坏死或凋亡。这些炎性细胞因

子激活 JAK－STAT 信号转导途径并与其他信号通路级联作用，导致了 SAP 中细胞因子瀑布样级联放大反应促使更大量的炎症介质的释放，最终导致全身炎症反应综合征（SIRS）和多器官功能衰竭（MODS）等不可控制的并发症。

Gallmeier 等发现，INF－γ 介导的 AP 能通过 JAK－2/STAT－1 信号途径在胰腺腺泡细胞内对做出反应。Sampath 等研究发现，细胞间黏附分子等免疫应答基因在 JAK－2/STAT－1 途径活化后可引起异常表达，且与 STAT－1 活化水平呈正相关，进一步加重 AP 后期炎性因子聚集。因此 JAK－STAT 通路在 AP 病发及病情转变过程中发挥了重要的调控作用。在 AP 防治过程中，抑制 JAK－STAT 通路活性可有效改善 AP，减少并发症并降低死亡率。

（四）STAT 及其与胰腺癌关系的研究进展

JAK－STAT 信号通路在细胞生长、分化、免疫功能和造血等多种生理过程中起重要作用。在正常细胞中，STAT 介导的基因调节短暂而且受到严密的调控。近年来，越来越多的研究报道发现 JAK－STAT 信号通路在多种肿瘤组织中的异常激活。STAT 在多种人类恶性肿瘤组织及细胞系中存在高表达，而在正常组织中却很少或没有 STAT 的活化。目前，在头部和颈部的鳞状细胞癌、乳腺癌、白血病/淋巴瘤、肺癌、肾细胞癌、前列腺癌、黑色素瘤、胰腺癌和卵巢癌中均可检测到 STAT 的活化，而激活 STAT 的酪氨酸激酶功能是由受体结合的 JAK 所担任的。尤其是 STAT 3。研究发现肿瘤中持续活化的 JAK－STAT 3 信号既可以通过增强肿瘤细胞运动能力，促进肿瘤血管新生及对细胞外基质进行降解，以提高肿瘤侵袭、转移能力；又可通过抑制炎症介质的释放、抑制机体免疫功能而促成肿瘤细胞的侵袭、转移，所以认为 STAT 3 可能是一种癌基因。

近年来关于 STAT 3 与胰腺癌关系的研究较多，Pham 等发现胰腺癌细胞中存在 STAT 3 的过表达；Toyonaga 等研究发现在人胰腺癌细胞系（Pancl,Kr, 4,AsPC－1,BxPC－3）中 STAT 3 组成型激活；高臻等研究发现 STAT 3 的激活在胰腺癌细胞增殖中起重要作用。Scholz 等研究发现 STAT 3 的异常活化与胰腺癌细胞系的恶性表型有关，活化的 STAT 3 可以促进肿瘤的形成，而阻断 STAT 3 的异常激活可以抑制肿瘤细胞的增殖。Hutzen 等在胰腺癌细胞中抑制 STAT 3 信号转导通路后，证实 STAT 3 信号通路可能对调控胰腺癌细胞的生长周期和抑制其凋亡起重要作用。这些研究均提示，STAT 3 的活化与胰腺癌密切相关，而以 STAT 3 作为靶点可能为胰腺癌的治疗提供一种新的治疗策略。

AG490 是 Janus 激酶特异性抑制剂，通过阻断 JAK 的激活，进而抑制 STAT3 的活化。有研究发现，加入 AG490 培养胰腺癌 SW1990 细胞后，P－STAT3 的表达明显下降，细胞周期调节因子 cyclinD1 的表达也随之下降，提示 STAT3 的持续活化可上调 cyclinD1 的表达，促进胰腺癌细胞的增殖，而阻断 STAT3 的活化可下调 cyclinD1 的表达，抑制胰腺癌 SW1990 细胞的增殖。P－STAT 3 表达明显下降的同时，细胞早期凋亡百分比以及晚期凋亡、死亡百分比均明显升高，而抗凋亡基因 Bcl－xL 表达显著下调，提示 AG490 可阻断 STAT 3 的活化，下调 Bcl－xL 的表达，诱导胰腺癌细胞的凋亡。类似研究发现，阻断 STAT 3 信号转导通路，细胞周期调节蛋白 cyclinA、cyclinB1 表达水平明显下降，提示 STAT 3 在胰腺癌的发生和发展过程中起到重要作用。很多胰腺癌患者对联合化疗效果较差的原因主要是胰腺癌细胞存在内源性的化疗药物耐药性。在肿瘤细胞中 STAT3 被认为是通过抑制凋亡来产生化疗药物耐药性的。有研究结果显示，STAT 3 基因沉默的胰腺癌细胞株，不管是对吉西他滨敏感株还是对耐药菌株，其增殖并未受到影响，但其对吉西他滨的敏感性均有不同程度的增加，提示阻滞 STAT 3 信号途径可能会逆转内源性的药物耐药性，化疗药物吉西他滨的抗肿瘤作用得以加强。

总之 JAK－STAT 信号通路在胰腺癌细胞增殖和凋亡中起重要作用，其参与的信号转导途径异常在其他肿瘤的侵袭、转移中也起重要作用。因此对 JAK－STAT 信号通路的研究将来有可能成为癌症治疗的新靶点。

（徐　岷　龚爱华　张尤历　孔祥毓
王玉琼　高　军　张　玉　邵建国）

第三节 胰腺肿瘤干细胞研究

一、肿瘤干细胞学说

1999 年，*Science* 将人类胚胎干细胞研究成果评为当年世界十大科技进展之首。2000 年，*Time*（时代周刊）将其列为 20 世纪末世界十大科技成就之首，并认为胚胎干细胞和人类基因组将同时成为新世纪最具发展和应用前景的领域。干细胞是一类具有自我更新和高度分化潜能的细胞，它既能无限地增殖分裂，又可在较长时间内处于静止状态。在胚胎早期发育过程中，胚胎干细胞通过对称分裂产生 2 个子细胞，每一子细胞都保留有全能干细胞（totipotent stem cell）的特性。此时胚胎干细胞成对数扩增，在胚层形成后，才开始定向（determination）分化过程。随后胚胎干细胞开始非对称分裂的过程，产生的一个子细胞保留有自我更新的能力，而另一子细胞则开始分化，这种细胞在骨髓中被称为祖细胞（progenitor cells），在皮肤或其他组织中被称为瞬时扩增细胞（transit amplifying cell）。在一些增殖旺盛的组织中，干细胞通常是静止的，组织更新主要由这些瞬时扩增细胞定向分化为终末成熟的组织细胞而完成。这个非对称分裂过程受到严格的调控机制控制，一旦这些调控机制发生异常将有可能产生异常病变。分化细胞的数目受分化前干细胞的数目和分裂次数控制。可以说，干细胞是一类具有多分化潜能、自我更新、增殖速度较缓慢的细胞。在特定的条件下，它可以分化成不同的功能细胞，形成多种组织和器官。

干细胞按分化潜能的大小，可分为 3 种类型。① 全能性干细胞：它具有形成完整个体的分化潜能，如胚胎干细胞（embryonic stem cell，ES 细胞），具有与早期胚胎细胞相似的形态征和很强的分化能力，可以无限增殖并分化成全身 200 多种细胞类型，进一步形成机体的所有组织、器官。② 多能性干细胞（pluripotency stem cell）：这类干细胞具有分化出多种细胞组织的潜能，但却失去了发育成完整个体的能力，发育潜能受到一定的限制，骨髓多能造血干细胞即是典型的例子，它可分化出至少 12 种血细胞，但不能分化出造血系统以外的其他细胞。③ 单能干细胞（也称专能、偏能干细胞）：这类干细胞只能向一种类型或密切相关的两种类型的细胞分化，如上皮组织基底层的干细胞、肌肉中的成肌细胞或叫卫星细胞。按照生存阶段划分，干细胞分为胚胎干细胞和成体干细胞（adult stem cell）。胚胎的分化形成和成年组织的再生是干细胞进一步分化的结果。ES 细胞是从早期胚胎的内细胞团（inner cell mass）分离出来的一种高度未分化的细胞系，具有与早期胚胎细胞相似的形态特征和很强的分化能力，高水平表达端粒酶。胚胎干细胞是全能的，具有分化成几乎全部组织和器官的能力，它可以无限增殖并分化成为全身 200 多种细胞类型，进一步形成机体的所有组织、器官。

早在 1981 年，Martin Evans 已从小鼠中分离出胚胎干细胞并在体外进行培养。而人的胚胎干细胞的体外培养直到最近才获得成功。目前人类胚胎干细胞已可成功地在体外培养。而成年组织或器官内的干细胞一般认为具有组织特异性，充当分化细胞预备队的角色，只能分化成特定的细胞或组织。成年动物的许多组织、器官，如表皮和造血系统，具有修复和再生的能力，成体干细胞在其中起着关键的作用。在特定条件下，成体干细胞或者产生新的干细胞，或者按一定的程序分化，形成新的功能细胞，从而使组织和器官保持生长和衰退的动态平衡。过去认为成体干细胞主要包括上皮干细胞和造血干细胞。最近研究表明，以往认为不能再生的神经组织仍然包含神经干细胞，说明成体干细胞普遍存在。成体干细胞经常位于特定的微环境中，微环境中的间质细胞能够产生一系列生长因子或配体,与干细胞相互作用,控制干细胞的更新和分化。与胚胎干细胞相比,成体干细胞具有许多优势:① 成体干细胞可从患者自身获得,而不存在组织相容性的问题,治疗时可避免长期应用免疫抑制剂对患者的伤害。此外,少量的骨髓移植治疗有助于形成部分造血嵌合,可使异体成体干细胞的治疗成为可能。② 成体干细胞用于治疗前不必进行细胞诱导分化,不会引发畸胎瘤。③ 成体干细胞也具有类胚胎干细胞的高度分化能力,成体干细胞移植是治疗血液系统疾病、先天性遗传疾病以及多发性和转移性恶性肿瘤的最有效方法。

肿瘤学传统观点认为,肿瘤中每个肿瘤细胞都具有无限增殖和形成克隆瘤灶的能力,因此,临床上主要采取手术、放疗和化疗等措施对整个实体肿瘤病灶进行杀伤,然而,这些治疗方法并不能有效地杀死肿瘤病灶,尤其是对转移病灶治疗效果更是有限,并且很多患者在结束治疗后会出现肿瘤复发现象,复发后的肿瘤对于化疗或放疗具有极强的耐受性,传统观点无法合理解释肿瘤的发生、转移和复发现象。新近提出的"肿瘤干细胞(tumor stem cell)学说"认为肿瘤组织中存在的一小群有干细胞特征的细胞,称其为肿瘤干细胞;其单个细胞即可发展为肿瘤,具有干细胞的自我更新和多向分化能力,而其他绝大部分肿瘤细胞只具有相对的增殖能力;肿瘤干细胞是肿瘤形成的起始细胞,维持着肿瘤的生长,同时还可能是肿瘤转移、复发的根源。

肿瘤干细胞学说的提出源于一系列肿瘤细胞体外培养试验以及肿瘤细胞与正常干细胞相似性的比较。早在 20 世纪 50 年代,研究人员把系列稀释的小鼠白血病细胞移植到同系的小鼠体内,发现移植的癌细胞仅有 1%～4% 能够形成脾内克隆。有学者把从小鼠腹水中分离的骨髓瘤细胞于体外软琼脂上培养,仅有 1/10 000～1/100 肿瘤细胞能够形成克隆。同样的现象在实体瘤中也能观察到,人肺癌、卵巢癌、神经母细胞瘤体外培养也仅 1/5 000～1/1 000 能够形成克隆。这些现象都揭示肿瘤细胞是有异质性的。目前有两种理论解释了肿瘤细胞的异质性。传统的解释为:肿瘤组织

中的每一个瘤细胞均具有无限增殖并形成新的瘤灶的能力,但具体哪个瘤细胞能够形成新的瘤灶是随机的。近年来肿瘤干细胞学说对此提出了不同的解释:肿瘤细胞之间存在固有的差异,在肿瘤组织中存在一小群具备自我更新和不定分化潜能的细胞,是肿瘤形成的起始细胞并维持肿瘤的生长,而其他绝大部分肿瘤细胞只具备有限的增殖能力。2001 年,Reya 和 Morrison 等通过对造血干细胞与血液系统肿瘤研究的回顾性分析,提出完整的肿瘤干细胞学说,认为肿瘤干细胞不仅存在于血液系统肿瘤,还存在于众多实体瘤中。2003 年,Pardal 和 Clarke 等补充、丰富了肿瘤干细胞学说,提出将干细胞生物学特征应用到肿瘤研究上。肿瘤干细胞学说主要包括以下两点:① 肿瘤细胞存在异质性,其中一小群具有自我更新、无限增殖能力和不定分化潜能的肿瘤细胞,是肿瘤形成的起始细胞并维持肿瘤的生长。② 肿瘤干细胞对放疗以及化疗药物不敏感,可能是肿瘤转移、复发的根源。

二、肿瘤干细胞的分离

肿瘤干细胞在肿瘤组织或细胞系中比例较少,仅为 0.01%～2%,从而导致其分离较为困难。目前常用如下几种分离方法。

1. 侧群细胞分选法　肿瘤干细胞具有对核染料 Hoechest 33342 拒染的特性,研究人员针对这一特性而建立了侧群细胞(side population,SP)分选法,经研究证实,该方法分离的侧群细胞具有肿瘤干细胞样特性。

Hoechest 33342 是一种核酸染料,在紫外光激发下可发出蓝色荧光(波长 450 nm)和红色荧光(波长 650 nm),肿瘤干细胞可将染料排出,因而不发出荧光,故可将其分选出来。大多数肿瘤细胞系中存在侧群细胞,如在 C6 神经胶质瘤、MCF - 7 乳腺癌、SW1990 胰腺癌和 Hela 肿瘤细胞系中成功分离出侧群细胞,且这类细胞具有与肿瘤干细胞相同的表面标志物,以及多向分化和少量细胞成瘤的特性,从而证实侧群细胞是适用于肿瘤干细胞分离

的一种方法。进一步研究发现干细胞标志物ABCG2高表达的细胞可高效外排 Hoechest 33342,从而采用流式细胞仪分选出 Hoechest 33342 拒染的侧群细胞,该方法对于表面标志物尚未明确的肿瘤干细胞分离具有非常重要的意义。

2. 无血清培养基分选法 在合成培养基的基础上,引入特定的生长因子和细胞添加剂,使绝大多数肿瘤细胞由于缺乏生长所必需的血清成分而停止生长,经长时间培养后最终死亡,而肿瘤干细胞则可在含特定生长因子和添加剂的无血清培养基中呈球状悬浮生长,经数代的培养扩增形成富含肿瘤干细胞的球囊。已证实应用该方法可从HCT-116 细胞系中培养出结肠癌干细胞球囊,从脑胶质瘤和成髓细胞瘤等脑肿瘤细胞中分离培养出脑肿瘤干细胞球囊。笔者课题组采用该方法从胰腺癌 Panc1 细胞系中成功培养出胰腺癌干细胞球囊。

3. 免疫磁珠分选法 又称磁性活化细胞分离法(magnetic activated cell sorting,MACS),是基于肿瘤干细胞表面结合特异性抗原能与连接有磁珠的特异性单克隆抗体相结合,之后在外部磁场作用下,连接有单抗磁珠的肿瘤干细胞停留在磁场中,而无特异性表面抗原的肿瘤细胞则不能与免疫磁珠结合,因而不能在磁场中停留,从而得以分离出肿瘤干细胞。

MACS 是目前比较常用的分离肿瘤干细胞的技术,对设备要求相对较低,所获得的细胞纯度较高(一般可达 90% 以上),尤为重要的是该方法对细胞损伤小,不影响细胞活性和功能。

4. 荧光活化细胞分选法(fluorescence-activated cell sorting,FACS) 又称流式细胞分选法。其通过将待分选的肿瘤细胞和肿瘤干细胞用同一种或多种荧光素标记的特异性抗体标记,根据肿瘤细胞与肿瘤干细胞结合荧光素标记抗体能力的差异通过流式细胞仪将肿瘤干细胞分选出来。

首次从人类急性粒细胞白血病中分离出白血病干细胞的 Bonnet 等即是采用 FACS 方法,目前,FACS 技术是应用最为广泛的肿瘤干细胞分离方法,具有特异性和敏感性均非常高的优点,但由于成本、设备和技术要求较高,且对细胞易损伤,因此,该方法仍有待进一步改进。

上述分离方法见图 7-3-1。

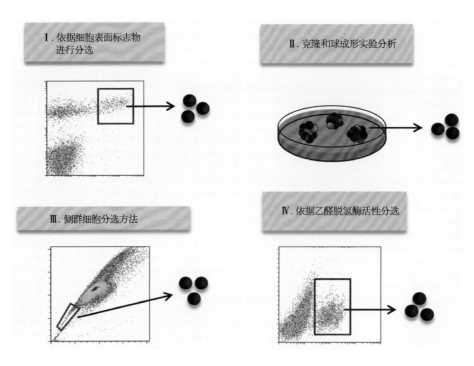

图 7-3-1 几种分离肿瘤干细胞的图示
(Sujihara E. Int J Cancer,2013,132:1249)

5. 单细胞分离法　目前,单细胞分离方法有 4 种。① 手工机械分离法:在倒置显微镜下直接分离细胞,但易损伤细胞。② 荧光流式细胞技术分离法:采用 FACS 能够有效获得单个细胞。③ 激光显微切割技术:能够从组织中分离单个细胞,但不适用于细胞培养和扩增,且需要操作者极其熟练的切割技术。④ 显微操控仪:采用显微操控技术从单细胞悬液中吸取单个细胞,需要专业设备。国内丁彦青课题组采用改良的口控毛细管单细胞分离装置,将单个 SW480 细胞在无血清的培养环境中形成球囊,显示克隆形成率达 1.04%,并且球囊中 CD133 表达高而 CK7 表达低,进一步验证为结直肠癌干细胞。初步显示其简便、快捷、易推广的优势。

三、 肿瘤干细胞的鉴定

肿瘤干细胞与普通肿瘤细胞之间虽有区别,但也有很多相似之处,因此,需要对分离的肿瘤干细胞进一步加以鉴定方能确定。

1. 肿瘤干细胞特异性表面标志物　目前,肿瘤干细胞最为广泛且可靠的鉴定方法就是利用肿瘤干细胞特异性表面标志物。将分离出的肿瘤干细胞通过免疫组织化学法、流式细胞检测技术等方法检测阳性或阴性细胞表面标志物表达情况,进而鉴定是否是肿瘤干细胞。因此,科学地探寻肿瘤干细胞表面标志物对于肿瘤干细胞的分离和鉴定十分重要,确定肿瘤干细胞表面标志物的一般原则为结合谱系标志、正常干细胞的特异标志和正常组织特异性标志等综合评价。表 7-3-1 为几种已鉴定出的肿瘤干细胞特异性表面标志物。

表 7-3-1　肿瘤干细胞特异性表面标志物

名　称	肿瘤干细胞特异性表面标志物
胰腺癌	$CD133^+$,$ALDH1^+$,$CD24^+/CD44^+/ESA^+$ $CD44^+/c\text{-}Met^{High}$,Low 26S proteasome activity
乳腺癌	$Lineage^-/CD24^{-/low}/CD44^+$,$ALDH1^+$
肺腺癌	$CD133^+$
肝癌	$CD90^+$,$CD133^+$
肾癌	$CD105^+$

续　表

名　称	肿瘤干细胞特异性表面标志物
卵巢癌	$CD44^+/CD117^+$,$CD44^+/MYD88^+$,$CD133^+$
神经胶质瘤	$CD133^+$
黑色素瘤	$ABCB5^+$
子宫内膜癌	$CD133^+$
急性粒细胞白血病	$CD34^+/CD38^-$

2. 异种移植成瘤性试验　将分离出的肿瘤干细胞,制备成细胞悬液后接种到异种动物体内,如将人的肿瘤干细胞接种于 NOD/SCID 小鼠体内,观察其能否形成肿瘤病灶,且异种动物体内形成的肿瘤病灶在组织学结构上与原发肿瘤病灶类似,则可鉴定为肿瘤干细胞。一般来说,肿瘤干细胞形成肿瘤病灶所需的细胞密度比普通肿瘤细胞要小,如普通的肿瘤细胞接种密度必须达到每升 $1\times10^9\sim1\times10^{10}$ 才能形成肿瘤,而肿瘤干细胞根据其纯度接种密度达到每升 $1\times10^2\sim1\times10^4$ 即可形成肿瘤。从形成的肿瘤病灶中提取肿瘤干细胞,再次种植到免疫缺陷动物体内后,仍可形成肿瘤病灶,这种连续的异种动物致瘤能力说明这类细胞具有稳定的自我更新能力和致瘤能力,从而可进一步鉴定为肿瘤干细胞。这些现象也证明了肿瘤干细胞在肿瘤发生和发展过程中发挥的重要作用。肿瘤干细胞在异种动物体内的连续成瘤试验是鉴定肿瘤干细胞最为可靠的方法。

四、 胰腺癌干细胞的研究进展

胰腺癌是预后最差的肿瘤之一,是一种恶性程度极高的消化道肿瘤,严重危害人类健康。胰腺干细胞也是具有干细胞特性的一种肿瘤细胞,随着对胰腺干细胞概念的提出及干细胞和肿瘤起源研究深入,人们认识到胰腺干细胞的异常分化和增殖会导致胰腺癌的发生。胰腺癌的起源及致瘤性、恶性程度、耐药性、复发和转移等均与胰腺癌干细胞基因的异常表达密切相关,因此,针对胰腺癌干细胞的研究对于胰腺癌的诊断和治疗具有重要意义。

2007 年,有学者提出表面标志为 $CD24^+CD44^+$ ESA^+ 的这群胰腺癌细胞就是胰腺癌干细胞。他们在胰腺癌的研究中发现:胰腺癌细胞中有一表面标志为 $CD24^+CD44^+ESA^+$ 的细胞亚群,这群细胞仅占癌细胞总数的 $0.2\%\sim0.8\%$,但其致瘤能力却比其他的癌细胞强 100 倍,在裸鼠胰尾原位注射 100 个 $CD24^+CD44^+ESA^+$ 细胞即可形成胰腺癌,并具有干细胞特性,如自我更新能力、Shh 信号通路的上调。自此,针对胰腺癌干细胞的研究日益受到关注。

1. **胰腺癌干细胞的分离** 1997 年,Bonnet 等在人类急性髓系白血病(AML)中首次发现了白血病干细胞。他们分离得到了一种 $CD34^+CD38^-$ 表型的 AML 细胞,这些细胞所占的比例很小(约占 0.2%),但将这类细胞移植到非肥胖糖尿病/重症联合免疫缺陷(NOD/SCID)小鼠体内,可以产生类似人类的急性粒细胞白血病,并且能在小鼠体内连续传代。2003 年 Al-Hajj 等利用流式细胞分选技术,在乳腺癌单细胞悬液中分选出表面分子标志不同的细胞亚群。进一步试验表明,表型为 $CD44^+$ $ESA^+CD24^{-/low}$ 的细胞具有干细胞样的生长特性,能够无限增殖,并分化产生多种类型的细胞。这类细胞虽然只占乳腺癌细胞总数的 2%,但只需 100 个即可在 NOD/SCID 小鼠中形成肿瘤,他们将这群致瘤性细胞命名为乳腺癌干细胞,首次为实体肿瘤中干细胞的存在提供了依据。

与乳腺癌相似,胰腺癌细胞表面分子 CD44、CD24 和 ESA 的表达也存在异质性。研究发现,从患者原发性肿瘤中分离出的胰腺癌细胞,通过 3 种表面标志分子 CD44、CD24 及 ESA 进行分选后,接种至 NOD/SCID 小鼠中观察其成瘤性。结果显示,未经过流式分选的细胞在 $10^2\sim10^4$ 个细胞范围内,接种后连续观察 16 周均无明显的肿瘤形成。但是,经过 CD44、CD24 和 ESA 分选后的细胞致瘤性明显增强,其中 $CD44^+CD24^+ESA^+$ 的胰腺癌细胞虽然所占的比例很少(占 $0.2\%\sim0.8\%$),但是致瘤性最强,只需 100 个即可在 NOD/SCID 小鼠中形成肿瘤,并且在小鼠体内连续传代的肿瘤

中,这群细胞的比例不发生改变。不仅如此,$CD44^+CD24^+ESA^+$ 胰腺癌细胞作为胰腺癌干细胞的这一特征在组织学中也得到证实。$CD44^+$ $CD24^+ESA^+$ 胰腺癌细胞形成的移植瘤与患者的原发性肿瘤相比,不仅病理表现十分类似,而且胰腺癌分子标志物 S100P 和分层蛋白(stratifin)的表达类型也非常相近。这些均说明 $CD44^+CD24^+$ ESA^+ 胰腺癌细胞具有自我更新和多向分化等干细胞特征。此外,在原发性胰腺癌和胰腺癌细胞株中,另一种常见的实体瘤肿瘤干细胞标志物 $CD133^+$ 细胞较其他细胞具有更强的增殖能力和启动肿瘤发生的能力。$CD133^+$ 细胞虽然只占胰腺癌细胞的 $1\%\sim3\%$,但是只需接种 500 个细胞即可在 NOD/SCID 小鼠中形成肿瘤,并且形成的移植瘤具有原发性胰腺癌的组织学表型。有趣的是,他们还发现 $CD44^+CD24^+ESA^+$ 细胞和 $CD133^+$ 细胞之间大约有 14% 的细胞重叠在一起。采用流式细胞仪对 5 种胰腺癌细胞株中 ABCG2 和 CD133 的表达进行检测,发现 ABCG2 在 5 个细胞株中表达均增强,而 CD133 在 2 个细胞株中表达增强并且其 mRNA 水平亦升高,提示 $ABCG2^+$ 和(或)$CD133^+$ 细胞可能是胰腺癌干细胞中的一个亚群。

2. **胰腺肿瘤干细胞生长调控机制** 具有干细胞潜能的细胞,正常情况下其增殖和分化是平衡的,以维持组织细胞数量及功能的稳定,但是当组织受损或在其他应激条件下,干细胞可发生增殖,并分化为成熟的组织细胞,完成特定的功能。肿瘤干细胞与正常干细胞一样具有多向分化潜能和自我更新能力以及具有相同的信号转导通路。一些与细胞生长分化有关的信号转导途径,对调节干细胞自我更新、自我调控起着重要的作用,并且在肿瘤干细胞中被异常激活,如 Notch、PTEN、Shh 及 BMI1 信号通路。许多研究表明,Shh 途径的激活、Shh 蛋白水平过高与人类的多种癌症有关,并且在人胰腺癌中也存在 Shh 通路的异常激活。与正常胰腺上皮细胞中 Shh 的 mRNA 表达水平相比,$CD44^-CD24^-ESA^-$ 非致瘤性胰腺癌细胞中 Shh 的 mRNA 表达增高 4 倍,但是 $CD44^+CD24^+ESA^+$

胰腺癌干细胞中 Shh 的 mRNA 却增高了 46 倍。研究表明,利用转基因技术在正常胰腺中过度表达 Shh 后,正常胰腺会逐渐发展成胰腺癌前病变即 PanIN,并且出现胰腺癌中常见的基因突变类型,如 K‐ras 基因突变,以及 Her‐2/neu 的表达增加。采用环巴明(cyclopamine)抑制 Shh 通路后,体内体外均可明显抑制胰腺癌细胞的增殖,这些都说明 Shh 信号转导途径在胰腺癌的早期发生中起着重要的作用。参与正常干细胞调控的基因 BMI1 在肿瘤干细胞的维持及自我更新中也同样发挥着重要作用,如在乳腺、脑和结肠等肿瘤干细胞中 BMI1 基因的表达明显上调。应用生物芯片从远处转移的前列腺癌细胞中筛选出 11 个与促进 BMI1 表达信号途径相关的基因,这些基因在远处转移的前列腺癌细胞中的表达情况与干细胞相似,能准确预测患者是否会出现肿瘤早期复发及远处转移。与 CD44⁻ CD24⁻ ESA⁻ 的胰腺癌细胞相比,CD44⁺ CD24⁺ ESA⁺ 胰腺癌干细胞中 BMI1 基因的表达明显增高,表明 BMI1 基因对胰腺癌干细胞的自我更新起着重要的作用。

3. **胰腺癌干细胞微环境**　干细胞位于专门的干细胞微环境——干细胞龛(stem cell niche),干细胞龛由细胞、细胞外基质和可溶性成分如生长因子、细胞因子、蛋白酶和激素等组成,严格指导和控制干细胞的正常活动。肿瘤干细胞龛中的间质成分与上皮细胞之间的相互作用对肿瘤的发生、发展及转移有着重要的作用,而胰腺癌的显著特点是结缔组织过度增生。尽管各种肿瘤干细胞通过其内在的防御机制能够耐受放射治疗及化学治疗的作用,但是在胰腺癌中,结缔组织的过度增生可能是胰腺癌产生顽固性耐药的原因之一。最近的研究表明,将具有胰腺成纤维细胞的培养液加入至胰腺癌细胞中,不仅能明显促进胰腺癌细胞的增殖并且增强其侵袭、迁移及克隆形成能力,而且能够显著抑制胰腺癌细胞对放射治疗及化学治疗的应答性。Jin 等尝试通过干预肿瘤干细胞的干细胞龛以改变微环境,破坏肿瘤干细胞的自我更新能力,抑制其增殖,取得了较好的疗效。另一方面,胰腺癌中氧含量极低,不利于细胞的生长,但是肿瘤干细胞则

可能聚集在这些缺氧区,以维持干细胞的稳定及阻止其分化。缺氧能够诱导某些趋化因子的表达,如缺氧诱导因子 1(HIF‐1),而 HIF‐1 能够上调血管内皮生长因子(VEGF)的表达并且促进肿瘤血管的生成。此外,HIF‐1 通过诱导细胞代谢途径,包括激活 p53 信号转导途径和诱导肿瘤细胞的增生,来影响肿瘤对放射治疗的反应性。胰腺癌中 HIF‐1 和 VEGF 的表达明显增加,并且 HIF‐1 和 VEGF 的表达与胰腺癌的分期、淋巴结转移及预后有关。胰腺癌干细胞和肿瘤微环境之间的相互作用提示我们,研究胰腺癌治疗新策略时应同时注重针对肿瘤干细胞和肿瘤微环境,并且在前期试验中应当采用原位胰腺癌模型,以更好地模拟胰腺癌的异质性并观察肿瘤微环境对肿瘤发生发展的影响。

4. **胰腺癌干细胞的特征**

(1) 自我更新:肿瘤干细胞在增殖过程中有 2 种分裂方式,一种是对称分裂,分裂形成 2 个相同的干细胞,另一种是不对称分裂,一个肿瘤干细胞分裂成一个与亲代细胞完全相同的未分化的干细胞和一个已分化的子代肿瘤细胞。肿瘤干细胞借不对称分裂来维持肿瘤干细胞数目的稳定并产生肿瘤。Li 采用 RT‐PCR 检测发现相对于正常的胰腺上皮细胞,未分选的胰腺癌细胞 Shh 分子的表达高 4.1 倍。CD44⁻ CD24⁻ ESA⁻ 细胞高 4.0 倍,CD44⁺ CD24⁺ ESA⁺ 细胞的表达则高 46.3 倍。

(2) 分化潜能:肿瘤干细胞在体内和体外培养时,其产生的后代细胞具有分化成熟细胞的表型或具有分化成熟细胞的标志。多个学者的试验均表明,包括胰腺癌干细胞在内的肿瘤干细胞具有分化的能力。

(3) 致瘤能力:对于一个肿瘤干细胞而言,自我更新和分化能力应该是其最基础的部分。而致瘤能力的强弱对肿瘤干细胞而言分外重要。同时,这也是区分肿瘤干细胞和正常细胞的一个有效的方法。体内成瘤试验是目前检测所分选的细胞是否为干细胞的主要方法之一,通过将分选的细胞和对照细胞分别接种于相同的免疫缺陷动物如裸鼠体内,根据最终致瘤的大小、时间、数目来鉴定它的

致瘤能力。有学者以连续成瘤试验检测 CD133$^+$ 干细胞的长期致瘤能力,结果显示体内连续传代 CD133$^+$ 干细胞不但没有丧失强致瘤能力,反而增强了侵袭性。

(4) 耐药性:肿瘤干细胞具有极强的耐药性,这也是导致肿瘤化疗失败、肿瘤反复发生的主要原因。目前研究发现肿瘤干细胞的耐药性可能与以下几个因素有关:① 肿瘤干细胞通常情况下处于相对静止的状态,而目前大多数抗瘤药物只是针对分裂期的细胞,因此对它的治疗效果不大。② 肿瘤干细胞膜上多数表达三磷酸腺苷结合盒转运蛋白(ATP-binding cassette transporter),这类药泵蛋白能将肿瘤干细胞内的药物转运出细胞外,从而提高了其抗药性。③ 对于肿瘤的某些用药不足的区域,化疗反而能诱导肿瘤干细胞的产生。

(5) 转移与侵袭:转移与侵袭也是恶性肿瘤的生物学特征之一,侵袭是指肿瘤干细胞离开其原瘤灶组织而侵犯了邻近组织,并在该处继续繁殖生长的过程。转移是一个复杂的多级的过程,包括肿瘤细胞从原发瘤脱落入血,经血管内皮细胞迁移和组织浸润,最后肿瘤细胞通过自我更新、增殖分化和诱导血管生成新的远隔转移灶的过程。研究发现在胰腺癌中具有 2 种细胞,一种是具有 CD133$^+$ 的细胞,它的功能主要是维持原发瘤的生长及迁移;另一种是 CXCR4 细胞,它同 CD133$^+$ 一样具有使肿瘤形成转移的能力。在利用小鼠进行试验时也发现,CXCR4 信号通路的失活能抑制肿瘤的转移。CXCR4 的发现和研究从另一个视角开拓了对于胰腺癌早期治疗的思路。

胰腺癌干细胞的研究是目前胰腺癌研究的热点和方向,主要集中在分离鉴定胰腺癌干细胞和其在侵袭转移、耐药和信号通路等方面的研究。研究者已在胰腺癌中证实胰腺癌干细胞的存在,并进行了分离鉴定工作,但仍存在争议。后续研究发现胰腺癌干细胞与胰腺癌的转移及耐药有关,存在信号通路表现异常,但目前的研究仍是冰山的一角,有太多的问题需要研究解决:① 胰腺癌干细胞的特异性分子标志物;② 胰腺癌干细胞是否存在何种关键信号通路异常;③ 胰腺癌干细胞在胰腺癌发生、发展以及耐药中的作用机制;④ 针对胰腺癌干细胞靶向治疗的药物的筛选。虽然传统的放、化疗方法对胰腺癌的治疗起到一定的作用,但其对肿瘤干细胞的杀伤作用却并不明显,未来胰腺癌的治疗方向之一应该从杀灭肿瘤干细胞的角度入手。随着胰腺癌干细胞研究的深入,可能会找到根本改变胰腺癌治疗方式的措施。总之,胰腺癌干细胞的研究尚处于起步阶段,这些细胞数量少,细胞表面标志及信号转导通路与正常成体干细胞有较多的共性,缺乏特异标志进行区分,并且这些细胞长期自我更新的机制及生长调控的机制也均有待进一步研究。

(黄凤婷　张世能　刘建强)

第四节　胰腺肿瘤微环境与免疫

一、细胞因子、生长因子和血管生成因子

(一)细胞因子

细胞因子又称为细胞素(cytokine,CK),是一类在体液中以极低浓度发挥着生物学作用的物质,是由机体活化的免疫细胞及某些非免疫细胞产生、分泌的,调节细胞生长及分化,并与造血、炎症反应、免疫应答、创伤愈合等生理过程密切相关的高活性多功能小分子蛋白的统称。细胞因子根据产生的细胞类型可分类为:淋巴细胞产生的淋巴因子、单核巨噬细胞产生的单核因子以及非淋巴细胞、非单核巨噬细胞产生的细胞因子。目前已知白细胞介素(interleukin, IL)、干扰素(interferon,

IFN)、集落刺激因子(colony stimulating factor，CSF)、肿瘤坏死因子(tumornecrosis factor，TNF)、转化生长因子(transforming growth foctor - β，TGF - β)等均是免疫细胞产生的细胞因子，它们在免疫系统中起着非常重要的调控作用，在异常情况下也会导致病理反应。细胞因子大多是通过自分泌方式和旁分泌方式短暂性地产生并在局部发挥作用。细胞因子的作用并不是孤立存在的，它们之间通过合成分泌的相互调节、受体表达的相互调控、生物学效应的相互影响而组成细胞因子网络，可以取得协同效应，甚至取得两种细胞因子单用时所不具有的新的独特的效应。病理状态下，细胞因子会出现异常性表达，表现为细胞因子及其受体的缺陷、细胞因子表达过高，以及可溶性细胞因子受体的水平增加等。

细胞因子具有抗肿瘤作用，主要机制为：① 细胞因子对肿瘤细胞直接进行杀伤而不影响正常细胞；② 细胞因子作用于肿瘤的血管和营养供应系统；③ 细胞因子对宿主的肿瘤免疫反应有激发作用。细胞因子的参与在胰腺癌的免疫应答中起重要作用，可通过在体外把细胞因子基因导入受体细胞后再回输机体抑制肿瘤生长，或者将细胞因子基因直接导入体内，产生细胞因子，在肿瘤微环境发挥抗肿瘤作用。细胞因子可通过提高肿瘤免疫原性或者直接刺激免疫效应细胞达到抗肿瘤作用。TNF - α 可以促进 EGFR 表达，增强胰腺癌抗体依赖的细胞介导的细胞毒性作用(antibody-dependent cell-mediated cytotoxicity，ADCC)，在胰腺癌肿瘤内注射重组 TNF 可抑制肿瘤的生长；INF - α 能活化和增强自然杀伤细胞(NK 细胞)的杀伤活力，联合 5 - FU 治疗能有效地提高胰腺癌患者胰十二指肠切除术后的生存率。IL - 2 基因修复的胰腺癌细胞瘤苗可产生特异性免疫反应，将 IL - 2、IL - 4、IL - 12、IL - 15 和 IL - 18 转染胰腺癌细胞再对裸鼠种植，可明显抑制肿瘤的生长；联合 IL - 2 和 γ 干扰素基因可诱导更强的免疫反应来抗肿瘤。用突变 Ras 肽和粒-巨噬细胞集落刺激因子(GM - CSF)联合免疫接种胰腺癌患者，58% 患者产生了 Ras 肽特异性 T 细胞，且患者的生存期较对照组明显延长。

趋化因子(chemokines)是具有趋化细胞迁移至炎症、异物侵入部位的一种小分子细胞因子家族蛋白。趋化因子可通过诱导巨噬细胞和中性粒细胞浸润，激活特异性免疫应答，杀伤肿瘤细胞，达到抑制胰腺癌生长的作用。胰腺癌组织及细胞中具有 CC 类趋化因子 MCP/CCL - 2 的高表达，CCL - 2 诱导的单核细胞浸润可抑制胰腺癌细胞增殖，促进胰腺癌细胞凋亡，血清中 CCL - 2 高水平的胰腺癌患者存活率更高。CXCL - 12/SDF - 1 能促进胰腺癌的增殖，多种胰腺癌细胞系高表达其受体 CXCR4，CXCR4 拮抗剂 AMD3100 可抑制胰腺癌细胞的增殖。CXCL - 8/IL - 8、CXCL - 1/GROα 等 ELR - CXC 类趋化因子可通过刺激内皮细胞增殖、迁移而促进血管形成。而 non - ELR - CXC 类趋化因子则作用相反，可抑制肿瘤血管形成。研究表明，胰腺癌细胞通过高表达 IL - 8 诱导新生血管形成以促进胰腺癌的生长及转移，而 IL - 8 可被肿瘤局部缺氧微环境诱导的 AP - 1 和 NF - κB 信号途径上调，阻断该途径可阻断 IL - 8 的表达，抑制胰腺癌生长。CXC 类趋化因子还可通过诱导 MMPs 等的表达增强胰腺癌细胞的侵袭能力。

(二)生长因子

肿瘤微环境与肿瘤发生和发展密切相关，而生长因子是肿瘤微环境中的一个组成重要部分，胰腺癌常见的生长因子的改变有成纤维细胞生长因子(FGF)和转化生长因子- β(TGF - β)、表皮生长因子(EGF)和血小板源生长因子(PDGF)等的高表达，这些生长因子均可促使血管内皮生长因子 VEGF 的表达上调，具有促进血管生成的作用。

1. 成纤维细胞生长因子　是第一个被发现的促微血管生成因子，目前已发现有 23 种 FGF，包括酸性成纤维细胞生长因子(aFGF/FGF1)、碱性成纤维细胞生长因子(bFGF/FGF2)及角化细胞生长因子(KGF/FGF7)等，均对细胞具有促有丝分裂、促迁移作用，同时参与细胞分化、组织修复及血管生成等。据报道，aFGF 及 bFGF 在人胰腺癌中的表达为正常组织中的 8～11 倍，bFGF 被认为与肿瘤细胞及内皮细胞的增殖有关，并与患者生存期缩短有关。胰腺癌可高表达 FGFR 和 FGF,提示其可通过自分泌或者旁分泌激活 FGF 相关信号通路导致胰腺癌发生。

2. 转化生长因子-β 是属于一组新近发现的调节细胞生长和分化的 TGF-β 超家族。人 TGF-β1、TGF-β2 和 TGF-β3 的基因分别定位于染色体 19q3、1q41 和 14q24。TGF-β 在表皮生长因子同时存在的条件下,可改变成纤维细胞贴壁生长的特性,使其失去接触抑制及获得在琼脂中生长的能力。一般在细胞分化活跃的组织常含有较高水平的 TGF-β,如成骨细胞、肾脏、骨髓和胎肝的造血细胞。几乎所有肿瘤细胞内均可检测到 TGF-βmRNA。TGF-β1 在早期肿瘤的发生过程中起肿瘤抑制作用,但随着肿瘤进展,肿瘤细胞可摆脱 TGF-β1 的抑制,并在晚期作为促进因子刺激肿瘤血管生成、癌细胞扩散、癌细胞外基质合成及抑制免疫等。TGF-β 对间充质起源的细胞起刺激作用,而对上皮或神经外胚层来源的细胞起抑制作用,其诱导成纤维细胞中 c-sis 基因表达,促进其在软琼脂中生长;而抑制上皮角朊细胞生长与抑制 C-myc 基因表达有关。

TGF-β 在胰腺癌组织中表达成倍增加,尤其是 TGF-β1。胰腺癌中高表达的 TGF-β1 可能来源于旁分泌途径,可通过激活 Rac1 和 NF-κB,促使释放 IL-6 并增加 MMP-2 的分泌等刺激新生血管形成,调节细胞外基质,促进肿瘤生长和侵袭。而胰腺癌细胞自身丧失了对 TGF-β 生长抑制效应的反应,导致无限生长。研究发现约 30% 的胰腺癌中可检测到 Smad4/DPC4 基因的纯合性缺失,另外 22% 的胰腺癌中存在失活性点突变,而 Smad4/DPC4 的出现对 TGF-β 的生长抑制效应是必要的。因此,Smad4 可能处于 TGF-β 信号途径的核心地位,其失活性突变可能是 TGF-β 信号途径中断的部分原因。

3. 表皮生长因子 EGF 和 TGF-α 是 EGFR 的两种主要配体,存在于正常的胰腺腺泡和导管细胞中。在胰腺癌细胞中 EGF、TGF-α 和 EGFR 过度表达,能刺激细胞的增殖,阻断 EGF 的信号转导可以抑制胰腺癌的生长。EGF 可通过激活 NF-κB 的活性诱导 MMP-9 的表达,促进胰腺癌细胞的侵袭,NF-κB 抑制物吡咯烷二硫代氨基甲酸盐可以抑制此过程。

4. 胰岛素样生长因子(insulin-like growth factors, IGFs) 是一类多功能细胞增殖调控因子,包括 IGF-I 和 IGF-II,在细胞的分化、增殖、个体的生长发育中具有重要的促进作用。肿瘤细胞可通过自分泌和旁分泌 IGF-I 使 IGF-IR 激活,再通过激活 PI3K,导致 AKT 磷酸化,使 Bad 凋亡蛋白 112 及 136 位的丝氨酸磷酸化,而磷酸化的 Bad 与 14-3-3 蛋白结合,阻止其与凋亡抑制因子 Bcl-xL 和 Bcl-2 结合,诱导 Bax 同源二聚体的形成,最终抑制细胞凋亡。研究表明,IGF-I 受体介导的有丝分裂信号传导在胰腺癌发病中发挥作用,抑制 IGF-IR 可使胰腺癌体积缩小、重量减轻、血管密度减少、细胞增殖减慢和凋亡增加。在胰腺癌中,IGF-I、IGF-IR 及胰岛素受体底物-I(IRS-I)都有高表达。

5. 肝细胞生长因子(hepatocyte growth factor, HGF) 由基质中的间质细胞产生,通过旁分泌方式作用于上皮细胞,是上皮细胞表面由 met 编码的酪氨酸激酶受体的间质性配体,其可影响细胞增殖、分化、移行、血管生成和浸润。HGF 和 HGF/c-met 受体在正常胰腺内表达很低,但显著表达于胰腺癌中。体外试验显示 HGF 可使人胰腺癌细胞株 HGF 受体磷酸化而引起细胞运动、生长及浸润性增强,用酪氨酸激酶抑制剂 tyrphostin 抑制 HGF 受体依赖的信号转导可以阻断 HGF 的促生长效应。

(三)血管生成

血管生成(angiogenesis)是指源于已存在的毛细血管和毛细血管后微静脉的新的毛细血管性血管的生成。肿瘤组织生长必须依靠新生血管生成来提供足够的氧气和营养物质。肿瘤血管生成是一个极其复杂的过程,包括血管内皮基质降解、血管内皮细胞的激活、增殖及移行、内皮细胞管道化分支形成血管环和形成新的基底膜等。一方面肿瘤细胞释放血管生成因子激活血管内皮细胞,促进内皮细胞的增殖和迁移,另一方面内皮细胞旁分泌某些血管生长因子刺激肿瘤细胞的生长。肿瘤细胞和内皮细胞的相互作用自始至终贯穿于肿瘤血管生成的全过程。肿瘤组织的新生血管结构及功能异常,血管基质不完善,这种微血管容易发生渗漏,因此肿瘤细胞不需经过复杂的侵袭过程而直接穿透到血管内进入血流,并在远隔部位形成转移。越来越多的研究表明,良性肿瘤血管生成稀少,血管生长缓慢;而大多数恶性肿瘤的血管生成密集且生长迅速。血管生成在肿瘤的发展转移过程中起到重要作用。

1. 促进血管生成因素　多种活性物质可调节肿瘤血管生成,这些促进新血管生成的血管生成因子主要是一大类生长因子或细胞因子类的多肽物质如成纤维细胞生长因子(FGFs)、血管生成素(angiogenin)、血小板来源的内皮细胞生长因子(PD-ECGF)、TGF、TNF 和 VEGF 等。

血管内皮生长因子是血管内皮细胞特异性的肝素结合生长因子,在血管发生和形成过程中起着中枢性的调控作用,是关键的血管形成刺激因子。VEGF 与内皮细胞上的两种受体 KDR 和 Flt-1 高亲和力结合后,直接刺激血管内皮细胞增殖,并诱导其迁移和形成官腔样结构;同时还可增加微血管通透性,促进内皮细胞表达 PA、PAI、间质胶原酶及凝血酶活性,引起血浆蛋白(主要是纤维蛋白原)外渗,并通过诱导间质产生而促进体内新生血管生成。肿瘤细胞分泌的 VEGF 多集中在肿瘤血管周围,肿瘤血管对 VEGF 的反应高于正常血管,表明 VEGF 与肿瘤血管生成关系密切。与正常胰腺和慢性胰腺炎组织相比,胰腺肿瘤管状上皮细胞 VEGF 和 VEGFR 存在过度表达,且 VEGFR 的表达与肿瘤大小、新生血管数量及局部浸润程度呈正相关。

细胞黏附分子(cell adhesion molecules, CAM)是介导细胞间或细胞与细胞外基质间相互接触和结合的分子的统称,包括免疫球蛋白超家族、整合素家族、选择素家族及钙黏蛋白家族等。血管生成过程中需要血管内皮细胞(EC)与细胞外基质间、血管内皮细胞间,以及血管内皮细胞与其他周围细胞间的相互作用,而这个过程通过黏附分

子完成。整合素在结构上起着连接 ECM 的各种组分蛋白质与胞内细胞骨架的作用,整合素家族可通过与不同配基结合,介导血管内皮细胞的迁移和黏附,有助于新生血管的成熟和稳定。胰腺癌与正常胰腺组织相比,MMPs 的表达明显增加,MMP-2 可降解基底膜糖蛋白及细胞外基质成分,启动内皮细胞的激活和迁移,促进瘤组织内新生血管生成。细胞黏附因子-1(ICAM-1)可产生免疫抑制和降低自然杀伤细胞的杀细胞毒性,有助于肿瘤细胞转移后在激发部位逃避机体免疫系统和自然杀伤细胞的杀伤,促进肿瘤转移后的血管生成。

2. 抑制血管生成因素　血管形成是促血管形成因子和抑制因子协调作用的复杂过程,正常情况下两者处于平衡状态,一旦此平衡被打破就会激活血管系统,使血管生成过度或抑制血管系统使血管退化。内皮抑制素、血管抑制素、基质金属蛋白酶抑制剂、血小板因子-4(PF-4),干扰素-α、白介素-13,白介素-4,白介素-10,纤溶酶原激活因子抑制剂等都能抑制血管形成的过程。内皮抑制素(endostatin,ENS)是一种能特异抑制血管内皮细胞增殖和迁移的蛋白,能引起血管内皮细胞的细胞生长周期阻滞和凋亡,具有抑制 VEGF 和 bFGF 等促血管生成因子的生物学作用,还可与基质金属蛋白酶原及整合素 $\alpha_v\beta_3$、$\alpha_v\beta_5$ 结合,抑制内皮细胞及巨噬细胞的迁移、黏附,具有强烈的抑制新生血管形成的能力,是目前已知最强的内源性血管形成抑制因子,在肿瘤血管形成调控中发挥重要作用。

二、肿瘤微环境

(一)概述

胰腺癌为常见的消化道恶性肿瘤,近年来其发病率呈逐年上升趋势,因起病隐匿、缺乏特异性表现、恶性程度高、解剖部位特殊、生存率较低、预后极差等特点,胰腺癌的诊断与治疗颇为棘手。胰腺癌的发生是多基因、多步骤、多阶段的分子演变过程,其综合治疗体系包括外科手术、化疗、放疗、生物分子靶向治疗、热治疗、介入治疗、中医中药治疗等手段,其中外科手术仍是当前胰腺癌的主要治疗

方法。诚然,只有强调多学科、多中心联合的综合性治疗,着重早期诊断、早期治疗的核心,才能真正提高胰腺癌的总体治疗效果。

长期以来,学者们认为肿瘤并非仅由单种肿瘤细胞组成的团块肿物,而是由肿瘤细胞、成纤维细胞、免疫细胞、炎性细胞、胶质细胞等多种细胞构建的异质混合体,同时亦包括附近区域的细胞间质、微血管以及浸润其中的众多生物分子。既往研究表明,许多表皮的恶性肿瘤如胰腺癌、前列腺癌、乳腺癌在肿瘤周围都呈现出极为明显的间质反应。早在 1889 年,Stephen Paget 基于乳腺癌的器官特异性转移中的临床观察,提出了著名的"种子与土壤"概念。美国 Anderson 肿瘤研究中心的 Ioannides 和匹茨堡大学的 Whiteside 首次正式提出"肿瘤微环境(tumor microenvironment)"的概念。肿瘤微环境是决定肿瘤细胞行为的主要影响因素,在肿瘤发生、发展及转移、复发中发挥重要作用。

肿瘤的演进与肿瘤细胞所处的内外环境密切相关,它不仅包括肿瘤所在组织的结构、功能和代谢,而且亦与肿瘤细胞自身的内在环境相关。肿瘤细胞可通过自分泌和旁分泌的方式,改变和维持自身生存与发展的条件,促进肿瘤的生长和发展。反之,全身和局部组织亦可通过代谢、分泌、免疫、结构和功能的改变,影响和限制肿瘤的发生和发展。肿瘤与环境,两者既是相互依存、相互促进,亦是相互拮抗、相互斗争的关系。近年来因肿瘤细胞学和分子生物学的进展,人们对肿瘤与环境的相互作用有了更深入的掌握,这不仅对认识肿瘤的发生、发展、转移、侵袭等生物学行为具有重大意义,而且对肿瘤的诊断、防治和预后亦发挥重要作用。通过对胰腺癌肿瘤微环境的深入研究,不仅有助于我们深入认识胰腺癌发生、发展的机制,而且能更全面确切地为临床诊断、治疗胰腺癌提供优化依据。

(二)胰腺癌肿瘤微环境

胰腺癌肿瘤间质是一个动态变化的微环境,主要包括成纤维细胞(以活化的胰腺星状细胞为主)、微血管、神经组织、炎性细胞、免疫细胞和细胞外基质,肿瘤细胞和间质之间相互作用,促进肿瘤的生长与侵袭。胰腺癌肿瘤微环境的特征是明显的肿瘤间质成分促纤维化增生反应。正常情况下胰腺导管上皮由一层基底膜与结缔组织和细胞外基质分隔。而在胰腺癌的演变过程中基底膜被破坏,癌细胞可侵入胰腺实质,致使胰腺基质发生相应的变化。此时的胰腺癌微环境组成包括大量活化的成纤维细胞、新生血管、浸润的免疫细胞以及细胞外基质成分。此外,胰腺癌细胞通过分泌大量活性物质,如基质金属蛋白酶(MMPs)、血管内皮生长因子、转化生长因子-β 等,促进胰腺纤维细胞增生、血管生长及炎症细胞浸润,而这些变化的间质成分同时又影响肿瘤细胞的行为,反向促进肿瘤的进展和播散。

1. 胰腺星状细胞(pancreatic stellate cell,PSC)

(1)胰腺星状细胞简介:胰腺星状细胞在 1980 年被发现,1998 年 Bachem 和 Apte 等分别成功分离并培养,确定胰腺组织中胞质含维生素 A 的细胞为 PSC,因其形态类似星星,故命名为星状细胞。研究发现 PSC 在慢性胰腺炎与胰腺癌的发生和发展中均扮演重要角色。在正常胰腺组织中,PSC 是胰小叶间隙和胰腺腺泡周围的一种成纤维细胞,约占细胞总数的 4%。PSC 由静止状态激活为肌成纤维样细胞是胰腺纤维化增生反应最重要的特征。活化 PSC 的维生素 A 脂滴减少,增殖加快,α 平滑肌肌动蛋白增加,且细胞外基质的生成增多,如 Ⅰ、Ⅲ 型胶原、纤维结合蛋白、层粘连蛋白等,众多细胞因子和生长因子的分泌增加,包括转化生长因子-β、血小板源性生长因子(platelet-derived growth factor,PDGF)和血管内皮生长因子。此外,PSC 还通过分泌 MMPs 和基质金属蛋白酶抑制物(TIMP)调节 ECM 的动态降解,致使 ECM 代谢紊乱,从而在胰腺癌生长、浸润、转移过程中起重要作用。

(2)胰腺癌细胞激活 PSCs 的机制:胰腺癌细胞通过释放癌细胞诱导的有丝分裂和纤维化因子可特异性地激活周围的 PSCs,包括 PDGF、FGF2 和 TGF-β1,其中 PDGF 可通过 Src 依赖激活的 JAK2-STAT3 通路和 MAP 激酶通路调控细胞外信号调节激酶 ERK1/2 和 p38 诱导 PSCs 的增殖。

胰腺癌细胞亦发挥吸引 PSCs 的作用，其分泌的 PDGF 可通过激活 PI3K/AKT 通路促进 PSCs 的迁移。TGF-β1 可通过 Smad2、3、4 或非 Smad 依赖性的通路调控 PSCs。癌细胞通过呈现表面的糖蛋白，如细胞外基质的金属蛋白酶诱导物，可诱导 PSCs 的 MMP-2 的合成。MMPs 与肿瘤的结缔组织形成有密切关系，如癌细胞可通过基质金属蛋白酶降解基底膜而发生侵袭转移。此外，癌细胞亦可通过分泌 Shh 因子(sonic hedgehog)蛋白、半乳糖凝集素 3(galectin-3)、内皮素 1 等蛋白激活 PSCs。

人类 Hedgehog 家族主要包括 Sonic(Shh)、indian 和 Desert 三个成员。近期研究发现在癌前病变组织和胰腺癌组织中可检测到 Shh。Shh 可直接或通过 TGF-β 信号刺激 PSCs 并促进纤维组织增生。利用胰腺癌转基因小鼠模型研究发现：抑制 Hedgehog 信号可抑制肿瘤间质形成，并增加肿瘤细胞对吉西他滨的敏感性。抑制 Shh 可延长转基因试验小鼠的生存时间。可见，Shh 抑制物的临床应用有希望成为胰腺癌诊疗的新方法。

半乳糖凝集素属 β 半乳糖苷结合蛋白家族的成员，可能是一种新的促肿瘤转移基因，其作为能结合含半乳糖成分的糖结合物的可溶性凝集素已引起诸多关注。其中，半乳糖凝集素 1 促进癌周结缔组织生成，其在胰腺癌基质成分内过度表达，可诱导细胞凋亡，通过半乳糖凝集素 1 免疫调节的特性，致使胰腺癌细胞逃避免疫反应；亦可能是因其在成纤维细胞中过度表达，使其在结缔组织形成过程中，对细胞外基质重塑发挥作用；而半乳糖凝集素 3 可能参与癌细胞的生长和浸润。胰腺癌中半乳糖凝集素 3 和半乳糖凝集素 1 的 mRNA 和蛋白水平明显高于正常胰腺组织，淋巴结和肝转移的胰腺癌细胞表现出强烈的半乳糖凝集素 3 免疫反应性。半乳糖凝集素 3 在胰腺癌早期即可引起进行性损伤，并且可保持此生物学作用直至转移形成之后，并通过其抗凋亡特性延长细胞的存活时间。此外，半乳糖凝集素 3 尚可促进神经轴突生长，诱导内皮细胞分化和血管生长，从而促进肿瘤发生和发展。半乳糖凝集素 3 能促进 PSCs 的增殖，揭示细

胞外间质和多糖在胰腺癌的发生演进中发挥作用。半乳糖凝集素 3 的表达水平伴随肿瘤的进展而逐渐增强，提示其可能与胰腺癌的发生、发展与转移密切相关。半乳糖凝集素 3 广泛表达于正常组织和肿瘤组织中，参与多种生理病理过程，包括细胞生长与凋亡、细胞黏附及新生血管形成、肿瘤浸润与转移等生物学过程。

内皮素(endothelin, ET)是日本学者 Yanagisawa 等从培养的猪主动脉内皮细胞中分离纯化出的一种由 21 个氨基酸残基组成的活性多肽，其不仅存在于血管内皮，也广泛存在于各种组织和细胞中。N 端结构决定其与受体的亲和力，C 端结构决定其与受体的结合位置。研究发现 ET1 在多个器官的纤维化进程中发挥重要作用。胰腺癌细胞和 PSCs 中均发现有 ET1 及其受体表达，提示自分泌信号的存在。内皮素受体阻断剂波生坦(bosentan)在相关研究中已被证实可抑制胰腺癌细胞和 PSCs 的生长分化。

(3) PSCs 促进胰腺癌进展的机制：细胞外间质主要由胶原、非胶原糖蛋白、黏多糖、生长因子和糖蛋白构成。此外，尚存在另外一组细胞外基质蛋白，也称细胞间质蛋白，它们并非间质结构蛋白，而是发挥调控细胞与间质的相互关系、调节细胞功能的作用，主要包括：骨膜蛋白(periostin)、结缔组织生长因子、肌糖蛋白 C(tenascin C)、富含半胱氨酸的酸性分泌蛋白(SPARC)以及血小板反应蛋白(thrombospondin, TSP)。PSCs 可分泌 I 型胶原，促进整合素介导的胰腺癌细胞之间的黏附、增殖与迁移。SPARC 是分子量为 32 000 钙结合的细胞间质糖蛋白，发挥抑制增殖和去黏附功能。相比胰腺癌细胞，PSCs 表达更高水平的 SPARC，但 SPARC 在胰腺癌发生和发展中的具体机制仍待深入研究。

肌糖蛋白 C 亦称"肌腱蛋白 C"或"细胞黏合素 C"，是一种星形细胞合成并分泌的细胞外基质蛋白，主要功能是加强结缔组织结构，调节细胞形态，在不同方面的组织重建中均可表达，包括胰腺癌结缔组织增生反应。研究表明，在胰腺上皮内瘤变进展为胰腺癌的过程中，肌糖蛋白 C 及其受体

annexin II表达相应增加。此外,TNF-α和TGF-β均可促进PSCs的肌糖蛋白C的表达。

骨膜蛋白是由鼠成骨细胞分泌的含811个氨基酸残基的蛋白质,因其在骨膜和牙周韧带的定位表达而著称,与恶性肿瘤侵袭性和转移性相关。不同浓度的骨膜蛋白对胰腺癌的生物学行为发挥不同影响,低浓度骨膜蛋白可抑制胰腺癌细胞恶性表型,而高浓度骨膜蛋白则导致AKT的磷酸化,促进肿瘤细胞迁移。

肿瘤的浸润与转移的关键问题是细胞外基质(extracellular matrix, ECM)成分的降解,基质金属蛋白酶(MMPs)能降解细胞外基质成分,而MMPs的活性与金属蛋白酶组织抑制剂(tissue inhibitor of metalloproteinase, TIMPs)有关。MMPs作为蛋白水解酶可促进间质降解和肿瘤侵袭,其中MMP-2和MMP-9与胰腺癌的发生和发展密切相关,PSCs可分泌MMP-2及其抑制物,如组织金属蛋白酶抑制物1和2,从而发挥双向调节作用。在胰腺癌中,PSCs分泌的因子促进MMP的生成,如在间质表达的TSP可促使肿瘤细胞生成MMP-9,进而促进肿瘤细胞的局部转移。

(4) PSCs促进胰腺癌血管生成与转移的机制:1955年Thomlinson发现许多恶性肿瘤组织中存在缺氧状态,缺氧区域内常常出现坏死现象,更容易发生肿瘤的扩散和转移。肿瘤细胞新陈代谢旺盛、生长迅速、繁殖能力强等特点决定其对能量需求高,对氧气及葡萄糖等能量物质的消耗比正常细胞高出许多。然而,随着肿瘤本身的体积不断增大,肿瘤组织因膨胀而远离含营养和氧气充足的血管,这种供血不足致使肿瘤微环境缺氧情况的进一步加深,进而导致低氧、低pH、高压的胰腺癌肿瘤微环境。利用单克隆抗体免疫组化技术发现有一种缺氧诱导因子即HIF-1α(hypoxiainducible factor-1α)在这些缺氧的肿瘤组织中处于高表达状态,其在肿瘤细胞的侵袭、转移、永生化、肿瘤血管生成等方面都扮演重要角色。HIF-1α的肿瘤表达相当广泛,这也使其成为目前重要的抗肿瘤靶点之一。研究发现,多种复杂机制共同导致胰腺癌组织的缺氧微环境,相比正常胰腺组织,其微血管密度明显降低。胰腺癌和PSCs均可生成缺氧诱导因子,同时PSCs尚可产生促进血管生成的物质,包括FGF、骨膜蛋白和VEGF等因子,因此,应该综合考虑PSCs具备的促进血管生成和抑制血管生成的双重作用。研究表明,在胰腺癌细胞和PSCs共培养的上清液中,内皮素的含量呈现显著增加,提示内皮素可能是PSCs调控胰腺癌细胞促进血管生成的蛋白分子。在缺氧环境中,激活的PSCs分泌I型胶原蛋白和纤维连接蛋白(FN)增多,后者是1974年国外开始研究发现的一种高分子糖蛋白,广泛存在于动物组织中,具有多种生物学功能。胰腺癌发展早期,PSCs为癌细胞提供了一个利于血管生成的微环境,而随后癌症的发展阶段,PSCs通过抑制癌细胞促血管作用及纤维组织压迫血管的作用,导致肿瘤缺氧的微环境。

PSCs在胰腺癌的发生和发展中具有重要作用。胰腺癌细胞产生有丝分裂和促纤维化因子,如TGF-β、PDGF、Shh、galectin-3、ET1和serpine2,这些因子促进并激活PSCs的表型。与此同时,激活的PSCs释放一系列的刺激因子,如PDGF、SDF-1、EGF、IGF-1、FGF、SPARC、MMPs、小的富含亮氨酸的糖蛋白、骨膜蛋白和I型胶原蛋白,进而正反馈调控肿瘤的增殖、凋亡、侵袭、转移、血管生成及对化疗的耐药。因此,通过深入研究PSCs与胰腺癌细胞及肿瘤微环境中的其他影响因素的作用机制,将有可能针对胰腺癌肿瘤微环境构建出新的治疗方案。

2. 神经组织　神经浸润是胰腺癌最常见的特征之一,亦是引起胰腺癌复发和胰性疼痛的重要原因。胰腺癌神经浸润转移的发生率高达50%～100%,沿神经转移是胰腺癌有别于其他消化道肿瘤的一个生物学特征。胰腺癌细胞可直接破坏神经束膜或经进入神经束膜的脉管周围浸润神经束膜间隙并扩散蔓延;或再经神经束膜薄弱处侵至神经束膜外而形成转移灶。肿瘤的嗜神经侵袭(perineural invasion, PNI)指肿瘤细胞在神经纤维周围沿着神经或进入神经束膜内沿着束膜扩展的局部浸润转移现象,被认为是恶性肿瘤经典的4种转移途径之外的第五种转移方式。PNI最常见于黑色素细胞瘤、胰腺癌和腺样囊性癌,常常作为这些疾病独立的预后指标。Pour 等人研究发现,胰头癌的神经浸润转移常累及胰外腹膜后的"胰头丛",而胰体、尾部癌的神经浸润转移则以累及脾丛最为常见。Nagakawa 等认为,胰腺癌周围神经浸润转移是影响预后极为重要的因素,甚至是独立的预后因素。因此,在切除胰头癌时,应力求同时彻底清扫胰头后面的神经丛,清除因神经浸润转移所致的残留癌。神经浸润与癌肿大小无明显关系,胰腺癌细胞对神经组织高亲和力的原因尚不清楚,神经组织产生的某些特异性生长因子有可能起到趋化因子的作用,导致胰腺癌神经浸润与转移的发生。神经胶质细胞和被神经支配的组织能产生支持神经元的神经营养因子(neurotrophin,NT),其对神经系统发挥作用主要是通过与细胞表面的 2 种受体结合来实现:一类是酪氨酸激酶原癌基因(Trk)表达的跨膜蛋白 Trk - A,它对 NT 有高亲和力;而另一类是神经营养因子低亲和力受体 p75NTR(p75 neurotrophin receptor)。胰腺癌神经浸润相关的因子主要如下。

(1) 神经生长因子(nerve growth factor,NGF):NGF 是一种重要的神经肽,参与中枢和周围神经的发育、存活等生物学活动,其功能性受体为酪氨酸激酶受体 A(Trk - A)。NGF 在胰腺癌细胞中呈高表达,而 Trk - A 在神经束膜表面高表达,在细胞内低表达。NGF 通过自分泌与旁分泌机制对某些胰腺癌细胞发挥刺激生长的作用,即 NGF 一方面通过旁分泌途径与神经鞘膜表面的 Trk - A 受体结合,间接作用于神经细胞,进而为神经细胞轴突的生长提供适宜的肿瘤微环境与化学趋向性,促进神经细胞的轴突朝向肿瘤方向生长;另一方面,其可能通过自分泌途径,作用于癌细胞自身表面的 Trk - A 受体,引发 p42/44MAPK 信号途径活化,诱导 MMP2 表达的增强,从而加剧肿瘤细胞的侵袭力。此外,NGF 亦可促进肿瘤细胞的增殖能力。NGF 可以通过 Trk - A 的磷酸化作用和有丝分裂活性的蛋白酶活化,激活细胞内信号转导途径,进而刺激神经生长和轴索再生,促使肿瘤细胞沿着神经侵犯和转移。既往研究表明,发生

胰周神经侵犯的 NGF 和 Trk - A 的 mRNA 水平明显高于无胰周神经侵犯者。Sakamoto 等的试验显示 Trk - A 在胰腺管状腺癌中的高表达与肿瘤神经浸润有显著相关性,是肿瘤细胞增殖与神经浸润的生物学标志之一。

(2) 转化生长因子(TGF - α):TGF - α 是由 50 个氨基酸组成的单链细胞信号分子,可与表皮生长因子受体(EGFR)结合,TGF - α 可见于正常胰腺组织,而在胰腺癌组织中表达增高,正常胰腺腺泡和导管细胞可同时表达 TGF - α 和 EGFR。当细胞发生恶变后,TGF - α 和 EGFR 分别过度表达于神经组织和胰腺癌细胞,两者相互作用可刺激促进癌细胞增殖、生长的信号产生,导致癌细胞扩散加剧且发生神经浸润。近年来研究表明:当胰腺癌局限于胰腺实质范围内,来源于正常或恶变细胞的大量 TGF - α 通过自分泌或旁分泌机制使得肿瘤细胞增殖,而当肿瘤细胞的繁殖扩展超过胰腺实质范围时,TGF - α 则主要来源于神经细胞而非胰腺实质细胞,通过配体-受体的结合作用致使肿瘤倾向神经侵犯。

(3) 神经细胞黏附分子(neural cell adhesion molecule,NCAM):NCAM 是黏附分子免疫球蛋白超家族的重要成员,介导细胞间黏附,在肿瘤转移中发挥重要作用,其"嗜神经性"可能是胰腺癌神经浸润的原因。胰腺癌细胞的原癌基因 K - ras 被激活,诱导肿瘤细胞表面上调表达多唾液酸化的 NCAM(PSA - NCAM),后者可与 N 钙黏蛋白结合,在空间上阻断 N 钙黏蛋白介导的黏附作用,使胰腺癌细胞迁移能力提高,进而促进肿瘤细胞向神经组织迁移。此外,NCAM 尚可能具有抗凋亡作用。当胰腺癌突破生长屏障后,癌细胞表面的 NCAM 或可诱导癌细胞向神经细胞移动、黏附,在肿瘤浸润神经的过程中发挥引导功能。NCAM 在胰腺癌早期阶段并不表达或低表达,伴随胰腺癌进展至胰腺外神经浸润时才逐渐表达,其与胰腺外神经浸润和腹膜后浸润相关。

(4) 神经胶质细胞源性神经营养因子(glial cell line-derived neurotrophic factor,GDNF):GDNF 家族包括 GDNF、NRTN(neurturin)、

ARTN(artemin)、PSPN(persephin)4 个成员。它们不仅可以支持中枢神经系统内中脑多巴胺能神经元与运动神经元等多种神经元的存活和发育,还支持许多外周神经元如交感、副交感、感觉与肠道神经元等的存活并调节其分化。GDNF 家族成员通过其相应受体介导信号转导引起一系列细胞效应,即在 GFRα1－4 的帮助下与受体 Ret 结合,促进 Ret 二聚化和自磷酸化,继而由 Ret 结合和激活下游信号分子,发生一系列信号级联反应,最终激活 ras/MAPK、PI3K 以及 PLCγ 等信号转导通路。GDNF 的受体 Ret 是原癌基因 c－ret 的蛋白产物,属于受体酪氨酸激酶(RTK)家族成员,是一种跨膜糖蛋白,含胞外域、跨膜段和胞内域三个部分。其中胞内域含酪氨酸激酶活性区和重要的酪氨酸结合位点,可激活 MAPK 或 PI3K 等途径,促进神经元存活及轴突生长或分支。大多数胰腺癌系有 c－ret 原癌基因及其产物的表达。将胰腺癌细胞和能够产生 GDNF 的神经胶质细胞共同培养,可发现大多数胰腺癌细胞向胶质和神经源性肿瘤细胞迁移扩散,并且此类迁移与 GDNF 的浓度明显相关,而抗 GDNF 抗体可抑制此移动活性。GDNF 与其受体相互作用,可致使胰腺癌细胞沿着 GDNF 浓度梯度向神经浸润。

3. 癌相关成纤维细胞(cancer-associated fibroblasts,CAFs) CAFs 又称肿瘤相关成纤维细胞(tumor-associated fibroblast,TAF)、肌成纤维细胞(myofibroblast)、瘤旁成纤维细胞(peritumoral fibroblast)或间质反应性成纤维细胞(reactive stroma fibroblast),是指肿瘤间质中成纤维细胞群,它首先由病理学家在伴有结缔组织生成的许多实体瘤如乳腺癌、胰腺癌间质中观察到。该细胞群形态相似,功能多样,又具有较大的异质性,其细胞体积较大,呈梭形,细胞核存在凹陷或切迹,细胞质中有各种收缩细丝或张力纤维丝、丰富的粗面内质网、细胞间连接和发育成熟的纤维粘连素(fibronexi)。大多数 CAFs 均有波形蛋白(vimentin)和 A 平滑肌肌动蛋白(A－smoothmuscle actin,A－SMA)的共同表达,根据 CAFs 的来源部位和病理状态的不同,可有或无其他细胞丝如核纤层蛋白(lamin)、结蛋白(desmin)、钙结合蛋白(calponin)、平滑肌肌球蛋白(smooth muscle myosin)和钙调素结合蛋白(caldesmon)。在肿瘤组织中,CAFs 分布于肿瘤侵袭前沿、肿瘤-间质界面或肿瘤间质中靠近肿瘤血管内皮细胞并包绕着癌巢。CAFs 是肿瘤-宿主界面微环境中最主要的细胞,具有促进肿瘤细胞生长、侵袭及免疫抑制的作用,它通过直接的细胞-细胞接触、可溶性因子的分泌和对细胞外基质的修饰对该体系的平衡起着重要的调控作用。尽管成纤维细胞是 TAF 的主要前体细胞,但有关 TAF 起源始终存有争议。CAFs 的来源有以下 5 种可能:① CAFs 由宿主残存间质中的成纤维细胞在肿瘤细胞分泌的 TGF－β 和 PDGF 作用下转分化而来,可能是 CAFs 的主要来源。② 由于 CAFs 与血管平滑肌细胞和血管外膜细胞有极大的相似性,因而推测少部分 CAFs 有可能是血管平滑肌细胞和血管外膜细胞从血管基底膜迁移至间质后转分化而来。③ 上皮性肿瘤细胞也是 CAFs 的来源之一,通过依赖 TGF－β 机制下调其 E 钙黏素表达,从而向间充质细胞转变即发生上皮间充质转变(epitheliamesenchymaltransition,EMT)现象。④ CD34 阳性的骨髓基质干细胞,当 TGF－β 上调其 A－SMA 的表达导致其向 CAFs 分化。⑤ 衰老的人成纤维细胞有增加 EGF、ECM 蛋白和 MMP 表达的现象,改变邻近上皮的微环境,促进上皮细胞增殖,以致产生致瘤性,其功能特性类似于 CAFs,故衰老的人成纤维细胞也可能是 CAFs 的前体细胞。

CAFs 在功能和表型方面均和正常成纤维细胞不同,前者具有更强的增殖能力及表达不同的 ECM。新近研究认为胰腺癌肿瘤微环境中存在大量的 CAFs,其主要通过促进血管生成和 ECM 形成来促进肿瘤的发生和发展。研究发现将胰腺癌细胞与 CAFs 共同培养后,两种细胞的 COX－2/PTGS2 基因表达均显著升高,而利用 COX－2 的抑制剂可降低胰腺癌的侵袭能力。已证实 CAFs 中可表达 CXCL12 分子,而 CXCR4 在胰腺癌肿瘤细胞中表达,SDF－1(stromal cell-derived factor－1,基质细胞衍生因子-1)-CXCR4 通路在胰腺癌演进过程中发挥不可或缺的作用。鉴于 CAFs 基因组稳定且占肿瘤成分的比例较大,故有望成为抗肿瘤治疗的新靶点。

4. 胰腺癌炎症微环境 早在 150 年前,学者 Virchow 就发现慢性炎症与癌变之间存在相互关系,但至今很多相关机制仍尚未明确。研究表明,某些肿瘤发生前或发生时常伴有慢性炎症,其对启动、维持、促进肿瘤发生和发展具有重要作用。当前研究较为深入的肿瘤微环境中的炎症细胞主要包括如下几种。

(1) 肥大细胞(mast cells,MCs):嗜碱性细胞在结缔组织和黏膜上皮内时,称肥大细胞,其结构和功能与嗜碱性细胞相似。肥大细胞主要分布于机体与外界环境相通的地方,如皮肤、气道和消化道,这些部位经常可以接触到病原体、变应原以及其他环境中的物质。MCs 在肿瘤中的作用具有两面性,一方面它在过敏性疾病和免疫过程中发挥着前哨作用(sentinel function),并通过 TLR 途径抑制癌症的发展,但另一方面它又能促进肿瘤的生成,大量的 MCs 致使实体肿瘤周围的血管过度生成,从而降低患者预后水平。在胰腺导管细胞癌的发展过程中 MCs 发挥不可或缺的肿瘤免疫抑制作用,该研究认为 MCs 迁徙到肿瘤微环境中导致局部的免疫抑制,故针对 MCs 的免疫功能抑制治疗有望成为胰腺癌的新治疗途径。

(2) 巨噬细胞(macrophages):巨噬细胞是肿瘤浸润炎症细胞中的主要成分。肿瘤相关性巨噬细胞(tumor-associated macrophages,TAMs)与肿瘤细胞的相互作用复杂且具有两面性,该特性又被称为巨噬细胞平衡假说(the macrophage balance hypothesis)。Balaz 等发现胰腺癌中巨噬细胞金属弹性蛋白酶(human macrophage metalloelastase,HME)的 mRNA 表达与正常组织相比提高了 64%,且其异常表达与患者预后不良相关,但 HME 对肿瘤侵袭性的确切作用与肿瘤类型有关,鳞状细胞癌、基底细胞癌和脑肿瘤等恶性肿瘤的研究显示,HME 是促进肿瘤侵袭性的标志物;而在肝癌中,HME 高表达的患者发生门静脉及肝内转移的概率较低且预后较好。肿瘤的免疫

抑制微环境能够削弱机体抗肿瘤的免疫力,这种抑制作用在胰腺导管癌中最为显著。研究发现,CD40 能够消弱肿瘤微环境中的免疫抑制作用并能驱使 T 细胞产生抗肿瘤效应,是由被 CD40 激活的巨噬细胞迅速浸润至肿瘤细胞周围、杀灭肿瘤细胞和清除肿瘤基质而产生的结果,相关研究发现使用 CD40 激动剂能够有效地治疗无法手术的胰腺导管癌。

经典激活的巨噬细胞(classically activated macrophages,M1)的功能是 Th1 细胞免疫反应中的效应细胞,选择性激活的巨噬细胞(alternatively activated macrophages,M2)的功能主要是诱导 Th2 型免疫反应参与免疫抑制和组织修复。在肿瘤微环境因素的作用下,巨噬细胞被选择性激活,形成肿瘤相关巨噬细胞,现有大量研究表明 M2 与肿瘤相关巨噬细胞的表型与功能相似,现多以 M2 模拟实体肿瘤内的 TAMs 开展体外研究试验。TAMs 是实体肿瘤间质的主要组成部分,在肿瘤间质中聚集与肿瘤细胞分泌大量趋化因子相关,包括 M - CSF、MCP - 1、CCL3、VEGF、Angiopoietin - 2 等。鉴于巨噬细胞对肿瘤发挥双向调节影响,直接参与肿瘤细胞生长、血管生成、基质重建、能量代谢等演进过程,进一步阐明巨噬细胞与肿瘤细胞的相互作用关系,找到其促癌与抑癌作用的平衡点,并促使其向肿瘤细胞毒方向诱导分化,对肿瘤的诊治具有重大意义。

(3) 淋巴细胞:胰腺癌组织中可见大量的免疫细胞浸润,但其并未发挥应有的免疫监视作用。胰腺癌细胞可通过对自身表面抗原的修饰及改变周围的微环境来逃避机体的免疫识别和攻击,且胰腺癌肿瘤微环境的改变致使免疫细胞功能的欠缺。T、B 细胞是两种重要的炎症细胞,尤其是细胞毒性 T 淋巴细胞(cytotoxic T lymphocyte,CTL)在胰腺癌中发挥重要作用。但肿瘤特异性免疫反应却没有完全战胜肿瘤细胞,这显然是肿瘤微环境抑制 CTL 的结果。Liyanage 等学者研究发现,胰腺癌患者肿瘤细胞浸润的淋巴结中调节性 T 细胞比正常人明显偏高。调节性 T 细胞表达 CTLA - 4 和 CD45RO 共受体,并分泌 TGF - β 和 IL - 10,但不

分泌 IFN-γ。调节性 T 细胞能抑制活化的 CD8⁺ 或 CD4⁺CD25⁻ 细胞增殖,同时抑制其分泌 IFN-γ。因此,胰腺癌肿瘤微环境中调节性 T 细胞的增多会减弱机体的抗肿瘤免疫,引起肿瘤抗原免疫的不足。Elnemr 等的研究表明,胰腺癌细胞可以通过表达无功能的 Fas 受体来躲避淋巴细胞的杀伤,同时通过表达 Fas 配体诱导淋巴细胞的凋亡,此抑制作用可能并非抑制 T 细胞本身,而是通过骨髓源性抑制细胞(myeloid-derived suppressor cells,MDSCs)释放自由基过氧硝酸盐(peroxynitrite,PNT),PNT 进一步导致 MHC Ⅰ类分子中结合肽键的硝酸化,致使 CTL 不能有效识别肿瘤细胞。既往研究认为 IL-1β 能导致 MDSCs 增多,但试验证明 T、B 或者 NK-T 细胞并没有参与其中,因此通过抑制 PNT 的产生有可能成为胰腺癌治疗的新途径。

5. 血管和淋巴管的生成 血管生成是肿瘤生长、侵袭与扩散的重要先决条件之一,亦是肿瘤发生、发展的基础。肿瘤演进过程中,肿瘤细胞可分泌多种血管细胞生长因子,包括 VEGF、碱性成纤维细胞生长因子(bFGF)、血小板衍生生长因子(PDGF)、FGF、血管生成素等,刺激肿瘤血管生成。其中,VEGF 是已研究的最强烈的直接激活血管生成的蛋白质,是刺激血管内皮细胞增生最重要的细胞因子。丰富的微血管不仅增加肿瘤局部环境的血流量,促进肿瘤侵袭与转移,尚能辅助肿瘤细胞侵入与微血管伴行的淋巴管而发生淋巴转移。血管内皮细胞生长因子可分为 VEGF-A、B、C、D、E,是针对内皮细胞特异性最高、促血管形成作用最强的有丝分裂原之一,在肿瘤血管形成过程中发挥不可或缺的调节作用。研究表明 K-ras 和 p53 基因的突变是诱导和上调 VEGF 的重要机制之一。肿瘤微环境的低氧条件可启动低氧诱导因子(HIF-1α)的表达,参与 VEGF 表达的上调。VEGF 由肿瘤细胞和细胞外机制以旁分泌方式产生,与内皮细胞膜表面的酪氨酸跨膜受体结合。鉴于微血管结构的不完整,致使肿瘤细胞容易穿过血管屏障,侵犯周围组织和血管或进入血液循环播散发生远处转移。

此外,肿瘤细胞亦可通过表达淋巴管生成调控因子 VEGF-C 和 VEGF-D 诱导淋巴管生成,促进肿瘤细胞淋巴管转移。受体 VEGF-3 与其配体 VEGF-C、VEGF-D 结合促进淋巴内皮增殖、分化和迁移,对淋巴管的形成、发育与维持发挥重要作用。VEGF-C 和 VEGF-D 的高表达促进淋巴管内皮增生,增加肿瘤边缘的淋巴管数量,扩大肿瘤细胞与淋巴管内皮接触的表面积,提高微血管、微淋巴管内皮的通透性,改变淋巴管内皮黏附特性或表达相关趋化因子,最终致使癌细胞黏附、迁移、侵袭能力增强,抑或是胰腺癌早期发生淋巴结转移的重要机制之一。

6. 胰腺癌肿瘤微环境中的细胞外基质

(1)黏附分子的作用:细胞间的黏附因子在胰腺癌的侵袭和转移中发挥重要作用,主要包括:① E 钙黏蛋白:其通过链蛋白和盘状蛋白与肌动蛋白的细胞骨架连接,抑制生长信号通过细胞质中的链蛋白传递至细胞内信号系统。E 钙黏蛋白与 β链蛋白结合破坏引发的细胞间黏附降低与细胞的侵袭性能转变相关,链蛋白的磷酸化作用可降低细胞间黏附性并增加细胞移动性能。② 细胞黏附分子:神经细胞黏附分子(N-CAM)的表达下调导致胰腺癌侵袭性生长,细胞间黏附分子-1(ICAM-1)、血管细胞间黏附分子-1(VCAM-1)的过度表达利于癌细胞的迁移和播散。胰腺癌细胞上的 CD44v9 表达增加,可致使其与基质透明质酸的结合力减弱,利于肿瘤细胞发生局部浸润,容易突破管壁组织而发生血行或淋巴转移。③ 整合素:该家族包括主要基质成分,如层粘连蛋白、胶原蛋白、纤维连接蛋白、透明连接蛋白及细胞间黏附介导物等,细胞主要通过作为跨膜受体蛋白的整合素家族介导与细胞外基质的联系,包括细胞生长、分化与存活所需的信号转导功能。

(2)基质金属蛋白酶家族(MMPs)的作用:MMPs 是一种水解酶,可促进生长因子的释放,降解细胞外基质,参与促进细胞外基质结构的重塑,与多种恶性肿瘤的不良预后相关。MMPs 与基质金属蛋白酶抑制剂(TIMP)是调节细胞基底膜和细胞外基质完整性的重要因素,在肿瘤细胞的浸润和转移中起到重要作用。MMPs 通过降解基底膜和包绕肿瘤的基质,突破基质屏障,促进肿瘤侵袭转移,增加肿瘤新生血管生成,促进肿瘤的生长和转移;而 TIMP 则发挥抑制 MMPs 活性的作用。MMPs 包括一系列分泌型蛋白和跨膜蛋白,根据其作用底物的性质可分为 5 种:胶原酶、明胶酶、基质降解酶、金属弹性蛋白酶和膜型基质金属蛋白酶。胰腺癌中 MMP-2 与 MMP-9 的 mRNA 和蛋白质表达增加,两者参与Ⅳ型胶原(血管基膜的主要成分)的降解,其表达上调可促进胰腺癌细胞浸润,与肿瘤静脉侵犯血源性转移有关;而 TIMP 的过度表达可减少胰腺癌细胞种植、生长、转移和血管生成,促进肿瘤细胞凋亡。

(3)肿瘤微环境中的细胞因子:众多细胞因子形成复杂的作用网络,在肿瘤局部微环境中调节机体免疫反应,促进或抑制肿瘤生长、浸润、转移。Bellone 等人研究表明,细胞因子的表达水平与患者预后水平相关,IL-1β、IL-11 高表达,IL-12 中表达,而 IL-6、IL-18、TGF-β2 低表达的胰腺癌患者存活率较高。IL-8 属于 CXC 趋化因子家族成员,具有激活和趋化中性粒细胞的作用。近年研究发现,胰腺癌组织以自分泌方式分泌 IL-8 促进血管形成,为胰腺癌细胞供给营养,促进胰腺癌细胞的增殖和侵袭。基质细胞衍生因子-1(SDF-1)属于 CXC 趋化因子家族成员,CXCR4 是其受体,它们结合后形成 SDF-1-CXCR4 生物轴,该轴除参与胚胎发育、调控造血干细胞迁移及归巢、介导免疫及炎症反应外,还在恶性肿瘤的浸润与转移中发挥重要作用。SDF-1 促进肿瘤细胞与层粘连蛋白的黏附,增加肿瘤的黏附与侵袭能力,CXCR4 抑制剂 TN14003 可通过调节有丝分裂原蛋白激酶的磷酸化抑制 SDF-1 的促胰腺癌细胞迁移能力。新近研究证明,SDF-1-CXCR4 生物轴中的一个关键性因子是 β 连环蛋白(β-catenin,β-cat),其介导的 wnt-β 连环蛋白通路在 SDF-1 刺激作用下能促进胰腺癌细胞发生嗜器官性的转移。白细胞抑制因子(leukemia inhibitory factor,LIF)是诱导胰腺癌发生恶病质的生长因子,通过jun-B、C-fos 基因和周期蛋白 E 的表达促进人胰腺癌细胞的增殖。在肿瘤微环境的细胞因子网络中,TNF-α1、IL-1β、IL-6、IL-8 促进 LIF 的转录,LIF 与 TNF-α 能协同促进胰腺癌细胞 IL-8 的表达。其他许多细胞因子,如趋化因子家族MCP-1/CCL12 与胰腺癌巨噬细胞浸润和肿瘤细胞增殖活性下降明显相关;TNF-α、IFN-γ、CCL12 和 IL-1β 协同发挥抗肿瘤增殖效应;EGF、TGF-β、PDGF、FGF、IL-6、NGF 等均能促进肿瘤细胞的生长与侵袭。

(三)胰腺癌肿瘤微环境研究的展望

伴随肿瘤生物学及肿瘤免疫学研究的不断深入,人们认识到肿瘤已不再简单地等同于基因表达异常的癌细胞,还应包括与肿瘤细胞发生相互作用的成纤维细胞、免疫细胞、上皮细胞及特定的间质细胞等,这些不同类型的细胞受到恶性肿瘤的募集,形成一个适合肿瘤细胞生长而使免疫细胞活性受到抑制的微环境。肿瘤微环境不仅为肿瘤细胞增殖、恶性演变提供"肥沃土壤",也是钝化免疫攻击武器、使瘤细胞逃避免疫监视的重要因素。因此,人们对肿瘤的研究不能再局限于肿瘤细胞本身,而对肿瘤细胞所处的微环境也应加以重视。肿瘤细胞与其周围的基质细胞相互作用对抑制性肿瘤微环境的形成及肿瘤的进展发挥重要作用。

对肿瘤微环境认识的加深,促使学者们意识到靶向治疗可能是胰腺癌治疗的新方向。当前针对胰腺癌肿瘤微环境组成成分的靶向药物,主要着重于抗 VEGF 的单克隆抗体、EGFR 抑制剂、MMPI、酪氨酸激酶抑制剂、环氧化酶-2(COX-2)抑制剂等。虽然靶向药物治疗对部分重症患者显示效益,但仍缺乏完善的临床资料以更好地将靶向药物应用于胰腺癌治疗。靶向药物作用的发挥与周围肿瘤微环境密切相关,仍有待学者们深入探究。

胰腺癌肿瘤微环境在病变发生和发展与诊断治疗方面发挥重要作用,关于胰腺癌肿瘤微环境的研究已取得部分进展,但相对于肿瘤分子遗传方面的知识,我们对肿瘤微环境的认识仍严重欠缺。因此,需要我们进一步分析胰腺癌肿瘤微环境的细胞、分子及细胞外组成成分,并明确它们的起源与演变过程，从而更透彻地理清胰腺癌细胞与微环境之间的相互作用机制。诚然，开展胰腺癌肿瘤微环境的深入研究，定能为胰腺癌的早期诊断与确切治疗带来崭新的希望。

三、免疫耐受

免疫耐受(immunologic tolerance)是指对抗原特异性应答的 T 细胞与 B 细胞，在抗原刺激下，不能被激活，不能产生特异性免疫效应细胞及特异性抗体，从而不能执行正常免疫应答的现象。正常情况下，人体的免疫系统对肿瘤细胞起着监控作用的，一旦发现异常，就会启动免疫应答机制来消灭肿瘤细胞。肿瘤发生是人体免疫系统监控肿瘤的功能缺失的结果。

参与胰腺癌等肿瘤免疫耐受的机制可能有：① 肿瘤分泌大量的免疫抑制因子如 TGF-β、VEGF、IL-10 等抑制免疫细胞如树突细胞、T 细胞、NK 细胞的功能，导致肿瘤的免疫耐受。② 肿瘤通过其 MHC-1 类分子的表达下降或缺失使肿瘤细胞不能为 T 细胞识别并攻击，导致肿瘤免疫耐受。③ 某些黏附分子如 B7 家族成员在 T 细胞激活中起辅助刺激作用，肿瘤细胞中这类分子表达降低，使 T 细胞缺乏共刺激信号而不能被激活。④ FAS 与 FASL 结合形成二聚体启动凋亡信号的传递，导致表达 FAS 的细胞凋亡。恶性肿瘤中，FAS 表达下调或丢失使肿瘤组织逃避免疫监视或使 FAS-FASL 系统对其清除作用减低；另一方面恶性肿瘤高表达 FASL，当活性的免疫细胞与之接触后，免疫细胞上 FAS 与恶性肿瘤上 FASL 结合导致这些活化的免疫细胞的凋亡，使肿瘤细胞逃避免疫攻击。⑤ CD4$^+$CD25$^+$ 调节性 T 细胞可通过分泌细胞因子(IL-10、TGF-β)或以细胞-细胞接触依赖方式发挥抑制作用，维持肿瘤的免疫耐受。⑥ 肿瘤细胞表达 T 细胞的代谢活性酶如 IDO、精氨酸酶等来降解局部微环境中色氨酸或精氨酸等来抑制效应 T 细胞的增殖。⑦ 肿瘤细胞可表达高水平的唾液酸黏多糖或表达纤凝激活系统，使得肿瘤细胞表面的抗原被掩蔽，不被免疫细胞识别和杀伤。研究发现，肿瘤患者体内 T 细胞的 CTLA-4 表达很强，抑制了 T 细胞的免疫应答能力，造成肿瘤患者免疫耐受。而 CTLA-4 抗体可以消除这种免疫耐受，达到治疗肿瘤目的。PD-1 是 T 细胞表面的一种蛋白质受体，在 PD-1L 刺激下能引起 T 细胞的凋亡，减少激活的 T 细胞数目，保持免疫反应的平衡，避免免疫过度反应。而当肿瘤细胞表面表达 PD-1L，可识别 T 细胞并与之结合进而杀伤该 T 细胞，造成肿瘤逃避免疫的监督，使肿瘤患者的免疫系统处于免疫耐受状态。研究发现，利用 PD-1 抗体或 PD-1L 抗体来封闭 PD-1 或 PD-1L，可以阻断 T 细胞的凋亡，即打破肿瘤患者的免疫耐受，激活其免疫系统，达到治疗肿瘤的目的。

胰腺癌细胞膜上大量 MHC-Ⅰ类链相关分子(MIC)脱落形成血清的可溶性 MHC-Ⅰ类链相关分子(sMIC)，sMIC 封闭 NK 细胞上的 NKG2D 受体，降低 NK 细胞的杀伤活性，诱发胰腺癌细胞的免疫耐受，利于胰腺癌的发生和发展。江华等分析胰腺癌组织标本发现 FAS 基因在胰腺癌中低表达，提示在胰腺癌的分化过程中可能获得了逃逸 FAS-FASL 介导的凋亡功能。胰腺癌组织中高表达 TGF-β，而 TGF-β 是介导肿瘤免疫逃避最有效的免疫抑制因子，可通过自分泌或者旁分泌途径抑制各种免疫细胞在肿瘤组织中浸润，抑制肿瘤细胞表面靶细胞识别抗原的表达，诱导肿瘤细胞表面 HLA-1 类分子、B7-1、细胞间黏附分子的低表达或不表达；抑制多种免疫细胞的增殖、分化、活化；封闭由细胞因子启动的细胞通路。

四、结　语

胰腺癌的发生、发展是一个极其复杂的过程，是癌基因、抑癌基因、端粒酶等共同作用的结果。在对胰腺癌发病机制的研究中仍存在以下问题需要思考：① 大部分对胰腺癌发病机制的研究是基于被切除的胰腺癌标本，这样，对于早期胰腺癌分子结构改变的了解就相对较少，所以对早期胰腺癌的深入研究是今后的首要任务，可能对全面认识胰腺癌的发病机制有很大帮助。② 目前开展的很多研究还是基于一些人尽皆知的基因,说明对胰腺癌发病机制的研究还很有限,新基因包括非编码 RNA 的发现将打开新一轮对胰腺癌发病机制的研究。③ 迄今为止,国内外对胰腺癌信号转导通路进行的绝大部分研究都仅仅针对通路异常发生的某一环节,局限于单个通路,未涉及胰腺癌多通路的研究。而胰腺癌的发生是一个多因素过程,针对单靶点研究制订的治疗策略难免会顾此失彼,很难发挥全局性的效应。如果以多通路发生的几个环节为靶点,那么将有可能从整体上调节肿瘤细胞生长、凋亡、分化、免疫等,为胰腺癌的靶向治疗提供实际可操作的理论依据,具有重要的价值。

(庄燕妍　张世能　陈汝福　周泉波　叶会霖)

第五节　胰腺癌的动物模型

胰腺癌是第四大肿瘤致死原因,其预后较之其他肿瘤差。2012 年美国癌症协会预计每年有43 920 例新发病例,37 390 例死亡病例,其较低的早期诊断率致使总体 5 年生存率<5%。其临床表现无特异性,早期诊断和手术切除困难。临床上很难获得新鲜的、不同时期的胰腺癌组织标本,更不可能在临床上观察其发生、发展过程。通过建立胰腺癌实验动物模型,可为深入探讨胰腺癌的发生、发展、浸润、转移机制及治疗奠定基础。胰腺癌动物模型为研究胰腺癌的发生、发展及其病理生理过程和分子生物学特性,探讨其诊断和治疗奠定了基础。目前胰腺癌的动物模型主要分为 3 类:化学物质诱导法、移植接种法、基因工程动物模型。

(一)化学物质诱导法

化学物质诱导法通过致癌物质进行造模是一种经实验检验可行的方法,但周期长,成瘤率低,此外手术导入致癌物质的操作较为麻烦,且在麻醉过程中会造成动物死亡,诱癌实验鼠需在清洁级实验室条件下饲养,一般条件的实验室无法复制模型,目前尚没有一种稳定可靠的模拟自然成癌的胰腺癌动物模型。致癌物诱导模型是基于使用某种化学物质使得细胞发生恶变而导致胰腺癌的发生。目前使用最为广泛的致癌剂是 N-亚硝酸-2-氧基丙胺(BOP)、重氨乙酰丝氯酸、二甲基苯并蒽(DMBA)等,实验动物多选择小鼠、仓鼠等啮齿类动物,给药途径可以通过喂食、皮下注射,也可将致癌物直接置入胰腺,一般需 3~7 个月才能建立模型。Wendt 等研究还发现给予小鼠喂食乙醇会促进小鼠胰腺癌的发生,而咖啡因的摄入则与胰腺癌的发生无密切关系。这些模型可以在短时间内表现出肿瘤形成的全过程,从上皮不典型增生到胰腺癌,这与人类胰腺癌发生、发展的过程十分相似。然而致癌剂特异性差,在诱发胰腺癌的同时,也会引起肝细胞性肝癌等其他肿瘤,此外,由于种属的差异,实验动物体内发生的胰腺癌与人类胰腺癌并不完全一致,其生物学特性以及对药物的反应仍存在一定差异,由此限制了动物模型的广泛使用。

(二)移植接种法

1. 皮下移植瘤小鼠模型　为研究多种致癌和抑癌基因在胰腺癌发生、发展中的作用,科学家已研究出多种小鼠模型。其中有 2 种异种移植的小鼠模型广泛用于胰腺癌相关研究:皮下移植瘤模型、原位移植瘤模型。皮下移植瘤小鼠模型是指将培育的胰腺癌细胞或肿瘤组织直接注射至裸鼠皮下,该过程也可理解为"间接异种移植",这是因为这些培育的肿瘤细胞早在植入动物体内数年前就开始培育了。间接异种移植模型价格低廉,瘤体生长大小也很好估判,但缺点在于其组织病理学特点与真正的人胰腺肿瘤的特点尚有差异,缺乏肿瘤微环境。因免疫缺陷小鼠缺乏免疫反应,也避免了免疫反应和肿瘤细胞之间的交叉反应,导致模型的肿瘤生长与人胰腺肿瘤生长差异较大。皮下移植瘤小鼠模型另一个缺陷在于局部瘤体生长较好,但极少有转移,因此此类模型对于研究肿瘤发生、发展以及转移还不够理想。尽管有以上缺点，此类模型的价格低廉、制造便捷、肿瘤大小易于评估等因素使得它成为肿瘤生物学研究和最初的药物筛选等方面一个很有价值的模型工具，尤其有利于药物公司的大型药物评估等。

2. **原位移植瘤小鼠模型** 基于皮下移植瘤生物学特性相对不足，原位移植瘤小鼠模型应运而生，它是指将肿瘤细胞直接植入器官中，此类模型中的肿瘤通常容易转移。与皮下移植瘤模型相比，原位移植胰腺癌模型与胰腺的病理学改变更为接近，因此更适合模拟人胰腺癌。近几年已发展出较多优化原位植入动物模型的方法，其中最简单的是直接将肿瘤细胞注射入小鼠胰腺，但该方法常导致腹腔内出血、胰被膜破裂及肿瘤细胞溢出腹腔等。Tsuji 与同事发明了胰腺主胰管直接注射的方法，并成功将红色荧光蛋白和胰腺癌细胞一起注射入胰腺中，用以检测并监测瘤体。Huynh 和同事则通过超声引导下将胰腺癌细胞原位注射入动物模型胰腺中，这种方法不但可避免注射并发症，还可提升注射速度并显著缩短术后恢复时间。最近 Ni 等人在原位移植瘤小鼠模型上还使用了荧光引导下胰腺癌植入和切除的方法，还有其他研究小组尝试注射前将肿瘤细胞和基质胶混合的方法。以上这些方法都是为了将原位移植肿瘤细胞时可能溢出的细胞减到最低。

跟注射肿瘤细胞系不同的是，实体肿瘤原位移植包括从皮下移植瘤手术切除一块肿瘤组织。这种方法更具创伤性，且常常触发过多的免疫反应。另一种实体肿瘤移植技术包括包裹住植入瘤体周围的胰腺组织，为减轻缝合可能造成的损伤。虽然这种方法较为无创，但它依然改变了正常的解剖结构，因此其有效性存疑。Hotz 等将 4 种细胞系来源的肿瘤组织移植入裸鼠的胰头部，结果发现实验

动物的肿瘤接受率为 100%，相比而言肿瘤细胞注射方法的成功率则各有差异。该方法造出的小鼠模型的相关临床症状和组织学改变都与人胰腺癌表现较为一致。原位移植瘤小鼠模型虽然较皮下移植瘤小鼠模型优势明显，但异体移植小鼠模型还是缺乏参与肿瘤发展和转移过程所必需的免疫细胞。人们又研究出注射人 CD34$^+$ 造血干细胞或骨髓细胞到 NOD/SCID 小鼠中，以此重建免疫系统，构建出更接近人胰腺癌中的肿瘤微环境的拟人化小鼠。Jackson 实验室已有 2 种拟人化小鼠，但其在评估基因交互作用方面的优势还有待验证。

（三）基因工程动物模型

1. **转基因小鼠模型** 为克服异体移植模型的缺点，过去十年发展了一些包括转基因小鼠模型、基因敲除、点突变小鼠模型和条件/诱导模型在内的基因工程小鼠模型。转基因小鼠模型可监测肿瘤发生、发展过程，但并不适用于受试人（表 7 - 5 - 1），通过位于小鼠弹性蛋白酶Ⅰ的组织特异启动子/增强子元件，胰腺癌是最早转基因肿瘤诱导构建的动物模型之一。Richmond 和 Su 用弹性蛋白酶启动子试图研究致癌基因 K - ras 的作用，结果发现 Ela - Kras^{G12D} 小鼠可表现为胰腺癌前病变，而不会演变为 PDAC。后期的小鼠模型则证明了 K - ras 基因在肿瘤启动过程中起关键作用，还需结合其他基因突变才发展为 PDAC。当 C - myc 基因插入弹性蛋白酶启动子下方时，可诱导腺泡细胞癌和腺泡-导管细胞混合型癌显型伴随高度导管化生发生。Grippo 等构建了 elastsae - 1 - TGF - α 转基因模型，表现为大量的纤维化，同时伴有导管和腺泡细胞组成的导管复合体。在 1 岁以上的小鼠模型中还可发现，这些移行细胞逐渐失去了腺泡细胞的表型，变得越来越像导管状细胞，这提示了腺泡细胞化生至胰腺导管癌的演变过程。

表 7 - 5 - 1 胰腺癌的转基因和基因工程小鼠模型

动 物 模 型	表 型	参考文献
转基因模型		
Ela - Kras^{G12D}	可诱导癌前病变但不能进展成浸润性癌	Richmond 2008
Ela - TGF - α	腺泡细胞癌	Schmid 1999

续　表

动　物　模　型	表　　　型	参考文献
Ela‑myc	腺泡‑导管肿瘤合并导管上皮化生	Sandgren 1991
Ela‑SV40Tag	腺泡细胞癌	Ornitz 1985
Ela‑PyMT（RCAS TVA）	腺泡‑导管肿瘤	Lewis 2003
Ela‑myc（RCAS TVA）	胰腺内分泌肿瘤	Lewis 2003
Pdx1‑Shh	导管上皮化生	Thayer 2003
基因敲入		
Mist1‑Kras$^{G12D/+}$	腺泡导管化生	Tuveson 2006
条件性基因敲入模型		
Pdx1‑Cre；LSL‑Kras^{G12D}	快速形成 PanIN	Hingorani 2003
Nestin‑Cre；LSL‑Kras^{G12D}	形成外分泌来源的 PanIN	Carriere 2007
Pdx1‑Cre；CLEG2	形成与 PDAC 不同的胰腺肿瘤	Pasca 2006
Pdx1‑Cre；CLEG2；LSL‑Kras^{G12D}	加速 PanIN 进展但不进展为 PDAC	Pasca 2006
cLGL‑Kras^{G12V}	快速形成 PanIN、囊性乳头状癌及 PDAC	Ji 2009
条件性基因敲除模型		
Pdx1‑Cre；Pten$^{-/-}$	导管上皮化生，部分形成 PDAC	Stanger 2005
Pdx1‑Cre；Smad4$^{-/-}$	未见明显异常	Bardeesy 2006
联合条件性基因敲入和敲除模型		
Pdx1‑Cre；LSL‑Kras^{G12D}；InK4a$^{-/-}$	加速 PanIN 进展	Aguirre 2003
Pdx1‑Cre；LSL‑Kras^{G12D}；Trp53$^{-/-}$	加速 PanIN 及 PDAC 进展	Aguirre 2003
Pdx1‑Cre；LSL‑Kras^{G12D}；Smad4$^{-/-}$	IPMN 和 MCN 形成	Ijichi 2006
p48‑Cre；LSL‑Kras^{G12D}；Tgfbr2$^{-/-}$	PanIN 形成伴结缔组织增生	Ijichi 2006
Pdx1‑Cre；LSL‑Kras^{-G12D}；IKK2/β$^{-/-}$	不能形成 PDAC	Ling 2012
Pdx1‑Cre；LSL‑Kras^{-G12D}；Ink4a/Arf$^{-/-}$；IKK2/β$^{-/-}$	不能形成 PDAC	Ling 2012
可诱导模型		
Pdx1‑Cre^{ERT}；LSL‑Kras	PanIN 和导管化生形成	De La O 2008
Pdx1‑Cre^{ERT}；LSL‑Kras^{G12D}；R26‑Notch	加速形成腺泡细胞诱导 PanIN	De La O 2008
Mist1‑Cre^{ERT}；LSL‑Kras	形成低级别 PanIN	Shi 2009
Ela‑tTA/tetO‑Cre；LSL‑Kras^{G12V}	由腺泡细胞泡和泡心细胞诱导 PanIN 和 PDAC	Guerra 2007

引自：Biochimica et Biophysica Acta，1835（2013）：110‑118.

　　与上述不同的另外一种是通过 SV40‑Tag 方法介导的转基因小鼠模型。Lewis 等通过体外分离禽反转录病毒，以所表达的禽类白血病肉瘤复合病毒亚组 A（ALSV‑A）受体 TVA 构建出来小鼠模型。这是因为所诱导的胰腺病变组织特异表达 Pdx1，而 Pdx1 是胰腺祖细胞的标志物。该方法的优势在于可避免胚胎期致癌基因的转变表达，还可锁定胰腺里的一些特异细胞，使得周围细胞不受影响。单独 INK4a/ARF 区域的缺失不会导致肿瘤

转移，但当插入禽转录病毒编码 PyMT 到 elastase‑tv‑a 转基因小鼠时，联合有 TP53 缺失则可诱发胰腺癌转移至肝脏。杂交繁育的转基因小鼠则通过表达 TGF‑α 控制弹性蛋白酶启动子和 p53 裸鼠，加速了胰腺癌发展进程。

　　除外弹性蛋白酶启动子，Pdx1 启动子也有靶向基因调控功能。Pdx1 纯合子缺失导致的胰腺发育不全也说明了 Pdx1 在胰腺细胞中的关键性作用。Pdx1 启动子也转基因鼠研究 Shh 信号通路，Pdx‑

Shh 转基因小鼠模型也可发展为 PanIN1 和 PanIN2 病变的管状结构，K－ras 和 Her－2/neu 基因的突变也可见于胰腺癌的早期阶段，这说明了 Shh 信号通路在异常细胞增殖和肿瘤发生、发展过程中起关键性作用。

转基因小鼠模型的劣势在于显微注射外来 DNA 入宿主细胞基因组时效率较低，而偶然的转基因注射入敏感型细胞基因组还可转化为因次级效应导致的其他显型。转基因小鼠模型的最大缺点在于，典型的模型有 2 种野生型等位基因定位在转基因整合位点，而人类肿瘤基因组由 1 种野生型和 1 种突变型等位基因组成。尽管如此，转基因小鼠模型是在其他基因靶向方法发展出来之前的重要一步。Tasic 等最近提出一种整合介导的方法，通过原核显微注射点突变的转基因小鼠，成功在预先确认的染色体位点处插入一段完整的单拷贝转基因，插入效率高达 40%，该方法或将成为制造人胰腺癌的转基因小鼠模型的理想工具。

2. knockin 和 knockout 小鼠模型　与转基因小鼠模型不同，knockin 和 knockout 小鼠模型是通过靶向插入或删除某个位点的基因来修改内生的基因序列（表 7－5－1）。胰腺癌中最常用的靶向致癌基因为 K－ras 基因。而基因工程小鼠模型中 K－ras 基因的激活通常需要运用 knockin 技术。Tuveson 等将 K－ras^{G12D} 基因（在胰腺外分泌发育的早期表达的基因）的表达靶向至 Mist1 区域，在这些 Mist1－Kras$^{G12D/+}$ 小鼠模型中可见腺泡-导管状化生和增生，当伴随有 Trp53$^{+/-}$ 突变时，可发展为晚期的病理学特征和实质肝转移。但是由于 Kras^{G12D} 对 Mist1 启动子活性的依赖，因此很难将腺泡-导管状化生的作用从 Mist1$^+$ 祖细胞的扩张导致的胰腺癌中区分开来。

转基因小鼠模型利用原核注射的方法来介导多个拷贝转基因，而 knockin 和 knockout 小鼠模型用的是胚胎干细胞方法，易于转基因的插入，也易于将其在特异位点的染色体位置上删除。然而，如果未控制好适当的时间和空间，靶向删除了早期发展所需的基因，敲除基因方法时常导致胚胎期动物死亡。相比转基因小鼠模型，包括了基因靶向转

基因技术在内的传统的 knockin 和 knockout 小鼠模型的特异性更高，而缺乏时间和空间的缺陷也引出了条件性和诱导性小鼠模型的问世。

3. 条件性 knockin 和 knockout 小鼠模型　为解决通用表达的缺陷，我们将转录沉默元件置于启动子和目的基因之间，由此在胚胎发育和早期发育过程中静默突变的基因。条件性基因 knockin 是把基因在组织特异性方法中激活，从而提供一个更精细的动物模型（表 7－5－1）。最常用的条件性基因 knockin 技术是 Cre－Lox 重组系统。条件性 knockin 小鼠模型被广泛用于检测 K－ras 基因在胰腺癌中的作用。与 Mist1－kras$^{G12D/+}$ 小鼠模型基本的 knockin 方式不同，条件性 knockin 小鼠模型还在时间和空间控制下构建出 K－ras 表达，以确保突变的 K－ras 等位基因被内生 K－ras 启动子所控制。Hingorani 等通过将表达 Cre－活化 Kras^{G12D} 等位基因的小鼠与胰腺组织中表达 Cre 重组酶的小鼠交叉繁育，Cre 诱导的 LSL－Kras^{G12D} 激活可导致在刚出生几周内即可快速发展为 PanIN 样病变。胰腺特异性 INK4a/ARF 或仅有 TP53 删除的小鼠并不会发展为胰腺上皮内瘤变，但一旦结合 K－ras 基因，小鼠会在 7～11 周内发展至侵袭性 PDAC，肿块还会更快转移，生存期更短，外显率完整。这说明了 K－ras 在肿瘤发生中的作用，以及 INK4a/ARF 在肿瘤发展和进展中也起作用。Carriere 等用 Nestin－Cre 构建了条件性 knockin 小鼠模型，用 LSL－Kras^{G12D} 模型来研究 PDAC 中发生的致癌基因的突变。结果显示 Nestin－Cre；LSL－Kras^{G12D} 模型中的 PanIN 病灶难以与 Pdx1－Cre；LSL－Kras^{G12D} 模型中的区别开来，这提示了嵌套表达细胞或可是 PDAC 的起源细胞。除非 K－ras 基因被激活，胰腺中大部分的条件性肿瘤抑制基因敲除并不会转变为癌前病变甚至癌症。然而，Cre 介导的缺失 PI3K 信号通路拮抗剂 PTEN 可导致从泡心细胞到导管状细胞化生的转变。某些腺泡细胞可被伪管所取代，而此类 pTENflox 敲除模型可发展为 PanIN 和导管腺癌。Pdx1－Cre、CLEG2 小鼠模型与 LSL－Kras^{G12D} 模型交叉繁育时，可演变为 PanIN2 和 PanIN3 病变，

但不会进展为 PDAC,而这种 Pdx1－Cre、CLEG2、LSL－Kras^G12D 小鼠模型表现为异常的 Hedgehog 配体表达,这提示了 PDAC 的发展过程或依赖于 Hedgehog 配体信号。除外 Shh 信号通路,Notch 信号通路与 K－ras 激活间的关系研究也可通过交叉繁育 Notch1 转基因,组织学分析显示 Pdx1－CreERT、LSL－Kras^G12D、R26－Notch 小鼠模型可加速进展为腺泡衍生型 PanIN,这提示了 Notch 信号通路可能在胰腺祖细胞和 K－ras 间起重要作用。

条件性 knockin 和 knockout 小鼠模型还被用于研究 NF－κB 信号通路在 ras 驱动的促炎症信号和癌变过程中的作用。为了解 NF－κB 激活在 PDAC 的发展过程中的作用,Ling 构建 Kras^G12D、Ink4a/Arf^F/F 小鼠模型使得抑制 NF－κB 活性,研究发现以上突变合并失活的 IKK2/β 并不能进展为胰腺导管腺癌,这表明了 IKK2/β 在胰腺导管腺癌发展中的致癌作用。他们还用相同的小鼠模型,证明了 Kras^G12D 可通过 IL－1α/p62 的双反馈回路激活 IKK2/β/NF－κB。

4. 诱导性转基因小鼠模型 转基因技术的潜在问题在于转基因的表达受控于转基因启动子。当转基因启动子调节时,转基因通常在发展早期就开始表达,而人胰腺癌的转基因通常为迟发型表达。为避免因转基因激活失去控制而导致的不良后果,诱导性启动子系统可在任何特定时间开启(表 7－5－1)。2 种最常用的利用"诱导性"GEM 模型包括三苯氧胺诱导的 Cre－ER 系统,以及四环素诱导的 Tet－ON/OFF 系统。在此类诱导系统当中,目的基因通过联结嵌合 Cre 蛋白与热休克蛋白 Hsp90 而失活。当三苯氧胺的配体联结 Cre 蛋白时,Hsp90 蛋白分离,使得解开的 Cre 迁移进入细胞核。Mist1－Cre^ERT 便是利用三苯氧胺诱导

模型的例子;LSL－Kras 在三苯氧胺结合后,可表现为导管状化生合并 PanIN 样形成。Notch 通路在此类模型中也被激活,它让 Pdx－1 细胞在 K－ras 驱动形成 PanIN。

另一个常用的诱导性转基因系统是基于大肠杆菌的四环素操纵子。四环素反应系统其中包括来源于融合 tetR 及单纯疱疹病毒 VP16 的转录激活结构域的 tet 控制转录活化剂(tTA)。四环素操纵子被四环素阻滞剂 tetR 联合 tetO 所调控,根据诱导系统是 tetON/tetOFF,四环素可相应被激活或抑制转录。Guerra 和同事等人越过条件性 LSL－Kras^G12V knockin strain 和 bitransgenic Ela－tTA/tetO－Cre 小鼠在 tet-off 系统中表达 Cre 重组酶,因此缺乏脱氧土霉素,弹性蛋白酶驱动的 Cre 重组酶将沉默 LSL－Kras^G12V 等位基因转化至具转录活性的 K－ras^G12V 等位基因。在这些 Ela－tTA/tetO－Cre、LSL－Kras^G12V 诱导性小鼠模型中,可观察到导管部位较多的细胞分裂,也可见 PanIN 和导管状癌等表现。

5. 总结与展望 胰腺癌是致死性最高的肿瘤,因其起病急骤,疗效不理想。而今尚未有相应有效的治疗手段可显著提高胰腺癌患者的生存期。虽然人和鼠类之间的基因差异较多,现仍有诸多不同的小鼠模型帮助我们明确胰腺癌发生、发展过程中的分子学改变。而今,异种抑制小鼠模型广泛用于研究基因功能和检验临床前期药物,而基因工程模型可更好地模拟人胰腺癌,已被广泛用于肿瘤发生、发展及其微环境的相关研究。结合基因工程模型和异种移植瘤模型可为胰腺癌病因学研究提供线索,并为筛查、预防和治疗人胰腺癌提供新的策略。

(黄浩杰 庄 璐 林 堃)

第六节 胰腺肿瘤的标志物研究

上百年来,学者们就研究和发现特异肿瘤标志物进行了不懈的探索。1846 年,临床生物化学家

Bend-Jones 从浆细胞瘤患者的小便中发现第一个肿瘤标志物,称为 Bend-Jones 蛋白,迄今已达 150

多年。在跨越这一个半世纪以来,人们已陆续地发现了一系列肿瘤标志物。随着分子生物学、现代遗传学等相关学科的迅猛发展,人们发现肿瘤的发生、发展的根本问题是基因表达的改变,即癌基因的激活和抑癌基因的失活。通过对癌基因、抑癌基因的深入研究,可以逐步了解胰腺癌发生、发展的机制,并可找到预防、早期诊断和根治性治疗的有效方法。尤其近 20 年来分子生物学的发展,血清肿瘤标志物的检测为此提供了可能,从 20 世纪 80 年代至 90 年代初,诺贝尔奖获得者 Bishop 博士首先提出癌基因与肿瘤发生的相关性,之后美国国立癌症研究所 Vogelstein 等人提出人体肠癌演变过程中的分子病理学的模式,使肿瘤标志的研究从分子水平提高到基因水平,从而为拓展肿瘤分子诊断和分子治疗奠定了重要的基础。由于解剖部位的特殊性,胰腺癌的临床诊断现今仍主要依赖有创或费用昂贵的影像学检查。胰腺癌是一种死亡率极高的恶性肿瘤。根据美国国家癌症研究所统计,在癌症导致的死亡中胰腺癌排在第四位。而且,在过去 40 年里胰腺癌的致死率没有明显变化,甚至在年龄超过 70 岁的老年人群中致死率有所上升。在我国,胰腺癌的发病率位于常见肿瘤的第十位,致死率位居第四位。然而,胰腺癌的早期发现会显著改善患者预后。胰腺癌原发灶<20 mm 并不伴有淋巴结和远处转移的患者,手术完全切除后 5 年生存率为 30%~60%,在<10 mm 时,生存率可提高至 75%。尽管现在的 CT、MRI 以及 EUS 引导下的穿刺活检等影像学手段提高了胰腺癌的临床诊断水平,但是它们在胰腺癌的早期筛查诊断,尤其是对<10 mm 的胰腺良恶性病变方面仍无能为力。所以建立一种微创检查方法极为迫切,而且将血清和粪便中的肿瘤标志物检测用于胰腺癌早期筛查诊断将会是一个理想途径。肿瘤标志是指肿瘤组织产生并可以反映肿瘤细胞存在于宿主体内的化学分子,故又可称为肿瘤标志物。理想的肿瘤标志物,归纳起来,具有以下几个方面的特点:① 肿瘤细胞所特有而不存在于正常组织或非癌组织内,可采用高灵敏方法定量或定性地检测。② 肿瘤细胞可大量分泌并进入体液内,可采用高灵敏方法定性

或定量地检测。③ 肿瘤标志物的含量与肿瘤细胞或组织的大小呈平行关系,并能通过定量或定性检测而应用于临床以反映癌症患者的期别(早、中、晚)和治疗预后。胰腺癌为高度恶性的消化系统肿瘤,其起病隐匿,一旦发现多属晚期,预后差。目前改善预后的主要干预方针仍集中在早期诊断。由于解剖部位的特殊性,胰腺癌的临床诊断主要依赖有创或费用昂贵的影像学检查。使用无创手段筛查可疑患者可以提高检查效率,降低医疗费用。近 20 年来分子生物学的发展、血清肿瘤标志物的检测为此提供了可能。因此,寻找用于胰腺癌早期诊断的肿瘤标志物已引起重视。近年来医学界对胰腺癌肿瘤标志物进行了大量的研究,至今仍未找到一种对胰腺癌特别是早期胰腺癌有足够敏感性、特异性的肿瘤标志物以进行肿瘤筛查,因此单项肿瘤标志物阳性率不高,故需与其他标志物联合检测。

一、 胰腺肿瘤的血清学标志物

(1) 糖链抗原(carbohydrate antigen,CA19-9):是由体外培养的人结肠癌细胞系 SW116 为免疫原,经杂交瘤技术制备出的抗消化道肿瘤的单克隆抗体,最早是用于结肠癌的诊断。现在 CA19-9 是监测胰腺癌的最常见标志物。然而,由于 CA19-9 的平均灵敏度和平均特异度均欠佳,所以它并不是最佳的胰腺癌筛查标志物。Goonnetilleke 和 Siriwardena 等于 2007 年发现 CA19-9 的灵敏性为 79%和特异性为 82%。CA19-9 在肝硬化、胆管炎以及其他消化系统肿瘤如胃癌、食管癌和胆管癌中也会呈现阳性。血清中 CA19-9 的诊断价值在有家族性 PDAC 遗传倾向的患者中得到了证明,但对于其他 PDAC 患者无显著意义。目前发现在黄疸患者和非黄疸患者中 CA19-9 无显著差异。这些结论提示我们,并不建议将 CA19-9 作为胰腺癌最准确的筛查手段。尽管 CA19-9 在 PDAC 的早期诊断中价值有限,但是可作为 CT 和 EUS 结果的补充。CA19-9 是以唾液糖蛋白和唾液酸糖脂为主要成分,应用结肠癌细胞为免疫原制备出 CA19-9 单克隆抗体,这种抗原是一种神经

节苷脂抗原,以脂或脂蛋白结合的形式存在于细胞膜,是一种较普遍的肿瘤相关抗原。因此,CA19-9是由单克隆抗体所识别的一种黏液性糖蛋白,是较普遍的肿瘤相关抗原。临床研究表明在胰胆管癌、结直肠癌、胃癌、肝癌等消化道恶性肿瘤患者外周血中的 CA19-9 明显升高,但在各种疾病中升高的程度不同,而正常人血中含量甚微。因此,CA19-9 在消化系统肿瘤患者中含量明显升高,有许多研究比较了 CA19-9 和其他肿瘤标志物(癌胚抗原,糖抗原 50,细胞黏附分子 17.1 等)检测胰腺癌的效能;多数研究认为 CA19-9 以其高度敏感性(大约 80%)和高度特异性(60%~70%)成为目前检测胰腺癌的最好指标,因此 CA19-9 对胰腺癌患者的阳性检出率具有十分重要的临床价值,是目前临床上应用于胰腺癌诊断和随访最多,也是最有价值的一种肿瘤相关抗原。Safi 等报告 347 例胰腺癌患者血清中 CA19-9 的表达水平,发现肿瘤不可切除时血清 CA19-9 值明显升高。一般认为 CA19-9>300 $\mu g/ml$ 时,胰腺癌的不可切除率为 70%~80%,>1 000 $\mu g/ml$ 时这一比例上升到 97%。且术前 CA19-9 明显升高常提示预后较差。如果手术或放疗后 CA19-9 值持续下降则提示预后相对良好。CA19-9 再次升高常常是复发的标志。CA19-9 通常在中等或大导管细胞内被发现,位于肿瘤细胞的腔表面。由于发现标志物升高时,患者的胰腺肿瘤通常已超过 3 cm,因此限制了它在检测早期可切除肿瘤中的作用。尚有许多研究表明 CA19-9 诊断胰腺癌敏感性较高,但特异性不高,容易出现假阳性,假阳性多见于梗阻性黄疸、肝硬化、胰腺炎及其他恶性肿瘤患者。当无症状人群的血清 CA19-9 升高时,只有低于 1% 的人最终诊断为胰腺癌。尽管 CA19-9 筛查胰腺癌的敏感度较高,但由于阳性预测值很低,因此检测无症状人群血清 CA19-9 以筛查胰腺癌的有效性较低。单独检测血清 CA19-9 水平对胰腺癌早期诊断价值有限,Sawabu 等报道 20 例小胰腺癌 CA19-9 阳性率是 50%;目前多采用联合其他肿瘤标志物检测以助于提高诊断敏感性和特异性,Jiang 等研究联合检测血清 CA19-9、TSGF 及

CA242 对胰腺癌的诊断价值,发现联合检测对胰腺癌诊断敏感性 77%,而特异性及阳性预测值均为 100%,随着肿瘤期别的升高敏感性升高,在 I 期 TSGF 的敏感性较 CA242 和 CA19-9 高。因此,CA19-9 是目前诊断胰腺癌最常用的标志物,其敏感性、特异性均不高,特别是良性胆管炎的患者 CA19-9 可以显著升高。CA19-9 对于早期胰腺癌敏感性更低,直径≤2 cm 的 T1 期肿瘤其阳性率仅有 37.5%,因此不能用于胰腺癌早期诊断。其他肿瘤标志物如 CA50,CA242,CA494 等对胰腺癌的诊断均不优于 CA19-9。但是 CA19-9 作为胰腺癌肿瘤标志物,测定其浓度是对肿瘤活性的一种反映,且肿瘤标志物的出现往往比影像诊断早半年之多。所以检测血清 CA19-9 对胰腺癌早期诊断和预后复查也有一定的临床价值。综上所述,当前国内较为流行的糖类抗原 CA19-9 是诊断胰腺癌的重要诊断标志物,但其早期诊断阳性率并不高,而且采用单一方法检测敏感性与特异性都不理想,因此联合检测就成为必然的选择。目前推荐多种肿瘤标志物联合检测用于胰腺癌的早期诊断。

CA242 是一类唾液酸化的鞘糖脂类抗原,1983 年 Limdholm 等人用 Colo205 单克隆抗体免疫小鼠得到系列抗体,1985 年经单克隆抗体 CA242 筛选得到 CA242,它的抗原决定簇为糖链结构,出现于黏蛋白表面,在胰腺癌、胆管癌、结肠癌、肺癌、食管癌、乳腺癌等都有不同程度表达,近年来很受关注。健康人和良性疾病时血清 CA242 含量很低,消化道恶性肿瘤时,血清 CA242 水平明显增高。Jiang 等在对胰腺癌患者检测时,比较甲胎蛋白、癌胚抗原(CEA)、CA50、CA72-4、CA125、CA15-3、CA19-9 和 CA242 共 8 个肿瘤标志物发现,血清中 CA19-9、CA242、CA50 和 CA72-4 是诊断胰腺癌最敏感的指标,且它们的灵敏性达 89.2%,特异性达 92.3%,是首选对胰腺癌进行诊断的肿瘤标志物。因此,CA242 对于胰腺癌有一定的临床诊断价值。CA242 以 20 U/L 为血清分界值。Jiang 等报道其诊断胰腺癌的敏感性、特异性分别为 82.3%,93.5%,与 CA19-9 相比,敏感性稍差而特异性较高,其在良性肝、胆、胰

疾病中升高不如 CA19－9 明显,表明 CA242 是诊断胰腺癌的又一有用的指标。目前认为对于胰腺癌的诊断,CA242 的敏感性与 CA19－9 相同,但特异性高于 CA19－9。CA242 在许多良性病变如胆道结石、胰腺炎、肝硬化中很少升高,且在非胰腺肿瘤 CA242 升高也不明显,从而表明 CA242 在特异性方面明显优于 CA19－9。国外有免疫组织化学研究表明,在胆道结石或狭窄时,CA242 在胆管和胰腺组织中表达明显少于 CA19－9,因此释放到血液中也减少。此可解释 CA242 在胆道良性梗阻性病变时很少升高,也是 CA242 假阳性率低的原因。CA242 在肝、胆、胰良性疾病患者很少或轻微升高,其假阳性率明显低于其他癌性糖类抗原标志物,因此对胰腺良、恶性疾病的鉴别有独立价值。因此,可以认为CA19－9升高如无 CA242 升高应注意排除胆、胰腺、肝及心脏等良性病变或非胰腺癌,而 CA19－9 升高伴 CA242 升高应高度怀疑胰腺癌可能。Jiang 等还发现,肿瘤特异生长因子(tumor specific growth factor,TSGF)和 CA242 的水平除了随着胰腺癌分期的进展,这两个肿瘤标志物的血清水平逐渐升高以外,当在胰腺头部发生癌症时,CA242 和 TSGF 比在其他部位,如胰体、尾部或胰脏全部发生癌症时血清水平显著升高,而 CA19－9 没有这种空间定位相关性,提示 CA242 和 TSGF 对胰癌的定位有重要意义。而且 CA242 血清检测值不易受胆汁淤积或急性胰腺炎的影响而升高,在这些良性疾病中的升高比率仅为 11%。鉴于 CA242 以上优点,不禁有人要问 CA242 在判断胰腺癌时是否可以取代 CA19－9? Kawa 等比较了 CA19－9 与 CA242 后提出以下观点,CA242 和胰腺癌肿瘤标志物 CA19－9 对于胰腺癌的诊断敏感度相似,但两者在化学结构上不同。另外,良性疾病尤其是良性肝、胰和胆道疾病时,CA19－9 常常会升高,但 CA242 不升高。尽管在正常或胰腺炎时,组织中 CA242 的出现类似于 CA19－9,但血清的 CA242 水平并不受胆汁淤积或胆管细胞破坏、胰管狭窄或阻塞等因素影响,并且对慢性胰腺炎组织的免疫组化研究显示,CA242 在这些组织中的表达比 CA19－9 明显要少。CA242 和

CA19－9 相比会更少受到胰液潴留的影响,且在胰腺炎、慢性肝炎和肝硬化中很少升高。Plebani 等也指出,CA242 和 CA19－9 在诊断胰腺癌时有相似的诊断价值,它们的相似特性是因为 CA242 的抗原和 CA19－9 的抗体有交叉反应性。因此,考虑到 CA242 的高度特异性和与 CA19－9 相似的敏感度,可以说 CA242 优于 CA19－9,是一种新的胰腺癌肿瘤标志物。但是单独应用 CA242、血清肿瘤标志物进行检测,其敏感性和特异性均不够理想,因此联合检测就成为必然的选择。

(2) 癌胚抗原(carcino embryonie antigen,CEA):是发现于 1965 年作为结肠癌标志物的糖蛋白,是由胚胎细胞的有关基因所调控,当肿瘤细胞的基因调控受损后,可重新启动有关胎儿蛋白的合成而导致肿瘤细胞过多合成和分泌 CEA,使患者体内 CEA 含量升高。它是第一种用于胰腺癌检测的肿瘤标志物。这种标志物的灵敏度为 54%,特异度为 79%。CEA 灵敏度不高并且其在乳腺癌、胃癌和结肠癌中也会升高,由此证明 CEA 不适于单独用作胰腺癌的诊断。CEA 另外一个作用是作为胰腺黏蛋白样囊性损害最准确的检测手段,在这种类型的肿瘤中,EUS 联合 CEA 是非常有效的诊断工具。

(3) γ谷氨酰转移酶(γ－GT 或 GGT):在人体肝、肾、胰组织中均很丰富,GGT 是参与谷胱甘肽及其衍生物代谢的一种关键酶。在很多肿瘤组织中表达高水平的 GGT。而胰源性 γ谷氨酰转移酶(pancreatic gamma glutamyl transrerase,PGGT)是从胰腺中提取的 GGT,以血清 PGGT＞4 U/L、PGGT/TGGT＞0.1 作为诊断胰头癌的指标,阳性率达 100%。PGGT 的临床价值在于鉴别良恶性梗阻性黄疸(阻黄),确定恶性阻黄的病变部位,阳性者绝大多数为胰头癌,其次为壶腹部癌或十二指肠乳头部癌。PGGT 国外相关研究较少。PGGT 在临床梗阻性黄疸鉴别诊断中有其重要意义,有望成为胰腺癌的新肿瘤标志物。

(4) 丙酮酸激酶(the pyruvate kinase,PK):是糖酵解的关键酶,在三磷酸核苷的合成过程中也起着决定性作用,M2－PK 是丙酮酸激酶的一种

同工酶。目前的研究表明,M2-PK 几乎在所有的增殖细胞中表达,在肿瘤细胞中过表达,故称 Tumor M2-PK,多种肿瘤均可使 M2-PK 水平明显增高。M2-PK 在多细胞生物,如哺乳动物中有四聚体和二聚体之分,两者可相互转化。在肿瘤细胞中,则以二聚体形式为主,肿瘤细胞的这种优先表达同工酶 M2-PK 二聚体的变化导致了新陈代谢的改变,从而导致肿瘤细胞增殖不被限制。研究发现 Tumor M2-PK 的二聚体形式在大部分肿瘤中显示出过表达状态,体液中之所以能检测到 Tumor M2-PK,很可能是肿瘤坏死或转移过程中释放出来的,所以 Schebo Biotech 发明了一种通过血样检测 Tumor M2-PK 的量从而检测和监测肿瘤的方法。早在 1993 年,在 Hamburg 召开的(德国)第七届肿瘤标志物研讨会上,Tumor M2-PK 就作为一种新的肿瘤标志物被提了出来。德国 Schebo. Tech 公司已经开发出一种用于检测 M2-PK 的试剂盒。对于胰腺癌,Ventrucci M 等研究比较 M2-PK 与 CA19-9 的诊断能力,结果发现,Tumor M2-PK 的敏感性与特异性分别为 85% 和 41%;CA19-9 的敏感性与特异性分别为 75% 和 81%,而联合检测的敏感性达到 97%,特异性却不尽如人意,只有 38%,由此可见联检可大大提高敏感性,而相对于 M2-PK 的敏感性而言,它的特异性有待进一步研究探讨证实。另外,当发生胆汁淤积时,CA19-9 会明显升高,而 M2-PK 不会受影响,因此在伴黄疸的胰腺癌中,M2-PK 有一定的鉴别诊断作用。

(5)其他:在近 20 年间,许多标志物被用作胰腺癌的检测,但其表现都未能超过 CA19-9。Koopmann 等用微阵列和 ELISA 测定的骨桥蛋白(osteopontin,OPN)打算用于胰腺癌诊断,发现巨噬细胞抑制的细胞因子-1(macrophage inhibitory cytokine-1,MIC-1)在分辨胰腺良恶性疾病方面与 CA19-9 相比有更高的特异性,但是在区分胰腺炎和胰腺癌时两者特异性并无差别。钙结合蛋白(calcium-binding protein,CBP)中的成员 S100A6 能很好地区别胰腺癌、导管内乳头状黏蛋白样肿瘤和慢性胰腺炎,但是无法区分胰腺癌和导管内乳头状

黏蛋白样肿瘤。Kolb 等指出胰高血糖素的升高和胰岛素的降低可以作为胰腺癌的诊断标志物。他们建议胰岛素与胰高血糖素的比值大于 7.4 时,区分胰腺癌和 2 型糖尿病的灵敏度和特异度分别为 77% 和 69%。Hanas 等在胰腺癌患者血清中发现高表达的补体 C3,并与 NF-κB 共同参与炎症反应的发生,提示炎症反应在胰腺癌的发展中虽然有重要作用,但是特异性不高,在胰腺炎患者血清中也有表达,所以在一定程度上限制了其应用价值。肿瘤坏死因子超家族的一位新成员——诱导增殖配体(aproliferation-inducing ligand,APRIL),被认为是一种潜在的标志物。胰腺癌患者血清中 APRIL 的水平升高显示其灵敏度和特异度分别为 70.1% 和 85.5%。当 APRIL 与 CEA、CA19-9 联合后,其灵敏度和特异度会进一步升高。网格蛋白基因-1(plectin-1)被认为是用以区别 PDAC、胰腺上皮内瘤变 3 期和慢性胰腺炎、胰腺上皮内瘤变 1 期和 2 期的标志物。黏蛋白-1(mucin,MUC-1)被认为与 PDAC 侵袭进展中的早期事件有关,灵敏度和特异度分别为 82% 和 95%。Dutta 等报道热休克蛋白-70(heat shock protein-70,HSP70)是一种新出现的血清学标志物,用来区分早期 PDAC 和慢性胰腺炎或正常人群,其灵敏度和特异度分别为 74% 和 90%。Chang 等视糖蛋白结合蛋白-2(glycoprotein-binding protein-2,ULBP2)为一个潜在标志物,与正常人群相比,在胰腺癌患者的血清中水平升高,灵敏度和特异度分别为 83.8% 和 73.9%。

二、胰腺肿瘤的基因标志物

大鼠肉瘤病毒癌基因同系物(kirsten rat sarcoma viral oncogene homolog,K-ras)突变是胰腺癌发生过程中的早期事件,在约 90% 的胰腺癌组织中存在此基因突变。ras 原癌基因家族由 H-ras、K-ras 和 N-ras 等 3 个成员组成。人类多种肿瘤中存在 K-ras 基因突变,但突变发生率最高的是胰腺癌,以第 12 位密码子突变最为多见。K-ras 基因突变可能是胰腺癌发生的早期事件。

有报道称从细针抽吸（FNA）胰腺癌组织甚至是胰液、十二指肠液进取物中均可测到 K‐ras 基因突变，此为胰腺癌的早期诊断提供了可能。但慢性胰腺炎患者黏液细胞增生灶中 K‐ras 基因突变也较常见，故单独分析 K‐ras 基因突变诊断胰腺癌的特异性还不够令人满意。研究发现 K‐ras 突变在慢性胰腺炎中能促进 PDAC 的发生。由于 K‐ras 的一个下游治疗靶基因是转录因子 snail，而 snail 的自身降解将来可能成为一种潜在的策略，用于作为胰腺癌诊断工具的研究。另有文献报道称，在 $1×10^6$ 拷贝数的野生型 K‐ras 基因中可检出的突变型 K‐ras 基因的最低拷贝数为 10，突变型与野生型的比例达 $1:10^5$，检测灵敏度即为 0.001%，但是其特异性几乎达 100%，显著高于常用的高分辨率熔点曲线分析 0.1%～1% 的灵敏度。

p53 基因：p53 基因失活是胰腺癌中的常见事件。58%～100% 的胰腺癌细胞株、75% 的胰腺癌异种移植瘤和近 70% 的胰腺癌中存在基因突变，而这种改变与吸烟也有密切关系。因 p53 基因存在于多种肿瘤中，且其在胰腺癌中的突变率远低于 K‐ras 基因，而某些良性胰腺疾病中也可能出现 p53 基因阳性，故 p53 基因在胰腺癌诊断中的应用有待深入研究。

p16 基因：p16 抑癌基因位于染色体 p16 上，其编码的 p16 蛋白通过抑制细胞周期蛋白依赖性激酶（CDK4），对细胞增殖起调控作用。约 80% 的胰腺癌存在 p16 基因失活。在 PDAC 中，由于突变、缺失或启动子甲基化导致肿瘤抑制基因（p16^{INK4}）的功能丧失占胰腺癌病例的 80%～95%。当然，在其他恶性肿瘤如家族性恶性黑色素瘤和乳腺癌中也发现了 p16^{INK4} 突变。但 p16^{INK4} 甲基化还是有助于发现具有潜在恶性倾向的胰腺上皮细胞，用来作为诊断标志物在内镜下区分胰腺良性和恶性疾病的。然而，p16^{INK4} 或联合其他分子标志物的诊断还没有进入临床应用，仍需要更多的研究来确定其本身的灵敏度和特异度。

DPC4 基因：DPC4 基因是近年来发现的一种新的抑癌基因，约 50% 的胰腺癌有 DPC4 基因丢失或失活，而其他肿瘤中的 DPC4 基因失活率通常 < 10%，可见 DPC4 基因丢失或失活在胰腺癌的发生具有特异性，可作为一种新的胰腺癌标志物。

膜结合型黏蛋白 4（membrane-bound mucin 4，MUC‐4）：是一种跨膜的高分子糖蛋白，广泛表达于消化、呼吸及泌尿等系统的各种上皮细胞中，参与上皮细胞的分化及基质间的黏附。MUC‐4 在胰腺癌组织中常过度表达，从而破坏细胞黏附能力而引起肿瘤的转移。Jhala 等通过对超声内镜细针穿刺抽吸标本进行免疫组化检测发现 MUC‐4 在 PanIN 和胰腺癌中呈现高表达，其表达水平与肿瘤的发展程度密切相关，而在慢性胰腺炎和正常胰腺组织中则无表达，其诊断胰腺癌的敏感性为 91%，特异性为 100%，对于早期筛查和鉴别诊断良恶性胰腺病变有重要作用。另外，对胰头癌行胰十二指肠切除患者，MUC‐4 阴性的患者术后生存期比 MUC‐4 阳性患者长，提示 MUC‐4 与预后有一定关联性。

紧密连接蛋白（claudin）：属于跨膜紧密连接蛋白，两个相邻的 claudin 相互作用构成了细胞间的连接骨架，其完整性的破坏可引起细胞间黏附的丢失和肿瘤的扩散和转移。Nicbols 等通过免疫组化检测发现紧密连接蛋白中的主要成员 claudin‐4 在 PanIN、原发性胰腺导管腺癌和侵袭性胰腺导管腺癌中高表达，而在正常胰腺导管上皮中低表达；Karanjawala 等发现 claudin‐18 多在高分化胰腺癌中高表达，而在正常组织、慢性胰腺炎组织和低分化胰腺癌中不表达或低表达，这为胰腺癌的早期诊断和鉴别良恶性胰腺病变提供帮助。

C‐myc 和 C‐fos：C‐myc 是一个由细胞核表达的调节细胞生长和分化因子。人类胰腺癌中关于 C‐myc 高表达，有学者认为 C‐myc 在胰腺癌和正常组织中的表达无显著差异。目前文献报道胰腺癌组织中常有 C‐fos mRNA 过度表达，4/5 的胰腺癌患者中可以检测到这一结果。

EGFR：EGFR 定位于 7p12，分析胰腺癌细胞株 BxPC、AsPC 发现，EGF 和 EGFR 结合，诱导周期素 cyclin‐D1（CCND1）表达，从而调节细胞周期发生明显改变，G1 期向 S 期转变，细胞增殖活性增加。在胰腺癌中 EGFR 阳性表达率为 50%。

Her-2/neu：Her-2/neu 基因定位于 17q21.2，释放 185 000 蛋白，其结构和 EGFR 相似。Her-2/neu 基因表达异常见于许多恶性肿瘤中，其中胰腺癌早期形态学改变就可见 Her-2/neu 基因表达异常，而在正常组织和慢性胰腺炎表达无异常。应用免疫化学方法，Her-2/neu 基因高表达阳性率为 21%～80%，用免疫组学方法，Her-2/neu 基因高表达阳性率为 27%。

丝/苏氨酸激酶 2 基因（serine/threonine kinase 2，AKT2）：AKT2 定位于 19q13，由 417 个腺嘌呤、526 个胞嘧啶、520 个鸟嘌呤和 386 个胸腺嘧啶组成。已知 AKT2 为致癌基因，其表达物为丝氨酸/苏氨酸激酶亚科蛋白，该激酶含有 SH2 样段。AKT 通路负责由 PI3K 始动的生物信息的传导，其功能涉及细胞周期调控、凋亡的启动、血管生成、端粒酶活性和细胞侵袭性等诸多方面，并在恶性肿瘤的研究中凸显出日益重要的作用。在胰腺癌中有 20% 过表达，并且有 59% 的胰腺癌中可见 AKT2 产物磷酸化激活。

14-3-3 sigma（stratifin）：可在乳腺癌、肺癌、膀胱癌、肝癌缺失，其表达量显著少于正常组织，但是在胰腺癌却高表达，与其他癌组织检测结果不同，说明 14-3-3 sigma 作为胰腺癌早期诊断肿瘤标志物有很好的特异性。

CDKN2A（cyclin dependent kinase inhibitor 2A）：CDKN2A 定位于 9p21，编码 p16 和 p14。细胞生长周期存在两个关卡，即 G1-S 期和 G2-M 期的限制点，而 p53 主要在 G1-S 期限制点起作用。在细胞生长周期中，细胞周期蛋白与相应的周期素依赖性蛋白激酶结合，使其激活，作用于底物视网膜母细胞瘤基因蛋白（prote in retinoblastoma，pRb），使之磷酸化失活，释放转录因子 EF-2，促使驱动基因 h 转录表达，细胞由 G1 进入 S 期。p16^{INK4a}可与周期蛋白竞争性与 CDK4 和 CDK6 结合，阻止 pRb 磷酸化失活，从而使细胞阻滞于 G1-S 期限制点。p14AR 蛋白主要与癌蛋白 MDM2（murine double mimute 2）结合，加速 MDM2 降解，恢复和稳定细胞内 p53 水平，增强 p53 在 G1-S 期限制点效应，最终使细胞阻滞于

G1 期。CDKN2A 突变就会导致细胞周期异常，从而影响细胞增殖，在 PanIN1A 和 PanIN1B 中 CDKN2A 突变可达 30%，可用作胰腺癌早期诊断。

乳腺癌易感基因 2（breast cancer susceptibility gene 2，BRCA2）：BRCA2 定位于 13q，由 3 984 个腺嘌呤、1 931 个胞嘧啶、2 053 个鸟嘌呤和 3 019 个胸腺嘧啶组成。BRCA2 蛋白是一种由癌症易感基因 BRCA2 基因编码的肿瘤抑制因子，这种保护性蛋白质通过同源重组过程参与 DNA"双链"断裂的修复，从而抑制癌细胞的发育。BRCA2 的突变可增加胰腺癌发病的危险性，并且在散发性胰腺癌中 BRCA2 的阳性率为 7%，在 PanIN3 中也有 BRCA2 的缺失。

丝氨酸/苏氨酸激酶（serine/threonine kinase LKB1/STK11）：LKB1/STK11 基因定位于 19p13，编码丝氨酸/苏氨酸激酶。其激酶活性区在 LKB1/STK11 基因的第 50 位密码子到第 337 位密码子之间，是一种 cAMP 依赖性的蛋白激酶，可通过磷酸化作用来调控细胞分化。在黑斑息肉综合征（peutz-jeghers syndrome，PJS）中起重要作用，又被称为 PJS 疾病基因，它是一种肿瘤抑制基因，在发生肿瘤的早期阶段的组织细胞中可出现野生型的等位基因缺失、突变，突变的结果都导致氨基酸的改变和终止信号的提前出现，LKB1/STK11 基因的翻译和转录发生异常使丝氨酸/苏氨酸蛋白激酶失活，从而使其调节作用失控。LKB1/STK11 基因突变在散发性胰腺癌中阳性率为 7%。

Kisiel 等的研究显示异常甲基化的 DNA 可能被用作 PDAC 的粪便检测，类似于其在结肠癌中的应用。他们还发现甲基化的骨形态发生蛋白-3（methylated bone morphogenetic protein-3，mBMP-3），相对于无结肠上皮瘤变的对照组而言，其在 PDAC 患者粪便中明显升高，其灵敏度和特异度分别为 51% 和 90%。他们对许多患者进行的研究显示 CA19-9 与 mBMP3 的联合可以检出 94% 的患者和 CA19-9 阴性的患者，mBMP3 可以辨别大多数胰腺癌患者。粪便检查以基因甲基化为手段发现胰腺癌的早期损害。

综上所述，能筛查出胰腺癌无症状个体和可以

手术治疗的患者是新的肿瘤标志物应具备的能力。这些新标志物将提高诊断胰腺癌的灵敏度和特异度。基因研究方面的新进展让我们对胰腺癌的分子致病机制有了更深入的了解,这些进展也不断促使我们去发现新的诊断标志物。然而,由于基因组的复杂性和胰腺癌的众多致病机制尚未阐明,进一步的研究需要在对胰腺肿瘤基因的早期修饰有更深了解的基础上开展。只有获得无症状患者中这些分子发生改变的准确信息,才能让我们找到可靠的胰腺癌诊断标志物。Lowery 等提出基于血清蛋白质组学的进展,使我们期待能够有效应用于临床的胰腺癌诊断标志物的发现和证实。最后,胰腺癌患者的不良预后也提出了对于临床早期诊断有效的标志物的迫切需求。

(丁佳寅　王杰军　高　军)

◇参◇考◇文◇献◇

［1］ Vincent A, Herman J, Schulick R, et al. Pancreatic cancer[J]. Lancet, 2011, 378(9791): 607 - 620.

［2］ Dawson MA, Kouzarides T. Cancer epigenetics: from mechanism to therapy[J]. Cell, 2012, 150(1): 12 - 27.

［3］ Kumari A, Srinivasan R, Vasishta RK, et al. Positive regulation of human telomerase reverse transcriptase gene expression and telomerase activity by DNA methylation in pancreatic cancer[J]. Ann Surg Oncol, 2009, 16(4): 1051 - 1059.

［4］ Lee KH, Lotterman C, Karikari C, et al. Epigenetic silencing of MicroRNA miR - 107 regulates cyclin-dependent kinase 6 expression in pancreatic cancer[J]. Pancreatology, 2009, 9(3): 293 - 301.

［5］ 王霞,王晖,张啸.胰腺癌中表观遗传修饰研究进展[J].世界华人消化杂志,2010,18(11):1141 - 1146.

［6］ Cavallari I, Silic-Benussi M, Rende F, et al. Decreased expression and promoter methylation of the menin tumor suppressor in pancreatic ductal adenocarcinoma[J]. Genes Chromosomes Cancer, 2009, 48(5): 383 - 396.

［7］ Streit S, Michalski CW, Erkan M, et al. Confirmation of DNA microarray-derived differentially expressed genes in pancreatic cancer using quantitative RT - PCR[J]. Pancreatology, 2009, 9(5): 577 - 582.

［8］ Espino PS, Pritchard S, Heng HH, et al. Genomic instability and histone H3 phosphorylation induction by the Ras-mitogen activated protein kinase pathway in pancreatic cancer cells[J]. Int J Cancer, 2009, 124(3): 562 - 567.

［9］ Omura N, GogginsM. Epigenetics and epigenetic alterations in pancreatic cancer[J]. Int J Clin Exp Pathol, 2009, 2(4): 310 - 326.

［10］ Li C, Lee CJ, Simeone DM. Identification of human pancreatic cancer stem cells[J]. Methods Mol Biol, 2009, 568: 161 - 173.

［11］ Wu LP, Wang X, Li L, et al. Histone deacetylase inhibitor depsipeptide activates silenced genes through decreasing both CpG and H3K9 methylation on the promoter[J]. Mol Cell Biol, 2008, 28(10): 3219 - 3235.

［12］ Collins MA, Bednar F, Zhang Y, et al. Oncogenic Kras is required for both the initiation and maintenance of pancreatic cancer in mice[J]. J Clin Invest, 2012, 122(2): 639 - 653.

［13］ di Magliano MP, Logsdon CD. Roles for KRAS in pancreatic tumor development and progression[J]. Gastroenterology, 2013, 144(6): 1220 - 1229.

［14］ Hong SM, Park JY, Hruban RH, et al. Molecular signatures of pancreatic cancer[J]. Arch Pathol Lab Med, 2011, 135(2): 716 - 727.

［15］ Iacobuzio-Donahue CA, Fu B, Yachida S, et al. DPC4 gene status of the primary carcinoma correlates with patterns of failure in patients with pancreatic cancer[J]. J Clin Oncol, 2009, 27(11): 1806 - 1813.

［16］ Kanda M, Matthaei H, Wu J, et al. Presence of somatic mutations in most early-stage pancreatic intraepithelial neoplasia[J]. Gastroenterology, 2012, 142(3): 730 - 773.

［17］ Sakorafas GH, Smyrniotis V. Molecular biology of pancreatic cancer: how useful is it in clinical practice? [J]. JOP, 2012, 13(4): 332 - 337.

［18］ Wu J, Jiao Y, Dal Molin M, et al. Whole-exome sequencing of neoplastic cysts of the pancreas reveals recurrent mutations in components of ubiquitin-dependent pathways[J]. Proc Natl Acad Sci USA, 2011, 108(36): 21188 - 21193.

［19］ Yamaguchi H, Kuboki Y, Hatori T, et al. Somatic mutations in PIK3CA and activation of AKT in intraductal tubulopapillary neoplasms of the pancreas[J]. Am J Surg Pathol, 2011, 35(5): 1812 - 1817.

［20］ Ying H, Kimmelman AC, Lyssiotis CA, et al. Oncogenic Kras maintains pancreatic tumors through regulation of anabolic glucose metabolism[J]. Cell, 2012, 149(23): 656 - 670.

［21］ Yachida S, Jones S, Bozic I, et al. Distant metastasis occurs late during the genetic evolution of pancreatic cancer[J]. Nature, 2010, 467(10): 1114 - 1147.

［22］ Srivastava SK, Arora S, Singh S, et al. MicroRNAs in

pancreatic malignancy: progress and promises[J]. Cancer Lett, 2014, 347(2): 167 - 174.

[23] Khan S, Ansarullah, Kumar D, et al. Targeting microRNAs in pancreatic cancer: microplayers in the big game[J]. Cancer Res, 2013, 73(22): 6541 - 6547.

[24] Peng W, Gao W, Feng J. Long noncoding RNA HULC is a novel biomarker of poor prognosis in patients with pancreatic cancer[J]. Med Oncol, 2014, 31(12): 346.

[25] Riccio M, Carnevale G, Cardinale V, et al. The Fas/Fas ligand apoptosis pathway underlies immunomodulatory properties of human biliary tree stem/progenitor cells [J]. J Hepatol, 2014, 61(5): 1097 - 1105.

[26] Lee JH, Lee HB, Jung GO, et al. Effect of quercetin on apoptosis of PANC - 1 cells [J]. J Korean Surg Soc, 2013, 85(6): 249 - 260.

[27] Takahashi H, Chen MC, Pham H, et al. Simultaneous knock-down of Bcl-xL and Mcl - 1 induces apoptosis through Bax activation in pancreatic cancer cells [J]. Biochim Biophys Acta, 2013, 1833(12): 2980 - 2987.

[28] Lin AY, Buckley NS, Lu AT, et al. Effect of KRAS mutational status in advanced colorectal cancer on the outcomes of anti-epidermal growth factor receptor monoclonal antibody therapy: a systematic review and meta-analysis [J]. Clin Colorectal Cancer, 2011, 10(1): 63 - 69.

[29] Coppin C, Kollmannsberger C, Le L, et al. Targeted therapy for advanced renal cell cancer (RCC): a Cochrane systematic review of published randomised trials [J]. BJU Int, 2011, 108(10): 1556 - 1563.

[30] Philip PA, Benedetti J, Corless CL, et al. Phase III study comparing gemcitabine plus cetuximab versus gemcitabine in patients with advanced pancreatic adenocarcinoma: Southwest Oncology Group-directed intergroup trial S0205 [J]. J Clin Oncol, 2010, 28(22): 3605 - 3610.

[31] Jiang J, Hui CC. Hedgehog signaling in development and cancer [J]. Dev Cell, 2008, 15(6): 801 - 812.

[32] Caro I, Low JA. The role of the hedgehog signaling pathway in the development of basal cell carcinoma and opportunities for treatment [J]. Clin Cancer Res, 2010, 16(13): 3335 - 3339.

[33] Wang XQ, Zhang W, Lui EL, et al. Notch1 - Snail1 - E - cadherin pathway in metastatic hepatocellular carcinoma [J]. Int J Cancer, 2012, 131(3): E163 - 172.

[34] Vo K, Amarasinghe B, Washington K, et al. Targeting notch pathway enhances rapamycin antitumor activity in pancreas cancers through PTEN phosphorylation [J]. Mol Cancer, 2011, 10: 138.

[35] Clevers H. The cancer stem cell: premises, promises and challenges [J]. Nat Med, 2011, 17(3): 313 - 319.

[36] Mullendore ME, Koorstra JB, Li YM, et al. Ligand-dependent Notch signaling is involved in tumor initiation and tumor maintenance in pancreatic cancer [J]. Clin Cancer Res, 2009, 15(7): 2291 - 2301.

[37] Bridges E, Oon CE, Harris A. Notch regulation of tumor angiogenesis [J]. Future Oncol, 2011, 7(4): 569 - 588.

[38] Galluzzo P, Bocchetta M. Notch signaling in lung cancer

[J]. Expert Rev Anticancer Ther, 2011, 11(4): 533 - 540.

[39] Naganuma S, Whelan KA, Natsuizaka M, et al. Notch receptor inhibition reveals the importance of cyclin D1 and Wnt signaling in invasive esophageal squamous cell carcinoma [J]. Am J Cancer Res, 2012, 2(4): 459 - 475.

[40] Chen HT, Cai QC, Zheng JM, et al. High expression of delta-like ligand 4 predicts poor prognosis after curative resection for pancreatic cancer [J]. Ann Surg Oncol, 2012, 19 Suppl(3): S464 - 474.

[41] Kang H, An HJ, Song JY, et al. Notch3 and Jagged2 contribute to gastric cancer development and to glandular differentiation associated with MUC2 and MUC5AC expression[J]. Histopathology, 2012, 61(4): 576 - 586.

[42] Malkoski SP, Wang XJ. Two sides of the story? Smad4 loss in pancreatic cancer versus head-and-neck cancer [J]. FEBS Lett, 2012, 586(14): 1984 - 1992.

[43] Matsuda Y, Naito Z, Kawahara K, et al. Nestin is a novel target for suppressing pancreatic cancer cell migration, invasion and metastasis [J]. Cancer Biol Ther, 2011, 11(5): 512 - 523.

[44] Hidalgo M. Pancreatic cancer [J]. N Engl J Med, 2010, 362(17): 1605 - 1617.

[45] Azar R, Alard A, Susini C, et al. 4E - BP1 is a target of Smad4 essential for TGF beta-mediated inhibition of cell proliferation [J]. EMBO J, 2009, 28(22): 3514 - 3522.

[46] Leung L, Radulovich N, Zhu CQ, et al. Loss of canonical Smad4 signaling promotes KRAS driven malignant transformation of human pancreatic duct epithelial cells and metastasis [J]. PLoS One, 2013, 8(12): e84366.

[47] Kawamoto M, Ishiwata T, Cho K, et al. Nestin expression correlates with nerve and retroperitoneal tissue invasion in pancreatic cancer [J]. Hum Pathol, 2009, 40(2): 189 - 198.

[48] Su HT, Weng CC, Hsiao PJ, et al. Stem cell marker nestin is critical for TGF - β1 - mediated tumor progression in pancreatic cancer [J]. Mol Cancer Res, 2013, 11(7): 768 - 779.

[49] Javle M, Li Y, Tan D, et al. Biomarkers of TGF - β signaling pathway and prognosis of pancreatic cancer [J]. PLoS One, 2014, 9(1): e85942.

[50] Blackford A, Serrano OK, Wolfgang CL, et al. SMAD4 gene mutations are associated with poor prognosis in pancreatic cancer [J]. Clin Cancer Res, 2009, 15(14): 4674 - 4679.

[51] Wall I, Schmidt-Wolf IG. Effect of Wnt inhibitors in pancreatic cancer [J]. Anticancer Res, 2014, 34(10): 5375 - 5380.

[52] Sarkar S, Mandal C, Sangwan R, et al. Coupling G2/M arrest to the Wnt/β - catenin pathway restrains pancreatic adenocarcinoma [J]. Endocr Relat Cancer, 2014, 21(1): 113 - 125.

[53] Zhang QQ, Zhou DL, Lei Y, et al. Slit2/Robo1 signaling promotes intestinal tumorigenesis through Src-mediated activation of the Wnt/β - catenin pathway [J]. Oncotarget, 2015, 6(5): 3123 - 3135.

[54] Suarez MI，Uribe D，Jaramillo CM，et al. Wnt/beta-catenin signaling pathway in hepatocellular carcinomas cases from Colombia [J]. Ann Hepatol，2015，14（1）：64-74.

[55] Zeng XC，Liu FQ，Yan R，et al. Downregulation of miR-610 promotes proliferation and tumorigenicity and activates Wnt/β - catenin signaling in human hepatocellular carcinoma [J]. Mol Cancer，2014，13：261.

[56] Paluszczak J，Sarbak J，Kostrzewska-Poczekaj M，et al. The negative regulators of Wnt pathway-DACH1，DKK1，and WIF1 are methylated in oral and oropharyngeal cancer and WIF1 methylation predicts shorter survival ［J］. Tumour Biol，2015，36（4）：2855-2861.

[57] Zhao S，Wang J，Qin C. Blockade of CXCL12/CXCR4 signaling inhibits intrahepatic cholangiocarcinoma progression and metastasis via inactivation of canonical Wnt pathway ［J］. J Exp Clin Cancer Res，2014，33（1）：103.

[58] Silva AL，Dawson SN，Arends MJ，et al. Boosting Wnt activity during colorectal cancer progression through selective hypermethylation of Wnt signaling antagonists ［J］. BMC Cancer，2014，14：891.

[59] Mercer KE，Hennings L，Ronis MJ. Alcohol consumption，Wnt/β- catenin signaling，and hepatocarcinogenesis ［J］. Adv Exp Med Biol，2015，815：185-195.

[60] Tang Q，Zou Z，Zou C，et al. MicroRNA - 93 suppress colorectal cancer development via Wnt/β - catenin pathway downregulating ［J］. Tumour Biol，2015，36（3）：1701-1710.

[61] Subramaniam A1，Shanmugam MK，Perumal E，et al. Potential role of signal transducer and activator of transcription(STAT) 3 signaling pathway in inflammation，survival，proliferation and invasion of hepatocellular carcinoma ［J］. Biochim Biophys Acta，2013，1835（1）：46-60.

[62] 谷满仓,刘俊莹,钱亚芳,等.抗肿瘤天然药物抑制STAT3信号通路的分子机制研究进展[J].药学进展,2014,(8).

[63] 邓永键,蒋强,于莉娜,等.简易的单个肿瘤干细胞分离及其培养方法[J].南方医科大学学报,2012,32(6)：802-806.

[64] 黄凤婷,张世能,梁爱心,等.阻断Hedgehog信号通路对人胰腺癌干细胞自我更新的影响[J].中华胰腺病杂志,2011,11(2)：92-94.

[65] 张世能,崐淑莉,黄凤婷,等.胰腺癌肿瘤干细胞的悬浮培养法[J].中华胰腺病杂志,2009,9(5)：315-317.

[66] Adikrisna R，Tanaka S，Muramatsu S，et al. Identification of pancreatic cancer stem cells and selective toxicity of chemotherapeutic agents ［J］. Gastroenterology，2012，143（1）：234-245.

[67] Huang FT，Zhuang-Sun YX，Zhuang YY，et al. Inhibition of hedgehog signaling depresses self-renewal of pancreatic cancer stem cells and reverses chemoresistance［J］. Int J Oncol，2012，41（5）：1707-1714.

[68] Kim MP，Fleming JB，Wang H，et al. ALDH activity selectively defines an enhanced tumor-initiating cell population relative to CD133 expression in human pancreatic adenocarcinoma ［ J］. PloS One， 2011，6：e20636.

[69] Pece S，Tosoni D，Confalonieri S，et al. Biological and molecular heterogeneity of breast cancers correlates with their cancer stem cell content［J］. Cell，2010，140（1）：62-73.

[70] Penchev VR，Rasheed ZA，Maitra A，et al. Heterogeneity and targeting of pancreatic cancer stem cells［J］. Clin Cancer Res，2012，18（16）：4277-4284.

[71] Sugihara E，Saya H. Complexity of cancer stem cells［J］. Int J Cancer，2013，132（5）：1249-1259.

[72] Zhang SN，Huang FT，Huang YJ，et al. Characterization of a cancer stem cell-like side population derived from human pancreatic adenocarcinoma cells［J］. Tumori，2010，96（6）：985-992.

[73] Rao CV，Mohammed A. Pancreatic cancer stem cells［J］. World J Stem Cells，2015，7（3）：547-555.

[74] Su S，Liu Q，Chen J，et al. A positive feedback loop between mesenchymal-like cancer cells and macrophages is essential to breast cancer metastasis ［J］，Cancer Cell，2014，25（5）：605-620.

[75] Liou GY，Döppler H，Necela B，et al. Mutant KRAS-induced expression of ICAM-1 in pancreatic acinar cells causes attraction of macrophages to expedite the formation of precancerous lesions［J］. Cancer Discov，2015，5（1）52-63.

[76] Duner S，Lopatko Lindman J，Ansari D，et al. Pancreatic cancer：the role of pancreatic stellate cells in tumor progression[J]. Pancreatology，2010，10（6）：673-681.

[77] Olive KP，Jacobetz MA，Davidson CJ，et al. Inhibition of Hedgehog signaling enhances delivery of chemotherapy in a mouse model of pancreatic cancer[J]. Science，2009，324（5933）：1457-1461.

[78] Iacovazzi PA，Notarnicola M，Caruso MG，et al. Serum levels of galectin-3 and its ligand 90k/mac-2bp in colorectal cancer patients ［J］. Immunopharmacol Immunotoxicol，2010，32（1）：160-164.

[79] Herrera VL，Decano JL，Tan GA，et al. DEspR roles in tumor vasculo-angiogenesis，invasiveness，CSC-survival and anoikis resistance：a ' common receptor coordinator ' paradigm[J]. PLoS One，2014，9（1）：e85821.

[80] Fitzner B，Brock P，Holzhüter SA，et al. Synergistic growth inhibitory effects of the dual endothelin-1 receptor antagonist bosentan on pancreatic stellate and cancer cells ［J］. Dig Dis Sci，2009，54（2）：309-320.

[81] Chiodoni C，Colombo MP，Sangaletti S. Matricellular proteins：from homeostasis to inflammation，cancer，and metastasis［J］. Cancer Metastasis Rev，2010，29（2）：295-307.

[82] Erkan M，Reiser-Erkan C，Michalski CW，et al. Cancer-stellate cell interactions perpetuate the hypoxia-fibrosis cycle in pancreatic ductal adenocarcinoma[J]. Neoplasia，2009，11（5）：497-508.

[83] Ben QW，Wang JC，Liu J，et al. Positive expression of L1-CAM is associated with perineural invasion and poor outcome in pancreatic ductal adenocarcinoma[J]. Ann Surg Oncol，2010，17（8）：2213-2221.

[84] Kim EJ, Simeone DM. Advances in pancreatic cancer[J]. Curr Opin Gastroenterol, 2011, 27(5): 460 – 466.

[85] Masamune A, Shimosegawa T. Signal transduction in pancreatic stellate cells[J]. J Gastroenterol, 2009, 44(4): 249 – 260.

[86] Quante M, Tu SP, Tomita H, et al. Bone marrow-derived myofibroblasts contribute to the mesenchymal stem cell niche and promote tumor growth[J]. Cancer Cell, 2011, 19(2): 257 – 272.

[87] Shimoda M, Mellody KT, Orimo A. Carcinoma-associated fibroblasts are a rate-limiting determinant for tumour progression[J]. Semin Cell Dev Biol, 2010, 21 (1): 19 – 25.

[88] Ammendola M, Sacco R, Sammarco G, et al. Mast cells density positive to tryptase correlates with angiogenesis in pancreatic ductal adenocarcinoma patients having undergone surgery[J]. Gastroenterol Res Pract, 2014, 2014: 951957.

[89] Karamitopoulou E, Shoni M, Theoharides TC. Increased number of non-degranulated mast cells in pancreatic ductal adenocarcinoma but not in acute pancreatitis[J]. Int J Immunopathol Pharmacol, 2014, 27(2): 213 – 220.

[90] Laoui D, Movahedi K, Van Overmeire E, et al. Tumor-associated macrophages in breast cancer: distinct subsets, distinct functions[J]. Int J Dev Biol, 2011, 55 (7 – 9): 861 – 867.

[91] Wang N, Liang H, Zen K. Molecular mechanisms that influence the macrophage m1-m2 polarization balance[J]. Front Immunol, 2014, 5: 614.

[92] Lawrence T. Macrophages and NF – κB in cancer[J]. Curr Top Microbiol Immunol, 2011, 349: 171 – 184.

[93] Chen J, Yao Y, Gong C, et al. CCL18 from tumor-associated macrophages promotes breast cancer metastasis via PITPNM3[J]. Cancer Cell, 2011, 19(4): 541 – 555.

[94] Pillarisetty VG. The pancreatic cancer microenvironment: an immunologic battleground[J]. Oncoimmunology, 2014, 3(8): e950171.

[95] Grage-Griebenow E, Jerg E, Gorys A, et al. L1CAM promotes enrichment of immunosuppressive T cells in human pancreatic cancer correlating with malignant progression[J]. Mol Oncol, 2014, 8(5): 982 – 997.

[96] Shi G, Dong M, Sheng W, et al. Expression and clinical significance of Tspan 1 and Integrin alpha6 in human pancreatic ductal adenocarcinoma[J]. Zhonghua Wai Ke Za Zhi, 2014, 52(10): 781 – 786.

[97] Egeblad M, Nakasone ES, Werb Z. Tumors as organs: complex tissues that interface with the entire organism[J]. Dev Cell, 2010, 18(6): 884 – 901.

[98] Apte MV, Wilson JS, Lugea A, et al. A starring role for stellate cells in the pancreatic cancer microenvironment [J]. Gastroenterology, 2013, 144(6): 1210 – 1219.

[99] Balkwill F. Tumor necrosis factor and cancer[J]. Nat Rev Cancer, 2009, 9(5): 361 – 371.

[100] Ikeda Y, Tanji E, Makino N, et al. MicroRNAs associated with mitogen-activated protein kinase in human pancreatic cancer[J]. Mol Cancer Res, 2011, 10 (2): 259 – 269.

[101] Kim K, Jutooru I, Chadalapaka G, et al. HOTAIR is a negative prognostic factor and exhibits pro-oncogenic activity in pancreatic cancer [J]. Oncogene, 2013, 32(13): 1616 – 1625.

[102] Kopp JL, von Figura G, Mayes E, et al. Identification of Sox9-dependent acinar-to-ductal reprogramming as the principal mechanism for initiation of pancreatic ductal adenocarcinoma[J]. Cancer Cell, 2012, 22(6): 737 – 750.

[103] Lonardo E, Frias-Aldeguer J, Hermann PC, et al. Pancreatic stellate cells form a niche for cancer stem cells and promote their selfrenewal and invasiveness[J]. Cell Cycle, 2012, 11(5): 1282 – 1290.

[104] Navas C, Hernandez-Porras I, Schuhmacher AJ, et al. EGF receptor signaling is essential for K-ras oncogene-driven pancreatic ductal adenocarcinoma [J]. Cancer Cell, 2012, 22(2): 318 – 330.

[105] Olive KP, Jacobetz MA, Davidson CJ, et al. Inhibition of Hedgehog signaling enhances delivery of chemotherapy in a mouse model of pancreatic cancer[J]. Science, 2009, 324(30): 1457 – 1461.

[106] Shain AH, Giacomini CP, Matsukuma K, et al. Convergent structural alterations define SWItch/Sucrose NonFermentable (SWI/SNF) chromatin remodeler as a central tumor suppressive complex in pancreatic cancer [J]. Proc Natl Acad Sci USA, 2012, 109 (5): E252 – E259.

[107] Tahira AC, Kubrusly MS, Faria MF, et al. Long noncoding intronic RNAs are differentially expressed in primary and metastatic pancreatic cancer [J]. Mol Cancer, 2011, 10(13): 141 – 160.

[108] Tian H, Callahan CA, DuPree KJ, et al. Hedgehog signaling is restricted to the stromal compartment during pancreatic carcinogenesis[J]. Proc Natl Acad Sci USA, 2009, 106(6): 4254 – 4259.

[109] Yachida S, Jones S, Bozic I, et al. Distant metastasis occurs late during the genetic evolution of pancreatic cancer[J]. Nature, 2010, 467(7315): 1114 – 1119.

[110] Yu M, Ting DT, Stott SL, et al. RNA sequencing of pancreatic circulating tumour cells implicates WNT signalling in metastasis[J]. Nature, 2012, 487(7408): 510 – 513.

[111] Zhang SN, Zuo HJ, Yu Z, et al. Expression profiles of miRNAs in human pancreatic cancer cell lines [J]. Chinese-German J Clin Oncol, 2009, 8(2): 77 – 80.

[112] Siegel R, Ward E, Brawley O, et al. Cancer statistics, 2011: the impact of eliminating socioeconomic and racial disparities on premature cancer deaths[J]. CA Cancer J Clin, 2011, 61(4): 212 – 236.

[113] Huynh AS, Abrahams DF, Torres MS, et al. Development of an orthotopic human pancreatic cancer xenograft model using ultrasound guided injection of cells [J]. PLoS One, 2011, 6(5): e20330.

[114] Ni X, Yang J, Li M. Imaging-guided curative surgical resection of pancreatic cancer in a xenograft mouse model

[J]. Cancer Lett，2012，324(2)：179-185.

[115] Tasic B，Hippenmeyer S，Wang C，et al. Site-specific integrase-mediated transgenesis in mice via pronuclear injection[J]. Proc Natl Acad Sci U S A，2011，108(19)：7902-7907.

[116] Ling J，Kang Y，Zhao R，et al. KrasG12D-induced IKK2/β/NF-κB activation by IL-1α and p62 feedforward loops is required for development of pancreatic ductal adenocarcinoma[J]. Cancer Cell，2012，21(1)：105-120.

[117] 焦兴元,任建林,陈汝福.胰腺癌[M].北京：人民军医出版社,2010：128-136.

[118] 丁佳寅,李泉江,姜瀚,等.肿瘤标记物在胰腺癌早期诊断中的应用[J].第二军医大学学报,2014,35(4)：432-437.

[119] 王玉琼,高军,李兆申.胰腺癌中Hedgehog通路与其他通路间相互作用的研究进展[J].中国肿瘤生物治疗杂志,2015,22(1)：112-117.

第二篇

胰腺肿瘤相关诊断技术

第八章
胰腺肿瘤的病史询问

胰腺是人体的重要腺体之一,位于上腹部腹膜后,具有重要的内分泌和外分泌功能。胰腺腺泡能产生多种消化酶和激素,对人体的消化、营养和代谢起着重要的作用;同时胰腺的胰岛可分泌胰岛素、胰高血糖素等内分泌激素,对血糖产生重要调节作用。胰腺肿瘤的临床表现多种多样,对其诊断需依靠详细的病史和多种辅助检查,故病史询问非常重要。

（一）一般项目

病史询问时,首先记录患者年龄、性别、职业、住址、身高、体重、血型。任何年龄均可患胰腺疾病,但近年来,随着人们生活水平的改善与饮食结构的改变,胰腺疾病出现年轻化趋势。而由于饮酒、吸烟等因素,男性胰腺癌的发生率高于女性。另外,目前研究显示,胰腺癌与患者职业、体重指数（BMI）等都密切相关,故采集病史时应仔细询问。

（二）主诉

胰腺癌的表现变化多端,且无特异性。患者常因腹痛或消化道症状就诊,询问时要注意腹痛的部位、性质、持续的时间及有无其他部位的放射痛。有的患者因急性胰腺炎反复发作就诊。如因腹部肿块就诊,则应询问肿块发现的时间、大小,有无其他伴随症状等。而胰腺神经内分泌肿瘤患者则因肿瘤分泌激素的不同而有相应的主诉:如自发性低血糖（胰岛素瘤）、皮肤游走性溶解坏死性红斑（胰高血糖素瘤）、消化道难治性溃疡（胃泌素瘤）与分泌性腹泻（血管活性肠肽瘤）等。

（三）现病史

1. 起病情况与患病的时间　胰腺癌患者起病隐匿,病程常在数月之内。而胰腺神经内分泌肿瘤患者大多病程较长,进展缓慢,如胰岛素瘤患者病程为3个月～11年,平均3.8年。故采集病史时应注意询问起病的急缓和患病时间的长短。

2. 主要症状的特点　患者就诊时的主要症状对疾病的诊断至关重要,故应详细询问。胰腺癌症状不典型,起病隐匿,但腹痛为最早出现的症状（胰体及胰尾癌）,性质为绞痛、阵发性或持续进行性加重钝痛,向腰背部放射。卧位及晚间加重,坐、立、前倾位或走动时疼痛可减轻,有的患者就诊时为疾病晚期,故应注意询问肿瘤有无转移的临床表现。而胰腺神经内分泌肿瘤亦有相应的主要症状特点:如胰岛素瘤时的低血糖症状发作可自行缓解,缓解后如正常人;也可在进食或静脉注射葡萄糖后迅速缓解,而对发作时情况不能记忆等。

3. 病因与诱因　目前尚无定论,但其发病与胆系疾病、乙醇、遗传密切相关,故应询问有无胆石症病史,有无大量饮酒史,家族中有无类似疾病史。

4. 病情的发展与演变　胰腺癌患者大多就诊时已属晚期,常累及其他器官,因此病程往往较短,常在数月之内。应警惕以急性胰腺炎反复发作为临床表现的胰腺癌,对慢性胰腺炎患者动态随访,防止恶变。

5. 伴随症状　胰腺癌因肿瘤侵犯其他器官可有多种症状出现,如持续性腰背痛、消瘦、黄疸（胰头癌）、肢体静脉血栓性静脉炎（胰体尾部癌）等。慢性胰腺炎患者恶变为胰腺癌者除腹痛外,常伴有胰腺内外分泌功能不足的症状,如消化不良（饭后腹胀、食欲减退、不能耐受油腻食物、稍微着凉易腹泻等）、脂肪泻（大便量多，每日 3～10 次不等，有泡沫恶臭，表面油腻发亮并有油滴漂浮）、体重减轻、糖尿病等。而胰腺神经内分泌肿瘤患者也有相应的伴随症状出现，如胰岛素瘤时除低血糖症状（冷汗、苍白、心慌、饥饿乏力）外，尚有头痛、头晕、视力模糊、举止失常等；胰高血糖素瘤患者除了有皮肤游走性红斑外，尚有贫血、体重减轻、口炎和舌炎等。

6. 诊治经过　患者曾接受过哪些治疗，是内科药物治疗，还是介入治疗或外科手术；治疗的效果如何；如治疗效果欠佳，是何原因。这些对判断肿瘤的严重程度，采取进一步有针对性的治疗方案常有帮助。

7. 病程中的一般情况　在现病史中还应询问患者患病后的精神、体力状态，食欲及食量的改变，睡眠与大小便的情况等，这对于了解患者病情严重程度及估价患者的预后有价值。

（四）过去史

患者既往有无胆道疾病史，有无糖尿病史，有无慢性胰腺炎（酒精性、非酒精性、遗传性、热带性等）病史，有无特殊用药史（如二甲双胍、胰岛素、雌激素、避孕药等），有无胃及十二指肠疾病史，有无肝硬化、血吸虫病、Peutz-Jeghers 综合征、家族性多发性息肉病史，有无阑尾切除、胆囊切除及胃部分切除、扁桃体切除术、器官移植术史，有无内分泌与代谢障碍疾病（如高脂血症、高钙血症）史，有无自身免疫性疾病（如溃疡性结肠炎）史，有无幽门螺杆菌（Hp）感染史，有无肥胖和便秘史等。

（五）个人史

患者受教育程度、经济状况、有无吸烟（或被动吸烟）、饮酒嗜好，有无常年进食高脂肪及高动物蛋白及摄入含亚硝胺食物，有无饮用浓茶、咖啡等习惯，每日摄入蔬菜和水果的量，有无长期接触某些特殊化学物质（如某些金属、石棉、N-亚硝基甲烷），女性患者生育情况（如首胎年龄和生育数）、血型等。

（六）家族史

胰腺癌有家族聚集特点，在家系成员中有患胰腺癌者（至少 3 个直系亲属），其胰腺癌发病风险增高约 57 倍。对常染色体显性遗传的遗传性胰腺炎患者，其胰腺癌发生风险增高 70～100 倍。胃泌素瘤患者有非常明显的溃疡病家族史。因此，应询问家族其他成员有无类似疾病史。

（李淑德）

◇参◇考◇文◇献◇

［1］ Yeo TP. Demographic, epidemiology, and inheritance of pancreatic ductal adenocarcinoma[J]. Semin Oncol, 2015, 42(1): 8-18.

［2］ Humphris JL, Johns AL, Simpson SH, et al. Clinical and pathologic features of familial pancreatic cancer[J]. Cancer, 2014, 120(23): 3669-3675.

［3］ Rahman A. Type 2 diabetes and risk of pancreatic adenocarcinoma[J]. Lancet Oncol, 2014, 15(10): e420.

［4］ Burkey MD, Feirman S, Wang H, et al. The association between smokeless tobacco use and pancreatic adenocarcinoma: a systemic review[J]. Cancer Epidemiol, 2014, 38(6): 647-653.

［5］ Cruz MS, Young AP, Ruffin M. Diagnosis and management of pancreatic cancer[J]. Am Fam Physician, 2014, 89(8): 626-632.

［6］ Dobrila-Dintinjana R, Vanis N, Dintinjana M, et al. Etiology and oncogenesis of pancreatic carcinoma[J]. Coll Antropol, 2012, 36(3): 1063-1067.

［7］ Risch HA. Pancreatic cancer: Helicobacter pylori colonization, N-nitrosamine exposure, and ABO blood group[J]. Mol Carcinog, 2012, 51(1): 109-118.

［8］ Ito T, Igarashi H, Nakamura K, et al. Epidemiological trends of pancreatic and gastrointestinal endocrine tumors in Japan: a nationwide survey analysis[J]. J Gastroenterol, 2015, 50(1): 58-64.

［9］ Scherubl H, Streller B, Slabenow R, et al. Clinically detected gastroenteropancreatic neuroendocrine tumors are on the rise: epidemiological changes in Germany[J]. World J Gastroenterol, 2013, 19(47): 9012-9019.

［10］ 郭晓钟，钱家鸣，王兴鹏. 胰腺肿瘤学[M]. 北京：人民军医出版社，2012: 406-442.

第九章
胰腺肿瘤的症状与体征

由于胰腺的解剖位置位于腹膜后,因此胰腺肿瘤的临床表现常取决于病变的严重程度及范围,而且均无特异性表现,所以疾病诊断需综合病史、实验室检查及影像学表现。本节主要介绍胰腺癌、胰腺内分泌肿瘤及胰腺囊性肿瘤的症状与体征。

一、胰腺癌

(一)症状

胰腺癌早期可无任何临床症状,且表现多样性,如厌食和体重减轻等不典型症状,易于被临床医生忽视,并易与胃肠、肝胆疾病相混淆。其临床表现取决于癌瘤的部位、病程早晚、有无转移以及邻近器官受累的情况。虽然胰腺癌的临床症状不典型,但应关注可疑的首发症状:① 患者年龄超过40岁,有长期大量吸烟史、梗阻性黄疸;② 不能解释的近期出现的体质减轻(超过体重的10%);③ 无法解释的上腹部或腰背部疼痛;④ 不能解释的消化不良;⑤ 突然出现的糖尿病而且缺乏易感因子(糖尿病家族史或肥胖);⑥ 反复发作"特发性"胰腺炎;⑦ 不能解释的脂肪泻等。

1. 腹痛 患者无特异性症状,约50%以上有腹痛。由于癌瘤的部位和引起疼痛机制不一,腹痛可呈多样表现。胰腺癌可因癌肿使胰腺肿大压迫胰管造成胰管梗阻、扩张、扭曲及压力增高,引起上腹部持续性或间歇性疼痛;有时还同时合并胰腺炎,引起内脏神经痛。神经冲动经内脏神经传入左右T6~T11交感神经,故病变早期常呈中上腹部范围较广泛、不易定位、性质较模糊的饱胀不适和隐痛或钝痛,并进行性加重,甚至难以忍受,此多见于早期胰头癌伴有胰管阻塞者,由于饮酒或进食油腻食物诱发胆汁和胰液分泌增加,从而使胆道、胰管压力骤升所致。胰腺血管及神经十分丰富,又与腹膜后神经丛相邻,故当病变扩展、转移影响腹膜时,胰头癌可引起右上腹痛,胰体尾部癌则偏左,有时也可涉及全腹。腰背痛常见,进展期病变腰背痛更加剧烈,或限于双季肋部束带状提示癌肿沿神经鞘向腹膜后神经丛转移所致。典型胰腺癌的腹痛常在仰卧时加重,特别在夜间尤为明显,迫使患者坐起或向前弯腰、屈膝以减轻疼痛;有时常使患者夜间辗转不眠,可能是由于癌变浸润压迫腹腔神经丛所致。

2. 黄疸 黄疸是胰腺癌,特别是胰头癌的重要症状,常出现较晚。属于梗阻性黄疸,伴有小便深黄及陶土样大便,是由于胆总管下端受侵犯或被压所致。黄疸为进行性,虽可以有轻微波动,但不可能完全消退。黄疸的暂时减轻,在早期与壶腹周围的炎症消退有关,晚期则由于侵入胆总管下端的肿瘤溃烂所致,壶腹肿瘤所产生的黄疸比较容易出现波动。胰体尾部癌在波及胰头时才出现黄疸。有些患者晚期出现黄疸是由于肝脏转移所致。约1/4的患者合并顽固性皮肤瘙痒,往往为进行性。虽然目前认为梗阻性黄疸时瘙痒的发生可能和皮肤胆酸的积存有关,但少数无黄疸或轻度黄疸的患者也可有皮肤瘙痒的症状。

3. 体重减轻 在消化道肿瘤中,胰腺癌造成的体重减轻最为突出,发病后短期内就出现明显消瘦,体重减轻可达 15 kg 以上,伴有衰弱乏力等症状。一些患者在其他症状还没有出现以前,首先表现为进行性消瘦。体重下降的原因是由于食欲不振时进食减少,或虽有食欲,但因进食后上腹不适或诱发腹痛而不愿进食。此外,也与胰腺外分泌功能不良或胰液经胰管流出受阻,影响消化及吸收功能有关。

4. 其他　约 14% 的患者以急性胰腺炎临床表现为起病时的症状,特别见于 40 岁以上患者;有的患者因癌瘤破坏胰岛组织,引起突然出现的糖尿病或原有糖尿病加重。极少数患者出现游走性血栓性静脉炎,可能与肿瘤分泌某些促凝物质有关。此外,尚可出现脂膜炎、黑棘皮病、湿疹性皮炎、低血糖、眼眶部转移性肿瘤、脑血管意外等。

(二)体征

胰头部位的肿瘤在体表常可触及肿块,多表明病程已属晚期。肿块性质多为不规则结节状,质地坚硬,活动度差,并有压痛。而伴有胆管结石或肿瘤压迫胆总管者,则出现皮肤、巩膜黄染,并见皮肤搔痕。当肝外胆道梗阻时,可触及肿大的胆囊,不伴压痛,称为 Courvoisier 征。当肝脏有转移灶时,可扪及肝表面不平并扪及肿块。患者如有腹膜转移、门静脉血栓形成而产生腹水征。胰腺癌包绕、压迫腹主动脉或降主动脉时,可在腹部听到吹风样血管杂音等。

二、胰腺内分泌肿瘤

(一)胰岛素瘤

最典型的临床表现是低血糖发作,特别是空腹和劳累时。典型的临床表现为 Whipple 三联征:① 阵发性低血糖或昏迷。② 急性发作时血糖低于 2.5 mmol/L。③ 补充葡萄糖后症状缓解。当血糖迅速下降时,因机体代偿而出现交感神经过度兴奋的症状,如软弱无力、冷汗、心悸、饥饿感、恶心、呕吐、手足颤抖、皮肤苍白、口渴和心动过速等。当血糖持续下降时,因脑细胞供糖不足出现神经精神症状,如精神失常、意识蒙眬、抽搐、颜面抽动、角弓反张、口吐白沫、牙关紧闭、反应迟钝、定向力障碍、视物模糊、复视或呆视、一过性偏瘫、锥体束阳性反射消失、大小便失禁及昏迷等。有的患者为避免饥饿或缓解症状而频繁进食,可出现肥胖症。长期低血糖发作可导致神经系统和脑部细胞不可逆性损伤,导致患者智力低下而痴呆。

恶性胰岛素瘤的比例为 4%~16%,多数患者既往有胰岛素瘤病史,患者往往于初期胰岛素瘤摘除术后长期反复低血糖发作,影像学或活组织检查可发现转移灶,常见为肝脏或淋巴结转移。

(二)胰高血糖素瘤

本病较难早期发现,多因其他疾病或体征到医院检查时偶然发现胰腺肿瘤。最显著的特征性临床表现是皮肤坏死溶解性游走性红斑及糖尿病。皮肤病变最初常集中分布于身体易受摩擦的部位,多从口腔、阴道、肛门周围的皮肤开始,逐渐累积躯干、臀部、大腿、手臂和颜面部。皮损一般可在 2 周内愈合,但其他部位可出现新的病变,新老病变此起彼伏。约 1/3 患者有口腔疼痛、舌体肿大、舌炎或口炎、口角干裂、指甲营养不良等。可出现糖尿病或糖耐量异常、体重减轻和贫血(口服或胃肠道外补充铁剂常不能改善症状)和血栓形成(主要为深静脉血栓和肺栓塞)。胃肠道症状有腹泻、厌食,一般无恶心、呕吐。腹痛仅出现在较严重的病例。有的患者出现低胃酸、抑郁、痴呆、躁动、感觉过敏、失眠和共济失调等。

(三)胃泌素瘤

亦称 Zollinger-Ellison 综合征,是胰腺非 B 细胞分泌大量胃泌素所致。肿瘤往往小于 1 cm,生长缓慢,从发病到被确诊的平均时间为 5.2 年,半数为恶性。大量胃泌素可刺激壁细胞增生,分泌大量胃酸,使消化道黏膜经常处于高酸状态。90% 的患者出现上腹痛,为本病的最主要常见症状,出现反复发作的多发性消化性溃疡,溃疡呈难治性(经系统的内科治疗无效),多见于不典型部位,如食管、十二指肠第二段、空肠近段;可并发出血、梗阻和穿孔;外科手术后,溃疡常容易在吻合口边缘或吻合口以远的部位复发。腹泻是本病的第二常见症状,腹泻程度轻重不等,以水泻为主;粪便肉眼无黏液、脓血,停用抑酸剂后腹泻迅速复发。

(四)血管活性肠肽瘤

系肠道分泌大量液体超过肠黏膜吸收能力所致。无痛性顽固性腹泻(属于分泌性腹泻)为最突出的症状,每日腹泻量在 3～10 L,粪便稀薄呈茶水样,一般无臭味和脓血,脂肪泻少见或轻微。腹泻常呈突发性、暴发性发作,但在重症患者可呈持续性腹泻。经禁食 48～72 h 后腹泻不能停止,此可与其他原因引起的腹泻鉴别。由于大量电解质丢失,患者出现重度脱水、循环血容量下降、低血钾、低氯血症、代谢性酸中毒等。严重者可出现心律失常、低钾性肾病和肾衰竭等。约 70% 患者胃酸浓度降低,甚至无胃酸。有些患者出现头部和躯干部皮肤潮红,呈特征性红斑样改变和手足抽搐(与低血镁有关)。部分患者有胆囊扩张。

(五)生长抑素瘤

在胰腺神经内分泌肿瘤中最少见,发病年龄多为 40～60 岁,平均 52 岁。多数患者有糖耐量异常或糖尿病,其严重程度从血糖轻微升高到显著的酮症酸中毒,也可发生低血糖、胃酸减少或缺乏。部分患者有胆囊结石,部分患者仅有胆囊扩大而无胆囊结石。有些患者出现脂肪泻(表现为每日排 3～10 次恶臭粪便)、胃酸缺乏和体重显著减轻。

总之,本病临床表现十分复杂,呈现多样性改变,而且这些症状在其他许多疾病过程中都是很常见的,有人把同时有糖尿病、胆石症和脂肪泻称为本病的"三联征"。

三、 胰腺囊性肿瘤

(一)胰腺囊腺瘤

可分为胰腺浆液性囊腺瘤(PSC)和胰腺黏液性囊腺瘤(PMCA),后者具有恶性潜能,是黏液性囊腺癌的癌前病变。约半数患者无任何临床症状,常在体检时发现。PSC 可出现上腹疼痛、餐后饱胀不适、上腹肿块、纳差和乏力等,症状多与囊肿的压迫有关。PMCA 患者一般无临床表现,多由于其他腹部疾病来诊或手术时发现此病,有的患者可有上腹隐痛、食欲减退、恶性呕吐、体重减轻、黄疸、胆

结石、糖尿病和胰腺炎等。约 2/3 的患者就诊时有中上腹或左上腹包块,偶见肿物压迫脾静脉而致脾肿大。

(二)胰腺囊腺癌

临床表现极不典型,患者一般状态好,最早出现的症状是腹痛、餐后疼痛加重;多数表现为上中腹部隐痛或腰背痛,多不剧烈或仅为上腹部闷胀不适;有时疼痛部位不确定;部分患者上腹部出现明显肿块时才发现肿瘤;约 10% 的患者出现黄疸,与肿瘤压迫或直接浸润胆总管下段、囊液破溃入胆总管引起胆道梗阻和肝转移有关。体格检查时约半数患者可触及上腹部肿块,肿块大小不一,多为 6～10 cm,呈不规则圆形或分叶状,表面光滑,质地中等或稍硬,无压痛;部分患者可触及脾脏。由于症状和体征无特异性,一些患者在确诊前症状已存在数月或数年,平均出现临床症状时间为 22 个月。

四、 胰腺导管内乳头状黏液瘤 (IPMN)

好发于老年男性(60～70 岁),临床表现多无特征性,其中以上腹痛、乏力、纳差、消瘦较为常见。患者多有胰腺炎反复发作史,主要原因是胰管内有大量黏液栓,导致胰管内高压,从而使小腺泡破裂,胰液外溢,胰酶激活,导致胰腺炎。此外,长期的胰管阻塞可引起阻塞性慢性胰腺炎,临床上可出现腹痛、糖尿病、脂肪泻等。约 10% 的患者出现黄疸,其发病率远低于一般的胰腺癌。还有相当一部分患者无明显临床症状,仅在影像学检查时发现主胰管弥漫性扩张或囊性占位。患者出现症状至确诊的时间较长,平均为 40 个月左右。

五、 原发性胰腺淋巴瘤 (PPL)

临床表现难与胰腺癌鉴别,容易误诊为胰腺癌。本病病程短,从出现症状到就诊的平均时间约 1 个月。临床表现缺乏特异性,早期症状不明显。大多数患者出现腹痛,为本病主要表现,约 80% 以上的患者有腹痛,疼痛表现多样。由于病变导致胰

腺局限性或弥漫性肿大,可引起胰腺包膜膨胀和肝内外胆管、胰管阻塞,从而出现上腹部持续性或间歇性胀痛;当病变累及腹膜后神经丛或腹腔神经丛时,可导致剧烈的上腹部和腰背部疼痛。当病变位于胰头或钩突部时,常压迫胆总管引起进行性梗阻性黄疸。约半数患者出现体重减轻,少数患者出现发热、恶心、呕吐、上腹部不适或腹胀等消化道症状;如肿块压迫肠管可出现肠梗阻表现。约 50% 以上的患者腹部可触及巨大(直径多>6 cm)密度均一的肿块。周围淋巴结肿大少见。

(李淑德)

◇ 参 ◇ 考 ◇ 文 ◇ 献 ◇

［1］ McIntyre C，Winter JM. Diagnostic evaluation and staging of pancreatic ductal adenocarcinoma［J］. Semin Oncol，2015，42(1)：19 - 27.

［2］ Cruz MS，Young AP，Ruffin MT. Diagnosis and management of pancreatic cancers［J］. Am Fam Physician，2014，89(8)：626 - 632.

［3］ Keane MG，Horsfall L，Rait G，et al. A case-control study comparing the incidence of early symptoms in pancreatic and bilitary tract cancer［J］. BMJ Open，2014，4(11)：e005720.

［4］ Liang YM，Wang Tao，Sun QL，et al. A comparison of the clicical features and prognosis of pancreatic head cancer with that of other periampullary cancers［J］. Hepatogastroenteroloty，2013，60(124)：864 - 869.

［5］ Perera D，Kandavar R，Palacios E. Panreatic adenocarcinoma presenting as acute pancreatitis during pregnancy：clinical and radiologic manifestations［J］. J La State Med Soc，2011，163(2)：114 - 117.

［6］ Garcia JI，Larino-Noia J，Dominguez-Munoz JE. The actual management of early pancreatic cancer［J］. Minerva Gastroenterol Dietol，2012，58(4)：321 - 330.

［7］ Sharma P，Sharma S，Kalhan S，et al. Insulinoma：a comprehensive summary of two cases［J］. J Clin Diagn Res，2014，8(9)：FD 05 - 06.

［8］ Gupta RA，Udwadia FE，Agrawal P，et al. Pancreatic glucagonoma with pancreatic calcification［J］. Pancreatology，2013，13(3)：327 - 329.

［9］ Halvorson SAC，Gilbert E，Hopkins RS，et al. Putting the pieces together：necrolytic migratory erythema and the glucagonoma syndrome［J］. J Gen Intern Med，2013，28(11)：1525 - 1529.

［10］ Johnsom JB，maksden L，Samadder NJ. A rare cause of diarrhea：pancreatic VIPoma［J］. Endoscopy，2013，45 (Suppl 2)：311 - 312.

［11］ Atef E，El Nakeeb A，El Hanafy E，et al. Pancreatic cystic neoplasms：predictors of malignant behavior and management［J］. Saudi J gastroenterol，2013，19 (1)：45 - 53.

［12］ Gargaglia E，Totti V，Ligabue G，et al. Acute obstructive jaundice：a possible clinical manifestion of IPMT. Case report and review of the literature［J］. Ann Ital Cher，2014，85(4)：377 - 384.

［13］ Johnson EA，Berson ME，Guda N，et al. Differentiating primary pancreatic lymphoma from adenocarcinoma using endoscopic ultrasound characteristics and flow cytometry：A case-control study［J］. Endo Ultra Sound，2014，3(4)：221 - 225.

［14］ Hai Lin，Shu-De Li. Pancreatic malignant lymphoma［J］. World J Gastroenterol，2006，12 (31)：5064 - 5067.

［15］ 郭晓钟,钱家鸣,王兴鹏. 胰腺肿瘤学［M］.北京：人民军医出版社,2012：241 - 245.

［16］ 李兆申,许国铭. 现代胰腺病学［M］.北京：人民军医出版社,2006,792 - 996.

［17］ 余志良,李兆申,周国中,等.胰腺癌临床症状调查(附 1027 例分析)［J］.解放军医学杂志,2002,27(4)：286 - 288.

［18］ 赵玉沛.胰腺内分泌肿瘤的诊断和外科治疗指南(讨论稿)［J］.中华外科杂志,2009,15(10)：772 - 774.

［19］ 郭林杰,唐承薇.中国胃肠胰神经内分泌肿瘤临床研究现状分析［J］.胃肠病学,2012,17(5)：276 - 278.

［20］ 李晓青,钱家鸣.胃肠神经内分泌肿瘤和胰腺神经内分泌肿瘤的区别［J］.临床肝胆病杂志,2013,29(7)：492 - 495.

第十章
胰腺内分泌功能检查

第一节　胰腺的内分泌组织及其功能

　　胰岛是胰腺的内分泌组织,人的胰腺中含有的胰岛数不等,胰尾部较胰头及胰体部多。胰岛重量占胰腺重量的 1%～2%。胰岛主要由 A、B、D 和 PP 细胞组成,构成胰岛总量的 95%～98%,每一种类型的细胞可产生一种或一种以上的激素。A 细胞位于胰岛最外层,主要分泌胰高血糖素;B 细胞位于胰岛内部,在胰岛中占的比例最大,约为75%,分泌胰岛素、C 肽、胰岛素原、胰淀素等;D 细胞占 3%～5%,主要分泌生长激素释放抑制激素;PP 细胞只占不到 2%,分泌胰多肽。通常所说的胰腺内分泌功能主要是指胰岛 B 细胞功能。

一、胰岛 B 细胞分泌的激素及其功能

　　胰岛 B 细胞分泌的激素至少有 4 种:胰岛素、C 肽、胰岛素原(PI)、胰淀素。胰岛素、C 肽和胰岛素原属于同一基因表达的产物,胰淀素属于另一基因表达的产物。Yalow 和 Berson 于 1959 年首先建立了胰岛素的放射免疫分析法(ra-dioimmunoassay,RIA),开创了能成批、快速、适用于科研和临床的免疫测定方法。在 20 世纪 70 年代开展了 C 肽的RIA 测定,此前的困难是 C 肽分子量比较小,用常规方法免疫兔、豚鼠等动物,很难得到高滴度、高特异性及高亲和力的免疫血清,直到 Faber 等在

1977 年用 C 肽、牛血清白蛋白复合物免疫多只豚鼠,筛选出一株高质量的 C 肽抗体。20 世纪 80 年代,随着对胰岛素原代谢的深入了解,人们开始重视胰岛素和 C 肽测定的特异性问题:用传统方法免疫动物所获得的抗胰岛素或抗 C 肽的抗体,测定胰岛素或 C 肽的测定值,都包含或部分包含胰岛素原,特别是对胰岛素的测定值影响较大,因此当时的测定值分别被称为免疫活性胰岛素(immunoreactive insulin,IRI)及免疫活性 C 肽(immunoreactive C peptide,IRC)。在 20 世纪 80 年代后期,不少学者建立了特异性高、基本上不包括胰岛素原的"真"胰岛素(或称特异性胰岛素)RIA 和免疫放射测定(immunoradiometric assly,IRMA)方法。20 世纪 80 年代及 90 年代又出现了酶联免疫吸附法(enzyme-linked immunosrbent assay,ELISA)。胰淀素分泌测定的临床研究至今报道较少,也尚未普遍作为一种评价 B 细胞功能的方法。

　　胰岛素是一种蛋白质,由 17 种氨基酸的 51 个分子组成两个氨基酸链,分别称为 A 链与 B 链,A 链中有 21 个氨基酸,B 链中有 30 个氨基酸,两链之间有双硫键。胰岛素是双硫蛋白质分子,前体为一个单链多肽,称为胰岛素原。胰岛素原由 86 个氨基酸组成,其结构中包括胰岛素及连接肽。连接

肽为 C 肽,含 31 个氨基酸,它在胰岛素释放入血时也一起被释放进入血液。C 肽虽无生理意义,但因为 C 肽和胰岛素的分泌量是成比例释放的,且 C 肽不受外源性胰岛素的影响,因此临床上利用放射免疫法测定血清或尿液中的 C 肽来判断胰腺 B 细胞功能。

胰岛素由胰岛 B 细胞分泌后直接进入门静脉,维持机体糖、脂肪、蛋白质等物质的代谢平衡,从而维持内环境恒定,调控细胞的正常生长、增殖。正常情况下,胰岛素在体内发挥着以下生理作用。① 糖代谢:胰岛素通过增加肝脏、肌肉和脂肪摄取葡萄糖,从而增加葡萄糖的利用。此外,胰岛素通过抑制糖原分解和降低糖异生来抑制葡萄糖产生。其共同结果使血糖下降。当血糖浓度升高时,胰岛素分泌增加,使从食物中吸收进血液的糖分加速进入肝脏、肌肉等组织,并以糖原的形式贮藏起来备用。同时又约束贮存在这些组织里的糖原不能轻易进入血液里,免得引起血糖过高。当血糖水平下降,机体需要糖原时,胰岛素分泌减少,可以使储存在“糖库”里的糖原重新回到血液里为身体提供能量。通过以上的调节机制从而使血糖在一个正常的范围里波动。② 脂肪代谢:胰岛素通过抑制脂肪组织的脂肪分解,刺激脂肪细胞内游离脂肪酸的重新酯化,从而抑制脂肪酸向脂肪组织以外转移;抑制游离脂肪酸摄取和氧化,还可以抑制肝脏酮体合成,增加血循环中酮体的清除。③ 蛋白质代谢:胰岛素促使食物中的氨基酸进入组织细胞内,加速 DNA 和 RNA 的生成,使蛋白质合成增加,从而有利于细胞的生成与组织的修复,因此胰岛素又被称为同化激素。胰岛素还可抑制蛋白质的分解,使组织细胞释放入血的氨基酸减少。

二、其他胰岛内分泌激素及其功能

(一)胰高血糖素

胰岛 A 细胞分泌胰高血糖素,由分子量大于胰高血糖素 5~6 倍胰高血糖素前体衍生,后者与如肠高糖素肽、胰高血糖素、胰高血糖素样肽-1 和胰高血糖素样肽-2 等连接。胰高血糖素在体内发挥着以下生理作用:① 糖代谢:胰岛素是体内一种降低血糖的激素,而胰高血糖素恰恰相反,它通过促进糖原分解、促进糖原异生及抑制肝糖原合成,使葡萄糖的生成及输出增加,最后导致血糖升高。② 蛋白质代谢:胰高血糖素促进肝细胞对氨基酸主动摄取,使蛋白质分解增加和合成下降,因而使组织蛋白质含量降低。胰高血糖素还可使溶酶体活化,促进氨基酸进入肝脏,并增加转氨酶与尿素合成有关的酶的活性,从而促进肝脏合成尿素。③ 脂肪代谢:胰高血糖素能激活肝脏脂肪酶,使脂肪分解,促进外周脂肪的动员,从而提高血中脂肪酸的水平。

胰岛素与胰高血糖素是一对作用相反的激素,这两种激素协同作用,使血糖水平保持稳定。各种胰腺疾病影响到胰腺内分泌部,视胰岛发生病变的程度不同,会出现一过性或永久性血糖异常,B 细胞受损,胰岛素分泌不足,血糖升高更为常见,而 A 细胞受损,胰高血糖素分泌减少或不足致低血糖症较为少见。

(二)生长抑素

胰岛 D 细胞合成和分泌生长抑素,对生长激素有明显的抑制作用,此作用主要是通过生长抑素与特异性受体结合后,使 cAMP 代谢改变介导的。以旁分泌方式或经缝隙连接直接作用于邻近的 A 细胞、B 细胞或 PP 细胞,抑制这些细胞的分泌功能,对胰内、胰外分泌均有抑制作用。生长抑素也可进入血循环对其他细胞功能起调节作用,抑制胰腺、胃肠多肽和糖蛋白激素的释放。生长抑素对胰岛素和胰高血糖素的分泌具有抑制作用,不仅基础分泌量被抑制,而且由葡萄糖、氨基酸、胰高血糖素和 D860 刺激的胰岛素分泌以及由赖氨酸刺激的胰高血糖素分泌,也均被生长抑素抑制。胰岛中生长抑素对胰高血糖素的抑制强于对胰岛素抑制,因此临床上发现 1 型糖尿病患者,给予生长抑素可降低基础和餐后血糖水平,甚至能预防糖尿病酮症。

(三)胰多肽

胰多肽主要分布在胰岛的 PP 细胞内。与其他胰岛细胞不同,PP 细胞还散布于胰外分泌部。胃肠道散在的 F 细胞也分泌胰多肽,占 7%。胰多肽的主要作用在于调节胃液和胰液的分泌：① 抑制胰外分泌，胰多肽可使基础和胰泌素刺激的胰蛋白酶分泌下降 70%。② 抑制胆囊收缩，增强胆总管和 Oddi 括约肌的阻力，减少胆汁分泌。③ 降低血

浆胃动素的分泌，但不影响胃酸分泌，也不影响糖和脂肪代谢。

（徐茂锦　黄　勤）

第二节　胰岛 B 细胞功能检查

胰岛 B 细胞的功能变化与各型糖尿病的发生、发展、病理改变及病情转归均密切相关，故 B 细胞功能检查对于糖尿病的诊断、鉴别诊断、判断病情和指导治疗具有重要意义。狭义的 B 细胞功能仅指 B 细胞在葡萄糖刺激下分泌胰岛素以维持血糖稳定的功能。广义的定义则是指 B 细胞在葡萄糖及葡萄糖以外的因素如精氨酸、胰升糖素、化学药物等刺激下分泌胰岛素来维持血糖稳定的能力。狭义的定义可用于评定与药物治疗无关的 B 细胞胰岛素分泌功能。广义的定义则用于评定与药物治疗有关的胰岛素分泌功能，例如改善胰岛素敏感性、刺激胰岛素的分泌、纠正高血糖的毒性等是否引起 B 细胞功能的变化及变化的机制。

由于胰岛素分泌方式的复杂性、胰岛素测定的不确定性以及 B 细胞功能的定义不明朗等因素的影响，使得胰岛 B 细胞功能的评估非常困难，可操作性差，并存在很多的矛盾和争论。目前可在某种程度上反映胰岛 B 细胞功能的检查有以下几个方面。

一、临床工作中常用的胰岛 B 细胞功能检查

（一）血糖水平

血糖增高，提示患者有胰腺内分泌功能不全。

1. 空腹血糖　至少禁食 8 h 以上，晨起后空腹状态测定血葡萄糖水平。

2. 饭后 2 h 血糖　进食如馒头 100 g（2 两）或米饭等后 2 h 测定血糖。目前临床上采用世界卫生组织（WHO）1999 年提出的糖尿病诊断标准（表 10 - 2 - 1）。

表 10 - 2 - 1　糖尿病诊断标准

1. 糖尿病症状 + 任意时间血浆葡萄糖水平≥11.1 mmol/L（200 mg/dl）；或

2. 空腹血浆葡萄糖（FPG）水平≥7.0 mmol/L（126 mg/dl）；或

3. 口服葡萄糖耐量试验（OGTT）中，2 h PG 水平≥11.1 mmol/L（200 mg/dl）

3. 诊断时应注意

（1）糖尿病诊断是依据空腹、任意时间或口服葡萄糖耐量试验（oral glucose tolerance test，OGTT）中 2 h 的血糖值。空腹指至少 8 h 内无任何热量摄入；任意时间指一日内任何时间，无论上次进餐时间及食物摄入量；OGTT 是指以 75 g 无水葡萄糖为负荷量，溶于水内口服（如用 1 分子结晶水葡萄糖，则为 82.5 g）。

（2）表 10 - 2 - 1 为静脉血浆葡萄糖水平，用葡萄糖氧化酶法测定。如用毛细血管或全血测定葡萄糖值，其诊断分割点有所变动，可参照表 10 - 2 - 2。

（3）诊断糖尿病时推荐测定静脉血浆葡萄糖值。如用全血测定，标本应立即测定，或立即离心和（或）置于 0～4℃ 保存。但后两者不能防止血细胞对葡萄糖的利用。因此，不宜测定血清葡萄糖，最好立即分离出血细胞。

（4）糖尿病症状指急性或慢性糖、脂肪、蛋白质代谢紊乱的表现。

（5）在无酮症酸中毒和非酮症高渗综合征等急性代谢紊乱的情况下，一次血糖值达到糖尿病诊断标准者必须在另一日按表 10 - 2 - 1 内三个诊断标准之一复测核实。如复测未达糖尿病诊断标准，则需随访，再次复查明确诊断。

表 10-2-2　用毛细血管或全血测定葡萄糖值的诊断标准

		血糖浓度[mmol/L(mg/dl)]		
		血浆	全血	
		静脉	静脉	毛细血管
糖尿病	空腹	≥7.0(126)	≥6.1(110)	≥6.1(110)
	或负荷后 2 h	≥11.1(200)	≥10.0(180)	≥11.1(200)
	或两者			
糖耐量受损(IGT)	空腹	<7.0(126)	<6.1(110)	<6.1(110)
	及负荷后 2 h	≥7.8(140)~ <11.1(200)	≥6.7(120)~ <10.0(180)	≥7.8(140)~ <11.1(200)
空腹血糖受损(IFG)	空腹	≥6.1(110)~ <7.0(126)	≥5.6(100)~ <6.1(110)	≥5.6(100)~ <6.1(110)
	及负荷后 2 h	<7.8(140)	<6.7(120)	<7.8(140)
正常	空腹	<6.1(110)	<5.6(100)	<5.6(100)
	负荷后 2 h	<7.8(140)	<6.7(120)	<7.8(140)

（6）急性感染、创伤、循环或其他应激情况下可出现暂时血糖增高，不能依此诊断为糖尿病，须在应激过后复查。

（7）儿童糖尿病诊断标准与成年人一致。

（二）葡萄糖耐量试验

葡萄糖耐量试验对糖尿病具有很大的诊断价值。对空腹血糖正常或略偏高和（或）有糖尿的患者，以及餐后 2 h 血糖升高等疑似糖尿病的患者，都必须进行葡萄糖耐量试验才能做出最后诊断。但空腹和（或）餐后血糖明显增高，糖尿病诊断已明确者，大量葡萄糖可加重患者胰岛负担，应予免试。临床葡萄糖耐量试验有口服葡萄糖耐量试验（OGTT）、静脉葡萄糖耐量试验、甲磺丁脲试验、皮质素葡萄糖耐量试验等方法，其中以口服葡萄糖耐量试验最为常用。

1. 口服葡萄糖耐量试验（OGTT）　最常用。

（1）机制：正常人口服葡萄糖后几乎全部被肠道吸收，血糖迅速上升，并刺激胰岛素分泌，肝糖原合成增加及分解受抑制，肝糖原输出减少，体内组织对葡萄糖的利用增加。服葡萄糖后 30~60 min 血浆血糖达到最高峰（峰值<200 mg/dl）以后迅速下降，在 2 h 左右下降到接近正常水平，3 h 血糖降至正常。而糖尿病患者则不同，始终为高峰值，且高峰延迟，持续时间过长，3 h 也不能完全下降到

正常。

（2）方法：试验前当日晚餐后禁食 8 h 以上，但可以饮水。试验最好从早晨 6~8 点开始，先取空腹血标本测空腹血糖，然后将 75 g 无水葡萄糖粉溶于 250~300 ml 水中，5~10 min 内饮完（儿童服葡萄糖量可按每千克体重 1.75 g 计算，总量不超过 75 g）。从服糖后第一口开始计时，30、60、120 和 180 min 分别留取静脉血测血糖，同时留尿测尿糖。

（3）正常值：各时相血浆血糖的正常上限值为：空腹<6.1 mmol/L（110 mg/dl）、服糖后 30~60 min<11.1 mmol/L（200 mg/dl）、120 min<7.8 mmol/L（140 mg/dl）、180 min<6.1 mmol/L（110 mg/dl）。尿糖除 30~60 min 可为（±）外，其余均阴性。

（4）诊断标准：目前多采用 1999 年 WHO 提出的糖尿病诊断标准（表 10-2-1 及表 10-2-2）。其中 IGT 和 IFG 属糖尿病前期，需长期随访。尤其是 IGT 人群，心脑血管疾病发生的风险明显增高，虽不诊断为糖尿病，但在临床上可按糖尿病对待。

（5）意义：OGTT 能发现那些空腹或餐后血糖高于正常而达不到诊断标准的糖尿病患者，尤其可以尽早发现轻型糖尿病患者。

（6）注意事项：① 试验前 3 日，每日的碳水化

合物摄入量不少于 150 g,禁食过夜 10～14 h。试验前过分限制碳水化合物可使糖耐量减低而呈现假阴性。故试验前应摄入足够的碳水化合物,每日为 200～300 g,至少 3 日。对严重营养不良者应延长准备时间。试验前一日起禁用咖啡或茶,不宜饮酒和吸烟。② 试验前剧烈活动可加速葡萄糖的利用,引起交感神经兴奋,使儿茶酚胺等释放,致血糖升高,故试验前患者应至少休息 30 min。③ 在试验期间应避免精神刺激。否则,情绪激动可使交感神经过度兴奋,血中儿茶酚胺分泌量增多,影响测定结果。④ 影响结果的并发疾病:急性心肌梗死、脑血管意外、外科手术、烧伤等各种应激状态,均可使血糖暂时升高,葡萄糖耐量减低。因此,需病愈恢复正常活动时再做此项试验。⑤ 甲状腺功能亢进、肢端肥大症等内分泌疾病,可分泌胰岛素拮抗激素,致使葡萄糖耐量异常。对 OGTT 结果分析时应注意此因素。⑥ 影响结果的药物:a. 可使血糖增高的药:噻嗪类、糖皮质激素、醛固酮、肾上腺素、去甲肾上腺素、呋塞米、利尿酸、女性避孕药、吲哚美辛、氯丙嗪、咖啡、尼古丁、胰高糖素、生长激素等;b. 可使血糖下降的药物:磺脲类、双胍类、对氨水杨酸、异烟肼、单胺氧化酶抑制剂、抗甲状腺药物、水杨酸、普萘洛尔、丙磺舒等。为排除药物对糖耐量的影响。检查前应停药 3 日以上。

2. 静脉葡萄糖耐量试验 适用于口服葡萄糖不能耐受、胃肠吸收不良者。方法:用 25% 或 50% 葡萄糖注射液,每千克体重 0.5 g,在 4～5 min 内缓慢静脉推注。静注时于 0、10、15、20 及 30 min 时分别取血测血糖,同时测尿糖。正常人血糖高峰于注射完毕达 11.1～13.9 mmol/L(200～250 mg/dl),在 2 h 内血糖下降至正常范围。若 2 h 血糖仍超过 7.8 mmol/L(140 mg/dl)为异常。其他同 OGTT。

3. 甲磺丁脲试验(D860 试验) 试验前 3 日碳水化合物摄入量≥300 mg/d;试验前 24 h 内停用一切降糖药物,试验前日晚餐后禁食至试验结束。晨空腹顿服 D860 2.0 g,于 0、30、60、120 及 180 min 分别取血测血糖。正常人服药后 30～60 min,血糖达最低谷,降至空腹值的 50%～60%;90～120 min 恢复或接近服药前水平。部分糖尿病

30～60 min 时血糖仅轻度下降(为基础值的80%～90%),90～120 min 时仍可继续下降,胰岛素无高峰或峰值延迟。做此试验时应备 50% 葡萄糖液以救急。

4. 皮质素葡萄糖耐量试验 对于以上所述试验尚不能确诊的糖尿病可疑病例,可采用本试验。方法同 OGTT,于试验前 8.5 h 及 2 h 分别口服可的松 50 mg(或强的松 10 mg),试验开始时口服 75 g 葡萄糖,试验前及后 0、60 及 120 min 时分别测血及尿糖。正常人空腹血糖<6.7 mmol/L(120 mg/dl),1 h 血糖 < 10 mmol/L(180 mg/dl),2 h 血糖 < 7.8 mmol/L(140 mg/dl)。空腹血糖正常,1 h 血糖≥11.1 mmol/L(200 mg/dl),2 h 血糖 7.8～10.6 mmol/L(140 ～ 190 mg/dl)属 IGT。但 OGTT 提示为 IGT 者,不必做此试验。

(三)血浆胰岛素水平

1. 口服血浆胰岛素(FINS)或 C 肽水平 在非糖尿病患者中可用于判断胰岛素抵抗,结合血糖水平可评估胰岛素缺乏,如在糖尿病人群血糖高而胰岛素水平正常提示已有胰岛素方面相对不足,若胰岛素水平低于正常则提示胰岛素方面严重不足。但由于胰岛素分泌受糖负荷和胰岛素抵抗的双重影响,以及 RIA 测得的胰岛素中含有真胰岛素、PI 以及断裂的 PI,使得其可靠性受到质疑。C 肽是与胰岛素呈等分子分泌的,但经门静脉血到达肝脏时,胰岛素被肝脏摄取利用 50%～60%,而肝脏摄取 C 肽较少;C 肽与胰岛素没有交叉免疫反应,接受外源性胰岛素的患者或已产生抗胰岛素抗体的患者,用 C 肽值可评价内源性胰岛素分泌能力。

2. 葡萄糖耐量-胰岛素/C 肽释放试验 口服葡萄糖耐量-胰岛素/C 肽释放试验简单实用,已广泛应用于临床,即做常规口服葡萄糖耐量试验(oral glucose tolerance test,OGTT)的同时,平行测定血样中的胰岛素/C 肽浓度。方法是将 75 g 无水葡萄糖溶于 250 ml 水中口服,测定空腹及糖负荷后 30、60、120、180 min 血糖和胰岛素/C 肽水平。新近有研究者提出延长时间的 OGTT(300 min)能更准确地评估 B 细胞功能和胰岛素敏感性。国内外也有报道以 100 g 淀粉(2 两馒头)作

为试验餐。

静脉注射葡萄糖耐量（intra-venous glucose tolerance test，IVGTT）-胰岛素/C肽释放试验方法是在1～3 min内静脉推注50%葡萄糖溶液，剂量为300 mg/kg，最多不超过25 g，在注射后3 h内的相关时点取血，测定血糖、胰岛素/C肽水平。正常人血糖在2～4 min快速上升到超过正常值范围的高水平，胰岛素/C肽释放曲线与血糖曲线相平行。胰岛素释放峰值一般在注射葡萄糖后2～3 min，在1型糖尿病及某些2型糖尿病则反应明显降低。

IVGTT-胰岛素/C肽释放试验与OGTT-胰岛素/C肽释放试验的不同之处是，前者反映单独血糖升高对B细胞的刺激作用，强而集中；后者除血糖升高的刺激外，尚包括进餐后某些胃肠道激素（如抑胃肽等）经门静脉对B细胞的直接作用，能加强葡萄糖对胰岛素分泌的刺激作用。IVGTT是非生理性的高血糖刺激，有诱发糖尿病患者发生酮症酸中毒或高渗综合征的危险，一般只用于研究目的，不作为常规检查，中度以上高血糖的患者禁用；而OGTT则更近于生理性试验，在糖负荷后30 min内每10 min取样测定血糖、胰岛素/C肽可获得与IVGTT相似的早期胰岛素分泌及血糖曲线，延续至300 min的取样可了解整个胰岛素的分泌状态，与IVGTT的相关性较好。

3. 第一时相胰岛素分泌（AIR）　测定静脉25 g葡萄糖负荷后10 min内胰岛素分泌的总量，称为急性胰岛素释放量，被认为是非进食情况下机体胰岛素分泌对最大强度的脉冲刺激反应，是公认的较好的B细胞功能指数。这种方法测定的B细胞功能受胰岛素抵抗的影响，需调整胰岛素敏感性方可恰当评估。但在糖负荷2 h血糖水平高于10 mmol/L者AIR就已消失，使得其难以评估中晚期糖尿病人群胰岛素分泌功能。

4. 胰岛素峰值与基础值的比值（I_P/I_0）　正常人在糖负荷后胰岛素水平可比基础值升高6～8倍，低于5倍者可能已有功能损害。但目前的测定方法很难对高值做出准确的判定，而且在不同糖耐量水平人群胰岛素峰值及峰值出现的时间相差甚远。

5. 糖负荷后胰岛素曲线下面积（AUCINS）因其只反映胰岛素分泌数量，不能反映其达峰时间，且受胰岛素抵抗的影响，因此只能粗略判断B细胞分泌功能。胰岛素曲线的形态有时比面积大小更重要，曲线峰值越后移，曲线越趋于平坦，B细胞功能越差。

（四）精氨酸刺激试验

精氨酸刺激试验是一种非葡萄糖刺激的B细胞功能试验，静脉给予最大刺激量的精氨酸（5 g），测定0、2、3、4及5 min时血浆胰岛素，2～5 min胰岛素均值与FINS的差值可反映B细胞胰岛素分泌功能。精氨酸刺激有反应表明机体尚存在一定数量的B细胞，可继续分泌胰岛素；如果精氨酸刺激无反应，则可能表明机体实际存在的B细胞丧失殆尽。这种方法评估的B细胞功能与葡萄糖刺激评估的B细胞功能可能完全不同，即对葡萄糖刺激反应很差的人，精氨酸刺激后仍可有良好反应。

（五）胰升糖素刺激试验

常用于1型糖尿病的B细胞功能评估，方法是静脉注射1 mg胰升糖素，测定0或6 min C肽或胰岛素水平。其临床意义与精氨酸刺激试验相同，主要用于了解胰岛素第一时相分泌情况。

二、科研工作中常用的胰岛B细胞功能评估

（一）高葡萄糖钳夹技术（高糖钳夹）

是目前评价胰岛B细胞功能的精确标准方法，可同时评估B细胞在葡萄糖刺激后胰岛素的分泌能力以及高糖刺激下机体葡萄糖代谢量（胰岛素敏感性）。操作程序为：在空腹静息状态下输注外源性葡萄糖，在限定的时间使血糖迅速达到高于空腹状态6.9 mmol/L的水平，每5 min测静脉血糖一次，调整葡萄糖输入速度以维持高血糖状态2～3 h，输入葡萄糖0～10 min（每2 min取血测胰岛素）的胰岛素分泌量为第一时相胰岛素分泌量，以后每10 min取血，稳态后30 min血胰岛素均值为最大胰岛素分泌量，因血糖浓度恒定，葡萄糖输入速度就是糖代谢指数。在同样的高血糖刺激下B

细胞分泌胰岛素的量代表 B 细胞真实的胰岛素分泌功能。正糖钳夹技术可测定胰岛素早期和晚期分泌量,是经典和公认的方法,但此种方法受胰岛素抵抗的影响,所评估的是胰岛素分泌量,而非真正 B 细胞功能。

(二) 微小模型计算法

频繁取血的静脉糖耐量试验,以计算机模型计算注射葡萄糖后即时胰岛素分泌量及第二时相胰岛素分泌量,是公认的可同时评估胰岛素敏感性和胰岛素分泌量的方法。适用于样本量较小的精确研究。但微小模型计算法因取血次数太多而影响其使用,且评价胰岛 B 细胞功能仍需排除胰岛素抵抗的影响。

(三) 胰升糖素刺激试验及精氨酸刺激试验

见临床工作中常用的胰岛 B 细胞功能检查部分。

(四) 糖负荷后胰岛素增值与血糖增值的比值

糖负荷后胰岛素增值与血糖增值的比值[$\Delta I/\Delta G$ 如 $(I_{30} - I_0)/(G_{30} - G_0)$ 即 $\Delta I_{30}/\Delta G_{30}$](式中 I 为胰岛素水平,G 为血糖浓度,英文字母后的数字表示糖负荷后的时间),近年来在国外某些前瞻性研究中经常应用。它是公认的较好的 B 细胞功能指数之一,被广泛用于反映早期胰岛素分泌功能。它的缺点是不能比较胰岛素分泌曲线平坦的人群的 B 细胞功能,因为在这些人群中 $I_{30} = I_0 \Delta I_{30} = 0$。国内已有某些研究显示以此方法评估 B 细胞功能会使 1/3 或更多病例的结果难以分析(混合餐也可激发粗略的双相胰岛素释放,其第一峰出现在 30~45 min。)有些研究者发现 $\Delta I_{60}/\Delta G_{60}$ 评估 B 细胞功能与 $\Delta I_{30}/\Delta G_{30}$ 相比毫不逊色。但这一评估受胰岛素抵抗的干扰,使用时应在胰岛素抵抗相近的人群进行比较,在胰岛素抵抗程度不同的人群进行比较时,要用多因素分析,排除胰岛素抵抗的影响。

(五) 静脉注射葡萄糖第一时相胰岛素分泌

静脉注射 25 g 葡萄糖,测定 0、3、4、5、8、10 min 的血浆胰岛素水平,正常人高峰可达 250~300 mU/L,IGT 者约为 200 mU/L,而糖尿病患者常低于 50 mU/L。这种方法测定 B 细胞功能受损也受胰岛素抵抗的干扰,调整了胰岛素的敏感性(指应在胰岛素抵抗相近的人群进行比较,在胰岛素抵抗程度不同的人群进行比较时,要用多因素分析,排除胰岛素抵抗的干扰)的影响后,可恰当评估机体 B 细胞功能。此法与前一方法略有不同,前者除第一时相外,尚包含第二时相的初期分泌。此法优点为敏感性高,能早期反映 2 型糖尿病患者的 B 细胞功能受损,新近的研究表明,血糖在 6 mmol/L 时胰岛素第一时相分泌已明显降低;缺点是这一时相胰岛素分泌在 OGTT 2 h 血糖水平 >10 mmol/L 时就已消失,故难以评估中、晚期糖尿病人群胰岛素分泌功能。

(六) 空腹状态下 PI/总胰岛素(I)比值

在糖耐量正常情况下 PI 仅占空腹总胰岛素免疫反应物的 7%～10%,而在糖尿病人群可占 28%,甚至更多。任何可导致胰岛素 B 细胞应激及衰竭的情况均可使胰岛素的半成品释放入血而发生不成比例的高胰岛素原血症。在血糖正常者不成比例的高胰岛素原血症是预测糖耐量进一步恶化的指标,可预测将来糖尿病的发生。这种不成比例的高胰岛素原血症可以是先天固有的,也可以是后天获得的。从正常糖耐量(NGT)向糖尿病过渡过程中,随病情恶化 PI/I 的比值并非呈直线上升,而是呈类似倒马蹄形,即从 NGT→IGT→早期糖尿病,PI/I 呈上升趋势,但到糖尿病晚期 PI/I 比值下降甚至低于 NGT 人群,所以认为 PI/I 比值越高,B 细胞功能越差,在严重糖尿病者会出现误导。

(七) 稳态模型评估法(homeostasis model assessment,HOMA model)

Mathews 等提出的一个胰岛素分泌指数,即以稳态模型评估胰岛 B 细胞功能(HOMA‑B),HOMA‑B = 20×FINS/(FBG‑3.5)(FINS:空腹胰岛素;FBG:空腹血糖),实际上是对 FINS/FBG 这一简单指数的修正。它也受胰岛素抵抗的干扰,易误将胰岛素抵抗判定为 B 细胞功能"亢进"。它的优点是公式中仅涉及 FINS、FBG 水平,只需取一次空腹血,就能对胰岛素分泌情况做出大致的估计,所以在流行病学研究中仍具有重要价值。此外，还有一个稳态模型的胰岛素抵抗指数（HOMA‐IR），HOMA‐IR = FBG×FINS/22.5，使之在 B 细胞功能评估中可同时调整胰岛素敏感性的影响而使结果更接近真实。最近的研究表明，空腹血糖升高主要反映胰岛素分泌缺陷，而餐后 2 h 血糖升高则主要反映胰岛素抵抗。因此用 HOMA‐B 评估空腹胰岛素分泌更可靠。

（八）空腹及糖负荷后血浆胰岛素与葡萄糖的比值

按采血时间的不同，此比值可分为空腹状态（I_0/G_0）和糖负荷后状态两种类型，后者又可根据采血时间的不同而分为 I_{30}/G_{30}、I_{60}/G_{60}、I_{120}/G_{120} 等。其中 I_0/G_0 在糖尿病流行病学研究中更为方便。从理论上讲，糖负荷后所测定数据应比空腹状态更能暴露潜在的 B 细胞功能损害，但试验中需要服糖或进食，而且有资料表明，糖负荷后 I/G 与临床情况的符合率并不高于空腹状态。存在的主要问题在于 IGT 人群，从 NGT→IGT→糖尿病的过程中胰岛素分泌的变化并非直线而是马蹄形曲线，但血糖水平的升高从 NGT→IGT 比较平缓，IGT→糖尿病则十分显著，这样 I/G 比值从 NGT→IGT 陡然升高，从 IGT→糖尿病迅速下降，最大的问题可能将 IGT 人群的胰岛素抵抗评定为 B 细胞功能"亢进"。

（九）从 OGTT 演绎出的胰岛 B 细胞功能修正指数

B 细胞功能修正指数（modified Beta-cell function index，MBCI）=（FBG × FINS）/（$\Delta G_{120} + \Delta G_{60}$），或 =（FBG × FINS)/(PG2h + PG1h − 2FBG）。在数量较多的 IGT 和 NGT 人群中该公式可较为实际地反映随血糖水平的升高胰岛 B 细胞功能的降低，与 HOMA‐B、$\Delta I_{30}/\Delta G_{30}$ 及 AIR 等相比，MBCI 与糖负荷后血糖水平相关更密切。可见 MBCI 确是一个简单有效的胰岛 B 细胞功能评定指数，不需做过于复杂昂贵的检查，仅利用 OGTT 提供的信息即有可能对胰岛 B 细胞功能做出可信的评估。

（徐茂锦 黄 勤）

◇ 参 ◇ 考 ◇ 文 ◇ 献 ◇

［1］ Chowdhury RS，Forsmark CE. Review article：Pancreatic function testing[J]. Aliment Pharmacol Ther，2003，17(6)：733‐750.

［2］ Nunes AC，Pontes JM，Rosa A，et al. Screening for pancreatic exocrine insufficiency in patients with diabetes mellitus[J]，Am J Gastroenterol，2003，98(12)：2672‐2675.

［3］ Osawa S，Kataoka K，Sakagami J，et al. Relation between morphologic changes in the main pancreatic duct and exocrine pancreatic function after a secretin test [J]. Pancreas，2002，25(1)：12‐19.

［4］ Su X，Zhang Z，Qu X，et al. Hemoglobin A1c for diagnosis of postpartum abnormal glucose tolerance among women with gestational diabetes mellitus diagnostic meta-analysis[J]. PLoS One，2014，9(7)：e102144.

［5］ Adam JM，Tarigan NP. Comparison of The World Health Organization（WHO）two-step strategy and OGTT for diabetes mellitus screening[J]. Acta Med Indones. 2004，36(1)：3‐7.

［6］ Lippi G，Targher G，Salyagno GL，et al. Increased red bold cell distribution width（RDW）is associated with higher glycosylated hemoglobin (HbA1c) in the elderly[J]. Clin Lab，2014，60(12)：2095‐2098.

［7］ Walkowiak J，Nousia-Arvanitakis S，Agguridaki C. Longitudinal follow-up of exocrine pancreatic function in pancreatic sufficient cystic fibrosis patients using the fecal elastase‐1 test[J]. J Pediatr Gastroenterol Nutr，2003，36(4)：474‐478.

［8］ Bruno MJ. Chronic pancreatitis[J]. Gastrointest Endosc Clin N Am，2005，15(1)：55‐62.

［9］ Otsuki M. Chronic pancreatitis. The problems of diagnostic criteria[J]. Pancreatology，2004，4(1)：28‐41.

［10］ Chowdhury R，Bhutani MS，Mishra G，et al. Comparative analysis of direct pancreatic function testing versus morphological assessment by endoscopic ultrasonography for the evaluation of chronic unexplained abdominal pain of presumed pancreatic origin[J]. Pancreas，2005，31(1)：63‐68.

［11］ Borowitz D. Update on the evaluation of pancreatic exocrine status in cystic fibrosis[J]. Curr Opin Pulm Med，

2005，11(6)：524－527.

[12] Sabater L，Pareja E，Aparisi L，et al. Pancreatic function after severe acute biliary pancreatitis：the role of necrosectomy[J]. Pancreas，2004，28：65－68.

[13] Symersky T，Hoorn van B，Masclee AA. The outcome of a long-term follow-up of pancreatic function after recovery from acute pancreatitis[J]. JOP，2006，7(4)：447－453.

[14] Chiasson JL，Josse RG，Gomis R，et al. Acarbose for the prevention of Type 2 diabetes，hypertension and cardiovascular disease in subjects with impaired glucose tolerance：facts and interpretations concerning the critical analysis of the STOP－NIDDM Trial data［J］. Diabetologia，2004，47(6)：969－975.

[15] Adam JM，Tarigan NP. Comparison of The World Health Organization（WHO）two-step strategy and OGTT for diabetes mellitus screening[J]. Acta Med Indones，2004，36(1)：3－7.

[16] Bavare C，Prabhu R，Supe A. Early morphological and functional changes in pancreas following necrosectomy for acute severe necrotizing pancreatitis［J］. Indian J Gastroenterol，2004，23：203－205.

第十一章
胰腺外分泌功能检查

慢性胰腺炎的诊断一般依靠病史、腹部 B 超、CT、ERCP 等影像学检查。胰腺外分泌功能检查对判断慢性胰腺炎或其他胰腺疾病的预后有重要意义,有助于形态学改变尚不严重的慢性胰腺炎的诊断,并对治疗方案的选择有一定指导意义。胰腺外分泌功能检查始于试验,由直接试验发展为间接试验,由侵入性插管发展为非侵入性口服法,均从病理生理角度研究诊断胰腺疾病、某些药物对胰腺的作用和影响。直接法系利用胃肠激素直接刺激胰腺分泌;而间接法系利用试验餐等方法刺激胃肠激素的分泌,进而刺激胰腺分泌,但两者均以测定胰液、电解质和胰酶的分泌量,或测定胰酶消化底物生成的产物以估计胰腺分泌胰酶的能力,从而判定胰腺外分泌功能。从试验的可靠性和精确性考虑,十二指肠插管检查无可置疑地居于首位。方法上,以口服法和放射性同位素的方法较方便,但以上方法在临床中使用均有限。

第一节　直　接　试　验

直接试验是利用胃肠激素刺激胰腺测定胰液和胰酶的分泌量,是判断胰腺外分泌功能的金标准,最早出现在 20 世纪 40 年代,需进行插管。常用的胰腺外分泌功能试验见表 11-1-1。

表 11-1-1　胰腺外分泌功能试验

一、直接试验
　(一) 胰泌素试验
　(二) 增大胰泌素试验
　(三) 胰酶泌素试验
　(四) 胰酶泌素-胰泌素联合试验
二、间接试验
　(一) Lundh 标准餐试验
　(二) 无管法胰功能试验
　　1. BT-PABA 试验
　　2. 胰月桂基试验
　(三) 放射性核素试验
　　1. 双标记 Schilling 试验

续　表

　　2. ^{131}I-三酰甘油和^{131}I-油酸对比脂肪吸收试验
　　3. ^{14}C-三酰甘油和^{3}H-油酸对比脂肪吸收试验
　　4. ^{13}C 呼吸试验
　　5. 放射性硒试验
　　6. 胰腺、腮腺联合放射性硒试验
　(四) 粪便试验
　　1. 显微镜检查粪便脂肪及肌纤维
　　2. 粪便脂肪和氮排泄量测定
　　3. 粪便糜蛋白酶测定
　　4. 粪便弹性蛋白酶 1 测定
　(五) 胰酶测定
　(六) 其他试验

一、胰泌素试验 (secretin test)

胰管上皮细胞内大量碳酸酐酶,催化 CO_2 水化成碳酸,再离解成碳酸氢根(HCO_3^-)。胰泌素的主要生物活性是刺激胰管上皮细胞分泌重碳酸盐和水,使碱性的胰液量增多。在标准量的外源性胰泌素作用下,测定单位时间内到达十二指肠腔内的胰液分泌量及其所含碳酸氢盐量,从而估价胰腺的功能状态。

胰泌素试验的方法为患者禁食 12 h,在放射线引导下将双腔的胃-十二指肠管(dreiling tube)置入十二指肠降段,至壶腹下水平,保持管腔内 25~40 mmHg 的负压,留取 10 min 肠液做基准样本,以 0.2 mg 胰泌素进行过敏试验后静脉注射 0.2 mg/kg 胰泌素,收集 1 h 内的十二指肠液,测定肠液量及重碳酸盐浓度。如重碳酸盐峰值浓度<80 mEq/L,则认为胰腺外分泌功能不全。

胰泌素试验被认为是检测胰腺外分泌功能异常的金标准,但临床工作中开展较少。根据胰泌素试验的结果,异常胰腺外分泌类型如下。① 完全异常型:胰腺外分泌功能全面低下,即胰液排泌量、碳酸氢盐浓度和胰酶量三者均低于正常。见于广泛性胰实质破坏时,如重症慢性胰腺炎及晚期胰腺癌。② 胰液量异常型:仅胰液排泌量减少,通常系胰腺癌引起,因胰管阻塞所致。胰头或胰体部癌压迫远端胰管时,胰液量的减少较明显,胰尾部癌往往影响不大。③ 碳酸氢盐浓度降低型:见于慢性胰腺炎胰管部分阻塞时,由于远端胰管内胰液淤滞,致使胰液内重碳酸盐与氯离子交换增加,重碳酸盐浓度降低。④ 酶减少型:仅胰酶减少,多见于胰腺纤维化或萎缩病变,亦见于吸收不良综合征、溃疡型结肠炎等。从上述异常分泌类型来看,慢性胰腺炎由于胰腺纤维化或萎缩,多表现为胰酶减少型,其后由于胰管钙化和狭窄也可引起胰液排出量减少,甚至出现完全异常型改变。胰癌在早期主要是胰液量减少,但是随着病情发展胰酶分泌也受影响,因此,对疑有慢性胰腺炎或胰腺癌时,胰泌素试验阳性有助于诊断。

二、 增大胰泌素试验

研究发现正常人在增大胰泌素试验(augmented secretin test)时,胰液分泌量增加 1 倍,碳酸氢盐浓度则增加 0.15 倍,淀粉酶增加 0.3 倍;慢性胰腺炎患者的特点是碳酸氢盐浓度减少或不变,胰液量有一定程度增加;胰腺癌患者有固定性胰液和碳酸氢盐分泌。高胰腺分泌患者,胰液、碳酸氢盐和胰酶分泌均明显增加。一般认为如患者的标准胰泌素试验正常,无需做增大试验。当标准试验不正常而结果不明确时,则须进一步做增大试验,旨在证实胰腺分泌异常。

三、 胰酶泌素-胰泌素联合试验

用胰酶泌素刺激胰酶分泌,以胰泌素刺激胰腺水分及碳酸氢盐分泌,故理论上能较全面地反映胰分泌功能。

胰酶泌素-胰泌素联合试验(Pancreozymin-Secretin test,P-S test)的诊断标准如下。正常值:肠液流量>90 ml/80 min 或 2 ml/(kg·80 min);最高碳酸氢盐浓度>80 mmol/L;淀粉酶>7 400 Somogyi U/80 min。2 项以上异常可以认为胰外分泌功能障碍,1 项异常为可疑,其中碳酸氢盐显著低下者为高度可疑,3 项低下者多表示重症慢性胰腺炎或胰头癌。有报告慢性胰腺炎患者有碳酸氢盐分泌障碍而胰酶分泌可以正常(与正常人检查结果有重叠现象),而胰腺癌则主要是胰酶分泌减少。本试验假阳性率为 8%,假阴性率为 6%。部分研究结果认为,与单做胰泌素试验相比,并无明显差别。

四、 胰酶泌素试验 (cholecystokinin-pancreozymin, CCK-PZ)

CCK 除刺激胆囊收缩外,还有刺激胰腺腺泡分泌消化酶的生物活性,据此可了解胰腺外分泌功能。研究发现 CCK 试验和胰泌素试验无明显差异。

慢性胰腺炎时,脂肪酶排泌减少所出现的时间比其他消化酶为早,故测定脂肪酶作为 P-S 试验的指标,可以提高灵敏度,有学者认为其峰值浓度可作为慢性胰腺炎的预后指标。但应注意的是,在慢性胰腺疾病病变较轻时胰酶可能仍有足量分泌,仅仅在严重分泌功能不全时,方出现胰酶分泌量减少。P-S试验诊断胰头癌的阳性率为80%～90%,胰体和胰尾癌为77.8%。诊断慢性胰腺炎的阳性率与胰头癌相似,结果亦难以鉴别慢性胰腺炎与胰腺癌。也有研究发现在糖尿病患者、胃大部切除术后、肝硬化患者中会出现假阳性。

(夏　璐　袁耀宗)

第二节　间　接　试　验

间接试验是利用试验餐刺激胃肠分泌胃肠激素从而测定胰腺外分泌功能,通过测定血液、尿、粪及呼气中水解物质的浓度进行胰腺功能的判断。

一、Lundh 标准餐试验

检查需要受试者试验性进餐刺激胰腺外分泌功能,检测十二指肠液中胰蛋白酶活性。患者摄入一顿 300 ml 的试验餐,其中包含 5% 的蛋白质、6% 脂肪和 15% 的碳水化合物。约 75% 的胰腺癌患者,83%～90% 的慢性胰腺炎患者,于 Lundh 试验餐后显示胰蛋白酶分泌量显著降低。Lundh 试验餐检测的敏感度为 66%～94%,对轻度病变者亦有提示。Ashton 等报告,ERCP 显示轻度病变时,Lundh 试验的平均胰蛋白酶浓度已有中度降低;ERCP 有明显变化时,酶浓度显著降低,说明本试验结果确能反映胰腺病变程度,对轻度病变者亦有一定价值,但不能提供病因诊断,无法区别慢性胰腺炎和胰腺癌。对鉴别脂肪泻的病因有一定帮助,如为胰源性,则本试验结果显著低于正常,其他原因引起的脂肪泻结果正常或稍低。另外在少数急性胰腺炎恢复期,胰脂肪酶的恢复较其他酶为慢,提示后者在判断恢复程度上仍有一定价值。

本试验要求受试者有正常的胃肠功能,试验餐才能有规律地从胃排向十二指肠,刺激胰液分泌。试验前需排除胃切除术后、迷走神经切断、小肠吸收不良、壶腹部梗阻等因素,否则会造成假阳性。本试验不适用于急性胰腺炎,因试验餐会加重病情。Lundh 试验对于慢性胰腺疾病的检出有 90% 的敏感性和特异性,不过有人认为试餐的作用不如外源性激素强,尤其刺激碳酸氢盐和胰液的作用较弱,其刺激重碳酸盐的作用只有标准胰泌素试验的 2% 左右,但本试验具有以下优点:采用生理性刺激与正常餐后状态相似;避免外源性激素作用。缺点为仍为侵入性检查。

二、无管法胰功能试验

以上各种试验均需插十二指肠管或双腔管,患者不易接受,因而设计了这类无管法胰功能试验。其基本原理是给患者口服某种试验物质,在小肠内被胰酶分解,释放出的中间产物从小肠黏膜吸收,经肝代谢,由尿排出。测定一定时间内血中存留的或由尿排出的分解产物的量,可反映胰外分泌功能。常用的有 BT-PABA 试验(Bz-Ty-PABA 试验)、胰月桂基试验(PLT)等。

(一) BT-PABA 试验

胰腺分泌的糜蛋白酶是肽链内切酶,对芳香族氨基酸羧基侧的肽链裂解有高度特异性。苯甲酰-酪氨酸-对氨苯甲酸(N-benzoyl-L-tyrosyl-P-aminobenzoic acid,BT-PABA)是以 PABA 为示踪基团,接上酪氨酸和苯甲酰的合成小肽。BT-PABA 无毒性,口服后一般无副作用。口服 BT-PABA 后,在小肠内被糜蛋白酶水解成苯甲酰-酪氨酸(Bz-Ty)和 PABA,后者迅速被小肠吸收,经肾排泄,测定服药后一定时间内的尿中 PABA 的排出量,可反映胰腺分泌糜蛋白酶的能力。PABA 一般在 6 h 内即可大部分由尿排出,故收集 6 h 尿即可。

文献报道 BT-PABA 试验反映胰功能不全的

敏感性为 80%～100%。现认为，本试验对测定中、重度胰功能不全为一简便有效的方法，对反映轻度胰功能不全则不够灵敏。据报告，急性胰腺炎无显著异常。而慢性胰腺炎、胰腺癌时 PABA 回收率明显降低，胰腺癌尤为明显。本试验对鉴别肝外阻塞性黄疸的部位也有一定价值。日本学者认为尽管该试验较胰泌素试验的敏感性和特异性低，不过本试验更多的是用来监测疾病的病程和治疗作用，优点是具有重复性和非侵入性。但是 BT－PABA 试验可出现假性异常结果，有时由于尿液收集困难（尤其老年人与儿童），会影响试验的正确性。血清 PABA 测定可弥补此缺点，血清 BT－PABA 峰值在伴有或不伴有脂肪泻的慢性胰腺病患者均可降低，同时测定血清和尿中 PABA 可提高本试验的特异性。

全胰切除后尿中仍发现有 PABA 排泄，对此尚无肯定解释，有认为完整的 BT－PABA 可有少量从肠吸收；近年来发现人的胃肠黏膜内（主要在空肠）含有一种能裂解 BT－PABA 的酶；另外，有可能与未及时停用胰酶制剂有关。

（二）胰月桂基试验（pancreolauryl，PLT）或称二月桂酸荧光素试验。

与 BT－PABA 试验相似，可能更为敏感或特异，但试验方法较复杂。二月桂酸荧光素（flurescein dialauration）由人工合成，口服后在肠内被胰腺分泌的芳香脂酶（aryl esterase）水解，生成游离荧光素，后再经小肠吸收和肝内结合，从尿中排泄。根据口服一定量的二月桂酸荧光素后尿中游离荧光素的含量，判断胰腺的分泌功能状态。

在慢性胰腺炎伴严重外分泌功能不全时，PLT 阳性率较高，可达 93%～95%，Gullo（1996 年）等报道该试验敏感性为 79%，特异性为 93%，确诊率达 88%。Lock（1997 年）等发现血清 PLT 方法对于进展性慢性胰腺炎具有较高的诊断价值，但对轻、中度慢性胰腺炎则较差。而 Dominguez（1998年）等则持异议，认为血清 PLT 试验结果在轻、中度慢性胰腺炎常发生异常，可能原因是具体试验方法的差异。Lankisch 等报告在 P－S 试验正常时，BT－PABA 试验的假阳性率为 12%，本试验仅

5%。假阳性见于胆道旁路手术、胆囊切除术后、胆囊无功能、炎症性肠病等病例。已知肠内某些细菌（如链球菌）能水解荧光素月桂酸，因此全胰切除术后，本试验的假阳性可能与肠内菌群增多有关。胰脂酶对二月桂酸荧光素的水解反应依赖于胆盐及其浓度，因此 PLT 还有助于了解胰腺脂肪酶和胆盐的分泌情况。

三、放射性核素试验

（一）双标记 Schilling 试验（double label schilling test，DLS）

胰功能不全者由于 R－B_{12} 吸收不良，以致 R－B_{12}／IF－B_{12} 比值下降。该试验不仅在重度胰腺外分泌功能不足，而且在碳酸盐分泌障碍的慢性胰腺炎早期具有诊断价值。在反映胰功能方面，此试验的敏感性大致相同于胰蛋白酶排量试验，至少相当于粪便脂肪吸收试验，而特异性则超之。如给予必需氨基酸刺激胰腺，可能提高本试验的灵敏性。本试验简便、迅速，对胰源性和小肠疾病引起的脂肪泻亦有鉴别价值。由于本试验要求特定试剂，放射性核素试验要求较高，故在我国未能推广应用。

（二）^{131}I－三酰甘油和 ^{131}I－油酸对比脂肪吸收试验

若小肠吸收功能良好，而有胰功能不全胰酶减少，^{131}I－三酰甘油的消化吸收发生障碍，血中放射性物质减少，粪便中排出的放射性物质增加，服用胰酶后可纠正之。

单纯胰功能不全时，血液和粪便内放射性物质的量均正常。正常人服 ^{131}I－三酰甘油后 6 h，全身血液内的放射性占服入剂量的 7% 以上；72 h 内粪便放射性物质为口服剂量的 0～3%，超过 5% 说明有胰功能不全。给患者服胰酶制剂再做 ^{131}I－三酰甘油试验，如大便 ^{131}I－甘油排泄量较前明显减少也说明有胰功能不全。各种原因引起的小肠吸收不良时，不论用 ^{131}I－三酰甘油或 ^{131}I－油酸检查，血液内放射性物质均减低，粪便排出的放射性物质均增加。

本试验由于以下缺点，现已少用。① 对鉴别

胰源性消化不良或小肠性脂肪吸收不良虽有理论依据,但临床实际检测结果有较大的重叠性。② 胃排空率、体内的脂类代谢和贮存、[131]I 由尿路排出的速度等,均可影响血中的放射性。③ 以[131]I 标记的脂肪不很稳定,可能有游离[131]I 释出,部分随粪便排出,致使经肠道排出的放射性物质增多。此外市售的三酰甘油中只含有 30%～60% 的纯品,其余部分为游离的脂肪酸,故试验时最好用纯品的三酰甘油标记、检验,方能减少误差。

(三) [14]C-三酰甘油和[3]H-油酸对比脂肪吸收试验

本试验原理同[131]I 标记三酰甘油和油酸对比试验,但无需测定 72 h 粪便中放射性物质。慢性胰腺炎伴脂肪泻患者,血中[14]C 放射性显著低于正常,而[3]H 放射性与对照组无差异,结果[3]H/[14]C 比值明显增加。

(四) [13]C 呼吸试验

[13]C 呼吸试验主要通过口服将核素[13]C 标记的底物送入机体,检测相应底物的最终代谢产物[13]CO$_2$ 来研究机体内代谢从而判断人体生理功能。被[13]C 标记的底物被胰腺分泌的胰蛋白酶、胰脂肪酶和糜蛋白酶分解,在小肠吸收并在循环内产生[13]CO$_2$,由肺呼出而被检测到。主要包括[13]C 三酰甘油呼吸试验、[13]C 淀粉呼吸试验、[13]C 蛋白质呼吸试验、[13]C 三酰甘油呼吸试验等。

口服[13]C 标记的三酰甘油后,测定呼出气中[13]CO$_2$ 的放射活性。Benini 认为该试验是一种与粪便脂肪显著相关的定性诊断方法。胰功能不全者呼气中[13]CO$_2$ 值显著低于正常人,曲线呈平坦型,敏感性高,但在一些有脂质代谢异常的疾病如甲状腺功能亢进、糖尿病、高脂血症、肥胖常可使[13]CO$_2$ 呼吸试验出现假阳性。此外[13]C 三酰甘油呼吸试验还和患者胆汁的乳化程度、肠黏膜的功能密切相关。

[13]C 呼吸试验操作简便、安全无创,可重复性强,可对胰腺功能不全做出早期判断,但价格相对昂贵,使用受到了一定限制。

(五) 放射性硒试验

胰腺在合成消化酶过程中,需要氨基酸,正常人每日分泌胰液可达 1 000～2 000 ml,每 100 ml 胰液中含蛋白质 1～2 g,亦即胰腺至少摄取蛋白质 10～40 g,说明胰腺对氨基酸(包括蛋氨酸)的需要量是很大的。硒(Se)与硫(S)元素的化学性质相似,以核素[75]Se 取代蛋氨酸中的硫原子,使之成为[75]Se-蛋氨酸,其生物学特征与蛋氨酸相同。

Slichci 等用此法检查 17 例正常人和 19 例胰腺疾病患者,发现经注射胰酶泌素和胰泌素后,可使正常人十二指肠液中含蛋白部分的[75]Se 放射性明显升高或出现最大的放射性,而胰腺疾病患者只轻度增加,仅及正常人的 1/4。

(六) 胰腺、腮腺联合放射性硒试验

大致与放射性硒试验相同,但不用激素刺激而用试验餐刺激。McColl 等报告在慢性胰腺炎患者,腮腺和胰腺排泄放射性硒降低,腮腺的排量不降低,因而此试验还有鉴别诊断的意义。

四、粪 便 试 验

(一) 显微镜检查粪便脂肪及肌纤维

这是一种最简单但较粗糙的试验。胰源性脂肪泻时粪内以中性脂肪为主,在镜下为透明反光小滴,染成黄色或棕黄色。苏丹Ⅲ染色的脂肪滴常超过 100 个小滴/HP 的正常范围。小肠疾病的脂肪泻以脂肪酸和脂肪皂为主,脂肪酸在镜下呈成堆样的针状结晶,脂肪皂为无定形结晶,不易辨认。肠蠕动亢进、脂肪或蛋白消化不良(最常见于胰外分泌功能减退时)可增多。显微镜下见肌纤维成淡黄色柱状,有纤细的横纹,严重时,甚至可见肌细胞的核。

(二) 粪便脂肪和氮排泄量的测定

定量测定粪便中的脂肪或氮排泄量。胰源性消化不良时粪便脂肪与粪氮排量增高可同时存在。每日摄入 100 g 脂肪至少 2 日,连续收集 3 日粪便样本进行检测,粪脂排出量若＞7 g/24 h 为异常。由于胰腺有良好的代偿功能,有报告慢性胰腺疾病患者,胰脂肪酶或蛋白酶分泌功能丧失 85%～95% 时才发生脂肪泻和粪氮排泄量增高。肝胆疾病、小肠菌群失调、小肠黏膜病变均可影响检查结果,且本检查样本收集较困难,故在临床上难以推广。

（三）粪便糜蛋白酶（chymotrypsin）测定

应用合成的低分子底物，用特殊的滴定方法测定粪便中胰蛋白酶和糜蛋白酶，后者敏感性较前者为高，加之糜蛋白酶较其他蛋白或脂肪分解酶稳定，故目前一般只测定粪便中糜蛋白酶（FCT）。

粪便糜蛋白酶正常最低值为 6.6 U/g 粪便，慢性胰腺疾病患者中此排泄量常减低。经 P-S 试验证实的重度和轻度的胰外分泌功能不全者，其粪便糜蛋白酶测定的阳性率分别为 72%～95% 和 41%～64%。有报告，本试验有 29% 的假阳性率，见于非胰腺疾病引起的脂肪泻和其他原因所致的腹泻（胰酶在肠腔中稀释）、阻塞性黄疸（缺少胆盐）等。目前多数采用本试验作为胰腺功能的一项筛选试验，其优点是：① 适用于诊断小儿胰腺囊性纤维化，因小儿不易插管，做 P-S 试验有困难；② 粪便糜蛋白酶在室温下存放数日不降低其活性，因此可用邮递方法将标本送检。有研究综合比较了 PLT、PABA 试验和粪便糜蛋白酶测定，发现其对重度胰外分泌功能不全的平均敏感性分别为 79%、71% 和 85%，而对轻至中度胰外分泌功能不全则分别为 39%、46% 和 49%，因此 1995 年日本慢性胰腺炎诊断标准推荐进行 PABA 试验和粪便糜蛋白酶测定作为对疑似慢性胰腺炎的诊断方法。

（四）粪便弹性蛋白酶检测

诸多学者认为粪便弹性蛋白酶 1（elastase 1）测定（FET）是一种有价值的无管试验方法，较以往的粪便检查具有敏感性、特异性高的特点，弹性蛋白酶 1 是人体特有的蛋白水解酶，不受外源性胰酶的影响，粪便中弹性蛋白酶浓度是胰液中的 5～6 倍，它对轻、中、重度慢性胰腺炎胰腺外分泌功能不全诊断的敏感性分别为 38%、87% 和 100%。慢性胰腺炎时十二指肠液中弹性蛋白酶 1 量减少，且粪便弹性蛋白酶 1 也减少。此方法操作性好，无创伤性，价格也相对便宜。

此外，除众所周知的淀粉酶和脂肪酶外，还有胰蛋白酶、核糖核酸酶、脱氧核糖核酸酶、胰 γ 谷氨酰转移酶、半乳糖基转移酶等，这些酶的测定大多数用于急性胰腺炎和胰腺癌的诊断。另外，还有一些胰腺外分泌功能试验如腮腺中唾液检查、胰腺 DMO 试验、血清胰多肽测定和十二指肠液中乳铁蛋白测定等，这些试验在诊断胰腺外分泌功能时均具有一定的价值。

本章所述胰腺外分泌功能试验大多存在以下问题：① 对中、重度胰功能不全有诊断意义，但轻度胰功能不全往往不易发现。后者与正常人之间有一定重叠。② 对病因诊断仅有参考意义，单独根据这些试验无法肯定诊断。应指出的是诊断胰腺疾病仍需综合临床表现、功能试验、细胞学和影像检查（X 线检查、B 超、CT、EUS）等来确定。从以上胰腺外分泌功能试验的介绍可见方法多种多样，选择主要取决于试验目的、单位现有的设备条件和技术力量以及患者能接受的程度。从方法上看，当然直接试验比间接试验更精确可靠；从患者接受性考虑，以无管法最受欢迎，所以 BT-PABA 试验自 20 世纪 80 年代在我国开展以来已逐步推广，方法亦有不少改进。国外应用直接试验多，对试验方法亦做了很多改进，需要我们进一步的学习和应用。

（夏　璐　袁耀宗）

◇ 参 ◇ 考 ◇ 文 ◇ 献 ◇

［1］ Lévy P，Domínguez-Muñoz E，Imrie C，et al. Epidemiology of chronic pancreatitis：burden of the disease and consequences［J］. United European Gastroenterol J，2014，2(5)：345-354.

［2］ Morera-Ocon FJ，Sabater-Orti L，Muñoz-Forner E，et al. Considerations on pancreatic exocrine function after pancreaticoduodenectomy［J］. World J Gastrointest Oncol，2014，6(9)：325-329.

［3］ Berry AJ. Pancreatic enzyme replacement therapy during pancreatic insufficiency［J］. Nutr Clin Pract，2014，29(3)：

312－321.

［4］ Pezzilli R，Andriulli A，Bassi C，et al. Exocrine pancreatic insufficiency in adults：a shared position statement of the Italian Association for the Study of the Pancreas［J］. World J Gastroenterol，2013，19(44)：7930－7946.

［5］ Lindkvist B. Diagnosis and treatment of pancreatic exocrine insufficiency［J］. World J Gastroenterol，2013，19(42)：7258－7266.

［6］ Pandiri AR. Overview of exocrine pancreatic pathobiology ［J］. Toxicol Pathol，2014，42(1)：207－216.

［7］ DiMagno MJ，DiMagno EP. Chronic pancreatitis［J］. Curr Opin Gastroenterol，2013，29(5)：531－536.

［8］ Forsmark CE. Management of chronic pancreatitis［J］. Gastroenterol，2013，144(6)：1282－1291.

［9］ Njgaard C，Olesen SS，Frøkjaer JB，et al. Update of exocrine functional diagnostics in chronic pancreatitis［J］. Clin Physiol Funct Imaging，2013，33(3)：167－172.

［10］ DiMagno MJ，DiMagno EP. Chronic pancreatitis［J］. Curr Opin Gastroenterol，2012，28(5)：523－531.

［11］ Affronti J. Chronic pancreatitis and exocrine insufficiency ［J］. Prim Care，2011，38(3)：515－537.

［12］ Leeds JS，Oppong K，Sanders DS. The role of fecal elastase－1 in detecting exocrine pancreatic disease［J］. Nat Rev Gastroenterol Hepatol，2011，31(7)：405－415.

［13］ Domínguez-Muñoz JE. Pancreatic exocrine insufficiency：diagnosis and treatment［J］. J Gastroenterol Hepatol，2011，26 (Suppl 2)：12－16.

［14］ Braden B. (13) C breath tests for the assessment of exocrine pancreatic function［J］. Pancreas，2010，39(7)：955－959.

［15］ Hammer HF. Pancreatic exocrine insufficiency：diagnostic evaluation and replacement therapy with pancreatic enzymes［J］. Dig Dis，2010，28(2)：339－343.

［16］ Nandhakumar N，Green MR. Interpretations：How to use faecal elastase testing［J］. Arch Dis Child Educ Pract Ed，2010，95(4)：119－123.

［17］ Chowdhury RS，Forsmark CE. Review article：Pancreatic function testing ［J］. Aliment Pharmacol Ther，2003，17(6)：733－750.

［18］ Osawa S，Kataoka K，Sakagami J，et al. Relation between morphologic changes in the main pancreatic duct and exocrine pancreatic function after a secretin test ［J］. Pancreas，2002，25(1)：12－19.

［19］ Bruno MJ. Chronic pancreatitis［J］. Gastrointest Endosc Clin N Am，2005，15(1)：55－62.

［20］ Otsuki M. Chronic pancreatitis. The problems of diagnostic criteria［J］. Pancreatology，2004，4(1)：28－41.

第十二章
胰腺神经内分泌肿瘤的实验室检查

胰腺神经内分泌肿瘤(pancreatic neuroendocrine tumors，pNET)除胰岛素瘤(insulinoma)外(90%以上为良性)，余者约50%以上为恶性。pNET的预后相对较好，因此应力争早期诊断而得到更多的治愈机会，以获得更长的生存期。pNET的特点之一是能分泌大量引起特异性临床症状的多肽激素或胺类物质进入血液循环(表12-0-1)，而这些多肽激素或胺类物质即是诊断相应pNET的重要标志物。

表 12-0-1　胰腺神经内分泌肿瘤细胞及其分泌的激素

起源细胞	分泌的激素或肽类物质	胰腺神经内分泌肿瘤(pNET)
A	胰高血糖素(glucagon)	胰高血糖素瘤(glucagonoma)
B	胰岛素(insulin)	胰岛素瘤(insulinoma)
D1	生长抑素(somatostatin, SS)	生长抑素瘤(somatostatinoma)
F	胰多肽(pancreatic polypeptide, PP)	胰多肽瘤(PPoma)
	铬粒素(chromogranin)	无功能性pNET(non-functioning PETs)
EC	5-HT(5-hydroxytryptamine)	导致类癌综合征pNET
G	胃泌素(gastrin)	胃泌素瘤(gastrinoma)
D1?	血管活性肠肽(vasoactive intestinal peptide，VIP)	血管活性肠肽瘤(VIPoma)
	生长激素释放因子(growth hormone releasing factor，GRF)	生长激素释放因子瘤(GRFoma)
G?	ACTH(adrenocorticotropic hormone)	ACTH释放瘤(ACTHoma)

pNET的实验室检查包括以下几个方面。① 基本实验室检查：包括血、尿和粪便的常规检验，血液生化分析以及胃液分析等。② 血清/血浆胃肠激素测定：根据禁食或采用激发试验后测定血清/血浆激素水平进行诊断并确定肿瘤类型。③ 分子病理诊断：目前将分子生物学和(或)分子遗传学的改变作为pNET的诊断和预后指标，已在理论和技术上成为可能。

实验室检查结果是pNET诊断的重要依据，但应该指出，没有一项诊断方法的敏感性和特异性达100%，必须综合评价临床表现和各项检查结果才能做出正确诊断。

第一节　基本实验室检查

pNET除了特异的激素相关性症状外，还常常出现与特定的综合征相关的三大常规和血液生化异常,典型的例如:VIPoma 除严重的水样分泌性腹泻外,常伴有低胃酸和低血钾症,必须通过基本实验室检测才能获知。因此,综合评价患者一般状况的某些基本实验室检查项目,常常可以为 pNET 的诊断和鉴别诊断提供线索并指明方向。

一、血、尿和粪便检验

(一)血液检查

pNET 主要表现为正色素正细胞性贫血。铁代谢、叶酸和维生素 B$_{12}$ 一般是正常的,铁剂和叶酸常不能纠正贫血。40%～85% 的胰高血糖素瘤患者表现为明显的正色素正细胞性贫血,而部分生长抑素瘤患者有轻到中度贫血。

(二)尿液检查

除常规检测项目外,主要是测定 5-HT 的代谢产物 5-羟吲哚乙酸(5-hydroxyinndoleacetic acid, 5-HIAA),一般以 10 mg/24 h 作为临界值。尿 5-HIAA 测定在类癌诊断中具有重要作用,其异常升高可见于 84% 的患者。

(三)粪便检查

腹泻是多种 pNET 常常出现的一个症状,因此腹泻的鉴别诊断是 pNET 诊断中的一个重要组成部分。除常规检查项目外,有时尚需要进行细菌及寄生虫的培养、脂肪定量、D-木糖试验、pH、电解质、渗透压等检查。

临床意义:① 50% 以上的胃泌素瘤患者可出现高胃酸性腹泻,也可出现脂肪泻或分泌性腹泻。② VIPoma 的典型表现之一即是严重的水样分泌性腹泻,每日粪便量达数千毫升甚至上万毫升。若患者的粪便量少于 700 ml/d,基本上可以排除本病。③ 腹泻或脂肪泻是所谓的生长抑素瘤综合征的特点之一,每日 3～10 次恶臭大便,可排出脂肪 20～76 g。④ 其他容易出现顽固性腹泻的 pNET 有类癌、胰高血糖素瘤等。

二、血液生化

(一)电解质和酸碱平衡

VIPoma 患者常有严重的低血钾,血清 K$^+$ 常低于 3 mmol/L,平均为 2.2 mmol/L。低血钾的原因除了由于 VIP 刺激肾素分泌引起继发性醛固酮增多外,主要是由于大量 K$^+$ 经肠道丢失。约有 50% 的 VIP 患者可出现不同程度的高钙血症、低镁血症、代谢性酸中毒等。

(二)反应营养状况及代谢的指标

由于激素的作用,多种 pNET 可出现蛋白质、脂肪、糖等物质的代谢异常。如 26%～100% 胰高血糖素瘤患者有低氨基酸血症,且纠正低氨基酸血症后临床症状有所缓解;还可有低胆固醇血症等。

(三)血糖

多种 pNET 可表现为糖代谢紊乱,测定血糖水平应列为常规检查的必备项目。胰岛素瘤患者的空腹血糖下降是其诊断的主要依据之一。空腹血糖低于 50 mg/dl 或 40 mg/dl 时,诊断阳性率可达 94%。空腹血糖值的变化较大,一次测定结果可以在正常范围,因此需要反复测定才能检出低血糖。低血糖症状发作时取血要比空腹时取血测定血糖更有诊断意义,但若在发作后期采血,可因交感神经兴奋代偿性升高血糖,而不能反映出严重的低血糖状态。另外,GRFoma 也可有低血糖。

胰高血糖素瘤则与胰岛素瘤相反,通常血糖浓度升高,75%～95% 的患者伴有糖尿病。其他如部分 VIPoma 患者血糖升高;63%～90% 的生长抑素瘤患者血糖升高,但约 20% 可出现低血糖。

(四)葡萄糖耐量试验

在血糖异常但尚未达到诊断标准时,可行糖耐量试验以进行鉴别诊断,并可根据胰岛素分泌的上升量(μU/ml)与血糖上升量(mg/dl)之间的比值来判断胰岛 B 细胞的分泌功能(一般以服糖 0～30 min,该比值<0.4 者可判断为胰岛 B 细胞分泌功能低下)。50% 的 VIPoma 患者、75% 的生长抑素瘤患者和 83%～90% 的胰高血糖素瘤患者糖耐量下降。

三、胃液分析

(一)胃液分泌量

正常人空腹 12 h 后的胃液残余量为 10～100 ml,一般不超过 400 ml,但胃泌素瘤患者常大于 1 000 ml。

（二）胃液 pH 测定

胃液 pH 测定可反映胃液的酸碱度，但由于不稳定因素太多，因而对本类疾病的诊断价值有限，但有助于排除胃泌素瘤。pH>7 为真性胃酸缺乏；pH 为 3.5~7.0 则为胃酸过低。

VIPoma 患者多为低酸或无酸，即使应用最大剂量组胺或五肽胃泌素刺激亦无泌酸反应。胃黏膜活检可见壁细胞数量正常，说明胃酸分泌减少是由于 VIP 直接或间接抑制壁细胞分泌所致。手术切除肿瘤后，泌酸可出现反跳而呈高分泌状态。86% 的胰腺生长抑素瘤患者有基础低胃酸和刺激后低胃酸；GRFoma 可有高胃酸。

（三）胃酸分泌量

测定胃酸分泌量以了解胃分泌功能是胃液分析中的一项重要内容。胃泌素瘤患者夜间 12 h 的排酸总量可超过 100 nmol/L。

在无食物、药物刺激状况下的胃酸分泌量称为基础排酸量（basic acid output，BAO），其正常参考值为 2~5 mmol/h。五肽胃泌素试验（pentagastin test）是指按 6 μg/kg 肌内注射五肽胃泌素，分别测定最大排酸量（maximal acid output，MAO）和高峰排酸量（peak acid output，PAO），其正常参考值分别为 3~23 mmol/h（女性略低）、12.23~28.97 mmol/h。五肽胃泌素可引起恶心、腹部痉挛、头痛、头晕、嗜睡及低血压等。

以 BAO>15 mmol/h 作为诊断胃泌素瘤的标准可检出 66%~99% 的胃泌素瘤患者，排除 90% 的普通十二指肠溃疡患者，55% 的胃泌素瘤患者甚至在手术后 BAO 仍高于 5 mmol/h。一般认为单独测定 MAO 对胃泌素瘤的诊断没有帮助，因为胃泌素瘤患者的 MAO 平均值经常与普通十二指肠溃疡患者的 MAO 平均值有交叉重叠，而测定并计算 BAO/MAO 比值可提高胃液分析的敏感性。由于胃泌素瘤患者即使在基础状态下也接近最大胃酸分泌，其对外源性促分泌剂（如五肽胃泌素）的泌酸反应降低，因此 BAO/MAO≥0.6 高度提示胃泌素瘤。然而仍有 15%~50% 的患者小于 0.6，所以此值小于 0.6 并不能排除胃泌素瘤。

（张月宁　陈原稼）

第二节　血清或血浆肽类激素的测定

几乎所有的 pNET 均能分泌各种肽类激素，它们既是患者各种临床综合征的病理生理基础，又是特异性肿瘤标志物，当其升高到一定数值时可作为实验室诊断 pNET 的依据。

胰腺神经内分泌肿瘤细胞属于所谓的"APUD（amine precursor uptake and decarboxylation）细胞"。目前认为，恶性 APUD 细胞逆转至原始前体状态时能分泌任何一种 APUD 系统的多肽，因此，恶性 pNET 可分泌任何一种肽类激素，如前列腺素、ACTH、P 物质（substance P）、催乳素（prolactin，PRL）、胰岛素样生长因子（insulin growth-like factor，IGF）等，但通常一种激素或肽类物质是产生特定临床综合征的关键因素。pNET 除了分泌多种胃肠肽类激素外，还分泌多种神经内分泌细胞标志物如铬粒素、突触素（synaptophysin）、神经元特异性烯醇化酶（neuron specific enolase，NSE）等，这些异位分泌的多肽通常主要以多肽前体和大分子形式存在。

较理想的是以多种抗血清同时测定一份空腹血中的各种常见激素，即激素谱筛选试验（hormone profiling assay）。但鉴于目前国内条件，近年内尚不可能推广，但这应是未来发展的方向之一。一般来说，空腹循环血中激素水平的升高诊断价值大，而且除外周血外，有时可能需要门静脉采血（portal venous sampling）。目前临床上多采用放射免疫法（radioimmunoassay，RIA）或酶联免疫吸附试验（enzyme-linked immunosorbent assay，ELISA）进行激素测定。

一、铬粒素

铬粒素为一类分泌性糖化蛋白，广泛分布于正常神经内分泌细胞或肿瘤细胞的神经内分泌颗粒内。目前已鉴定出 3 种铬粒素，即铬粒素 A（chromogranin A，CgA），铬粒素 B（chromogranin B，CgB）和铬粒素 C（chromogranin C，CgC），其氨基酸结构不同，但有若干共同生化特点。CgA 是主要的成分，也是用于 pNET 检测的循环标志物。CgA 是一前激素（prohormone），需进一步降解以生成活性肽，如某些较小肽——胰抑素（pancreastatin）等。

CgA 在血清中的浓度相对稳定，不受药物、年龄及性别的影响。但由于释放入血后很快即水解，为临床检测带来了一定的困难，所以要求在标本采集后（不抗凝血 5 ml，无需空腹）需及早进行测定。另外，由于各实验室所采用的检测方法也有所不同（通常为 RIA 或 ELISA），因此正常值范围有较大的差异，从<30 ng/ml 至<135 ng/ml 不等。

CgA 在 60%～100% 的功能性以及无功能性 pNET 中升高，具有高度的敏感性（74%～96%）和特异性（63%～89%），被认为是目前最准确的神经内分泌（胰腺内分泌）肿瘤标志物之一。其血清水平与肿瘤的进展、复发和大小相关，而与肿瘤的功能状态（是否为功能性肿瘤）无关。因此，CgA 是 pNET 诊断、预后和疗效判断以及随访的一项很有价值的指标，尤其是它在无功能性 pNET 的诊断中具有更大的优越性。目前，除消化道内分泌肿瘤外，CgA 还在类癌（carcinoid）、嗜铬细胞瘤（pheochromocytoma）、神经母细胞瘤（neuroblastoma）、小细胞肺癌等其他肿瘤中升高。

某些肝、肾衰竭、A 型萎缩性胃炎、使用质子泵抑制剂（proton-pump inhibitor，PPI）的患者，血中 CgA 可能有升高，应注意鉴别。

二、胰多肽

分泌 PP 的 F 细胞（或称 PP 细胞），主要分布于胰岛组织内，少部分散在胰腺的外分泌腺甚至胰外组织中。PPoma 通常是无症状的，可呈 3 种病理类型：单纯 PPoma、混合型肿瘤含少量 PP 细胞、PP 细胞过度增生。各种病变均可引起 PP 的高分泌和高循环血水平。

正常人的血中 PP 随年龄不同而有差异：一般 20～29 岁的人为（54±28）pg/ml；40～49 岁的人为（165±159）pg/ml；60～69 岁的人为（207±127）pg/ml。PPoma 患者清晨空腹 PP 水平显著升高，多为正常的 20～50 倍，有的甚至高达 700 倍以上。如果基础 PP 水平正常，可用蛋白餐或胰泌素做激发试验，PP 显著增高者，有助于诊断本病。

除 PPoma 外，至少有 50% 以上的 NETs 可伴有 PP 细胞增生，外周血 PP 浓度增高，包括胰岛素瘤、胃泌素瘤、类癌、VIPoma 和 MEN1 等，提示 PP 细胞似乎为胰岛内分泌细胞的更早期、具干细胞性质的细胞。因此 PP 被认为是仅次于 CgA 的诊断指标。但由于其敏感性低（54%～63%）而限制了它的应用。如果联合 PP 和 CgA 进行检测可显著提高诊断的可靠性，尤其是对于 pNET，敏感性可提高到 93% 以上。另外，值得一提的是，血清 PP 升高常常是 VIPoma 位于胰腺内的一个定位标志。

此外，复发性胰腺炎、糖尿病、肠切除后、急性腹泻、酗酒、老年人餐后、慢性肾衰竭和慢性感染或非感染性炎症等，也可伴有血浆 PP 升高，需要进行鉴别。

三、胃泌素

RIA 测定空腹血清胃泌素是诊断胃泌素瘤最特异和可靠的方法。95% 以上的胃泌素瘤患者空腹血清胃泌素浓度明显升高，大多>300 pg/ml（正常<150 pg/ml），有的胃泌素瘤血清胃泌素浓度甚至>100 000 pg/ml。如果胃泌素浓度>1 000 pg/ml，且具有相应临床表现，可确定胃泌素瘤的诊断。

测定血清胃泌素的一个主要问题是在不同的疾病状态中胃泌素原的翻译后加工和释放变化很大，这就为常规检测方法的敏感性和特异性造成了很大影响。在下一章中将会详细介绍加工非依赖性分析方法检测胃泌素从而解决这一问题。

当根据胃泌素浓度升高诊断胃泌素瘤时,需注意与其他原因引起的高胃泌素血症鉴别,应除外以下各种情况:① 应用强效抑酸剂如长效 H_2 受体拮抗剂和质子泵抑制剂可导致高胃泌素血症,但一般不超过正常水平的 1.5～2 倍,停止用药后高胃泌素血症可逆转。所以在测定胃泌素之前应停用抗胃酸分泌的药物;如果胃泌素轻微增高,试验应在这类药物停用 3 日后进行。若高度怀疑胃泌素瘤,该试验应在不同日期反复进行,因为胃泌素的浓度在不同时期可有波动。② 低胃酸伴高胃泌素血症:多种胃黏膜萎缩性病变,可有高胃泌素血症。此时壁细胞减少,出现低酸甚至无酸,导致失去胃泌素分泌的负反馈机制而无节制地大量分泌胃泌素。此外,类风湿性关节炎、白斑病等也可有高胃泌素血症。③ 胃酸分泌正常或轻度增加的高胃泌素血症包括肾衰竭、旷置胃窦、胃出口梗阻、广泛小肠切除术后、糖尿病、迷走神经切除不全、G 细胞增生或功能亢进、胃轻瘫、嗜铬细胞瘤等。肾衰竭时由于肾实质对胃泌素降解功能障碍,导致血中胃泌素浓度增高,增高程度与肾衰竭的严重程度有关。旷置胃窦时因胃酸与旷置胃窦不易接触,胃酸对 G 细胞的负反馈抑制作用消失,造成胃泌素持续大量分泌导致高胃泌素血症。嗜铬细胞瘤的肿瘤组织分泌儿茶酚胺,刺激胃泌素分泌,导致高胃泌素血症。这类疾病根据病史和临床表现不难与胃泌素瘤进行鉴别。④ Hp 感染可出现高胃泌素血症,根除细菌后可逆转。

四、 胰岛素、胰岛素原和 C 肽

胰岛素瘤患者分泌过量的胰岛素、胰岛素原(insulinogen)、类胰岛素原等活性物质,所以采用 RIA 测定空腹或症状发作时血浆此类物质的水平,是比血糖更为直接的诊断依据。

(一)胰岛素

胰岛素释放试验(insulin releasing test)。正常人清晨空腹外周血浆免疫反应性胰岛素(immunoreactive insulin,IRI)<24 $\mu U/ml$,而患者往往明显增高,可达 100～200 $\mu U/ml$。由于外周血中的 IRI 含量往往受肿瘤的周期性分泌、胰岛素的代谢及其他脏器功能等多种因素的影响,因此不能作为绝对的诊断依据。直接测定门静脉血胰岛素的含量往往具有更重要的意义。方法可采用经皮经肝门静脉插管(percutaneous transhepatic portal vein catheterization,PTPC)或术中用细针穿刺门静脉主干取血,测定血糖和 IRI 水平,应注意在给予葡萄糖前进行。如此时 IRI>100 $\mu U/ml$,应考虑胰岛素瘤存在的可能性;如 IRI>200 $\mu U/ml$,则可诊断。此法在诊断上的特异性优于周围静脉血的测定结果;也可用于判断胰岛素瘤是否已切除完全。

如能在空腹或低血糖症状发作时测定血糖(mg/dl)和血浆 IRI($\mu U/ml$)水平,并计算 IRI/G 比值,则比单独测血糖或胰岛素对诊断的帮助要大。正常人 IRI/G<0.3(0.12±0.05),而 95% 的胰岛素瘤患者空腹 24 h 后 IRI/G>0.3,如延长到 72 h 则全部病例均为阳性。对波动于 0.3 左右的患者需多次测定,并做进一步检查。但也有认为测定此比值对胰岛素瘤诊断无意义。

"修正 IRI/G"计算法:IRI×100/(G − 30)。正常人清晨空腹时此比值小于 50,如修正 IRI/G>50,几乎可以肯定胰岛素瘤的诊断。

Creutzfeldt 等用计算机控制的葡萄糖滴注系统,测定患者能维持血糖 4.5 mmol/L(80 mg/dl)水平所需滴注的葡萄糖量。胰岛素瘤患者由于高分泌胰岛素,导致此值大大增加,并且对注射 SS 等药物几乎无反应。本方法既能作为胰岛素瘤的诊断试验,也有助于肿瘤良恶性和 SS 疗效的判断。

(二)胰岛素原

通常测定并计算胰岛素原与胰岛素的比值。正常人胰岛素原与胰岛素的比值不超过 25%;而胰岛素瘤患者的比值增高;有恶性变时更加显著。

(三)C 肽

即 C 肽释放试验(C-peptide releasing test)。胰岛 B 细胞首先合成胰岛素原,贮存于细胞质中,经酶水解成具有活性的胰岛素及无活性的 C 肽后以等摩尔浓度释放入血。胰岛素在血循环中降解快,半衰期为 4～5 min,而 C 肽不受肝酶的灭能影响,其半衰期为 10～11 min,故血浆 C 肽浓度的变化真实反映了 B 细胞的贮备、分泌功能。正常人空腹血清 C 肽为(10±0.23)ng/ml(RIA),胰岛素瘤患者的血清 C 肽含量明显增加。测定血浆 C 肽还可判断胰岛素瘤手术效果:若术后 C 肽水平仍很高,说明有残留的瘤组织;若在随访中,C 肽水平不断上升,提示肿瘤复发或转移的可能性很大。

另外,也可以测定 24 h 尿 C 肽,其意义同测定血清 C 肽。

五、胰高血糖素

胰高血糖素由胰岛 A 细胞分泌,是人体内升高血糖的主要激素,测定血浆胰高血糖素是胰高血糖素瘤诊断和疗效观察的主要指标。测定方法通常采用 RIA。血浆胰高血糖素浓度正常上限为150～200 pg/ml(平均 50～100 pg/ml),而胰高血糖素瘤患者胰高血糖素浓度常>500～1 000 pg/ml。慢性肝肾功能不全、糖尿病酮症酸中毒、急慢性胰腺炎、高脂血症、严重烧伤和严重应激时,也可出现胰高血糖素升高,但一般不会超过 500 pg/ml。

六、生 长 抑 素

生长抑素瘤患者血浆 SS 水平显著增加,但也有少数患者正常。

此外,一些胰外肿瘤如甲状腺髓样癌、小细胞肺癌、嗜铬细胞瘤和其他分泌儿茶酚胺的肾上腺外副神经节瘤的患者也可出现血浆高浓度 SS,应加以鉴别。

七、生长激素释放因子

GRFoma 的确诊常依靠血浆 GRF 和生长激素(growth hormone,GH)的测定。正常人血浆GRF 在 10 pg/ml 左右,GRF>300 pg/ml 应高度怀疑 GRFoma 的诊断。如血浆 GH>5 μg/L(男性)或 10 μg/L(女性),同时血浆 GRF 升高可确诊GRFoma。垂体腺瘤导致的肢端肥大症血浆 GRF

一般<200 pg/ml。

八、血管活性肠肽

RIA 测定血浆 VIP 是诊断 VIPoma 最可靠和特异的方法。目前也利用 ELISA 法进行检测。由于 VIP 易被蛋白水解酶水解,测试前血浆中应加抑肽酶,15～30 min 内离心后－20℃ 冰箱冷藏。VIP 的正常平均值为 50 pg/ml,VIPoma 时可高达 200～2 000 pg/ml。VIP 水平>200 pg/ml 对诊断 VIPoma 具有重要意义。

在某些慢性腹泻可出现血浆 VIP 升高,需要与 VIPoma 鉴别。肝功能衰竭患者中血浆 VIP 也升高,这主要是肝功能受损导致 VIP 灭活下降。

九、5-羟色氨酸、5-羟色胺、
5-羟吲哚乙酸

测定血中色氨酸的系列代谢产物如 5-羟色氨酸(5-hydroxytryptophan,5-HTP)5-羟色胺(5-hydroxytryptamine,5-HT;或名血清素,serotonin)和 5-HT 的代谢物 5-HIAA,主要用于胰腺类癌的诊断。其中 5-HT 起关键作用,约84% 的患者升高。5-HT 的临界值是 120 μg/L。

十、其他激素的测定

(一)多发性内分泌肿瘤

MEN 可同时累及胰腺、甲状旁腺、垂体、肾上腺皮质、甲状腺、神经或神经节等,并导致相应激素的异常分泌。与 pNET 相关的主要是 MEN1 型。血浆激素测定对于检出隐匿或潜在的 MEN 患者有重要作用。用激素测定来筛选和检出 MEN1 患者,平均要比临床诊断提前约 15 年。

(二)其他胰腺神经内分泌肿瘤分泌的激素

(1)导致高血钙的胰腺内分泌肿瘤:这种胰腺肿瘤可分泌导致高血钙的多肽激素,但这种多肽激素不同于正常的 PTH。RIA 测定血中 PTH 时结果多为浓度低于正常或测不到,也说明了甲状旁腺

的分泌功能正常地被高血钙所抑制。

（2）ACTH：ACTHoma 患者血清中 ACTH 增高，且地塞米松抑制试验不能抑制。

（3）GIP：GIPoma 能分泌 GIP，引起与 VIPoma 相似的水泻综合征。GIP 是一种肠抑胃素（enterogastrone）。患者在口服葡萄糖后血中 GIP 水平升高，促使胰岛素分泌增加。这种作用是 GIPoma 产生消化性低血糖症状的机制。

（4）CCK、ADH：此外还有分泌 CCK、ADH 的胰腺肿瘤，引起相应激素过多的。可通过测定血中相应激素的浓度，并结合其他方法诊断。

（5）ghrelin：是近年新发现的一种由 28 个氨基酸组成的胃肠道激素，在 pNET 中该激素的血中水平很少升高。但近来报道了一例 ghrelin 明显升高的无功能 pNET，血浆 ghrelin 的水平达到 12 000 pm，表明存在以分泌 ghrelin 为主的 pNET。

另外，还有一些胰腺肿瘤，可分别分泌神经降压素（neurotensin）、降钙素（calcitonin）等，但是否引起特异性的临床综合征尚不明确。

（三）非特异性激素产物

绝大多数 pNET 均同时产生和分泌多种肽类激素，其中有一种是决定其临床征象的主要激素，其余的激素或者能在一定程度上影响患者的临床征象和病程，或者对临床症状无任何影响，但其在血浆中的升高可以作为诊断 pNET 的佐证。肿瘤细胞所产生的非特异性肽类或激素，如 HCG－β、神经降压素、胃泌素释放素（GRF）、P 物质、神经肽 Y、脑啡肽等，均可作为辅助诊断的指标。

（张月宁　陈原稼）

第三节　激发试验和抑制试验

对临床上怀疑 pNET 而血清激素水平又达不到诊断标准，或空腹血清激素的升高与其他非肿瘤性疾病重叠时，应进行激发试验（provocative test）或抑制试验（suppressive test）以明确诊断。但某些试验方法是非特异性的，并非绝对可靠，且有一定的危险性，故必须严格掌握指征，不宜作为首选试验方法。

一、激发试验

（一）甲苯磺丁脲（D860）激发试验

甲苯磺丁脲激发试验（tolbutamide-provocation test）是诊断胰岛素瘤最古老、经典的刺激试验，阳性率约为 45%。试验于清晨空腹抽血测血糖后进行。

1. 静脉法　静脉缓慢注入甲苯磺丁脲 20 mg/kg（最大剂量不能超过 1 g，溶于 20 ml 生理盐水中），于注射后 5、15、30 min 测血糖和胰岛素，以后每 30 min 一次，观察变化。正常人一般在用药后 30 min 血糖达最低值，1.5～2 h 恢复正常，多无自发性的低血糖反应。胰岛素瘤患者可发生急性低血糖反应，常在注射后 30～60 min 内血糖＜2.2 mmol/L（40 mg/dl）和（或）高胰岛素血症（＞120 μU/ml），并可持续到注药后 3 h 以上；血浆 IRI 反常明显增高。

2. 口服法　口服甲苯磺丁脲和碳酸氢钠各 2 g，每 30 min 测血糖 1 次，连续 5 h。正常人于服药后 1～3 h 内血糖达最低值；胰岛素瘤患者可早期出现血糖最低值，且持续 3～5 h 血糖不回升。

进行甲磺丁脲试验时应注意以下几点：① 空腹血糖低于 2.8 mmol/L（50 mg/dl）时不宜做此试验。② 对 D860 不敏感者可出现假阴性，而在一些严重营养不良、肝病、晚期恶性肿瘤及氮质血症的患者可呈假阳性。③ 试验过程中若患者持续出现低血糖症状甚至低血糖昏迷时，应立即测血糖及胰岛素浓度，然后给予葡萄糖以终止试验。

另外，当血浆 SS 水平稍升高或正常时，也可采用本激发试验以确诊生长抑素瘤。但采血检验的是 SS 而不是血糖。静脉注射甲苯磺丁脲后，有肿瘤存在者可因药物刺激 SS 的释放,使血浆 SS 水平明显升高,而无肿瘤者则不升高。

(二)胰泌素激发试验

静脉注射胰泌素(secretin)后,胃泌素瘤患者可见胃泌素及胃酸分泌明显增加,而对正常人则否,此为胃泌素瘤细胞对胰泌素的独特反应。其机制不十分清楚,cAMP 可能在其中发挥重要作用。

来自 Kabi 的胰泌素(GIH 胰泌素)具有较高的浓度,目前临床应用较为广泛。胰泌素激发试验(secretin-provocation test)标准的方案是:2 U/kg 胰泌素快速(30 s 内)静脉注射,在注射前 10、1 min 和注射后 2、5、10、20、30 min 时分别抽血测胃泌素含量。90% 以上的胃泌素瘤患者在注射胰泌素后 15 min 内即有血清胃泌素升高的反应。以血清胃泌素增高 200 pg/dl 或以上作为胃泌素瘤的诊断标准,可避免假阳性结果出现。这是目前诊断胃泌素瘤最敏感、可靠的方法,罕有假阳性者,但少数有假阴性。

此外,静脉注射胰泌素后,分别测定血中 PP 或胰高血糖素的浓度。若 PP 或胰高血糖素显著增高,则有助于 PPoma 和胰高血糖素瘤的诊断。但本试验不能清楚地鉴别高胰高血糖素血症和胰高血糖素瘤。

(三)胰高血糖素激发试验

静脉注射胰高血糖素 0.03 mg/kg(总量不超过 1 mg),每 30 min 测 IRI 和血糖水平,持续 3 h。胰岛素瘤患者 30 min 内 IRI 下降,血糖迅速升高;1~1.5 h 后 IRI 升高,血糖下降并出现低血糖。

胰高血糖素激发试验(glucagon-provocation test)可防止过低血糖发作,临床安全性增加,诊断阳性率可达 80%,但必须以 IRI 为主要监测指标。

(四)钙剂激发试验

采用不同的注射钙剂方法,钙剂激发试验(calcium-provocation test)可用于胃泌素瘤、胰岛素瘤、生长抑素瘤等的诊断。有高钙血症、心律失常病史者慎做此试验。

1. **胃泌素瘤**　采用葡萄糖酸钙,按 54 mg/(kg·h)(相当于钙离子 5 mg/kg⁻¹·h⁻¹)静脉输注,持续 3 h。在滴注前 30 min、滴注开始时、滴注开始后每隔 30 min 抽血测定血清胃泌素含量,持续 4 h;超过 80% 的胃泌素瘤患者的胃泌素水平在

3 h 内即可增加到 400 pg/ml 以上,常在第 4 h 达峰。普通消化性溃疡患者或正常人通常没有此类胃泌素升高反应,但约 50% 的胃源性高胃泌素血症患者可呈这种反应。该试验的特异性、敏感性较胰泌素激发试验低,而且少数患者可出现恶心、呕吐、血压增高和心律不齐等副作用,因此临床上不常采用。但有 20% 胰泌素激发试验阴性的胃泌素瘤患者钙剂激发试验呈阳性反应,因此对那些高度怀疑胃泌素瘤而胰泌素激发试验又阴性的患者可进行该试验。

2. **胰岛素瘤**　方法为静脉内注入元素钙 4~10 mg/(kg·h),每 15 min 测定血糖及胰岛素一次,同时密切观察病情变化,可取得良好的效果。

另外一种办法是葡萄糖-钙剂联合注射试验。在给予钙剂的同时输注葡萄糖,同时测定血糖及 IRI 浓度,以 IRI 明显增高诊断胰岛素瘤。本方法可防止低血糖发作,但仍有 10% 的假阳性,且阳性率也只有 75%。

3. **生长抑素瘤**　钙-五肽胃泌素试验(calcium-pentagastrine provocative test):生长抑素瘤患者在静脉注射钙(葡萄糖酸钙)和五肽胃泌素后 3 min,血浆中 SS 水平可增加 2 倍,10 min 后逐渐恢复正常;而且无论胰腺或胰外生长抑素瘤,以及是否伴有肝脏转移,其血浆 SS 水平也显著增高。正常人或胰腺癌患者一般呈阴性反应。

(五)亮氨酸或精氨酸激发试验

1. **亮氨酸激发试验**(leucine-provocation test)　10 min 内口服 150 mg/kg L 亮氨酸,测 3 h 内血糖和胰岛素,如有低血糖而血胰岛素水平高于 40 μU/ml 则为异常,可考虑胰岛素瘤的诊断。

2. **精氨酸激发试验**(arginine-provocation test)　当血浆 SS 水平稍升高或正常时,确诊生长抑素瘤所需的激发试验也包括精氨酸激发试验。但由于精氨酸能使正常 D 细胞释放 SS,故精氨酸不能区分升高的 SS 来源于肿瘤组织,还是来源于正常 D 细胞。本试验的临床应用价值有限。

(六)五肽胃泌素激发试验

五肽胃泌素激发试验(pentagastrine-provocation test)主要用于胃泌素瘤的诊断,但也对类癌综合征的诊断有帮助。静脉内注射五肽胃

泌素(6 μg/kg)后于1、3、5、10、15 min 取血测定 5 - HT。类癌综合征患者的血 5 - HT 的升高＞40% 或 50 μg/L，其阳性率可达 100%。

（七）标准餐激发试验

标准餐激发试验（standard meal provocative test）可用于胃泌素瘤的诊断和鉴别诊断，如区分胃源性高胃泌素血症（如 G 细胞增生或功能亢进）。标准的试餐含 20 g 脂肪、30 g 蛋白质和 25 g 糖类（可选用 1 片面包、200 ml 牛奶、1 个煮鸡蛋和 50 g 奶酪）。试餐前 15 min 和试餐即时采血，以后每 15 min 采血一次至 90 min，血标本用来测定胃泌素。一般认为，胃泌素瘤患者试餐后胃泌素增高不超过空腹血清值的 50%，而试餐后胃泌素增高 100% 则为 G 细胞增生或功能亢进。

有研究表明，将近 50% 的胃泌素瘤患者在试餐后血清胃泌素增高超过 50%，约 1/5 的患者可达到甚至超过 100%，因此这一诊断方法有相当大的局限性，对高胃泌素血症患者采用本试验进行评价时需要小心谨慎。

此外，混合餐或富含碳水化合物的饮食可刺激胰高血糖素的释放，有助于提示胰高血糖素瘤的诊断。

（八）禁食试验

通常采用 72 h 禁食试验（food deprivation test），是诊断胰岛素瘤有相当价值的指标。大约有 75% 的胰岛素瘤患者在禁食 24 h 内出现症状，90% 在 48 h 内出现症状，而在 72 h 内无例外地出现低血糖症状。禁食 15 h，空腹血糖在 2.8 mmol/L（50 mg/dl）以下者，可确诊为胰岛素瘤；如果禁食 60～72 h 仍不发作，可排除胰岛素瘤。

本试验应在严密观察下进行，应注意以下几个方面：① 在最后一次进餐（早餐）后开始本试验，并插入戴帽的静脉套管；② 不限制饮水；③ 鼓励体力活动，如散步等；④ 每 6 h 取血一次，测定血糖、胰岛素和 C 肽，当血糖降至＜3.4 mmol/L（60 mg/dl）时，改为每 1～2 h 取血一次；⑤ 当患者出现低血糖症状或血糖＜2.2 mmol/L（40 mg/dl）时，应结束试验，如果患者无症状，则延长试验直到症状出现，但最长不应超过 72 h。试验结束时，须采血测定血糖、胰岛素、C 肽、β 羟丁酸、磺酰脲等；⑥ 出现症状

时，静脉给予 10% 的葡萄糖，待患者症状消失后才能让其自行进食。

正常人延长禁食时间，血浆胰岛素和 C 肽的浓度可降至不能测出的水平。而胰岛素瘤患者即使血糖水平很低也不能完全抑制胰岛素和 C 肽的分泌，在低血糖状态下仍能测出胰岛素是胰岛素瘤比较敏感的指标。因为胰岛素有抗脂肪分解和抗酮体生成作用，故低血糖时血浆 β 羟丁酸浓度＜2.7 mmol/L 被认为是低血糖的标志。磺酰脲的测定有助于与假性低血糖进行鉴别。

新近的研究表明，禁食后 48 h 内检测胰岛素和胰岛素原可以为胰岛素瘤的诊断提供足够的信息，因此建议 48 h 禁食试验取代目前常规使用的 72 h 禁食试验，可作为新的诊断标准。

二、抑 制 试 验

（一）胰岛素抑制试验

正常人的血糖如低于 5 mmol/L（90 mg/dl），胰岛细胞的分泌即受到抑制，停止释放胰岛素。当血糖在 2.2～2.8 mmol/L（40～50 mg/dl）时，则血中的 IRI 测不到。胰岛素瘤患者对血糖浓度的反应要比正常小得多，当降低血糖水平时，不能平行地降低血中的胰岛素，这是由于胰岛素瘤不受控制地释放胰岛素。

胰岛素抑制试验（insulin-suppression test）的方法是肌内注射胰岛素（0.1 U/kg），每 15 min 测定一次 C 肽。正常人肌内注射胰岛素后诱发低血糖，从而抑制内源性胰岛素释放，C 肽含量下降值超过基础值的 50%。胰岛素瘤患者因肿瘤自主性地不断分泌胰岛素而不受低血糖的抑制，故血清 C 肽含量不变，持续维持在高水平（注：胰岛素可采用鱼胰岛素。猪胰岛素由于与人胰岛素有明显的交叉反应，可干扰胰岛素的放射免疫分析，故不能用于胰岛素抑制试验）。

（二）阿托品抑制试验

血浆 PP 升高，除见于 PPoma 等 pNET 外，还可见于其他情况，如复发性胰腺炎、糖尿病、慢性肾衰竭、某些感染和非感染性炎症等。阿托品抑制试

验(atropin-suppression test)对于鉴别这两种情况有帮助。阿托品 1 mg 肌内注射后,pNET 的血浆 PP 不能被抑制,而约 50% 的非肿瘤患者的血浆 PP 升高可被抑制。

（张月宁　陈原稼）

◇ 参 ◇ 考 ◇ 文 ◇ 献 ◇

［1］陈原稼,梅玫.胰腺内分泌肿瘤临床、分子生物学和遗传学预后指标［J］.中华胰腺病杂志,2004,4(3)：182－186.

［2］Cardinal JW, Bergman L, Hayward N, et al. A report of a national mutation testing service for the MEN1 gene：clinical presentations and implications for mutation testing ［J］. J Med Genet, 2005, 42(1)：69－74.

［3］Corbetta S, Peracchi M, Cappiello V, et al. Circulating ghrelin levels in patients with pancreatic and gastrointestinal neuroendocrine tumors：identification of one pancreatic ghrelinoma［J］. J Clin Endocrinol Metab, 2003,88(7)：3117－3120.

［4］Dilley WG, Kalyanaraman S, Verma S, et al. Global gene expression in neuroendocrine tumors from patients with the MEN1 syndrome［J］. Mol Cancer, 2005, 4(1)：9.

［5］Dockray G, Dimaline R, Varro A. Gastrin：old hormone, new functions［J］. Pflugers Arch, 2005, 449(4)：344－355.

［6］Eracchi M, Gebbia C, Basilisco G, et al. Plasma chromogranin A in patients with autoimmune chronic atrophic gastritis, enterochromaffin-like cell lesions and gastric carcinoids［J］. Eur J Endocrinol, 2005, 152(3)：443－448.

［7］Ferrari L, Seregni E, Lucignani G, et al. Accuracy and clinical correlates of two different methods for chromogranin A assay in neuroendocrine tumors［J］. Int J Biol Markers, 2004, 19(4)：295－304.

［8］Gibril F, Reynolds JC, Lubensky IA, et al. Ability of somatostatin receptor scintigraphy to identify patients with gastric carcinoids：a prospective study［J］. J Nucl Med, 2000, 41(10)：1646－1656.

［9］Goetze JP, Rehfeld JF. Impact of assay epitope specificity in gastrinoma diagnosis［J］. Clin Chem, 2003, 49(2)：333－334.

［10］Honda M, Ishibashi M. The diagnosis and treatment of insulinoma and Gastrinoma［J］. Gan To Kagaku Ryoho, 2004, 31(3)：337－341.

［11］Miehle K, Tannapfel A, Lamesch P, et al. Pancreatic neuroendocrine tumor with ectopic adrenocorticotropin production upon second recurrence［J］. J Clin Endocrinol Metab, 2004, 89(8)：3731－3736.

［12］Moran TH. Pancreatic polypeptide：more than just another gut hormone? ［J］. Gastroenterology, 2003, 124(5)：1542－1544.

［13］Noda T, Ishikawa O, Eguchi H, et al. The diagnosis of pancreatic endocrine tumors［J］. Nippon Rinsho, 2004, 62(5)：907－913.

［14］Ohkusa T, Miwa H, Nomura T, et al. Improvement in serum pepsinogens and gastrin in long-term monitoring after eradication of Helicobacter pylori：comparison with H. pylori-negative patients［J］. Aliment Pharmacol Ther, 2004, 20(Suppl 1)：25－32.

［15］Panzuto F, Severi C, Cannizzaro R, et al. Utility of combined use of plasma levels of chromogranin A and pancreatic polypeptide in the diagnosis of gastrointestinal and pancreatic endocrine tumors［J］. J Endocrinol Invest, 2004, 27(1)：6－11.

［16］Peracchi M, Conte D, Gebbia C, et al. Plasma chromogranin A in patients with sporadic gastro-entero-pancreatic neuroendocrine tumors or multiple endocrine neoplasia type 1 ［J］. Eur J Endocrinol, 2003, 148(1)：39－43.

［17］Raffel A, Krausch M, Schulte KM, et al. Symptomatic pure pancreatic polypeptide-containing tumor of the pancreas［J］. Pancreas, 2004, 29(1)：83.

［18］Sasano H. Endocrine tumor［J］. Gan To Kagaku Ryoho, 2005, 32(1)：121－124.

［19］Sondenaa K, Sen J, Heinle F, et al. Chromogranin A, a marker of the therapeutic success of resection of neuroendocrine liver metastases：preliminary report［J］. World J Surg, 2004, 28(9)：890－895.

［20］Stumpf E, Aalto Y, Hoog A, et al. Chromosomal alterations in human pancreatic endocrine tumors ［J］. Genes Chromosomes Cancer, 2000,29(1)：83－87.

［21］Syversen U, Ramstad H, Gamme K, et al. Clinical significance of elevated serum chromogranin A levels［J］. Scand J Gastroenterol, 2004, 39(10)：969－973.

［22］Varro A, Ardill JE. Gastrin：an analytical review［J］. Ann Clin Biochem, 2003, 40(Pt 5)：472－480.

［23］van der Hoek J, Hofland LJ, Lamberts SW. Novel subtype specific and universal somatostatin analogues：clinical potential and pitfalls［J］. Curr Pharm Des, 2005, 11(12)：1573－1592.

［24］Wada M, Komoto I, Doi R, et al. Intravenous calcium injection test is a novel complementary procedure in differential diagnosis for gastrinoma［J］. World J Surg, 2002, 26(10)：1291－1296.

［25］Wiedenmann B, Pape UF. From basic to clinical research in gastroenteropancreatic neuroendocrine tumor disease — the clinician — scientist perspective ［J］. Neuroendocrinology, 2004, 80 (Suppl 1)：94－98.

第十三章

胰腺肿瘤的体表超声检查

胰腺体表超声检查在国外始于 20 世纪 60 年代末，国内开展比国外晚 10 年左右。经体表超声检查时，由于胰腺解剖位置较深，形态细长，前方有胃肠气体的干扰，其图像显示满意率相对较肝脏、脾脏等脏器低。但超声作为实时、简便、准确、价廉的影像学技术，数十年来在诊断胰腺肿瘤方面，已发挥了很大的作用。

一、胰腺体表超声检查方法

（一）仪器和探头

各种 B 型超声诊断仪及全身型彩色多普勒超声诊断仪均可用于对胰腺进行超声检查，一般使用探头频率为 3.0～3.5 MHz 的凸形探头，小儿可用频率较高的探头（5.0 MHz 左右）。频率低的探头穿透性好但分辨率相对较低，频率高的探头分辨率佳但穿透性差。观察胰腺的形态、回声时，常采用二维黑白图像；显示胰腺周围血管或肿瘤的血流情况可用彩色多普勒超声。随着超声新技术的不断出现，可采用仪器内置的二次谐波、超声组织定征（即超声背向散射积分）、声学造影等，对胰腺的微小病变进行显示和诊断。

（二）检查前准备

为使胰腺清楚显示，检查前一日患者晚餐应食用清淡饮食，检查当日免早餐，空腹时间最好达 8 h 以上，以减少胃内食物及过多气体对超声波的干扰。腹腔胀气或便秘患者，检查前一日晚间睡前应服用缓泻剂，次日晨起排便或灌肠。

（三）探测体位

1. **仰卧位检查法** 检查胰腺最常用的体位是仰卧位，先行横切面检查，观察切面形态、轮廓、大小等。再行纵切面从右到左对胰腺各部分一一观察。患者深吸气可使肝下移推开横结肠，利用下移的肝脏作为透声窗观察，以提高胰腺显示率。利用左肾或脾脏做透声窗可以观察胰尾。

2. **侧卧位检查法** 当胃内或横结肠内气体较多、胰腺显示不满意时，可嘱患者右侧或左侧卧位。一般当胰头显示不清楚时，采用右侧卧位使气体向脾区方向移动；当胰体、尾部显示不清楚时，采用左侧卧位使气体向胃幽门部或十二指肠及肝区方向移动，以清楚显示胰腺的各部分。

3. **坐位、半坐位或立位** 当采用仰卧位、侧卧位患者的胰腺仍无法清楚显示时，可取半坐位、坐位或立位检查。此类体位亦可达到使肝脏位置下移推开横结肠的目的，并且胃内的气体上升至胃底及贲门部，对胰腺的干扰可明显减少，从而使胰腺容易显示。

4. **饮水法检查** 患者取坐位，饮水使胃内充满液体后，通过胃作为透声窗观察胰腺，可明显改善胰腺的显像而取得满意效果。

（四）探测方法

1. **B 型超声常规检查胰腺** 可通过横切、纵切、斜切扫查等多种方法。

1）横切扫查：患者仰卧位，将探头横置于上腹部，相当于第 1～2 腰椎平面上下缓慢移动，由上到下，可以显示胰腺的多个横切面。

（1）胰腺上缘的横切面：可见腹腔动脉干自腹

主动脉前壁发出向前 1～2 cm 后分叉为右行之肝总动脉及左行之脾动脉,此切面为由上向下横切检查时即将出现胰腺切面之标志(图 13-0-1)。

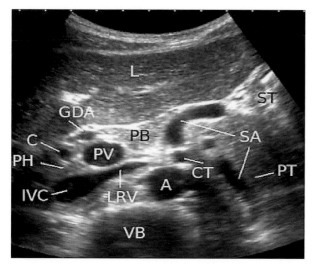

图 13-0-1 胰腺上缘的横切面图

PH:胰头;PB:胰体;PT:胰尾;A:腹主动脉;C:胆总管;CT:腹腔干动脉;GDA:胃十二指肠动脉;IVC:下腔静脉;L:左肝;LRV:左肾静脉;PV:门静脉;ST:胃;SA:脾动脉;VB:椎体

(2)经脾静脉之胰腺横切面:此为标准胰腺长轴切面。前方为低回声的胃壁和强回声的胃腔。胰体后上可见长条形的无回声管道,此是识别胰腺的重要血管标志脾静脉,至胰头、颈后方脾静脉与肠系膜上静脉汇合处为门静脉。脾静脉后方为腹主动脉和肠系膜上动脉的横断面(图 13-0-2)。

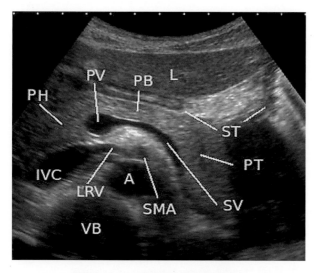

图 13-0-2 经脾静脉胰腺横切面图

PH:胰头;PB:胰体;PT:胰尾;A:腹主动脉;IVC:下腔静脉;L:左肝;LRV:左肾静脉;PV:门静脉;SMA:肠系膜上动脉;ST:胃;SV:脾静脉;VB:椎体

2)纵切扫查:患者仰卧位,先将探头置于剑突下正中线,然后向右或向左移动探测胰腺。向右移动 1～2 cm 时,可显示肝与下腔静脉之间的胰头(图 13-0-3),此时略向左移动,见胰头钩突部在肠系膜上静脉与下腔静脉之间。探头由正中线向左移动 1 cm,在肝与主动脉之间,可见到胰体(图 13-0-4),再向左移动可显示部分胰尾。随着探头扫查位置的变换,胰腺各部分所显示的纵切面形态各有不同。

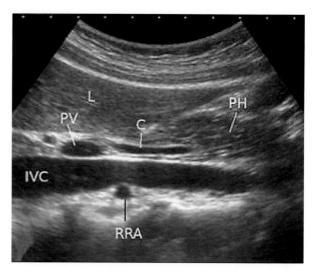

图 13-0-3 胰头纵切面

PH:胰头;C:胆总管;IVC:下腔静脉;L:左肝;PV:门静脉;RRA:右肾动脉

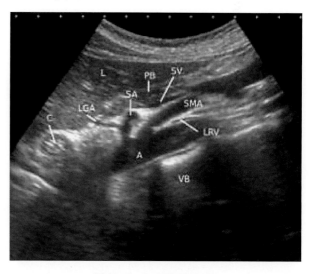

图 13-0-4 胰体纵切面图

PB:胰体;A:腹主动脉;C:贲门;L:左肝;LGA:胃左动脉;LRV:左肾静脉;SA:脾动脉;SMA:肠系膜上动脉;SV:脾静脉;VB:椎体

3)斜切扫查:由于胰腺常不在一个平面,观察胰腺时,应向上或向下移动探头进行细致的探测。

如探测胰头时,探头可行右低左高位斜切;探测胰尾时,探头可行右高左低位斜切。

当胰腺发生病变时,要进行纵、横、斜多方位、多切面观察,清楚显示胰腺病变的位置和回声特性。尤其在发生占位性病变时,注意观察病灶的位置、大小、形态、边界、内部回声,囊性肿瘤囊壁的厚度及囊壁上有无乳头样肿物形成,与周围脏器、组织、大血管的位置关系,肿瘤周围组织有无压迫或浸润,肿瘤与胰管是否相通,胆总管有无梗阻扩张,周围淋巴结有无肿大,患者有无胸腔积液、腹水和麻痹性肠梗阻引起的肠管扩张,胆囊和肝内外胆管有无结石、扩张和梗阻,注意准确测量病灶的上下、左右、前后径以及扩张胰管的内径。

2. 彩色多普勒超声检查　用彩色多普勒超声仪显示胰腺后方的脾静脉以及肠系膜上静脉与脾静脉汇合时的走行、管腔的粗细等。当胰腺发生占位性病变时,病灶常常推挤胰腺周围的动、静脉,造成血管走行扭曲、血流速度加快。通过观察彩色显示时血管的走行、血流速度等,有利于准确判断胰腺占位性病变的位置,并可了解占位内部血供情况,从血流动力学角度判断肿瘤的性质。

二、正常胰腺超声图像和正常测值

(一)正常胰腺声像图

正常胰腺边界整齐、光滑,其边缘不像肝、肾和脾脏那么清晰,尤其是有的患者胰头和胰尾与周围组织的界限不甚清楚。胰腺实质区呈均匀的细点状回声,青少年的胰腺回声一般较低,与肝脏等回声,或稍低于肝脏,或较肝脏实质区回声偏高。随着年龄的增长,胰腺回声可增强,老年人由于胰腺组织的萎缩、纤维组织增生以及脂肪组织的浸润,胰腺实质区回声可明显增强。

胰头稍膨大,呈椭圆形,向左后突出部称钩突,是胰头的一部分;沿胰头斜向前方偏左突然变窄,称胰颈部;腹主动脉前方的胰腺组织称胰体;继续向左延伸,胰腺逐渐变细,直至脾门称胰尾。横切扫查时,通过胰腺的长轴观察,胰腺大体可分为3种形态。① 蝌蚪形:胰头粗而体尾逐渐变细,约占

44%;② 哑铃形:胰腺的头、尾粗而体部细,约占33%;③ 腊肠形:胰腺的头、体、尾几乎等粗,约占23%。无论哪种形态,正常胰腺的测值均在下述范围之内。纵切扫查时,根据探头的位置和声束方向,不同部位的胰腺纵切面可显示出不同的形态,如沿下腔静脉纵切,胰头位于下腔静脉及左肝之间,呈椭圆形;沿腹主动脉纵切,胰体位于腹主动脉及左肝之间,呈三角形;胰尾位于腹主动脉的左缘、脾门内侧,呈三角形或形态不规则。

主胰管位于胰腺中部稍偏后,横切扫查时,基本横贯胰腺全长,在胰颈、体、尾部可见胰管呈两条平行线状的管状结构(图 13 - 0 - 5)。

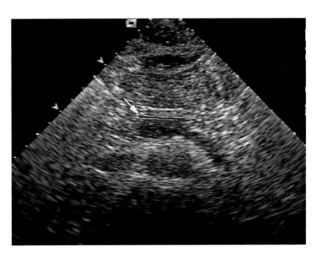

图 13 - 0 - 5　横切扫查时胰腺中部的主胰管声像图
主胰管(箭头所示)基本横贯胰腺颈、体、尾部,呈平行线状的管状结构

(二)胰腺的正常测量值

超声检查胰腺时常测量胰头、体、尾三处的前后径。一般常于下腔静脉的前方测量胰头的前后径,于腹主动脉前方测量胰体的前后径,于腹主动脉或脊柱的左缘测量胰尾的前后径(图 13 - 0 - 6)。也有学者测量时,在胰腺的前后缘根据胰腺走行的弯曲度拟出切线,以垂直于这些切线对胰腺的头、体、尾厚径进行测量。

关于胰管的内径,正常时仅进行观察,可不予以测量。当某种病因引起胰管扩张时,如扩张较均匀一致,可测量一个径线;如胰管粗细不均匀,可进行分段测量。

胰腺的正常测值国内外均有报道,但尚无统一的标准。国外有学者报道正常胰腺的测值为:胰

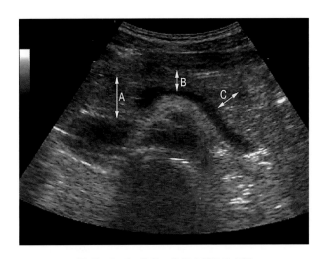

图 13 - 0 - 6　胰腺一般超声测量示意图

A：于下腔静脉前方测量胰头前后径；B：于腹主动脉前方测量胰体前后径；C：于腹主动脉左缘测量胰尾前后径

头（2.08±0.4）cm，胰体（1.16±0.29）cm，胰尾（0.95±0.26）cm。胰管的平均内径为 1.3 mm，超过 2.0 mm 者应考虑胰管增粗。另有学者认为，正常胰腺的测值为：胰头应小于 2.5 cm，胰体、胰尾小于 2.0 cm，但应根据胰腺的三种形态有所差异。如蝌蚪形的胰腺胰头最大值为 3.5 cm。不同年龄胰腺的测值应有所不同，如 0～6 岁，胰头 1.9 cm，胰体 1.0 cm，胰尾 1.6 cm；7～12 岁，其最大值为胰头 2.2 cm，胰体 1.0 cm，胰尾 1.8 cm。国内有学者认为，当胰头<2.0 cm 时为正常，2.1～2.5 cm 时为可疑增大，>2.6 cm 时为增大。胰体尾<1.5 cm 时为正常，1.6～2.0 cm 时为可疑增大，>2.1 cm 时为增大。

（三）临床意义

目前超声对正常胰腺的显示率增高，尤其是胰头和胰体较容易显示，胰尾显示率较低，可通过改变体位或让患者适量饮水等方法提高显示率。近年来超声诊断常作为临床检查胰腺的首选方法。如仍有少数患者不能满意显示时，可采用其他影像学技术如 CT、ERCP、MRI 等进行检查。

三、胰腺囊肿的超声诊断

胰腺囊肿包括真性囊肿及假性囊肿两类。真性囊肿较少见，可分为先天性或后天性，先天性者

可能合并其他脏器的多囊病变，后天性者主要为潴留性。假性胰腺囊肿一般由于胰腺创伤或急、慢性胰腺炎后，含有高浓度胰淀粉酶的胰液刺激周围组织产生纤维包囊，形成假性囊肿。真性胰腺囊肿多数无临床症状，假性胰腺囊肿多曾有急、慢性胰腺炎或胰腺区创伤史。

（一）声像图表现

1. **真性囊肿声像图**　胰腺实质内单发或多发圆形或椭圆形无回声区，其内可多房或单房（图 13 - 0 - 7，图 13 - 0 - 8）。边界清楚，后方回声增强。多囊胰腺时胰腺可局部或弥漫肿大，有多数大小不等的无回声区，呈蜂窝状回声。

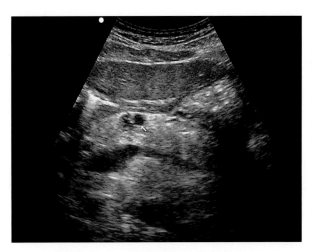

图 13 - 0 - 7　胰腺真性囊肿（箭头示）声像图

胰腺体部无回声区，界清，后方回声增强

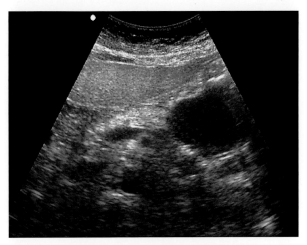

图 13 - 0 - 8　胰腺真性囊肿声像图

胰腺体和尾部无回声区，界清，后方回声增强

2. **假性囊肿声像图**　胰腺的某一部位探查到

边界清楚的圆形或椭圆形无回声区,多为单发。囊壁可轻度增厚,呈增强的回声。内部无回声区大多透声良好,后方回声增强(图13-0-9,图13-0-10)。假性囊肿较大时可见周围器官和胆道等受压、移位等征象。

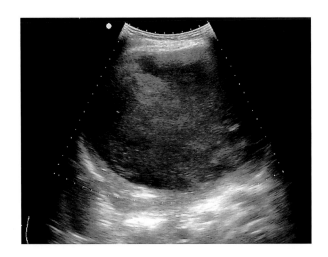

图13-0-9 胰腺假性囊肿声像图(一)
胰腺头颈部无回声区,形态规则,内透声欠佳,可见点状低回声堆积

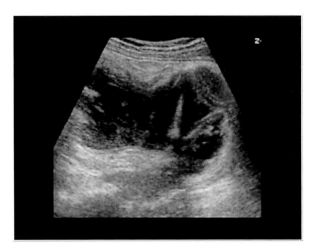

图13-0-10 胰腺假性囊肿声像图(二)
胰腺体部无回声区,形态不规则,内可见分隔,透声欠佳

(二)临床意义

超声诊断胰腺囊肿敏感而又准确,是首选的检查方法。

四、胰腺囊腺瘤超声诊断

胰腺囊腺瘤包括浆液性囊腺瘤、黏液性囊腺瘤及黏液性囊腺癌,临床上颇为少见,属增生性囊性

肿瘤,发病率约占胰腺肿瘤1%。

(一)声像图表现

1. **浆液性囊腺瘤声像图** 一般边界清楚,包膜完整,呈圆形、椭圆形或形态不规则。囊壁厚度大体一致,较光滑,少有乳头状,囊内液体透声佳。有的浆液性囊腺瘤内见多个条状分隔,呈多房性改变,似由无数小囊构成(图13-0-11),有统计认为浆液性囊腺瘤瘤体内囊肿数量可>6个,且绝大多数直径<20 mm;有的表现为局部呈囊实混合性低回声肿块,边界尚清楚,内部回声不均匀,切面呈蜂窝状。彩色多普勒超声显示条状分隔部位可见血流信号,超声造影显示分隔部位有造影剂充盈(图13-0-12)。

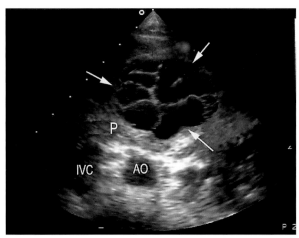

图13-0-11 浆液性囊腺瘤超声声像图
肿瘤边界清楚,包膜完整,形态欠规则,囊内见多个条状分隔,呈多房性改变,无回声区透声性佳(箭头所示)

2. **黏液性囊腺瘤声像图** 轮廓清楚或不清楚,边缘规则或不规则,可有包膜,囊壁较薄或厚薄不均,囊壁上多有乳头状肿物突向囊腔,呈实质性结节样。切面呈不规则圆形或分叶状,大小不一,一般体积较大,内部回声有的呈单房或多房性,其内部囊肿较浆液性囊腺瘤内的囊肿明显少且体积大,有时由于囊内液体为黏液样或胶冻状,透声性差,甚至呈"实质性"样(图13-0-13)。彩色多普勒超声往往显示囊壁肿物上有血流信号,超声造影显示囊壁肿物造影剂充盈明显(图13-0-14)。

3. **黏液性囊腺癌声像图** 表现与黏液性囊腺

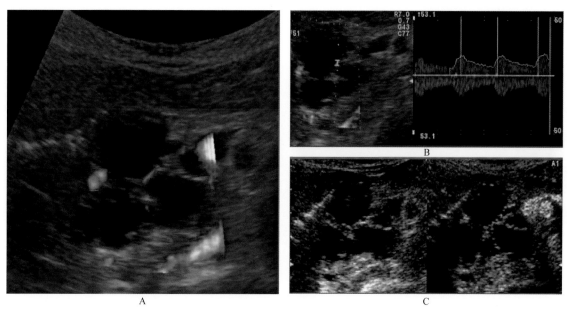

图 13 - 0 - 12 浆液性囊腺瘤的彩色多普勒超声和超声造影表现

A. 彩色多普勒超声显示条状分隔部位可见血流信号；B. 用频谱多普勒可以对彩色血流进行测量；C. 超声造影显示分隔内有造影剂充盈

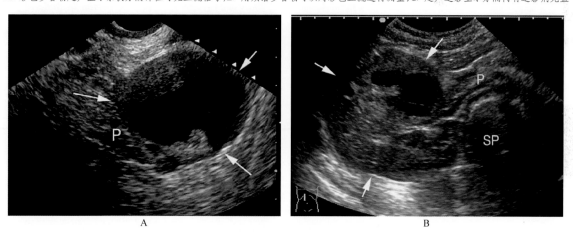

图 13 - 0 - 13 黏液性囊腺瘤超声声像图

A. 肿瘤位于胰体部，轮廓清楚，边缘尚规则，囊壁较薄，囊壁上有乳头状肿物突向囊腔，呈实质性结节样；B. 肿瘤位于胰头部，呈囊实混合性回声（箭头所示）

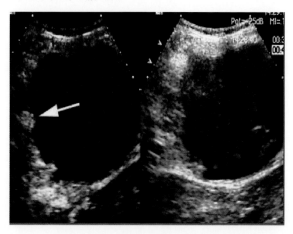

图 13 - 0 - 14 黏液性囊腺瘤超声造影表现

囊壁肿物造影剂充盈明显（箭头所示）

瘤基本相似，当肿瘤与周围组织有粘连时边界不清楚，瘤体内部呈多房性或囊实混合性，回声杂乱，分隔厚薄不均，多数肿瘤囊壁上发现乳头状肿物（图 13 - 0 - 15）。如肿瘤位于胰头部，早期即可出现胆总管阻塞后扩张、胆囊增大等征象。彩色多普勒超声显示厚薄不均的分隔上可见血流信号，超声造影见分隔上造影剂血流充盈明显（图 13 - 0 - 16）。

（二）临床意义

胰腺囊腺瘤或囊腺癌较少见，声像图无特异性，如发现肿瘤内部以液性为主，囊壁上有乳头状

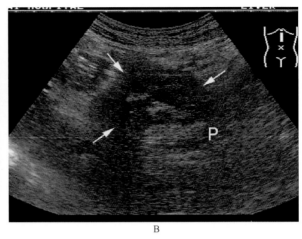

图 13 - 0 - 15　黏液性囊腺癌超声声像图

A. 肿瘤呈囊实混合性回声,囊壁厚薄不均匀,内部回声杂乱,可见多个点状强回声;B. 肿瘤以实性回声为主,内部回声明显不均匀,囊壁与周围组织分界不清楚

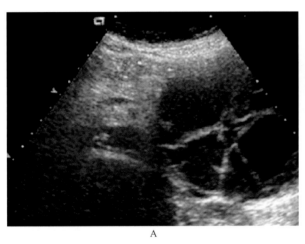
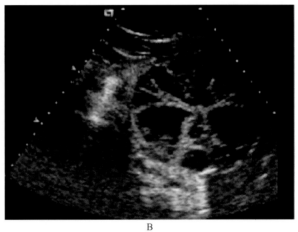

图 13 - 0 - 16　黏液性囊腺癌超声造影表现

A. 肿瘤呈多房,可见分隔,分隔厚薄不均;B. 超声造影显示分隔上造影剂充盈明显

肿物凸向囊腔,应高度怀疑是此类肿瘤。另需注意与胰腺假性囊肿或脓肿、包虫囊肿及胰腺癌液化、坏死等相鉴别。对囊腺瘤或囊腺癌的确诊,最终多数依靠病理学检查。

五、胰腺癌超声诊断

　　胰腺癌是最常见的一种胰腺肿瘤,可发生于胰腺的任何部位,以胰头癌最多见,占 50% 以上。癌块与周围胰腺组织界限不清,可阻塞胰管引起主胰管扩张,压迫或浸润胆总管下端引起胆总管扩张。患者有上腹钝痛或不适,放射至腰背部。晚期可发现上腹部包块。如为胰头癌则可出现黄疸。

(一)声像图表现

　　1. 结节性或团块状胰腺癌　病变部位局限性增大,形态失常,局部包膜向表面突起。肿瘤较小时,于胰腺的某一部位可显示回声偏低或增强的异常结节或团块,轮廓清楚或不清楚,形态规则或不规则,内部回声较均匀或不均匀。肿瘤较大时,边缘与周围组织分界不清,形态不规则,内部回声杂乱,强弱不均匀,内有出血坏死时可出现不规则的无回声区,有时呈蟹足状向四周浸润(图 13 - 0 - 17),肿瘤后方回声多衰减。若为慢性胰腺炎恶变引起的胰腺癌回声多呈分布不均匀的强回声团块。彩色多普勒往往显示肿块内部无明显血流信号或者仅有少许血流信号,超声造影显示肿块为低增强(图 13 - 0 - 18)。

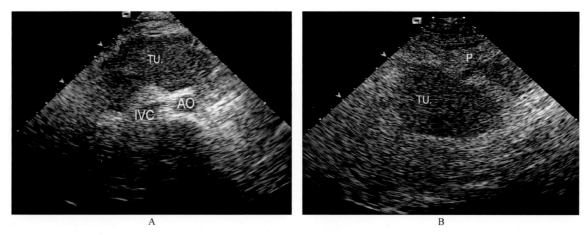

图 13 - 0 - 17　团块状胰腺癌声像图

A. 肿瘤位于胰腺头体部,轮廓清楚,形态不规则,内部回声不均匀;B. 肿瘤位于胰腺头部,轮廓清楚,形态不规则,内部回声强弱不均匀,周围呈蟹足状浸润。TU:肿瘤

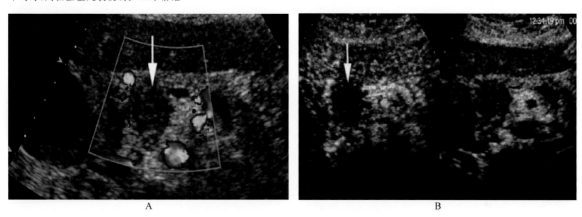

图 13 - 0 - 18　慢性胰腺炎恶变引起的胰腺癌

A. 彩色多普勒超声显示肿块内部未见明显血流信号;B. 超声造影显示肿块内部为低增强

2. 弥漫性胰腺癌　胰腺弥漫性不规则肿大,包膜毛糙,表面凸凹不平,内部回声明显不均匀,检查时无发现明确的局灶性病灶,似呈慢性胰腺炎的声像图表现(图 13 - 0 - 19)。

3. 胰头或胰颈部占位性病变　胰管扩张,呈囊状或竹节样改变(图 13 - 0 - 20)。弥漫性胰腺癌时主胰管的扩张属张力性,管壁相对较光滑,有时可见胰管中断现象。

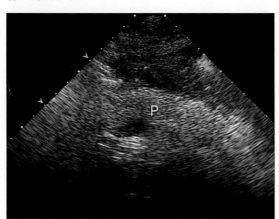

图 13 - 0 - 19　弥漫性胰腺癌声像图

胰腺弥漫性肿大,包膜毛糙,表面凸凹不平,内部回声明显不均匀,呈慢性胰腺炎的声像图表现

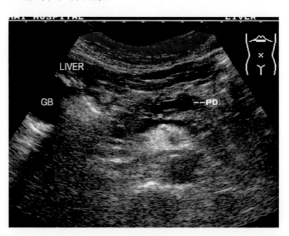

图 13 - 0 - 20　胰头占位性病变时胰管扩张声像图

主胰管扩张,呈不规则的囊状改变

4. 肿瘤压迫推挤周围组织、脏器　肿瘤压迫推挤周围组织、脏器，呈现出挤压现象，如：胰头癌可使十二指肠曲扩大，肝脏受挤压移位，压迫胆总管时，可使胆总管远端包括肝总管、左右肝管扩张和胆囊肿大；胰尾癌可使胃、左肾及脾脏受挤压移位；尤其与肿瘤相邻的血管如下腔静脉、脾静脉、肠系膜上静脉、肠系膜下静脉、腹腔动脉干及其分支等移位，彩色显示时可细致观察血管走行(图 13-0-21)。

5. 转移征象　胰腺周围组织、脏器常出现转移征象，如肝转移、脾转移、结肠转移、周围淋巴结肿大及腹水等。有时胰腺肿瘤在脾脏实质区内浸润性生长，超声检查时似见胰腺体、尾部组织与肿瘤相邻，可误诊为脾脏占位性病变，需手术后依据病理进行诊断(图 13-0-22)。

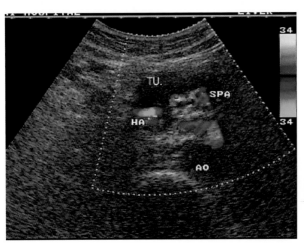
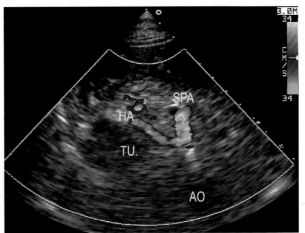

图 13-0-21　胰腺肿瘤时周围血管彩色声像图
与肿瘤相邻的血管如脾动脉、肝动脉等被推挤移位。SPA：脾动脉；HA：肝动脉

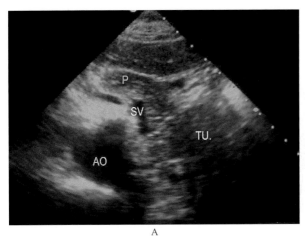
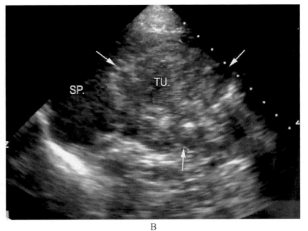

A　　　　　　　　　　　　　　　　　　　　B

图 13-0-22　胰尾部肿瘤浸润性生长于脾脏内声像图
A. 超声检查腹部横切面时见胰腺尾部组织与肿瘤相邻；B. 超声似于脾脏实质区探测到实质性非均质性肿瘤，与一般脾脏肿瘤无法区分，手术后病理明确诊断是胰腺恶性肿瘤

(二)鉴别诊断和临床意义

胰腺癌需与胰腺本身的疾病和与胰腺相邻脏器的肿瘤相鉴别。与胰腺本身的疾病如慢性胰腺炎、胰腺假性囊肿、胰腺囊腺癌(瘤)、胰岛细胞瘤等相鉴别，与胰腺相邻脏器肿瘤如胆管癌、壶腹癌、腹膜后肿瘤、肠梗阻、脾脏肿瘤等相鉴别，这些病变都有各自的临床要点和声像图表现，不再加以叙述。

由于胰腺癌恶性程度高，转移发生快，早期诊断和治疗直接关系到患者的预后。用超声进行普查与筛选,可以及时发现早期胰腺癌病变,明确病变的位置、大小,对周围脏器、组织的浸润情况,对于及早发现和治疗有较大的价值。但若胰腺癌较小且与邻近胰腺组织回声相似时,超声诊断的敏感性仅占50%左右。

六、胰腺导管内产黏蛋白肿瘤的超声诊断

自1980年Ohhashi报告第一例胰腺导管内产黏蛋白肿瘤以来,一组胰腺肿瘤已命名为胰腺导管内乳头状黏液样肿瘤,因肿瘤主要位于胰腺主胰管或分支导管内,所产生的黏蛋白或乳头状生长引起

导管梗阻,由此导致腹痛或胰腺炎症状。

(一)声像图表现

1. 主胰管型　未见明显外部压迫的主胰管扩张,呈节段性或可累及整个主胰管,由于黏液的性质,扩张的主胰管透声欠佳,可见点状低回声;胰管内壁可见扁平状或乳头状结节,偶尔可见结节向胰腺实质浸润。由于位置较深,结节往往较小,彩色多普勒超声常难以发现血流,超声造影可见造影剂充盈明显,提示血流较为丰富(图13-0-23)。

2. 分支胰管型　胰头部多见,数个分支胰管扩张或扭曲,形成可见分隔的囊状结构,与轻度扩张的主胰管相通(图13-0-24)。

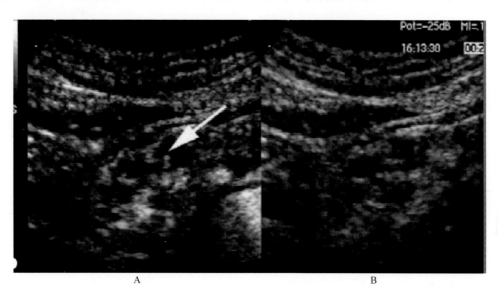

图13-0-23　主胰管型胰管内产黏蛋白肿瘤声像图

A. 超声造影可见乳头状结节内造影剂充盈,提示血流较为丰富(箭头);B. 主胰管扩张,内透声欠佳,壁上可见乳头状突起突入主胰管内

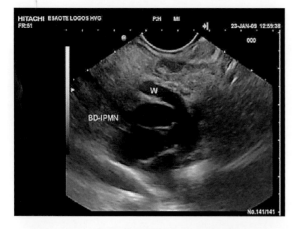

图13-0-24　分支胰管型胰管内产黏蛋白肿瘤声像图

胰头部可见分支胰管扩张,并与主胰管相通

(二)临床意义

超声对于胰管内产黏蛋白肿瘤的诊断作用较低,通常只能发现主胰管或分支胰管的扩张,提示临床做进一步的检查。

七、胰腺实性假乳头状瘤的超声诊断

胰腺实性假乳头状瘤是一种罕见的胰腺外分泌肿瘤。本病常发生于年轻女性,临床上发病率低且术前诊断较为困难,容易误诊,为低度恶性肿瘤,可以有局部浸润,但极少发生远处转移。

(一)声像图表现

呈圆形或椭圆形,形态规则,边界清晰,包膜回声显示不确切。内部回声多为囊实性,少数可为完全囊性或完全实性,瘤体团块后方回声可略有增强。

外周组织器官推压移位表现,罕见主胰管和胆管扩张。彩色多普勒超声显示无明显血流信号。超声造影检查显示包膜和实性部分轻度强化,囊变、出血、坏死部分不强化(图 13-0-25～图 13-0-27)。

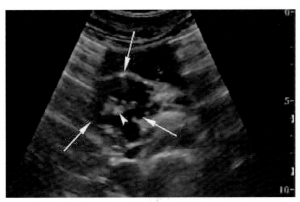
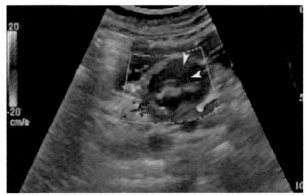

图 13-0-25 胰腺实性假乳头状瘤:囊实混合性,彩色多普勒显示无血流

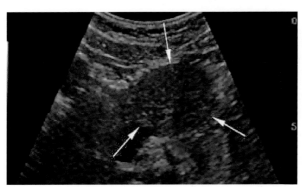
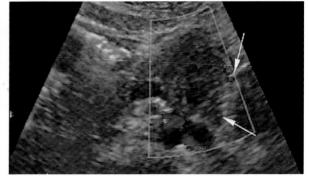

图 13-0-26 胰腺实性假乳头状瘤:完全实性,彩色多普勒显示无血流

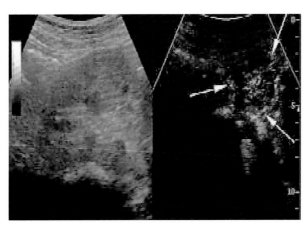
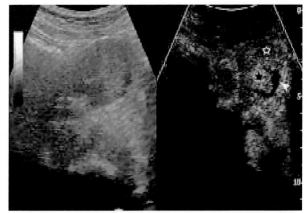

图 13-0-27 胰腺实性假乳头状瘤:超声造影显示实性部分轻度不均质增强

(二)临床意义

超声能够发现胰腺占位,区分实性、囊实性和完全囊性,结合彩色多普勒超声和超声造影表现,

可以帮助做出诊断。MRI 对肿瘤内的出血特别敏感,对于本病的鉴别具有重要意义,因此超声检查怀疑本病时,应建议 MRI 检查。

八、胰岛素瘤超声诊断

胰岛素瘤多为良性，分为功能性和无功能性两大类，多见于胰腺体、尾部。功能性胰岛素瘤主要临床表现是发作性低血糖及其引起的神经系统方面症状，常于饥饿或空腹下发作。无功能性胰岛素瘤临床上常因上腹部发现包块逐渐增大来诊，有时伴上腹隐痛。

（一）声像图表现

1. 功能性胰岛素瘤声像图　多为实质性良性肿瘤，瘤体较小，直径＞1 cm 的容易探及，其轮廓清楚，边缘整齐，包膜完整，呈圆形或椭圆形，内部呈均匀的低回声（图 13 - 0 - 28），彩色多普勒超声往往显示内部可见稀疏血流信号，超声造影在早期的动脉相可见造影剂快速充盈（图 13 - 0 - 29）。直径＜1 cm 或更小的肿瘤，超声检查时难以探及，胰腺回声似无异常，故当患者有典型的低血糖症状时，不要

轻易排除本病，应密切随访观察。但胰岛素瘤发生恶性时，肿瘤体积较大，内部回声不均匀，局部组织有侵犯征象，局部可探及肿大的淋巴结。

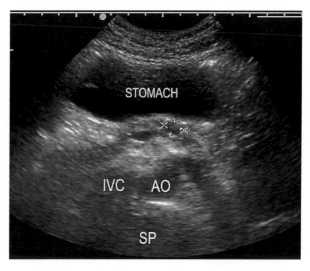

图 13 - 0 - 28　功能性胰岛素瘤声像图

肿瘤位于胰体部，瘤体较小，直径＞1.2 cm，轮廓清楚，包膜完整，呈椭圆形，内部呈均匀的低回声

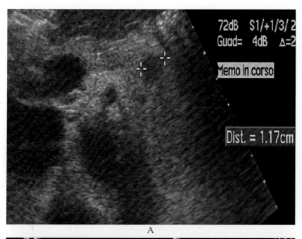

A

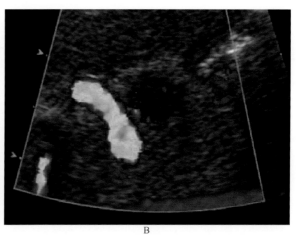

B

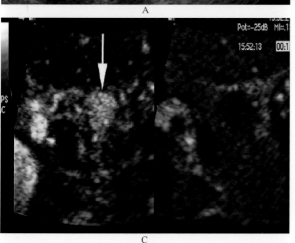

C

图 13 - 0 - 29　功能性胰岛素瘤声像表现

A. 肿瘤位于体部，呈低回声；B. 彩色多普勒超声显示内部可见稀疏血流信号；C. 超声造影显示在早期动脉相即可见造影剂充盈

2. 无功能性胰岛素瘤声像图 常位于左上腹部,在脾静脉的前方,与胰腺体、尾部相连,瘤体多较大,呈圆形或椭圆形。肿瘤较小时其回声与胰岛素瘤相似。肿瘤较大时表面可凸凹不平,瘤体内有出血、坏死、囊变时,内部回声不均匀,呈不均匀的低回声或无回声区(图 13 - 0 - 30)。

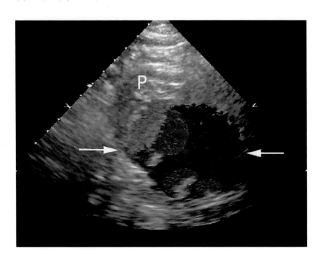

图 13 - 0 - 30 无功能性胰岛素瘤声像图
瘤体较大,呈椭圆形,表面凸凹不平,内部回声不均匀,出血、坏死处呈无回声区

(二)鉴别诊断和临床意义

功能性胰岛素瘤主要应与胰腺癌鉴别,胰腺癌多位于胰腺头部,形态多不规则,边界不清,内部回声不均,向周围组织浸润的征象明显,腹膜后多可发现肿大淋巴结,且患者无低血糖症状。但当胰岛素瘤恶变时,两者鉴别诊断困难,必须结合病史、症状及实验室检查等进行鉴别。另外,还需与胃、脾、左肾与肾上腺、腹膜后肿瘤鉴别。胰岛素瘤与胃的肿瘤位于脾静脉的前方,经饮水试验即可鉴别。左肾与腹膜后肿瘤均位于脾静脉后方,脾肿瘤多位于脾区。

无功能性胰岛素瘤主要应与胃部或左肾肿瘤相鉴别,通过饮水后试验可排除胃部肿瘤;通过观察脾静脉的走行可以区分肿瘤来自胰腺或左肾。

总之,超声对胰岛素瘤可进行实时显像,简单、方便进行多切面观察、具有无创等特点,是诊断胰岛素瘤首选的、有价值的检查方法。

九、壶腹部肿瘤超声诊断

壶腹部肿瘤指生长在十二指肠乳头或胆总管壶腹部的肿瘤,主要为癌肿,良性肿瘤少见。患者较早出现黄疸,并呈进行性加重。

(一)声像图表现

由于壶腹部肿瘤位于十二指肠内,受肠腔气体的干扰,早期较小的肿瘤探测困难,较大时容易探及。一旦肿瘤阻塞胆总管末端,所造成的并发症状易于显现,故分直接征象和间接征象。

1. **直接征象** 肿瘤位于胰头或下腔静脉之右侧,相当于胆总管末端壶腹部,显示异常肿块样回声。因受肠道气体的干扰,有时轮廓不十分清楚,形态多不规则,多数回声偏强,内部回声可不均匀(图 13 - 0 - 31)。

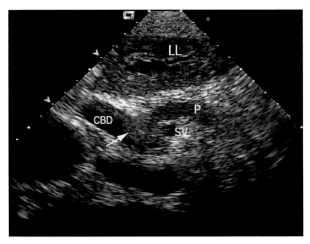

图 13 - 0 - 31 壶腹部肿瘤声像图
肿瘤位于胆总管末端壶腹部,轮廓可辨认,形态不规则,内部回声欠均匀(箭头所示)

2. **间接征象** 肝内、外胆管普遍扩张,胆囊肿大(图 13 - 0 - 32)。胰腺实质区回声正常,伴有或不伴主胰管扩张。

3. **并发胰腺炎** 并发胰腺炎时呈现相应的声像图表现。

4. **周围脏器、组织受浸润** 周围脏器、组织受浸润时,腹腔淋巴结肿大,肝、脾等出现转移性肿瘤。

(二)鉴别诊断和临床意义

超声诊断壶腹部肿瘤常需与胰头癌进行鉴别,

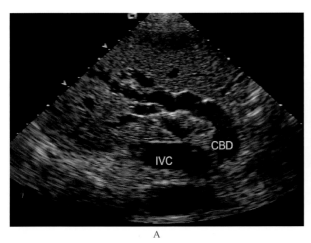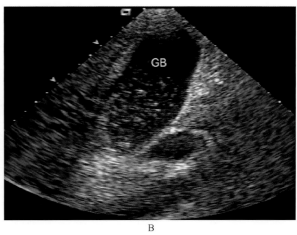

图 13 - 0 - 32 胰头占位性病变时肝内、外胆管扩张和胆囊肿大声像图
A. 胆总管扩张;B. 胆囊肿大,胆囊壁毛糙、增厚,胆汁淤积。CBD:胆总管;GB:胆囊

前者肿瘤回声增强,肝内、外胆管轻或中度扩张,胰头回声正常,胰管轻度扩张,下腔静脉管径一般正常;而胰头癌时胰头肿大,形态不规则,肿瘤回声增强或强弱不均匀,胰管扩张明显,肝内、外胆管中或重度扩张,下腔静脉受压变形。

超声可以直接显示壶腹部肿瘤的肿块,并进一步根据肿块与胰头和十二指肠的关系,做出明确诊断,可作为首选的影像学检查方法。如果超声未显示肿块或不能肯定时,可根据胆道扩张或合并胰管扩张的间接超声征象提示壶腹部癌,以便临床进一步做其他检查以确诊。

十、 胰腺超声诊断展望

目前,超声对胰腺肿瘤除可进行如上所述的诊断和鉴别诊断外,也已被纳入介入性治疗范畴,对某些病变既可进行超声引导下经皮细针穿刺抽吸细胞学检查或组织学活检,获得病理学诊断信息;又能在超声引导下经皮向胰腺囊性病灶内注入造影剂进行显影,了解病变的形态、范围,进而对胰腺囊肿或脓肿等通过引流、注射抗生素药物进行治疗等,并可在囊液引流后动态观察病灶的变化,了解治疗效果。在难以分辨的微小胰岛素瘤手术时,有学者尝试将探头放在胰腺表面进行寻找,配合分段取血法,可能帮助定位直径为 1cm 左右甚至更小的胰岛素瘤。内镜超声的发展,使得可通过从上消化道置入小探头对十二指肠及胰腺等进行观察检测。由于小探头可直接置于胃后壁,距离近,没有胃内气体的干扰,胰腺图像清晰,胰腺内微小病变或肿瘤极容易探及。

彩色多普勒超声技术的应用,提高了胰腺病变的定位和定性诊断的准确性。由于胰腺周围血管丰富,血管走行和分布对于区分胰腺病变的性质、胰腺周围肿瘤的来源、肿瘤与胰腺的关系等很有帮助,故近年来彩色多普勒超声在胰腺病变时应用较广泛。当胰腺本身和周围组织、脏器发生病变时,其相邻的血管可发生变形、扭曲、管腔狭窄或扩张等改变。通过观察血管的走行和血流方向,测量血管的内径和血流速度等,可帮助对胰腺疾病进行诊断和鉴别诊断。通过观察肿瘤内血流信号的丰富程度和血流动力学变化,可以初步判断肿瘤的性质。当二维黑白超声对扩张的胆管或胰管难以下定论时,用彩色多普勒超声可轻而易举进行区分,因为胆管和胰管内无血流信号。

超声造影剂中含有大量微气泡,经外周静脉注入,经肺到左心至全身动脉进入血液,遇到超声波时发生振动爆破,产生较强散射回声信号,使供血区显影,用以评估肿瘤内部血流灌注,特别是对于血流速度较慢的小血管,显示的较彩色多普勒超声更为清楚,从而达到对某些疾病进行诊断。目前超声造影在胰腺肿瘤诊断中的应用已经越来越广泛。

(赵宝珍 金修才)

第十四章
胰腺肿瘤的 CT 检查

薄层螺旋 CT 动态增强扫描是诊断和术前评估胰腺肿瘤最常用、最有效的影像学检查方法之一。除了能清晰地显示肿瘤形态、大小、密度、轮廓及肿瘤内部情况，如出血、坏死、钙化等，CT 增强扫描还能反映肿瘤血供以及肿瘤与邻近血管等组织、器官的关系。

一、胰 腺 癌

胰腺癌是胰腺肿瘤中最常见的疾病，占胰腺恶性肿瘤的 95%，患者年龄多在 40~60 岁以上，男性多于女性。胰腺癌发生在胰头占 60%~70%，发生于胰体和尾部占 20%~30%，分布于整个胰腺的约占 10%（弥漫性胰腺癌）。90% 的胰腺癌为导管细胞癌，其次为黏液腺癌和腺鳞癌，少见类型有囊腺癌和腺泡细胞癌。

（一）CT 表现

1. 直接表现

（1）局限性或弥漫性肿块：以局限性为多见，大多位于胰头，常表现为胰腺外形突然改变，当肿块较大时（直径>3 cm）常导致胰腺外形增大，肿块较小（直径<3 cm）局限于胰腺内可不造成任何轮廓改变。老年人胰腺组织趋于萎缩，胰腺局部饱满或肿胀可能是早期胰腺癌的征象之一。

（2）圆形、类圆形或不规则分叶状肿块：边界可清楚或模糊，由于胰腺癌无包膜，且瘤体和正常胰腺组织密度差小，因此 CT 平扫时胰腺癌的瘤体与周围正常胰腺组织分界欠清。密度大多略低或

等密度。胰腺癌一般无钙化出现，但 2%~5% 的胰腺癌患者同时伴有胰腺钙化，如果发现钙化，应考虑该患者有慢性胰腺炎基础（图 14-0-1）。

（3）增强扫描：能更清楚地显示肿瘤的形态、轮廓等。由于胰腺癌的组织学特点是肿瘤血供较正常胰腺组织差，绝大多数胰腺癌强化不明显，与周围明显强化的正常胰腺组织形成鲜明对比。在三期动态增强扫描，以胰腺期两者密度差最大而使肿块轮廓显示最为清晰（图 14-0-2）。

2. 间接表现

（1）胰胆管扩张：胰腺癌呈围管性生长，常侵犯或压迫胆总管下端而引起肝内、外胆管扩张；也常阻塞胰管导致远端胰管扩张，表现为与胰体长轴平行，位于胰体中部的管状低密度影，光滑或呈现串珠样，增强薄层扫描时显示更佳；部分患者可见胰管、胆管同时扩张，即"双管征"，但胆总管下端的嵌顿性结石或胆总管下端癌、十二指肠乳头占位也可出现此征象，应注意鉴别。

（2）肿块远端胰腺组织萎缩、阻塞性囊肿等：胰管阻塞时，亦可导致胰液外溢而产生潴留性囊肿，常需与胰腺炎假性囊肿鉴别。

（3）肾前筋膜增厚、胰周脂肪间隙模糊、胰腺周围血管包裹改变，为肿瘤直接向周围组织及血管侵犯表现。

（4）腹膜后淋巴结肿大、肝脏等脏器转移，多数学者认为肝脏期 CT 图像对于显示胰腺癌肝脏的转移性病变优于其他时期图像。肝脏转移及胰周、腹膜后淋巴结肿大为胰腺癌的晚期表现。

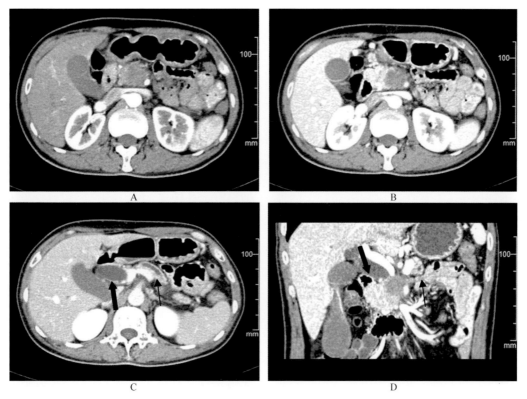

图 14 - 0 - 1　胰　头　癌

A～D. 为不同层面增强图像,显示胰头部肿块增强后呈低密度改变,胆总管(粗箭头)及胰管(细箭头)扩张

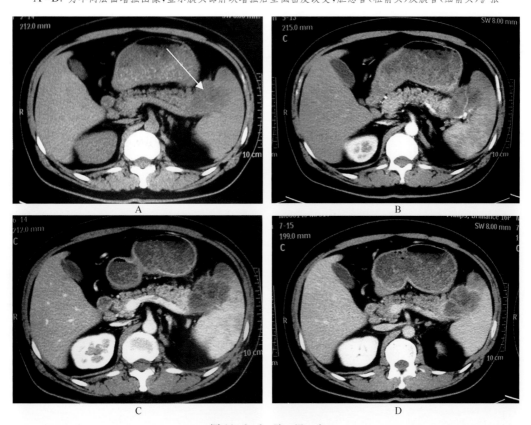

图 14 - 0 - 2　胰　尾　癌

A. 示 CT 平扫,胰尾部肿块形态不规则,呈低密度影(箭头),与正常胰腺组织及邻近脾脏分界不清;B～D. 分别为增强动脉期、门静脉期和延迟期,肿块呈不均匀轻度强化,邻近脾脏受侵

3. 非典型表现 部分胰腺癌发生于胰头或胰颈边缘，呈现外生型生长方式，即肿块大部分在胰腺轮廓外，并没有出现胰管或胆管的改变，需要注意和其他疾病鉴别。有些胰腺癌肿块并不明显，直接包绕腹腔干或肠系膜动脉，形成血管外袖套样改变，容易漏诊或误诊。

（二）鉴别诊断

胰腺癌应主要与肿块型胰腺炎进行鉴别。

肿块型胰腺炎 CT 特点：① 胰头部较大的混杂密度肿块，边界清或不清，部分伴有典型慢性胰腺炎特点：胰腺钙化、胰管结石。② 增强后肿块表现出渐进性强化。③ 最关键的鉴别在于观察到胰管或胆管贯通病变区。④ 结合临床病史及生化检查结果综合判断。

二、胰腺神经内分泌肿瘤

胰腺神经内分泌肿瘤（pancreatic neuroendocrine neoplasm，pNEN）是一组起源于肽能神经元和神经内分泌细胞的异质性肿瘤，发病率为 4/100 万～5/100 万，占胰腺所有肿瘤的 1%～2%。pNEN 在任何年龄均可发病，但主要是 40～60 岁多见。大多数 pNEN 是散发的，但也可伴发于遗传性内分泌疾病，如多发性内分泌肿瘤Ⅰ型（MEN1）、von Hippel-Lindau 综合征（VHL）、神经纤维瘤病 1 型（NF‑1）、结节性硬化病。

根据肿瘤是否分泌相关激素而分为功能性和非功能性两大类。功能性胰腺神经内分泌肿瘤包括胰岛素瘤、胃泌素瘤、胰高血糖素瘤、血管活性肠肽瘤（VIP 瘤）、生长抑素瘤和其他罕见的类型，其中以胰岛素瘤居多，占 85%～90%。非功能性胰腺神经内分泌肿瘤通常不分泌激素或分泌的激素量过少不足以引起相关的临床症状，不易被发现。

除了胰岛素瘤，有 64% 的 pNEN 患者在确诊时已有远处转移，主要为肝转移，约 22% 的患者发生淋巴结转移。

（一）CT 表现

1. 直接表现 功能性 pNEN 一般体积较小，直径＜2 cm，CT 平扫呈均匀等密度或稍低密度，增强扫描动脉期及胰腺期呈明显均匀强化（图 14‑0‑3）。非功能性 pNEN 通常直径＞5 cm，CT 平扫呈不均匀等密度或低密度，其内可见低密度坏死区或高密度钙化灶，增强扫描强化不均匀，肿瘤实性部分呈明显强化，坏死区无强化（图 14‑0‑4）。

2. 间接表现

（1）胰胆管扩张，肿瘤压迫致胰胆管轻度均匀扩张，若出现胰胆管明显扩张提示恶性可能。

（2）肝脏转移瘤，呈富血供环形强化（图 14‑0‑5）。

（二）鉴别诊断

pNEN 主要与胰腺实性假乳头状瘤、胰腺囊腺瘤、胰腺癌等相鉴别。

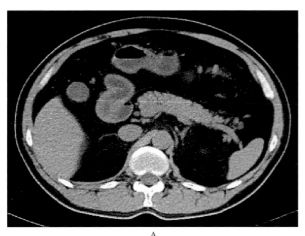
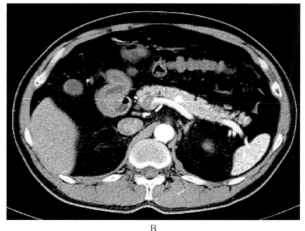

A   B

图 14‑0‑3 **A.** CT 平扫胰腺未见明显异常密度影；**B.** 增强扫描动脉期于胰体部见一类圆形明显强化灶，与脾血管分界清晰

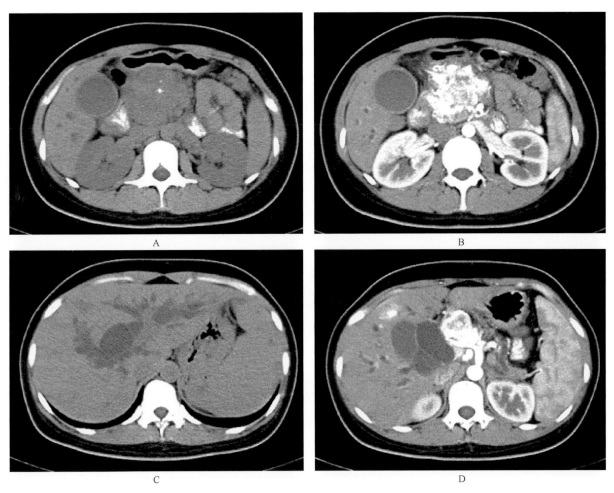

图 14-0-4　**A.** 胰头见大小约 **7.0 cm×5.4 cm** 肿块影,内见点状钙化;**B.** 动脉期肿块明显不均匀强化;
C. 肝内胆管明显扩张;**D.** 胰体、尾部萎缩伴胰管均匀扩张

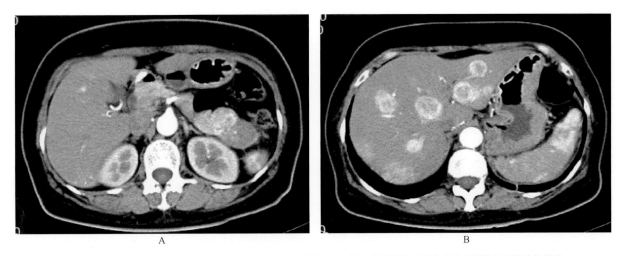

图 14-0-5　**A.** 胰体、尾部可见一类圆形强化灶,边界清晰;**B.** 同一患者肝内可见多发富血供的环形强化转移灶

1. 胰腺实性假乳头状瘤(SPT)　pNEN 以实性成分为主时需与之鉴别,实性假乳头状瘤强化特点主要为延迟强化且强化程度低于胰腺实质,而pNEN 则以动脉期及胰腺期的明显强化为主。

2. 胰腺浆液性和(或)黏液性囊腺瘤　pNEN囊性成分较多时需与之相鉴别,囊腺瘤囊性成分较pNEN 密度更低,边缘及内部分隔更清晰,且常见壁结节。

3. 胰腺癌　当 pNEN 强化程度较低时需与胰腺癌相鉴别，胰腺癌常导致上游胰管明显的不均匀扩张，而 pNEN 常因肿瘤压迫导致胰管均匀扩张。胰腺癌更易出现血管侵犯表现。

三、浆液性囊腺瘤

浆液性囊腺瘤起源于管状或中央上皮，为囊实性肿块，由多数小囊和中心结缔组织构成。按照囊的大小及数量，可分为微囊型及少囊型。目前认为微囊型浆液性囊腺瘤极少部分可发生恶变。浆液性囊腺瘤好发于中老年女性。早期临床多无症状，随着肿块的生长，可出现上腹部不适、疼痛，局部包块等症状与体征。

（一）CT 表现

1. CT 平扫　表现为局限性囊性肿块，囊可大可小，以小囊为多见（单囊直径≤2 cm），中心见放射状排列分隔，密度介于水和肾之间，CT 值为 8～10 HU，当囊极小时可类似实体肿块或表现为胰腺弥漫性肿大。病灶中心常可见放射状钙化（图 14-0-6）。

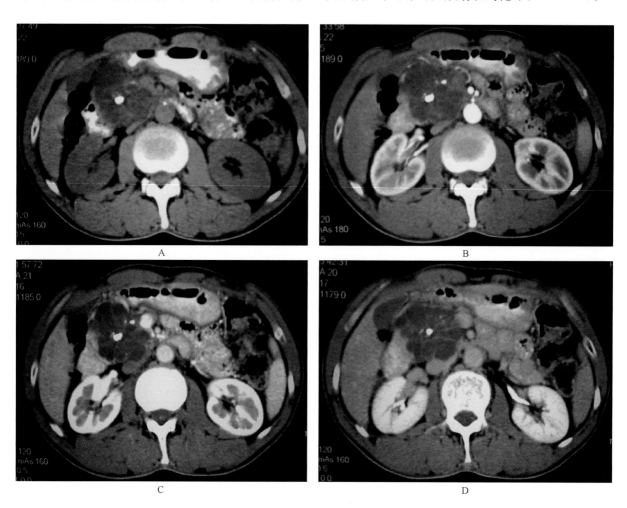

图 14-0-6　A. 胰头颈部可见一类圆形囊性低密度影，内可见分隔及多个小囊，呈蜂窝样改变，病灶中心可见钙化；
B～D. 增强后病灶内见分隔样强化，病灶边界清晰，对邻近组织轻度挤压，无明显侵犯征象

2. CT 增强　间隔呈轻到中度强化，或呈海绵状强化，亦可呈较致密的弥漫性强化，肿块周围可见粗大血管影（图 14-0-6）。

3. 间接征象　肿块本身并不侵犯胰管，一般无胰管扩张，但是当肿块发生在胰头部时，可能会压迫胰管，引起近端胰管的增宽；当肿块体积比较大的时候，对周围组织、器官可有不同程度的挤压改变（图 14-0-7）。

（二）鉴别诊断

1. 分支胰管型 IPMN　当浆液性囊腺瘤发生

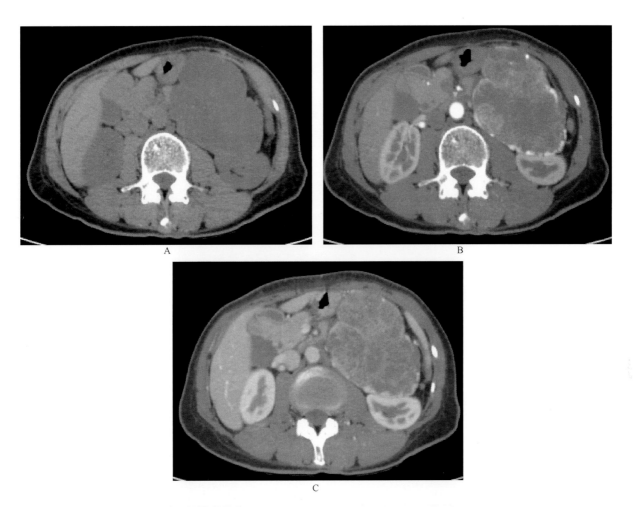

图 14-0-7　**A.** 胰体、尾部见一较大囊状低密度灶，边缘呈分叶状，病灶内密度欠均匀，隐约见等密度分隔，分隔内见点状钙化；**B、C.** 增强后病灶内见分隔样强化，病灶体积较大，边界清晰，对邻近脾血管及脾脏轻度挤压，无明显侵犯征象

在胰头时，需与该疾病鉴别。IPMN 囊内可见壁结节，囊腔与胰管相通，囊腔内的密度稍高。

2. **黏液性囊腺瘤**　少囊型浆液性囊腺瘤需与之相鉴别。主要通过囊壁及囊液密度等方面分析。黏液性囊腺瘤的囊壁较厚，可见软组织影，囊性成分较黏稠。

四、黏液性囊腺瘤/癌

黏液性囊腺瘤起源于胰管上皮，细胞内及腔内有大量黏液储存，有潜在恶性倾向。临床以中年女性多见，早期无明显特异性症状，当肿瘤较大时，可见一些巨大肿瘤压迫性症状及体征。

（一）CT 表现

1. **CT 平扫**　肿瘤多位于胰尾，肿块最大径常＞2 cm，有包膜，与周围组织分界清，被正常胰腺组织包绕或突出于胰腺表面，囊较大，呈低密度（接近于水），其内可有分隔，囊壁厚薄不均，可有壁结节突出囊腔内。

2. **CT 增强**　囊壁、分隔及壁结节可有轻度强化（图 14-0-8）。

3. **间接征象**　当囊壁及间隔不规则增厚伴周围脂肪间隙浸润时，提示恶性倾向；当出现远处转移时如（肝和肺）则为恶性的可靠征象。但若不出现上述两点征象亦不可完全除外囊腺癌（图 14-0-9）。

（二）鉴别诊断

1. **黏液性囊腺瘤**　需与少囊型浆液性囊腺瘤及胰腺囊肿相鉴别，与该两种疾病相比，黏液性囊腺瘤囊壁可能有软组织，囊液相对较黏稠。

2. **黏液性囊腺癌**　需与胰腺癌相鉴别。黏液性囊腺癌常表现为边界不清的囊性占位，可见分隔，对胰管及周围组织的侵犯不明显，可见远处转移。

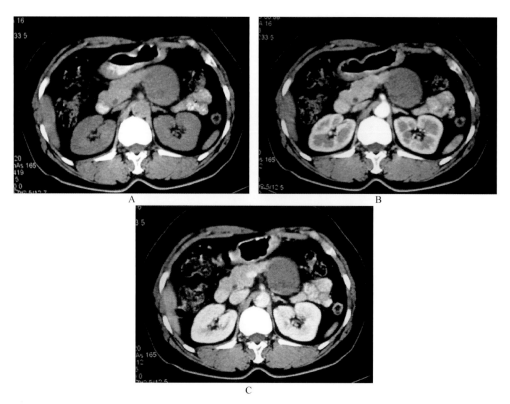

图 14 - 0 - 8　黏液性囊腺瘤（一）

A. 胰体、尾部见一较大囊状低密度灶，壁薄、边界清，病灶内密度欠均匀；B、C. 增强后病灶不均匀强化，其内可见更低密度不强化区，壁轻度强化

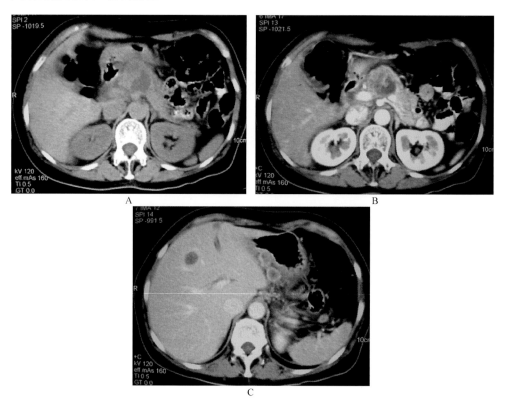

图 14 - 0 - 9　黏液性囊腺癌（二）

A. 胰颈部见一团块状囊实性病灶，壁厚，可见软组织及壁结节；B. 增强后病灶内软组织及壁结节明显强化；C. 同一患者肝内可见转移灶，小网膜囊内见淋巴结转移（淋巴结环形强化）

五、胰腺导管内乳头状黏液性肿瘤

胰腺导管内乳头状黏液性肿瘤(intraductal papillary mucinous tumor of the pancreas, IPMT)是一个相对较新的概念。发生于主胰管或分支胰管,病灶内衬以分泌黏液的高柱状上皮,常可见壁结节。好发于中老年,为具有潜在恶性倾向的肿瘤。临床常以反复发作的胰腺炎为主要表现。可分为主胰管型、分支胰管型及混合型。

(一) CT 表现

1. 主胰管型　主胰管全程或节段性明显囊状扩张,胰腺萎缩,扩张的胰管内有时可见壁结节或黏液栓(图 14-0-10)。

2. 分支胰管型　胰头部可见多囊或混杂囊性肿块,与扩张的胰管通连,肿块内可见分隔,后期囊较大时可见壁结节和黏液栓(图 14-0-11)。

3. 混合型　也就是主胰管型和分支胰管型同时存在。分支胰管型发展到后期常不同程度累及主胰管,表现为混合型。

(二) 鉴别诊断

1. 胰腺炎　IPMT 可导致反复发作的胰腺炎,IPMT 并发胰腺炎与单纯胰腺炎常较难鉴别。胰腺炎病例中,要注意胰管扩张程度及有无局限性囊性病灶,以判断胰腺炎的病因。

2. 浆液性囊腺瘤　浆液性囊腺瘤发生于胰头部时,需与本病相鉴别。前者囊液较后者清亮,密度较低,囊壁较薄,囊内无明显壁结节,与胰管不相通。

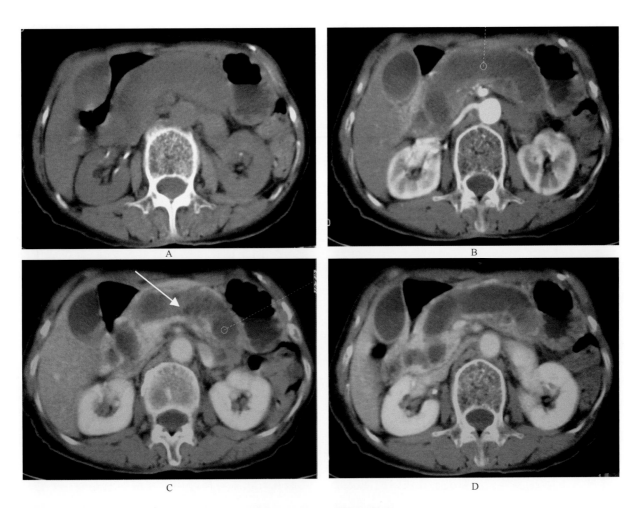

图 14-0-10　主胰管型 IPMN

A～D. 分别为平扫及增强后图像,显示胰腺实质萎缩,主胰管明显扩张,其内可见中度强化的充盈缺损影(箭头)

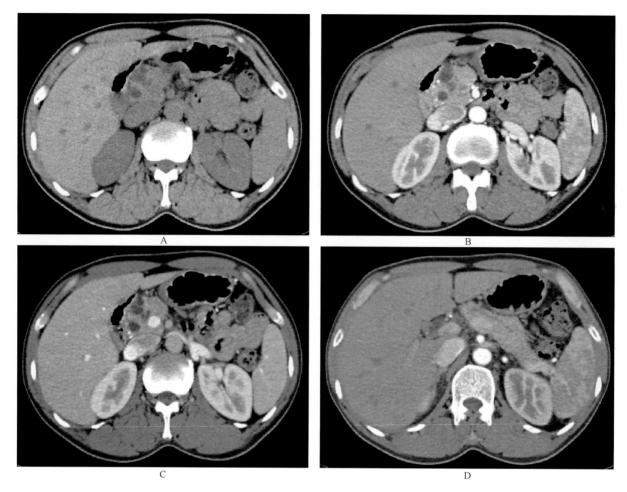

图 14-0-11 分 支 胰 管 型

A. 胰头部见多囊低密度灶,部分囊腔内密度不均匀,囊壁欠光整;B、C. 增强后囊壁轻度强化,壁结节不明显;D. 同一患者近端胰管轻度扩张,与囊性灶相通

六、实性假乳头状瘤

胰腺实性假乳头状瘤(solid-pseudopapillary neoplasm,SPT)是一种少见的具有低度恶性倾向的胰腺肿瘤。临床以年轻女性为多见,平均发病年龄为 10～40 岁。一般无特异性的临床症状或体征,较多见的表现为腹痛、腹胀、恶心、呕吐等。

(一)CT 表现

1. 直接征象 肿块可见于胰腺任何部位,以胰腺体、尾部好发,呈圆形或类圆形,体积常较大,长径多＞5 cm,肿块边界清,有完整的包膜,肿块内部密度常不均匀,具体表现取决于肿块内囊性成分和实性成分的比例,囊性成分内可见出血,实性成分有时可见钙化,增强后肿块实性成分及包膜可见

强化。此外,肿块常位于胰腺边缘,与胰腺交界面呈"杯口征"或"手抱球征"(图 14-0-12)。

2. 间接征象 胰胆管可见受压、移位或中断等改变,但不受侵犯。肿块对邻近组织、器官的影响主要是局部压迫,局部侵犯、淋巴结肿大及远处转移均较少见。

(二)鉴别诊断

1. 胰腺癌 当肿块强化不明显时,需与之相鉴别。① SPT 的肿瘤标志物如 CEA、CA19-9 均为阴性;② SPT 无明显侵犯胰管征象,胰管不扩张;③ 周围组织无明显受侵表现。

2. 神经内分泌肿瘤 临床上,体积较大的实性假乳头状瘤与神经内分泌肿瘤较难鉴别。以下几点可以支持 SPT 的诊断:① 肿块囊性成分中有片絮状稍高密度影,即少许出血表现。实性成分中

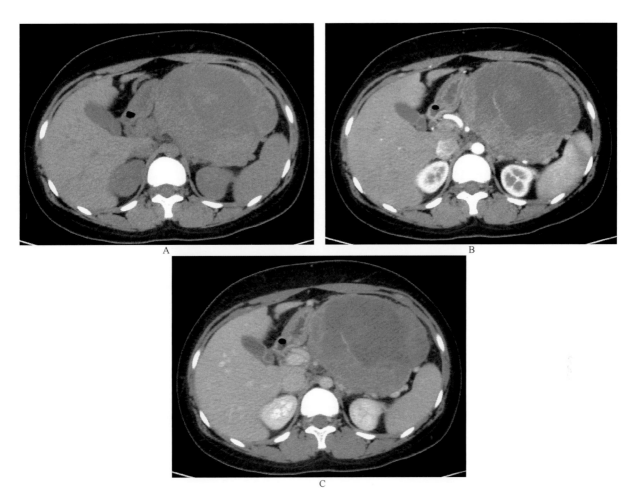

图 14 - 0 - 12　**A.** 胰体、尾部见一较大团块状囊实性病灶,病灶内密度不均匀,可见片絮状出血灶及线样钙化;
B、C. 增强后病灶内实性成分不均匀强化,病灶体积较大,对周围组织主要是挤压改变

有散在点状或条片状高密度钙化灶,且主要集中在肿块边缘的实性成分;② 增强后测量 CT 峰值与平扫 CT 值差值,较神经内分泌肿瘤偏小。

七、胰腺少见肿瘤

胰腺转移瘤:身体其他脏器的肿瘤如肺癌、乳腺癌、胃癌、黑色素瘤、结肠癌、肾癌等可以转移到胰腺,常常先转移到胰腺周围淋巴结,淋巴结增大形成包块将胰腺包在其内,以致与胰腺分界不清。有的肿瘤(如鼻咽癌、乳腺癌)可直接血行转移到胰腺实质形成转移瘤。胰腺内多发肿块,并且已知有原发瘤即可做出诊断。若胰腺内孤立肿块则难以与原发胰腺癌区别,诊断时必须结合病史及临床表现。

(詹　茜　王铁功　刘　芳　邵成伟　陆建平)

第十五章
胰腺肿瘤的 MRI 和 MRCP 检查

目前影像学检查对于胰腺肿瘤的敏感度和特异度都很高，MRI 对于胰腺肿瘤的检出率，特别是＜10 mm的病变，几乎与活检相似。尽管影像学检查进展迅速，但仍有较多胰腺肿瘤误诊和漏诊。胰腺 MR 检查不仅可以显示胰腺形态学改变，而且能够明确病变和胰腺组织的成分，增强扫描可以反映病变组织的血供情况，非常有利于胰腺肿瘤的诊断和良、恶性的鉴别。磁共振胰胆管造影（magnetic resonance cholangiopancretography，MRCP）可以清晰地显示胰管和胆管系统的细微结构，并可明确胰腺肿瘤与胰管的位置关系，结合常规胰腺 MR 扫描可以提高胰腺肿瘤的诊断准确率，缩小鉴别诊断范围。

本章结合胰腺肿瘤的病理特点，重点介绍其 MRI 和 MRCP 的影像学特征。

第一节　胰腺的 MRI 检查技术

与 MRI 相关的胰腺解剖生理特点包括：胰腺位于腹膜后间隙，解剖位置比较隐蔽；胰腺周围有较多脂肪，在 T_2 加权成像（T_2 weighted imaging，T_2WI）及增强扫描的 T_1 加权成像（T_1 weighted imaging，T_1WI）上可能会降低图像对比；胰腺为生成消化酶的器官，其腺体内富含水溶性蛋白，缩短了胰腺组织的 T_1 值；胰腺腺体内含有糖原，也可缩短胰腺组织的 T_1 值；胰管内胰液的 MR 信号接近纯水；胰头被十二指肠包绕；胰腺外形呈长条状，上下径和前后径都比较小，与肝脏一样，胰腺 MRI 检查时也容易受呼吸和心脏大血管搏动的影响。

一、胰腺 MRI 检查前的准备

（一）受检者准备
确保受检者无检查禁忌证。胰腺 MRI 检查前需要患者空腹，并禁食禁水 6 h，这样可避免胃肠道内的液体对图像质量的影响。检查前需要对患者呼吸进行简单训练，听指令做出吸气—呼气—屏气。增强扫描患者应于扫描前建立静脉通道。

（二）机器的选择和准备
通常胰腺检查时最好选择场强在 1.0T 以上的设备进行扫描。胰腺检查需要选择腹部相控阵线圈采集信号，以提高信噪比和成像速度。

二、胰腺 MRI 扫描序列选择

胰腺的 MR 检查由一系列不同的脉冲序列组成，这些序列各有其不同且相互补充的组织对比机制。这些序列包括：T_1WI 及其脂肪抑制、T_2WI 及其脂肪抑制、Gd - DTPA 动态增强扫描、MRCP 和 MR 血管成像（MR angiography，MRA），各序列显示的重点不同,它们相互补充,完美显示胰腺的解剖、组织特性、血流动力学改变、胰胆管形态和周围血管情况。

(一) T_1 加权成像

T_1WI 是一个重点显示胰腺解剖形态的序列,它能清晰显示胰腺和胰腺周围的脂肪间隙,正常的胰腺组织呈灰黑色,周围脂肪组织呈白色,两者界面清晰,同时也能显示胰腺周围结构如血管、淋巴结、肝脾、胃肠道等。脂肪抑制 T_1WI 是 T_1WI 的衍生图像,在这个序列上脂肪组织呈黑色,而胰腺组织呈较高信号的灰白色,胰腺的解剖细节更能清楚显示,可以显示胰腺实质的正常小叶结构(图 15-1-1)。胰腺在发生炎症或肿瘤时,通常 T_1WI 信号减低,正常的胰腺组织 T_1WI 信号高于或等于肝脏,而炎症或肿瘤的信号常低于肝脏,两者形成良好对比,这一点在脂肪抑制 T_1WI 显示更清楚。

(二) T_2 加权成像

T_2WI 序列是一个对水分增加非常敏感的序列。正常的胰腺组织呈灰黑色,而脂肪组织呈灰白色,两者对比良好。炎症或肿瘤组织由于充血水肿或组织幼稚,水分含量增加,在 T_2WI 上常呈较高信号,便于识别。特别是脂肪抑制 T_2WI,此时胰腺组织和周围脂肪组织都呈较低信号,炎症或肿瘤组织常以高信号突出显示(图 15-1-2)。

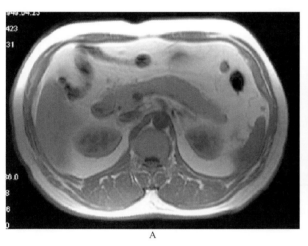
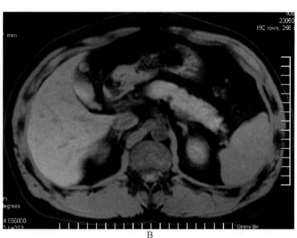

图 15-1-1　正 常 胰 腺(一)

A. T_1WI,胰腺为灰黑色,周围脂肪组织呈白色,两者界面清晰;B. 脂肪抑制 T_1WI,脂肪组织呈黑色,而胰腺组织呈较高信号的灰白色

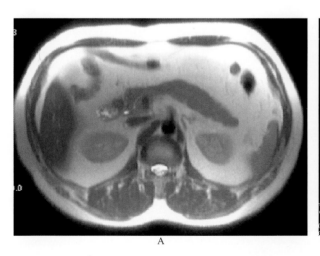
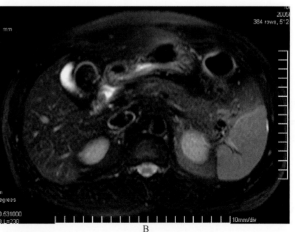

图 15-1-2　正 常 胰 腺(二)

A. T_2WI,正常的胰腺组织呈灰黑色,而脂肪组织呈灰白色,两者对比良好;B. 脂肪抑制 T_2WI,胰腺组织和周围脂肪组织都呈较低信号

（三）动态增强扫描

胰腺组织即是一个内分泌器官又是一个外分泌器官，血供非常丰富。胰腺的动态增强扫描通常扫三期，即动脉期、静脉期和延迟期。由于胰腺完全由动脉供血，在动态增强扫描的动脉期，造影剂如 Gd-DTPA 通过毛细血管的充盈遍布整个胰腺，胰腺组织显著强化(图 15-1-3)，而胰腺癌或胰腺炎症坏死组织的血供常常较正常组织减少，在动态增强扫描动脉期表现为低信号；随着增强时间的延迟，静脉期或延迟期，造影剂经过毛细血管逐渐弥散到肿瘤或炎症的组织间隙，才逐步强化。动态增强扫描可以选择普通的 T_1WI，但在脂肪抑制 T_1WI 上 Gd-DTPA 造影剂的强化效果更佳，有助于检出尚未引起形态改变的小病灶。动态增强扫描后能清晰显示胰周血管，可用于评价肿瘤侵犯血管的情况。

（四）MRCP

MRCP 的成像基础是胆道和胰管内的水成像同时抑制其周围组织结构的信号，所以 MRCP 图像上，除含水的胆管、胰管显影外(有时可看见扫描野内含水的椎管和肾盂肾盏显影)，周围软组织基本不显影，可以得到类似 ERCP 的图像。MRCP在一幅图像上通常可以清楚地显示胆总管、肝总管、胆囊、肝内胆管 1～4 级分支以及胰管和副胰管(图 15-1-4)。它可以显示各种病变状态时胰胆管的改变，如狭窄、扩张、结石、梗阻等，与 ERCP 相比，MRCP 最显著的特征是不仅能显示阻塞远端的胰管而且能显示完全阻塞近端的胰管。同时，MRCP 对检出胰腺囊性病变的敏感性极高，能检出

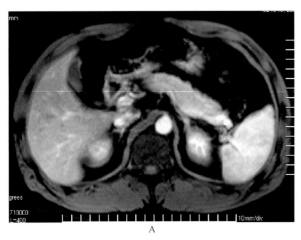
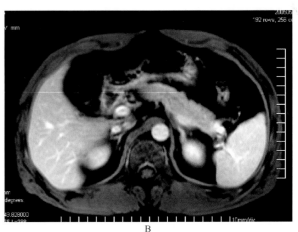

图 15-1-3 正常胰腺(三)

A. 动脉期：胰腺组织均匀而显著强化；B. 延迟期：胰腺组织均匀强化但程度有所减退

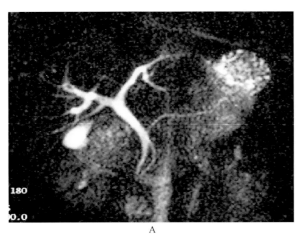
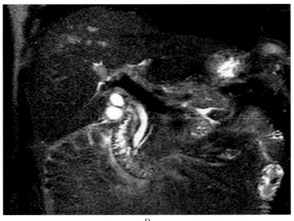

图 15-1-4 正常胰胆管

A. 厚层 MRCP：全景显示胆树和胰管；B. 薄层 MRCP：显示胰胆管细节，如十二指肠黏膜、乳头、胆总管下端开口等

其他方法不易检出的囊性病变。

（五）MRA

动态增强 MRA 可以分别显示完整的腹主动脉系统和门静脉系统，可以很好地显示血管包绕或阻塞以及局部血管解剖改变等（图 15 - 1 - 5）。胰

腺的良性和恶性病变可引起胰周血管的包绕、阻塞、动脉瘤和血栓形成，这些异常的确定对于全面评价胰腺疾病，指导临床治疗和判断预后有重要价值。其中，临床上最常用的是胰腺癌中胰周血管侵犯程度对肿瘤分期和手术可切除性的判断。

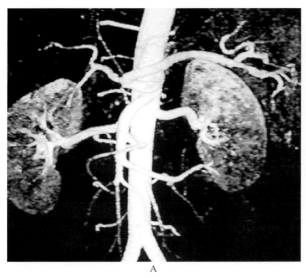
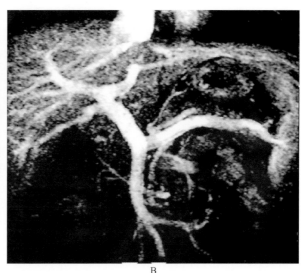

图 15 - 1 - 5　正常腹部 MRA

A. 正常腹主动脉，可清晰显示腹腔干、肠系膜上动脉、两肾动脉及其分支；B. 正常门静脉系统，可清晰显示脾静脉、肠系膜上静脉、门脉主干及其分支

三、各序列参数的选择

要得到美观、清楚的胰腺图像，不仅需要做好检查前的充分准备，选择好各种序列，而且要对每种参数做出正确的设置。在本节主要提供笔者所在医院 GE 3.0T 磁共振扫描仪对胰腺扫描的主要

参数设置情况。

（一）定位像、扫描基线及范围

定位像：定位线中心在剑突平面，采用三维定位法。

（1）横断面扫描基线和扫描范围：在冠状面像上以平行于水平面、胰腺高度为扫描基线，扫描范围包括整个胰腺（图 15 - 1 - 6A）。

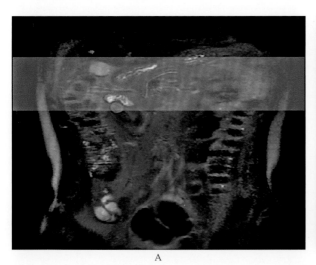
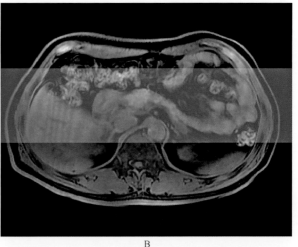

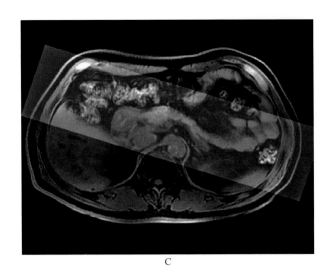

C

图 15-1-6 胰腺扫描定位像

A. 胰腺横断面扫描定位像；B. 胰腺冠状面扫描定位像；C. 胰腺 MRCP 扫描定位像

（2）冠状面扫描基线和扫描范围：在横断面像上以平行于人体冠状面，以胰腺中心为扫描基线，扫描范围包括整个胰腺（图 15-1-6B）。

（3）MRCP 扫描基线和扫描范围：在横断面像上以平行于胰腺正中长轴为扫描基线，扫描范围包括整个胰腺（图 15-1-6C）。

（二）具体参数设置（表 15-1-1）

表 15-1-1　3.0T MR 扫描主要参数设定

脉冲序列	T_1WI	T_2WI	T_2WI	MRCP	MRCP
名称	LAVA	FSE	HASTE	HASTE	FSE
平面	横断	横断	冠状	冠状	冠状
空间	三维	二维	二维	二维	三维
TR(ms)	4.25	2 833	1 530	7 000	3 333
TE(ms)	1.94	86.74	65	1 271.81	387
Matrix	224×320	224×320	288×288	288×288	288×288
FOV(mm)	440×440	440×440	400×400	300×300	300×300
层厚(mm)	5	6	5	64	1.0
层距	0	6	6	6	1.8
反转角度(FA)	15°	–	–	–	–
压脂	四相位	是	否	是	是
呼吸	屏气	触发	屏气	屏气	触发
动态增强三期	15 s、20 s、40 s				
对比剂	Gd-DTPA,0.1 ml/kg,注射流率 2 ml/s	–	–	–	–

注：T_1WI（T_1 weighted imaging）：T_1 加权成像；T_2WI（T_2 weighted imaging）：T_2 加权成像；MRCP（magnetic resonance cholangiopancretography）：磁共振胰胆管造影；LAVA（liver aquisition with volume acceleration）：肝脏容积加速采集；FSE（fast spin-echo sequence）：快速自旋回波序列；HASTE：半傅里叶采集单次激发快速自旋回波序列；四相位：水相、脂相、水脂结合相、水脂分离相

四、MR 新技术在胰腺肿瘤中的运用

随着 MR 技术的飞跃发展,越来越多的 MR 新技术运用于胰腺疾病诊断,包括特异性对比剂、MR 灌注成像(perfusion-weighted imaging,PWI)、MR 弥散加权成像(diffusion weighted imaging,DWI)、磁共振波谱成像(magnetic resonance spectroscopy,MRS),现简要介绍如下。

(一)MR 灌注成像

MR 灌注成像的基础是核医学的放射性示踪剂稀释原理和中心容积定律。基本原理是:当顺磁性对比剂进入毛细血管床时,认为对比剂仅位于血管内,不向血管外间隙扩散,位于血管内的对比剂产生强大的、微观的磁敏感梯度,使周围组织局部磁场发生短暂变化,这种变化可以通过 MR 图像上信号强度的变化测得,此时信号变化受弥散因素的影像很小,故能直接反映组织血液灌注的情况,间接反映组织的微血管情况。胰腺是单系统动脉供血且血运丰富的器官,其灌注信息对于了解认识胰内、外分泌功能以及胰腺疾病的病理生理变化基础极为重要。文献报道用 T_1 对比 5 组动态增强数据形成的信号强度曲线,发现胰腺癌成渐进性升高曲线,而正常胰腺成速升速降型曲线,慢性胰腺炎及肿块型胰腺炎成慢升慢降型曲线,有助于三者鉴别。

(二)MR 弥散加权成像

MR 弥散加权成像是一项无创性评价生物体内水分子扩散运动状态的成像技术,它主要依赖于水分子的运动,为组织成像对比提供了一崭新的技术。MRI 能控制活体组成中水分子的磁化状态,却不影响其扩散过程,因此 MRI 是目前检测活体组织中水分子扩散运动最理想的方法。在 DWI 中如果组织内水分子扩散运动慢,去相位时信号丢失少,则呈高信号,反之游离的自由水扩散运动不受限制,扩散运动快,则呈低信号。MR 扩散成像原理中常涉及两个参数——即表观扩散系数(apparent diffusion coefficient,ADC)值和扩散因子 b。ADC 值直接反映了扩散运动的速率快慢,若靶组织扩散慢,ADC 值低,反映在 ADC 值图上呈现黑色。目前应用于胰腺的 MR 扩散成像主要是平面回波成像(echo-planar imaging,EPI)和快速梯度回波序列。DWI 现已大量运用于胰腺肿瘤的检出。胰腺肿瘤的典型组织病理学特征为肿瘤细胞伴大量结缔组织增生,从而导致 ADC 值的降低,该值的降低主要依赖于这些组织中细胞致密的增加和大量纤维成分限制了水分子的布朗运动。

DWI 可以运用于与其他胰腺疾病的鉴别诊断。文献报道胰腺导管内乳头状瘤(IPMN)可以产生大量黏液,积聚在胰管内造成胰管的扩张,IPMN 扩张胰管的 ADC 值降低,在 DWI 上可表现为高信号,与慢性胰腺炎造成的胰管扩张有明显差别。自身免疫性胰腺炎和肿块型胰腺炎,在其形态学上很难与胰腺癌区别,而 DWI 上慢性胰腺炎呈等信号或略低信号,胰腺癌表现为高信号,ADC 值明显大于胰腺癌。

(三)磁共振波谱成像

常规 MRI 是研究人体器官组织形态的病理生理改变,而磁共振频谱研究人体细胞代谢的病理生理改变。在许多疾病中,代谢改变先于病理形态改变,而 MRS 对这种代谢改变的潜在敏感性很高,是目前唯一能无创性观察活体组织代谢及生化变化的技术,故能提供信息以早期检测病变。原理:磁共振信号的共振频率由两个因素决定:旋磁比 r(原子的内在特性)和核所处位置的磁场强度。核所受的磁场主要由外在主磁场 B 来决定,但是核所受的磁场强度也与核外电子云及邻近原子的原子云有关。电子云的作用会屏蔽主磁场的作用,使核所受的磁场强度小于外加主磁场。因此,对于给定的外磁场,不同核所处的化学环境不一样,会产生共振频率的微小差异,这种差异称作化学位移。这种差异导致磁共振谱峰的差别,从而可以识别不同代谢产物及其浓度。检查通过对感兴趣区的 ^1H、^{31}P、^{23}Na、^{13}C、^{19}F 等的 MR 频谱扫描所示,在代谢过程中有关各原子的中间代谢产物的有关频谱学参数,如波形、波峰值(浓度)、化学位移量、T_1、T_2 时间等变化的测量,可以分析组织代谢的改变,提供诊断信息,能无创伤地探测活体组织化学特性。

文献报道通过在 1.5T 磁共振系统应用'H - MRS 研究胰腺的代谢物变化,可以在分子水平评价胰腺的生理和病理状态。目前,基础研究所提供的胆碱峰的降低和牛磺酸峰的升高可能成为将来进一步研究胰腺癌代谢特征及治疗前后代谢变化的切入点。

(四)磁共振化学位移成像技术(chemical shift imaging)

磁共振化学位移成像也称同相位(in phase)或反相位(out of phase)成像。其成像原理:水分子中氢质子的化学键为 O—H 键,而脂肪中氢质子的化学键为 C—H 键,这两种结构中氢质子周围电子云分布不同,最终导致水分子中氢质子的进动频率要比脂肪分子中氢质子稍快些,这种进动频率差异随着场强的增加而增大。当射频脉冲激发后,脂肪和水的横向磁化矢量处于同相位,即它们之间的相位差为零,而水质子比脂肪质子的进动频率快,经过数毫秒后,水分子中的质子的相位超过脂肪中的质子半圈,即两者的相位差为 180°,此时采集到的 MR 信号相当于两者成分信号相减的差值,这种图像称之为反相位(out of phase)图像。过了这一时刻,水分子中的质子的相位超过脂肪中的质子一圈,这两种质子的相位完全重叠,称之为同相位(in phase)图像。目前临床上化学位移成像技术多采用 2D 扰相 GRE T_1WI 系列,常用的序列为 Dixon 序列和 IDEAL 序列。Dixon 序列能够一次扫描后得到 4 种图像,分别是水相、脂相、同相位相和反相位相。IDEAL 序列是基于 Dixon 序列开发改进的水脂分离序列,利用这种技术更加优化了水脂分离显像,可以有效消除水脂信号混淆给临床诊断带来的干扰。

总的来说,胰腺的 MRI 最好在高场强(1.5T 或更高)的 MR 机上进行。因为高场强可提供更高的图像信噪比、更快的成像速度(速度对动态增强扫描和 MRA 是极为重要的)。胰腺主要的 MRI 检查手段仍是常规胰腺 MR 扫描和动态增强扫描,其他各种技术都作为这项技术的有益补充。

(边 云 王 莉)

第二节 胰腺癌的 MRI 检查

一、胰腺导管腺癌

胰腺导管腺癌(ductal adenocarcinoma of pancreas,DACP)是一质地坚实的肿块,与周围组织界限不清,近 2/3 的胰腺癌发生在胰头部。胰头癌的患者因为早期出现梗阻性黄疸,并进行性加重,发现时肿瘤一般体积较小;胰体、尾癌因为早期无明显症状,所以发现时常常体积较大。胰腺癌的最主要病理类型是导管细胞癌,它是一种少血供、无包膜的实性肿瘤,间质中有多量纤维组织,癌细胞特别容易侵犯神经和神经周围的淋巴管。

由于胰腺癌的 2 种主要成分肿瘤细胞和纤维组织,一个 T_1WI 低、T_2WI 高信号,一个 T_1、T_2WI 均为低信号,所以其结果是胰腺癌的 T_1WI 信号低于正常胰腺组织,T_2WI 信号大多与正常胰腺组织接近或略高,所以在 T_2WI 上胰腺癌与正常胰腺组织对比不如 T_1WI 明显。但是检出胰腺癌最敏感、最可靠的序列是动态增强扫描(特别是 T_1WI 脂肪抑制动态增强)。由于 MRI 软组织分辨率高、Gd - DTPA 动态增强造影剂的增强效率强,对于局限于胰腺轮廓内的小肿瘤,MRI 优于 CT。MRI 表现如下。

(一)胰腺轮廓和体积改变

除非是局限于胰腺轮廓内的小肿瘤(图 15 - 2 - 1),否则胰腺癌常常造成肿瘤局部胰腺体积结节状增大、轮廓变形,由于肿瘤阻塞胰腺导管,近端的胰腺组织常继发胰管阻塞后的慢性胰腺炎,体积可以萎缩变小(图 15 - 2 - 2)。

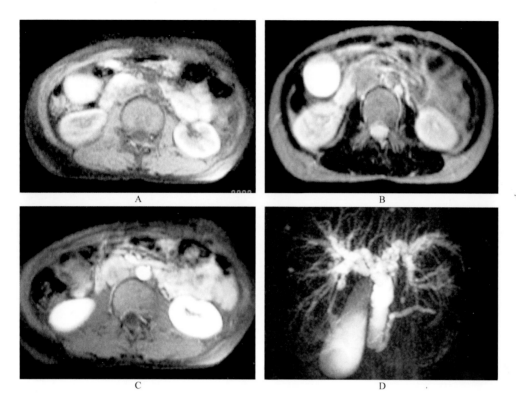

图 15-2-1　钩 突 癌

A. 脂肪抑制 T_1WI：肿瘤呈稍低信号位于钩突后部、下腔静脉前方，钩突变形不明显；B. T_2WI：肿瘤呈等信号，钩突稍饱满，与下腔静脉分界欠清；C. 增强扫描肿瘤强化低于正常腺体；D. 厚层 MRCP 显示典型的"双管征"

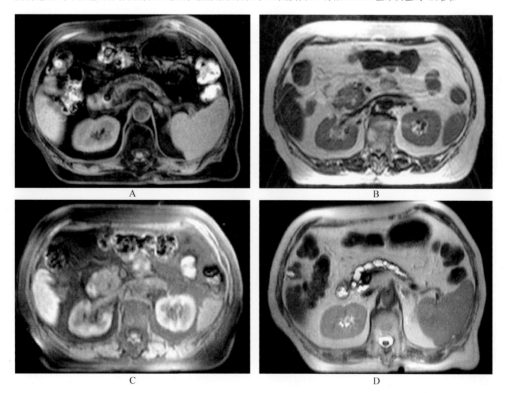

图 15-2-2　胰 头 癌

A. 脂肪抑制 T_1WI：胰头肿大变形呈球状，肿瘤呈较低信号，明显低于肝实质；B. T_2WI：肿瘤呈不均匀相对高信号，轮廓清晰；C. 稍高平面的脂肪抑制 T_1WI：可见胰管扩张，腺体明显萎缩；D. 稍高平面的 T_2WI：可见扩张的胰管及萎缩的腺体显示更清晰

（二）胰腺及胰周信号改变

胰腺癌在 T_1WI 上常表现为较均匀低信号的肿块，较大的肿瘤内部可能有液化坏死，T_1WI 信号更低；脂肪抑制能加大信号差别，显示更清晰，通常胰腺癌与周围正常的胰腺组织分界清楚，而肿瘤近端的胰腺组织由于胰管阻塞可能继发慢性炎性改变，T_1WI 信号也可以减低。在 T_2WI 上胰腺癌通常呈等信号或略高信号，肿瘤内部的液化坏死区呈较高信号，而肿瘤近端的胰腺组织如果继发慢性炎性改变的话，也可能呈等信号或略高信号，两者之间信号反差不大。但肿瘤部分的胰管常常受压闭塞，而继发慢性炎性改变的胰腺组织中间常有一条扩张的胰管，依此可以区别。由于胰腺癌侵袭性生长，当肿瘤向胰周浸润时（主要是向后腹膜方向），胰周脂肪间隙模糊，呈条状或毛刺状，随着肿瘤进展，脂肪间隙可以完全消失（图 15-2-3）。

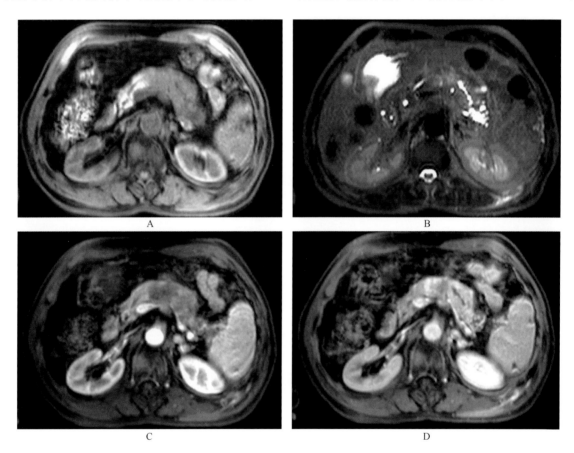

图 15-2-3 胰 体 癌

A. 脂肪抑制 T_1WI：胰腺体、尾部增粗，T_1WI 信号减低，与正常胰腺分界尚清，胰周脂肪间隙清晰；B. 脂肪抑制 T_2WI：胰腺体部见一相对高信号肿块，其近端胰管扩张，胰腺信号增高；C. 动脉期：胰体部肿块呈低强化，其近端炎性改变的胰腺组织强化较正常腺体差，但较肿瘤明显；D. 延迟期：胰体癌仍呈不均匀低强化，其近端炎性改变的胰腺组织进行性强化，程度已超过正常腺体组织

（三）强化反应

在动态增强扫描的动脉期，几乎所有的胰腺癌均表现为不强化或强化不明显，而正常的胰腺组织显著强化，加大了两者之间的信号差，胰腺癌呈边界清晰的较显著的低信号结节，便于识别肿瘤的侵犯范围。在静脉期或延迟期，由于造影剂渗入肿瘤细胞外间隙可使肿瘤呈相对低信号或等信号，这取决于造影剂渗入肿瘤细胞外间隙的量以及肿瘤静脉回流的速度、通畅性。肿瘤近端（分泌端）继发炎性改变的胰腺组织早期强化亦较正常胰腺组织减弱，但其强化程度肯定强于肿瘤本身，且随着延迟扫描呈进行性强化，达到并超过正常胰腺组织（图 15-2-4）。

（四）胰胆管改变

MRCP 能够非常清楚地显示胆管和胰管系统，提供从不同轴向和不同角度去观察胰胆管扩张程度、梗阻平面的图像。胰管狭窄几乎见于所

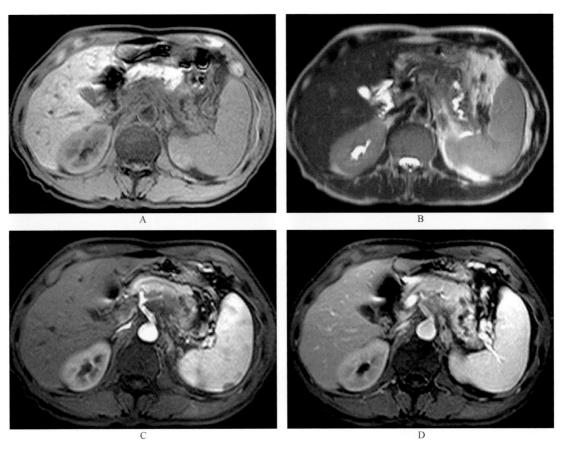

图 15-2-4　胰 体 癌

A. 脂肪抑制 T_1WI：胰体部偏后方低信号肿块，与正常胰腺分界尚清，肿瘤嗜神经生长，明显侵犯后腹膜，其近端胰腺组织呈炎性改变信号减低；B. T_2WI：肿瘤呈略高信号，其近端胰管扩张，胰腺信号增高；C. 动脉期：肿瘤组织明显低强化，边界更清，包绕腹腔干，近端炎性改变的腺体轻度强化；D. 延迟期：造影剂部分渗入肿瘤组织，但仍呈低强化，近端炎性改变的腺体强化已超过正常胰腺

有的胰腺癌。胰管继发扩张多呈平滑状，并多于肿块处突然截断，如果是胰头癌常同时合并软藤状扩张的胆总管在胰头平面突然截断，胰胆管同时扩张梗阻于壶腹周围称"双管征"，是一种较特异的诊断胰头癌的征象（图 15-2-5）。在 MRCP 上，无论胰腺的任何部位，扩张的胰管突然截断、头端见一软组织肿块都强烈指向胰腺癌的诊断（图 15-2-6）。

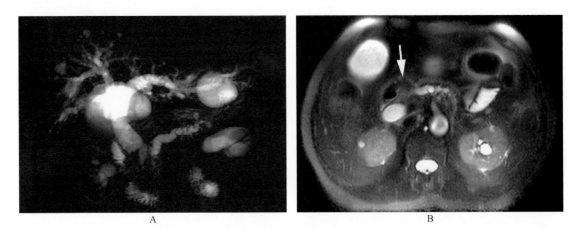

图 15-2-5　胰 颈 癌

A. 厚层 MRCP：显示典型的"双管征"，胰胆管于胰腺颈部平面中断；B. 梗阻平面的横断薄层 MRCP：显示胰颈部一略高信号的肿瘤（箭头所示），近端胰胆管扩张

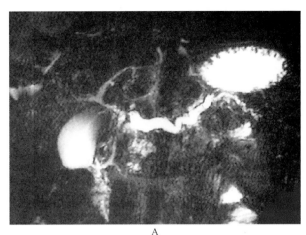
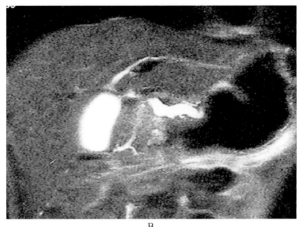

图 15-2-6 胰 头 癌

A. 厚层 MRCP：胰体、尾部胰管显著扩张，于胰头平面中断，胆总管扩张不明显；B. 冠状面薄层 MRCP：显示梗阻的胰管末端呈鸟嘴状，胰头部一较大肿块闭塞胰管

二、变异性导管腺癌

变异性导管腺癌（variants of ductal adenocarcinoma）指具有特殊的组织成分与分化类型的胰腺导管细胞腺癌，占总体导管腺癌的 2%～10%，主要包括黏液性非囊性癌、腺鳞癌、未分化（间变性）癌、破骨细胞样巨细胞癌等，此外还包括更为罕见的组织学亚型，如印戒细胞癌、透明细胞癌、纤毛细胞癌和混合性导管-内分泌癌。影像学很难与普通导管腺癌区分。MRI 表现如下。

1. 黏液性非囊性癌　病灶由漂浮在丰富的细胞外黏液中分化良好的腺体成分（>50%）组成，肉眼观表现为凝胶样肿块，边界较导管腺癌清楚，其发病率占胰腺癌的 1%～3%，发病的年龄和性别与其他类型导管腺癌类似。与典型的导管腺癌比较，该型肿瘤预后良好。MRI 表现为 T_2WI 呈稍高信号，与其富含黏液成分有关。临床可疑黏液性非囊性癌患者进行活检时，需注意可导致血栓形成，甚至造成癌细胞扩散。

2. 胰腺腺鳞癌（ACP）　又称胰腺黏液表皮样癌、胰腺棘皮癌，是一种罕见、预后极差的胰腺恶性肿瘤。组织学上由导管腺癌成分和鳞状细胞癌成分混合构成。肿瘤好发于胰头，肿块巨大，呈浸润性生长，T_1WI 呈低信号，T_2WI 呈高信号。肿瘤内部信号不均匀，易发生坏死、液化、囊变，这与鳞癌的倍增时间短、生长速度快、容易血供不足有关；又因为鳞癌细胞多成实体巢状排列，中央乏血供，易发生退行性变、坏死、液化和囊变。增强后肿瘤明显不均匀强化，液化、坏死、囊变区域不强化，这与腺癌以腺管状或筛状排列、间质及血供丰富有关。因此，当瘤体体积较小时中央就出现囊性坏死，对本病有诊断价值。

3. 未分化（间变性）癌　该肿瘤由多形性大细胞、巨细胞和（或）梭形细胞组成（>30%），发病率占胰腺肿瘤的 5%～7%，预后差，转移率高，常发生于胰尾部。

4. 破骨细胞样巨细胞癌　该肿瘤由恶性未分化上皮细胞、圆形、梭形细胞和非肿瘤性破骨细胞样巨细胞组成，临床进展迅速，大多数患者生存期<1 年，肉眼与间变癌表现相同。

三、腺泡细胞癌

胰腺腺泡细胞癌（acinar cell carcinoma of pancreas，ACCP）占胰腺癌的 10%，占所有胰腺肿瘤的 1%～2%，极为罕见。由腺泡化的肿瘤细胞组成，偶可见内分泌细胞。该病好发于中老年人，发病高峰年龄在 70 岁左右，男性较多于女性。其 5 年总生存率为 42%，手术可切除率为 64%，预后远较上皮细胞癌好。而且，ACCP 对化疗药物较 DACP 敏感，对于部分不能手术的患者，可以先行化疗，待病灶缩小后再行手术。所以提高该病的影像学诊断水平，对正确选择治疗方案和术前评估意义重大。MRI 表现如下。

（一）胰腺轮廓和体积改变

肿瘤可以发生于胰腺各部位，因为肿瘤侵袭性不强并且有假包膜结构，所以与周围正常胰腺组织和其他器官分界较为清晰。胰头部肿瘤较小，而体、尾部肿瘤体积较大，平均直径在 7.6～10.0 cm，可致胰腺轮廓的改变。

（二）胰腺及胰周信号改变

体积较小的肿瘤多为实性，T_1WI 呈低至稍高信号，T_2WI 呈高信号。体积较大者中央多发生大片囊变坏死，囊变区域甚至可达 50% 以上，使肿瘤显示为囊实性肿瘤，T_2WI 上表现为液体信号（图

15-2-7）。肿瘤大都有包膜，这与肿瘤具有膜包绕的丝状包涵体有关，但包膜往往不完整，这是由于肿瘤向各个方向生长速度不均衡造成的，提示肿瘤的潜在侵袭性。在国外文献报道中，胰腺腺泡细胞癌与正常胰腺组织的边界在 MR T_1WI 上显示较 CT 平扫图像清晰，这与 MRI 对软组织内部结构差别更为敏感有关。

（三）强化反应

该肿瘤属于乏血供肿瘤，但因其内含有纤维组织，所以增强后强化程度低于正常胰腺组织，高于导管腺癌，特别在动脉期和门脉期尤为显著。部分肿瘤血供丰富，特别是位于胰头部的肿瘤，动脉晚期可出现明显强化。包膜结构的成分为受压迫萎缩的周边组织以及反应性增生的纤维胶原，本身富含血供，所以在增强后显著强化。坏死囊变部分无强化。

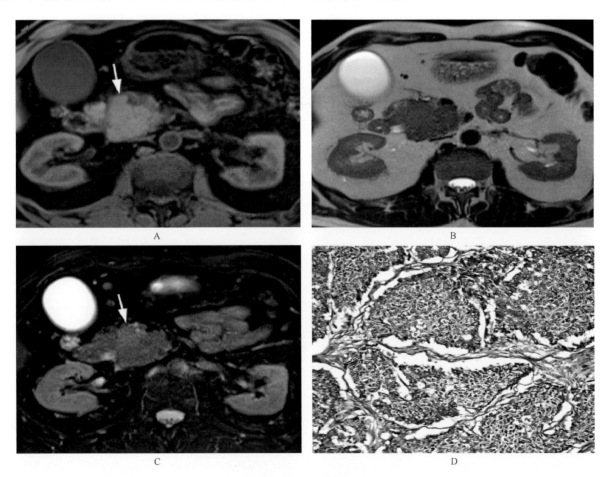

图 15-2-7　胰腺腺泡细胞癌

A. 脂肪抑制 T_1WI 示胰头部可见一边界清楚的较高信号肿块；B、C. 普通和脂肪抑制 T_2WI 可见胰头部肿块呈较高信号；D. 可见腺泡样排列的肿瘤细胞（HE 染色，×200）

（四）胰胆管改变

胰腺腺泡细胞癌起源于胰腺腺泡细胞和终末分支胰管，与起源于主胰管或一、二级分支胰管的导管上皮癌不同，很少浸润主胰管和较大分支胰管，所以对这些胰管的影响主要是外压性的，而非腔内阻塞，故胰（胆）管扩张程度较轻，引发阻塞性胰腺炎的概率也远小于导管上皮癌。Kitagami 等对日本 115 例胰腺腺泡细胞癌研究表明，腺泡细胞癌引发主胰管扩张的病例占所有病例的 29.2%，小于导管上皮癌的 65.7%。

（五）鉴别诊断

胰腺腺泡细胞癌在影像上需要与胰腺导管上皮癌鉴别（图 15-2-7）。后者体积一般较小，平均直径 2~3 cm，且易侵犯胰（胆）管，引起胰（胆）管扩张，肿块边界不清晰，呈浸润性生长，易包绕血管，淋巴结转移常见，增强后无包膜强化现象。同时导管上皮癌患者 CA19-9 升高概率较大，如引发阻塞性胰腺炎，血淀粉酶也会升高。当胰腺腺泡细胞癌体积过大，发生坏死、囊变时，需要与胰腺实性假乳头状瘤和胰腺神经内分泌肿瘤鉴别。胰腺实性假乳头状瘤好发于青年女性，大多为囊实性病灶，其囊性部分内出血显著。胰腺神经内分泌肿瘤体积较大时也可在中央区域发生大片囊变、坏死，但其周边实性成分富含血供，在动脉期就可以显著强化，通常高于正常胰腺组织。

（边　云　王　莉）

第三节　胰腺囊性肿瘤的 MRI 检查

一、浆液性囊性肿瘤

浆液性囊性肿瘤（serous cystic neoplasma of pancreas，SCN）是一类由产生浆液的导管上皮构成的囊性肿瘤，此类肿瘤占胰腺囊性肿瘤的 11% 左右，女性高发。主要发生于胰腺体、尾部，绝大部分为良性，很少一部分为恶性。浆液性囊腺瘤在影像学表现上分为常见类型和罕见类型。常见类型又分为多囊型、蜂窝型、寡囊型。罕见类型则主要分为单囊型、巨囊型、囊内出血型、von Hippel-Lindau 综合征并发型。MRI 表现如下。

（一）胰腺轮廓和体积改变

病变多位于胰腺体、尾部，病灶较大，可突出于胰腺轮廓之外。

（二）胰腺及胰周信号改变

1. **多囊型**　病灶多为圆形或类圆形，有分叶，直径由 3 cm 到 8 cm 不等。病灶由多个囊腔组成，这些囊腔大小均在 2 cm 以下。囊腔之间可见完整的细线状分隔，分隔粗细均匀，部分病灶中央可见"星状瘢痕组织"。MRI 扫描时为典型的 T_1WI 低、T_2WI 高的液性信号，"星状瘢痕组织"和分隔呈 T_1WI 和 T_2WI 等信号。囊腔内无出血征象，囊壁光整，无壁结节（图 15-3-1）。

2. **蜂窝型**　病灶由数不清的大量微小囊腔组成，类似蜂窝状。囊腔间线状分隔完整，厚度不均匀。囊腔内容物为液性。囊腔内无出血征象，囊壁光整，无壁结节。有时这种类型的浆液性囊腺瘤因囊腔过于微小，而囊壁间质又较肥厚，在 CT 上可被误认为实性肿瘤，但 MRI 中可通过 MRCP 和常规的 T_2WI 都可以将囊腔中的水清晰显示出来，揭示肿瘤囊性本质。

3. **寡囊型**　病灶由 2~3 个囊腔组成，囊腔较大，直径在 2 cm 以上，但最大的不超过 4 cm。囊腔样线状分隔完整且厚度均匀，囊腔内容物无强化。囊腔内无出血征象，囊壁光整，无壁结节（图 15-3-2）。

4. **罕见类型**　①单囊型：为单一囊肿表现，多位于胰腺体、尾部，无特征性表现，与黏液性囊腺瘤无法鉴别。②巨囊型：指囊腔多而巨大，某一或某些囊腔直径＞10 cm，该种类型其实就是寡囊型囊腔更为巨大而已。③囊内出血型：胰腺浆液性

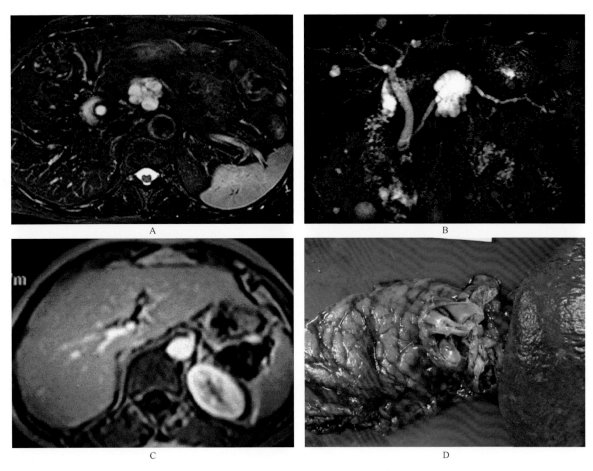

图 15 - 3 - 1　多囊型浆液性囊腺瘤

A. 脂肪抑制 T_2WI 显示多囊性病灶,囊分隔为等信号;B. MRCP 图像可见胰体多囊性囊肿,上游胰管未见阻塞、扩张;C. 脂肪抑制 T_1WI 增强后可见分隔强化,腔内容物未见强化;D. 病理标本,胰尾多囊状病灶

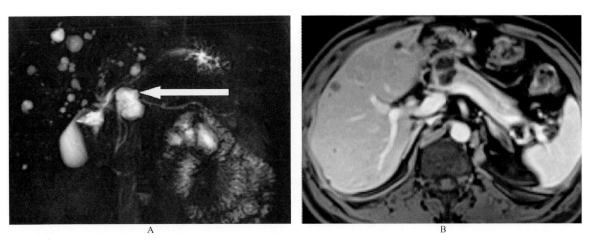

图 15 - 3 - 2　寡囊型浆液性囊腺瘤

A. MRCP 示胰腺颈部囊性病灶;B. 脂肪抑制 T_1WI 增强静脉期,可见胰颈部囊肿由数个囊腔组成,线样分隔强化

囊腺瘤极少出血,内部出现血块后在 MRI 图像上较为敏感,T_1WI 高信号,T_2WI 低信号。④ von Hippel-Lindau 综合征并发型:表现并无特殊,就是在 von Hippel-Lindau 综合征其他病变基础上,胰腺出现浆液性囊腺瘤的表现(图 15 - 3 - 3)。

(三)强化反应

肿瘤内部的线样分隔强化,其余成分均无明显强化。

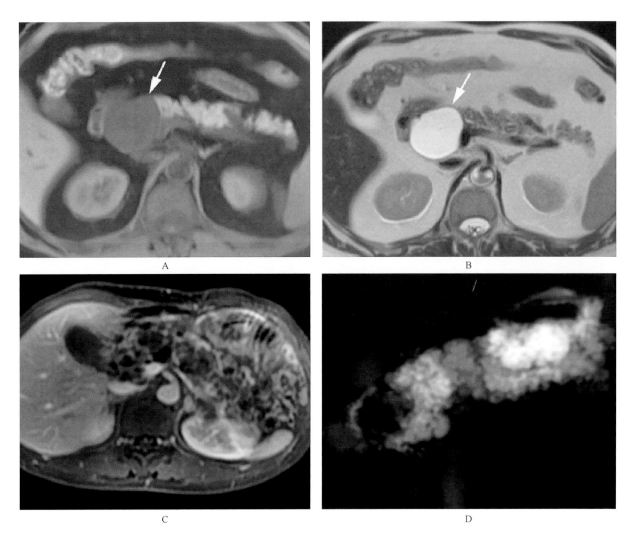

图 15-3-3 其他罕见类型浆液性囊腺瘤

A、B. 单囊型浆液性囊腺瘤，胰头部可见一枚边界清楚的类圆形单腔异常信号灶，脂肪抑制 T_1WI 呈低信号，T_2WI 呈高信号；C、D. von Hippel-Lindau 综合征，脂肪抑制 T_1WI 增强可见其内分隔强化，MRCP 示胰腺呈无数多囊性改变

（四）胰胆管改变

病灶与主胰管不相通，不伴有主胰管的扩张，MRCP 可以清楚显示出病灶与胰管之间的关系，有利于与其他胰腺疾病鉴别。

（五）鉴别诊断

单囊型、寡囊型 SCN 需要与胰腺其他囊性病变鉴别，尤其是黏液性囊腺瘤、分支胰管型胰腺导管内乳头状黏液性肿瘤和胰腺潴留性囊肿。有文献认为囊壁突出胰腺外部分的厚度（寡囊型 SCN 多≤1 mm，黏液性囊腺瘤在 2.5～10 mm）可作为鉴别两者的方法。分支胰管型胰腺导管内乳头状瘤与胰管相通作为鉴别点。

二、黏液性囊腺瘤

黏液性囊腺瘤（mucinous cystic neoplasma of pancreas，MCN）由柱状产黏液上皮细胞和类似卵巢间质的结缔组织构成。根据细胞的异型性分为 MCN 伴低或中级别异型增生、MCN 伴高级别异型增生、MCN 伴浸润性癌。此类肿瘤占胰腺外分泌肿瘤的 2%～5%，女性高发，主要发生于胰腺体、尾部，头部少见，且常为黏液性囊腺癌。MRI 表现如下。

（一）胰腺轮廓和体积的改变

多见于胰体、尾部，单发或多发，因为肿瘤一般体积均较大，常常突出于胰腺轮廓之外。

(二) 胰腺及胰周信号改变

由于数目较少或为单个较大的囊组织,囊的直径>2 cm,肿瘤内含黏液,故在 T_1WI 上呈混杂的高低信号,T_2WI 上均为高信号,囊内分隔为多个小囊,呈"橘子样"切面,分隔在 T_2WI 上可清晰显示,一般内壁不规则,外壁规则(图 15 - 3 - 4)。

一般认为,直径≥4 cm、囊壁不规则增厚、实性壁结节、周边钙化、局部浸润以及远处转移则提示为恶性。典型黏液性囊腺癌的表现为胰腺囊性病灶内壁出现菜花样壁结节,多数为单个壁结节,也有一些无壁结节,仅表现为不完整的分隔且分隔厚度不均匀。

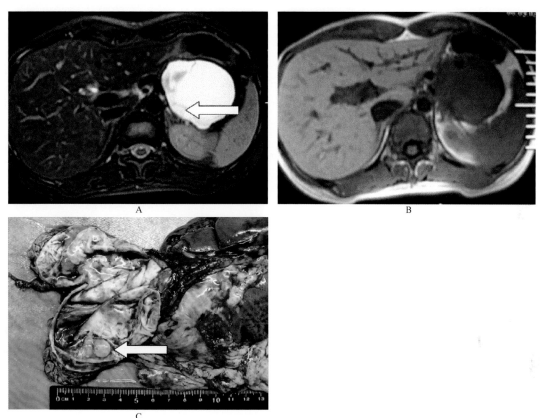

图 15 - 3 - 4　黏液性囊腺瘤
A、B. 分别为脂肪抑制 T_2WI 和普通 T_1WI,可见胰尾巨大囊肿,T_2WI 呈高信号,T_1WI 呈低信号,其内数个"子囊"附壁分布(箭头);C. 病理标本,可见多个附壁分布的"子囊"(箭头)

(三) 强化反应

增强后囊壁、分隔和实体肿瘤部分均较明显强化。

(四) 胰胆管改变

病变与主胰管不相通,不伴有主胰管的扩张。

(五) 鉴别诊断

MCN 除了需要与上述提到的单囊型或巨囊型 SCN 相鉴别外,还需要与胰腺假性囊肿鉴别。此时急性胰腺炎病史对诊断至关重要,另外 MCN 由于缺乏黏蛋白和出血,其内部较假性囊肿更加均质。

三、 胰腺导管内乳头状黏液性肿瘤

胰腺导管内乳头状黏液性肿瘤(IPMN)是由胰管内分泌黏蛋白的上皮细胞乳头状增生而形成的一类肿瘤,伴有或不伴有过量黏蛋白的产生,这种胰管上皮细胞具有向胃肠或神经内分泌细胞分化的潜能。根据细胞的异型性可分为 IPMN 伴低或中级别异型增生、IPMN 伴高级别异型增生、IPMN 伴浸润性癌。按累及部位可分为主胰管型 IPMN、分支胰管型 IPMN 和混合型 IPMN。此类肿瘤占原发性胰腺囊性肿瘤的 20%～25%，以 60岁以上男性多发，主要发生于胰头和钩突部。MRI 表现如下。

(一)胰腺轮廓和体积的改变

单纯主胰管型 IPMN 很少引起胰腺轮廓改变，仅表现为主胰管局段性或弥漫性扩张。分支胰管型 IPMN 和混合型 IPMN，当病变较小时可以位于胰腺轮廓内，但当分支胰管显著囊状扩张时，病变可如"小叶状"或"葡萄串状"突出于胰腺轮廓之外。

(二)胰腺及胰周信号改变

1. 主胰管型　肿瘤组织位于主胰管内，分泌大量黏液，造成主胰管阻塞、扩张，周围胰腺实质明显萎缩。如果黏液较为黏稠，可以导致主胰管彻底梗阻，以至于扩张呈巨囊状。有时肿瘤位于胰腺体、尾部的主胰管内，但可造成胰腺主胰管全程扩张，这就是黏液流至胰头部胰管所致。如黏液进入壶腹部形成黏液栓，甚至可以导致胆道梗阻。肿瘤往往位于主胰管扩张最为显著区域，有时可见到沿主胰管分布的多个壁结节样结构，T_1WI 呈低信号，T_2WI 呈高信号，主胰管病变区可因这些壁结节形成"冰糖葫芦"样表现(图 15-3-5)。有研究表明，发生胰腺炎、主胰管扩张＞15 mm、有壁结节及钙化提示主胰管型 IPMN 有恶变倾向。

2. 分支胰管型　常位于胰头或钩突的分支胰管的扩张，局部有多个相互交通的囊腔形成"小叶状"或"葡萄串状"(图 15-3-6)。主胰管直径＜6 mm、无壁结节及＜3 cm 的无症状 IPMN 恶变率

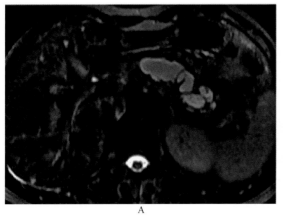
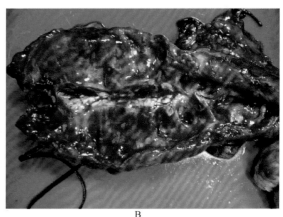

图 15-3-5　主胰管型胰腺导管内乳头状黏液性肿瘤

A. 脂肪抑制 T_2WI 示主胰管全程扩张，以体部和尾部胰管扩张最为显著；胰腺体、尾部扩张的胰管内壁凹凸不平；B. 病理标本，胰腺体部及尾部实质萎缩，主胰管扩张，内壁可见多个小结节

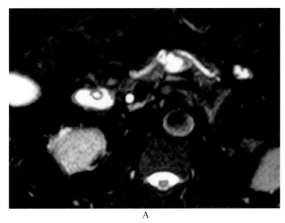
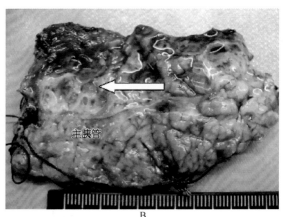

图 15-3-6　分支胰管型胰腺导管内乳头状黏液性肿瘤

A. 脂肪抑制 T_2WI 显示胰体部主胰管旁可见一囊性病灶，似与主胰管相通，邻近主胰管轻度扩张；B. 病理标本，可见胰腺主胰管旁分支胰管囊状扩张，且管壁增厚(箭头)

极低；囊腔≥3 cm、囊壁增厚、有壁结节及胰管扩张≥10 mm 提示分支胰管型 IPMN 有恶变倾向。

3. 混合型 其 MRI 表现具有上述两型的共同表现（图 15-3-7）。

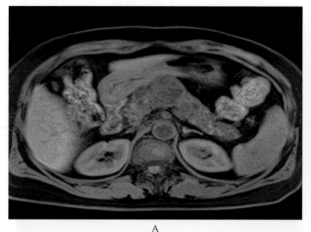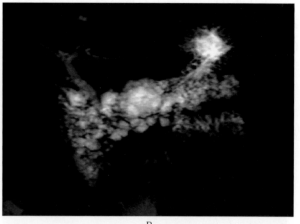

A | B

图 15-3-7 混合型胰腺导管内乳头状黏液性肿瘤

A. 脂肪抑制 T_1WI 示胰腺实质明显萎缩，沿胰腺长轴分布的多发囊性病变，扩张的主胰管内可见多发大小不等的壁结节；B. MRCP 可见主胰管全程扩张，沿主胰管分布多发分支胰管的囊状扩张，扩张的主胰管内可见多发大小不等的壁结节产生的充盈缺损

（三）强化反应

无论是主胰管型还是分支胰管型，周围的囊壁和其内的壁结节都可以强化。

（四）胰胆管改变

因为病变位于胰管内，分泌大量的黏液，导致主胰管受阻、扩张，胰腺可出现阻塞性胰腺炎和胰腺实质的萎缩。

（五）鉴别诊断

主胰管型 IPMN 需与慢性胰腺炎引起的主胰管扩张相鉴别，胰管结石或胰腺钙化少见，有助于与慢性胰腺炎鉴别。分支胰管型中的单囊病灶，即使能确定与主胰管相通，也很难与潴留型小囊肿和假性囊肿鉴别；部分小病灶和体积较大的多囊病变在无法判断其是否与主胰管相通时，易和浆液性囊腺瘤相混淆。恶性 IPMN 很难与黏液性囊腺瘤或囊变的内分泌肿瘤、实性假乳头状瘤相鉴别。而位于胰头部分支胰管型 IPMN 部分会引起胰管和胆总管下段梗阻，极易诊断为壶腹癌或胰头癌。对于影像科医生，结合患者的临床特征和病史可以帮助排除部分疾病的干扰。胰腺囊性病变的鉴别仍是影像学诊断的难点，有时需要通过超声内镜引导下细针穿刺细胞学检查、抽取囊液进行分析来明确诊断。

四、胰腺实性假乳头状瘤

胰腺实性假乳头状瘤是具有潜在恶性的胰腺交界性肿瘤，其组织来源至今仍不明确。胰腺实性假乳头状瘤为实性肿瘤，但由于内部肿瘤细胞退变而形成大片囊性结构。所谓假乳头即为肿瘤细胞退变以及细胞黏附力下降和囊腔共同形成的组织结构，由瘤细胞围绕纤维和血管分布构成，位于实性成分向囊性成分过渡区域。这些假乳头状结构呈网状，构成血窦，内部血流较为缓慢，且因假性乳头进一步退化而容易出血，故所有胰腺实性假乳头状瘤，肿瘤内均有新鲜或陈旧性出血，这是其重要特性。MRI 表现如下。

（一）胰腺轮廓和体积改变

肿瘤可发生于胰腺各部，胰头部及尾部是好发部位，少数可发生于胰腺外异位的胰腺组织。瘤体为囊实性肿块，境界清楚，肿块一般很大，常突出胰腺的轮廓之外，位于胰腺边缘，向腹腔内或腹膜后生长，呈圆形或椭圆形，可有分叶。

（二）胰腺及胰周信号改变

肿瘤具有实性和囊性两种结构成分。实性组织由大小均匀一致的小圆形细胞组成，其间质不发达,内部血管较为成熟,T_1WI 为等低或低信号,T_2WI 为等高或高信号(图 15-3-8)。

实性成分向囊性成分过渡区域则由多量假性乳头状结构交织排列而成的血窦构成,这些血窦内存在大量流动缓慢的血液,T_1WI 等信号或等高信号,T_2WI 等信号或等低信号(图 15-3-9)。

囊性区域多出血、液化、坏死。液化、坏死组织 T_1WI 呈低信号、T_2WI 呈高信号,但出血则正好相反,蛋白质和含铁血黄素这些顺磁性物质在 T_1WI 为高信号、T_2WI 为低信号。

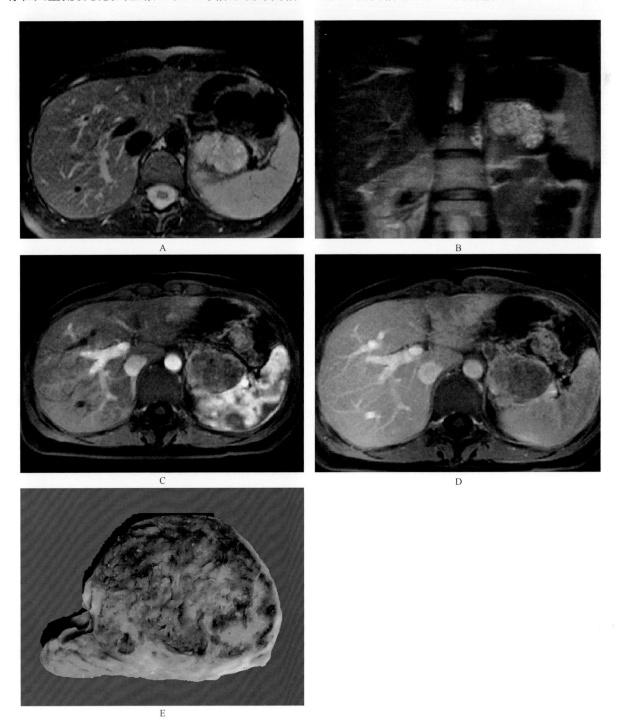

图 15-3-8　以实性成分为主的胰腺实性假乳头状瘤

A、B. 分别为脂肪抑制横断面和冠状面 T_2WI,胰尾部可见一枚边界清楚的较高信号肿块;C、D. 分别为脂肪抑制增强动脉期和静脉期 T_1WI,可见肿块呈渐进性强化;E. 病理标本,一枚以实性成分为主的肿块

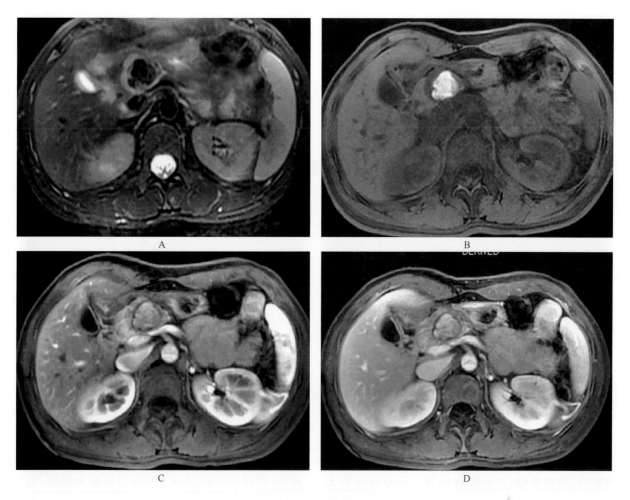

图 15-3-9 以内部出血为主的胰腺实性假乳头状瘤

A. 脂肪抑制 T_2WI 示胰头部可见一边界清楚、内部信号欠均匀的块影,肿块中心呈低信号,周边呈高信号;B. 脂肪抑制 T_1WI 示胰头部肿块中心高信号,周边低信号,提示病灶内部有出血;C、D. 分别为脂肪抑制增强动脉期和静脉期 T_1WI,可见肿块边缘实性部分渐进性强化,而内出血部分强化不明显

(三)强化反应

实性成分和实性成分向囊性过渡区域由血窦构成,类似于海绵状血管瘤,该结构决定了其强化方式为渐进式,即动脉期轻度强化,延迟均匀强化。而囊性成分无强化。

(四)胰胆管改变

肿块不阻塞胰管,较少引起胰胆管扩张和继发胰腺炎症状。

(五)鉴别诊断

本病好发于年轻女性,病灶内部 100% 的出血为其主要特征。实性为主型主要需要与胰腺癌、神经内分泌癌鉴别。两者发病年龄均较胰腺实性假乳头状瘤大,性别差异不明显。前者显示侵袭性强,与周围组织分界不清,常阻塞胰管引起胰腺炎或胰管扩张,增强后显示为乏血供肿瘤,而且临床症状较为显著;后者虽然与周围组织分界清晰,一般不阻塞胰管,但出现转移灶较早,无论在 CT 还是在 MR 增强时均出现渐进性"同心圆"样强化,其出血、坏死区域多在肿瘤中央,而实性为主型胰腺实性假乳头状瘤的囊性区域则多在周边包膜下。

囊实型主要需要和胰腺的其他囊实性病变加以鉴别,如胰母细胞瘤、囊性胰腺癌。胰母细胞瘤主要发生在 10 岁以下儿童,肿瘤生长迅速,转移较早,一般发现时体积已经很大。囊性胰腺癌为引起潴留性囊肿的导管上皮癌或中央发生坏死的腺泡上皮癌,患者年龄较大,肿瘤发展迅速,对周围器官多有侵犯,当侵犯主胰管时常导致阻塞性胰腺炎和主胰管扩张。

囊性为主型主要需和胰腺其他的巨囊性病变，如黏液性囊腺癌、导管内乳头状黏液瘤、潴留性囊肿及假性囊肿等加以鉴别。黏液性囊腺癌多为单囊型病灶，囊壁可有壁结节或较为光整，发病者多为老年人。导管内乳头状黏液瘤累及胰管，常导致胰管扩张或阻塞性胰腺炎。潴留性囊肿和假性囊肿为囊性病灶，内部可有出血，但发生者多有胰腺炎病史，囊肿周边多有渗出，胰腺在影像学上也会有相应表现。

（边　云　王　莉）

第四节　胰腺神经内分泌肿瘤的 MRI 检查

胰腺神经内分泌肿瘤是胰腺胰岛细胞起源的一类肿瘤总称，包括胰岛素瘤、胰高血糖素瘤、胃泌素瘤、生长抑素瘤等。好发中老年人，其中 40 岁以上者占发生人群的 80%。

一、神经内分泌瘤

几乎所有神经内分泌瘤均为胰岛细胞瘤，起源于不同种类的胰岛细胞。多数肿瘤能够分泌激素，根据其分泌激素的种类将其分为胰岛素瘤、胰高血糖素瘤、胃泌素瘤、生长抑素瘤等。部分肿瘤为无功能性肿瘤，即不产生造成相应内分泌紊乱的过量激素。但需要指出的是，现代病理学已经认识到所谓"无功能性内分泌瘤"并非绝对无功能，而是其分泌的激素功能还不为人知。70%～80% 的无功能内分泌瘤为恶性肿瘤，但恶性程度一般较低。由于在临床上神经内分泌肿瘤的分类需要依靠临床症状、实验室检查和病理检查，常规影像学检查如超声、CT、MRI，并不能将其划分种类，故本节将所有神经内分泌肿瘤的 MRI 表现放在一起描述。MRI 表现如下。

（一）胰腺轮廓和体积改变

神经内分泌瘤发生部位分布很均匀，胰腺任何部位均可发生。它的体积常常取决于其是否具有功能以及是否为恶性。有功能的内分泌瘤体积一般不会太大，直径多数在 2 cm 以下。这是因为此类肿瘤分泌大量激素，导致患者内分泌紊乱，较早引起注意而就医，故而发现时体积较小。而无功能肿瘤因较晚引起症状（几乎全部为挤压周围器官引发），因此发现时肿瘤往往体积较大，直径多数在 5 cm 以上。体积较大的肿瘤可致胰腺轮廓的改变，表现为边缘隆凸，对周围组织以挤压为主，但也有相当一部分（近 50%）不改变胰腺的轮廓和形状。

（二）胰腺及胰周信号改变

2 cm 以下肿瘤内部成分排列密集且均匀，不发生钙化或坏死、囊变。在 MRI 图像上肿瘤表现为 T_1WI 低信号、T_2WI 等或等高信号，一般说来 T_1WI 较为敏感。直径较大者（>5 cm）则较多出现囊变、坏死和钙化，MRI 图像信号较为混杂，有时可见到 T_1WI 高信号、T_2WI 低信号的出血。囊变坏死区域较大，可使得肿瘤呈现囊实性外观。

（三）强化反应

神经内分泌肿瘤多数为富血供肿瘤，增强后强化显著，特别是在动脉期，多数肿瘤强化与动脉血管相仿。对于体积较小的内分泌瘤，MRI 的动脉期是最易发现肿瘤的时相。体积较大的肿瘤可因中央区域坏死、囊变或退变、玻璃样变性而呈现周边花环样显著强化、中央无强化的表现，有学者将这一显著的环形强化称为"富血管环"，并认为这是与其他呈现囊实性外观肿瘤的重要鉴别点（图 15-4-1）。

（四）胰胆管改变

神经内分泌瘤并非起源于主胰管或较大的分支胰管，生长方式又以膨胀为主，所以对胰管的影响为外压而非腔内阻塞，所以一般不引起胰管扩张。当某些体积较大的肿瘤发生于胰头区域，由于空间狭小且肿瘤体积大，可造成上游胰管和胆总管

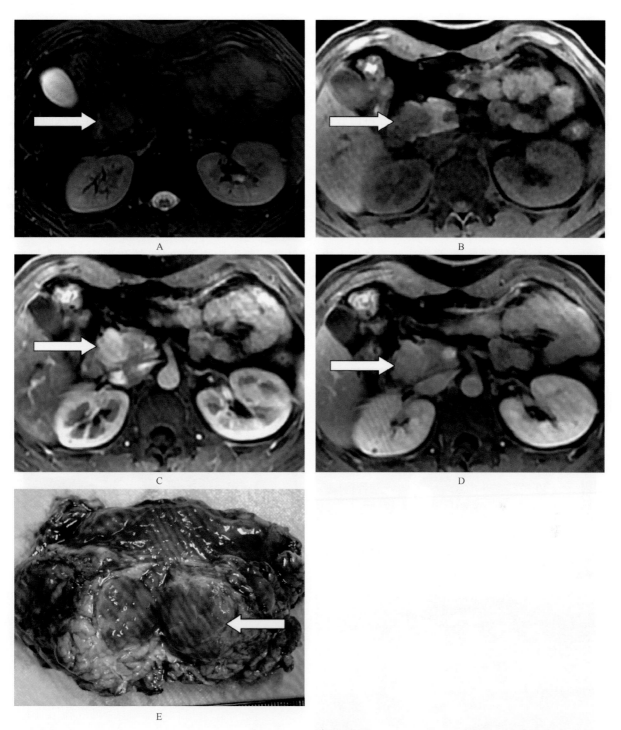

图 15‑4‑1　胰腺胰岛素瘤

A. 脂肪抑制 T_2WI：胰头可见一等高信号肿块，边界清晰；B. 脂肪抑制 T_1WI：肿瘤呈低信号，胰周及后腹膜脂肪间隙清晰；C. 增强后动脉期显著强化；D. 延迟期肿瘤持续强化；E. 病理标本显示胰头一边界清晰的灰黄色肿块

外压性扩张，但扩张程度均较轻，一般不会引起阻塞性胰腺炎和肝内胆管扩张。

（五）鉴别诊断

直径＜2cm 的内分泌瘤由于边界清晰且强化显著，几乎不需要和其他肿瘤相鉴别。而直径较大、出现坏死囊变的内分泌瘤则需要与实性假乳头状瘤鉴别。鉴别点如前文所述，内分泌瘤在增强后动脉期时可出现远较胰腺实性假乳头状瘤显著的强化，即"富血管环"，内分泌肿瘤的转移瘤也远较后者转移瘤强化显著。

二、神经内分泌癌

目前"类癌"这一名词已经被"神经内分泌癌"取代。多数患者无明显特异性症状，部分可因肿瘤分泌 5-羟色胺而出现腹泻、脸色潮红等症状。

神经内分泌癌好发于中老年人，其恶性程度较一般神经内分泌肿瘤高。肿瘤膨胀式生长，生长速度较快。与内分泌瘤不同，其组织特点在于较为致密，部分肿瘤排列致密，部分肿瘤细胞虽然不致密，但细胞间含有大量纤维胶原，类似于胰腺导管上皮癌。MRI 表现如下。

神经内分泌癌的发病部位、边界、与胰胆管关系和内分泌类肿瘤没有区别。但由于神经内分泌癌生长较快，通常发现时体积较大。部分肿瘤为富血供，增强后出现显著强化。但也有部分肿瘤内因富含纤维组织，故而在 T_1WI 呈现等低信号（与胰腺相比）、T_2WI 等或等高信号。增强后显示为渐进性强化，动脉期和静脉期强化程度均弱于胰腺，延迟期则因为胰腺的持续性衰减而相近。这是因为肿瘤内细胞排列密集，并间杂大量纤维胶原，造影剂逐渐填充细胞间隙的缘故。同时，肿瘤内还可见多个瘤样结节膨胀性生长的表现。由于神经内分泌癌具有侵袭性，所以部分肿瘤与周边边界不清晰，有时阻塞胰胆管。神经内分泌癌转移一般发生血行转移，转移器官多数为肝脏。淋巴转移也不罕见。转移瘤最主要的特点往往是和原发肿瘤一样呈现富血供、动脉期强化显著。这也是可以与其他胰腺恶性肿瘤转移灶的鉴别点（图 15-4-2）。

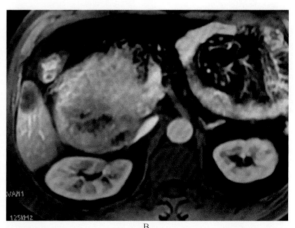

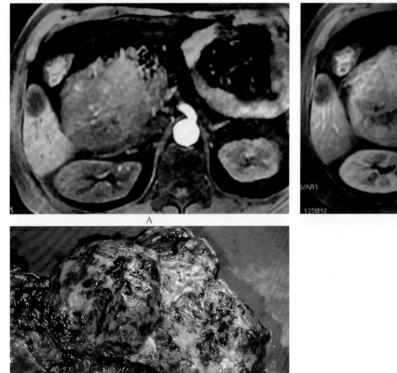

图 15-4-2　胰腺神经内分泌癌

A. 脂肪抑制 T_1WI 增强动脉期：胰头可见一边界清晰、轻度强化的肿块；B. 脂肪抑制 T_1WI 增强门脉期：肿瘤较动脉期强化显著；
C. 病理标本显示胰头一边界清晰肿块

（边　云　王　莉）

第五节　胰腺其他少见肿瘤的 MRI 检查

一、原发性胰腺淋巴瘤

原发性胰腺淋巴瘤（pancreatic primary lymphoma，PPL）是指首发部位集中在胰腺实质的淋巴瘤，根据病理组织学不同，分为非霍奇金淋巴瘤和霍奇金淋巴瘤两大类。该病在临床较罕见，仅占胰腺肿瘤的 0.5%。它与胰腺导管腺癌有很多类似的特征表现，但是两者的预后却大不相同，因此认识该病的影像学特征非常重要。

PPL 位于胰头 60%，胰尾 10%，胰体 10%，个别病变呈多灶或弥漫性分布。80% 以上 PPL 胰腺病变表现为直径>6 cm 的巨大、均一、包膜完整的肿块，T_1WI 呈低信号，T_2WI 呈高信号，增强呈轻度强化，无正常胰腺实质强化明显；肿块可引起胆总管和主胰管扩张，并可继发慢性胰腺炎表现。部分患者可伴有胰周淋巴结肿大。当深静脉水平以下腹膜后淋巴结肿大时则强烈提示 PPL。

如果影像学提示淋巴瘤位于胰腺或只伴有胰周淋巴结病变，肝、脾无累及，浅表淋巴结无肿大，纵隔淋巴结无肿大，外周血细胞正常，常提示本病。

二、胰腺肉瘤样癌

胰腺肉瘤样癌（sarcomatoid carcinoma of pancreas，SCP）是一种特殊类型的胰腺外分泌肿瘤，起源于胰腺的导管和腺泡，其本质是癌而非肉瘤或癌肉瘤。1954 年 Sommers 等首次报道，占胰腺肿瘤的 2%～7%。SCP 具有恶性度高、侵袭性强、手术切除率低、易复发及预后差等特点。MRI 特征为：肿块以巨块型多见，T_1WI 呈低信号，T_2WI 呈高信号，因瘤体内血管网丰富，瘤内常伴有坏死和出血灶，而使瘤内信号不均匀。瘤内常可见结节样钙化灶，但 MRI 对钙化无 CT 敏感。肿瘤增强后呈中等强化，与肝脏强化近似，以门脉期强化最明显，其强化程度高于正常胰腺组织，但中央坏死区不强化。肿瘤常致胰胆管扩张。易侵犯邻近脏器。

三、胰母细胞瘤

胰母细胞瘤（pancreatoblastoma）由腺泡化细胞、鳞状小体细胞、偶见的内分泌细胞等上皮成分和非上皮成分组成，是罕见肿瘤。多见于男性，为儿童最常见的胰腺肿瘤。MRI 表现为边界清楚的大肿块，质地均匀，T_1WI 呈低或等信号，T_2WI 呈高信号，增强后肿块无明显强化。其影像学改变与儿童其他腹部肿瘤鉴别较困难。

（边　云　王　莉）

◇参◇考◇文◇献◇

［1］ 杨正汉，冯峰，王萧英，等.磁共振成像技术指南［M］.北京：人民军医出版社，2010：416-420.

［2］ 边云，王莉.磁共振对慢性胰腺炎诊断的临床研究进展［J］.第二军医大学学报，2014，35(9)：1001-1005.

［3］ Capelli P, Martini PT, D'Onofrio M, et al. Serous Neoplasms. In：D'Onofrio M, Capelli P, Pederzoli P. Imaging and pathology of the Pancreatic Neoplasms［M］. Italia：Springer, 2015：4-6.

［4］ 马小龙，蒋慧，汪建华，等.胰腺腺泡细胞癌的 CT 特征分析［J］.中华放射学杂志，2012，46(8)：693-696.

［5］ Kebir FZ，Lahmar A，Arfa N，et al. Acinar cell carcinoma of the pancreas in a young patient with chronic pancreatitis［J］. Hepatobiliary Pancreat Dis Int，2010，9(1)：103 - 106.

［6］ Kitagami H，Kondo S，Hirano S et al. Acinar cell carcinoma of the pancreas：clinical analysis of 115 patients from Pancreatic Cancer Registry of Japan Pancreas Society［J］. Pancreas，2007，35(1)：42 - 46.

［7］ Mottola JC，Sahni VA，Erturk SM，et al. Diffusion-weighted MRI of focal cystic pancreatic lesions at 3. 0 - Tesla：preliminary results ［J］. Abdom Imaging，2012，37(1)：110 - 117.

［8］ Takuma K，Kamisawa T，Gopalakrishna R，et al. Strategy to differentiate autoimmune pancreatitis from pancreas cancer ［J］. World J Gastroenterol，2012，18(10)：1015 - 1020.

［9］ Ohtsuka T，Matsunaga T，Kimura H，et al. Role of pancreatic juice cytology in the preoperative management of intraductal papillary mucinous neoplasm of the pancreas in the era of international consensus guidelines 2012［J］. World J Surg，2014，38(11)：2994 - 3001.

［10］ Tanaka M，Fernandez-del Castillo C，Adsay V，et al. International consensus guidelines 2012 for the management of IPMN and MCN of the pancreas［J］. Pancreatology，2012，12(3)：183 - 197.

［11］ 李兆申. 我国胰腺囊性肿瘤共识意见(草案 2013，上海)［J］. 中华胰腺病杂志，2013，13(2)：79 - 90.

［12］ 马小龙，魏伟，汪建华，等. 多发内分泌肿瘤 1 型的腹部影像表现［J］. 中华放射学杂志，2013，47(3)：266 - 268.

［13］ Tonelli F，Giudici F，Fratini G，et al. Pancreatic endocrine tumors in multiple endocrine neoplasia type 1 syndrome：review of literature. Endocrine practice：official journal of the American College of Endocrinology and the American Association of Clinical Endocrinologists ［J］. Endocr Pract，2011，17 (Suppl 3)：33 - 40.

［14］ Lewis RB，Lattin GE Jr，Paal E. Pancreatic endocrine tumors： radiologic-clinicopathologic correlation ［J］. Radiographics，2010，30(6)：1445 - 1464.

［15］ 朱庆强，朱文荣，吴晶涛，等. 胰腺肉瘤样癌的多层螺旋 CT 特征检查特征［J］. 中华消化外科杂志，2013，8 (12)：612 - 615.

第十六章
胰腺肿瘤的 PET – CT 检查

PET - CT 是 PET 扫描仪与 CT 扫描仪的设备硬件及软件的一体化有机结合,实现了功能和结构的结合,两种图像同机融合,PET 扫描仪提供功能方面的数据,而 CT 提供详细的解剖信息。[18]F - FDG 是葡萄糖的类似物,是目前临床工作中应用最广泛的 PET - CT 示踪剂,可以反映病灶的葡萄糖代谢高低。2012 年 NCCN 胰腺癌诊疗指南将 PET - CT 作为常规影像学检查(CT、MRI 等)的一个重要补充手段,在胰腺癌的诊断、分期及预后判断等方面具有一定的优势。[18]F - FDG PET - CT 在胰腺癌中的临床应用价值主要体现在以下几个方面。

一、对于胰腺癌具有较高的诊断效能

在胰腺癌的诊断中,[18]F - FDG PET - CT 诊断的准确性更加依赖于病灶的糖代谢情况,较单纯的形态学诊断具有一定特点和优势。诸多研究均表明 PET - CT 诊断胰腺癌具有较高的诊断效能,敏感性为 85%~90%,特异性为 55.6%~94%(图 16 - 0 - 1);尤其是在囊性肿瘤的良恶性鉴别方面更有优势,准确率可以达到 94%~95%(图 16 - 0 - 2,图 16 - 0 - 3)。2014 年的一项荟萃分析显示 FDG PET 诊断胰腺癌的敏感性为 90%,特异性为 76%,阴性预测值为 90%,阴性预测值为 76%,准确性为 86%,而[18]F - FDG PET - CT 分别为 90%、76%、89%、78%、86%。

此外,PET - CT 可以发现自身免疫性胰腺炎(AIP)的涎腺、颌下淋巴结、前列腺等更多的胰腺外改变,从而有助于胰腺癌与 AIP 的鉴别(图 16 - 0 - 4)。但 FDG PET - CT 对于肿块型胰腺炎与胰腺癌的鉴别诊断价值尚有待进一步积累临床经验和统计分析。

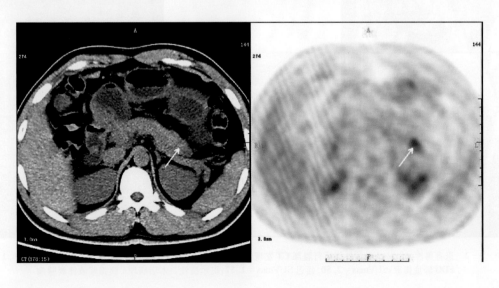

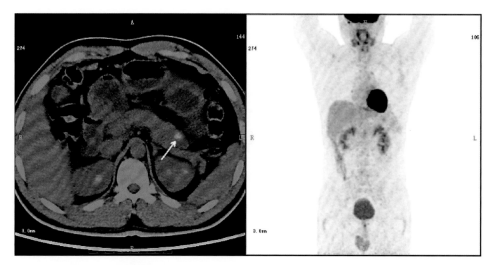

图 16‐0‐1　患者男性，35 岁，体检 CT、MRI 发现胰尾占位，性质待定。PET‐CT 检查
发现胰尾高代谢结节，SUVmax＝4.0。术后病理结果：神经内分泌癌

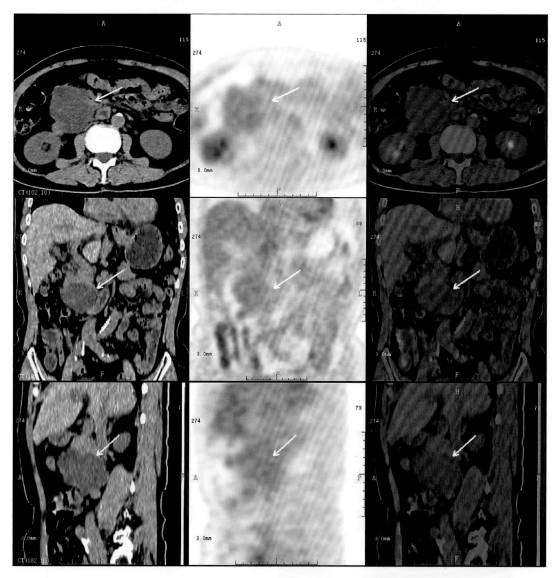

图 16‐0‐2　患者男性，68 岁，3 日前外伤后行腹部 CT 发现胰头旁肿块。PET‐CT 检查显示胰头部肿块，长径约 6.1 cm，
FDG 轻度摄取，SUVmax＝2.50；延迟 SUVmax＝1.57，提示良性。术后病理：胰腺浆液性囊腺瘤

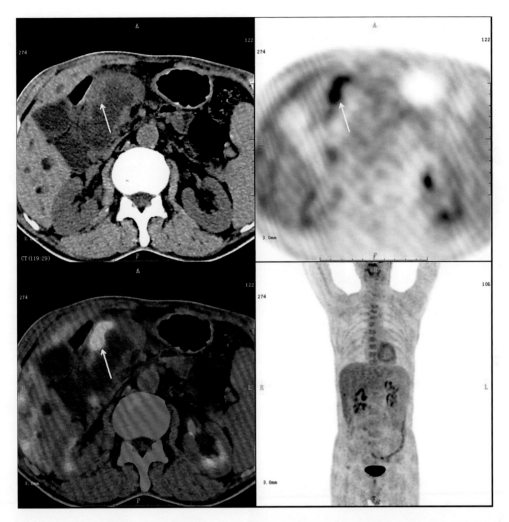

图 16-0-3　患者男性，65 岁，黄疸 20 余日。CT、MRI 提示胰头囊实性占位，性质待定。FDG PET-CT 检查示胰头部不规则囊性病灶，囊壁局灶性 FDG 摄取增高，SUVmax=6.32，延迟扫描 SUVmax=7.96，提示恶性。病理结果：胰腺导管内黏液性腺癌

有小样本的研究表明，FDG PET 对于≤2 cm 的胰腺癌比 CT 和 MRI 具有更高的敏感性。近期 Kawada N 等一项包括 116 例胰腺实性占位患者的研究显示，对于≤25 mm 的肿瘤，双时相扫描比常规扫描具有更高的诊断效能（敏感性、特异性、准确率分别为 93%、83%、91% vs 79%、83%、80%）。但 ^{18}F-FDG PET-CT 用于胰腺癌早期诊断的价值仍有待进一步研究；胰腺癌早期症状不明显，这也限制了 PET-CT 在早期诊断中的实际应用（图 16-0-5）。

二、治疗前对有无胰腺癌远处转移的判断

全身扫描的 PET-CT 作为胰腺癌临床分期的重要方法之一，能够早期发现肿瘤远处转移，较区域检查的 CT 和 MRI 具有优势，可以帮助发现多发转移，还可用于寻找隐匿部位的原发灶（图 16-0-6）。Kauhanen 等在对 38 例经手术或转移灶穿刺病理确诊的胰腺癌患者的前瞻性临床研究中，比较了 PET-CT、MDCT 和 MRI/MRCP 的临床应用价值，在 TNM 分期诊断中，对 N 分期诊断的灵敏性相当（均为 30%），对 M 分期的结果差异较大，其诊断灵敏性分别为 PET-CT 88%，MDCT 38% 和 MRI/MRCP 38%，PET-CT 明显优于 CT 和 MRI，可发现更多的远处转移灶，从而获得更加准确的术前分期信息，最终使 10 例患者避免了不必要的外科手术。但 PET-CT 在肝转移评价中尚有一定的假阴性率；同时应注意到，尽管 PET 和 PET-CT 能够探测到<1 cm 的转移淋巴结，但检出敏感性仍然较低。

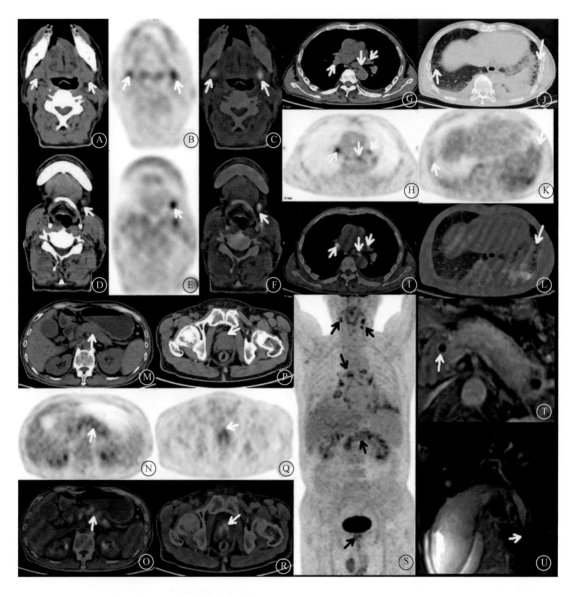

图 16 - 0 - 4 AIP 患者男性,71 岁,上腹痛伴消瘦 3 个月,加重 20 日;血肿瘤标志物升高 CA19 - 9：266 U/ml。FDG PET - CT 在显示胰腺病灶的同时,很好地显示了涎腺炎、颌下淋巴结、纵隔及两肺门高代谢淋巴结、两肺间质性炎症、前列腺的"八字形"高代谢灶等全身多器官的受累,有助于与胰腺癌的鉴别

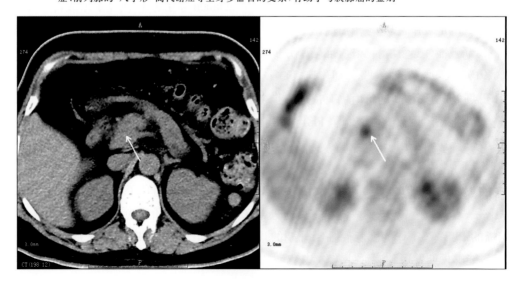

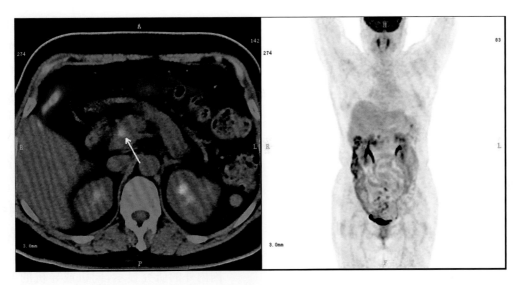

图 16－0－5 患者女性，55 岁，反复上腹痛 3 年余，加重 3 个月。PET－CT 检查发现胰头部小结节状高代谢灶，SUVmax＝5.7，术中发现胰头部直径约 0.8 cm 结节，术后病理为低至中分化导管腺癌

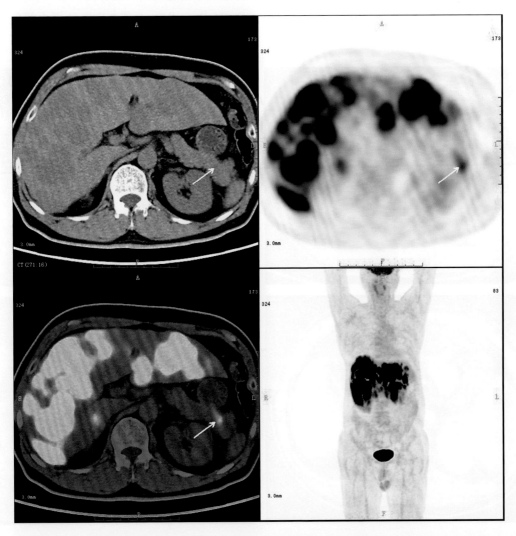

图 16－0－6 患者男性，61 岁，右上腹不适 1 月余，CT 及 MRI 提示肝内多发占位。进一步行 PET－CT 检查显示肝脏多发转移瘤，同时发现了胰尾部的隐匿性原发灶——胰尾癌

三、 胰腺癌的预后判断

胰腺癌的预后受多种因素影响，其中肿瘤分期、分级、术后 CA19-9 水平和肿瘤细胞恶性程度等是影响胰腺癌患者预后的重要因素，此类影响因素的判断多需术后方能获得。而术前获取的影响预后因素较少，近年来的研究表明，通过 FDG PET-CT 获得的标准摄取值（SUV）、代谢肿瘤体积（MTV）和病灶糖酵解总量（TLG）是治疗前预测胰腺癌患者生存期及无进展生存期的独立有效指标。

四、 胰腺癌的疗效判断

常规影像学方法大多根据肿瘤的体积变化对肿瘤治疗后的疗效进行判断，而胰腺癌一般边界不清，根据胰腺肿瘤大小判断疗效存在局限性。基于 FDG PET-CT 的实体瘤疗效评价的（PERCIST）标准中建议，使用去脂体重计算得到的 SUV 值，即 SUL（standard uptake value of lean body mass）下降 30% 作为肿瘤"反应"的界值，可以在肿瘤大小出现明显变化之前发现代谢的改变，从而更早地判断胰腺癌的放疗、化疗、生物靶向治疗的疗效。

五、 PET-CT 与增强 CT 联合应用弥补了常规平扫 PET-CT 的部分局限性

国内外的研究显示，同机或异机的 PET-CT 与增强 CT 的融合在胰腺癌的诊断、术前可切除性评估及术后复发的诊断方面较常规 PET-CT 及增强 CT 更有优势，尤其在判断胰周血管侵犯方面的能力得到显著提升（图 16-0-7）。

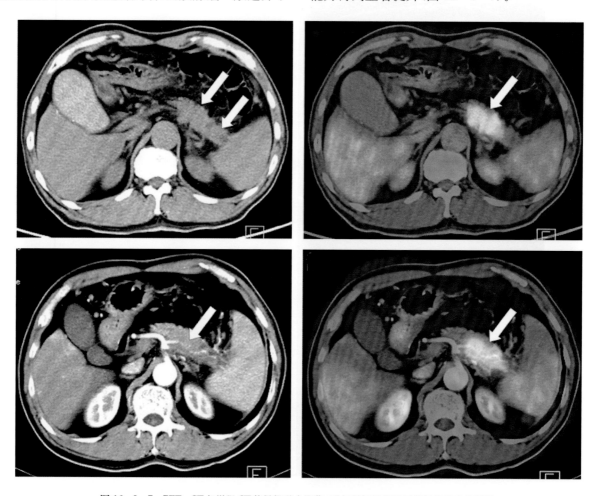

图 16-0-7 PET-CT 与增强 CT 的异机融合图像，不仅很好地显示了胰尾部的高代谢的胰腺癌病灶，而且清晰地显示了肿瘤对脾动脉的包绕和侵蚀

综上所述,^{18}F‐FDG PET‐CT 在胰腺癌的诊断及临床决策中具有较高的应用价值;但目前仍然存在肿瘤与肿块型胰腺炎鉴别困难、早期发现癌灶能力不高、对淋巴结转移诊断准确性不高等方面的不足。新的核素示踪剂、PET 扫描方法以及新的 PET 参数的研发应用(SUV 以外的参数,如肿瘤代谢体积 MTV、糖酵解肿瘤 TLG 等),有望进一步提高 PET‐CT 在胰腺癌的诊断和指导临床中的应用范围和效能。

(张　建　左长京)

◇ 参 ◇ 考 ◇ 文 ◇ 献 ◇

[1] Wang Z, Chen JQ, Liu JL, et al. FDG‐PET in diagnosis, staging and prognosis of pancreatic carcinoma: a meta-analysis[J]. World J Gastroenterol, 2013, 19(29): 4808 - 4817.

[2] Jones MJ, Buchanan AS, Neal CP, et al. Imaging of indeterminate pancreatic cystic lesions: a systematic review [J]. Pancreatology, 2013, 13(4): 436 - 442.

[3] Zhang Y, Frampton AE, Martin JL, et al. 18F - fluorodeoxyglucose positron emission tomography in management of pancreatic cystic tumors[J]. Nucl Med Biol, 2012, 39(7): 982 - 985.

[4] Rijkers AP, Valkema R, Duivenvoorden HJ, et al. Usefulness of F‐18‐fluorodeoxyglucose positron emission tomography to confirm suspected pancreatic cancer: a meta-analysis[J]. Eur J Surg Oncol, 2014, 40(7): 794 - 804.

[5] 张建,程超,汪建华,等.自身免疫性胰腺炎的 18F‐FDGPET‐CT 全身影像分析[J].医学影像学杂志,2012,22(7): 1150 - 1153.

[6] 冯菲,余仲飞,张建,等. IgG4 相关性疾病的 18F‐FDG PET/CT 全身显像[J].医学影像学杂志,2014,(10): 1712 - 1715.

[7] Zhang J, Shao C, Wang J, et al. Autoimmune pancreatitis: whole-body 18F‐FDG PET/CT findings[J]. Abdom Imaging, 2013, 38(3): 543 - 549.

[8] 张建,余仲飞,胡胜平,等.18F‐FDG PET/CT 在自身免疫性胰腺炎诊断及全身评价中的应用[J].中华胰腺病杂志,2014,14(4): 247 - 251.

[9] Okano K, Kakinoki K, Akamoto S, et al. 18F - fluorodeoxyglucose positron emission tomography in the diagnosis of small pancreatic cancer [J]. World J Gastroenterol, 2011, 17(2): 231 - 235.

[10] Kawada N, Uehara H, Hosoki T, et al. Usefulness of Dual-Phase 18F‐FDG PET/CT for Diagnosing Small Pancreatic Tumors[J]. Pancreas, 2015, 44(4): 655 - 659.

[11] Kauhanen SP, Komar G, Seppanen MP, et al. A prospective diagnostic accuracy study of 18F - fluorodeoxyglucose positron emission tomography/computed tomography, multidetector row computed tomography, and magnetic resonance imaging in primary diagnosis and staging of pancreatic cancer[J]. Ann Surg, 2009, 250(6): 957 - 963.

[12] Buchs NC, Buhler L, Bucher P, et al. Value of contrast-enhanced 18F‐fluorodeoxyglucose positron emission tomography/computed tomography in detection and presurgical assessment of pancreatic cancer: a prospective study[J]. J Gastroenterol Hepatol, 2011, 26(4): 657 - 662.

[13] Lee JW, Kang CM, Choi HJ, et al. Prognostic Value of Metabolic Tumor Volume and Total Lesion Glycolysis on Preoperative 18F‐FDG PET/CT in Patients with Pancreatic Cancer[J]. J Nucl Med, 2014, 55(6): 898 - 904.

[14] Wahl RL, Jacene H, Kasamon Y, et al. From RECIST to PERCIST: Evolving Considerations for PET response criteria in solid tumors[J]. J Nucl Med, 2009, 50 Suppl 1: 122S - 50S.

[15] Zhang J, Zuo CJ, Jia NY, et al. Cross-modality PET/CT and contrast-enhanced CT imaging for pancreatic cancer [J]. World J Gastroenterol, 2015, 21(10): 2988 - 2996.

[16] 余仲飞,方艺,张建,等.18F‐FDG PET‐CT 与增强 CT 在胰腺病变良恶性鉴别及胰腺癌分期中的价值对比研究[J].医学影像学杂志,2013,23(8): 1236 - 1240.

第十七章
胰腺肿瘤的放射性核素检查

一、胰腺肿瘤的放射性核素显像

在20世纪70年代,核医学工作者曾利用^{75}Se-硒蛋氨酸进行胰腺显像。因蛋氨酸(甲硫氨酸)是参与胰消化酶合成的一种氨基酸,其分子中的硫在化学性质上和硒相似,用^{75}Se取代S所标记的蛋氨酸(^{75}Se-蛋氨酸)作为合成消化酶的前身物被胰腺摄取而使胰腺显像,对胰腺炎、胰腺肿瘤、胰腺囊肿有一定诊断价值。但由于^{75}Se-硒蛋氨酸物理半衰期长(120日),光子能量偏高(260,410 Kev),且价格昂贵,随着CT和MRI等医学影像技术的迅速发展目前已被取代。但随着分子生物学、材料学、信息技术、核技术以及放射性药物标记分子探针技术的发展,一些新兴的放射性核素成像技术已经进入临床并进行胰腺疾病的诊断,特别是以^{18}F-FDG PET-CT为代表的正电子成像技术已经在之前的章节进行了详细的阐述。同时,一些针对胰腺肿瘤的特征性分子靶点(CD142、CD147、整合素受体、促胃泌素释放肽受体、表皮生长因子受体等)的核素探针已进入实验研究。

胰腺神经内分泌肿瘤(pancreatic neuroendocrine tumor, pNET)是一类起源于肽能神经元和神经内分泌细胞的异质性肿瘤,约占原发性胰腺肿瘤的3%,恶性pNET约占胰腺恶性肿瘤的1%。虽然胰腺神经内分泌肿瘤是一种少见的肿瘤,但是发病率有逐年上升的趋势。影像学检查在pNET的诊断和随访中起到重要的作用,无功能性pNET可以行多期CT或MRI增强检查;功能性pNET在肿瘤很小时患者即有明显的症状,但肿瘤定位困难,建议行多期增强CT或MRI、生长抑素受体显像(somatostatin receptor scintigraphy,SRS)检查和超声内镜(endoscopic ultrasonography,EUS)检查。国内外学者对胰腺神经内分泌肿瘤的放射性核素显像研究多有报道。因此,在本章节中主要介绍目前已经用于临床诊断胰腺神经内分泌肿瘤的放射性核素检查方法。

(一)生长抑素受体显像

pNET细胞表面过度表达生长抑素受体(somatostatin receptors,SSTR),细胞表面表达SSTR2,5的量与组织学分型相关,组织学分级越低对应受体表达越丰富,因此,使用放射性核素标记的生长抑素类似物可以进行肿瘤特异性显像。常用于生长抑素受体显像的放射性核素有:^{111}In(铟)、^{68}Ga(镓)和^{64}Cu(铜);常用的螯合剂有:DTPA、DOTA等;常用的生长抑素类似物分子有:OC、NOC、TOC、TATE。其中^{111}In-DTPA-OC为单光子显像剂,^{68}Ga和^{64}Cu-DOTA标记的NOC、TOC或TATE为正电子显像剂(图17-0-1,图17-0-2)。这些由放射性金属核素标记的肽类药物与SSTR的亲和能力各不相同,一方面PET的空间分辨率明显优于SPECT,另一方面目前尚无证据表明金属正电子核素标记药物与SSTR亲和力的不同会影响其临床应用。

(二)多巴胺(dopamine,DOPA)显像

^{11}C或^{18}F标记的左旋多巴(^{18}F-L-DOPA)

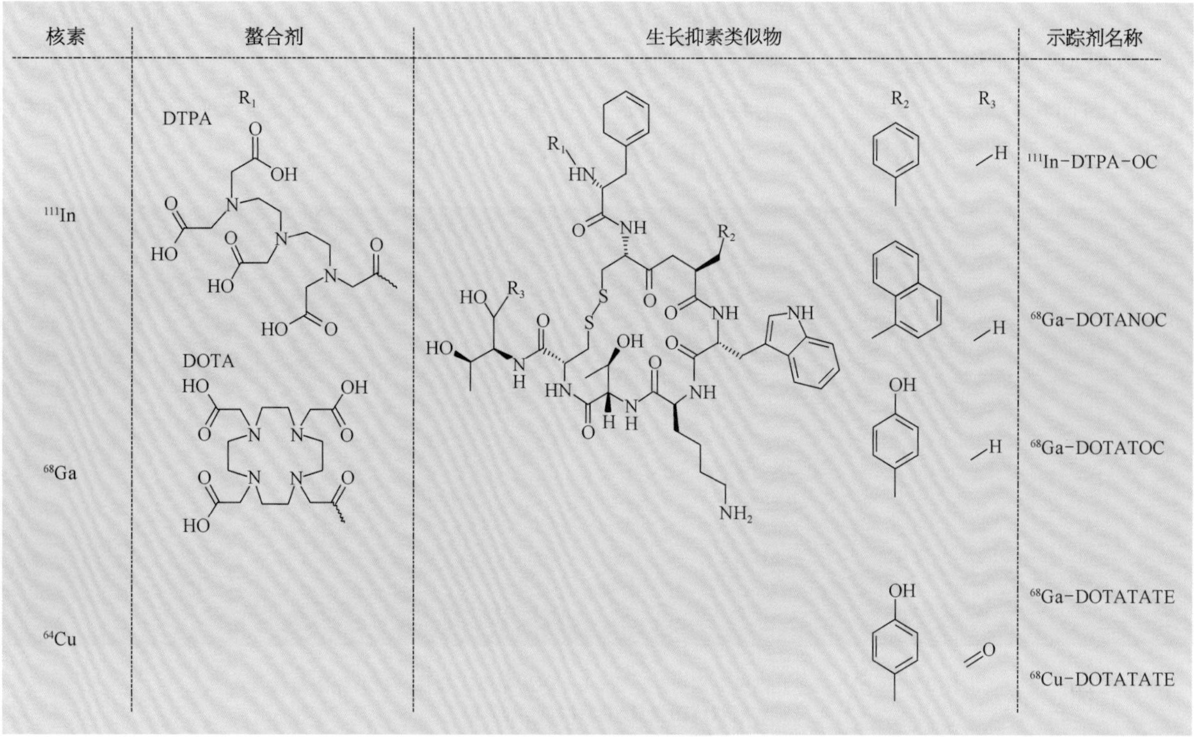

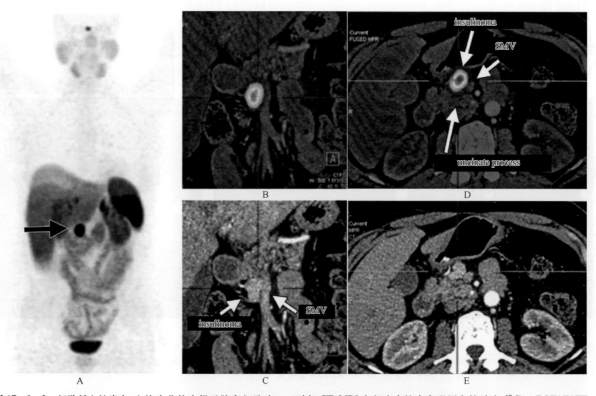

图 17 - 0 - 1　生长抑素受体显像常用的放射性核素（^{111}In、^{68}Ga、^{64}Cu）、常用的螯合剂（DTPA、DOTA）、
　　　　常用的生长抑素类似物分子结构，以及示踪剂名称

（引自参考文献[16]）

图 17 - 0 - 2　间歇低血糖患者，血液生化检查提示胰岛细胞瘤。三时相 CT、MRI 和超声内镜未发现原发性肿瘤。^{68}Ga - DOTATATE
　　　　PET - CT 提示一枚小的外生型高代谢结节（A 中箭头所指处）。标准摄取值 SUV 为 120，提示为 SSTR 高表达和分化良好
　　　　的表型。PET - CT 检查及三时相 CT 扫描融合图像显示（B、C、D、E），胰岛细胞瘤靠近肠系膜上静脉（SMV）

（引自参考文献[17]）

经氨基酸转运体进入细胞内,在芳香族氨基酸脱羧酶(AADC)的作用下脱羧反应后滞留于细胞的囊泡中,因而可以进行 PET 显像。尤其是[18]F 较[11]C 半衰期长且易于合成,因此[18]F-L-DOPA

PET 显像是一种发现神经内分泌肿瘤的敏感的显像方法。特别是可以利用[18]F-L-DOPA PET 显像技术诊断新生儿高胰岛素血症来指导外科治疗(图 17-0-3)。

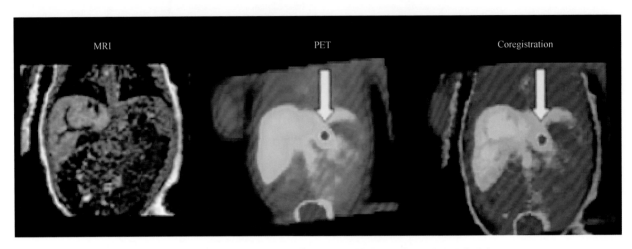

图 17-0-3　新生儿高胰岛素血症,[18]F-L-DOPA PET 显像与磁共振图像融合,
可见腹部冠状位图像显示胰体部热结节影
(引自参考文献[21])

(三) 5-羟色胺(5-hydroxytryptophan, 5-HT)显像

[11]C 标记的 5-羟色胺(^{11}C-5-HT)可以被血清素神经内分泌细胞摄取、脱羧,形成特异[11]C-血清素储存在细胞囊泡中,胰腺组织可以生理性摄取[11]C-5-HT,并通过泌尿系统清除出体外,因此可以进行 PET 显像。文献报道,[11]C-5-HT PET 显像检测胰腺神经内分泌肿瘤,敏感性高,优于传统解剖影像学方法如 CT,有利于指导手术切除病灶的同时保留正常的胰腺组织(图 17-0-4)。

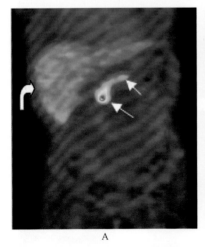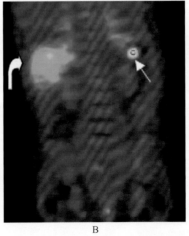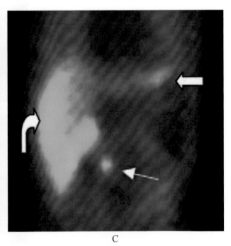

图 17-0-4　A、B.[11]C-5-HT PET 显像(不同层面冠状位断层)提示一名 MEN1 综合征患者位于胰腺的多个胃泌素瘤,细箭头提示 3 个病理性示踪剂摄取灶,弯曲的箭头为肝脏;C. 同一患者放射性核素生长抑素受体显像的结果,细箭头处为唯一可见的胰腺病变,粗箭头处为脾脏。经手术证实[11]C-5-HT PET 发现的 3 处病灶
(引自参考文献[23])

(四) 胰高血糖素样肽-1 受体显像

肠促胰岛素类似物 exendin-4 是从分布于美

国西南部与墨西哥北部地区的希拉毒蜥(Heloderma suspectum)唾液中分泌的胰高血糖素

样肽-1(glucagon-like peptide-1，GLP-1)类似物，放射性核素标记的 exendin-4 可以与受体结合，用于探测较小的胰岛细胞瘤(图 17-0-5)。

　　综上所述，胰腺神经内分泌肿瘤发病率相对较低，放射性核素标记分子靶向神经内分泌肿瘤显像的方法较传统解剖形态学显像方法可能更为敏感。

因此，紧密结合临床症状、血清学标志物、内镜检查、病理学检查、解剖形态学成像(超声、CT、MRI)及核素功能成像，可以准确地对胰腺神经内分泌肿瘤进行诊断、分期、随访治疗和复发评价，多学科合作是实现胰腺神经内分泌肿瘤"精准治疗"的必然发展方向(图 17-0-6)。

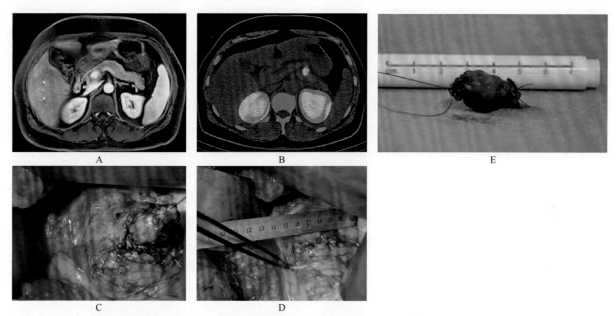

图 17-0-5　**A.** MRI 未发现胰体部病灶；**B.** ^{111}In-DOTA-exndin-4 SPECT-CT 检查发现胰腺体部的胰岛细胞瘤；**C.** 瘤体摘除术；**D.** 胰腺包膜直接缝合，瘤体切除后的空腔被关闭；**E.** 胰岛细胞瘤(14 mm)被少许正常组织包被

(引自参考文献[26])

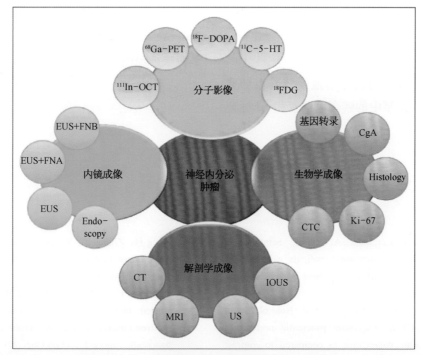

图 17-0-6　神经内分泌肿瘤的多种影像医学合作模式图

(引自参考文献[28])

二、 胰腺激素的体外放射免疫分析

（一）胰岛素

测定血浆胰岛素水平，对于糖尿病、某些内分泌和代谢疾病的研究以及胰岛素的诊断，均有重要意义。Yalow 和 Berson 在 1959 年建立放射免疫分析法（RIA）检测血清胰岛素水平，经典放免法检测灵敏度高达 ng/ml。近年来，由于免疫方法学的不断发展，化学发光法（CLIA）和电化学发光法（ECLIA）试剂盒可用来检测血清胰岛素水平。

放免法检测原理：先使未标记的胰岛素与胰岛素抗血清在保温条件下结合，形成抗体复合物，然后使标记胰岛素与未被结合的胰岛素抗血清结合，形成标记抗原抗体复合物（Ag-Ab），待达到平衡后分离结合（B）和游离（F）部分，测定 B 的放射性计数（cpm），绘成标准曲线，最后从标准曲线上查出样品的胰岛素含量。

临床应用价值：血浆胰岛素检测可用于糖尿病、肥胖病、低血糖症、皮质醇症、胰岛细胞瘤、甲状腺功能亢进、肢端肥大症、肝病及其他糖代谢异常疾病的辅助诊断。近年来，有报道血清胰岛素联合性激素用于多囊卵巢综合征的研究。此外，还可以用于药品检测和一些生物功能等的研究。

（二）胰高血糖素

原理：现以双抗法为例介绍血浆胰高血糖素的放射免疫测定。血浆中的胰高血糖素和^{125}I标记的胰高血糖素与加入的抗胰高血糖素血清产生竞争性结合，待反应到达平衡后，利用第二抗体分离结合部分，测定沉淀中放射性量，从所绘标准曲线中查出样品管中胰高血糖素的浓度。

临床应用价值：胰高血糖素值升高常见于糖尿病、高血脂Ⅲ型和Ⅳ型、急性胰腺炎或急性低血糖症、慢性肝病及慢性肾衰竭、胰高血糖素瘤、库欣综合征及类固醇激素治疗、肢端肥大症、甲状腺功能低下、外伤、感染、烧伤、饥饿和大量运动后等。

（三）C 肽（C peptide）

C 肽是胰岛素原转化成胰岛素时的产物，其不受外来胰岛素影响，可以用于评估胰岛 B 细胞储备功能，检测胰岛手术效果等。

三、 胰腺肿瘤血清标志物的体外放射免疫分析

（一）胰腺癌相关标志物

癌胚抗原 CEA、糖类抗原 CA19 - 9、糖类抗原 CA242 是临床广泛使用的胰腺癌相关血清学肿瘤标志物。

（二）胰腺神经内分泌肿瘤相关标志物

神经元特异性烯醇化酶（neuron-specific enolase，NSE）和嗜铬粒蛋白 A（caromogranin A）是胰腺神经内分泌肿瘤的血清标志物。

（左长京）

◇ 参 ◇ 考 ◇ 文 ◇ 献 ◇

［1］ Uslu H，Varoglu E，Balik A，et al. Scintigraphic evaluation of acute pancreatitis patients with ^{99m}Tc-HMPAO-labelled leukocytes［J］. Nucl Med Commun，2007，28(4)：289 - 295.

［2］ Kashyap R，Mittal BR，Khaliq A，et al. Role of N - 13 ammonia PET/CT in diagnosing pancreatic necrosis in patients with acute pancreatitis as compared to contrast enhanced CT — results of a pilot study［J］. Pancreatology，2014，14(3)：154 - 158.

［3］ Hong H，Zhang Y，Nayak TR，et al. Immuno-PET of tissue factor in pancreatic cancer［J］. J Nucl Med，2012，53(11)：1748 - 1754.

［4］ Sugyo A，Tsuji AB，Sudo H，et al. Evaluation of (89)Zr-labeled human anti-CD147 monoclonal antibody as a positron emission tomography probe in a mouse model of pancreatic cancer［J］. PLoS One，2013，8(4)：e61230.

［5］ Hackel BJ，Kimura RH，Miao Z，et al. ^{18}F-fluorobenzoate-labeled cystine knot peptides for PET

imaging of integrin αvβ6[J]. J Nucl Med，2013，54(7)：
1101 - 1105.

［6］ Cheng C，Pan L，Dimitrakopoulou-Strauss A，et al.
Comparison between ^{68}Ga-bombesin (^{68}Ga-BZH3) and the
cRGD tetramer ^{68}Ga-RGD4 studies in an experimental
nude rat model with a neuroendocrine pancreatic tumor cell
line[J]. EJNMMI Res，2011，1：34.

［7］ Boyle AJ，Cao PJ，Hedley DW，et al. MicroPET/CT
imaging of patient-derived pancreatic cancer xenografts
implanted subcutaneously or orthotopically in NOD-scid
mice using (64)Cu-NOTA-panitumumab F(ab')2 fragments
[J]. Nucl Med Biol，2015，42(2)：71 - 77.

［8］ 中华医学会外科学分会胰腺外科学组.胰腺神经内分泌肿瘤治
疗指南(2014)[J].中华普通外科杂志,2015,30(1)：80 - 82.

［9］ 中华医学会肿瘤学分会胰腺癌学组(筹).胰腺神经内分泌肿
瘤诊治专家共识[J].中华肿瘤杂志,2014,36(9)：
717 - 720.

［10］ 景红丽,李方,杜延荣,等.[99m]Tc - HYNIC - TOC 生长抑素
受体显像诊断胰腺神经内分泌肿瘤的临床应用[J].胃肠病
学,2008,13(4)：195 - 199.

［11］ 田伟,王峰,李少华,等.[99]Tc[m] - (HYNIC -[Lys3] - BBS)
(tricine)(TPPTS)的制备及对胰腺癌荷瘤鼠显像研究[J].
中华核医学杂志,2011,31(1)：9 - 13.

［12］ 卢晓莉,张俊,王峰,等.[68]Ga - DOTA - NOC 胰腺癌生长抑
素受体靶向显像的实验研究[J].中华核医学与分子影像杂
志,2013,33(5)：372 - 376.

［13］ Rust E，Hubele F，Marzano E，et al. Nuclear medicine
imaging of gastro-entero-pancreatic neuroendocrine
tumors. The key role of cellular differentiation and tumor
grade：from theory to clinical practice [J]. Cancer
Imaging，2012，12：173 - 184.

［14］ de Herder WW. GEP-NETS update：functional localisation
and scintigraphy in neuroendocrine tumours of the
gastrointestinal tract and pancreas (GEP-NETs) [J]. Eur J
Endocrinol，2014，170(5)：R173 - 183.

［15］ Srirajaskanthan R，Watkins J，Marelli L，et al. Expression
of somatostatin and dopamine 2 receptors in neuroendocrine
tumours and the potential role for new biotherapies[J].
Neuroendocrinology，2009，89(3)：308 - 314.

［16］ Johnbeck CB，Knigge U，Kjær A. PET tracers for
somatostatin receptor imaging of neuroendocrine tumors：
current status and review of the literature[J]. Future
Oncol，2014，10(14)：2259 - 2277.

［17］ Hofman MS，Lau WF，Hicks RJ. Somatostatin receptor
imaging with ^{68}Ga DOTATATE PET/CT：clinical utility,
normal patterns, pearls, and pitfalls in interpretation[J].
Radiographics，2015，35(2)：500 - 516.

［18］ Srirajaskanthan R，Kayani I，Quigley AM，et al. The role
of ^{68}Ga-DOTATATE PET in patients with neuroendocrine
tumors and negative or equivocal findings on ^{111}In-DTPA-
octreotide scintigraphy[J]. J Nucl Med，2010，51(6)：
875 - 882.

［19］ Poeppel TD，Binse I，Petersenn S，et al. ^{68}Ga-DOTATOC
versus ^{68}Ga-DOTATATE PET/CT in functional imaging of

neuroendocrine tumors[J]. J Nucl Med，2011，52(12)：
1864 - 1870.

［20］ Imperiale A，Rust E，Gabriel S，et al. [18]F-
fluorodihydroxyphenylalanine PET/CT in patients with
neuroendocrine tumors of unknown origin：relation to
tumor origin and differentiation[J]. J Nucl Med，2014，
55(3)：367 - 372.

［21］ Ribeiro MJ，Boddaert N，Bellanné-Chantelot C，et al. The
added value of [^{18}F] fluoro-L-DOPA PET in the diagnosis
of hyperinsulinism of infancy：a retrospective study
involving 49 children[J]. Eur J Nucl Med Mol Imaging，
2007，34(12)：2120 - 2128.

［22］ Eriksson O，Espes D，Selvaraju RK，et al. Positron
emission tomography ligand [^{11}C] 5-hydroxy-tryptophan
can be used as a surrogate marker for the human endocrine
pancreas[J]. Diabetes，2014，63(10)：3428 - 3437.

［23］ Orlefors H，Sundin A，Garske U，et al. Whole-Body [11]C-
5-Hydroxytryptophan Positron Emission Tomography as a
Universal Imaging Technique for Neuroendocrine Tumors：
Comparison with Somatostatin Receptor Scintigraphy and
Computed Tomography [J]. J Clin Endocrinol Metab，
2005，90(6)：3392 - 3400.

［24］ Sundin A，Eriksson B，Bergström M，et al. PET in the
diagnosis of neuroendocrine tumors[J]. Ann N Y Acad
Sci，2004，1014：246 - 257.

［25］ Christ E，Wild D，Ederer S，et al. Glucagon-like peptide-1
receptor imaging for the localisation of insulinomas：a
prospective multicentre imaging study[J]. Lancet Diabetes
Endocrinol，2013，1(2)：115 - 122.

［26］ Wenning AS，Kirchner P，Antwi K，et al. Preoperative
Glucagon-like peptide-1 receptor imaging reduces surgical
trauma and pancreatic tissue loss in insulinoma patients：a
report of three cases[J]. Patient Saf Surg，2015，9：23.

［27］ Kartalis N，Mucelli RM，Sundin A. Recent developments
in imaging of pancreatic neuroendocrine tumors[J]. Ann
Gastroenterol，2015，28(2)：193 - 202.

［28］ Bodei L，Sundin A，Kidd M，et al. The status of
neuroendocrine tumor imaging：from darkness to light?
[J]. Neuroendocrinology，2015，101(1)：1 - 17.

［29］ 付煜,单册,陈恒,等.国产胰岛素放射免疫检测系统的现状
与分析[J].标记免疫分析与临床,2012,19(4)：237 - 240.

［30］ 张然星,刘建彬,谭延国.几种化学发光检测系统测定血清胰
岛素和 C 肽临床效果的评估[J].中国实验诊断学,2010，
14(10)：1608 - 1611.

［31］ 陈达富,郑兆富,苏明茂.性激素联合糖耐量胰岛素检测在多
囊卵巢综合征患者中的应用分析[J].按摩与康复医学，
2014,5(6)：195 - 196.

［32］ 马寄晓,刘秀杰,何作祥.实用临床核医学[M].第三版.北
京：中国原子能出版社,2012.

［33］ Manfé AZ，Norberto L，Marchesini M，et al. Usefulness
of chromogranin A，neuron-specific enolase and 5-
hydroxyindolacetic acid measurements in patients with
malignant carcinoids [J]. In Vivo，2011，25 (6)：
1027 - 1029.

第十八章
胰腺肿瘤的内镜检查

第一节　ERCP引导下胰液收集及检查

（一）概述

内镜下逆行胰胆管造影（endoscopic retrograde cholangiopancreatography，ERCP）主要是从影像上提供一些形态上的诊断资料，因此不能作为疾病定性诊断的依据，尤其在显示一些不典型或模棱两可的形态变化时，易造成诊断及鉴别诊断上的困难。ERCP结合细胞学诊断技术有助于提高胰腺疾病的诊断正确率。

胰腺癌95%以上由胰管上皮发展而来，且癌细胞比正常细胞黏着力弱，容易剥离而出现在胰液中，因此通过ERCP收集纯胰液（pure pancreatic juice，PPJ）做细胞学及分子生物学检查是近几年来胰腺疾病诊断学的一项重大进展，不仅为慢性胰腺炎和胰腺癌的鉴别诊断提供了重要手段，而且为早期发现"小胰癌"开辟了前景。

（二）适应证与禁忌证

1. 适应证　临床怀疑胰胆疾病者皆为适应证，具体如下。

（1）胰腺占位性病变。

（2）不明原因的胰管扩张。

（3）胰管狭窄：主要用于胰管良、恶性狭窄的鉴别诊断。

（4）临床怀疑胰腺癌：特别是对早期的、仅局限于胰管的小胰癌诊断价值极大。

（5）疑有十二指肠乳头或壶腹部炎症、肿瘤或梗阻性黄疸且原因不明者。

（6）胆道梗阻疑为胰新生物引起。

（7）慢性胰腺炎及复发性胰腺炎缓解期。

2. 禁忌证

（1）有上消化道内镜检查禁忌者，如上消化道梗阻、狭窄等。

（2）碘过敏者，造影剂虽非直接进入血循环，但有可能通过胰管管壁渗透吸收进入血循环，然后再从肾脏排出，因此也有可能发生严重的过敏反应。若病情迫切需要，应在做好一切抢救准备工作后进行。

（3）胰泌素过敏者，应禁用胰泌素刺激。

（4）严重的心肺功能不全、急性心肌梗死、大的主动脉瘤以及精神失常对检查不能合作者等。

（5）急性胰腺炎或慢性胰腺炎急性发作时（除结石阻塞胰管引起的急性胰腺炎）。

（6）胆管急性炎症或化脓性感染者。

（三）术前准备

1. 患者准备

（1）术前应向患者做解释工作，以消除顾虑，争取积极配合。

（2）碘过敏及抗生素过敏试验。

（3）使用胰泌素刺激，患者术前应行胰泌素划痕试验。

(4) 术前禁食 6 h 以上。

(5) 口服祛泡剂。

(6) 咽喉局麻。

(7) 术前给予丁溴东莨菪碱(解痉灵)20 mg (iv),患者精神紧张者可给地西泮(安定)5 mg(iv) 或哌替啶 50 mg(iv)。

2. 器械准备 内镜及附属用具。

(1) 内镜:十二指肠镜如 Olympus 公司的 JF-260 系列等。

(2) 导管:目前种类较多,有内置导丝的导管 如 ERCP-1、ERCP-1-BT、ERCP-1-ST、 ERCP-1-LT、ERCP-1-LMT 及 ERCP-1- T35 等(Wilson-Cook 公司生产)。常用 PR-4Q 外径 1.6~1.18 mm、长 1.6 m 的塑料导管,对胰管 造影主要用 PE-10Q,末端标有刻度借以了解插入 乳头的深度(Olympus 公司生产)。

(3) 造影剂:常用 60% 的泛影葡胺(urografin), 其他如泛影酸钠(hypaque sodium)、renografin 等 也可用。

(4) 鼻胰管:日本 Olympus 公司和美国 Cook 公司均有成套产品供应。包括:一条鼻胰管,不同 型号的导引钢丝,一条短的鼻咽管或鼻胃管。 Olympus 公司供应直径型号为 5F 和 18F 两种; Cook 公司供应直径型号为 5F、6F 和 18F 三种。 鼻胰管长度为 250 cm,鼻胰管先端有数个侧孔有 利于胰液充分引流。标准的导引钢丝 480 cm,直 径为 0.035 in(1 in=2.54 cm),与胰管接触的一端 质软而圆钝,以免损伤胰管。专为经鼻腔引出"鼻 胰管"而设计的"鼻咽管",其长度为 25 cm,直径型

号 16F,头端圆钝而光滑,无侧孔,如果没有特制的 "鼻咽管",可将任何种类的 16F Levine 管或胃管 剪至 25~30 cm 长而代之(图 18-1-1)。

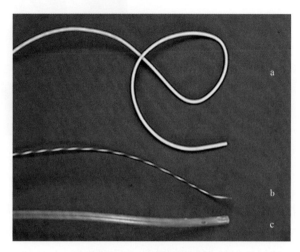

图 18-1-1 胰液收集附件
a:鼻胰引流管;b:引导钢丝;c:引导管

(5) 其他:① 配有电视荧光屏的 X 线机。 ② 操作人员的防护设备。③ 常规 ERCP 检查所 必需的用品。

(四) 操作方法

1. 内镜下胰管插管直接抽吸收集法 将内镜 插至十二指肠降部,找到十二指肠乳头开口后,将导 管经乳头插入胰管,先行造影,然后再从导管内吸取 胰液。也有主张先吸取胰液,拔管(图 18-1-2),再 重新插管造影,此法的不足为收集的胰液量不够多。

2. 胰泌素(secrepan)刺激法 在 ERCP 下将 导管缓慢插入胰管并注射造影剂进行观察,静脉注 射胰泌素(1 U/kg)后,通过导管按一次 5 min 的比 例分次吸取胰液 3 次,最初 5 min 采取的部分由于

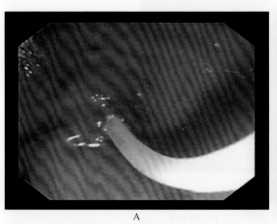

A

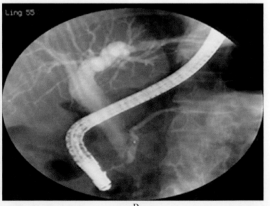

B

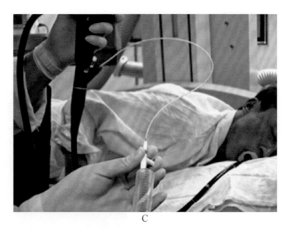

图 18 - 1 - 2　直接抽吸收集法

A. 经乳头插入导管；B. 导管位于胰管内；C. 抽吸收集胰液

混有造影剂且核固缩明显,很难正确地诊断,所以5～10 min 时尤其是 10～15 min 采取的胰液成分能较好地保持细胞形态,易于早期诊断;此法能收集较多的胰液,但操作时间长,患者痛苦大。

3. 留置鼻胰管引流收集法　ERCP 胰管造影

观察胰管后,在 X 线透视下将导丝插入胰管内,然后沿着导丝置入鼻胰管,撤出导丝,留置鼻胰管引流胰液,方法类同鼻胆管引流术,此法的优点为引流收集的胰液量大(图 18 - 1 - 3),此外还可以多次取胰液进行检测。

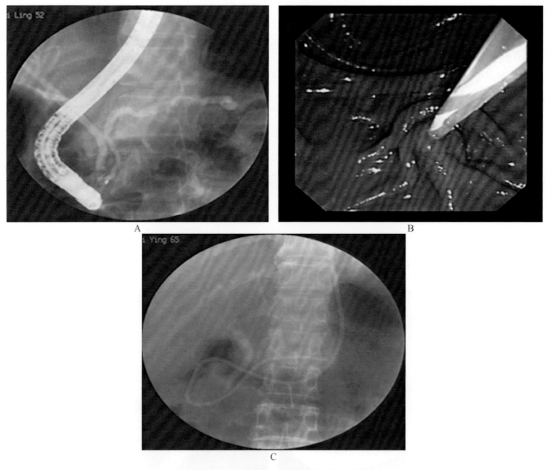

图 18 - 1 - 3　鼻胰管引流收集法操作程序

A. 胰管造影；B. 置入引导钢丝；C. 置入鼻胰管

4. 深部导管插入法　通过细胞学确诊的体部或尾部胰腺癌的准确率为 $33\%\sim38\%$，胰体部以及胰尾部获得的癌细胞数通常很少，因为胰腺癌头部的正常胰组织分泌胰液受到妨碍，体部及尾部的癌细胞到达乳头部比较困难，为了更多地取得尾部的脱落细胞，在内镜下向胰管深部插入导管吸取胰液（简称深部导管插入法），方法如下：通过 ERCP 胰管造影观察胰管后，在 X 线透视下将导丝插入胰管内，一直伸到胰管异常部位，然后沿着导丝插入导管，撤出导丝，静脉注射 50 U 胰泌素，分次经导管负压抽吸胰液。

所取得的胰液量与细胞学诊断结果明显相关，真阳性患者获取的胰液量高于假阴性患者。若取得足量的胰液（>3 ml），其诊断敏感性可达 80%，为了正确诊断，有必要采取足量的胰液。有人为防止采集的胰液内细胞变性，主张将胰液直接注入内装 50% 乙醇的玻璃瓶中，玻璃瓶四周置以冰块。

如果先造影再吸取胰液，则吸取的胰液中混有造影剂，造影剂由于其比重高（1.42 左右），离心时势必影响细胞沉渣的收集。可采用正压过滤法，将胰液加压通过微孔滤器，以去除造影剂。

收集的胰液以 $1\ 500\sim2\ 000$ r/min 离心 5 min，沉渣涂片，用含乙醇、乙醚各 50% 或 95% 乙醇固定液固定，行 HE 染色，亦可采用帕帕尼克拉乌（Papanicolaou）染色法，它对细胞核、细胞质以及胞质颗粒着色均好，细胞透明度高。染色后镜检，查找癌细胞。

（五）术后处理

（1）临床观察：ERCP 及胰液收集术后，术后 $4\sim6$ h 及翌晨抽血检测血清淀粉酶，第二日常规检查血白细胞计数与分类。单纯淀粉酶升高而无症状者，可继续观察淀粉酶变化，不需特殊处理。如血清淀粉酶升高同时伴发热、腹痛、白细胞升高等现象，则应按急性胰腺炎处理。并发重症胰腺炎者须胃肠减压。

（2）饮食：术后患者应卧床休息，禁食一日，第二日能否进食，根据血清淀粉酶来决定，禁食期间注意补液与电解质平衡。

（3）引流液：如放置鼻胰管引流胰液，则应观察引流物的量、颜色、性状以及鼻胰管是否通畅，引流胰液应迅速行脱落细胞学检查或冰冻保存。

（六）并发症及预防

（1）强调消毒和无菌技术。

（2）术后常规用抗生素及止血剂 $2\sim3$ 日。

（3）乳头切开大小应适宜，切开或活检时如有渗血应及时予以镜下止血。

（4）术后应观察腹痛、发热和便血，检查血淀粉酶和白细胞计数。

（七）临床应用

ERCP 下获取纯胰液行细胞学检查具有较高的诊断正确率，特别是对小胰癌，肿瘤越小，其细胞学诊断正确率越高，原因是大的肿瘤在肿瘤边缘产生纤维化，或引起胰管闭塞，使胰腺功能减退，癌细胞很难从乳头流出。相反，早期胰腺癌，特别是局限于胰管上皮的胰腺癌，癌细胞向胰管内露出，而且仍有胰腺分泌功能，癌细胞很容易出现在胰液中。ERCP 细胞学检查能检测位于分支胰管的胰腺癌，据文献报道胰腺实质性肿瘤可能来源于分支胰管比主胰管更常见，而内镜活检不能检测到位于分支胰管的小胰癌，从这点看，ERCP 细胞学检查优于内镜活检。ERCP 下吸取胰液细胞学检查可弥补单独 ERCP 的不足，对 ERCP 检查阴性的早期胰腺癌可获得细胞学诊断。同时 ERCP 细胞学检查安全可靠，简便易行，有助于胰腺癌的早期诊断。

区别涂片上的良、恶性细胞，是胰腺细胞学诊断的关键。胰液癌细胞的主要特征是核极性紊乱、核大小不等、核偏移、N/C 比值增大、核型不规则、染色质增多，国外评价细胞学的染色方法通常采用 Papanicolaou 染色法（图 18-1-4）。在临床实际工作中由于 Papanicolaou 染色法比较烦琐，也可采用 HE 染色法，其判别标准基本同 Papanicolaou 染色（图 18-1-5）。有时高分化的胰腺癌细胞形态与增生的导管上皮及正常的导管上皮难以区别，应反复观察。Nakaizumi 等比较了其形态学差异，可作为胰液脱落细胞学诊断的参考（表 18-1-1）。

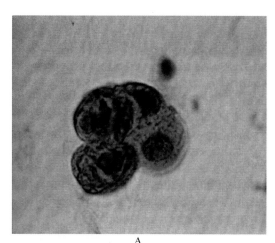

A

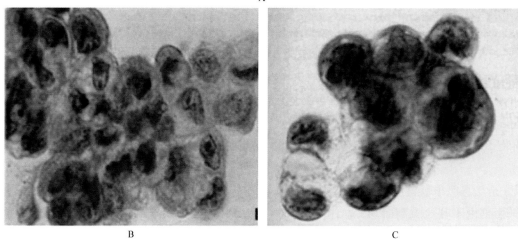

B   C

图 18 - 1 - 4　Papanicolaou 染色法胰液脱落细胞(×1 000)

A. 少量原位癌胰液脱落细胞;B. 原位癌胰液脱落细胞;C. 浸润癌胰液脱落细胞

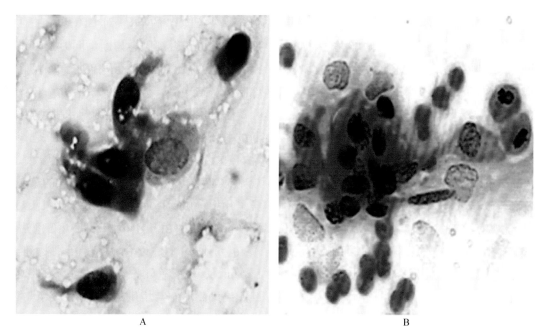

A   B

图 18 - 1 - 5　HE 染色法胰液脱落细胞(HE 染色,×400)

A. 正常胰液脱落细胞;B. 胰腺癌胰液脱落细胞

表 18-1-1　胰液细胞学检查诊断标准

		正常	增生	原位癌	浸润癌
细胞团特征	细胞成分	多	多	少	少~多
	核拥挤、重叠	-	±~+	+	-~+
	极性紊乱	-	±	+	+~++
	核大小变化	-	±	+	+~++
细胞特征	核位置	中央	中央	偏移	偏移
	N/C 比值增大	-	±	+	+
	核型不规则	-	±	+	+
	染色质增多	-	±	+	+
背景		清晰	黏液(±)	黏液(±)	坏死(±)

胰液细胞学诊断的局限性主要表现在其有假阴性,涂片阴性不能排除胰腺肿瘤的诊断,可能是胰液量不足、胰酶消化细胞变性等,此外,有些肿瘤细胞很难与正常胰腺细胞区别,尤其在细胞较少时更难。

1971 年神津等首先报道经内镜导管进行胰液脱落细胞学检查。从而为胰腺肿瘤的细胞学诊断开创了一条安全、可靠的新途径。特别对早期胰腺癌的诊断有较高的价值。Nakaizumi 等通过ERCP 插管抽吸纯胰液细胞学检查,在 25 例胰腺癌中 19 例获细胞学诊断,而且 5 例小于 2.0 cm 的肿瘤 100% 阳性,29 例慢性胰腺炎和 52 例对照组均无阳性。连续 359 例抽吸纯胰液细胞学检查阳性率为 4%,均为早期胰腺癌,术后随访 5.5 年无复发。Uehara 等经 ERCP 获取纯胰液做脱落细胞学检查,14 例胰腺癌中 12 例找到癌细胞,6 例产黏蛋白癌均找到癌细胞,4 例产黏蛋白瘤、13 例慢性胰腺炎、10 例无胰腺病变患者均未找到癌细胞,而其中 4例、10 例、2 例分别见到不典型细胞,但这种不典型细胞与癌细胞特征不一样,不能作为癌细胞的标记。胰腺癌纯胰液脱落细胞学检测的阳性率各家报道不一,综合文献报道纯胰液脱落细胞学检查对胰腺疾病诊断的阳性率为 30%~79%(表 18-1-2),假阴性率 21%~70%,慢性胰腺炎假阳性率为 0~8.6%。近年来报道胰液脱落细胞学阳性率较以前的结果低,假阳性率明显减少,敏感性为 76%,特异性接近 100%。为提高纯胰液细胞学检查的敏感性,可以在行 ERCP 时联合胰液细胞学和细胞刷检查。日本有学者研究发现联合胰液细胞学和细胞刷检查可以将单纯胰液检查和单纯细胞刷检查的敏感性分别从 40.9% 和 48.8% 提高到 61.4%。也有研究发现用鼻胰管收集胰液进行脱落细胞检查的敏感性、特异性、阳性预测值、阴性预测值及准确性分别为 80%、100%、100%、71% 和 87%,高于常规方法。鼻胰管收集最大的特点是可重复多次取材,有助于提高检出率。Iiboshi T 等报道用鼻胰管收集胰液,取材 5 次以上,脱落细胞诊断早期胰腺癌的敏感性达到 100%,特异性 83.3%,准确性 95%。Hara 等联合胰液细胞学和 MUC 染色用于 IPMN 的术前分型,结果表明该技术对肠型的敏感性、特异性和准确性为 86%、100% 和 94%,对高级别异型增生或浸润性 IPMN 的敏感性、特异性和准确性为 77.2%、85.7% 和 80.5%。

表 18-1-2　ERCP 下胰液细胞学检查

作 者	年份	例数	阳性例数	阳性率(%)
Kawanishi	1979	15	11	73
Kameya	1981	44	23	52
Goodale	1981	22	12	55
Bodner	1982	20	12	60
Tatsuta	1985	22	15	68
Ryan	1991	20	6	30
Nakaizumi	1992	25	19	76
Uehara	1996	18	8	44
Mikata(联合鼻胰管)	2012	40	32	80

胰液脱落细胞学检查结果与病变部位及病灶大小相关，Nakaizumi 等研究表明头部胰腺癌胰液脱落细胞学检查阳性率高于体、尾部细胞学检查阳性率，病灶直径<2 cm 胰液脱落细胞学检查阳性率高于病灶直径>6 cm（表 18 - 1 - 3）。这可能是大的胰腺癌阻塞主胰管，阻止脱落细胞从胰管流出。肿瘤组织学类型与细胞学检查结果无明显关联。

表 18 - 1 - 3　胰腺癌部位、大小及组织学类型与胰液脱落细胞学检查

	病例数	阳性例数	阳性率(%)
肿瘤部位			
头	14	13	93
体	18	4	57
尾	4	2	50
肿瘤大小(cm)			
<2.0	5	5	100

续　表

	病例数	阳性例数	阳性率(%)
2.1～4.0	9	8	89
4.1～6.0	8	5	63
>6.1	3	1	33
组织学类型			
乳头状腺癌	8	18	95
导管状腺癌			
高分化型	3	2	67
中分化型	11	8	73
低分化型	1	1	100
腺鳞癌	1	0	0
黏液腺癌	1	1	100
合计	25	19	75

（刘　枫）

第二节　ERCP 下胰管脱落细胞学检查

（一）概述

ERCP 下获取细胞学标本除可通过收集纯胰液外，ERCP 下胰管刷检（pancreatic duct brushing, PDB）细胞学诊断也为胰腺肿瘤的诊断与鉴别诊断开辟了一条新的途径。经内镜途径胰管刷检细胞学检查在诊断性 ERCP 的同时即可完成，便于临床应用。1975 年 Weidenhiller 首次进行胰管细胞刷检，仅仅用于主胰管，但由于导管细胞胰腺癌比腺泡细胞或胰岛细胞胰腺癌更常见，因而具有较高的诊断价值。同年，Osnes 等亦报道了利用 ERCP 行胰管细胞刷检，17 例胰腺癌患者中，10 例获得正确诊断。近年来分子生物学技术不断发展，在胰管刷检细胞学诊断中亦得到应用，其中 K - ras 基因 12 密码子点突变明显高于传统的细胞学检查。检测其突变率可弥补形态学上的诊断困难，尤其是标本量偏少时尤为适应。

目前，ERCP 下胰管刷检在国外已得到广泛开展，国内一些医疗单位也开始用于临床诊断，除具有较高的正确率外，该方法也相对安全可靠。随着 ERCP 检查技术的普及，它将成为一项有前途的临床诊断技术。

（二）适应证与禁忌证

1. 适应证

（1）胰管良、恶性狭窄的鉴别诊断。

（2）疑有胰腺肿瘤，特别是对早期、仅局限于胰管的小胰腺癌的诊断。

（3）胰腺肿瘤和局限性胰腺炎的鉴别诊断。

（4）阻塞性黄疸的鉴别诊断。

（5）原发灶不明的转移性腺癌，怀疑来自胰腺者。

（6）胰腺囊肿性病变。

2. 禁忌证

（1）有 ERCP 检查禁忌者。

（2）凝血功能明显障碍，有出血倾向者。全身情况衰竭，或心、肺、肝、肾等重要器官功能失代偿者。

（3）急性胰腺炎或慢性胰腺炎急性发作时。

（4）碘过敏者。

（三）术前准备

1. 患者准备

（1）检查出血时间、凝血时间、血小板计数、凝血酶原时间和肝功能。

（2）阻塞性黄疸患者须常规肌内注射维生素 K_1 3～5 日。

（3）术前禁食 6 h 以上。

（4）一般患者不需术前用药，但对病情较重、精神紧张的患者，宜用地西泮（安定）5 mg 或哌替啶 50 mg 肌注。对有胆系感染患者，术前需用抗生素。

2. 器械准备

（1）内镜及附属用具：十二指肠镜如 Olympus 公司的 JF 及 TJF 系列产品等。

（2）细胞刷：目前常用的 ERCP 中胰管刷检的细胞刷子大多为一次性刷子，如 Olympus BC - 118W 型，适用管道 1.7 mm，有效长度 2 500 mm，刷径 1.0 mm，刷长 5.0 mm。而 Cook 公司特殊设计的细胞刷子主要由一个外套管、导丝及细胞刷体组合在一起。细胞刷体远端有一个 30 mm 长的柔韧的引导端，外套管为一聚乙烯管，其远端和细胞刷体末端均有一个不透 X 线的标记（图 18 - 2 - 1）。该细胞刷可提高刷检的准确率和阳性率。BOSTON 公司的细胞刷还具有负压吸引的作用，可能会提高刷检的阳性率。

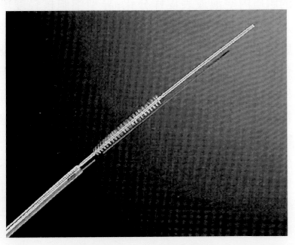

图 18 - 2 - 1　胰管细胞刷

（四）操作方法

ERCP 下胰管细胞刷检一般在 ERCP 显影后进行，其方法为导丝插入胰管，沿导丝推入细胞刷，透视下将细胞刷送至病变部位，将刷头推出，病变处往复摩擦 5～10 次，然后把细胞刷头退至外套管中拔出，以避免将细胞遗落在管道内（图 18 - 2 - 2）。细胞刷取出后应当立即置入液基细胞保存液中，为提高细胞收集率，可以将细胞刷头剪断，一同置入液基细胞保存液中送病理科检验。也可以涂片做 HE 染色。

（五）注意事项

（1）ERCP 及胰管刷检通常是安全的，但偶有并发症发生，如胆道感染、急性胰腺炎等，家属应予理解并签署知情同意书。

（2）注意器械的消毒和无菌技术。

（3）操作应轻柔，如出现局部不适，可给予局部护理或给予适量解痉止痛药物等对症处理。

（4）碘过敏者禁忌检查，过敏性体质者应做过敏试验。

（5）术后应观察发热、腹痛和便血等。检查血清淀粉酶及白细胞计数。

（六）术后处理

（1）ERCP 中胰管刷检术后应卧床休息，4～6 h 及翌晨抽血查血清淀粉酶，第二日常规检查血白细胞计数与分类。注意观察血压、脉搏和全身状况的变化，应特别注意有无消化道出血。

（2）术后禁食 1～2 日，逐渐恢复流质及半流质。

（3）根据有无感染选用抗生素，并加用止血药和维生素 K，注意补充电解质 3～5 日。

（七）并发症

ERCP 下胰管刷检的并发症除 ERCP 引起的外，与胰管刷检相关的并发症发生率是较低的，未见有严重并发症及死亡的报道。可能的并发症有以下几种。

1. 术后胰腺炎　其发生的危险性为 0～10%。最近文献报道 42 例胰管刷检患者中，9 例出现术后胰腺炎（21.5%），明显高于常规 ERCP 术后胰腺炎（7.4%）。主要表现为手术后 24 h 内腹痛、血清

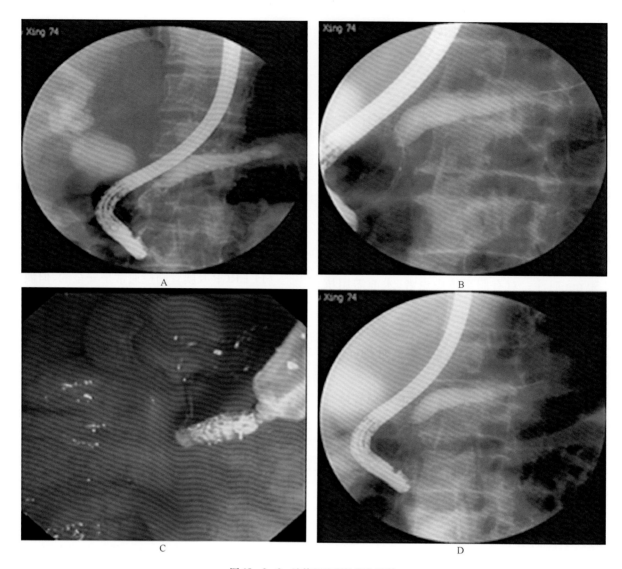

图 18-2-2 胰管细胞刷检操作过程

A. 胰管造影确定病变部位;B. 插入导丝通过狭窄段;C. 插入细胞刷;D. 在病变部位反复摩擦

淀粉酶或脂肪酶增高 4 倍以上,其中 6 例为轻度,3 例为中度。

2. 出血　胰管刷检以及乳头切开时可出现出血,偶有胃肠道出血。

3. 感染　胰源性败血症是较严重的并发症,发生率为 0.3%。

(八) 临床应用

1. 细胞学诊断标准　胰管细胞刷检简单快速,涂片迅速固定、保存,细胞形态保持完好,染色质类型清晰,对鉴别良、恶性胰腺疾病特别有实用价值。Layfield 等总结了 108 例胰胆管刷检细胞的形态学特征。胰管刷检正常细胞呈立方或柱状,核小、圆形或椭圆形,染色质细,核仁缺乏或不明

显;化生细胞通常有类似的核特征,但含有单个、大的胞质内空泡或表皮样分化;异型细胞核轻度增大,核膜光滑,染色质细、核仁小,核/浆比例低;轻度间变的细胞特征为核轻至中度增大,核仁明显,染色质稍粗,核膜仍保持光滑;重度间变的细胞特征为核明显增大,核/浆比例增加,染色质粗,核仁明显,核膜轻度不规整。癌细胞的特征与重度间变的细胞特征类似,但细胞核变化更明显(图 18-2-3)。一般说来,胰腺癌细胞具有以下特点:① 细胞大小不等,排列紊乱,相互重叠;② 胞质内空泡明显;③ 核/浆比例增大;④ 核增大,核外形不规则,染色质粗;⑤ 核仁明显。

值得注意的是,慢性胰腺炎的胰管上皮细胞可

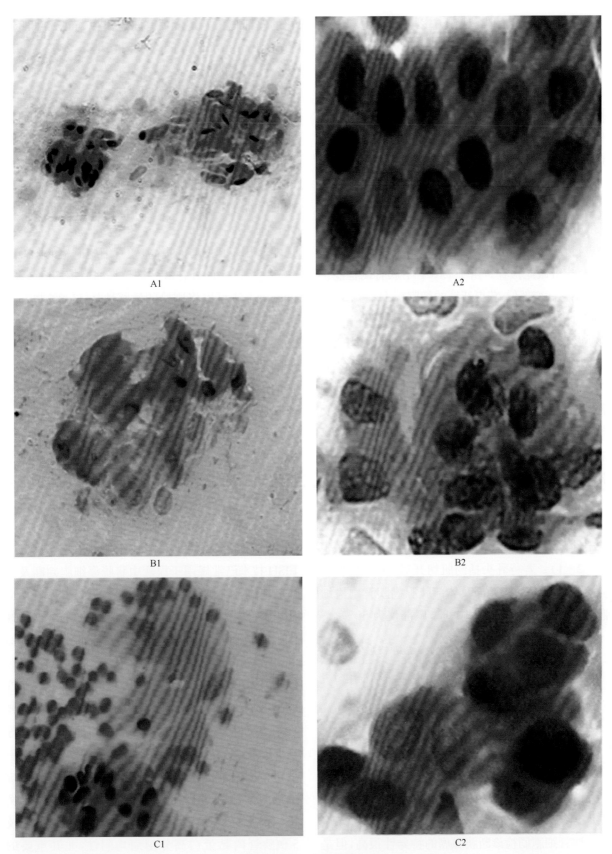

A1 A2

B1 B2

C1 C2

图 18 - 2 - 3　胰管刷检细胞

A. 正常胰管上皮细胞呈柱状排列（A1：HE 染色，×200；A2：HE 染色，×400）；B. 慢性胰腺炎胰管刷取细胞（B1：HE 染色，×200；B2：HE 染色，×400）；C. 胰腺癌胰管刷取细胞（C1：HE 染色，×200；C2：HE 染色，×400）

有程度不等的化生和异型,其中以杯状化生和扁平上皮化生较为多见,异型细胞也表现为细胞和核增大,核/浆比例增加,核染色质不规则凝聚和分布。慢性胰腺炎异型细胞与癌细胞的主要区别是染色质类型,成簇分布的慢性胰腺炎异型细胞显示完全相同的核染色质不规则凝聚、分布及着色力,反映了一个再生过程。

2. 临床评价　在各种胰腺细胞学检查方法中,ERCP 下胰管刷检细胞学诊断最为简单、实用。一般 ERCP 下胰管刷检细胞学检查可与 ERCP 结合进行,ERCP 显示胰胆管狭窄,疑及胰腺肿瘤的病例,均可做此检查。由于 ERCP 下胰管刷检能正确地到达病变部位,获得新鲜的细胞标本,且刷取的细胞数量较胰液脱落细胞数为多,其胞质、细胞核染色质及核仁保存较好,不似胰液脱落细胞因酶的作用易于变性,故比胰液脱落细胞学检查更为精确。

ERCP 下胰管刷检可在 X 线直视下对胰管狭窄部位反复刷取,因此常有较高的阳性率,收集文献中证实为胰腺肿瘤的胰管刷检细胞学检查结果,总阳性率为 64.4%,高于 ERCP 下胰液脱落细胞学检查的阳性率(56%)。

胰腺癌病变部位亦影响 ERCP 下胰管刷检细胞学检查结果,头、体部胰腺癌胰管刷检细胞学检查阳性率高于钩突、尾部细胞学检查阳性率(表18-2-1)。若行乳头括约肌切开后,可提高胰管刷检准确率,头、钩突部及体部胰腺癌胰管刷检细胞学检查准确率可达到 100%,尾部仅为 50%。

表 18-2-1　胰腺癌部位与刷检细胞学检查

部　位	例　数	阳性例数	阳性率(%)
头	26	22	84.6
钩	4	1	25.0
体	8	7	87.5
尾	4	2	50.0
弥散	30	29	96.7
合计	72	61	84.18

胰管细胞刷检诊断胰腺癌的特异性很高,但是敏感性较低。这主要是因为 ERCP 下刷检的标本可能较少不足以做出恶性的诊断,另外,一些高分

化的癌细胞在显微镜下有时也难以与正常细胞进行鉴别。Burnett 等的文献回顾纳入 2002～2012年公开发表的报道,结果表明细胞刷诊断的敏感性为 15%～64%,汇总敏感性为 42%。造成敏感性差异的原因有很多,比如研究人群的不同,有的研究对象为影像学可见明显肿块的患者,这类患者较早期的癌症患者阳性率肯定高。此外,还有诊断标准的差异,有的研究者把疑似恶性细胞均归为恶性细胞的诊断等。为了进一步提高细胞刷诊断的敏感性,细胞学刷检的方法及技巧不断改进。有研究报道随着 ERCP 技巧的提高,胰管细胞刷检的阳性率也随之提高。此外在病变部位来回摩擦 30 次以上的刷检方法可以将刷检的敏感性从 43.8% 提高至85.7%。

除了技术因素对细胞刷阳性率的影响外,更重要的是细胞学本身由于标本获取问题而固有敏感性低的缺点。因此许多针对脱落细胞的分析方法应用于临床研究。如利用数字影像分析技术(digital image analysis)分析刷检细胞的 DNA 倍体,判断细胞的良、恶性。一般来说,恶性细胞染色体呈非整倍体改变。近年来研究均表明利用 DIA 技术可以提高常规细胞学诊断的敏感性。荧光原位杂交技术(fluorescence in-situ hybridization,FISH)是利用荧光标记的 DNA 探针来评估细胞染色体的异常。FISH 技术已常规用于尿液中膀胱癌细胞判断及支气管镜刷检细胞的判断。近年来 FISH 技术开始应用于胰管刷检标本。Emily 等报道 FISH 技术与常规细胞刷诊断良、恶性胆胰管狭窄的敏感性分别为 34%和 15%,特异性为 91% 和 98%。Levy 等认为 FISH 和DIA 技术可以提高单程细胞学诊断的准确性。胰管刷检 K-ras 突变检测诊断胰腺癌的敏感性、特异性和准确性分别为 70%、90% 和 3%。Laethem 等在 ERCP 下对胰管造影见有主胰管狭窄的 45 例患者进行刷检,检测刷检物 K-ras 点突变,并与传统的细胞学涂片进行比较,24 例胰腺癌中有 20 例K-ras 点突变,突变率为 83%,16 例慢性胰腺炎及5 例胰管内黏蛋白高分泌瘤均阴性,尤其重要的是,其中 6 例肿瘤直径<2 cm 的胰腺癌均有 K-ras 点突变,而细胞学检查的阳性率仅为 54%。

Finkelstein 等对胰管细胞刷标本上清液进行了 K‐ras 点突变的检测,结果发现 28 例胰腺癌患者中有 25 例检测到了点突变,而手术证实为良性病灶的 5 例患者均未检测到 K‐ras 的点突变。ERCP 下刷检物 K‐ras 点突变率明显高于传统的细胞学检查(表 18‐2‐2),并且 K‐ras 点突变发生在胰腺癌早期,更有利于临床早期诊断。

表 18‐2‐2　K‐ras 点突变与细胞刷检查的比较

	K‐ras	细胞刷
敏感性(%)	83	76
特异性(%)	100	83
阳性预示值(%)	100	86
阴性预示值(%)	80	71
正确率(%)	90	58

Satoh 等分析了 MSX2 在胰管细胞刷样本中的表达水平,研究这是否会区分慢性胰腺炎和胰腺癌。刷检细胞学标本取自 ERCP 发现的胰管狭窄患者 82 例。他们对刷检物进行细胞学诊断和 RNA 的提取。通过实时定量 PCR 法进行检测 MSX2 的表达水平,结果发现胰腺癌中的 MSX2 表达水平显著高于慢性胰腺炎($P = 0.000\,000\,18$),表达水平与细胞学阳性呈正相关($P = 0.013$)。胰腺癌细胞学和 MSX2 表达的敏感性、特异性和诊断准确率分别为:47.4%、100%、63.4% 和 73.7%、84.0%、79.3%。MSX2 的表达水平在诊断上的灵敏性和准确性均远高于细胞学。

（刘　枫）

第三节　ERCP 下胰腺组织学检查

（一）概述

ERCP 下胰腺组织学检查在诊断性 ERCP 检查的同时即可进行。1984 年林田等在乳头括约肌 EST 后进行胰管活检,1985 年山崎等动物试验证实胰管活检的安全性,并在非乳头切开的情况下进行胰管活检。活检取材能掌握组织结构上的异常,诊断特异性强,对鉴别良、恶性困难的病例有重要的临床应用价值。近年来由于医疗器械与设备的改进,发展了胰胆管专用活检钳,大大提高了胰管活检的成功率和准确率。

（二）适应证与禁忌证

1. 适应证

（1）胰胆管良、恶性狭窄的鉴别诊断。

（2）胰腺肿瘤和慢性胰腺炎的鉴别诊断。

（3）可疑有早期胰腺肿瘤、胆管癌。

（4）ERCP 检查有可疑发现,需做进一步检查。

（5）原发灶不明的转移性腺癌,怀疑来自胰腺者。

（6）胰腺囊肿性病变。

2. 禁忌证

（1）有 ERCP 检查禁忌者。

（2）凝血功能明显障碍有出血倾向者。全身情况衰竭,或心、肺、肝、肾等重要器官功能失代偿者。

（3）急性胰腺炎或慢性胰腺炎急性发作期。

（4）胆管急性炎症及化脓性胆管炎。

（5）严重腹水,伴有肝硬化或 PT 时间明显延长。

（三）术前准备

1. 器械准备

（1）内镜及附属用具:基本同 ERCP 胰液收集及检查器械准备。

（2）活检钳:Olympus 公司专门设计针对胰胆管活检的活检钳主要有 FB‐39Q‐1、FB‐40Q‐1、FB‐45Q‐1 和 FB‐46Q‐1 型,有效长度 1 950 mm,适用管道 2.2 mm 和 2.8 mm。该活检钳外套管为聚四氟乙烯材料,摩擦性极低,柔韧性好,易于通过弯曲的胰胆管(图 18‐3‐1)。

（3）SpyGlass 下胰管活检设备:SpyGlass 是一种新型的子镜系统,完全不同于以往胰管镜系

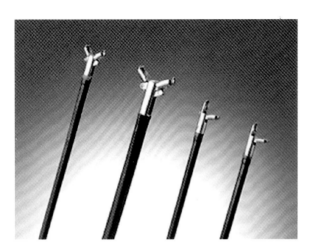

图 18-3-1 胰管活检钳

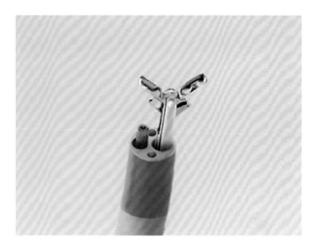

图 18-3-2 SpyBite 活检钳

统。SpyGlass 探头包括一根 6 000 像素的传像素。在远端尖端有一个镜头连接至传像素，且具有 2 个工作孔道，可以通过导丝及专用活检钳。SpyGlass 工作长度 231 mm，最大插入部 0.81 mm，最大直径 0.9 mm，所需最小工作孔道直径 1 mm。在 SpyGlass 下可进行胰管直视下活检，专用活检钳 SpyBite（图 18-3-2），直径 0.99 mm，钳口外径 1.0 mm，钳口开度 4.1 mm，工作长度 286 cm，所需内镜工作通道 1.2 mm。

2. 患者准备

（1）做静脉碘过敏试验，检查出血时间、凝血时间、血小板计数、凝血酶原时间和肝功能。

阻塞性黄疸患者须常规肌内注射维生素 K 3～5 日。

（2）术前禁食 6 h 以上。

（3）行局部咽喉麻醉，术前 15 min 肌内注射或静脉注射解痉剂、镇静剂，如丁溴东莨菪碱（解痉灵）20 mg、地西泮（安定）5～10 mg 或哌替啶 50 mg。对有胆系感染患者，术前需用抗生素。

3. 资料准备　B 超、CT 等有关胰胆影像检查资料。

（四）操作方法

做胰管活检时，通过 ERCP 对胰胆管进行全面的观察，初步确定活检的部位，然后调整内镜插入的深度和角度，在透视下将活检钳经乳头插入胰管，必要时可行乳头切开，并使活检钳尽可能垂直指向活检部位，在病变处活检（图 18-3-3），每例活检组织至少 2 块以上。活检钳取组织的部位极

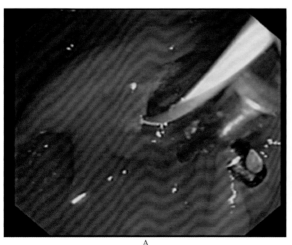

A

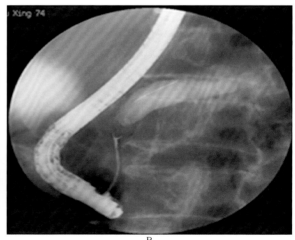

B

图 18-3-3 胰管活检

A. 胰管活检内镜下图像；B. 胰管活检 X 线下图像

为重要,如选择恰当,可大大提高活检阳性率。胰管活检阳性率偏低的主要原因为取材过小或未取到癌组织而不能诊断,胰管中断者不易取到癌组织,有待改进活检钳的取材性能。

SpyGlass 镜是一种新型的胆胰管子镜系统,其头端有 2 个可调方向,操作部可以固定在十二指肠镜的镜身上,由一个内镜医生就可以完成操作(图 18 - 3 - 4)。操作过程类似胰管镜,先完成

ERCP 显影,胰管显影后,将导丝置入胰管,沿导丝将 SpyGlass 镜的外鞘置入胰管,在一个外鞘的工作孔道中置入 SpyGlass 光线,光线头端略超过外鞘 2~3 mm,撤出导丝,就可以在胰管内观察,发现病灶后,从通过导丝的孔道送入专用活检钳 SpyBite 进行直视下活检,活检可以反复进行,活检钳为一次性使用,用完后丢弃,不可消毒后复用。

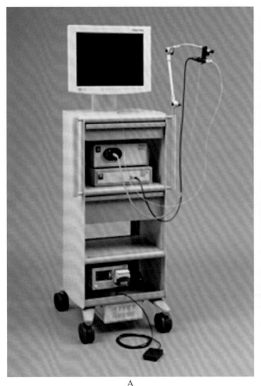
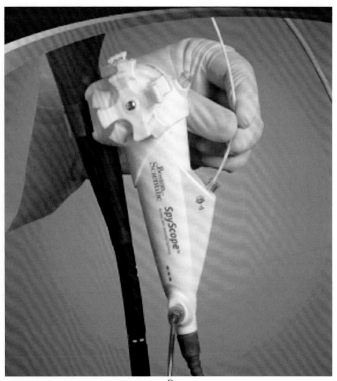

图 18 - 3 - 4　SpyGlass 镜系统

A. 主机及内镜全景图;B. SpyGlass 镜操作部

活检标本的处理,用小镊子将组织块由活检钳中取出放在小纸片上,然后连同小纸片一起放入 10% 的甲醛溶液中固定,石蜡包埋,苏木素-伊红染色后切片观察(图 18 - 3 - 5)。

(五) 注意事项

(1) ERCP 及胰管活检均是微创伤性检查,仍有较多并发症,有时还会很严重,家属应予以理解并签署知情同意书。

(2) 注意器械的消毒和无菌技术。

(3) 碘过敏者禁忌检查,过敏性体质者应做过敏试验。

(4) 操作应轻柔,如出现局部不适,可给予局部护理或给予适量解痉止痛药物等对症处理。

(5) 胰胆管活检操作应避免暴力,活检组织也应避免过大、过深。

(6) 术后应注意观察有无发热、腹痛和便血等。检查血清淀粉酶及白细胞计数。

(六) 术后处理

(1) ERCP 下胰管活检术后应卧床休息,4~6 h 及翌晨抽血查血清淀粉酶,第二日常规检查血白细胞计数与分类。注意观察血压、脉搏和全身状况的变化,应特别注意有无发热、腹痛便血及黄疸。

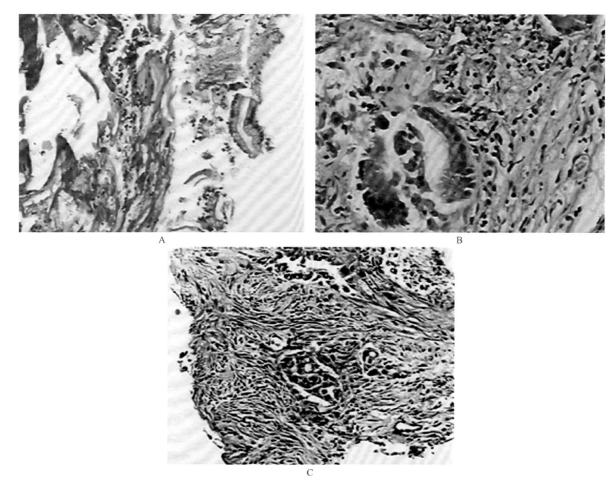

图 18-3-5　胰管活检组织（HE 染色，×200）
A. 正常胰腺组织；B. 慢性胰腺炎；C. 胰腺癌胰腺组织

必要时行 B 超及 X 线腹透检查。

（2）术后禁食 1～2 日，逐渐恢复流质及半流质饮食。

（3）术后应常规应用抗生素，并加用止血药和维生素 K 2～3 日，注意补充电解质 3～5 日，并发重症胰腺炎须胃肠减压，必要时给予输血。

（七）并发症

ERCP 下胰管活检的并发症除 ERCP 引起的外，与胰管活检相关的并发症发生率是较低的，未见有严重并发症及死亡的报道。可能的并发症有以下几种。

（1）化学性胰腺炎：其发生的危险性要高于单纯 ERCP，主要表现为手术后 24 h 内腹痛、血清淀粉酶或脂肪酶增高 4 倍以上。

（2）出血、穿孔：胰管活检以及乳头切开时可出现术中或术后出血，一组 119 例 ERCP 下胰胆管活检仅 1 例（0.8%）发生出血。胰胆管活检亦可致穿孔，故应该避免暴力及钳取的组织过大、过深。

（3）感染：胆道感染及胰源性败血症是较严重的并发症。

（八）临床应用

结合 ERCP 进行胰管活检组织学检查，也是术前获取病理学的一个重要诊断依据。1984 年林田等在 EST 后进行胰管活检，1985 年山崎等动物试验证实胰管活检的安全性，并在非乳头切开的情况下进行胰管活检。Aabakken 等报道 7 例胰腺癌，其中 1 例通过内镜下活检获得诊断。Foerster 等在非乳头切开下利用 1.5 mm 活检钳在 10 例胰腺癌患者中获得 9 例活检组织学标本，而用 2.2 mm 活检钳仅获得 3 例组织学标本。因此对胰腺活检技术尚需进一步积累资料。Kubota 等对 43 例胰胆导管狭窄进行了胰胆管活检，活检成功率为

95.3%,胰腺癌活检阳性率为71.4%。综合文献报道其敏感性为40%~60%,技术失败率高达15%,近年来有人联合应用超声内镜定位可提高诊断正确率。

胰管活检阳性率虽不及刷检,但有较多的优点:① 能够确定组织学类型和分化程度;② 能显示胰腺癌形成的腺管及对神经周围和血管的浸润现象;③ 对于一些分化较好的胰腺癌、囊腺癌、产黏蛋白肿瘤等细胞诊断较为困难,特别是胰管刷检细胞对慢性胰腺炎异型细胞与高分化胰腺癌细胞有时难以区别,而组织学可做出明确诊断;④ 对于慢性胰腺炎细胞学仅能报告未见癌细胞,而组织学可做出明确诊断;⑤ 胰腺硬癌,特别在大量增生的纤维组织中间分布少量癌细胞的病例;胰管刷检可能取不到癌细胞,而胰管活检组织学诊断却很有帮助。但目前临床上应用仍有限制:需要有熟练的ERCP诊断和活检技术;另需配备专用活检钳。但ERCP下胰管活检组织学检查不失为一种安全可靠的胰腺疾病诊断和鉴别诊断方法。

活检和刷检各有长处和短处,两者如配合得当,则能互相取长补短,大大提高胰腺癌诊断正确率(表18-3-1)。故一般认为,对疑为胰腺癌患者,其他检查未能证实其诊断,应进行细胞学和(或)组织学检查,有利于早期癌的诊断。

表 18-3-1　ERCP下胰管刷检和活检评价

方法	例数	敏感性(%)	特异性(%)	阳性预示值(%)	阴性预示值(%)	正确率(%)
活检	52	53	100	100	48	67
刷检	94	54	100	100	50	68
联合	52	61	100	100	53	73

胰管活检阳性率不及刷检,且操作具有一定的盲目性,因此目前在临床上应用较少。随着SpyGlass镜的推出,可以更方便地在直视下进行胰管活检,但是其取材可靠性、诊断的敏感性等均有待进一步评价。

（刘　枫　李兆申）

第四节　内镜下胆管和胰管管腔内超声检查

(一) 概述

管腔内超声(intraductal ultrasonography,IDUS)是将微型超声探头置入胆管或胰管内扫查,以诊断胆胰疾病的一种新技术。近年来,随着腔内超声新器械的不断开发与应用,尤其是针对各种消化系管腔,已有多种频率的微型超声探头应用于临床,大大拓展了消化系腔内超声的范畴。任何内径>2.0 mm的消化管腔或病灶均可经各种介入性手段(内镜、B超、X线)导入微型超声探头进行腔内超声扫查。

"微型超声探头"一词的英文表达及缩写有多种,目前尚未统一,常见的有:① ultrasonic probe, USP;② miniature ultrasonic probe;③ endoscopic echo probe, EEP;④ miniature cather ultrasonography, MCUS;⑤ intraductal ultrasonograply, IDUS;⑥ small intraluminal ultrasound, ILUS。用于胰管和胆管内的超声检查常用IDUS一词。

微型超声探头是20世纪80年代后期兴起的一项介入性超声新技术,起初主要用于心血管及泌尿生殖系统检查,后来扩大应用到消化道及胆管、胰管。1987年,美国的Silverstein和Martin等就完成了微型超声探头在犬消化道的试验研究,并于1989年在 Gastroenterology 上进行了报道。1991~1992年,Yasuda、Furukawa和Gary L等相继报道了经十二指肠乳头的胆管和胰管内微型超声探头检查,当时已开发出直径仅 1.4 mm,频率 30 MHz 的微型超声探头。

由于插入探头接近病变,缩短声路而降低声衰减,故可采用高频技术。IDUS 明显提高了图像分辨率,可发现细小病灶,这些性能在常规超声检查中是无法达到的。在胰腺疾病的诊断中,尤其是对微小胰腺肿瘤的显示 IDUS 已表现出越来越多的优点,但是,由于超声探头价格昂贵且易损坏,以及在胰管内操作易引发胰腺炎,因此,目前在临床上尚未普及应用。

(二)适应证与禁忌证

1. 适应证

(1)胰管结构的良、恶性鉴别。

(2)局限性肿瘤的分期。

(3)显示囊性肿瘤的特征。

(4)不能确定的胰岛细胞瘤的定位。

(5)对多发性内分泌腺瘤病中胰岛细胞瘤多发灶的显示。

2. 禁忌证　急性胰腺炎或复发性胰腺炎淀粉酶明显升高者不宜行 IDUS 检查。

(三)术前准备

1. 器械准备　IDUS 的器械主要由四部分组成:十二指肠镜、内镜超声主机、微型超声探头驱动器及微型超声探头。

(1)IDUS 的构造:IDUS 的基本组成是外鞘和换能器芯。频率多为 12～30 MHz,直径 2 mm 左右。图像最大分辨率达到 0.07～0.18 mm。声束与导管长轴垂直成 10°角发射和接收,扫查范围 360°,轴向分辨率 0.1 mm,穿透深度 2～3 cm。其动力由专用外驱动马达提供,测量系统采用数字化电子计算机系统。

三维超声探查目前应用于临床的有 2 种探头,即三维超声内镜(three dimentional EUS,3D-EUS)和三维管内超声(three dimentional IDUS,3D-IDUS),前者在胃和十二指肠内对胰腺进行二维显示后三维图像重建,目前较少应用;3D-IDUS 则采用经胆胰管扫描显示胆管和胰管及其周围组织,然后对获得的多幅(40 幅以上)图像进行三维重建,以获得相应的三维图像和容积大小。3D-IDUS 已较多用于临床,主要适合胆管和主胰管的形态及毗邻主胰管的小胰癌诊断,该系统探头的最优化组成方式有:① 电子相控阵探头;② 扇扫和线阵相结合的扫描方式;③ 机械扇扫探头。目前能做的最小切面间隔为 0.25 mm,最大取样长度为 40 mm,成像的方式为主切面的双平面重建(dual-plane reconstruction,DPR)。

(2)所用的内镜为十二指肠镜:常用的型号有 Olympus JF240、JF260 等,均为侧视镜,有抬钳器,便于插管。

(3)超声的扫描方式:为 B 型,360°环形机械扫描。微型超声探头的基本组成是外鞘和换能器芯(图 18-4-1)。探头的直径为 1.7～3.4 mm,长约 2 000 mm。工作频率一般为 7.5～30 MHz,声束与导管长轴垂直为 10°角发射和接收,扫查范围 360°,轴向分辨率 0.1 mm,穿透深度 2～3 cm。其动力由专用外驱动马达提供,测量系统采用数字化电子计算机系统。

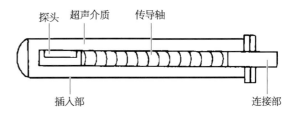

图 18-4-1　微型超声探头的基本组成

最常用的微型超声探头为 Olympus UM-2R/3R 及 UM-G20-29R(图 18-4-2),其中后者因可以沿导丝插入,操作相对简单,探头也不易损坏。

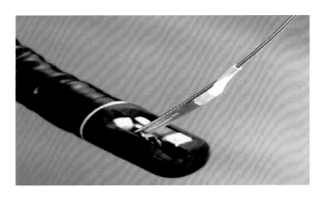

图 18-4-2　Olympus UM-G20-29R 可通过导丝插入

行胰管内微型超声探头扫查的探头选择同胆管内超声探头选择，但应尽量选择外径更细的探头。目前以外径 2.0 mm 的无囊型微型超声探头最为理想。

（4）其他同 ERCP 准备。

2. **患者准备**　胰腺 IDUS 检查的术前准备基本同 ERCP 检查，术前应查血淀粉酶，如淀粉酶明显升高，则应在淀粉酶恢复正常后再根据病情行此检查，患者检查前禁食 8 h 以上，术前行咽部麻醉，服用祛泡剂，并经静脉或肌内注入安定类镇静剂和解痉剂。

（四）操作方法

1. **胰管内超声**　行胰管内超声检查者按 ERCP 要求先行俯卧位，然后转成左侧卧位。特殊情况下行术中胰管内超声者，则按操作要求置体位。

（1）将十二指肠镜插至十二指肠乳头部，先行胰管造影，确定病变后经活检钳道直接将微型超声探头插至主胰管进入胰管内，也可在 X 线引道下插入微探头（图 18-4-3）。

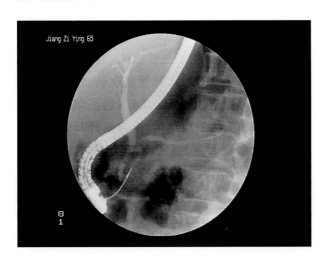

图 18-4-3　微型超声探头在 X 线引导下经
十二指肠乳头直接插入胰管

（2）一般情况下，先将微型超声探头插过病变区域，然后逐步退出微型超声探头，边退边进行超声扫描，仔细观察探查结果。

（3）微型超声探头经十二指肠乳头插入胰管时，应轻轻调节抬钳器，慢慢向胰管内插入，以免用力过度损坏超声探头。

（4）操作应在 X 线透视下进行，动作轻柔，且忌粗暴。

（5）如有主胰管严重狭窄，则微型超声探头应避免强行插入，以免损伤胰管及探头。

（6）对与主胰管或与主胰管相通的病灶，如胰腺假性囊肿和胰管内乳头状瘤等进行检查时，应尽量减少探头在胰管内停留的时间。

（7）如果胰管狭窄明显，胆管胰段亦有狭窄而上端扩张，微探头经胰管插入困难，可经胆管插入微探头，以观察胰腺病变对胆管的侵犯，亦先将微探头插入胆管最扩张的部位，并边退边超声扫描。

2. **胆管内超声**

（1）经十二指肠乳头插入：首先将微型超声探头经十二指肠镜活检钳道送至十二指肠乳头附近，然后用抬钳器按内视镜的逆行胆管造影（endoscopic retrograde cholangiography，ERC）插胆总管方式将探头经十二指肠乳头插入胆总管，其插入方向通常为时钟定位法 11～12 点。在探头插至乳头部胆总管后，在 X 线透视及确认下，将探头沿胆总管下段边扫查边向上部胆管插入，插入过程中需不断调节插入角度，初步显示病灶后应停止插入，原地反复扫查，或缓慢插入，以清楚显示病灶及其毗邻结构（图 18-4-4）。

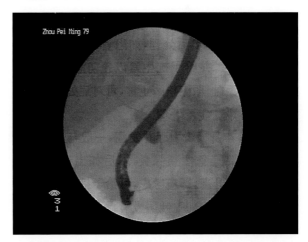

图 18-4-4　ERCP 术中微型超声探头经乳头插入胆总管

（2）经 PTCD 插入：首先对已施行经皮经肝胆道引流术（percutaneous transhepatic cholangiodrainge，PTCD）的瘘孔进行分次扩张至 14～16 Fr（1 Fr＝0.33 mm），或用较粗 PTCD 引流管一次完成，其引流管内径应能顺利插入微型超声探头。然后在 X 线透视下将探头经 PTCD 引流管插入胆管,边扫查边插至病灶处,探头插入前应将经生理盐水稀释的造影剂注入瘘孔,使胆管扩张,以便探头插入及造成良好的声场(图18-4-5)。

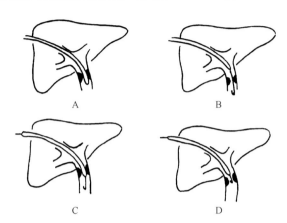

图18-4-5 微型超声探头经胆道镜插入过程
A. PTCD;B. 插入胆道镜并置入导丝;C. 插入16Fr PTCS;
D. 拔出导丝,插入微型超声探头

(3)经皮经肝胆管内视镜(percutaneous transhepatic cholangioscopy,PTCS)插入:是将探头沿胆道镜活检钳通道插入胆道即可。由于胆汁多较稠厚,易产生声影,因此,最好先对胆道用生理盐水进行冲洗,然后插入探头进行超声扫查,如此,常能得到较好的超声图像。

(五)术后处理

基本同ERCP后处理,如患者术后禁食24 h,适当给予补液,并给予抗生素以预防感染,术后如出现腹痛,而血、尿淀粉酶正常,可对症处理。

(六)并发症及处理

IDUS本身极少引起并发症,一般与ERCP操作有关,主要是急性胰腺炎,术后如出现腹痛,且血、尿淀粉酶升高,即应考虑,可给予抑制胰酶活力及胰腺分泌药物,如呕吐明显可胃肠减压。

(七)正常胆、胰管内超声图像

1. 胰腺及其胰管的正常图像

(1)胰腺实质:正常胰实质的IDUS图像呈细网状(fine reticular pattern,FRP)(图18-4-6)。不同频率的IDUS对胰腺的显像范围及程度不同,有文献报道胰头前部的胰实质,30 MHz IDUS完全横扫成像为46%,部分成像为54%;20 MHz IDUS则分别为68%和32%。胰头后部的胰实质,

30 MHz IDUS完全横扫成像为79%,部分成像为21%,20 MHz IDUS则100%完全成像。胰体和胰尾部的胰实质,30 MHz IDUS 89%完全横扫成像,11%部分成像,20 MHz IDUS可全部完整成像。胰钩突部胰实质的扫描,30 MHz IDUS成像困难,25%不成像。

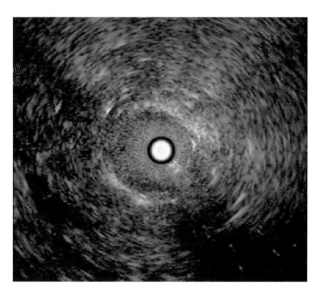

图18-4-6 正常胰实质的IDUS图像呈细网状

(2)主胰管:胰管主要由黏膜及结缔组织构成,不同频率的IDUS对胰管层次的显示率不同。Furukawa等报道30 MHz IDUS的正常主胰管超声图像82.1%为三层结构,由内向外其分层依次为:强回声、低回声、强回声,其组织学组成为黏膜、结缔组织和实质细胞,17.9%呈一高回声层。20 MHz IDUS显示的主胰管53.6%呈一层高回声图像,17.9%呈三层图像,28.5%不成像(图18-4-7)。

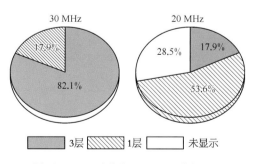

图18-4-7 胰管内超声对主胰管的显示

(3)胆总管及血管:对于胰腺周围组织,不同组织在20 MHz IDUS及30 MHz IDUS成像不

同。① 胆总管：30 MHz IDUS 7.2%完全成像，71.4% 部分成像，21.4%不成像；20 MHz IDUS 53.6%完成全像，46.4% 部分成像。② 脾静脉：30 MHz IDUS 7.2%完全成像，82.1% 部分成像，10.7% 不成像；20 MHz IDUS 100%完全横扫成像。③ 门静脉及肠系膜上静脉：30 MHz IDUS 100%部分成像；20 MHz IDUS 100% 完全横扫成像（图 18 - 4 - 8）。④ 下腔静脉：30 MHz IDUS 42.9%部分成像，57.1% 不成像；20 MHz IDUS 28.6% 完全横扫成像。

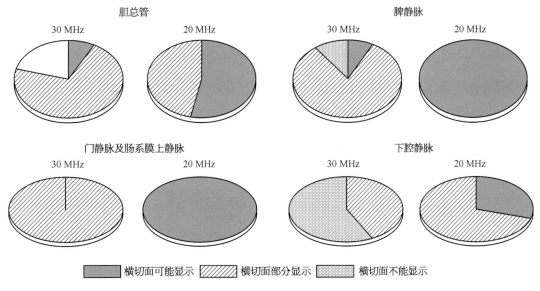

图 18 - 4 - 8　胰管内超声对胆总管及血管的显示

（4）胰腺 IDUS 检查特点：① 胰管内 IDUS 观察内容为不同部位主胰管的中心断面、胰腺实质、胆总管和血管。② 由于 IDUS 探头的频率通常≥20 MHz，因此，其扫查范围浅，对胰腺的毗邻结构显示欠清晰。③ 微型超声探头位于胰腺头部胰管内可显示胆总管胰段；探头位于胰腺钩突部可显示肠系膜上静脉；探头位于胰腺体部和尾部可显示脾静脉。IDUS 对胰腺各部位的插入率不同，据一组 153 例的胰腺 IDUS 报告，IDUS 对胰头、胰体和胰尾部胰管的插入率分别为 94%、89% 和 55%，对于胰管非扩张者 IDUS 的插入和显示率仍达 41%。

2. **胆管的正常图像**　IDUS 能清晰显示胆管的解剖，如胆管壁的层次、厚度、肿瘤及结石等。IDUS 显示的正常胆总管壁厚度为 1～2 mm。20 MHz IDUS 显示胆总管壁为三层结构，胆管壁由内向外其声像图依次呈强回声、低回声、强回声，内层强回声是胆总管黏膜层（m）及界面波；中层低回声是纤维肌层（fm）及外筋膜（af）；外层强回声是浆膜下（ss）脂肪组织层。但是，临床上显示胆总管

壁多为两层结构，如 Fujita 等采用 20 MHz 微超声探头的 TPBS 显示胆总管壁为 0.9～1.7 mm，平均 1.4 mm，呈两层结构：内层低回声和上述中层，外层高回声是浆膜下脂肪层，低回声厚度为 0.4～0.9 mm，平均 0.7 mm。IDUS 显示正常胆囊管为圆形或类圆形的管状结构。Tamada 等报道 25 例胆管患者经皮及经乳头途径的 15 MHz 和 20 MHz IDUS 声像图发现：正常胆管厚度为 0.4～0.8 mm，胰腺段胆管壁厚度为 0.4 mm，中段胆管壁厚度为 0.5 mm，肝门部胆管壁厚度为 0.5 mm，肝内胆管壁厚度为 0.4 mm。由于不同频率的超声探头对组织结构的分辨率不同，因此，超声内镜 7.5 MHz 探头至微型超声探头的 12 MHz、15 MHz 和 20 MHz 甚至 30 MHz 所显示的胆管壁声像图有别。本文以常用 7.5 MHz 和 12 MHz 探头声像图来叙述，见图 18 - 4 - 9～图 18 - 4 - 11。

（八）胰腺疾病

1. **胰腺癌**

1）声像图特征

（1）小胰腺癌：① 由于正常胰腺组织呈细网

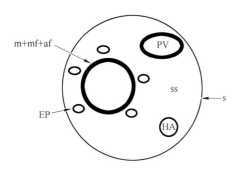

图 18-4-9　胆管壁 IDUS 层次结构示意图

EP：胆管周围动脉；HA：肝动脉；PV：门静脉；
m：黏膜层；fm：中层低回声是纤维肌层；af：外
筋膜；ss：浆膜下层；s：浆膜层

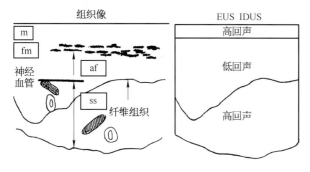

图 18-4-10　胆管壁的组织像与超声像对比

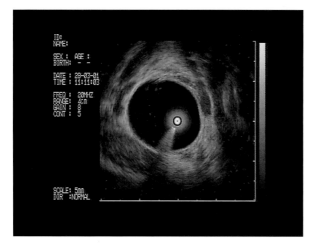

图 18-4-11　正常胆总管壁 IDUS 声像图

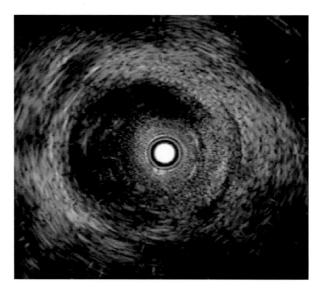

图 18-4-12　小胰癌 IDUS 声像图：呈高回声区中的低回声灶

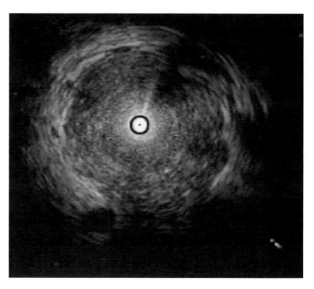

图 18-4-13　进展期胰腺癌：胰管壁增厚，
低回声病灶外伴强回声区

Ⅰ型：多见，低回声病灶外伴强回声区，正常胰实质网状图像消失（图 18-4-13），多为分化良好的管状腺癌。

Ⅱ型：较少，胰管内病灶是高回声，胰实质正常网状图像存在，多为管内乳头状腺癌。

Nakamura 等将胰管内乳头状癌的 20 MHz IDUS 超声图像分为 2 类：① 胰管壁增厚，壁内结节状回声；② 混合性团块影，胰管壁中断（图 18-4-14）。

2）临床评价

（1）胰管内超声对胰腺癌的诊断价值：据 Furukawa 等对胰腺癌所做的 EUS 和 IDUS 比较

络状，小胰腺癌 IDUS 图像多呈高回声区中的低回声灶（图 18-4-12）。② 主胰管黏膜改变：IDUS 能显示主胰管黏膜的轻微变化，小胰腺癌时可伴有主胰管黏膜的增粗和增厚。IDUS 对主胰管黏膜增厚程度的诊断率比 EUS 高。通常小胰腺癌 IDUS 呈主胰管内侧全周性低回声增厚（图 18-4-13）。

（2）进展期胰腺癌：Furukawa 等报道胰腺癌在 30 MHz IDUS 的超声图像上可分为 2 种类型：

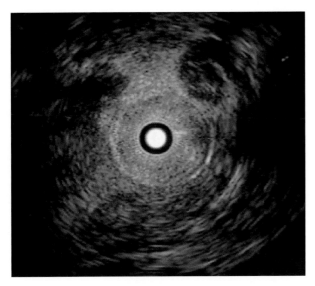

图 18-4-14　进展期胰腺癌：混合性团块影，胰管壁中断

研究发现：IDUS 诊断胰腺癌具有较高的敏感性和特异性（表 18-4-1）。

表 18-4-1　IDUS 对胰腺癌的诊断

	敏 感 性	特 异 性
IDUS	100%（14/14）	91.7%（11/12）
EUS	92.9%（13/14）	58.3%（7/12）
CT	64.3%（9/14）	66.7%（8/12）
ERP	85.7%（12/14）	66.7%（8/12）

（2）胰管内超声对胰管狭窄的评估：胰管狭窄尤其是主胰管狭窄临床上常由胰腺肿瘤及慢性胰腺炎所致。胰腺肿瘤引起胰管狭窄的 IDUS 图像为胰管狭小、胰管周围低回声区伴一狭窄的高回声带。慢性胰腺炎引起胰管狭窄的 IDUS 图像狭窄程度不如肿瘤引起的严重，胰管周围有环状无回声带，其外仍呈网状结构。Furukawa 等报道，在胰管狭窄的各种诊断方式中，IDUS 敏感性与 ERP 和 EUS 相近，而特异性却高于后者，在胰腺癌引起的胰管狭窄中，EUS、CT、ERP 和 IDUS 的敏感性分别为 92.9%、64.3%、85.7% 和 100%，特异性分别为 58.3%、66.7%、66.7% 和 91.7%。此外，对某些慢性胰腺炎小叶间纤维化引起的胰管狭窄病例，EUS、CT 和 ERP 常难以诊断，而 IDUS 则多可准确诊断。

（3）胰管内超声对胰腺肿瘤浸润范围的诊断：

IDUS 诊断胰腺肿瘤浸润范围在一定程度上取决于 IDUS 探头直径和频率，频率越高则超声波穿透组织的深度就越小，Furukawa 等用 30 MHz 及 20 MHz 的 IDUS 对 28 例胰腺肿瘤患者进行检查，结果 1 cm 以内的主胰管型黏液性囊腺瘤及胰管内肿瘤都得到了正确诊断，20 MHz IDUS 可清楚显示直径<3 cm 的囊性肿瘤及直径<2 cm 的实质性肿瘤，对直径 1 cm 的肿瘤也可完整显示。30 MHz 的 IDUS 显示直径 1 cm 大小的病灶要优于 20 MHz 的 IDUS。IDUS 能对胰腺恶性肿瘤的胰十二指肠部淋巴结转移做出判断，Itoh 等报道其诊断正确率为 66.7%，特异性为 91.3%。Cushing 等认为对侵犯范围较大的肿瘤，可采用 7.5 MHz 的 IDUS，如要进行肿瘤分期诊断则最好选用 10 MHz 以上的 IDUS。

2. **胰腺囊性肿瘤**

1）声像图特征

（1）浆液性囊腺瘤：IDUS 呈中心高回声、边缘低回声图像（图 18-4-15）。

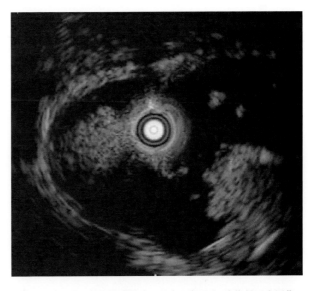

图 18-4-15　浆液性囊腺瘤：呈中心高回声、边缘低回声图像

（2）黏液性囊腺瘤：IDUS 图像分主胰管型及分支胰管型。Taki 等报道 66 例黏液囊腺瘤的 IDUS 图像：① 主胰管型：病灶呈颗粒状高回声局限于主胰管的表面（图 18-4-16），多数病例胰实质呈正常的网状结构，少数病例胰实质网状结构被弥漫性低回声及点状高回声所取代。② 分支胰管型：胰实质的正常网状结构消失，代之以不规则无回声区，肿瘤的囊壁上有高回声结节。

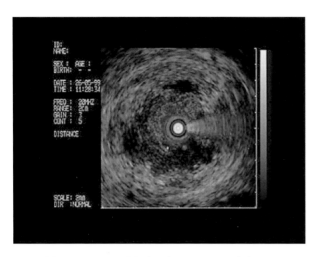

图 18-4-16　黏液性囊腺瘤：病灶呈颗粒状高回声

2）临床评价：IDUS 因其探头频率高，能直接插至病灶内部，避免了胃及肠腔气体的干扰，故能清楚显示病灶及其边界，并做出定性诊断。IDUS 的诊断敏感性及特异性达 100%，EUS 敏感性仅为 47.2%，特异性为 72.7%。据 Steven 等对 96 例胰腺实性（46 例）、囊性（26 例）、导管内病灶（24 例）的 EUS 分期诊断正确率分别为 85%、100% 和 47%。而 IDUS 的诊断敏感性及特异性达 100%，显著高于 EUS。通常认为胰管内乳头状隆起的高度≥3 mm，则其恶性的可能性较大。

3. 慢性胰腺炎

1）声像图表现：慢性胰腺炎的 IDUS 图像分为 2 种。

Ⅰ型：细小不均匀的网状结构，与正常胰实质的网状图像有明显的区别。

Ⅱ型：局灶性慢性胰腺炎，呈围绕主胰管的环形高回声带，其外侧伴细小的网状结构（图 18-4-17）。

2）临床评价：IDUS 对胰管狭窄的评估：胰管狭窄尤其是主胰管狭窄临床上常由胰腺肿瘤及慢性胰腺炎所致，胰腺肿瘤引起胰管狭窄的 IDUS 图像为胰管狭小，胰管周围低回声区伴一狭窄的高回声带。慢性胰腺炎引起胰管狭窄的 IDUS 图像为胰管狭窄程度不如肿瘤引起的严重，胰管周围有球状无回声带，其外仍呈网状结构。Furakawa 等报

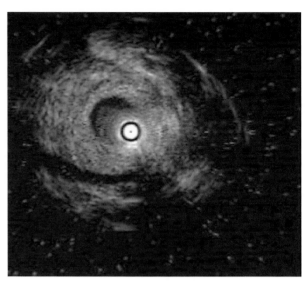

图 18-4-17　局灶性慢性胰腺炎：呈围绕主胰管的环形高回声带

道，在胰管狭窄的各种诊断方式中，IDUS 敏感性与 ERP 和 EUS 相近，而特异性却高于后者，在胰腺癌引起的胰管狭窄中，EUS、CT、ERP 和 IDUS 的敏感性分别为 92.9%、64.3%、85.7% 和 100%，特异性分别为 58.3%、66.7%、66.7% 和 91.7%。此外，对于某些慢性胰腺炎小叶间纤维化引起的胰管狭窄病例，EUS、CT 和 ERP 常难以诊断，而 IDUS 则多可准确诊断。

（九）胆道疾病

1. 胆管癌

1）声像图特征：胆管癌 IDUS 可显示胆管壁呈半圆形增厚、管壁外缘有切迹、内缘僵硬、呈乳头状、内部回声不均匀等多种声像图。IDUS 显示胆管肿瘤直径＞10 mm 和管壁不规则增厚是判断恶性肿瘤的两大独立因素。胆管癌 IDUS 基本声像图（图 18-4-18）表现如下。

（1）肿瘤多呈低回声向胆管腔内隆起，边界清楚，肿瘤回声不均匀，源于胆管壁并侵犯胆管壁三层结构。

（2）胆管外侵犯：EUS 显示邻近胰实质内出现不规则低回声浸润灶时可判断为胰腺受侵；显示胆总管内低回声癌灶穿透胆管壁并在门静脉壁上出现不规则低回声灶，门静脉腔内出现肿块或门脉受压变窄，可判断为门静脉受侵；显示胆总管癌周围的肿大淋巴结，尤其是胰头前后方的肿大淋巴

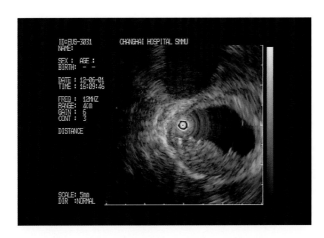

图 18 - 4 - 18　胆管癌 IDUS 声像图：胆总管癌局部
向腔内隆起，部分管壁结构正常

结，如是转移的淋巴结多表现为类圆形，内部呈不
均匀的低回声。

（3）胆管癌的浸润深度判断：若胆管第二层清
晰可见且第三层无不规则的低回声时，说明病变未
超越外膜层；若第三层有不规整或中断时说明病变
浸润深度达浆膜下层以上；若第三层破坏消失说明
病变已超越浆膜面甚至浸润至周围脏器。

2）临床评价：对于远端及近端胆管癌，EUS
对评价肿瘤浸润程度（T 分期）均有较高的准确性，
对肝门部胆管癌 EUS 价值不如腔内超声（IDUS）。
IDUS 可对胆管癌的进展程度做出判断，并可提供
术前 TNM 分期，从而有利于手术可切除性的判断
及合适治疗方案的制订。一项包括 15 例肝门部肿
瘤和 19 例远端胆管癌患者的研究结果显示，EUS

术前可切除性判断准率达 82%。梗阻上端胆管扩
张有利于 EUS 判断肿瘤方位，置放胆道内支架会
增加 EUS 检查的困难，主要由于扩张的胆总管恢
复正常以及胆道积气的声影不利于肿瘤浸润程度
的判断，而且 EUS 检查可能会引起内支架脱落等
并发症。因此，EUS 检查应尽可能在 ERC 及内支
架置放之前进行。

2. 胆管狭窄

1）声像图特征：IDUS 可显示正常胆管壁由
内至外呈高、低、高回声的三层结构，相对应组织学
结构依次为：高回声相当于柱状上皮层，低回声相
当于弹力纤维兼少量平滑肌层，最外层高回声为外
膜组织和浆膜下层。因此 IDUS 对胆管狭窄性质
和累及程度的判断很有价值。

（1）胆管狭窄的 IDUS 分类：目前多采用印牧
直人分类法分为 4 型 7 种声像图（图 18 - 4 - 19）。

0 型：正常胆管，胆管壁呈高、低、高三层回声
结构。

1 型：良性狭窄，胆管壁也呈三层结构，但其第
二层低回声呈全周均一性肥厚，管腔狭小。

2a 型：胆管壁低回声层内显示回声不均、边界
不清的低回声团块，管壁增厚，管腔呈不对称性狭
窄，外层高回声未侵及。

2b 型：胆管腔狭小，肿瘤侵及管壁全周，部分
外层高回声受累。

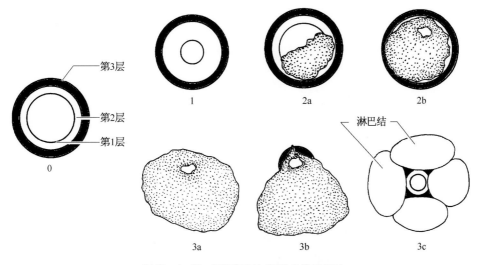

图 18 - 4 - 19　胆管狭窄的 IDUS 分类示意图

3a 型：胆管腔狭小，肿瘤突破整个外层高回声。

3b 型：肿瘤部分突破外层高回声（图 18 - 4 - 20）。

3c 型：胆管周围淋巴结肿大，胆管受压，管腔狭窄。

其中 2a、2b、3a 为胆管癌，3b 为进行性胰腺癌，3c 为肿瘤淋巴结转移。

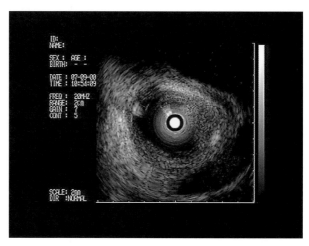

图 18 - 4 - 22　胆管狭窄 IDUS 分型：良性狭窄声像图

（3）乳头部狭窄的 IDUS 分类：乳头部狭窄的 PBUS 和 IDUS 声像图分为 5 型。

0 型：正常乳头，由内向外呈高（第 1a 层）、低（第 1b 层）、高（第 2 层）、低（第 3 层）、高（第 4 层）的 5 层结构。

1a 型：第 1a 层和第 1b 层均匀性肥厚。

1b 型：第 1a 层和第 1b 层不均匀性肥厚。

2 型：肿瘤侵犯第 2 层，但未突破该层。

3 型：肿瘤突破十二指肠筋膜层。

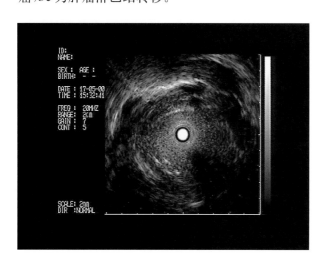

图 18 - 4 - 20　3b 型：胆管腔明显狭小，肿瘤部分突破外层高回声

（2）胆管狭窄的 IDUS 分型：露口利夫等将胆管狭窄的胆管内超声图像分为 2 型：① 胆管壁肥厚，胆管外层高回声杂乱断裂，此为胆管癌特有的声像图（图 18 - 4 - 21）；② 胆管壁肥厚，管腔狭窄伴壁内回声不均，此以良性狭窄居多（图 18 - 4 - 22）。

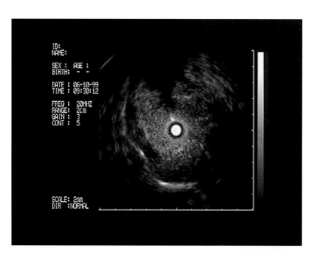

图 18 - 4 - 21　胆管狭窄 IDUS 分型：胆管癌声像图

2）临床评价：无论是采用经皮经肝胆管内超声扫查，还是经乳头的胆管内超声扫查，只要探头能插至胆道狭窄部位，就能清楚准确地显示狭窄的病因、程度及狭窄胆管周围的情况。若是恶性狭窄，可见低回声肿瘤压迫或侵犯胆管壁，致胆管腔狭窄。若是炎性狭窄，可见胆管壁呈均匀性增厚，狭窄范围较大，多为不完全性狭窄。若是手术瘢痕所致狭窄，可见不规则的强回声瘢痕区。

EUS 可通过显示狭窄段胆管壁的层次、厚度以及病灶的起源判断胆总管狭窄的良、恶性。尤其可显示普通 B 超、CT 等显示欠佳的胆总管下段或中下段，对胆管狭窄的定位和定性诊断均有重要意义。胰头癌对胆总管可呈现包绕型侵犯或局部浸润型侵犯。EUS 检查表明胆总管下段狭窄为胰头癌包绕型侵犯，中下段狭窄者均为局部浸润型侵犯。同时 EUS 还可显示胰头部淋巴结、胆管周围淋巴结肿大情况。根据 EUS 显示的胆管狭窄的长度及程度可对减黄术进行指导，如鼻胆管引流术、胆管金属支架、塑料支架安置术，部分可手术引流。

胆管腔内的微型超声探头扫查能够确定胆道狭窄的部位、胆道狭窄的长度、胆道狭窄的性质以及狭窄病灶周围毗邻结构的情况，是目前诊断胆道狭窄众多检查方法中最有价值的方法之一。

（全震东　李兆申）

第五节　经口胰管镜检查

经口胰管镜（peroral pancreatoscopy，PPS）就是利用超细纤维内镜通过十二指肠镜的操作孔插入胰管，直接观察胰管内的病变。它是一种直接且非侵入性的检查方法，对确定胰管病变的性质、慢性胰腺炎和胰腺癌的鉴别诊断，特别是小胰腺癌早期诊断具有极大的参考价值。

1974 年 Katagi 和 Takekoshi 首先将经口胰管镜应用于临床，可直接观察到胰管内的情况。随后 Rösch 等及 Nakamura 等相继应用胰管镜观察胰管。当时的胰管镜实质上就是胆管镜，口径较粗，术前必须行乳头括约肌切开术或仅应用于胰管扩张的特殊病历。而且由于设备及技术均较落后，胰管镜难以获得清晰的图像，且易损坏，缺乏活检及细胞刷检的操作孔，因此限制了它的临床应用。20 世纪 90 年代以后，随着技术和设备的不断改善，胰管镜口径越来越细，并能够进行活检、细胞刷检，甚至能进行镜下治疗。1994 年 Mizuno 等报道了带有形状记忆合金套管的胰管镜的临床应用。这种胰管镜由 Olympus Optical 公司生产，将形状记忆合金装在胰管镜末端，增加了胰管镜的可操作性。最近日本的 Matsushita Electronics 公司和 Olympus Optical 公司研制成功电子胰管镜。电子胰管镜的出现使胰管镜的分辨率更高，成像更加清晰，可早期发现细微的病变。镜身也更加耐用，不易损坏。经口胰管镜的出现将为内镜检查开拓新的领域。我国目前尚未见有关胰管镜的报道。

（一）适应证及禁忌证

1. **适应证**　凡临床怀疑胰管疾病，X 线、超声、MRI 不能明确诊断者皆为适应证，主要如下。

（1）不明原因的胰管扩张。

（2）胰管狭窄，主要用于胰管良、恶性狭窄的鉴别诊断。

（3）临床怀疑胰腺癌，特别对早期的、仅局限于胰管的小胰腺癌诊断价值极大。

（4）慢性胰腺炎。

（5）胰腺囊肿性病变。

（6）可疑结石导致的梗阻性胰腺炎。

（7）胰管内占位性病变。

（8）胰管内病变取活检。

（9）胰管结石碎石效果的判定。

2. **禁忌证**

（1）有上消化道内镜检查禁忌证者，如上消化道梗阻、大的主动脉瘤、严重的心肺功能不全者、急性心肌梗死，以及精神失常对检查不能合作者等。

（2）急性胰腺炎或慢性胰腺炎急性发作期时（除结石阻塞胰管引起的急性胰腺炎）。

（3）胆管急性炎症或化脓性感染者。

（4）严重的十二指肠乳头开口狭窄或畸形。

（二）术前准备

1. **器械准备**　十二指肠镜（母镜）一般选用侧视型的纤维及电子十二指肠镜，如 Olympus 的 JF 及 TJF 系列，这种类型的十二指肠镜便于观察球部和乳头。

胰管镜（子镜）一般选用超细纤维胰管镜，本身不带有成角系统及活检钳通道。外径为 0.75～0.8 mm，含 3 000～6 000 根石英纤维束。常用的有 PF - 8P 型（Olympus），AS - 001 型（Fukuda Electronic），MS - 75L 型（M&M）。其中 PF - 8P 型是目前胰管镜的常用机型（图 18 - 5 - 1）。本机型

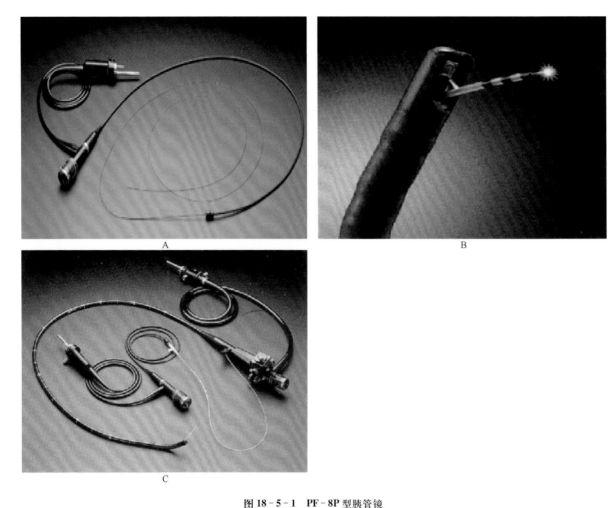

图 18 - 5 - 1　PF - 8P 型胰管镜
A. 胰管镜子镜部分；B. 胰管镜先端部分；C.胰管镜子母镜系统

由 3 000 根石英纤维组成,操作参数如表18 - 5 - 1。这种类型的胰管镜管径细,可通过常规的 ERCP 导管进入乳头,无须行 EST。适用于一般胰管病变的检查。还有一类带导管的超细胰管镜(ultrathin pancreatoscope with a catheter),常用的有 FS - B20SL 型(Clinical Supply 公司),带有一个外径 1.67 mm 套管。套管内有0.55 mm的操作通道,末端装有一个可充气气囊。该镜含6 000根石英纤维束,视角 70°,观察距离2~ 30 mm,工作长度 2 100 mm。这种胰管镜亦可直接插入乳头。其操作通道可注入造影剂、生理盐水,通过导丝。还可通过套管进行活检、细胞刷检等操作。但这些操作不能在直视下进行。末端气囊充气后,使物镜居于胰管中央,便于观察。如进行镜下操作选用细胰管镜,常用的有 XCPF - 3.3 型(Olympus 公司),直径 3.3 mm,本身带有成角系统(angulation system)和活检钳通道。

表 18 - 5 - 1　PF - 8P 型胰管镜操作参数

光学部	视野角	75°(直视)
	观察距离	1~50 mm
先端部	外径	0.8 mm
软性部	外径	0.8 mm
有效长度		2 100 mm
全长		3 517 mm

此外,还可以选用电子胰管镜(peroral electronic pancreatoscope,PEPS)。PEPS 是 Olympus 公司新研制的一类胰管镜(图 18 - 5 - 2),也是目前世界上最细的电子内镜。PEPS 比纤维胰管镜分辨率更高,成像更加清晰,可早期发现细微的病变。其尖端部分可双向调节(向上 120°,向下 120°),CCD 仅 1 mm²,分辨率达 5 万像素,具体操作参数见表18 - 5 - 2。

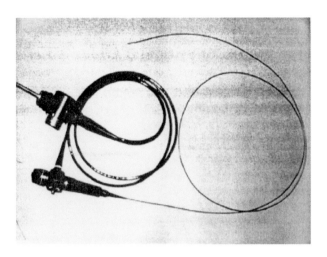

图 18 - 5 - 2　电 子 胰 管 镜

表 18 - 5 - 2　电子胰管镜操作参数

光学部	视野角	80°（直视）
	观察距离	1～30 mm
	分辨率	0.07 mm
先端部	外径	2.1 mm
软性部	外径	2.1 mm

还应备有 X 线透视、摄片装置。最好附有电视监护设备，以减少 X 线对术者的损伤。

2. **患者准备**　上午检查者，前一日晚餐后禁食（空腹 6 h 以上）。咽部麻醉与普通胃镜相同。术前注射抑制肠蠕动的药物，使十二指肠处于低张状态，便于操作。常用药物有 654 - 2、丁溴东莨菪碱（解痉灵）及哌替啶（度冷丁）等，肌内或静脉注射。如患者过分紧张也可应用镇静剂。术中静脉注射促胰泌素（1 U/kg），刺激胰腺外分泌，防止气泡侵入胰管，便于观察。也有学者检查前不注射促胰泌素并未影响观察效果。患者穿着要符合 X 线检查的要求。去除带有的金属物品或其他影响检查的衣着织物等。

（三）操作步骤

患者取左侧卧位躺于 X 线检查台上。2 名内镜医师分别操作母镜和子镜，内镜护士协助医师送镜，在透视下，小心轻柔地操作（图 18 - 5 - 3）。插入子镜前多先进行 ERP，找到病变处并测量胰管直径后再插入胰管镜。具体操作方法如下。

（1）ERCP 后将造影导管从母镜（十二指肠

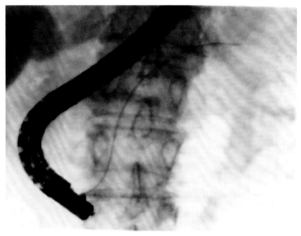

图 18 - 5 - 3　透视下的胰管镜

镜）中拔出，将用于胰管镜的导管从母镜活检孔中插入（图 18 - 5 - 4A），经乳头开口部插入主胰管（图 18 - 5 - 4B）。也可以直接用胰管镜的导管进行胰管造影。

（2）在透视下将导管插至病变处，然后将胰管镜沿导管插入主胰管（图 18 - 5 - 4C）。当镜子的末端从导管中露出来便可观察到胰管腔。边退镜边观察。如导管难以通过胰管弯曲角度较大的病变处时，可先用导引钢丝通过病变处后，再将导管沿导引钢丝插入。使用导引钢丝时要注意防止胰管损伤、胰管出血等并发症。

（3）通过导管的送水孔注入生理盐水以保持视野清洁（图 18 - 5 - 4D）。

（四）注意事项

（1）胰管镜镜身非常细，操作时手法要轻柔，如遇胰管呈锐角走行，不要强行插入，否则镜身容易损坏。

（2）纤维胰管镜使用一段时间后内部的光纤可能发生断裂，如断裂光纤过多则影响观察效果，此时需更换胰管镜。

（3）近年来，PEPS 开始应用于临床，其操作手法基本同纤维胰管镜，但是由于 PEPS 本身结构上的特点使其与纤维胰管镜有一定差别。比如 PEPS 不带有操作孔道，因此在 PEPS 插入胰管前需先给患者注射胰泌素或用生理盐水冲洗胰管，以使视野保持清晰。

（4）PEPS 尖端可调部易损坏，在操作 5～6 次

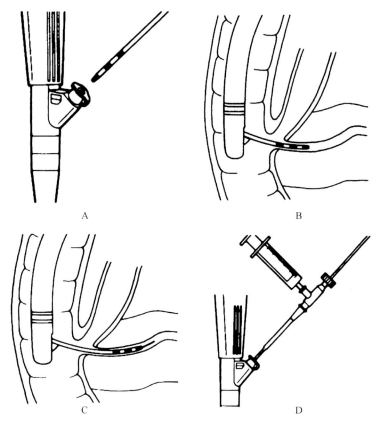

图 18 - 5 - 4 胰管镜操作过程

后应当对其进行常规维修。

（五）术后处理

（1）胰管镜检查术后,患者应卧床休息,禁食一日。

（2）术后 3 h 及次日早晨抽血测血清淀粉酶,单纯淀粉酶升高而无症状者,可继续观察淀粉酶变化,不需特殊处理。

（3）如血清淀粉酶升高同时伴发热、腹痛、白细胞升高等现象,则应按急性胰腺炎处理。

（4）如术中安放了鼻胰引流管,则应观察引流物的量、颜色、性状以及引流管是否通畅。引流出的胰液可进行必要的生化检查。

（六）并发症及处理

胰管镜检查是一项安全有效的检查方法,但也可以出现并发症。常见的并发症如下。

1. 急性胰腺炎 其发生率国外报道为 2.6%~4%。胰管镜检查术后并发急性胰腺炎通常并不严重,处理按急性胰腺炎内科常规治疗,胰腺炎的临床症状和生化异常都可在 7 日内恢复正常。

2. 血清淀粉酶升高 Minoaus 等报道,使用配备形状记忆合金导管系统的超细胰管镜检查 18 例患者,约 50%患者血清淀粉酶升高,但无一例发展为胰腺炎。这种胰管镜检查术后发生的血清淀粉酶升高通常无须特殊处理。

目前尚未见胰管镜检查引起出血、胃肠道穿孔及死亡等严重并发症发生的报道。

并发症的预防:使用器械尽可能无菌。也有人报道胰管镜检查术后放置鼻胰引流管能减轻胰管压力,防止胰分泌潴留,预防胰腺炎的发生。引流管一般 24~48 h 后拔出。

（七）临床评价

1. 正常胰管的内镜像 胰腺的外分泌部是由腺泡构成,许多腺泡组成胰腺的小叶,小叶间的导管汇合而形成胰管系统。胰管系统主要是主胰管和副胰管,主胰管上下部各有 15~30 个同等口径的小分支,每一分支又可分为许多细分支。在大多数情况下胰管镜只能观察主胰管的情况,很难插入分支胰管。

正常胰管黏膜光滑,略呈粉红色。管腔圆滑,其内的分泌物清亮透明,稀薄似水样。分支胰管与主胰管的汇合处呈针孔样改变(图18-5-5)。电子胰管镜下还可看到黏膜上皮下清晰的毛细血管网(图18-5-6)。

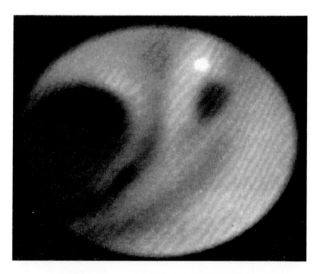

图18-5-5 正常胰管内镜像(纤维内镜)

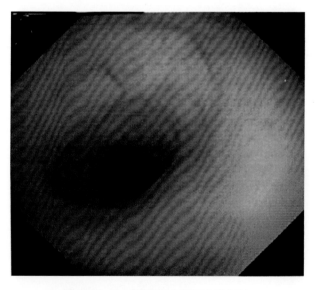

图18-5-6 正常胰管内镜像(电子内镜)

2. 异常的胰管内镜像

1)胰腺癌:胰腺癌胰管镜下表现为:胰管壁不规则隆起,管腔多呈非对称性狭窄或完全性阻塞,黏膜发红发脆,血管扭曲扩张(图18-5-7)。Miyakawa将内镜下胰腺癌的改变分为2型:表浅型(superficial type)、压缩型(compressed type)。表浅型又可分为表浅不规则型、表浅隆起型、表浅

浸润型、表浅溃疡型。这几种亚型均反映了恶性细胞对导管黏膜的浸润情况。肉眼观察不能确定其组织类型时可在胰管镜直视下取活检。还可以在近病变处取胰液查脱落细胞及进行细胞刷检。Uehara等报道72例经手术证实为胰腺癌的患者,其中11例为胰腺原位癌即肿瘤细胞位于胰管上皮层内未侵及胰腺实质。这11例患者术前均经过CT、EUS、ERCP、胰管镜和胰液脱落细胞检查。其中6例胰液中找到癌细胞,3例找到异型细胞。而CT、EUS、ERCP仅发现胰管扩张或囊肿,未发现明确占位性病变。10例患者胰管镜下发现了病变部位,呈乳头状、不规则形或结节形隆起,均属表浅型。1例患者肿瘤位于分支胰管,主胰管内未发现异常。由此可见,胰管镜检查对于US、CT、EUS、ERCP不能发现的早期胰腺癌的诊断是非常有意义的。

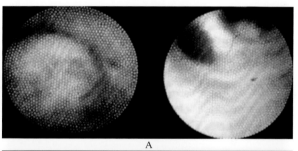

A

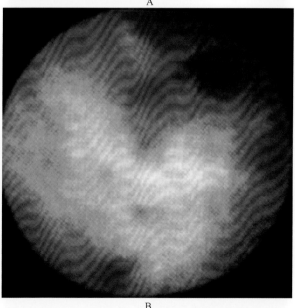

B

图18-5-7 胰腺癌

A. 胰管黏膜呈结节状隆起,表面血管扭曲扩张;B. 胰管阻塞,黏膜发红发脆

2）慢性胰腺炎：通过临床症状、实验室检查及腹部平片、ERCP 等检查基本可以诊断慢性胰腺炎。但有时慢性胰腺炎很难与胰腺癌鉴别。使用胰管镜则能直观地看到癌性和炎性胰管病变的差别。

纤维胰管镜下慢性胰腺炎胰管管壁不平滑，多呈苍白色。管壁黏膜可见充血水肿（图 18 - 5 - 8A）。电子胰管镜对血管的显示更为清晰，可见胰管壁黏膜下毛细血管网模糊不清（图 18 - 5 - 8B）。慢性胰腺炎也可见胰管狭窄，这种狭窄为瘢痕性狭窄，多呈对称性，似漏斗样，表面较光滑。有时胰管表面也可见到细颗粒状突起。有人报道 50% 以上的慢性胰腺炎患者胰管壁上有蛋白质沉积形成的蛋白栓，10% 的患者胰管内有结石，这是慢性胰腺炎胰管镜下的特征性表现（图 18 - 5 - 9）。

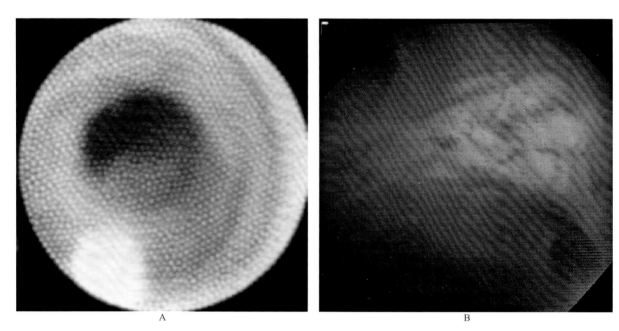

A   B

图 18 - 5 - 8　慢性胰腺炎
A. 胰管管壁不平滑，苍白色；B. 电子胰管镜示黏膜下毛细血管网模糊不清

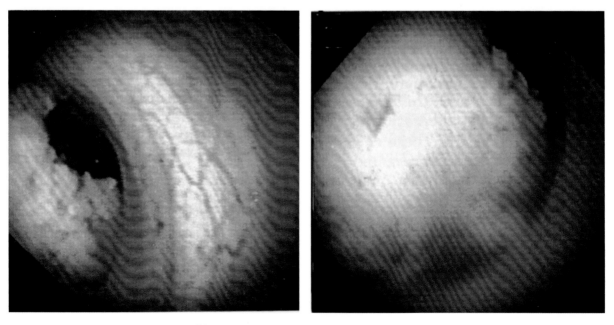

图 18 - 5 - 9　电子胰管镜示慢性胰腺炎胰管结石

3）产黏蛋白的胰腺肿瘤（mucin-producing tumor，MPT）：MPT 是发生于胰管内的乳头状肿瘤，通常伴有大量黏液分泌。根据形态可分为 2 型，一型为黏液型胰管扩张（mucinous ductal ectasial），一型为黏液性囊性肿瘤（mucinous cystic tumor）。根据肿瘤发生部位可分为主胰管型、分支胰管型以及混合型。根据组织学表现可分为增生型、腺瘤型和腺癌型。病理切片中可见瘤细胞呈高柱状排列，伴有

大量黏蛋白的分泌。

胰管镜下 MPT 有特征性表现：十二指肠乳头口扩张，可见大量黏液从口中溢出。胰管壁内的 MPT 呈红色、颗粒状或乳头结节，外观很像鲑鱼卵（图 18-5-10）。电子胰管镜的应用使 MPT 的显像更加清楚，甚至可以看到分支胰管内的 MPT（图 18-5-11）。MPT 结节的外观尚依不同病理表现而有不同，增生型结节直径小，颜色淡红；腺瘤型结

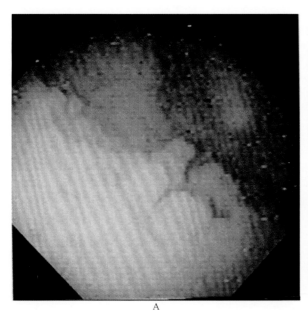
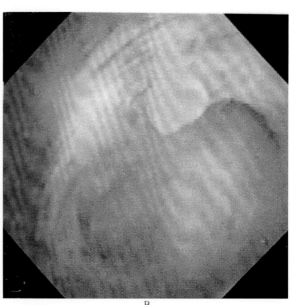

图 18-5-10　产黏蛋白的胰腺肿瘤
A. 电子胰管镜示肿瘤呈结节状；B. 电子胰管镜示肿瘤呈鲑鱼卵样

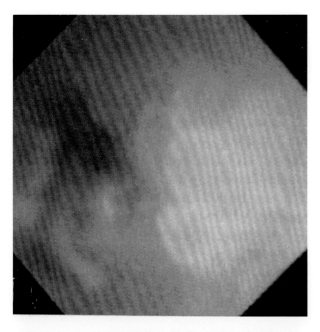

图 18-5-11　电子胰管镜示分支胰管内 MPT 向主胰管突出

节较大且发红，如结节坚硬，则为癌性。有人报道对 3 mm 左右的乳头型 MPT 分别用 US、CT、EUS、IDUS、胰管镜检查，结果检出率分别为 29%、21%、86%、100% 和 83%。胰管镜仅次于 IDUS 和 EUS。而对于良、恶性 MPT 的鉴别，胰管镜检查则优于其他检查方法。Hara 等报道胰管镜检查鉴别良、恶性主胰管型 MPT 的敏感性、特异性及准确性分别为 100%、71% 和 88%，而 IDUS 为 56%、71% 和 63%。

MPT 与胰腺癌不同，它很少有远处或淋巴结转移，只要及时切除预后较好。术后肿瘤复发最常见的原因为病灶残留及肿瘤的多中心生长。术前行胰管镜检查可最大限度地明确 MPT 在胰管内的浸润情况，有利于正确决定手术切除范围，避免病灶残留。

4) 胰岛细胞瘤：胰管镜一般对胰腺实质性肿瘤不易做出诊断,除非肿瘤侵犯胰管,造成胰管形态学的改变,否则不易被胰管镜发现。国外有人报道了一例 CT 示胰头占位的患者,经胰管镜检查发现病变处主胰管有一红褐色、广基、表面光滑的隆起,同时镜下取活检,病理及免疫组化结果提示胰多肽瘤。胰管镜并不是诊断胰岛细胞瘤的常规检查方法。

3. 镜下治疗　大多数胰管镜不带有操作孔道,不能用于治疗。直径在 3.3 mm 以上的胰管镜如 XCPF‐3.3 型(Olympus),本身带有成角系统和活检钳通道,这一类胰管镜如配备精细的探头和配件,能在管道内进行某些治疗,但技术要求高,所以这方面文献报道较少。Neuhaus 等报道 1 例胰管结石患者经 ERCP＋EPT 取石术及体外震波碎石术(ESWL)均失败,于是用胰管镜找到结石,将激光探头经胰管镜操作孔准确插至结石部位进行碎石,获得成功。Neuhaus 等认为通过胰管镜在直视下对胰管结石进行激光碎石治疗是有效、微创且省时的。胰管镜下的治疗操作比较复杂,治疗前需进行十二指肠乳头括约肌切开,且所用胰管镜亦较普通胰管镜粗。随着胰管镜技术的发展,治疗用胰管镜将会变得更细,操作更灵活。

(刘　枫　李兆申)

第六节　EUS

一、超声内镜弹性成像

超声弹性成像(elasto-sonography 或 elasto-ultrasonography)是近年发展起来的以普通超声为基础,同时显示和评估组织弹性的一种新方法。弹性成像的概念首先由 J. Ophir 等于 1991 年提出,它是根据不同硬度的生物组织在相同压力作用下会产生不同形变(包括位移、应变、速度等)的原理,通过分析形变前后组织的超声数据差异,可以得到局部组织的弹性图像。由于炎症或者肿瘤组织的硬度和弹性与正常组织相比,发生了不同程度的变化,因此,通过超声测定组织的弹性分布有助于对病变性质进行判断。肿瘤组织通常比周围软组织僵硬,因此弹性成像对肿瘤的诊断价值尤其显著。既往超声弹性成像技术的应用大多局限于对乳腺癌和前列腺癌的诊断。近年来,弹性成像开始逐渐应用于多种普通超声未曾使用过的疾病,包括:肝脏射频热切除以及前列腺癌高强度超声聚焦治疗的弹性成像,依据心脏及呼吸内在活动组织变形特性的心血管超声弹性成像,肝纤维化的瞬时弹性成像等。

超声内镜弹性成像(endoscopic ultrasound elastography, EUS‐EG)指借助超声内镜(endoscopic ultrasound, EUS)前端的超声探头以实时超声状态弹性成像,可以用类似 B 超彩色血流图的方式显示病变的弹性改变。由于内镜能够通过自然腔道最大限度地接近深部病灶,因此极大地扩展了弹性成像的适应范围。近年来的研究表明,EUS 弹性成像对于胰腺占位、胃肠道实性占位、深部肿大淋巴结等具有显著的鉴别诊断价值。

（一）基本理论

1. 弹性成像技术　弹性成像的基本原理是对组织施加一个内部(包括自身的)或外部的动态或者静态/准静态激励,在弹性力学、生物力学等物理规律作用下,组织产生响应,例如位移、应变、速度分布的改变。利用超声成像方法,结合数字处理或数字图像处理技术,可以估计出组织的相应改变,从而直接或间接反映组织内部的弹性模量等力学属性的差异。不同组织(正常或病变)的弹性系数不同,在外加力或交变震动后其应变(主要为形态改变)亦不同。相对来说,硬度越大的组织应力改变越小,因此通过测定受压组织的应力改变,可以对组织的硬度做出评估。收集被测定的某一时间段内的各个片段信号,用自相关法综合分析,再以灰阶或色彩成像的方式表现出来。由于弹性成像是在实时两维超声成像的基础上叠加弹性信息而形成,屏幕上同时实时显示常规声像图与弹性图,因此命名为超声弹性成像。

一般来说,超声内镜弹性成像是通过检测内镜前端的移动、心脏及血管搏动和呼吸运动等产生的组织的位移,形成弹性图像。然而,对较硬组织施加压力常常伴有组织结构的侧向位移。研究认为,侧向位移在二维超声上显示比较困难。为了减少误差,应用3D技术重构组织弹性可以对组织侧向位移做出补偿性评价。体外试验表明,与2D技术比较,3D成像技术不但能够增加检测的准确性,而且可以在普通B超模式下显示某些隐匿性病变。

目前已经发展出一系列的弹性成像技术,用以表征组织的机械反应和组织特征。最常用的有:① 超声静压力弹性成像(quasi-static elastography),用以记录受控前后施加压力形成的数据(达到2%应力),在探头移动情况下,应用交叉互相关分析显示组织位移,测量的是应力区域的值;② 瞬时弹性成像(transient elastography),使用剪切应力探头(一种通过一维超声成像采集信息的探头),对收集肝脏一类活动的器官的弹性信息较有优势;③ 超声发生弹性成像(vibro-acoustography),利用声波激励组织振动获得弹性信号,用于运动组织的弹性检测。目前,上述技术仍在做各种改良,相关文献报道日渐增多,临床应用也在增多。

2. EUS定性弹性成像　超声数字成像系统能进行实时弹性成像。不同的弹性值用不同的颜色表示。弹性系统用彩色直方图表示(红、绿、蓝)。硬组织区域显示为深蓝、中等硬度为紫色,再次硬度为绿色,中等软度为黄色,软组织区为红色。

3. EUS定量弹性成像　超声定量弹性成像有2种模式可供选择:用特殊软件的色彩直方图(hue histogram)计算弹性值;用应变率(strain ratio)计算模式弹性。

(1) 弹性色彩直方图:医学上,直方图常被用作数字成像模式工具。弹性成像以直方图模式代表颜色(色彩)的分布。弹性病变区域选取则由手动操作

完成,选定最佳弹性成像区域后,依据标准成像得到的数据作为计算色彩直方图的基础。在色彩直方图上,X轴表示弹性大小,刻度的数字轴从0(最软)到255(最硬)。Y轴上,峰值高度表明目标区的弹性水平像素的多少。较新的HITACHI超声主机内包含有色彩直方图的软件可供直接使用。在使用直方图的过程中,需要特别说明的是,弹性J成像软件与超声监视屏上标靶略有差异,X轴上的数字0~255,255表示最硬的改变,0代表最软的区域,因此,直方图的弹性平均值是与肿瘤整体的硬度或弹性值对应的。

(2) 弹性应变率:在标准定性的超声弹性图像的基础上,计算弹性应变率可以对弹性图像进行定量分析,提高弹性成像的诊断价值。具体方法为首先选取2个目标区(A和B),A区代表病变靶区,尽可能包括病变的最大区域,B区选在调查区域外较软(红色)参照区,包括部分消化管壁为最佳,A/B值即为弹性应变率。考虑到弹性色彩获得的是各个目标区之间的相对值,因此弹性应变率的计算是以假定结缔组织或脂肪组织的硬度无个体差异为基础的。一般病变区及病变周围的弹性变化可提供最具价值的信息。目前,计算弹性应变率软件能够提取出实时弹性成像的各种特征,将弹性成像感兴趣区(region of interest,ROI)内的全部色彩值转换成相对的应变值,并能计算弹性成像的其他特征。包括:平均相对应变值、相对应变值标准差、蓝色区域占病变区域的比例、靶区均一性、定量硬度分布等客观指标。

(二) 设备与操作

超声弹性成像仪以超声和超声彩色成像仪为基础,设备内部装有弹性成像软件、设置可调制的ROI。以>25 f/s的帧频速度取样,收集ROI因外力作用下局部应变率的差别,用自相关法综合分析(CAM),再以灰阶或彩色编码成像。由于CAM法属于相对比较的方法,即比较病变区与周围正常区的弹性差别,故ROI应调节至病变区面积的2~3倍以上,至少不小于1.5倍。

EUS弹性成像仪,包括一台日立数字式超声系统或日立HV超声系列(内置超声弹性软件),配

置(EG - 3830、3870、3270)线阵式纵轴或 EG - 3630 环形超声内镜。实时 EUS 弹性成像可用普通 EUS 探头作为成像装置,无需任何其他产生振动或压迫的辅助器械。类似于彩色多普勒成像,EUS 成像采用双幅图像并列显示,右侧的普通灰阶超声成像及左侧的弹性成像。ROI 靠手动完成选择,应包括病变部位以及周围的部分软组织区。为表现不同级别的弹性值,用不同灰阶色彩显示组织弹性。弹性信息被叠加在普通灰阶超声图像上。弹性值大小使用柱形彩色图(红-绿-蓝)表示,最新的超声弹性成像系统可采用应变率或色彩直方图对病变组织做定量评价。

(三)临床应用

1. 胰腺占位弹性成像 EUS 胰腺成像清晰度高,诊断和分级胰腺肿瘤准确,具有较大价值。但

是,单纯以超声成像鉴别胰腺占位的良、恶性仍有很大的困难,尤其对合并重度慢性胰腺炎者。有研究尝试利用超声的声学特征来制订慢性肿块型胰腺炎与胰腺癌的鉴别标准,但在慢性胰腺炎背景下,胰腺占位诊断的准确度下降到不足 75%。因此,EUS 弹性成像将成为评价胰腺疾病的有用工具。由于胰腺导管腺癌病变组织内存在大量纤维组织和明显地组织粘连,病变区较邻近的胰腺实质硬度增加,弹性成像表现为僵硬的实性占位。因此,病变区弹性超声表现为明显绿色者,基本可以除外恶性肿瘤。换句话说,弹性成像显示为绿色改变对除外恶性病变有较高价值,其阴性预测值大于90%(图 18 - 6 - 1)。由此可见,EUS 定量及半定量弹性成像对鉴别胰腺良、恶性病变有重要的临床价值(敏感性、特异性及准确性高)。

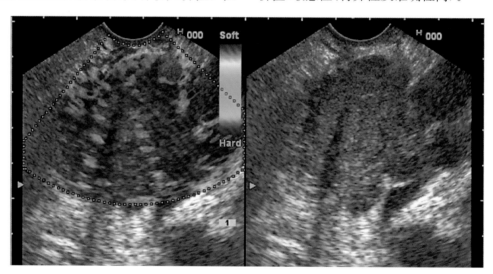

图 18 - 6 - 1 胰腺癌弹性成像:显示为几乎均匀蓝色,硬组织表现

2006 年,Giovannini 等首次报道 EUS 弹性成像的临床结果,病变区大部分弹性成像呈现蓝色者代表很硬组织结构,提示恶性病变(图 18 - 6 - 2,图 18 - 6 - 3)。根据这种判断,24 例胰腺占位患者诊断恶性病变的敏感性、特异性分别为 100% 和 67%。其后,参照体表超声弹性成像技术的半定量方法,Giovannini 等对这种方法做了精细改进,采用 5 个等级计分。计分 1:正常胰腺,均匀低弹性区,目标区软,绿色;计分 2:纤维组织特性,弹性区呈异质性,色彩在软组织范围内(绿、黄和红);计分 3:早期胰腺癌,弹性成像区为明显蓝色,色彩轻度

异质性;计分 4:肿瘤中央低回声改变(富血供病变,如神经内分泌肿瘤、小的转移胰腺肿瘤),表现小区域绿色围绕蓝色,为硬质组织结构;计分 5:晚期胰腺癌,弹性成像深蓝色,伴有坏死表现的软组织弹性成分。依照这一分类,研究者对 121 例胰腺实性占位病变进行 EUS - RT 的多中心评价,弹性成像区表现蓝色者代表恶性病变,包括胰腺癌、胰腺转移性癌、胰腺神经内分泌肿瘤。炎性肿块代表良性病变;良性者以计分 1 和 2 表示,弹性 3~5 分者代表恶性病变;结果表明,弹性成像对鉴别胰腺良性和恶性病变的敏感性、特异性、阳性预测值、阴

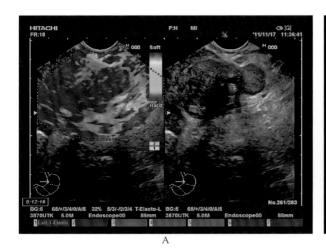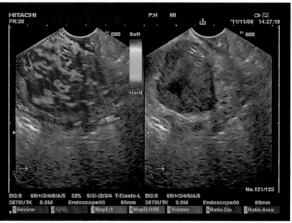

图 18 - 6 - 2　胰腺癌弹性成像

A. 均匀蓝色；B. 异质性蓝色

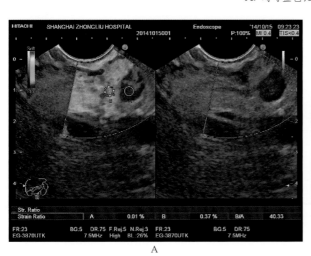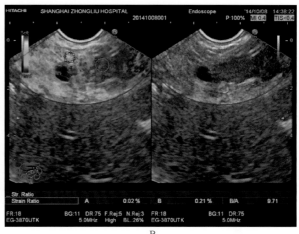

图 18 - 6 - 3　A. 胰腺小肿瘤；B. 胰管内占位

性预测值分别为 92.3%、80.6%、93.3% 和 78.1%，准确度为 89.2%。Iglesias-Garcia 等报道 130 例胰腺实性占位和以 20 例胰腺探查做对照，以弹性计分法分析的结果与前述者基本类似。均匀绿色改变代表正常胰腺；明显绿色伴红色或黄色线状改变，代表炎性占位；弹性成像区域为异质性改变，蓝色为主，并伴略微绿色和红色线状区域，多数为恶性病变；弹性成像为均匀蓝色变化，表示胰腺神经内分泌恶性病变。应用这种分类方法，130 例 EUS 弹性成像表征恶性肿瘤的敏感性、特异性、阳性预测值、阴性预测值及准确度分别为 100%、85.5%、90.7%、100% 和 94.0%。一项荟萃分析包括 13 项研究 1 042 例 EUS 弹性成像，结果表明敏感性和特异性分别为 95% 和 69%。另有一项荟

萃分析几乎有同样结论，鉴别良性和恶性的敏感性、特异性及奇数比分别为 95%、67% 和 42%。有报道，胰腺神经内分泌肿瘤，尤其是恶性神经内分泌肿瘤的硬度仅比正常胰腺轻度升高。多数研究认为，弹性成像不能取代 EUS - FNA，但对于病理阴性或无结论的 FNA 病例，尤其高度怀疑恶性病变者，弹性成像可能很具有临床价值（图 18 - 6 - 4）。

由于技术、病变位置及血管等的原因，EUS - FNA 有时穿刺难度较大，甚至导致穿刺失败。为获得满意细胞学或组织学标本，穿刺次数明显超出平常。最近，EUS 弹性靶向 - FNA 技术为解决这一难题提供了一个可能的方案。Aburime 等以 EUS 弹性成像评价 13 例 CT 检查疑为胰腺占位患者，应用弹性成像的目测分级法（均匀、异质性蓝或

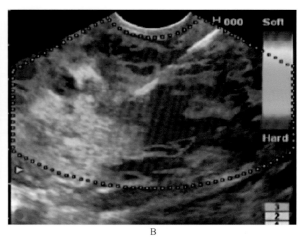

图 18 - 6 - 4　A. 超声像 EUS - FNA；B. 弹性成像 FNA

绿色），对均匀蓝色最明显区域行 FNA（蓝色区域），1 例穿刺病变异质性绿色区域。13 例中 7 例行 FNA。结果显示，2 例弹性成像均匀蓝色者 FNA 病理肯定为腺癌、1 例为慢性胰腺炎；异质性蓝色者 2 例诊断腺癌、1 例大 B 细胞淋巴瘤；异质性绿和均匀绿色表现者 1 例穿刺阴性，1 例未做 FNA。蓝色模式均为阳性结果。用病变弹性的蓝色成像引导穿刺，行靶向 FNA，穿刺阳性率高。

2. 肿大淋巴结弹性成像　Vilman 等的结果显示，EUS 弹性成像对鉴别良、恶性淋巴结肿大有价值。弹性定性或是定量成像方式均可用于良、恶

性淋巴结的鉴别（图 18 - 6 - 5A）。但是，单以超声成像对淋巴结的良、恶性做诊断常比较困难，要肯定恶性病变常要做 EUS - FNA（图 18 - 6 - 5B）。因此，改善 EUS 弹性成像方法，通过定性组织的弹性可对肿瘤做出分级。对淋巴结及胰腺占位的良、恶性鉴别诊断被认为是一种超声成像的补充技术，但并非在组织学上能够取代病理诊断。多个研究结果表明 EUS 弹性成像对鉴别良、恶性淋巴结有价值，其敏感性 79% ～ 100%，特异性达 50% ～ 96%。许卫等荟萃分析了 7 宗研究 368 例患者的 431 个淋巴结，荟萃敏感性 88%、特异性为 88%。

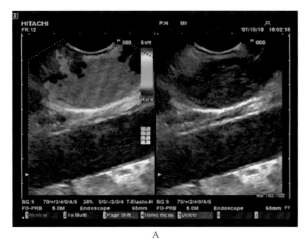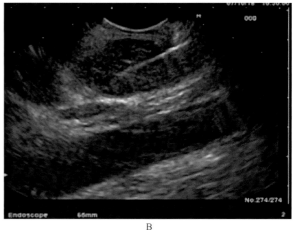

图 18 - 6 - 5　腹主动脉旁淋巴结
A. 超声内镜淋巴结弹性成像；B. 淋巴结 EUS - FNA

目前并无一种影像学技术能有效鉴别肿大淋巴结及胰腺占位的良、恶性。然而，比较重要的是，EUS 弹性成像可对病变的恶性程度做出危险性分

级，以决定其后是否需进行微创手术分级。如果 EUS 弹性成像提示占位具有恶性病变特点，可优选细针穿刺取病理，而对某些占位病变最可能为良

性者则可省去细针穿刺。然而,对于 EUS-FNA 阴性的病例,以及多种技术原因在 EUS-FNA 无法进行的情况下,如血管穿插于正常与恶性组织间,或并无确定性临床影响时,此时,超声弹性成像对鉴别病变的良、恶性可起到补充诊断作用。

3. 其他实体瘤成像　Miyahara 等应用成像弹性诊断 31 例经外科手术或 EUS-FNA 所证实的胃肠道间质瘤(gastrointestinal stromal tumor,GIST),包括 24 例间质瘤、7 例平滑肌瘤。24 例显示红色到绿色的软组织、1 例为蓝色的硬组织。用图像分析软件以应力改变的标准差表示,GIST 和平滑肌瘤分别为 52.2 和 36.5。因此 GIST 内部的硬度稍显不均匀。我们研究了 19 例 GIST 弹性图像,发现其中 15 例表现为中心位置呈绿到红色的软组织改变,而其周边为蓝色的硬组织改变。一般来说,平滑肌瘤表现为均匀的蓝色图像,因此,这种特殊的弹性图像可能被视作 GIST 的特征性变化。按照是否为均匀蓝色鉴别 GIST 和平滑肌瘤的敏感性为 87.5%,特异性为 71.4%,准确性为 83.9%。可见,超声内镜弹性成像可能是诊断 GIST 的一项简单实用的技术(图 18-6-6)。其他内镜下较难以鉴别的消化道病变,包括弥漫浸润性胃癌(皮革胃)、类癌、各种囊性病变等,有时在超声内镜下也缺乏一定的特异性。超声内镜弹性成像可增加鉴别诊断信息,如皮革胃弹性超声呈较硬的蓝色成像,类癌表现为绿色,而囊肿却不能形成弹性图像(图 18-6-7~图 18-6-9)。另外,Rustemovic 报道了 1 例很有意义的肝脏占位的病例。患者为 25 岁女性,有出汗及轻微上腹痛病史,肝脏大,肝酶轻度升高,腹部 B 超及 CT 均提示多个低回声及低密度改变。超声内镜弹性成像提示肝左叶弥漫性蓝色变化。肝穿刺活检病理诊断肉芽肿性病变,最后考虑为肝结节病(sarcoidosis)。由此,我们认为 EUS 弹性成像对弥漫性病变基础上的局部变化可能有一定诊断价值。

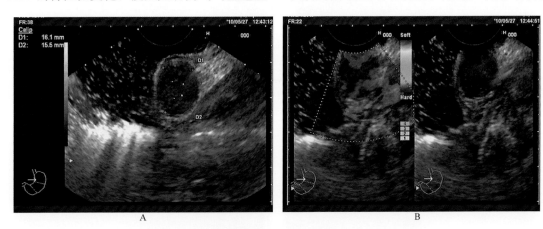

图 18-6-6　胃 间 质 瘤
A. 间质瘤超声内镜成像;B. 间质瘤超声内镜弹性成像(中间蓝色)

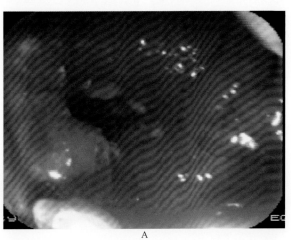

A

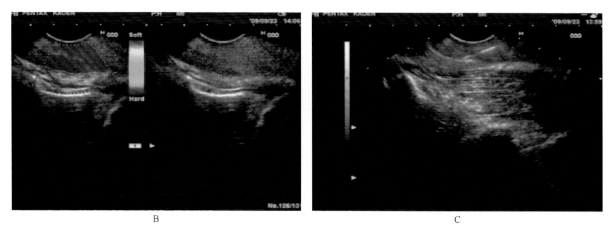

图 18 - 6 - 7　胃　癌

A. 胃镜皮革胃表现;B. 超声内镜成像及穿刺;C. 超声内镜弹性成像为硬组织(深蓝色)

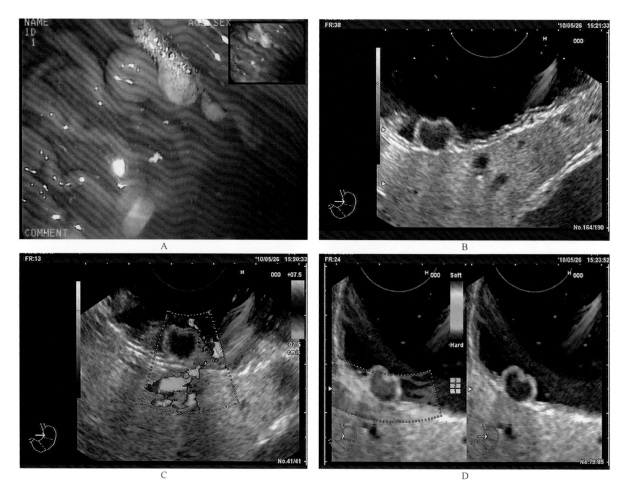

图 18 - 6 - 8　胃体类癌(病理证实)

A. 类癌胃镜表现;B. 超声内镜下病变呈低回声;C. 超声内镜下类癌血流图;D. 超声弹性成像为绿色表现

(四) 弹性成像的不足

弹性成像方法的不足之处在于：某些病例存在较高的静态成像选择性偏差及成像缺乏可重复性;由于穿透深度限制,近场效果好,小病变效果好,远场弹性成像敏感性差;压力使用不能有效控制(尤其过度应用);病变周边组织取样分析不规范;无效对照;另外弹性成像方法存在观察者间的差异。

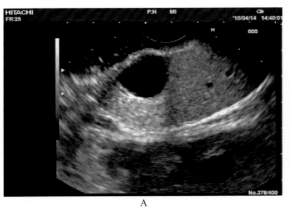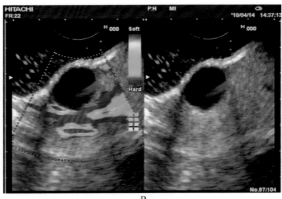

图 18 - 6 - 9　脾脏囊肿压迫胃

A. 超声内镜下囊肿为无回声区;B. 囊肿区不能形成弹性成像

二、超声内镜声学造影

(一) 引言

在众多诊断技术中,EUS 以其高分辨率的特点被普遍地应用于胰腺疾病的诊断中。但是,当使用彩色多普勒或能量多普勒模式时,EUS 通过超声对比性评价血供的能力就会受到限制。能量增强多普勒超声常常会伴有开花效应等伪迹产生,因此通过能量多普勒模式所观察到的血管宽度会相对比普通 B 型超声模式下观察到的更宽。通过静脉内注射造影剂如利声显(由 99.9%半乳糖和 0.01%棕榈酸外壳包裹空气的微泡),能够在腹部超声检查中使腹腔脏器的血脉管系统显影。特别对于传统的多普勒技术,通过注射微泡增加背向散射可以改善其检测小血管血流的能力。但是增强多普勒超声由于不仅易产生开花伪迹,而且对于组织产生的移动运动改变特别敏感,因此,需要采用增强谐波成像技术来抑制背景中组织的信号。如果超声装置能够接受为基频数倍的谐波成分,那么基于微泡产生的谐波含量则明显高于组织产生的信号。通过选择性探测谐波成分,增强谐波图像能够检测微泡产生的信号并过滤来源于组织的信号。这一技术常被用于腹部超声检查时显示肝脏、胰腺、胆囊以及消化道等肿瘤的血供情况。到目前为止,使用利声显(第一代超声增强造影剂),由于传感器有限的频率带宽无法产生足够的声功率,通过 EUS 检查无法获得增强谐波图像。第二代超声增强造影剂如声诺维,可以在低声功率下产生谐波信号,因此适用于低声功率的EUS 成像(图 18 - 6 - 10)。

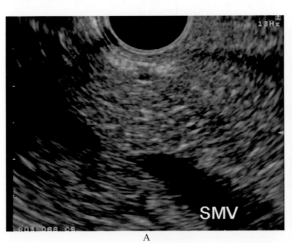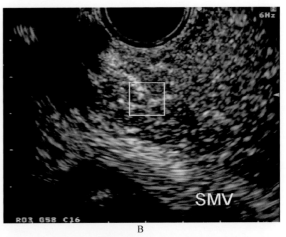

图 18 - 6 - 10　通过普通 B 型超声 - EUS 与 CEH - EUS 观察胰头

A. 普通 B 型超声 - EUS;B. CEH - EUS,注射声诺维 35 s 以后,肠系膜上静脉显影。SMV:肠系膜上静脉

(二)超声增强造影剂

超声增强造影剂(ultrasonic contrast agents, UCA)与特殊的对比成像技术结合后已广泛地应用于一些脏器的临床诊断以及介入术后随访中。作为一种血池示踪剂,UCA 的发展克服了传统 B 型超声以及彩色或能量多普勒超声的局限,使得微血管系统的实质显影成为可能。依靠增强造影剂与超声模式,动态的病灶增强可得到显现。与增强造影 CT 和增强 MRI 类似,增强模式可通过各个脉管期(如动脉期、门静脉期以及肝脏病灶的门脉晚期)的表现得到描述。但造影增强超声检查并不等同于增强 CT 或增强 MRI,目前绝大多数已批准的 CT 或 MRI 造影剂可以迅速地由血池向细胞外间隙清除,而 UCAs 有着截然不同的药代动力学特点,且受限于血管内腔的空间大小。相比其他成像技术而言,造影增强超声检查的一个非常突出的优点就是可以无需预先定义扫描时间点或进行造影剂跟踪术而实时显示瞬时清晰度非常高的图像。此外,UCA 可重复给药,患者耐受性极好,除可经静脉给药外,还可经腔内给药,如可经膀胱内给药。

目前用于超声诊断的 UCA 均为稳定外壳包涵气体微泡结构。UCA 作为血池造影剂起作用,可以明显增强超声背散射,从而有效地增强血流回声。虽然传统的超声能够发现高浓度的微泡,但在实际操作中,仍需要增强特异的成像模式才能对图像进行评估。增强特异的超声模式通常基于消除和(或)分离组织产生的线性超声信号,以利用微泡产生的非线性响应。由微泡产生的非线性响应主要基于 2 种不同的机制。

(1) 当选择微泡的破坏最小化时,微泡产生的非线性响应在低声压下振荡。

(2) 微泡破坏可产生高能宽带非线性响应。当声波在组织中传播时,由于声波的变形会在组织中产生非线性谐波超声信号(图 18-6-11)。这一从组织产生的谐波反应的程度随声压增加而增加,而声压与机械指数(mechanical index, MI)成比例。

低溶解度的气体 UCA(如声诺维等)既在稳定性上得到了提高,也能在低声压时产生良好的谐振。这些特性使得在低 MI 指数时增强特异性成像的破坏达到最小,并可在随后的几分钟内实时有效地显示动态增强模式。由于当使用低声压时,组织产生的非线性响应是最小的,因此低 MI 技术能够有效地抑制组织信号。而使用如利声显这类充盈空气的微泡进行高声压下的超声显影主要是依靠微泡的破坏进行成像,这对实时成像是一个非常大的缺陷。

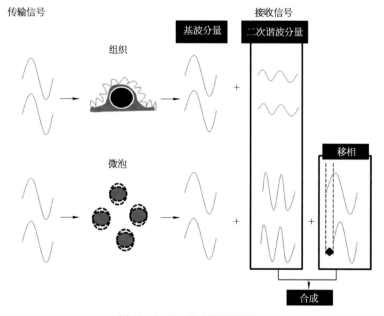

图 18-6-11 谐波模式的原理

相比而言微泡会产生强烈的二次谐波信号及更大的相移。基于谐波模式的增强谐波图像可以通过二次谐波元件合成相移信号以选择性记录微泡的信号

UCA 的安全性很高。但由于有 4 例患者在进行超声心动图显影时在注射造影剂 Definity 后 30 min 内死亡，2007 年美国 FDA 发布了一份关于造影剂 Definity 的"黑箱警告"。FDA 也对造影剂 Optison 发表了类似的"黑箱警告"。但通过对这些病例的研究发现，所有患者都有严重的共发病，其中一些患者是在加强监护病房接受生命支持治疗的，且没有明确的资料证实 Definity 等有致死性的诱因。但如果确实是由于 Definity 等引起的死亡，我们也无法得知在超声心动图显影检查时心腔内微泡的破裂是否与腹部或纵隔检查时微泡的破裂有相似的危险性。在欧洲，超过 20 000 例病例使用过第二代微泡造影剂声诺维，证实声诺维在腹部显影中使用是非常安全的。在 2008 年，Definity 的警告范围得到了缩小，绝大多数禁忌证被去除，最主要的警告为肺动脉高压或不稳定性心肺疾病的患者需要在使用过程中进行加强监护（主要包括生命体征、心电图以及氧饱和度）。

（三）胰腺超声内镜检查与超声造影增强剂

将胰腺癌与结节性慢性胰腺炎进行鉴别还是比较困难的，几乎所有的方法都有其局限性。组织病理学是金标准，但由于恶性肿瘤常会产生显著的纤维化与坏死，使得活检变得非常困难。当主胰管出现阻塞时，使用 ERCP 进行诊断的敏感性与特异性分别是 85% 与 66%。MRCP 在诊断胰腺癌与慢性胰腺炎时敏感性与特异性与 ERCP 相似。

目前，只有少数几项有关造影增强 EUS（CE-EUS）的研究在进行。其中，Bhutani 等评价了造影剂 SHU508 A（利声显）的效果，认为它有可能改善 EUS 诊断恶性血管侵犯、检出隐匿性胰腺肿瘤以及诊断血管栓塞方面的准确性。随后，Hirooka 等在 37 例患者中研究了使用与不使用造影剂 Albunex 时对于不同病灶的增强效果。他们发现，100% 胰岛细胞瘤、80% 导管内乳头状产黏蛋白肿瘤（IPMN），以及 75% 的慢性胰腺炎病灶表现为显著增强，而肿瘤患者中未出现增强效应。所有的患者随后进行了血管造影检查，并将 CE-EUS 的图像与血管造影的图像进行比较，除 3 例患者（2 例 IPMT 患者、1 例慢性胰腺炎患者）的血管造影成像提示为乏血供而 CE-EUS 图像为明显增强外，其余患者的两种检查图像结果非常相似。Becker 等使用了另一种造影剂 FS 069 Optison，评价了 CE-EUS 基于灌注特征鉴别炎症与肿瘤的作用。他们将显著增强的病灶判断为炎性假瘤，而与周围组织相比灌注缺乏的病灶判断为癌。通过这一方法，将胰腺癌从胰腺炎症改变中鉴别出来的敏感性、特异性、阳性预测值与阴性预测值分别为 94%、100%、100% 与 88%。这些结果与 Giovannini 等得到的结果一致。笔者所在中心，我们也通过 CE-EUS 发现，胰腺癌病灶主要表现为灌注缺乏（图 18-6-12）。因此，我们可以通过 CE-EUS 获得一个直接可信的癌或非癌的诊断结果而无需等待

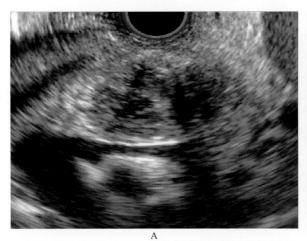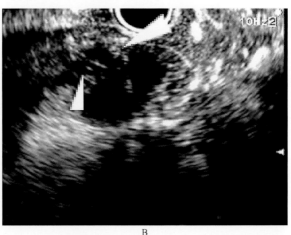

图 18-6-12　胰腺癌 CE-EUS 图像

A. 为普通 B 型 EUS 图像，胰腺尾部一巨大占位；B. 为 CE-EUS 图像，可见该占位瘤体内有数条血管，强化不均匀，且有片状充盈缺损影（箭头所示）

数日后才有的组织学发现。此外,使用 CE‑EUS 这项技术还可能减少使用 EUS 穿刺针所花费的时间与金钱。在提高诊断准确性方面,CE‑EUS 能够成为 EUS 细针穿刺活检术(FNA)的一个有利的补充。EUS‑FNA 的诊断敏感性与准确性分别为 75%～92% 与 79%～92%。在 6%～9% 的病例中,由于血管影响、十二指肠梗阻以及瘤体坚硬等因素,EUS‑FNA 的结果并不理想。9%～19% 的病例由于取材材料无法判断(如出血或非细胞性材料)而影响 EUS‑FNA 的敏感性。总体而言,8%～25% 的病例 EUS‑FNA 的敏感性低。在 Giovannini 的研究中,他们发现 97% 的低回声病灶为恶性肿瘤,认为 CE‑EUS 这项技术的诊断敏感性和准确性与 EUS 引导下细胞学结果相当。因此,当 EUS‑FNA 无法进行或单凭活检材料无法判断时,CE‑EUS 能够在发现与鉴别胰腺病灶中为 EUS‑FNA 提供一个可靠的补充。CE‑EUS 能够改善诊断准确性并为后续恰当的治疗方案的提出提供帮助。

CE‑EUS 能够帮助我们从假瘤性结节中鉴别出恶性肿瘤。慢性胰腺炎对于判断胰腺肿块的性质是一个很大的制约因素。很多研究试图建立 EUS 图像诊断标准以从良性的炎性假瘤中辨别出肿瘤,但 EUS 除去分辨率高的特点外,并不能为胰腺良、恶性病变的鉴别提供可靠的标准。Fritscher‑Ravens 等发现 EUS‑FNA 从不伴有慢性胰腺炎的患者中诊断局灶性胰腺病变的敏感性为 89%,但当患者伴有慢性胰腺炎时,诊断敏感性仅为 54%。尽管如此,EUS‑FNA 的诊断还是会对近半数患者后期的临床管理产生影响。CE‑EUS 会在诊断慢性胰腺炎中发生的局灶性病变起到非常重要的作用。事实上,在 Hocke 等的研究中,他们发现在慢性胰腺炎基础上发展的腺癌在注射造影剂后不会出现增强效应;相反,慢性胰腺炎中的假瘤性结节(良性病灶)(91%)在注射造影剂后,表现为富血供效应。在本中心的研究中,这一特征性的表现也得到了验证(图 18‑6‑13,图 18‑6‑14)。

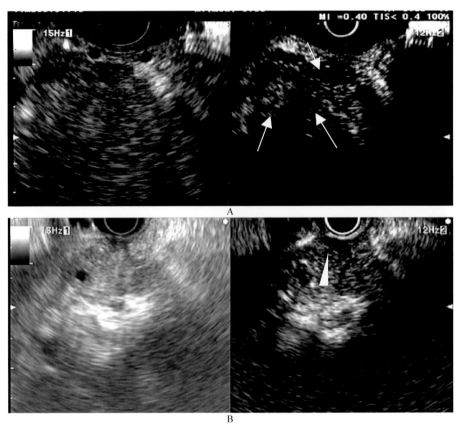

图 18‑6‑13 胰腺癌 CE‑EUS 图像

A. 注入声诺维后 27 s 可见占位处无明显强化,瘤体内部呈不均匀强化(箭头所示);B. 另一例胰腺癌 CE‑EUS 图像,可见注射声诺维后,部分区域呈现低增强表现,且强化不均匀(箭头所示)

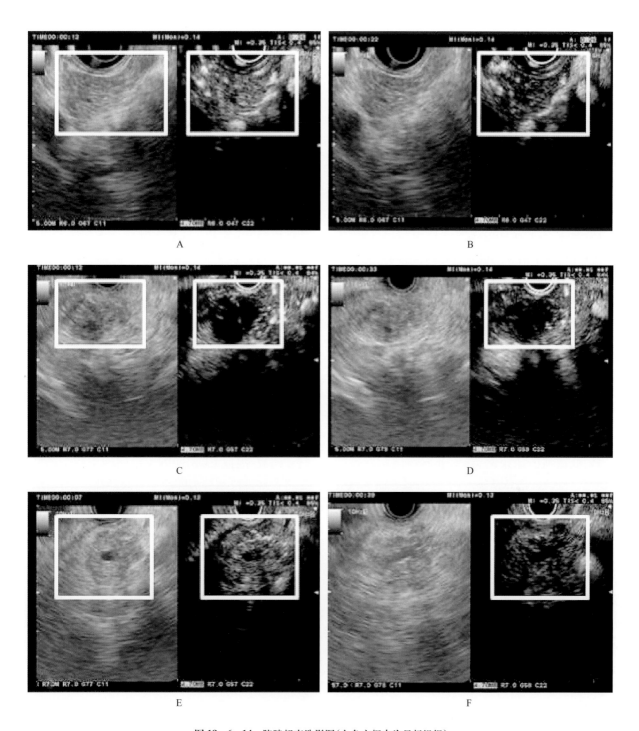

图 18 - 6 - 14　胰腺超声造影图(白色方框内为目标组织)

A、B. 正常胰腺 CE-EUS 图像：可见胰腺组织回声均匀,胰腺组织增强同步(A 图：注射造影剂后 12 s 时),达峰一致,消退同步(B 图：注射造影剂后 22 s 时)；C、D. 胰腺癌 CE-EUS 图像：可见病灶处回声欠均匀,增强明显晚于周围组织(C 图：注射造影剂后 12 s 时),呈低增强,达峰不显著,消退早于周围组织(D 图：注射造影剂后 33 s 时)；E、F. 胰腺癌 CE-EUS 图像：可见病灶处回声较周围组织降低,增强略晚于周围组织(E 图：注射造影剂后 7 s 时),增强不均匀,呈低增强,消退早于周围组织(F 图：注射造影剂后 39 s 时)

　　CE-EUS 对于 EUS-FNA 阴性结果的病例也非常有用。在早期的研究中,EUS-FNA 的阴性预测值约为 75%,但是绝大多数研究的阴性预测值为 26%～44%。在 Oshikawa 的工作中,他们发现初次活检结果为阴性但行第二次活检或手术诊断恶性肿瘤的患者比例为 47%。因此,EUS-FNA 的阴性预测值为 30%～33%。理论上讲,当第一次活检为阴性后,必须进行第二次活检以确保穿刺部位确实为正常组织。但我们可以想象,当使用 CE‑EUS 后可以避免第二次活检穿刺。但也有部分腺癌表现为高回声的特征(造影增强模型)。这可能与组织分化的级别、纤维化程度以及瘤体中血管的变化程度密切相关。

在内分泌肿瘤诊断中,使用 CE‑EUS 技术时仅有 1 例小胰岛细胞瘤病例在造影剂利声显的帮助下精确地显示出其位置所在。在 Giovannini 等的研究中他们发现,87.5% 的内分泌肿瘤表现为造影明显增强,这表示病灶为富血供组织,与胰腺导管腺癌的表现不同。因此,胰腺腺癌与内分泌肿瘤的 CE‑EUS 造影增强模式的不同对于诊断非常有利。此外,由于标准 EUS 具有极佳的显示小病灶的能力,在定位内分泌肿瘤方面有着极高的价值;使用 CE‑EUS 能够进一步增加胰腺肿瘤的诊断敏感性。

Napoleon 等、Fusaroli 等以及 Kitano 等分别进行的三组研究中各自评价了谐波增强 EUS 在诊断胰腺实质性肿块的表现。他们认为,当出现不均匀低增强的团块时,诊断胰腺癌的敏感性高达 89%~95%,特异性为 64%~89%。而当病灶为富血供的高增强特征时,Napoleon 等及 Fusaroli 等进行的研究(两项研究)说明有 88% 或 94% 的可能该病灶为胰腺腺癌以外的病灶。Kitano 等进行的研究则总结认为通过这些特征诊断神经内分泌肿瘤的敏感性和特异性分别为 79% 与 99%。

在诊断 IPMT 方面,只有良性的肿瘤在 EUS 下表现高回声,恶性 IPMT 可表现为高回声,也可表现为低回声。当使用 CE‑EUS 后,恶性 IPMT 可能会表现为造影增强。Sofuni 等发现所有的 IPMT 可表现为瘤体内部呈富血供的表现。Nagase 等发现 5 例 IPMT 中 2 例表现为瘤体内有实性成分,且表现为造影增强,这两例在后续的手术中被证实为恶性 IPMT。Itoh 等将合并腺癌的病例与合并腺瘤的病例进行比较,发现合并腺癌组呈现明显的增强后强化。因此,使用 CE‑EUS 对 IPMT 的良、恶性进行鉴别诊断可能会有帮助。

胰腺的转移性病灶发生率非常低,为 5%~10%,但也是形成局灶性胰腺病灶的一个主要原因。根据 Giovannini 的研究,所有的转移性病灶表现为回声增强,这可能与病灶为富血供有关。仅有的 1 例无增强的胰腺转移癌来源于结肠肿瘤。因此,CE‑EUS 能够为鉴别原发性胰腺癌与胰腺转移性病灶提供支持,并可影响后续的治疗选择。

(四)良、恶性腹部淋巴结的 CE‑EUS 表现

目前的 CT 扫描技术可以显示 5~10 mm 大小的淋巴结,但对于大多数病例而言无法区分良、恶性。EUS 可以更为清晰地显示局部情况,但也无法判别淋巴结的良、恶性。目前,有很多超声特征,如体积、圆形、低回声改变、淋巴结门结构缺失及边界清晰等为倾向恶性淋巴结的表现,但从另一个方面而言,这些特征的诊断特异性在 90% 以下,且绝大多数恶性淋巴结不会同时表现出所有的这些征象。EUS‑FNA 是目前诊断的金标准,其诊断敏感性、特异性与准确性均可达到 90% 以上。Hocke 等对 122 例纵隔和(或)主动脉旁肿大的淋巴结进行了研究,根据 EUS‑FNA 得到的细胞学诊断结果将这些淋巴结分为肿瘤性与非肿瘤性淋巴结,并使用 CE‑EUS 进行诊断,良性淋巴结的诊断特异性为 91%,诊断恶性淋巴结的敏感性仅为 60%。CE‑EUS 在诊断良性淋巴结与恶性淋巴瘤中增大的淋巴结时的诊断标准无太大差异。在 10 例恶性淋巴瘤病例中,CE‑EUS 诊断恶性淋巴结的敏感性上升到 73%。因此,相比普通 EUS 而言,CE‑EUS 可以改善良性淋巴结的诊断特异性(图 18‑6‑15,图 18‑6‑16),但无法改善恶性淋巴结的诊断正确性,也无法替代 EUS‑FNA。

(五)总结

CE‑EUS,特别是谐波模式的 CE‑EUS 是一项新型内镜技术。利用 CE‑EUS 技术,通过特殊的仪器,我们可以在超声下观察各种组织的造影剂灌注情况,以判断组织血供并判断良、恶性。实践证明,CE‑EUS 在胰腺疾病,特别是胰腺肿瘤的诊断方面有着敏感、高效与经济的优点,可以作为组织病理学的有力补充,值得进一步的研究与推广。

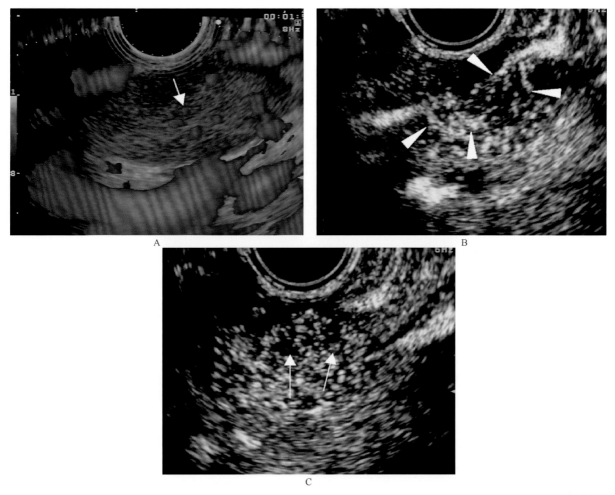

图 18-6-15　典型的转移性淋巴结的例子

A. 增强能量多普勒 EUS：淋巴结的一个切面上没有看到血管征象（箭头所示）；B. CE-EUS（实时影像）：注射声诺维 19 s 后可以观察到肿大的淋巴结内出现了非常清晰的不规则血管影（箭头所示）；C. CE-EUS（实时影像）：注射声诺维 60 s 后可以看到转移瘤呈现不均质增强伴有充盈缺损（箭头所示）（Masayuki Kitano, et al. GIE，2008，67(1)：141-150.）

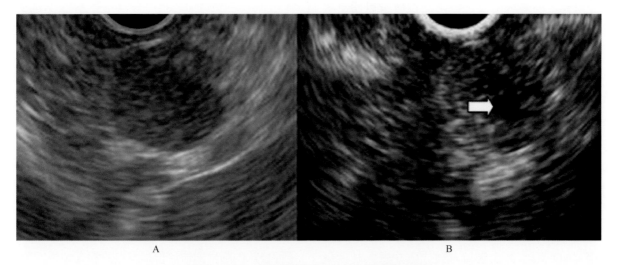

图 18-6-16　恶性腹腔淋巴结（1.2 cm）的静脉晚期相

A. 普通 B 型 EUS 图像；B. CE-EUS 图像。该淋巴结呈现中心部位灌注充盈缺损（箭头所示），并与周围组织相比为相对低增强（Joseph Romagnuolo, et al. GIE，2011，73(1)：52-64.）

三、超声组织定征

由于实用性强、相对安全、价廉且移动性强，超声诊断已经成为一项广泛运用的医学影像学检查方法。超声的声像图是以不同灰度为表现的。人类的肉眼善于从不同明暗或对比度的图像中归纳信息，却无法识别对聚类分析超声图像非常有用的二阶以上的纹理信息。在超声图像中，组织常常被定模为嵌入在均一的散射介质中点状散射体的集合。考虑到所代表的不同的生物学差异，这些散射点的空间分布与散射强度（散射截面）常被描述为各种统计学术语。超声图像上的各种斑点的图案从某种程度上取决于组织种类的不同。由于超声图像研究中需要涉及很多的信息处理工作，二阶、三阶，甚至更高阶的数据，如共生矩阵及其导数，需要大量的计算机资源。超声组织定征（ultrasonic tissue characterization，UTC）的概念随即产生。所谓 UTC，则是通过评估超声图中各种特征的定量信息，判断相对应的病理改变的分析。自从第一次在 Mountford 和 Wells 发表的射频信号电脑分析的文章中被提出后，UTC 就成了科研领域的重点。自 1975 年在盖瑟斯堡的国际标准局举行了有关 UTC 的第一届论坛，随后 1979 年召开了一场欧洲会议，越来越多的相关文章相继问世。其中，一部分研究主要侧重于改善超声图像质量以便于影像学专家进行更为简单的图像判读；另一部分研究则是力争从超声回波信号中提取客观特征，从而形成自动组织定征。计算机辅助诊断（computer aided diagnosis，CAD）技术就是利用客观特征形成自动组织定征的一种方法。通过 CAD 系统，超声图像可以被有效地分类，医生可以将超声图像定量分析的过程整合到诊断步骤中（图 18-6-17）。一般而言，对于超声图像的分类意味着将图像分类到预定的各种不同类别（如良、恶两类），而分类的结果则可用作诊断的参考意见。以肿瘤为例，通过使用 CAD 系统，肿瘤区域可被锚定在感兴趣区域中（regions of interest，ROIs），然后从 ROIs 中提取各种特征，最后通过各种特征 ROIs 被分类。总的来说，使用 CAD 系统检测超声图像主要包括以下 4 个阶段。

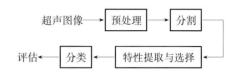

图 18-6-17　CAD 系统对疾病进行诊断及分类的流程图

1. **图像预处理**（image preprocessing）　超声图像的主要局限在于图像的低对比度与斑点的干扰。图像预处理的任务就是要增强图像对比及在不破坏超声图像中诊断所需的主要特征前提下减少斑点干扰。

2. **图像分割**（image segmentation）　图像分割将图像划分为各个非重叠区，从而将目标从背景中分离出来。ROIs 区域将会在这一阶段中被划定，以利于特征提取。

3. **特征提取与选择**（feature extraction and selection）　该阶段主要寻找出病变的一个特征组合，该特征组合能够准确地区分病变与非病变、良性与恶性。特征空间需要非常大，同时非常复杂。因此，提取与选择最有效的特征至关重要。常用的有效的特征包括纹理特征、形态学特征、建模特征与描述特征。

4. **分类**（classification）　通过各种分类方法，基于所选择的特征，可疑区域将会被分类为病变和非病变或良性和恶性。常用的分类器将会在下文中具体阐述。

值得一提的是，有些 CAD 系统缺少图像预处理与图像分割部分。在这种框架下，当向分类器进行输入时，仅需要使用一些直接从图像或 ROIs 获得的纹理特征。这种 CAD 系统的优点是结构简单且处理速度迅速，缺点是直接从 ROIs 中提取的特征可能无法提供稳定与精确的性能。此外，由于没有可供超声图像比较各种算法/CAD 系统的基准数据库，评价不同的 CAD 系统的表现非常困难。因此，建立一种公认的超声图像评价基准点非常有必要。

（一）图像预处理

超声图像的预处理包括降噪与图像增强。噪

点是一种由超声波束投射到每个分辨率中随机产生的一系列散射而发生的倍增的噪音形式。噪点使得对目标的观察与判读变得困难。因此，在不影响诊断重要特征的前提下，将噪点去除是非常重要的。有些噪点去除技术仅仅对于可加噪声效果好，通常使用对数压缩法将倍增造影转换为可加噪音。图像增强技术则是用于改善低对比度的图像的质量（图 18 - 6 - 18）。

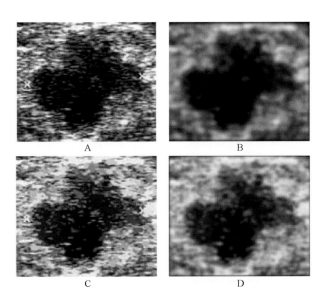

图 18 - 6 - 18　不同图像降噪方法处理后的比较
A. 原始图像；B. 高斯模糊；C. 柔光镜降噪；D. 杂质过滤

常用的降噪技术可分为 3 类：过滤技术、小波论技术以及混合法。其中过滤技术可分为线性与非线性滤波器。可以说，滤波技术非常简便与迅速。但是却有对滤波窗口大小与形状敏感的局限性。如果窗口太大，将会出现过渡平滑效果；如果窗口太小，降噪效果将会大打折扣。考虑到窗口的形状，正方形的窗口是最多被使用的，这将使得图像边缘成角。此外，一些降噪滤波器则需要经验值。离散小波转换（discrete wavelet transform，DWT）技术，可将图像转化为一种由比例系数与一组不同定向力与分辨率组成的小波参数。DWT能够将噪点从图像中分离出来。由于小波转换善于能量压缩，因此数值小的参数则有可能代表噪点，数值大的参数代表重要的图像特征。代表特征的参数可在每个波段间形成空间上相连接的簇，这些特性使得 DWT 技术在降噪领域非常有吸引力。

DWT 通常的步骤为：① 计算离散小波转换；② 通过改变小波参数去噪；③ 运用逆转的 DWT 技术重建降噪后的图像。

图像增强技术往往是在图像降噪过程中共同达到的，如非线性扩散。此外，直方图均等化也可增加对比度。

（二）图像分割

图像分割是图像处理与模式识别中最为困难，同时也是最为重要与基本的部分。可以影响最终的分析质量。分割其实是将图像分割为不重叠的区域。CAD 系统将在超声图像中帮助影像学专家读图与判图。图像分割的目的就是定位可疑区域以帮助影像学专家进行诊断（图 18 - 6 - 19）。方法包括直方图门限化方法、自动轮廓模型、Mrkov 随机场模型以及神经网络（neural network，NN）为基础的方法。其中，NN 为基础的方法较为常用。它可以将分割问题转换为以一系列输入特征为基础的分类决定，并自动形成肿瘤的轮廓。但是，NN方法中，如何选择训练集是非常困难的一个步骤，同时训练耗时且依赖于图像数据库。

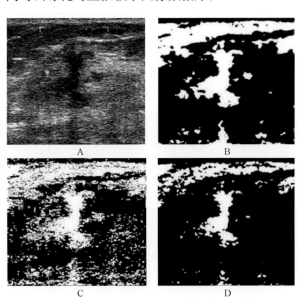

图 18 - 6 - 19　不同图像分割方法处理后的比较
A. 原始图像；B. 使用高斯加多重分形过滤后；C. 非线性加多重分形过滤；D. 杂质加多重分形过滤

（三）特征提取与选择

特征提取与选择的目的就是使得特征组间的差别最大化。最适宜的特征集应该具有有效与有识别力的特征,同时最大程度降低特征空间的冗余,避免维数的困扰。维数的困扰暗示在可用的有限数量的训练资料前提下,训练资料的采样密度太低以至于难以获得高维的分类功能。对于一些如人工神经网络与支撑向量机等高级的分类方法而言,特征矢量的维数不仅会明显影响到分类的性能,也会决定各种算法的训练时间。因此,如何提取有用的特征并进行有效的选择是 CAD 系统中一项决定性的任务。选择显著特征的普遍方针可以概括为四项:辨别力、可靠性、独立性与最优性。而超声图像的特征也可被分为四类:纹理、形态、模型为基础的特征和描述性特征。当然,一次无法使用所有特征。提取与选择有效的特征是一个必需的过程。但简单地将最优执行力的特征组合在一起,无法获得优质与高效的系统。

大部分纹理特征是通过对整个图像或者 ROIs 使用灰阶值计算得出的。形态特征主要集中与病灶的某些局部特征,如形状与边界的(图 18 - 6 - 20)。模型为基础的特征是超声特征中一类特殊类型的特征,它主要集中于组织产生的反向散射回波。不同的模型会产生刺激产生反向散射包膜的回声。一旦选择一种模式,回声即被塑模,模型的参数可被用作为区别良、恶性病灶的特征。描述性特征很好理解,因为此种特征实际上是影像学

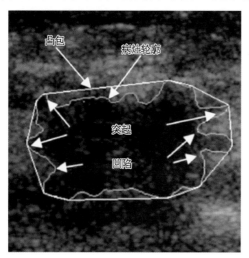

图 18 - 6 - 20 乳腺癌的超声图经纹理特征提取后,灰色的等高线显示的是病灶的边界,外部的白色多边形则显示出病灶的凸包,这是典型的恶性乳腺病灶所具有的小隆起性及凹陷性特征

家的经验分类标准,其中绝大部分为描述性且无法用数值表示。在有这么多可用的特征的前提下,首要任务就是寻找一个有着相对低维数的最佳特征集。

(四) 分类

特征被提取并选择后,它们被输入分类器,从而将图像分类为病变和非病变或良性和恶性的集合。这也是 UTC 的最终目标:将一个被分析的窗口或 ROIs 标记为正常或疾病。分类过程中使用的被评估过的参数数目会非常多,但是有独立证明为疾病的数量却非常少。这意味着学习的分类器,如决定算法,是基于一个局限的临床病例的集合得出的。绝大多数文章着眼于将良性与恶性病灶区分开(通常被称为病灶分类),还有部分文章聚焦于将病灶与非病灶区分开(通常被称为病灶检出),此外还有些研究则是两方面兼顾。可供选择的分类器很多,比如人工神经网络(ANN)是通过适当的生物学学习以模仿生物学上神经系统的性质与功能进行分类的数学模型。在学习过程中,ANN 可以在学习阶段基于流过网络的外部及内部信息调整自身的参数,并进行自我学习。ANN 由一个输入层、一个输出层以及一个或更多隐藏层组成(图 18 - 6 - 21)。每层都由神经元组成。它的稳健性以及无需规则与显示表达式也使得 ANN 得到了越来越多的应用。决策树是一种简单的树状结构,其中的非终结节点代表了对于一个或更多属性的测试,终端节点则反应决策结果。每一个非终结节点都有一个与一个或更多特征相关的阈值来将数据分类到各自的下级中,当每一个终端节点仅包含一个类别时,分类步骤即停止(图 18 - 6 - 22)。因此,决策树可当为一种阈值被界定在训练过程中的分类工具。与 ANN 比较,决策树更为简单与快速,但是它更依赖对每一个非终结节点的分类规则的设计以及阈值的设定。支撑向量机(support vector machine,SMV)是一种寻求一个可将两类样本分开的最佳平面的监督学习技术,是一种通过某种训练集的点与 CAD 算法,对于两个点集寻求一种决策平面以进行模式识别的非常有效的方法(图 18 - 6 - 23)。SMV 的训练过程比 ANN 快,训

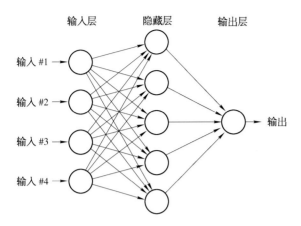

图 18-6-21　ANN 分类模式图

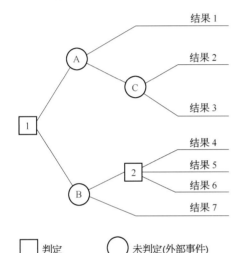

□ 判定　　○ 未判定(外部事件)

图 18-6-22　决策树分类模式图

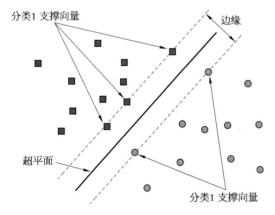

图 18-6-23　SVM 分类模式图

练过程可重复、优效,但需要监督学习过程,这意味着需要标记的训练集与参数。当然,我们还可以通过"人类分类器"对超声图像进行分类,也就是影像学家通过使用经验标准对病灶进行分类。这种方法可以将各类知识合并起来并使用一些计算机无法使用的特征,但是却具有观察者间变异性大、不稳定、不准确、人类误差以及主观性大等方面的缺点。

(五) 胰腺疾病的 UTC 使用

UTC 已成功运用于乳腺癌、前列腺癌、甲状腺疾病、肝脏疾病、心脏疾病以及食管癌等疾病的诊断中。但是,值得注意的是,在消化道内镜领域,UTC 使用的资料却非常匮乏。特别在胰腺癌的诊断中,UTC 仍是一种新的方法。众所周知,当慢性胰腺炎存在时,胰腺癌的诊断具有一定挑战性。即使是使用 EUS-FNA,诊断胰腺癌的敏感性差异很大,可达到 80%~90%。当存在慢性胰腺炎或假瘤性胰腺炎,EUS-FNA 的敏感性会跌至 75% 以下,有的甚至会跌至 54%。产生这一现象的主要原因可以归纳为慢性胰腺炎的存在、内镜操作者的技巧、穿刺针的特征、穿入病灶的可能性、进针的次数、标本的准备、及时细胞学分析的水平以及病理判读的水平等因素。因此,若对胰腺疾病的 EUS 图像进行 UTC 分析,会使这一过程变得非常简单。早在 2001 年时,Norton 等人就对 EUS 图像使用了 NN 分析,以期将胰腺恶性肿瘤与胰腺炎区别开。他们研究的目的是建立一种可以分析 EUS 图像并将胰腺癌与局灶性胰腺炎区分开的可自学习的电脑程序,最终发现该程序诊断胰腺癌的准确率为 89%。他们认为,在 EUS 及其他影像学检查中使用这一技术将成为诊断性内镜检查的一种非常有益的补充,值得进一步研究。2008 年,Das 等人也发表了他们将 CAD 技术运用于 EUS 图像分析中的研究。计算机对正常胰腺、慢性胰腺炎以及胰腺癌的 EUS 图像进行相关数据提取与分析,接着进行纹理分析。研究者建立了一种 NN 为基础的预测模型,并将其运用于分类中。最终,他们认为,对 EUS 图像的纹理特征进行 CAD 分析,可将胰腺癌从慢性胰腺炎与正常胰腺中区分开,敏感性达 93%,特异性为 92%,阳性与阴性预测值分别为 87% 与 96%。我们也使用 CAD 技术将 153 例胰腺癌从 63 例非癌病例中鉴别出来,其诊断准确性、敏感性、特异性分别为 97.98%±1.23%,94.32%±0.03% 与 99.45%±0.01%。因其具有更高维数与更有限的训练样本,与 Norton 和 Das

的研究中所使用的 ANN 算法进行比较，我们使用的 SVM 更适用于本研究。此外，使用 SVM 也会更为迅速。针对食管癌患者 EUS 图像中淋巴结，Loren 等也进行 CAD 研究，并取得了较好的结果。但是，CAD 技术在所有这些领域中尚未能够常规使用。因为一个理想的 CAD 程序应当具有可靠性、可重复性，并在被 EUS 领域完全接受前进行过多中心的验证。此外，所使用的程序应当简单、不复杂、相对自动，并具有最简便的操作系统。

（六）UTC 的未来使用方向

UTC 的使用其中一个重要方向即为各种高分辨率的超声图像装置，如弹性成像、增强超声显影以及二次谐波成像术等。一些成功的研究表明，高分辨率的超声检查技术能够以 95% 的敏感性显示乳腺病灶的微小钙化灶。弹性成像可以评价组织的硬度；增强超声显影以及二次谐波成像术可以改善组织血管生成的对比度以及组织的血流动力学与灌注情况的显示。如，Yuya Itoh 等已开展使用组织弹性成像，通过 UTC，判断慢性胰腺炎纤维化程度的研究。再比如，Adrian 等对增强造影 EUS 图像使用 ANN 进行分类，他们将时间强度曲线提取出的参数用于鉴别慢性胰腺炎与胰腺癌，发现计算机辅助诊断系统的诊断敏感性为 94.64%，特异性可达到 94.44%。超声检查装备的发展以及图像技术的提高，通过改善血流的显示，胰腺的肿瘤的检出率将会明显增高。未来的另一个方向为使用一些基于模糊逻辑的新技术与方法。如可以处理不同集合中不确定和特征的神经哲学逻辑，模糊逻辑以及模糊熵等都已被证实具有非常好的研究结果。此外，我们甚至可以在未来通过利用先进的扫描仪，使用整个超声图像，而不是某个 ROIs，来为癌症的检出提供更多的信息。

四、内镜超声引导下细针穿刺抽吸技术

（一）概述

超声内镜检查（endoscopic ultrasonography，EUS）及其细针穿刺抽吸活检术（fine-needle aspiration，FNA）是近 20 年内镜领域的最大进展之一。1992 年，Vilmann 等首先将其用于 EUS 引导下细针穿刺抽吸胰腺囊性病灶及胰腺癌的病理诊断，从此，EUS－FNA 作为一种诊断胰腺疾病的新技术开始应用于临床。EUS－FNA 可同时做胰腺肿块的图像和组织学诊断，克服了单一图像诊断缺乏特异性的缺陷。一般而言，EUS－FNA 特异性可达 100%，但其敏感性依据检查疾病性质稍有不同，纵隔肿瘤、淋巴结以及腹腔干淋巴结转移癌，敏感性可达 80%～90%；EUS－FNA 对胰腺新生物的敏感性和特异性分别为 90%、100%。伴随 FNA 技术的发展，EUS 作为一种高清晰度检测方法，对胰腺肿瘤及其淋巴结和肝转移的组织学诊断能力明显提高，也大大拓宽了 EUS 的疾病诊断范围。与传统的经皮超声引导下穿刺术相比，EUS－FNA 有一定的优势，由于内镜超声排除了腹壁脂肪、肠腔气体等因素对图像质量的影响，采用较高的超声频率以最近的距离对胰腺组织进行扫描，从而使其对胰腺疾病的显示效果明显优于体表超声，而且穿刺进针距离短，使并发症的可能大为减少，由于进针距离短，也使操作更为稳定可靠，可以对直径仅 5 mm 左右的病变进行穿刺（图 18－6－24）。

（二）EUS－FNA 适应证及禁忌证

目前认为超声内镜引导下胰腺 FNA 的基本条件应为：内镜超声能直视病灶，实时清楚监测穿刺针道和受检区无血管。

1. 适应证

（1）胰腺炎性肿块。

（2）神经内分泌肿瘤。

（3）胰腺囊性病变。

（4）怀疑慢性胰腺炎。

（5）胰腺及胰腺周围大部分区域如胆总管下段和肾上腺。

（6）微量腹水的性质。

（7）腹膜后淋巴结活检。

2. 绝对禁忌证

（1）患者缺少配合。

（2）已知或怀疑内脏器官穿孔。

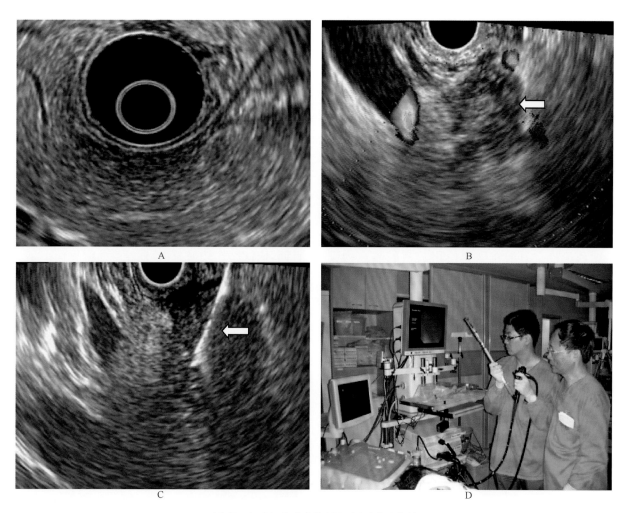

图 18 - 6 - 24　超声内镜引导下胰腺病灶穿刺

A. 正常胰腺超声内镜图；B. 胰腺实性占位，箭头所示为病灶区域；C. EUS 引导下病灶穿刺(箭头所示为穿刺针)；D. 操作者在进行穿刺

（3）急性憩室炎。

3. 相对禁忌证

（1）术者缺乏经验。

（2）食管重度狭窄。

（3）心肺功能不全。

（三）术前准备

（1）术前应常规检测出血时间、凝血时间和血小板及心电图检查；有黄疸者，术前 3 日每日肌注维生素 K。了解有无心、肺疾病。女性受检者，应了解月经情况。

（2）术前注射地西泮（安定）及阿托品，有条件者可行静脉麻醉，操作更易进行。

（3）术前禁食 4～6 h。

（4）停用影响凝血的药物：如华法林、氯吡格雷、低分子肝素以及非甾体类抗炎药等。

（5）仔细了解包括穿刺部位的多种影像资料。以明确被穿刺部位及其毗邻脏器的情况，尤其是应切实了解穿刺部位有无主要血管横过或毗邻。

（6）大致计算被穿刺灶离消化道内黏膜层的距离，以及病灶的最大冠状切面径值。

（7）穿刺路径选择：进针以路径最短及能避开血管为标准。① 胰头部病变常选十二指肠降段或球部进针，部分病变大者可选胃窦部进针。② 胰腺体、尾部肿瘤常选胃体或胃体底交界处进针。③ 贲门交接处可穿刺淋巴结及肝脏左叶转移病变。

（四）器械装置

1. **彩色多普勒超声内镜**（endoscopic colour doppler ultrasonogrphy，ECDUS）　新型的 ECDUS 已与穿刺超声内镜融为一体，机型为电子线阵和凸阵扫描彩色多普勒穿刺超声内镜，可变频率 3

挡,分别为 5 MHz、7.5 MHz、12 MHz,并附有抬钳器以便准确穿刺。早期用凸阵型 EUS 引导开展 FNA,因其观察穿刺针道困难和不具备彩色超声功能及并发症相对较多,目前穿刺以线阵扫描型 EUS(纵轴型,图 18-6-25)为主,部分探头采取中央穿刺槽式,该机型的 EUS 适合消化管内黏膜下及毗邻脏器的多种活检方式,其主要优点是能清楚显示病灶内血管或消化管壁与病灶间血管,可提高穿刺准确率,减少穿刺的并发症。主要用于胰腺占位性病变的诊断、鉴别诊断、穿刺活检和治疗。目前在国内使用较多的超声内镜包括 Olympus GF-UCT2000,GF-UC240P-AL5、AL10;Pantax EG3630U、EG3830UT 和 Fujinon EU250S 等。

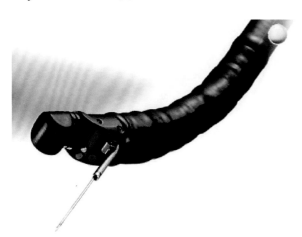

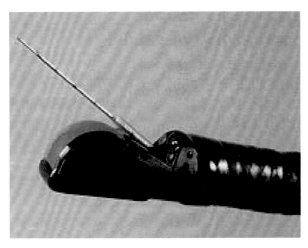

图 18-6-25 电子彩色多普勒穿刺超声内镜

2. 穿刺针 穿刺针的基本组成:针芯、针鞘和手柄三部分。穿刺针前端部表面通常制成粗糙面,

以便在超声图像上能清楚显示针尖和整个穿刺针。穿刺针类型不同,其可穿刺的深度也有别,常用穿刺针的穿刺深度可达 65 mm。

(1) Wilson-Cook Echo-Tip Ultra 系列超声穿刺针:有多种型号可供选用,可通过 0.035 in 导丝,以利导入各种辅助器械。手柄上有固定锁,保证穿刺的安全并提供方便的负压注射器(图 18-6-26)。近年推出的新型针带凹槽,类似肝脏 Trucut 针,适用于穿刺困难的病灶。规格为 19~25 G,针长 4~8 cm,为一次性设计,配有负压吸引的特殊针筒,该针操作较简单,性能稳定(图 18-6-27)。新近 COOK 公司推出的 ProCore 针,其最显著特征为在穿刺针的背部外侧设计了一个反向沟槽,有报道认为使用这种穿刺针后穿刺针数可明显减少,甚至只需 1 针即可取到足够的标本,明显提高诊断的准确率(图 18-6-28)。

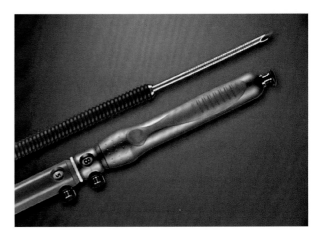

图 18-6-26 Wilson-Cook 穿刺针

(2) Medi-globe 公司 GIP 针:为最早设计 EUS 的穿刺针。规格为 22 G 和 19 G,针长 10~12 cm,该针是全金属装置,针与外鞘分体设计,外鞘与手柄可重复使用,坚固耐用,超声反射信号强,有手动和半自动两种类型,后者具有弹射装置,特别适用于胰腺实质性肿块活检。该针穿刺距离大,适用于线阵扫描型和环形扫描型穿刺超声内镜(图 18-6-29,图 18-6-30)。

(3) Olympus 超声内镜专用穿刺针:有 22 G 和 25 G 两种类型,另外还用 Olympus NA-10J-1 穿刺枪可供选择。

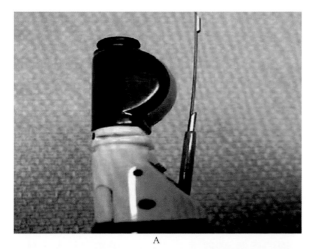

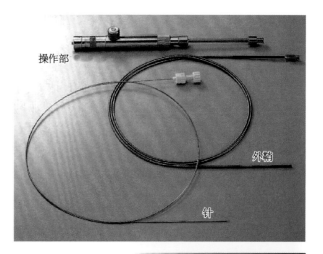

操作部

外鞘

针

图 18 - 6 - 29 GIP 针穿刺针基本组成

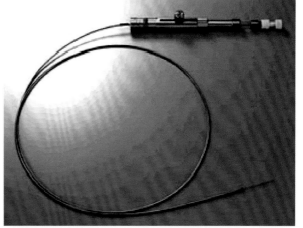

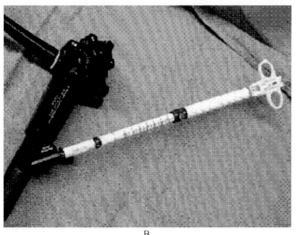

图 18 - 6 - 27 Wilson-Cook 超声穿刺针

A. 带凹槽穿刺针前端;B. Wilson-Cook 针手柄固定在超声内镜上

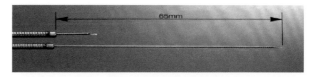

65mm

图 18 - 6 - 30 GIP 穿刺针前端部粗糙面

求,即可进行穿刺。穿刺当日禁食 6 h、禁饮,穿刺时患者取左侧卧位,然后根据病灶部位与穿刺进针方向调整患者体位,如选用俯卧位或仰卧位。穿刺前经静脉注入镇静剂。EUS - FNA 多在镇静麻醉下进行。

（六）操作步骤

1. 一般操作方法 以 GIP Hancke/Villmann 针为例。

（1）首先对患者行 EUS 显示病变,并选择合适的穿刺位置,应用彩色多普勒功能扫查穿刺区域内的血管,以避免误伤血管。

（2）测量病灶大小,计算出最大可穿刺深度及

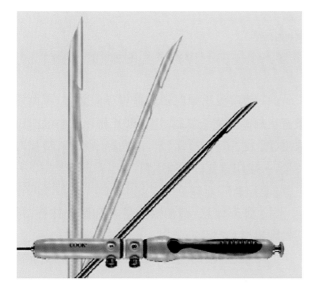

图 18 - 6 - 28 Wilson-Cook ProCore 穿刺针前端

（五）患者准备

经充分的术前准备,如患者各项指标符合要

最小应穿刺深度,选择合适的穿刺针。

(3) 将穿刺针缩回外鞘并固定,将针连同外鞘插入超声内镜钳道,穿刺针手柄固定于内镜工作嵌道外口。解除手柄上的锁,推进穿刺针约为 1 cm 直至在声像图上见到抵住消化道壁的针尖。在声像图上针尖显示为线状强回声,并可有金属产生的"彗星尾"。

(4) 将针芯后退几毫米,使针尖锐利,在超声的指引下将穿刺针刺入目标,当经过的组织较硬时要适当将穿刺针做提插运动。

(5) 观察当针尖进入目标内,将针芯插回原来的位置,将针道内混入的不需要的组织排除,然后彻底拔出针芯,连接负压注射器,抽 10 ml 负压。在

EUS 监视下,保持针尖在病灶中,来回提插数次。

(6) 缓慢释放负压,向消化道内注入少量的气体,以减少穿刺部位的液体,然后快速收回针尖,并拔针。

(7) 针尖对准液基细胞学保存液,针芯缓慢插入针道,将吸取物注入液基细胞学保存液中(图 18-6-31A),将其中有形组织取出用甲醛固定(图 18-6-31B),蜡块切片后进行组织学检查。在液基细胞学保存液中的不成形的抽取物,送液基薄层制片细胞学检查。根据取材量,决定是否重复上面的操作,一般重复 2～3 次操作。如有条件最好现场有细胞学医生(cytologist on site,COS),帮助判断质量和数量。

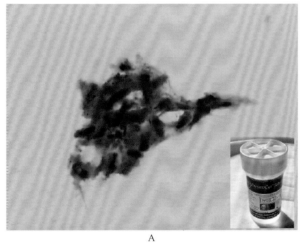
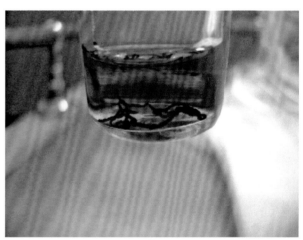

A   B

图 18-6-31 穿刺物的保存

A. 将抽取物置入液基细胞学保存液中,经薄层制片,得到更为理想的细胞学涂片,将大大提高细胞学诊断率;B. 细针穿刺抽取的条形组织用甲醛固定

2. **内镜超声引导下切割针活检** 应用内镜超声引导下切割针活检(tru-cut needle biopsy,TNB)的操作方法,以 Wilson-Cook 的 EUSN-19-QC 为例。

(1) 如同 EUS-FNA 选择合适的穿刺部位。

(2) 将穿刺针手柄固定于内镜工作嵌道外口。拉出弹射销至挂位弹射装置,在超声的指引下将穿刺针刺入目标。

(3) 观察当针尖进入目标内,向前推进弹射销,使针尖在目标组织内推进至弹射装置阻力处,使切割针槽于目标组织内,再加力推送弹射销,弹射针瞬间释放,能感到明显的振动感。快速拔针。

(4) 再次拔出弹射销至挂位弹射装置,再向前推至切割针槽完全暴露,用小纸片将针槽中的组织取出(图 18-6-32),固定,送病理学检查,根据取材量,一般应重复 3～5 次操作。

(七) 术后处理

(1) 卧床休息,密切观察生命和腹部体征,早期发现出血和穿孔征象。

(2) 穿刺术后应禁食 8～24 h,同时输液及补充能量。

(3) 静脉或肌内注射止血药物,输入止酸药物。

(4) 对于胰腺囊性病灶需术中及术后预防性

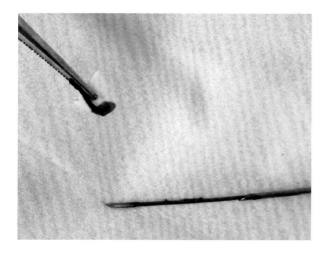

图 18-6-32 经切割针割取的小块组织

使用抗生素。

（5）年老者注意排痰，预防吸入性肺炎。

（八）注意事项

（1）针具应保持干燥，以免细胞在其中溶解。

（2）针芯的穿刺长度一定要切实固定，否则会穿透病灶以致误伤邻近组织尤其是造成血管的误伤。外鞘可调长度的针，注意旋紧固定钮很重要，否则会将粗外径的外鞘管连针一同插入穿刺部位，可能会引发较大并发症。

（3）不要过分用抬钳器将穿刺针抬起后穿入组织，这样会导致用力分散不易穿刺成功，针弯曲后，可适当捋直后再用。

（4）负压吸引用 10 ml 压力最合适，释放负压步骤不能省却，否则会在退出针芯时吸入其他组织及引起组织破碎。也有用 20 ml 及 50 ml 空针做负压吸引，认为有较高的效率，但从实际结果看，10 ml 者可能最合理。

（5）穿刺时通常不用水囊，如果要用，水囊不应充水过满，否则会刺破水囊，使后续观察发生困难。

（6）穿刺部位局部出血，用镜身压迫可对少量出血加以止血。

（九）临床应用评价

EUS 因其具有超声探头频率高和对病灶分辨力高的优点，以及探头能紧贴十二指肠壁和胃壁对胰腺各部分进行近距离（1 cm）的扫描，且在水囊＋脱气水浸没的方法下能在探头与消化管壁之间形成良好的声场，因此，EUS 是目前临床使用的各种影像技术中对胰腺显示最好的方法之一。

1. **取材和穿刺次数** 一般而言，FNA 穿刺次数与癌的组织分化程度有关。胰腺肿瘤因含大量的纤维或坏死组织，胰腺实质细胞较少，穿刺取材不易。胰腺肿瘤中腺癌需要的穿刺次数最多，通常需 3～5 次（范围在 1～19 次）。有人对 95 例胰腺肿块 FNA 做前瞻性研究以预测其穿刺次数，平均穿刺次数为 3.44 次（范围在 1～10 次）。分化较好的肿瘤，经 5.5 次穿刺可获适量诊断标本，与中度分化者平均穿刺 2.7 次和分化差者需 2.3 次穿刺存在十分显著差异（$P < 0.001$）。对 207 例胰腺 FNA 进行分析，200 例标本量适当，其中 116 例标本诊断为恶性病变；17 例出现假阴性结果，敏感性 85%。综合文献报道胰腺的 EUS-FNA 取材不合格率仍较高，可达 4%～19%。因此，有人推荐，病理专家不在现场的情况下，胰腺肿块穿刺以 5～6 次为宜。即便此，EUS-FNA 仍有 10%～15% 错误率，不适量取样发生率 6%，直接影响到胰腺 FNA 诊断的准确性。与病理专家现场指导比较，该法需要较多的操作时间，增加穿刺次数也意味着风险的增加。

2. **穿刺和抽吸压力** 穿刺手部用力变化较大，从仅使用拇指和示指做细微的针柄活动，到整个手抓住针柄肩肘同时用力的运动。合理进针用力由 3 种因素决定：胃肠道壁的硬度（壁因素）、病变大小和硬度（病变指标）、周边血管分布（血管指标）。穿刺针的选择也颇有争议，但目前观点基本趋于一致，即 GIP 针和 Wilson-Cook 针对胰腺穿刺结果的影响不大。Fritscher 等对此做了方法学比较研究，30 例胰腺占位病灶，平均病灶长径为 1.3～4.9 cm，结果发现 GIP 针敏感性为 55%，Wilson-Cook 针为 85%；特异性和阳性预期值均为 100%，准确率 GIP 针为 65%，Wilson-Cook 针为 70%，两者无显著性差异，均无并发症发生。Monges 等认为 19 号针与 22 号针相比不能够增加 EUS 引导下胰腺针吸的组织取材量，但有增加并发症的可能。

空针抽吸的负压也是影响恰当取材的重要因

素。大多数病变,5～10 ml 空针负压抽吸压力最为适合。有人应用各种型号的空针,以持续或间断压力进行尸体淋巴结抽吸穿刺试验,结果显示持续而非间断抽吸压力、较小的空针(5～10 ml)负压可获得较佳的细胞组织标本,较大的空针(20～30 ml)抽吸负压并不增加标本获取量。穿刺进入组织后,如首次抽出组织条中含大量的血液,其后应当注意减少抽吸压力(2～3 ml)或完全不用负压抽吸直接穿刺。有时候,血管病变用太大负压抽吸可能抽出过多的红细胞,不恰当的标本不利于病理判断。作者以 Wilson-Cook 针、GIP 针穿刺新鲜猪肉,分别用 2 ml、5 ml、10 ml、20 ml 和 50 ml 的空针负压抽吸,以穿刺出的组织细条长度评判穿刺效果,结果提示,10 ml 空针获取标本长度最长,用 50 ml 空针负压容易将组织吸碎,并不增加得率;穿刺长度也与组织的致密度有关,密度越高,越容易穿刺出组织。

3. EUS‐FNA 的诊断价值　应用 EUS‐FNA 诊断胰腺疾病首先由 Vilmann 等报道。随后 Chang 等报道了对 12 例胰腺肿瘤患者进行 EUS‐FNA 穿刺,10 例获得了充足的组织。Wilersema 等报道了 14 例行胰腺 EUS‐FNA 的患者中有 11 例为恶性病变,EUS‐FNA 的敏感性为 82%。Giovanini 等报道了 43 例胰腺肿瘤患者行 EUS‐FNA 有 27 例为胰腺癌,4 例为胰腺神经内分泌肿瘤和 5 例囊腺瘤。得出 EUS‐FNA 总体敏感性、特异性和准确率分别为 77%、100% 和 79%。

这个检出率同报道的 CT 引导下的穿刺检出率是相似的,前提是病变都能被这两种方法发现和取材。目前尚无在此种前提下的 CT 引导下的活检和 EUS‐FNA 的随机对照研究。在 Qian 和 Hecht 的一篇回顾性研究中指出对于胰腺恶性病变,CT 引导下穿刺的敏感度为 71%,而 EUS‐FNA 的敏感度为 42%。但是这样低的检出率一部分是因为 EUS‐FNA 用来诊断了 75% 的小的实性病变和 82% 的小的囊性病变,并没有进行随机对照。

美国杜克大学医学院的一项研究中,84 例怀疑胰腺实性占位性病变的患者随机接受 CT/超声引导下 FNA($n=43$)或 EUS‐FNA($n=41$),结果表明前者对恶性肿瘤的敏感性为 62%,后者为 84%,但由于样本量不足,两者无统计学差异。

在大量 EUS‐FNA 对胰腺肿物诊断的研究中,EUS‐FNA 的细胞学恶性诊断率为 80%～94%,这其中有 25%～50% 病变未被 CT 发现或是不能在 CT 引导下取样。Harewood 等证明 EUS‐FNA 对 5 例 CT 引导下活检阴性的胰腺肿物患者的活检准确率为 84%。实际上,其他活检技术失败是应用 EUS‐FNA 的一个普遍指征。在这些研究中均证明 EUS‐FNA 在 80%～95% 的病例中都能得到明确的细胞学诊断。

在其他检查方法可发现病变,也可对病变取材的时候,EUS‐FNA 的优势也是明显的,在 EUS 发现病变的同时即可连续进行 EUS‐FNA,而其他诊断方法中检查到病变和取材是分开的独立步骤。另外,Erickson 和 Garza 等计算如果一个胰腺癌患者在进行 ERCP 前使用 EUS‐FNA 就能节省大量资金。

近年有学者提出使用 TNB,期望它比 EUS‐FNA 具有更高的诊断准确率,但是目前的研究并不能证明 TNB 比 EUS‐FNA 有更高的检出率,但也有一部分学者认为 TNB 提高了取材质量,而且可以进行一些特殊的检查,如免疫组化和真菌染色等,这些检查结果,可以更好地了解样本的性质。对于胰腺 TNB 对胰腺体部和尾部的取材成功率要高于 FNA,而对胰头部则相反。

在 EUS‐FNA 对 AIP 的诊断中,有观点认为 FNA 标本不能保持完整组织结构,因而根据 FNA 结果诊断 AIP 较为困难。而 Trucut 穿刺活检针的安全性好,可提供足量标本供组织学诊断,多可提供 AIP 诊断所需的组织学标本,其缺点在于经十二指肠降部对胰腺头部穿刺的效果不理想。Mizuno 等的研究中,6 例患者的影像学和血清学检查不支持 AIP 诊断,但之后 EUS‐TNB 提供的组织学诊断确诊 3 例患者为 LPSP,而 EUS‐FNA 未能得到阳性诊断。但日本仙台东北大学医学院的研究人员最近发表的研究结果支持 22 号针行 EUS‐FNA 对 AIP 的诊断价值。研究回顾性分析

25 例 AIP 患者的 EUS - FNA 结果。25 例 AIP 患者中,20 例(80%)使用 22 号针进行 EUS - FNA 能够提供 10 倍以上的高倍视野,样本量足够组织学诊断。IgG4 阳性浆细胞平均计数为 13.7/Hp。10 例(40%)患者的样本可见闭塞性静脉炎表现。根据 AIP 国际共识诊断标准,14 例患者的组织学表现可评为 1 级(3 或 4 项阳性),6 例可评为 2 级(2 项阳性),因此这 20 例患者可根据共识诊断为淋巴细胞浆细胞硬化性胰腺炎(I 型 AIP)。此外,尚有 1 例患者表现为中性粒细胞上皮浸润,诊断为 Ⅱ 型 AIP。

EUS - FNA 获得标本还可以用于特定基因检测,进一步提供诊断依据。K - ras 基因突变与胰腺癌的发生、发展密切相关,在手术切除的胰腺癌组织中突变率可达 95%。第二军医大学附属长海医院消化内科的研究者报道了对 EUS - FNA 标本进行 K - ras 对胰腺癌的诊断价值。研究纳入 82 例胰腺占位患者,包括 54 例胰腺导管腺癌和 28 例良性胰腺占位。使用 19 号或 22 号穿刺针取活检,对标本进行组织学和细胞学诊断,并采用肽核酸钳制 PCR(PNA - PCR)和 DNA 测序检测 K - ras 基因 12 和 13 密码子突变。研究表明,在 54 例胰腺癌患者中,48 例(88.9%,80.5%~97.2%)发生 K - ras 突变,而仅有 33 例(61.1%,48.1%~74.1%)得到明确组织学和(或)细胞学诊断。在组织学和(或)细胞学没有明确发现恶性病灶的 49 例患者中,有 10 例胰腺癌患者的 CA19 - 9 水平<37U/L,其中 6 例 K - ras 为突变型。K - ras 突变检测的敏感性为 76.2%,联合 K - ras 突变检测和血清 CA19 - 9 的敏感性为 81%,显著高于血清 CA19 - 9(52.4%)。在 28 例良性占位中,9 例表现为 K - ras 突变(3 例为慢性胰腺炎,2 例黏液性囊腺瘤,2 例 IPMN,2 例自身免疫性胰腺炎)。研究人员认为,K - ras 基因突变是对胰腺癌组织学和(或)细胞学诊断的有效补充,对不能通过组织学和(或)细胞学明确诊断的患者,其诊断价值优于血清 CA19 - 9。意大利罗马天主教大学的 Larghi 等报道使用 19 号穿刺针进行超声内镜引导下穿刺获取组织学标本,用于评价 NF - PETs 的 Ki - 67 表达的临床研究。研究纳入

影像学怀疑 NF - PETs 的患者 30 例,病灶平均大小为(16.9±6.1)mm。所有 EUS - FNA 操作均成功进行。每例患者平均进针(2.7±0.5)次。28 例(93.3%)患者获取足够样本供组织学诊断,其中 26 例(92.9%)可行 Ki - 67 测定,12 例接受手术切除,10 例(83.3%)术前和术后 Ki - 67 增殖指数一致,1 例由术前的 G1 级上调至 G2 级,另 1 例则由 G2 级下调至 G1 级。研究结果提示这一技术对 NF - PETs 术前评估具有较高价值。

EUS - FNA 在胰腺实性占位诊断上的应用日益广泛,常用穿刺针规格包括 22G 与 25G。最近,美国俄克拉荷马大学健康科学中心的研究者对 22G 和 25G 穿刺针的诊断准确性进行了荟萃分析。研究共纳入受试者 1 292 例,其中 22G 穿刺针组 799 例,25G 穿刺针组 565 例(72 例接受了两种细针穿刺)。22G 穿刺针的汇总敏感性、特异性分别为 0.85(95% CI:0.82~0.88)、1(95% CI:0.98~1),25G 穿刺针的汇总敏感性、特异性分别为 0.93(95% CI:0.91~0.96)、0.97(95% CI:0.93~0.99)。22G 穿刺针的汇总阳性似然比、阴性似然比分别为 15.64(95% CI:4.03~60.63)、0.16(95% CI:0.14~0.19),25G 穿刺针的汇总阳性似然比、阴性似然比分别为 17.05(95% CI:8.35~34.86)、0.09(95% CI:0.06~0.13)。双变量广义线性随机效应模型分析显示,25G 穿刺针比 22G 穿刺针具有更高的敏感性($P = 0.000\ 3$)和相当的特异性($P = 0.97$)。22G、25G 穿刺针的 ROC 曲线下面积分别为 0.97、0.98,同样表明了 25G 穿刺针较高的诊断准确性。

目前,临床中诊断胰腺囊性肿瘤主要通过联合影像技术、EUS 以及囊液分析,但诊断准确率仍未能令人满意。近来有报道胰腺囊液 DNA 突变分析鉴别良、恶性的临床应用价值。这一研究共纳入 158 例患者,均接受 EUS - FNA 以及囊液 DNA 分析,结果表明,有 63% 的细胞学分析报告结果为"无法诊断(non-diagnostic)",无法进行进一步的分析。所有的群组中,K - ras 基因突变诊断恶性肿瘤的敏感性为 100%,特异性为 75%,而基因杂合性缺失的敏感性为 50%,特异性为 53%。在所

有高危患者亚组分析中,K‐ras 基因突变诊断恶性肿瘤的敏感性为 100%,特异性为 85%。单独使用影像学诊断的曲线下面积(AUC)为 0.51(95% CI:0.27～0.76),影像学联合 DNA 分析的 AUC 为 0.89(95%CI:0.80～0.97,$P = 0.0007$)。研究结果表明,K‐ras 基因突变分析在检测恶性肿瘤时具有高度的敏感性,与影像学联合可提高诊断能力。

首都医科大学附属北京朝阳医院的研究者通过 EUS‐FNA 获取胰腺组织标本,进行 CEACAM6、S100P、14‐3‐3σ 基因 mRNA 表达水平的检测,结果显示,RNA 提取成功率为 84.62%(44/52)。细胞学检测诊断胰腺癌的敏感性、特异性、准确性分别为 67.65%、100% 及 75%。胰腺癌患者 EUS‐FNA 标本和手术标本中 CEACAM6、S100P 和 14‐3‐3σ 的表达水平均显著高于相对正常胰腺组织。以 EUS‐FNA 标本中 CEACAM6 mRNA 表达水平> 0.000 178 1 为阳性诊断标准,检测胰腺癌的敏感性、特异性、准确性分别为 64.71%、100% 和 72.73%;以 S100P mRNA 表达水平> 0.001 352 为阳性诊断标准,分别为 52.94%、100% 和 63.64%;以 14‐3‐3σ mRNA 表达水平>3.494×10⁻⁵ 为阳性诊断标准,分别为 47.06%、80% 和 54.55%。

胰腺导管内乳头状黏液瘤(IPMN)主要表现为主胰管型(MD‐IPMN)、分支胰管型(BD‐IPMN)或两者兼有(MT‐IPMN)的上皮黏液性肿瘤。有研究报道了细胞学与组织学诊断 IPMN 的比较。研究选取同时接受 EUS‐FNA 和胰腺切除术的患者 58 例。EUS 检查发现 9 例患者(15%)有壁结节,16 例患者(27%)有局限性肿块。EUS‐FNA 检查 IPMN 异型增生的敏感性为 75%,特异性为 76%,阳性预测值(PPV)为 75%,阴性预测值(NPV)为 73%。对于异型增生程度不同的 IPMN 来说,异型增生程度低的 IPMN 的 NPV 值较高(92%),而程度高的 IPMN 的特异度较高(94%)。根据细胞学检查明确手术指征(重度不典型增生和癌变)的 PPV 为 96%,NPV 为 73.5%,特异度为 98%。9 例后来证实癌变的患者先前的 EUS‐FNA 检查得到假阴性的诊断,但患者仍然接受了手术治疗,因为 EUS 图像显示有 4 例直径> 2 cm,

3 例大结节,1 例疣状赘生物以及 1 处浸润性生长。研究表明,EUS‐FNA 细胞学结果可以在一定程度上预示 IPMN 病变程度的组织学分级,但不应根据细胞学的非阳性结果或证据不足而延误手术治疗,因为各种恶性程度不同的病变,可能得到相同或相似的细胞学检查结果。

（十）并发症

EUS‐FNA 并发症略高于普通胃镜检查的发生率,明显低于其他部位内镜检查的并发症,尤其低于 ERCP。EUS‐FNA 在临床上应用渐多,但关于其并发症的报道甚少,其发生率 0.5%～1%。综合文献报道,常见的并发症为出血、感染和穿孔,偶见气胸、一过性腹泻和发热,均通过对症治疗或外科手术治疗后症状好转或治愈。Wiersema 报道 457 例 EUS 引导下 FNA 患者中仅 5 例发生并发症(1.1%),包括胰腺假性囊肿出血 1 例、发热 2 例、穿孔 2 例,胰腺囊性病灶穿刺后,发热或出血等并发症发生率为 14%,远高于实质性病灶(0.5%)。至今仅有 1 例 EUS 引导下 FNA 后死亡的报道,是腹主动脉瘤破裂所致。笔者曾统计了第二军医大学附属长海医院消化内科 2005 年 1 月至 2007 年 6 月间行胰腺 EUS‐FNA 的 119 例患者,结果仅 1 例发生急性胰腺炎,发生率为 0.84%,9 例出现高淀粉酶血症,发生率为 7.6% 未见其他并发症。由第二军医大学附属长海医院牵头的全国多中心临床研究发现急性胰腺炎的发生率为 0.4%,高淀粉酶血症的发生率为 4.7%,穿孔 2 例。笔者还对 1966 年 1 月至 2007 年 12 月间 PubMed 和 EMBASE 数据库收录的涉及胰腺病灶 EUS‐FNA 的并发症的论著进行了荟萃分析,总共 8 246 例患者行 EUS‐FNA,其中 7 337 例为胰腺实性病灶,909 例为囊性病灶,85 例(1.03%)报道出现并发症,其中 36 例发生急性胰腺炎,占所有穿刺病例的 0.44%(36/8 246),其中轻度胰腺炎为 27 例(75%),中度胰腺炎 6 例(16.67%),重度胰腺炎 3 例(8.33%)。因胰腺炎死亡 1 例,死亡率为 2.78%。31 例患者术后出现疼痛,发生率为 0.38%,出血的发生率为 0.1%,发热 0.08%,感染为 0.02%。在对胰腺实性病灶行 EUS‐FNA 时

60 例(0.82%)患者出现了并发症,囊性病灶则有 25 例出现了并发症,发生率为2.75%。进一步的亚组分析显示,关于胰腺实性病灶 EUS-FNA,前瞻性研究中并发症的发生率较回顾性研究明显增高 (2.44% vs 0.35%)而在胰腺囊性病灶中也是如此 (5.07% vs 2.33%),囊性病灶行 EUS-FNA 并发症的发生率明显高于实性病灶。

过去曾有胰腺癌经皮穿刺引起皮肤种植转移的报告。对于 EUS-FNA 能否引起肿瘤播散的问题一直是人们所关注的,目前普遍认为这种风险很小,Paquin 等报道了 1 例对胰尾腺癌行 EUS-FNA 后造成了肿瘤种植转移到消化道壁。除此之外,无其他种植转移的报道,若胰头癌行 EUS-FNA 时,穿刺针仅通过十二指肠壁,即使发生了针道种植转移,在行胰十二指肠切除手术时,种植部位一般也在切除范围内。

最近,日本大阪医学中心的研究者回顾性分析了 217 例经细胞病理学确诊为胰腺癌的 EUS-FNA 操作,分为既往接受 ERCP 组和既往接受 EUS-FNA 组(平均随访时间为 545 日和 599

日),利用腹部 CT 或随访期间的细胞学检查来评估有无胰腺癌的腹膜转移。结果表明,ERCP 组和 EUS-FNA 组患者发生腹膜恶性转移的比例分别为 14.9%(24/161)和 17.9%(10/56)。多因素分析显示,淋巴结受累(HR=2.19,95%CI:1.03～4.63,$P=0.04$)和病灶不可手术切除(HR=2.64,95%CI:1.11～6.25,$P=0.03$)是胰腺癌腹膜转移的危险因素,而 EUS-FNA 并未显著增加胰腺癌腹膜转移的风险(HR=1.35,95%CI:0.62～2.95,$P=0.45$)。

Kakuya 等对 155 例胰腺疾病患者行 EUS-FNA 后出现了 1 例急性门静脉栓塞。具体病因尚不清楚,也没有研究表明使用抗生素可以预防急性门静脉栓塞的发生。

最近欧洲消化内镜协会在 *Endoscopy* 杂志上颁布了 EUS-FNA 指南,指南认为 EUS-FNA 总的并发症发生率在 1.2%左右,死亡率为 0.04%,因此该项技术是一种安全的操作。

(杨秀疆　张敏敏　王凯旋　金震东　湛先保)

第七节　腹腔镜检查

腹腔镜技术在胰腺外科中的应用源于 20 世纪 60 年代,最初仅限于胰腺肿瘤的诊断和术前分期。相对于在胆道外科及胃肠道外科的蓬勃发展,腹腔镜在胰腺外科领域的发展相对缓慢。20 世纪 90 年代早期,腹腔镜胆囊切除术已成为胆囊切除的金标准,但在胰腺外科领域,腹腔镜除用于活检外,尚无治疗意义。分析原因主要如下。① 胰腺的解剖特点:胰腺为腹膜后脏器,位置深在,周围毗邻大血管,外科入路相对困难;② 胰腺内分泌和外分泌的生理功能,尤其是后者,导致术后胰瘘发生率较高;③ 受器械的限制。近年来,随着腹腔镜设备的不断更新和操作技术的不断成熟,腹腔镜胰腺外科也有了很大的发展,在多种胰腺疾病的诊治中得到了广泛的应用。目前,腹腔镜胰腺外科手术主要包括:胰腺癌

术前诊断及分期、不可切除胰腺癌的姑息性手术、胰腺部分切除术、胰十二指肠切除术、急性重症胰腺炎减压引流术以及胰腺假性囊肿引流术等。

一、腹腔镜胰腺癌术前诊断及分期

(一)概述

对胰腺癌的正确分期是选择治疗方法和开始治疗的前提。目前螺旋 CT 对判断胰腺肿瘤无法切除的准确性为 79%～100%,但在可切除性的判断方面准确性偏差较大,为 15%～80%。腹腔镜探查可直接发现并方便地经病理检查证实胰腺癌在网膜、腹膜、肠系膜、肝表面、胃、肠等部位的微小性(<1 cm)或隐性转移灶,并可在腹腔镜超声

(LUS)等的辅助下发现肝脏等实质性脏器内的转移灶,从而对胰腺癌进行正确分期(表 5-3-1),以确定胰腺癌的可切除性及手术方式(图 18-7-1~图 18-7-5)。最新的研究表明,在评判门静脉、肠

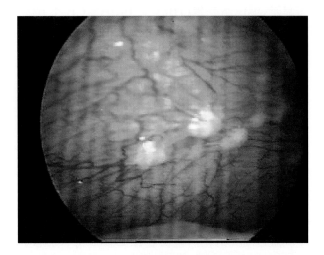

图 18-7-1　腹腔镜显示腹膜转移灶

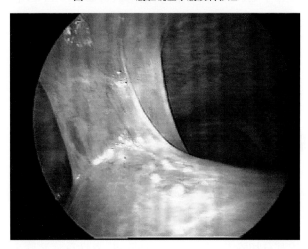

图 18-7-2　腹腔镜显示肝表面转移灶

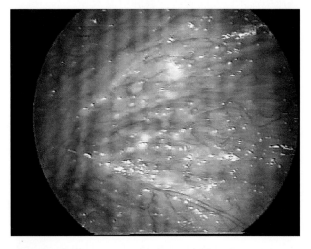

图 18-7-3　腹腔镜显示大网膜转移灶

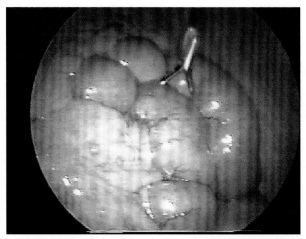

图 18-7-4　腹腔镜显示小肠系膜转移灶

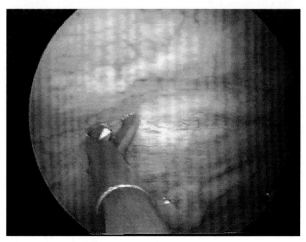

图 18-7-5　腹腔镜下行腹膜活检

系膜血管受浸润方面,腹腔镜检查的敏感性、特异性及准确性均显著高于 CT 检查,可以使 20%的患者避免不必要的剖腹探查。若联合使用 LUS 经胃或十二指肠探查,可较好地判断胰腺及其周围脏器和重要结构的情况,避免手术分离引起的并发症。有统计显示,腹腔镜联合 LUS 可使诊断灵敏性达92%,特异性达 88%,准确性达 89%。

(二)手术适应证

有学者主张,常规检查提示胰腺或壶腹周围有占位的患者,术前均应常规进行腹腔镜检查以进一步明确诊断。

(三)特殊器械系统要求

腹腔镜超声(LUS)、腹腔镜超声刀。

(四)Trocar 的放置

观察孔:脐下缘。操作孔及辅助孔:平脐左、

右锁骨中线,剑突与脐连线中点。

(五)手术操作

应遵循以下步骤:常规进腹后仔细探查大网膜、腹膜、肝脏浆膜面、小肠等有无转移灶,以及横结肠、十二指肠空肠连接部等周围脏器有无直接浸润;若发现转移灶或浸润,表明胰腺癌已属晚期,应果断行姑息性手术,以减轻痛苦,提高短期生活质量。若上述探查阴性,则以超声刀在胃结肠韧带胃网膜动脉弓相对无血管区横向剪开显露胰腺,也可采用 Kocher 切口探查十二指肠降部,并经 LUS 探查胰头、颈及门静脉是否受累。在电视或超声引导下,可经十二指肠或经皮以穿刺针或细针对胰头部可疑病灶行穿刺活检。

(六)围手术期处理

术前应行肠道准备,手术应视情况放置引流管,术后应监测生命体征,观察腹部体征和引流液性状,复查淀粉酶,防止胰瘘和胰腺穿刺部位出血。

(七)常见并发症和预防

常见并发症包括分离引起的肠道、肠系膜血管、门静脉和下腔静脉损伤;胰腺穿刺部位出血以及术后发生胰瘘。预防措施主要包括:① 强调术中应在直视下仔细操作,切忌动作粗暴;② 应尽量使用超声刀进行分离;③ 胰腺穿刺部位应认真止血,必要时可以用生物蛋白胶封闭创面。

二、腹腔镜胰腺癌的姑息性手术

(一)概述

目前,胰腺癌的可切除率仍较低,且晚期胰腺癌患者常合并有严重的梗阻性黄疸、营养不良及顽固性腹痛、腰背痛等,生活质量难以保证,因此这类患者治疗的意义在于减轻痛苦,提高短期生活质量。目前,腹腔镜技术已能成功地应用于胰腺癌的姑息性手术,以解决胆道梗阻、胃十二指肠梗阻和缓解疼痛。

ERCP 和内镜下放置支架行胆汁引流术提供了与外科开腹手术相似的治疗效果,且并发症的发生率较低。但内镜治疗有一定的失败率,据文献报道,胆管置管术后十二指肠梗阻的发生率可以高达

15%～20%,此类患者仍需手术治疗。与传统开腹手术相比,腹腔镜手术具有微创、手术时间短、恢复快等优点,有资料显示腹腔镜在胰腺癌姑息性手术中开始占据越来越重要的地位,被越来越多的外科医师所采纳。Rhodes 总结了 16 例腹腔镜胰腺癌姑息性手术治疗的情况:8 例患者行胆囊空肠吻合术;5 例行胃肠吻合术;3 例两者均行。腹腔镜改道手术的平均用时为 75 min,平均住院 4 日。在 10 例得到随访的患者中,术后平均存活 201 日。在 11 例行腹腔镜胆囊空肠吻合术的患者中,有 10 例(91%)术后阻塞性黄疸得到成功缓解。在行胃肠吻合术的 8 例患者中,有 7 例在术后 1 周内恢复胃排空。

对于无法手术切除的晚期胰腺癌患者,如何控制顽固性疼痛、改善其生活质量是临床医生面临的主要问题。三阶梯镇痛法效果往往并不理想,并可能最终导致精神药品依赖甚至成瘾。根据腹腔脏器疼痛传导理论开展起来的内脏神经切断术效果确切,有效地解决了此问题。在各种方法中,开腹或开胸行内脏神经切断术创伤较大,不宜单独施行;经皮内脏神经阻滞虽然创伤很小,但并发症较多,效果也不确切;经腹腔镜行内脏神经切断术,创伤较小,操作简单,效果确切,逐渐成为首选术式。但关于行单侧还是双侧内脏神经切断术还存在争议。Leksowski 等认为,肿瘤位于胰腺体、尾部时,疼痛最频繁和明显,而位于胰头部时发生较少。胸腔镜双侧内脏神经切断术操作较复杂,并发症较多,而临床效果没有显著增加,故单纯行单侧内脏神经切断术即可,其是一种有前途的微创止痛新方法。金焰等在国内率先开展内视镜经胸行内脏交感神经切断术治疗 12 例晚期胰腺癌患者的顽固性疼痛,取得了较好的疗效。该手术的优点在于:① 能准确阻断疼痛传入神经的通路,因而止痛效果确切,是其他镇痛方法所不能比拟的;② 手术操作简单易行,术后恢复快;③ 器械要求不高,使用腹腔镜胆囊切除术(LC)的器械即可完成,只要具备 LC 技术的医院都能开展该手术。

(二)腹腔镜胆肠、胃肠吻合手术

1. **手术适应证**　一般认为适应证主要有:

① 内镜放置支架失败或治疗后发生十二指肠梗阻者；② 胆道置管术后所置管发生阻塞者；③ 计划行手术切除但腹腔镜检查证实肿瘤已有播散者。

胆道空肠吻合即内引流术在胆道减压中仍占据重要地位，其中胆囊空肠吻合术是腹腔镜最常用的减黄手术，适用于胆囊管通畅、未被肿瘤侵及的患者。对于局部条件以及全身情况较好的患者，可采用腹腔镜胆总管空肠吻合术。腹腔镜胃肠改道手术的常用方式为胃空肠侧侧吻合或胃空肠 Roux - en - Y 吻合术，为防止或同时解决胆道梗阻，通常主张一并行胆道减压手术。

2. 特殊器械系统要求　腹腔镜超声刀、内视镜切割吻合器、内视镜缝合器械等。

3. 手术室配置以及 Trocar 放置

（1）腹腔镜胆肠吻合术的手术室配置以及 Trocar 放置见图 18 - 7 - 6 和图 18 - 7 - 7。

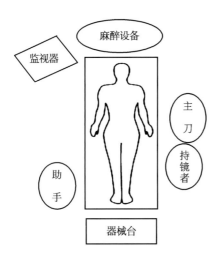

图 18 - 7 - 6　胆肠吻合术手术室配置图

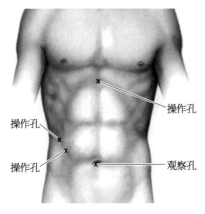

图 18 - 7 - 7　胆肠吻合术 Trocar 放置

（2）腹腔镜胃空肠吻合术的手术室配置以及 Trocar 放置见图 18 - 7 - 8 和图 18 - 7 - 9。

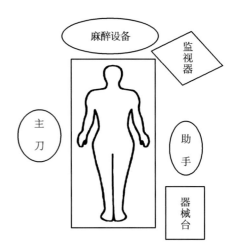

图 18 - 7 - 8　胃空肠吻合术手术室配置图

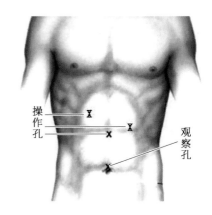

图 18 - 7 - 9　胃空肠吻合术 Trocar 放置图

4. 手术操作　全麻下，患者仰卧。进腹腔镜探查病变部位、性质，必要时可取活检送病理。主要手术方法是腹腔镜胆囊空肠吻合术及胆管空肠吻合术。在放置套管形成气腹后，再在直视下放置另三个套管。穿刺胆囊抽取胆汁后，行经胆囊术中胆道造影术以进一步明确胆囊管情况并排除肝胆管狭窄。然后根据实际情况，通过超声刀、内视镜切割吻合器以及内视镜缝合器械行胆囊或胆道空肠吻合术和（或）胃空肠吻合术（图 18 - 7 - 10～图 18 - 7 - 13）。

1）腹腔镜胆囊空肠吻合术

（1）无损伤抓钳向头端牵拉横结肠，显露 Treize 韧带，将其远端 20～30 cm 空肠提到肝下，将胆囊底部与该处空肠并在一起，缝 2 针牵引线备

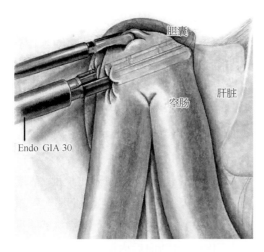

图 18-7-10 腹腔镜胆囊空肠吻合术（一）

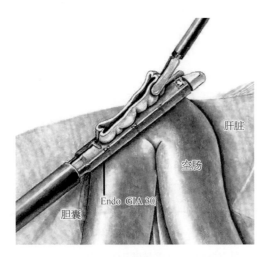

图 18-7-11 腹腔镜胆囊空肠吻合术（二）

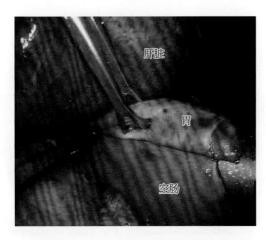

图 18-7-12 用 Endo GIA 行胃空肠吻合

吻合用，通过辅助 Trocar 孔将牵引线提到腹腔外作牵引支撑。

（2）将 Endo GIA 吻合器（30 mm）的两臂塞进用电剪剪开的胆囊和空肠瘘口，叩动扳机，完成胆

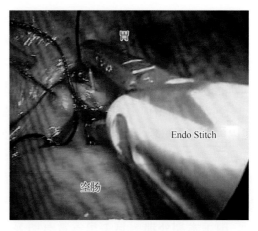

图 18-7-13 用 Endo Stitch 缝合胃、空肠造口

肠吻合。然后用可吸收线间断或连续缝合插入吻合器处的缺损。此种方法吻合满意，能确保吻合口通畅。

（3）对所有患者，可应用胆道造影或胆道镜检查，以了解胆囊管是否被肿瘤侵犯。如欲做胆囊空肠吻合，肿瘤部位距胆囊管距离应＞3 cm。

（4）如探查时发现腹腔有粘连或操作较困难，则可行手助腹腔镜手术（hand-assisted laparoscopic surgery，HAIS），即在脐右上做一长约 5 cm 横切口入腹，放置蓝蝶，左手进入腹腔辅助操作，可极大方便手术操作和探查。

（5）胆囊空肠吻合术是胆道减压最简单和最快的治疗方法，局部解剖相对简单，手术时间短。适用于恶性梗阻性黄疸、预计生存期较短的患者。

（6）做胆肠吻合的同时，对出现胃十二指肠梗阻的患者还可以同时行结肠前或后胃空肠吻合术以解决胃肠排空障碍。如患者为肿瘤晚期，预计生存期较短，可以不做空肠输入、输出襻间的侧侧吻合。

2）腹腔镜胆管空肠吻合术

（1）戳孔的位置与胆囊空肠吻合基本一致，但进行胆管空肠吻合需要良好的暴露，有胆管结石的需取出结石，吻合部位可根据术中解剖情况取近肝门部胆管前壁，吻合方法一般采用胆管空肠侧侧吻合，采用 Endo GIA 吻合，吻合口直径以 3 cm 左右为宜，吻合方法基本同胆囊空肠手术。

（2）如胆总管周围粘连较重显露困难，可以在脐右上方做一手助切口，放置蓝蝶，左手进入腹腔行手助腹腔镜操作。

3）腹腔镜胃空肠吻合术：晚期胰腺癌约20%伴十二指肠梗阻，需行胃空肠吻合术，目的是解决进食和营养摄入问题。Michael G等提出对不能切除的胰腺癌常规行胃空肠吻合术是值得提倡的，因为手术本身并不增加手术风险，还有望延长生存期，也因为在未来出现十二指肠梗阻的机会至少是16%以上。腹腔镜胃空肠吻合方法同胆肠吻合术，既可以采用内镜线性吻合器，也可以采用小切口提至切口外吻合。

5. **围手术期处理** 这类患者常有明显的黄疸、贫血和营养障碍，因此，术前应做好充分准备。措施主要包括：加强营养；减黄，加强保肝治疗；使用维生素K，以纠正出血倾向；适当使用抗生素；术晨放置胃管等。

术后应继续加强营养支持治疗，同时持续胃肠减压，并保持引流通畅；密切观察引流液的颜色和量，以防胆肠、胃肠吻合口瘘。

（三）内视镜胸内脏交感神经切断术

1. **手术适应证** 晚期胰腺癌伴顽固性疼痛服药治疗效果不佳或药物成瘾者。

2. **手术室配置和Trocar放置**

（1）手术室配置同一般胸腔镜手术。患者需全麻、双腔气管插管及单侧肺麻醉。体位与其他胸腔镜手术相似，例如：完全侧卧位，患侧胸向上（图18-7-14）。如需行双侧手术，则患者取仰卧位，双手外展。

（2）Trocar放置（图18-7-14）：观察孔：第4肋间腋中线（A点）。主操作孔及辅助操作孔：第4肋间腋前线（B点）和第6肋间腋前线（C点）。全胰癌行双侧手术，胰头癌行右侧手术，胰体、尾癌行左侧手术。

3. **手术操作** 胸腔镜的戳孔是10 cm，从A点（图18-7-14）插入，并且要在肺萎陷以后插入。由此引入30°胸腔镜，首先探查胸腔有无粘连及穿刺损伤，然后在直视下于B、C点（图18-7-14）分别置入5 mm Trocar，并由此分别插入两把抓钳，第一助手用钳杆将肺向后内侧轻轻推压，排出肺内积气，以使肺充分萎陷，并暴露后胸壁。在从胸腔镜内部看到的胸腔画面上，肋骨呈同心圆排列。交感神经链是一条白色念珠样的锁链，躺在肋骨小头的上面、壁胸膜的下面。神经链上以一定间隔轻度扩张的地方就是神经节。第一胸节往往与颈下节融合成一个星形节。第二胸节与第三胸节呈梭形，并分别位于第二及第三肋骨小头。以下类同（图18-7-15）。完全显露整个胸腔后壁后，首先用电钩切开第5肋交感神经链内侧的壁胸膜，并沿此向下切开达第9或10肋处，同时小心识别内脏神经将其游离后电凝切断，局部冲洗，观察无活动性出血及其他损伤后，放置胸腔闭式引流管结束手术。

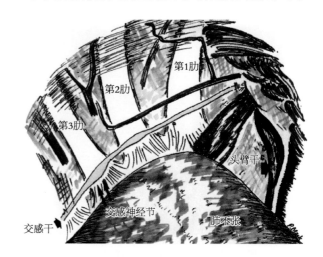

图18-7-15 胸交感神经镜下所见（黄色为交感神经）

4. **围手术期处理** 吸烟者术前应戒烟2周，以减少呼吸道分泌物。术后应注意胸腔闭式引流液的性状，一般2日内可拔管。

5. **常见并发症和预防** 术中并发症有穿刺损

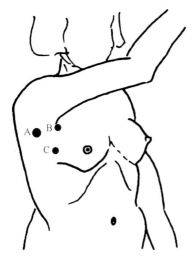

图18-7-14 行右侧胸内脏交感神经切断时
患者体位、Trocar放置图

伤膈肌、肺等；术后并发症有气胸、出血等。术中、术者应和麻醉师配合，使肺充分萎缩显露视野，小心识别内脏神经，避免损伤其他结构。左侧胸腔由于有胸主动脉，故在左侧胸腔识别胸交感神经链较右侧难。部分双侧神经切断患者术后可能发生轻度腹泻，对症处理即可。

三、腹腔镜胰十二指肠切除术

（一）概述

1992 年加拿大学者 Gagner 首次为一例慢性胰腺炎患者施行了腹腔镜胰十二指肠切除术（laparoscopic pancreaticoduodenectomy，LPD）。患者是一位 30 岁的慢性胰腺炎女性，手术耗时 10 h，手术保留了幽门，术后出现了胃排空延迟，留置胃管 20 日，术后住院时间长达 30 日，Cuschieri 于 1994 报告 2 例腹腔镜胰十二指肠切除病例。在 20 世纪 90 年代，由于腹腔镜技术的限制，开展的复杂手术病例有限，积累经验少，同时亦由于初期开展的 LPD 结果并不十分满意，用腹腔镜进行胰十二指肠切除术受到广泛的争议和反对。所以，在 20 世纪 90 年代后期，LPD 基本上处于停滞状态。随着腹腔镜技术的发展以及腹腔镜在结直肠癌手术中取得了令人鼓舞的结果，到 21 世纪初，有更多的医生开展这项复杂的手术。2005 年，意大利的 Staudacher 等报道了 4 例 LDP，手术时间 416 min，出血 325 ml，术后住院时间 12 日，无手术并发症。同期法国 Dulucq 等报道的 22 例 LPD 的结果也非常良好。目前，LPD 仍是争议最大的腹腔镜手术，主要的争议问题在于 LPD 是否具有微创优势，能否达到肿瘤根治目的，远期疗效能否达到开放手术的效果，消耗如此长时间完成本身具有较大创伤的手术是否值得。从目前全球完成的 700 余例病例的资料可以看出，在具备高级腹腔镜技术的专科医生手中，腹腔镜胰十二指肠切除术在技术上是完全可行的，手术安全性和手术近期、远期效果完全与开放手术相当，少数资料还显示了微创优势，手术完全能遵循肿瘤治疗的原则。在临床上的确看到部分患者得益于微创手术，术后痛苦较轻，恢复亦

较顺利，特别是由于术中无需腹部大切口，术后无明显大手术瘢痕，对术者而言无疑是极好的选择。LPD 目前开展仍非常有限，尽管实践已证实手术的可行性和安全性，并且也能满足肿瘤治疗的目的。但多为回顾性、单中心、小样本的研究成果，更大规模的前瞻性随机对照研究结果将有助于 LPD 的进一步推广与应用。

（二）手术适应证和禁忌证

1. **适应证**　① 十二指肠癌；② Vater 壶腹部癌；③ 胆总管下端癌；④ 不伴血管侵犯的早期胰头癌；⑤ 伴有梗阻的慢性胰腺炎。

2. **禁忌证**　① 患者心、肝、肺等重要器官功能不全，无法耐受手术；② 伴肝脏或腹腔转移，或区域淋巴结转移且融合固定，或超出根治术清除淋巴结范围之外；③ 有肠系膜上动静脉侵犯，无法游离；④ 无法定位肿瘤具体位置；⑤ 有上腹部手术史致腹腔广泛粘连者。

3. **特殊器械系统要求**　腹腔镜超声刀、腹腔镜胃肠吻合器械、腹腔镜缝合器械和（或）腹腔镜手助器械等。

4. **手术室配置和 Trocar 放置**

（1）手术室配置同腹腔镜胆肠吻合术。

（2）Trocar 放置：① 观察孔：脐下缘；② 主操作孔及辅助操作孔：剑突下、左锁骨中线脐水平、左腋前线脐水平；③ 手助孔：右锁骨中线肋缘下；④ 非优势手作为辅助手，优势手作为操作手。

5. **手术操作**　以手助式腹腔镜胰头十二指肠切除术为例。

（1）常规探查，观察肝脏、腹腔及大网膜有无明显转移，肝脏是否淤胆，胆管有无扩张等。

（2）从 Kocher 切口开始操作。即在内镜下，用超声刀剪开十二指肠外侧腹膜，用左手分离十二指肠后区。此部位的小血管可给予电凝止血。在胰腺与下腔静脉之间的无血管区用手指进行钝性分离。游离结肠肝区，并用左手将其向下翻转。打开覆盖十二指肠第三段、无血管的腹膜返折，向上到达肠系膜根部的大血管。这样，十二指肠第二、三、四段均已游离，暴露下腔静脉。

（3）从前、侧面打开覆盖胆总管的腹膜。分开

肝十二指肠韧带前面的腹膜和小网膜,暴露该韧带内的结构。用分离钳分离胆总管、门静脉和胃右动脉。切除胆囊,并经胆囊管行胆道造影。用超声刀打开胃结肠韧带,保留胃网膜右动脉。向幽门方向进一步分离,用 Endo GIA 距幽门 1 cm 离断十二指肠第一段。用一根粗线穿过胆总管,并将其提起。用 30 mm Endo GIA 在距胰腺上缘大约 3 cm 处将其离断。

(4) 显露胃十二指肠动脉,用 Endo GIA 将其离断。用冲洗吸引棒在肠系膜上静脉、门静脉和胰头之间行钝性分离。在左手协助下,将胰颈部小心、轻轻地与门静脉分开。用超声刀在门静脉和肠系膜血管前方,自胰腺下缘开始向上离断胰腺。用 Endo GIA 将十二指肠第四段离断。然后用超声刀将肠系膜上静脉从胰腺钩突分离。将标本置于非渗透性尼龙袋内,然后从手助袖套中取出。

(5) 用镜下缝合技术完成三个吻合口的吻合。将近端空肠襻拉到上方与胰腺断端对合,用其对系膜侧肠壁与胰管行双层吻合。在吻合口中置入一 5F 儿科导管作为支架。然后用 3-0 丝线间断缝合胰被膜和空肠襻浆肌层。用 3-0 单股可吸收行胆管空肠端侧吻合。胃空肠经手助袖套提出至腹壁外,行幽门空肠对端吻合。于空肠内置入一营养性造口管,经任一穿刺孔引出。于吻合口前、后各置一腹腔引流管。

6. 围手术期处理　同开腹手术。

7. 常见并发症和预防　目前国内外关于该手术的报道尚少,有关文献报道的并发症包括胃排空延迟、脾脏出血和胰瘘等,中转开腹手术率为 40%。成功完成该手术需要术者具备熟悉的解剖知识、良好的心理素质、熟练的操作技巧和一支高水平的手术队伍。如何防止并发症、提高手术成功率尚需进一步探讨。

四、腹腔镜远端胰腺切除术

(一) 概述

目前,医学界对腹腔镜胰十二指肠切除术尚存较多争议,如手术技术、肿瘤的彻底根治等。与此相比,腹腔镜远端胰腺切除术则已显示出了一定的益处。朱江帆等综述了国外文献报道的 68 例腹腔镜胰体尾切除术和胰腺肿瘤局部切除术,结果发现:中转开腹率为 19.1%。在行远端胰腺切除的 42 例患者中,有 37 例腹腔镜手术取得成功,25 例保留了脾脏。术后最常见的并发症是胰瘘(7.3%),1 例需要再手术治疗。术后平均住院时间为 9 日。在国内,叶建宇等报道了 11 例腹腔镜胰体尾(保脾)切除术,9 例取得成功,随访 30 个月,情况良好。由此可见,腹腔镜下行胰腺远端切除和肿瘤切除是安全可行的,可降低术后并发症的发生率,缩短患者术后住院天数,并使他们尽快恢复正常的生理状态。1992 年第一例腹腔镜胰十二指肠切除术的实施堪称腹腔镜胰腺外科具有里程碑意义的事件,然而这一复杂手术的成功并未广受赞誉,相反却因操作难度大、手术风险高及手术时间较长而饱受质疑。1996 年 Cuschieri A 等报道了首例腹腔镜胰体尾切除术,与传统开腹手术相比,该术式具有创伤小、恢复快等优点,微创优势明显,而且无需消化道重建,手术难度及风险相对较低,技术上更容易实现,因而引起了外科界的普遍关注。时至今日,腹腔镜胰腺手术几乎涉及所有胰腺疾病的手术操作,包括胰十二指肠切除术、胰体尾切除术、胰腺肿瘤摘除术、急性胰腺炎坏死病灶清除术、胰腺假性囊肿内引流术及胰腺癌的姑息治疗,但腹腔镜胰体尾切除术是目前开展例数最多、最为成熟的腹腔镜胰腺手术。

(二) 手术适应证和禁忌证

1. 适应证　① 一般情况良好,无严重心、肺并发症,能耐受全身麻醉;② 胰腺体尾部的良性或低度恶性肿瘤,胰腺良性肿瘤主要包括胰腺囊性肿瘤(如浆液性和黏液性囊腺瘤)、内分泌肿瘤和实性假乳头状瘤等;③ 恶性肿瘤影像学表现无远处转移及局部浸润迹象;④ 病变主要集中于左半胰腺症状明显的慢性胰腺炎;⑤ 胰体尾部异位脾脏,炎性假瘤;⑥ 慢性胰腺炎合并胰体尾囊肿。

2. 禁忌证　①胰腺恶性肿瘤,考虑与周围组织粘连较重,分离困难,术中可能损伤周围脏器或重要血管;②急性胰腺炎发作期;③ 术前考虑腹腔主要血管侵犯或恶性肿瘤邻近器官转移；④ 既往上腹部手术史；⑤ 难以纠正的凝血功能障碍，合并心、肺等重要脏器功能障碍，不能耐受手术治疗。

（三）特殊器械系统要求

同腹腔镜胰十二指肠切除术。

（四）手术室配置和 Trocar 放置

患者置于 45°侧卧位，左侧抬高。或置于全侧卧、反向 Trendellenburg 体位。术者可站于患者两腿之间，第一助手站于患者右侧。观察孔：脐部。操作孔及辅助孔：左锁骨中线脐水平、左腋前线脐水平、右锁骨中线肋缘下。必要时右锁骨中线肋缘下穿刺孔可改为手助操作孔。

（五）手术操作

腹腔镜胰体尾切除术操作如下。

1）进入小网膜囊，显露胰腺：用超声刀打开胃结肠韧带，将胃向上抬起，显露胰腺体尾部的前面。为了更好地显露胰尾部，通常需要游离结肠脾曲，并分离胃短血管。

2）用腹腔镜超声确定病灶、脾血管和胰管的相互关系：根据探查结果决定进一步手术方案。保脾腹腔镜胰体尾切除术步骤如下。

（1）从胰体向胰尾方向游离胰腺：切除胰尾病灶时，可以在游离脾血管前开始游离脾脏和胰腺。分离脾脏的韧带附着，将脾脏后面和胰尾从后腹膜游离。用超声刀从胰腺下缘开始游离，在病灶的右侧，胰腺和脾血管之间轻轻分离。用右侧弯小直角钳在胰腺与其后面组织之间建立通道，在其中置入 Endo GIA 将胰腺离断（图 18 - 7 - 16，图 18 - 7 - 17）。内视镜切割吻合器击发后，胰腺断面的出血须另行缝合；如果能辨清近端胰管，还需用单股不可吸收缝线给予 U 形缝合。

（2）抓住胰腺断端，向前牵引，向胰尾方向继续分离。显露脾动、静脉的横行支，用右侧小直角器械进行分离，而后给予结扎。继续分离，完全游离胰尾。用超声刀离断胰腺周围附着的组织，创面仔细止血。

3）以下情况行合并脾切除的 LDP：一是考虑恶性肿瘤，为了保证肿瘤治疗的彻底性而切除脾脏；二是病变影响了脾脏的血供而被迫切除脾脏。

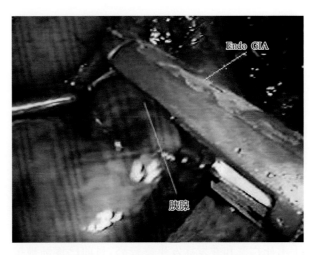

图 18 - 7 - 16　用 Endo GIA 切割胰腺

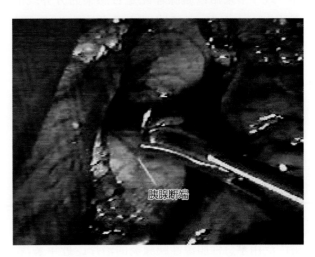

图 18 - 7 - 17　Endo GIA 切割后的胰腺残端

合并脾切除的 LDP 步骤如下。

（1）于胰腺上缘仔细分离出脾动脉干夹闭，之后分别离断脾结肠、脾胃、脾肾及脾膈韧带。

（2）于胰体后方分离出脾静脉夹闭，将胰体尾连同脾脏抬起，用 Endo GIA 将其离断。

4）标本取出：并在胰腺残端放置引流。

在行腹腔镜胰体尾切除时，如果操作困难可以改为手助手术，可使分离较为容易。

（六）常见并发症和预防

文献报道大出血是中转开腹的主要原因。术后常见的并发症有胰瘘、感染等，术中仔细处理胰腺切除后的断面是关键。目前腹腔镜胰腺远端切除术后总的并发症发生率为 10%～30%，死亡率为 0～6%。这种手术应该由具备胰腺外科经验和高级腹腔镜手术经验的医师来完成。

五、急性重症胰腺炎的腹腔镜处理

(一)概述

急性胰腺炎引起全身的病理生理改变主要在于溢出的胰酶和被激活的酶原,通过腹膜吸收后进入血循环,引起一系列的生理紊乱和重要器官功能障碍,如 ARDS、DIC、MODS 等。对该病是否手术治疗、手术时机及方法选择争议仍较多。20 世纪70 年代对本病主张早期手术,大范围病灶清除,但手术死亡率和并发症发生率较高,目前已逐渐被摈弃。现今多采用以胰腺坏死是否感染为分界线的个体化治疗方案,而早期以非手术治疗为主。然而,在实行"个体化"治疗方案中,实际上很难掌握手术治疗的界限。在非手术治疗过程中,含有大量胰酶和炎性因子的腹腔渗出液的自身消化作用无疑会加重急性重症胰腺炎的病理过程。手术治疗往往多在非手术治疗失败、病情急剧恶化、出现休克及 ARDS 等严重并发症时进行,显然此时不会有理想的治疗效果。

腹腔镜时代的到来为急性重症胰腺炎的治疗提供了新的选择。腹腔镜胆囊切除、胆总管探查已被广泛用于急性胆源性胰腺炎的治疗。近年来,腹腔镜探查、坏死组织清除与腹腔引流也取得了很大的进展,该技术可以准确地了解胰腺病变的程度和范围,既可以进一步明确诊断,又可以完成开腹手术所有的步骤,集诊治于一体。腹腔镜手术可以在直视下打开胃结肠韧带和小网膜囊,充分显露胰腺,吸尽胰周渗液和坏死组织,于胰周放置引流。通过充分术中、术后灌洗,可以消除胰液的自身消化作用,促使病情好转。

(二)手术适应证

(1)弥漫性腹膜炎或腹腔内有血性渗液者,腹腔穿刺为血性腹水或 CT 扫描发现气泡征。

(2)出现休克征象或持久而严重休克者。

(3)并发胰腺脓肿、出血和黄疸者,在 CT 引导下细针穿刺抽吸物涂片找到细菌或真菌。

(4)经积极的非手术治疗 48～72 h,病情不见好转或出现恶化者,如体温持续增高、脉率增速、左胸积液、黄疸、麻痹性肠梗阻、消化道出血或将要出现 MODS 或 DIC 等。

(三)特殊器械系统要求

超声刀、胃肠抓钳。

(四)手术室配置和 Trocar 放置

手术室配置同腹腔镜胆肠吻合术。观察孔:脐部。操作孔及辅助孔:平脐左右锁骨中线、上腹剑突与脐连线中点。

(五)手术操作

患者取平卧位,常规建立气腹并置入 30°腹腔镜探查。提倡腹膜外径路、腹膜外理念。经小网膜囊或经腹膜后径路清除引流病灶,保护肠系膜血管不受胰液渗出的侵犯,保护结肠下膈不受污染。经腹腔打开胃结肠韧带的入路,操作简单易行,只需打开胰腺被膜,就能彻底引流腹腔和胰周腹膜后间隙的渗液。

具体方法:进入网膜囊腔后,通常可见腹腔内肠管扩张、充血,尤其是横结肠;腹腔内大量血性渗液;大网膜可见钙化斑块。镜下吸除腹腔血性积液,同时留标本测定淀粉酶。打开胃结肠韧带,将胃向上牵开,使胰腺得到充分显露。可见胰腺高度充血、肿胀、呈紫红色,表面有出血及散在坏死灶,胰床周围有大量血性积液。充分吸尽渗液,对明显发黑、腐肉状、易脱落且与正常胰腺组织界线分明的胰腺坏死组织,用吸引器吸出即可,无须过多地分离胰腺被膜,松动胰床,更不要对胰腺进行切除,手术要达到的主要目的是充分引流、切开胰腺被膜松动胰床来减轻胰腺压力、清除腐肉状坏死组织。如合并胆囊或胆管结石者,视患者生命体征稳定情况,选择行腹腔镜胆囊切除或胆囊造口术和(或)腹腔镜胆总管探查术。如伴发肾衰竭可在腹腔镜引导下置放腹透管,其顶端准确地置放在膀胱直肠窝或子宫直肠窝内,以确保满意的腹透效果。用大量生理盐水冲洗胰腺周围,直至吸出液完全清亮为止。于胰腺上、下缘置多根引流管,从腹壁穿刺引出。

(六)围手术期处理

手术前应禁食、胃肠减压、应用抗胆碱能药物及生长抑素等以减少胰液分泌,减轻胰腺的自身消化作用;应用广谱抗生素防治感染;纠正水电解质及酸碱平衡。这既是非手术治疗，也是为手术治疗创造良好的条件。术后给予禁食、胃肠减压、抑制胰腺分泌药物、抗生素控制感染及胃肠外营养。每日以大量生理盐水灌洗腹腔。待患者腹痛缓解，体温、血象基本正常，血尿淀粉酶下降至正常范围内，引流管基本无液体引出，腹腔引流液淀粉酶基本消失时可拔除腹腔引流管。

（七）常见并发症和预防

急性重症胰腺炎术后可并发 ARDS、MODS、应激性溃疡出血、胰瘘、肠瘘及腹腔继发感染等。由于腹腔镜手术的开展，使早期、适时手术成为可能，这也为全身严重并发症的发生率和死亡率的下降提供了新的方法选择。术中彻底清除坏死组织，术后充分引流是防止胰瘘、肠瘘和腹腔继发感染的根本措施。若发生上述并发症，可按相应的要求处理。

六、腹腔镜胰腺假性囊肿引流术

（一）概述

胰腺假性囊肿（pancreatic pseudocyst，PPC）是最常见的胰腺囊性损害，占胰腺囊肿的 80%，急慢性胰腺炎和胰腺损伤是其主要成因。目前对胰腺假性囊肿的治疗主要有 3 种方式：经皮置管引流、外科手术（内引流及外引流）和内镜治疗，其治疗效果各有优缺点。随着腹腔镜技术的发展，腹腔镜下胰腺假性囊肿内引流（囊肿-胃、十二指肠、空肠）术，因其创伤小、恢复快、疗效确切，已经成为许多患者的首选治疗方式。国外学者 Barragan 等通过比较腹腔镜下经胃前壁和经胃后壁两种入路的胰腺假性囊肿胃内引流术，证实了当假性囊肿的前壁与胃后壁紧密相连时，经胃前壁入路优于经后壁入路。本节重点介绍囊肿胃吻合引流术，此术式常用于胰腺体尾部的假性囊肿。

（二）手术适应证和禁忌证

1. 适应证

（1）胰腺假性囊肿诊断明确，经非手术治疗 3 个月仍不能吸收者。

（2）胰腺假性囊肿持续腹痛不能忍受者。

（3）囊肿增大（≥6 cm）出现囊肿局部压迫症状（胃肠道、血管等）。

2. 禁忌证

（1）囊肿形成早期，由于其壁较薄且脆，一般不宜做内引流术。

（2）囊肿合并感染或脓肿形成、出血或脓肿破裂造成腹膜炎时，由于腹腔或囊壁粘连广泛，不宜做腹腔镜手术。

（三）特殊器械要求

无损伤抓钳、胃肠抓钳、内视镜切割吻合器、腹腔镜缝合器械、腹腔镜超声刀。

（四）手术室配置和 Trocar 放置

手术室配置见图 18 - 7 - 18。

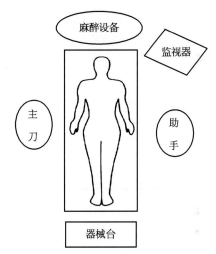

图 18 - 7 - 18　腹腔镜胰腺囊肿胃吻合引流术的手术室配置图

Trocar 放置见图 18 - 7 - 19。

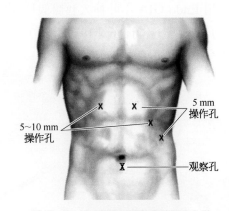

图 18 - 7 - 19　腹腔镜胰腺囊肿胃吻合引流术的 Trocar 放置图

（五）手术操作

（1）常规建立气腹后，首先用超声刀分离胃大弯侧网膜,进入小网膜囊,确定胰腺假性囊肿的位置。

（2）确定胃前壁的入口：很好设计胃前壁入口对手术成功非常重要,这一入口既要接近胃后壁吻合位置,又要便于 Endo GIA 放置。

（3）切开胃前壁进入胃腔：可以用超声刀,也可以用 Endo GIA 来切开胃前壁。切开的位置宜选择在胃大、小弯之间的中线处(图 18－7－20)。

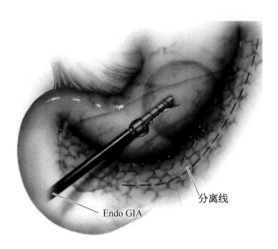

图 18－7－20 用 **Endo GIA** 切开胃前壁(虚线表示胃大弯侧网膜分离线)

（4）通过穿刺吸引术定位并进入假性囊肿。具体过程为：用一长腹腔镜吸引针伸入腹腔并进入胃腔,行囊肿穿刺,试抽吸以证实囊肿的存在。然后,在胃后壁、囊肿壁上分别做一 0.75～1 cm 切口,并吸尽囊液。

（5）行胃后壁囊肿吻合术。将 Endo GIA 伸入胃腔,用 Endo GIA 小叶伸入胰腺假性囊肿,小心关闭吻合器并击发吻合(图 18－7－21)。此时需

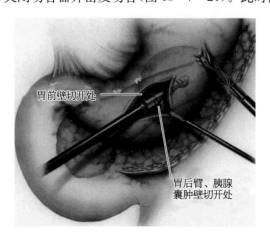

图 18－7－21 用 **Endo GIA** 行胃后壁囊肿吻合术

注意：① 吻合口的张力不可过大；② 吻合后必须仔细检查有无任何缺损,任何小的缺口都必须用镜下缝合来严密关闭。

（6）通过吻合口将鼻胃管置入胰腺囊肿腔内,关闭胃前壁切口(图 18－7－22),切口旁放置引流管。

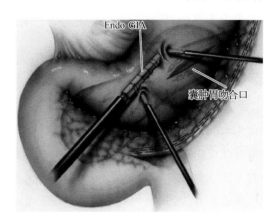

图 18－7－22 用 **Endo GIA** 关闭胃前壁切口

（六）围手术期处理

术前检查必须包括 CT 和 B 超,重点了解囊肿位置、大小以及囊壁厚度。只有成熟期囊肿才可接受内引流术。如果要行 ERCP 检查以进一步了解囊肿情况,则 ERCP 最好在术前 24 h 内进行,以免继发囊肿感染。

术前按腹部手术要求准备,如术晨禁食、胃肠减压,以减少胰腺及消化液分泌。术后禁食 1～3日,必要时可给予生长抑素抑制消化液分泌。胃肠蠕动功能恢复后方可拔除鼻胃管,给予流质饮食,以后逐渐恢复普通饮食。胃切口旁引流管可在术后 5～6 日拔除。

（七）常见并发症和预防

常见的并发症为术中出血。手术中应使用较小的胃切口,减少胃内容物的流出,并将吻合口行加强缝合。部分学者主张不切开胃前壁,而是先打开小网膜囊,在合适位置行假性囊肿壁切开及胃后壁切开,经这两个小切口伸入内视镜切割吻合器二叶,进行切割和吻合。然后在腹腔镜下缝合胃及囊壁切口。该法无须切开胃前壁,可有效地控制术后出血的发生。

（宋　涛　柯重伟）

第八节　共聚焦激光显微内镜检查

内镜技术的不断创新与发展,极大地促进了消化系统疾病的诊断和治疗。新的技术能够提供更加详细和精确的图像,例如放大内镜、色素内镜及虚拟色素内镜。通过上述先进的成像技术对消化道疾病进行精确的诊断已被日本等亚洲国家广泛接受并得到很好的应用。传统形式的内镜技术大多只能对病变表面进行形态学观察,而消化道疾病的最终确诊仍依赖于组织病理学的诊断。然而对于胆胰疾病,通过 ERCP 获取病理组织仍然较为困难,有一定的并发症风险。近年来新兴的激光共聚焦显微内镜(confocal laser endomicroscopy,CLE)是消化道内镜领域出现的新的检查技术,它能够在镜下将组织放大 1 000 倍,在内镜检查过程中同时发挥显微镜的作用,通过观察微观结构,包括黏膜层腺体、细胞结构、微循环等,进行病理学评估,实现实时、体内组织学评估,被称为"虚拟活检"、"靶向活检"及"光学切片"等。该技术能够实时得出病理学诊断,而并不需要行组织切片。随着该技术的不断发展,出现了 2 种主要类型。① 内镜共聚焦激光显微内镜(endoscope-based CLE,eCLE):将共聚焦显微内镜集成于内镜顶部;② 探头共聚焦激光显微内镜(probe-based CLE,pCLE):小探头经内镜的活检孔道到达病灶进行检查。该检查技术已于 2003 年进入我国,目前相关的数据报道主要涉及胃肠道疾病,包括 Barrett 食管、胃肿瘤、结肠息肉等;最新发展出的一种小探头激光共聚焦显微内镜,也称为经穿刺针的共聚焦激光显微内镜(needle-based CLE,nCLE),探头通过细针穿刺后到达病灶进行检查,主要用于不明原因胰腺囊性及实性病灶的检查,通常在 EUS 引导下通过 19G 的 EUS-FNA 穿刺针进行操作,其优势在于快速动态成像。

随着 CLE 技术的不断被认可与普及,从最初用于对消化道管腔的检查,逐渐发展到对胆胰系疾病的检查以及对实质脏器的检查,如肝脏。同时也被应用于呼吸系统、泌尿生殖系统等疾病的检查。

一、相关技术特点

传统内镜通过白光对图像进行放大成像,而 CLE 是一种完全不同于传统内镜检测系统的新兴技术。为获得共聚焦成像,CLE 能够将低能量的激光汇聚于某一特定的组织层,然后发出荧光并通过一个小孔聚集,荧光被光检测器捕获,再被计算机系统转变为电子图像,最终形成一个灰度图像,代表着一个特定组织平面。

当前主要有 2 种 CLE 系统,分别是内镜共聚焦激光显微内镜(eCLE)和探头共聚焦激光显微内镜(pCLE),另外在 pCLE 基础上发展出一种专用于胰腺的经穿刺针共聚焦激光显微内镜(nCLE)。对比两种 CLE 系统的成像特点,可以做出如下总结:① pCLE 有较高的图像采集速率,而 eCLE 的分辨率较高,视野较大;② pCLE 中检测的深度是相对固定的,而 eCLE 中检测图像的深度是可调节的;③ pCLE 能够单次完成从诊断到治疗的过程,而不需要在操作中更换内镜,尤其在计划行内镜介入治疗时更受到欢迎,如 EMR 或 ESD 术。pCLE 的缺点在于视野较小,但随着探头的不断发展,pCLE 大大扩展了临床适应证,例如通过 ERCP 导管或内镜超声细针穿刺通道可以对胆胰疾病进行检查。

在 eCLE 检测系统中,光纤镜头结合微型扫描仪,使共聚焦成像的频率为 $0.7 \sim 1.2$ s/帧,成像的深度在浅表到 250 μm 的范围内可调控,视野范围(field of view,FOV)在 475 μm × 475 μm,横向分辨率为 0.7 μm。而 pCLE 系统使用了易弯曲、有弹性的共聚焦探头,通过传统内镜的辅助通道进行操作。根据检查部位的不同有不同型号的探头,成像频率在 0.08s/帧,每种探头有固定的成像深度限制,不同探头有不同的视野范围和横向分辨率。视野范围较小使 CLE 的成像不稳定,因此可以在探头上安装透明帽,使感兴趣的病变部位变得稳定。pCLE 的优点也在于它可以在内镜成像时看到探头的前端,可以对内镜的成像和 CLE 的成像进行对比,利于对病变部位及其边缘进行评估。

二、 造影剂的选择

共聚焦成像是通过获取组织的荧光反应而成像的,因此均需要荧光造影剂。目前使用的荧光剂有荧光素钠(fluorescin)、盐酸吖啶黄(acriflavine)、四环素和甲酚紫(cresyl violet)。荧光剂在血管系统的广泛使用已证实了其在人体内的安全性与可靠性。例如荧光素钠,静脉注射需要 3~10 ml 10% 的荧光素钠,约数秒后即可成像。荧光剂使血管被标记,出现黑色斑点。局部使用 0.2% 的吖啶黄可以使细胞核及黏膜进行染色,在理论上可以造成 DNA 的损伤,因此更倾向于使用静脉注射荧光素钠作为造影剂。造影剂主要的不良反应包括尿色发黄、一过性的皮肤发黄、过敏等,未发现其他明显的严重不良反应。

三、 nCLE 在胰腺肿瘤中的应用

尽管近些年来对于胰腺肿瘤的影像学诊断技术得到前所未有的发展,但对于胰腺囊性疾病的准确诊断仍缺乏有效的手段。EUS - FNA 是胰腺实性病变常规的诊断方法,且有较高的准确率。然而对于胰腺囊性病灶,即使是 EUS - FNA,其诊断准确率也不能令人满意。因为 EUS - FNA 的标本细胞数量较少,获得的病理诊断有一定局限性,因此,对该类疾病的诊断迫切需要更先进的设备与技术手段,而 nCLE 可通过 EUS - FNA 穿刺后,探头经过穿刺针进入囊性病灶,对病灶进行 1 000 倍放大,实时观察病灶,获得较高的诊断效率。

常见的胰腺囊性病灶包括浆液性囊腺瘤、黏液

性囊腺瘤、分支胰管型导管内乳头状黏液瘤、实性假乳头状瘤及潴留性囊肿等。传统的诊断方法是对囊肿进行囊液分析结合细胞学检查,但这些诊断方法远远不能满足需求。囊液癌胚抗原(CEA)并不能区分恶性病灶与良性病灶,而细胞学诊断由于涂片细胞较少而造成敏感性低。囊肿壁往往是不均匀的,因此多次重复抽样对于胰腺囊肿的准确诊断是较为关键的。胰腺囊性病灶在临床上常无特异性表现,往往需要借助影像学手段来进行诊断和鉴别诊断。而 EUS 相比 CT 及 MRI 能更清晰地显示病灶的内部结构及与周围组织的关系,EUS - FNA 能进一步提高对胰腺囊性病灶诊断的准确率。但也应当指出的是,在行 EUS - FNA 时通常没有病理医生在场,可能存在取样不足的缺点,多次穿刺又将增加并发症的风险,而且也不能给出即时诊断。

nCLE 即在 EUS - FNA 基础上通过 19G 的 EUS - FNA 穿刺针进行操作,进行共聚焦激光显微内镜检查能做到实时扫描、即时诊断,能够大大提高对胰腺囊性病灶的诊断准确率。其优势在于实时明确胰腺囊性病灶的性质,帮助选择合适的治疗方案,能够更快地证实 IPMN 和浆液性囊腺瘤的诊断,判断哪些患者需要手术,减少不必要的内镜重复,避免不必要的手术和对良性囊肿的随访。相关诊断标准为:nCLE 下,IPMN 表现为手指样乳头状突起;黏液性囊腺瘤不典型增生表现为大而黑的细胞;血管表现为亮色长条管状结构;纤维结缔组织则是细直条的亮灰色条带。该技术最先在猪的模型中验证了其可行性,包括对大多数腹部脏器的检查,如胰腺、淋巴结、脾脏及肝脏等。而在一项包括 16 例囊性病变和 2 例占位性病变的队列研究中,证实了通过 19G 的 EUS - FNA 穿刺针行 nCLE 是可行的。也有研究发现 nCLE 结合乙醇灌洗在治疗胰腺囊性疾病时技术上是可行且有效的。

相关操作步骤主要如下。

(1)术前常规禁食、禁水,并行小剂量荧光对比剂(荧光素钠)静脉试验,一般抽取 0.5 ml 荧光素钠原液,用 0.9%氯化钠注射液稀释至 5 ml,抽

取1 ml静脉内缓慢推注后观察约15 min，了解患者有无局部及全身过敏反应。

（2）检查前患者行丙泊酚静脉麻醉，并备好抗过敏药物。

（3）术中先行常规EUS扫查，发现病灶后使用19G的EUS穿刺针，穿刺前抽出内芯，在针末端装上锁定系统并牢牢固定。

（4）完全打开锁定装置，使共聚焦探头（如AQ‑Flex 19探头）通过锁定装置插入针内，使共聚焦探头的头端伸出针尖约0.1 cm，并拧紧固定装置的远端。

（5）拧松固定装置的近端，把探头和固定装置同时退出穿刺针约1.0 cm，使得探头入针内，而针尖保持锐利。在EUS引导下避开血管进行穿刺。

（6）穿刺针进入囊腔后，静脉推注10%荧光素钠3～5 ml，然后将共聚焦探头送出针尖并锁定固定装置，调整探头使末端与囊壁紧密接触，之后开始扫描，完成图片和视频采集后退出共聚焦探头和固定装置。如何避免EUS‑FNA术后急性胰腺炎发生的风险，主要推荐以下措施，如锁定装置必须准确固定好、扫描时间不超过10 min、避免穿刺过多的正常胰腺组织、尽量避免多次穿刺等。

四、存在的不足与面临的挑战

尽管相关报道令人鼓舞，但nCLE仍然是一项新兴的技术，在临床应用中仍然存在一定的局限性。首先，探头使用的次数有限，可以使用10次，价格相对较高，因此在临床应用中nCLE要由其临床价值来补偿其费用，否则它便只能用于学术研究。其次，尽管对于该新技术的学习曲线较短，且观察者之间有较好的一致性，但当前的文献均仅仅是基于一些少数的临床中心的研究经验，其临床应用价值还需更多的研究进一步加以证实。

（徐　灿　刘宇亭）

◇ 参 ◇ 考 ◇ 文 ◇ 献 ◇

［1］ Weber A，von Weyhern C，Fend F，et al. Endoscopic transpapillary brush cytology and forceps biopsy in patients with hilar cholangiocarcinoma［J］. World J Gastroenterol，2008，14：1097－1101.

［2］ Fritcher EG，Halling KC. Advanced cytologic approaches for the diagnosis of pancreatobiliary cancer［J］. Curr Opin Gastroenterol，2010，26：259－264.

［3］ Smoczynski M，Jablonska A，Matyskiel A. Routine brush cytology and fluorescence in situ hybridization for assessment of pancreatobiliary strictures［J］. Gastrointest Endosc，2012，75(1)：65－183.

［4］ Yamaguchi T，Shirai Y，Nakamura N，et al. Usefulness of brush cytology combined with pancreatic juice cytology in the diagnosis ofpancreatic cancer：significance of pancreatic juice cytology after brushing［J］. Pancreas，2012，41(8)：1225－1229.

［5］ Uchida N，Kamada H，Tsutsui K，et al. Utility of pancreatic duct brushing for diagnosis of pancreatic carcinoma［J］. J Gastroenterol，2007，42(8)：657－662.

［6］ Mikata R，Ishihara T，Tada M，et al. Clinical usefulness of repeated pancreatic juice cytology via endoscopic naso-pancreatic drainage tube in patients with pancreatic cancer ［J］. J Gastroenterol，2013，48(7)：866－873.

［7］ Iiboshi T，Hanada K，Fukuda T，et al. Value of cytodiagnosis using endoscopic nasopancreatic drainage for early diagnosis of pancreatic cancer：establishing a new method for the early detection of pancreatic carcinoma in situ［J］. Pancreas，2012，41(4)：523－529.

［8］ Judah JR，Draganov PV. Intraductal biliary and pancreatic endoscopy：an expanding scope of possibility［J］. World J Gastroenterol，2008，14(20)：3129－3136.

［9］ Chen YK. Preclinical characterization of the Spyglass peroral cholangiopancreatoscopy system for direct access，visualization，and biopsy［J］. Gastrointest Endosc，2007，65(2)：303－311.

［10］ Satoh K，Hamada S，Kanno A，et al. Evaluation of MSX2 mRNA in brush cytology specimens distinguished pancreatic carcinoma from chronic pancreatitis［J］. Cancer Sci，2011，102(1)：157－161.

［11］ Maydeo A，Kwek A，Bhandari S，et al. SpyGlass pancreatoscopy-guided cannulation and retrieval of a deeply migrated pancreatic duct stent［J］. Endoscopy，2011，43(S2)：E13713－13718.

［12］ Reavis KM，Melvin WS. Advanced endoscopic

technologies[J]. Surg Endosc, 2008, 22(6): 1533 - 1546.

[13] Finkelstein S, Bibbo M, Loren D, et al. Molecular analysis of centrifugation supernatant fluid from pancreaticobiliary duct samples can improve cancer detection[J]. Acta Cytol, 2012, 56(4): 439 - 447.

[14] Nguyen NQ. Getting most out of SpyGlass cholangio-pancreatoscopy: how and when? [J]. J Gastroenterol Hepatol, 2012, 27(8): 1263 - 1265.

[15] Kawakubo K, Isayama H, Sasahira N, et al. Clinical utility of single-operator cholangiopancreatoscopy using a SpyGlass probe through an endoscopic retrograde cholangiopancreatography catheter [J]. J Gastroenterol Hepatol, 2012, 218(8): 1317 - 1376.

[16] Hara T, Ikebe D, Odaka A, et al. Preoperative Histological Subtype Classification of Intraductal Papillary Mucinous Neoplasms (IPMN) by Pancreatic Juice Cytology With MUC Stain[J]. Ann Surg, 2013, 257(6): 1103 - 1111.

[17] Saftoiu A, Vilmann P, Ciurea T, et al. Dynamic analysis of EUS used for the differentiation of benign and malignant lymph nodes[J]. Gastrointest Endosc, 2007, 66: 291 - 300.

[18] Miyahara R, Hirooka Y, Nagaya T et al. Endoscopic Ultrasound Elastography (EUS - EG) Is Useful to Distinguish Between Gastrointestinal Stromal Tumor (GIST) and Leiomyoma[J]. Gastrointest Endosc, 2010, 7: AB294.

[19] Julio Iglesias-Garcia, Jose Larino-Noia, Ihab Abdulkader, et al. The Role of EUS Elastography in the Diagnosis of Focal Liver Lesions [J]. Gastrointest Endosc, 2010, 71: AB278.

[20] Xu W, Shi J, Zeng X, et al. EUS elastography for the differentiation of benign and malignant lymph nodes: a meta-analysis[J]. Gastrointest Endosc, 2011, 74: 1001 - 1009.

[21] Aburime E, Jafri M, Afzal A, et al. Mo1447 Use of real time eus elastography in targeting eus-fna biopsy of suspicious pancreatic masses: a pilot study[J]. Gastrointest Endosc, 2014, 79: AB440.

[22] Săftoiu A, Iordache SA, Gheonea DI, et al. Combined contrast-enhanced power Doppler and real-time sonoelastography performed during EUS, used in the differential diagnosis of focal pancreatic masses (with videos) [J]. Gastrointest Endosc, 2010, 72: 739 - 747.

[23] Gardner TB. Endoscopic ultrasonography[J]. Gastrointest Endosc, 2012, 76: 510 - 515.

[24] Giovannini M. Contrast-enhanced endoscopic ultrasound and elastosonoendoscopy [J]. Best Pract Res Clin Gastroenterol, 2009, 23(5): 767 - 779.

[25] Kitano M, Sakamoto H, Matsui U, et al. A novel perfusion imaging technique of the pancreas: contrast-enhanced harmonic EUS (with video)[J]. GIE, 2008, 67(1): 141 - 150.

[26] Sakamoto H, Kitano M, Matsui S, et al. Estimation of malignant potential of GI stromal tumors by contrast-enhanced harmonic EUS (with videos)[J]. GIE, 2011,

73(2): 227 - 238.

[27] Romagnuolo J, Hoffman B, Vela S, et al. Accuracy of contrast-enhanced harmonic EUS with a second-generation perflutren lipid microsphere contrast agent (with video) [J]. GIE, 2011, 73(1): 52 - 64.

[28] Kitano M, Sakamoto H, Kudo M. Endoscopic ultrasound: contrast enhancement[J]. Gastrointest Endosc Clin N Am, 2012, 22: 349 - 358.

[29] Napoleon B, Alvarez-Sanchez MV, Gincoul R, et al. Contrast-enhanced harmonic endoscopic ultrasound in solid lesions of the pancreas: results of a pilot study [J]. Endoscopy, 2010, 42: 564 - 570.

[30] Kitano M, Kudo M, Yamao K, et al. Characterization of small solid tumors in the pancreas: the value of contrast-enhanced harmonic endoscopic ultrasonography[J]. Am J Gastroenterol, 2012, 107: 303 - 310.

[31] Zhang MM, Yang H, Jin ZD, et al. Differential diagnosis of pancreatic cancer from normal tissue with digital imaging processing and pattern recognition based on a support vector machine of EUS images[J]. Gastrointest Endosc, 2010, 72: 978 - 985.

[32] Itoh Y, Itoh A, Kawashima H, et al. Quantitative analysis of diagnosing pancreatic fibrosis using EUS-elastography (comparison with surgical specimens)[J]. J Gastroenterol, 2014, 49: 1183 - 1192.

[33] Saftoiu A, Vilmann P, Dietrich CF, et al. Quantitative contrast-enhanced harmonic EUS in differential diagnosis of focal pancreatic masses (with videos)[J]. Gastrointest Endosc, 2015: 1 - 11.

[34] Al-Haddad M, Wallace MB, Woodward TA, et al. The safety of fine-needle aspiration guided by endoscopic ultrasound: a prospective study[J]. Endoscopy, 2008, 40: 204 - 208.

[35] Fernández-Esparrach G, Ginès A, García P, et al. Incidence and clinical significance of hyperamylasemia after endoscopic ultrasound-guided fine-needle aspiration (EUS - FNA) of pancreatic lesions: a prospective and controlled study[J]. Endoscopy, 2007, 39: 720 - 724.

[36] Wittmann J, Kocjan G, Sgouros SN, et al. Endoscopic ultrasound-guided tissue sampling by combined fine needle aspiration and trucut needle biopsy: a prospective study [J]. Cytopathology, 2006, 17: 27 - 33.

[37] Paquin SC, Gariépy G, Lepanto L, et al. A first report of tumor seeding because of EUS-guided FNA of a pancreatic adenocarcinoma[J]. Gastrointest Endosc, 2005, 61: 610 - 611.

[38] 王凯旋, 金震东, 湛先保, 等. 内镜超声引导下胰腺病灶细针穿刺抽吸术的安全性分析[J]. 中华消化内镜杂志, 2008, 25: 112 - 125.

[39] Wang k, Sun S, Sheng J, et al. Incidence of hyperamylasemia after endoscopic ultrasound guided fine needle aspiration of pancreatic lesions[J]. Pancreas, 2012, 41(5): 712 - 716.

[40] Polkowski M, Larghi A, Weynand B, et al. Learning, techniques, and complications of endoscopic ultrasound (EUS)-guided sampling in gastroenterology: European

Society of Gastrointestinal Endoscopy（ESGE）Technical Guideline[J]. Endoscopy, 2012, 44(2): 190 - 206.

[41] Kanno A, Ishida K, Hamada S, et al. Diagnosis of autoimmune pancreatitis by EUS - FNA by using a 22 - gauge needle based on the International Consensus Diagnostic Criteria[J]. Gastrointest Endosc, 2012, 76(3): 594 - 602.

[42] Wang X, Gao J, Ren Y, et al. Detection of KRAS gene mutations in endoscopic ultrasound-guided fine-needle aspiration biopsy for improving pancreatic cancer diagnosis [J]. Am J Gastroenterol, 2011, 106(12): 2104 - 2111.

[43] Larghi A, Capurso G, Carnuccio A, et al. Ki - 67 grading of nonfunctioning pancreatic neuroendocrine tumors on histologic samples obtained by EUS-guided fine-needle tissue acquisition: a prospective study[J]. Gastrointest Endosc, 2012, 76(3): 570 - 577.

[44] Ikezawa K, Uehara H, Sakai A, et al. Risk of peritoneal carcinomatosis by endoscopic ultrasound-guided fine needle aspiration for pancreatic cancer[J]. J Gastroenterol, 2013, 48(8): 966 - 972.

[45] Hartwig W, Vollmer CM, Fingerhut A, et al. Extended pancreatectomy in pancreatic ductal adenocarcinoma: Definition andconsensus of the International Study Group for Pancreatic Surgery（ISGPS）[J]. Surgery, 2014, 156(1): 1 - 14.

[46] Palanivelu C, Rangarajan M, Parthasarathi R. et al. Laparoscopic management of choledochal cysts: technique and outcomes—a retrospective study of 35 patients from a tertiary center[J]. J Am Coil Surg, 2008, 207(6): 839 - 846.

[47] Kendrick ML, Cusati D. Total laparoscopic pancreaticoduodenectomy: Feasibility and outcome in all early experience[J]. Arch Surg, 2010, 145(1): 19 - 23.

[48] Asbun IJ, Stauffer JA. Laparoscopic vs open pancreaticoduodenectomy: overall outcomes and severity of complications using the Accordion Severity Grading System[J]. J Am Coil Surg, 2012, 215(6): 810 - 819.

[49] Kim SC, Song KB, Jung YS, et al. Short term clinical outcomesfor 100 consecutive cases of laparoscopic pylorus-preserving pancreatoduodenectomy: Improvement with surgical experience[J]. Surg Endosc, 2013, 27(1): 95 - 103.

[50] Li JC, Ng SS, Teoh AY, et al. Laparoscopic spleen-preserving pancreatectomy for traumatic pancreatic transaction: a case report[J]. Surg Laparosc Endosc Percutan Tech, 2006, 16(1): 41 - 43.

[51] Sheng QS, Chen DZ, Lang R, et al. Laparoscopic cystogastrostomy for the treatment of pancreatic pseudocysts: acase report[J]. World J Gastroenterol, 2008, 14: 4841 - 4843.

[52] 肖华,左朝晖.腹腔镜胰十二指肠切除术的研究进展[J].中华普通外科杂志,2014,29(9): 731 - 733.

[53] Hamza N, Ammori BJ. Laparoscopic drainage of pancreatic pseudocysts: A methodlogical approach[J]. J Gastrointest Surg, 2010, 14(1): 148 - 155.

[54] Aljarabah M, Ammori BJ. Laparoscopic and endoscopic approaches fordrainage of pan creatic pseudocysts: a systematic review of publishedseries[J]. Surg Endosc, 2007, 21: 1936 - 1944.

[55] Crisanto Campos B A, Rojano Rodriguez M E, Cardenas Lailson L E, et al. Laparoscopic drainage of a pancreatic pseudocyst: a case report[J]. Revista degastroenterologia de Mexico, 2012, 77(3): 148 - 152.

[56] Malde DJ, Khaled Y, Fox T, et al. A comparative study of laparoscopic vs open cystgastrostomy for pancreatic pseudocysts[J]. Gut, 2012, 61(2): 27 - 28.

[57] Meining A, Shah RJ, Slivka A, et al. Classification of probe-based confocal laser endomicroscopy findings in pancreaticobiliary strictures[J]. Endoscopy, 2012, 44(3): 251 - 257.

[58] Konda VJ, Meining A, Jamil LH, et al. A pilot study of in vivo identification of pancreatic cystic neoplasms with needle-based confocal laser endomicroscopy under endosonographic guidance[J]. Endoscopy, 2013, 45(12): 1006 - 1013.

[59] Becker V, Wallace MB, Fockens P, et al. Needle-based confocal endomicroscopy for in vivo histology of intra-abdominal organs: first results in a porcine model（with videos）[J]. Gastrointestinal endoscopy, 2010, 71（7）: 1260 - 1266.

[60] Konda VJ, Aslanian HR, Wallace MB, et al. First assessment of needle-based confocal laser endomicroscopy during EUS - FNA procedures of the pancreas（with videos）[J]. Gastrointestinal endoscopy, 2011, 74（5）: 1049 - 1060.

[61] 徐灿,王东,陈洁,等.内镜超声穿刺引导下的激光共聚焦显微内镜在胰腺囊性疾病中的应用[J].中华消化内镜杂志,2014,32(4): 78.

第三篇

胰腺肿瘤治疗相关技术

第十九章
胰腺肿瘤的内镜介入治疗技术

第一节 EUS 下射频消融术

射频消融术（radiofrequency ablation，RFA）的基本原理是通过射频发生器发出高频振动电磁波，引起消融电极周围组织中的离子、蛋白质及水分子等极性分子震荡、摩擦产热致局部温度达 $80\sim120\,^{\circ}\!C$，从而达到使组织发生凝固性坏死的目的。经过近 30 年的发展历程，目前 RFA 已被广泛应用于肝癌、肺癌、子宫癌、肾癌、肾上腺癌、甲状腺癌、乳腺癌等实体肿瘤的治疗。近年来，不少学者进行了胰腺癌 RFA 治疗的临床研究，多采用术中 RFA 的方法，也有部分采用经皮穿刺 RFA 及腹腔镜下 RFA 的方法。结果表明，对于进展期胰腺癌，RFA 是一种可行、安全、耐受性较好且疗效确切的治疗方法。但胰腺与周围胆管、肠道及大血管关系密切，经皮穿刺 RFA 容易损伤邻近组织器官；而术中 RFA 及腹腔镜下 RFA 均需切断胃结肠韧带及将胰腺与周围组织分离，然后才能置入射频针，这增加了操作难度，也使患者受到更多创伤。因此，传统的胰腺癌 RFA 的并发症较多，常见的有急性胰腺炎、胆瘘、胰瘘、消化道出血、胰腺周围组织损伤、十二指肠梗阻及梗阻性黄疸等，多因病灶显示不清、针道设计不合理、不能实时监控 RFA 过程而过度烧灼所引起。

近年来，随着 EUS – FNA 技术的成熟，EUS 引导下介入治疗取得了长足进步，逐渐发展出 EUS 引导下射频消融（EUS – RFA）这项技术。EUS – RFA 实现了 RFA 与实时显像技术的融合，这使 RFA 的操作更便捷、更具操控性、创伤性更小、安全性更高。早在 1999 年就有将 EUS – RFA 用于动物胰腺 RFA 的研究报道。Goldberg 等首次在 EUS 引导下对活体猪进行胰腺 RFA，结果胰腺内出现球形凝固性坏死区，随时间推移坏死区周围出现纤维组织包裹，13 只猪中仅 1 只出现轻度血清脂肪酶升高、局灶性胰腺炎，因电极放置不恰当有 3 只猪胃灼伤，1 只猪肠道灼伤，认为 EUS – RFA 能较安全地对猪胰腺进行消融，可用于晚期胰腺癌的姑息性治疗。2008 年 Carrara 等在 EUS 引导下将一种融合了低温冷却与 RFA 的双极导管置入活体猪胰腺内进行射频消融，结果胰腺内出现界限清晰的凝固坏死区，坏死区大小与消融时间呈正相关，2 周后坏死区周围水肿减轻并出现纤维增生，14 只猪中仅 1 只出现急性胰腺炎，4 只肠粘连，1 只胃灼伤。2012 年 Kim 等在 EUS 引导下对 10 只猪胰腺体部和尾部进行 RFA，均无与射频相关的并发症及痛苦行为，均存活至术后第七日处死，病理显示胰腺实质内有球状坏死区。2012 年 Gaidhane 等在 EUS 引导下将单极 Habib EUS – RFA 导管置入 5 只猪的胰头部行射频消融，结仅 1 只猪出现中度胰腺炎,1 只猪胰腺近端及远端均有轻微炎症,5 只猪均无明显胰腺外脂肪组织坏死,生化指标均正常,无异常行为,认为 EUS 下单极导管进行胰头部 RFA 是可耐受的,很少引起胰腺炎。这些动物试验研究均证实胰腺 EUS‑RFA 是安全、有效的,这为 EUS‑RFA 在胰腺肿瘤的临床应用奠定了基础。2012 年起国内外学者开始将 EUS‑RFA 用于胰腺癌、胰腺神经内分泌肿瘤及胰腺囊性肿瘤患者的治疗,分别获得较满意的疗效。这些前期临床研究证实对于胰腺肿瘤,EUS‑RFA 是一种微创性、可行、安全、有效的治疗技术,适合临床开展。

一、 适应证和禁忌证

(一) 适应证

(1) 经病理证实的无远处转移、无法手术切除的晚期胰腺癌。

(2) 胰腺神经内分泌肿瘤。

(3) 胰腺囊性肿瘤。

(二) 禁忌证

(1) 患者无法配合。

(2) 不能耐受超声内镜检查及有其他内镜检查禁忌的患者。

(3) 有凝血功能障碍的患者。

(4) 有腹腔感染的患者。

(5) 已知或怀疑消化道穿孔。

二、 术 前 准 备

(一) 器械准备

1. RFA 针　目前有 2 种可在 EUS 内镜引导下使用的 RFA 针。

(1) 英国 Emcision 公司 Habib EUS‑RFA 针(图 19‑1‑1):为单极导管,直径 1 Fr(0.33 mm),长 1 900 mm,表面被覆绝缘材料聚四氟乙烯膜,前端有一段长 20 mm、无绝缘材料被覆的加热区即电极,理论损毁直径为 1~1.5 cm。Habib EUS‑RFA 针纤细柔软,只能通过 EUS 穿刺针的针道置入病灶。使用时需采用单极射频连接线将其与射频发生器连接(图 19‑1‑2)。因是单极导管,故需在患者腿部贴中性电极板。

(2) 德国 ERBE 公司的 CTP(cryotherm probe,CTP)(图 19‑1‑3):双极 RFA 针,是一种融合了 CO_2 低温冷却与 RF 的双极导管,内部有 CO_2 冷却系统,外面被覆绝缘材料,前端为长 24 mm、无绝缘材料被覆的电极,总直径 2 mm,电极直径 1.8 mm,电极前端是锐利的、坚硬的,可穿透胃肠壁及穿刺入胰腺实质内,无需通过 EUS 穿刺针置入,可直接从 EUS 的工作孔道置入。这种双极导管的优点是具有冷却系统,所以引起的肿瘤组织损毁效应比单极导管更强,而继发性热损伤比单极导管轻,且能减少因组织温度过高、电阻增加而引起的能量丢失。

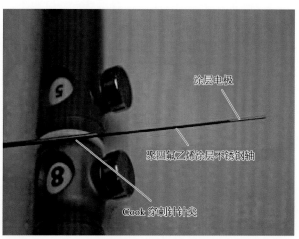

图 19‑1‑1　Emcision 公司 Habib EUS‑RFA 针及其前端电极

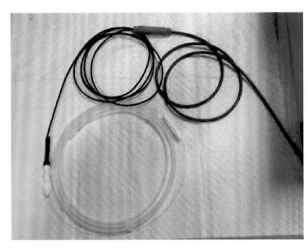
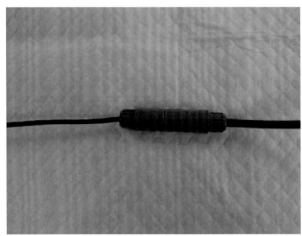

图19-1-2 Habib EUS-RFA 针与单极射频线(红色线)的连接

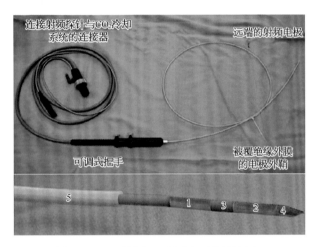

连接射频探针与CO_2冷却系统的连接器

远端的射频电极

可调式把手

被覆绝缘外膜的电极外鞘

图19-1-3 ERBE 公司的 CTP 及其前端电极

电极前端导电部位总长=24 mm (1+3+2+4)
每个电极的长度=8 mm (1 和 2)
电极之间的间隔长=4 mm (3)
电极尖端长=4 mm (4)
电极前端导电部位的直径=1.8 mm
外套管直径=2 mm (5)

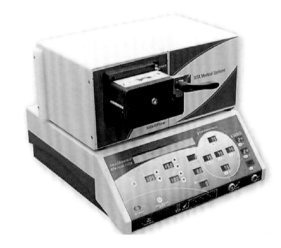

图19-1-4 RITA 1500X 射频发生器

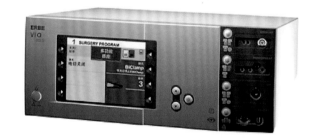

图19-1-5 ERBE 公司 VIO-300D 高频电发生器

2. **射频发生器、附件及冷却装置** 可使用专用的 RITA 1500X 射频发生器(图19-1-4),也可使用 ERBE 公司的 VIO-200S、VIO-200D 及 VIO-300D(图19-1-5)高频电发生器及其附件。目前国际上关于消融功率、时间等参数的设置尚无公认的最优标准,不同学者根据自己的经验所使用的消融参数不尽相同。以使用 Habib EUS-RFA 针、ERBE 高频电发生器为例,国内一般设置的模式为单极模式,功率10 W,效果4,消融时间2 min,再功率15 W,效果4,消融时间2 min。如使用 ERBE 公司的 CTP 进行消融,还需配备冷却装置,如 ERBE 公司的 ERBOKRYO CA system。

3. **彩色多普勒穿刺超声内镜** 目前所用穿刺超声内镜多为电子线阵式扫描超声内镜,频率范围在7.5~20 MHz,有抬钳器,具有多普勒功能。可选用日本 Olympus、宾得或富士能的穿刺超声内镜,如 Olympus GF-UCT240 或 GF-UCT260 型超声内镜(图19-1-6),或宾得 EG3830UT 型超声内镜(图19-1-7)。

4. **穿刺针** 如使用 Habib EUS-RFA 针,则

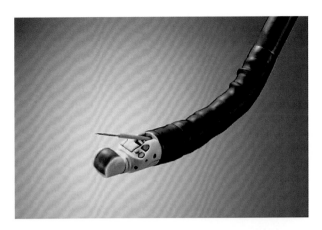

图 19 - 1 - 6 Olympus GF - UCT260 型超声内镜

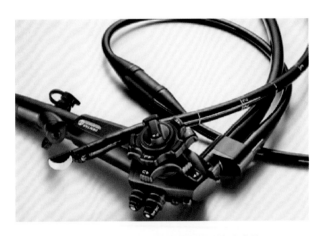

图 19 - 1 - 7 Pentax EG3830UT 型超声内镜

需使用 EUS 穿刺针。目前使用较多的有 Wilson-Cook 或 Olympus 超声内镜专用穿刺针(图 19 - 1 - 8,图 19 - 1 - 9),一般选用外径 19G 或 22G 的穿刺针。

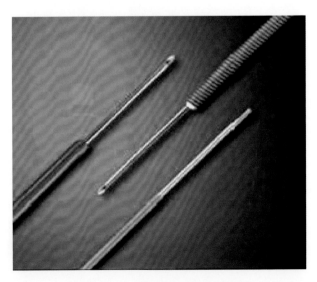

图 19 - 1 - 8 Wilson-Cook 穿刺针前端

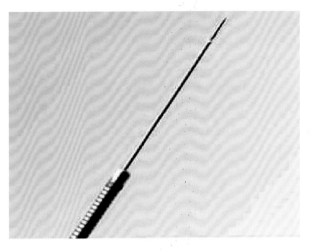

图 19 - 1 - 9 Olympus 穿刺针前端

(二)患者准备

1. 术前应向患者及家属充分沟通,告知操作目的、方法、安全性及可能的并发症,获得知情同情。

2. 术前禁食、禁饮 8 h 以上。

3. 术前静脉联合应用哌替啶及咪达唑仑镇静,也可选用丙泊酚静脉麻醉。

4. 为预防感染及胰腺炎,可于术前预防性使用广谱抗生素 3 日,术前 1 h 使用蛋白酶抑制剂如甲磺酸加贝酯。

5. 术中患者取左侧卧位,然后根据病灶部位与穿刺进针方向调整患者体位,如选用俯卧位或仰卧位。

三、操 作 方 法

(一)使用 Habib EUS - RFA 针进行 EUS - RFA 的操作步骤

(1)EUS 进入胃或十二指肠内先对胰腺病灶进行多角度扫描,全面了解病灶的位置、大小、形态及与周围组织的关系,开启多普勒功能避开血管,选择最佳穿刺点,设计并测量 EUS - RFA 路径。如肿瘤较大则需选择多个针道和(或)一个针道多次消融。

(2)在 EUS 实时监控下,将 19G 或 22G 穿刺针穿刺入目标病灶内,尽量穿刺深点使穿刺针针尖接近病灶的最远端。如为囊性肿瘤或肿瘤内有积液,则需先将其内容物抽吸尽。

（3）将穿刺针的针芯顶出,推出在进针时可能进入针腔的组织或体液。

（4）拔出针芯,将 Habib EUS - RFA 针置入,直至 RFA 针到达穿刺针针尖部位。然后保持RFA 针在病灶内固定不动,回撤穿刺针 2～3 cm,使 RFA 针前端 2 cm 长的加热电极完全暴露在病灶内。如有条件可进行 X 线检查以确认 RFA 针电极是否完全暴露在病灶内。因 Habib EUS - RFA 针柔软,如穿刺入囊性病灶,其前端电极可成弯曲状(图 19 - 1 - 10)。

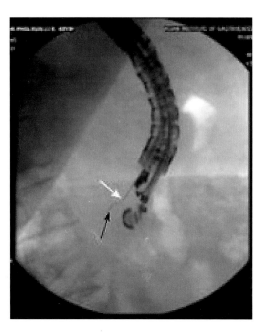

图 19 - 1 - 10　Habib EUS - RFA 针伸出穿刺针针尖外
白色箭头示 EUS - FNA 针,黑色箭头示 EUS - RFA 针电极在胰腺囊性病灶内呈弯曲状

（5）设置高频电发生器 VIO - 200D 模式为单极模式,功率 10 W,效果 4,消融时间 2 min,再功率15 W,效果 4,消融时间 2 min,确认所有连接无误后,开始消融。RFA 成功启动后,由于电磁干扰,EUS 显示屏会出现轻微的干扰图像,消融时可以看到 RFA 针道周围的低回声病灶逐渐变为高回声(图 19 - 1 - 11),这些均有助于判断和估计消融范围,避免损伤周围组织。

（6）一次 RFA 结束后将 RFA 针退至穿刺针内后共同退针。等待冷却 1 min,再根据需要选择与前一针道相隔 1～1.5 cm 处再次进针,重复

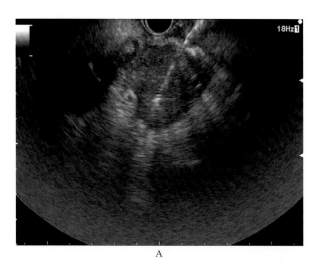

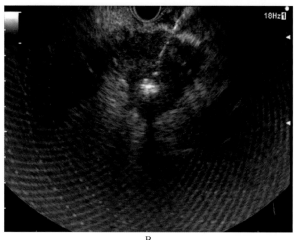

图 19 - 1 - 11　Habib EUS - RFA 针进行人胰腺癌 EUS - RFA
A. EUS - RFA 前;B. EUS - RFA 时 RFA 针电极周围回声明显增强

RFA。

（7）RFA 结束后将穿刺针连同 RFA 针共同拔出,观察穿刺点有无活动性出血。按要求移除射频设备。

（二）使用 CTP 进行 EUS - RFA 的操作步骤

因 CTP 可直接经 EUS 工作孔道穿刺入胰腺病灶,无需 EUS - FNA 针,故其操作较简单,类似EUS - FNA。但要注意应将 CTP 前端的电极完全穿刺入胰腺低回声病灶内,以免电极损伤与之直接接触的胰腺正常组织。CTP 前端电极在 EUS 显示屏上显示为线性高回声带。待 CTP 前端的电极完全进入病灶后启动 RFA,可见在电极的线性高回声带周围出现椭圆形的高回声区(图 19 - 1 - 12),有时其周围还有一圈低回声带包绕,这可能是热能

导致组织水肿所致(图 19 - 1 - 13)。RFA 结束后直接拔除 CTP,余同上。

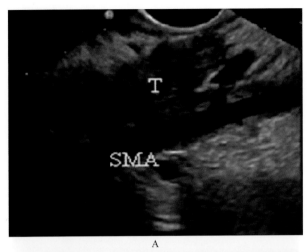

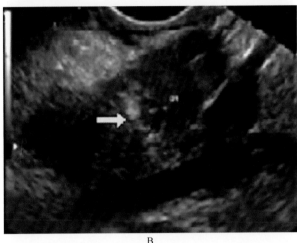

图 19 - 1 - 12　CTP 进行人胰腺癌 EUS - RFA

A. EUS - RFA 前;B. 箭头示 EUS - RFA 时电极周围高回声区。
T:低回声胰腺癌病灶;SMA:肠系膜上动脉

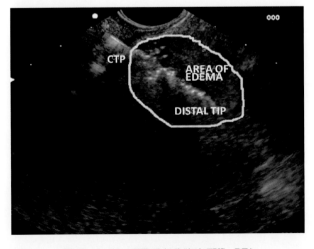

图 19 - 1 - 13　CTP 进行猪胰腺 EUS - RFA

四、注意事项及术后处理

(一)注意事项

(1)术前 EUS 检查时充分了解肿瘤分布及大小,合理设定穿刺点及 RFA 针道。Habib EUS - RFA 针理论损毁直径 1～1.5 cm,因此原则上再次进针 RFA 时应与前一针道相隔 1～1.5 cm,并与前一针道应有少许叠加。

(2)由于 Habib EUS - RFA 针身没有长度标示,判断 EUS - RFA 针是否到达 EUS 穿刺针前端有一定难度。可于术前先在体外将 RFA 针插入 EUS 穿刺针直至到达穿刺针针尖部位,然后在 RFA 针身上标记穿刺针末端的位置。术中根据 RFA 针身上标示的位置及超声影像来判断 RFA 针是否到达穿刺针针尖。当 RFA 针到达穿刺针针尖时能看到液体流动的回声,并能感觉到插入 RFA 针的阻力增大。

(3)每次 RFA 结束后需冷却 1 min,以防止 RFA 针热效应损伤其他组织及 RFA 针与病灶发生粘连。

(4)在安全前提下尽量使消融范围覆盖术前 EUS 所评估的肿瘤组织。

(二)术后处理

(1)术后按 EUS - FNA 常规护理对患者进行监护,密切观察患者生命体征,有无腹痛、呕血、黑便等症状。术后可予以抗生素及蛋白酶抑制剂。

(2)术后注意复查 EUS 或 CT 以观察病灶大小,评估疗效。

五、并　发　症

目前文献报道,EUS - RFA 的并发症比传统 RFA 少,主要有急性胰腺炎、穿刺点少量出血、十二指肠狭窄、胰周囊肿等。但因 EUS - RFA 在临床上应用时间较短,仍需进行大量临床研究以观察其并发症的发生率。

六、临床评价

2012 年 Arcidiacono 等首次应用 CTP 对 22 例胰腺癌患者行 EUS－RFA。结果 16 例成功置入 CTP，6 例因 CTP 未穿透胃肠壁或胰腺组织而失败，3 例患者术后血清淀粉酶升高，但无急性胰腺炎表现，1 例穿刺点少量出血，予以止血夹成功止血，2 例出现黄疸，这可能与肿瘤进展有关，1 例出现十二指肠狭窄，1 例出现胰周囊肿，未处理自行消失。复查 CT，消融区见液化坏死，但因组织水肿仅 6 例能清晰显示消融后的肿瘤边缘，这 6 例患者肿瘤体积比消融前变小，术后平均生存期 6 个月。Arcidiacono 等认为用 CTP 对胰腺癌患者行 EUS－RFA 治疗是可行、安全的，并能减小肿瘤体积，对不能切除的胰腺癌患者有治疗价值。金震东等于 2012 年在国内率先开展胰腺癌患者 EUS－RFA 治疗，采用 Habib EUS－RFA 针对 3 例无手术指征胰腺癌患者行 RFA，术后 2 周复查 EUS，3 例病灶直径平均缩小 13.9%，病灶内出现大小不等空泡变性，血清 CA19－9 浓度平均下降 46.5%，平均随访 49 日，均未出现出血、胰腺炎、穿孔等并发症，认为 EUS－RFA 治疗胰腺癌方便可行，安全性好，可使胰腺癌病灶缩小。2013 年 Pai 等对 7 例胰腺癌患者进行 EUS－RFA 治疗，随访 3～6 个月，有 2 例患者瘤体缩小，仅 1 例发生轻度胰腺炎，经保守治疗后出院，均无穿孔、出血等并发症，提出用单极射频针对胰腺癌患者进行 EUS－RFA 操作简单，安全性好，患者耐受性好。随后 Pai 等又进行了一项 EUS－RFA 治疗胰腺囊性肿瘤及神经内分泌肿瘤的多中心研究。研究录入 6 例胰腺囊性肿瘤及 2 例胰腺神经内分泌肿瘤患者，病变均位于胰头部。7 例均成功进行 EUS－RFA，随访 3～6 个月，2 例黏液性肿瘤完全消失，其余 3 例黏液性肿瘤体积平均减少 48.4%，2 例神经内分泌肿瘤瘤内出现坏死及血管数量减少，2 例患者术后有轻度腹痛，无其他并发症。Pai 再次指出 EUS－RFA 治疗胰腺肿瘤操作简单、安全，患者耐受良好，能使胰腺囊性肿瘤完全消失或体积减小近 50%；采用低

能量进行 RFA 能减少并发症，并使多次重复 RFA 成为可能。2015 年金震东等首次将 EUS－RFA 用于 1 例胰腺癌患者疼痛的治疗，对该患者的腹腔神经节进行 EUS－RFA，术中可见腹腔神经节中心逐渐变成高回声（图 19－1－14）。3 日后该患者

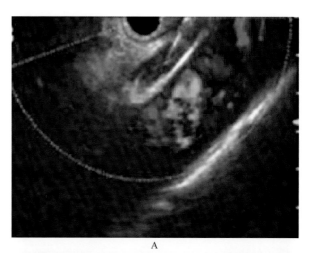

A

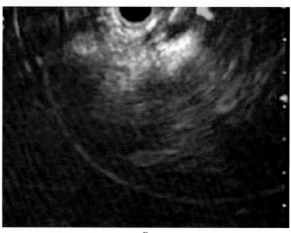

B

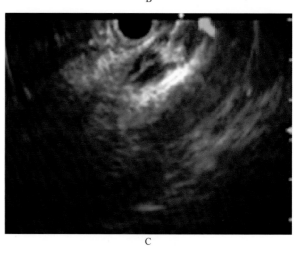

C

图 19－1－14　胰腺癌患者腹腔神经节 EUS－RFA 治疗

A. 穿刺针进入腹腔神经节；B、C. 启动 RFA 后针道周围回声增加

VAS 疼痛评分降至 2 分,不再需要服用阿片类药物,2 周后 VAS 疼痛评分 4 分,仍不需服用阿片类药物,3 个月后死于恶病质。金震东指出 EUS - RFA 是一种腹腔神经节消融的新方法,可行、安全、有效,能显著缓解患者疼痛。尽管胰腺 EUS -

RFA 的可行性、安全性、有效性已得到验证,但仍需进行大量临床研究以探索最佳标准化消融模式及参数设置,观察其远期效果及并发症。

（郭杰芳　金震东）

第二节　EUS 下瘤体内¹²⁵I 放射性粒子植入术

放射性粒子定向植入近距离治疗肿瘤是近 20 年来发展起来的新技术,20 世纪 80 年代后期随着计算机技术的发展和对放射性核素的深入了解,尤其是新型、低能、安全、易防护的^{125}I(碘)和^{103}Pd(钯)粒子的研究成功,以及计算机三维治疗计划系统的出现,为放射性粒子近距离、内照射治疗肿瘤开拓了广阔的应用前景。

放射性粒子组织间永久种植治疗属于近距离放射治疗范畴,指通过影像技术引导,将放射性粒子植入肿瘤或肿瘤浸润组织,通过其衰变释放出持续低能量 γ 射线,使肿瘤或肿瘤浸润组织受到最大程度的毁灭性损伤,而正常组织不受损伤或仅轻微受损。该技术的核心在于根据体积放射性剂量学原理,参照肿瘤的形态、大小制订三维立体治疗计划,清晰地显示所需要植入粒子的数量和位置,使粒子植入定位精确,治疗剂量均匀合理,可适用于多种原发性实体肿瘤、复发性肿瘤和转移性肿瘤的治疗。

在超声内镜引导的介入治疗尚未广泛开展之前,放射性粒子植入治疗肿瘤主要有 3 种途径:① 模板种植;② 体表 B 超和 CT 等引导下种植;③ 术中种植。2000 年后,随着内镜超声检查术(EUS)技术的日趋成熟,EUS 引导下的细针穿刺抽吸术(FNA)逐步成为诊断腹腔内实体肿瘤,尤其是胰腺占位性病变的有效手段。基于超声内镜和细穿刺针为载体,使经 EUS 的细针穿刺植入粒子理论上成为可能。由于超声内镜引导下穿刺技术具有定位准确、创伤小、穿刺距离短等优点,目前临床应用已较为成熟,因此可借助超声内镜引导下进行放射性粒子的肿瘤内植入治疗。其方法是根据患者术前 CT 成像的瘤灶形态、大小、周围重要器官和组织范围及放射性粒子表面活性、处方剂量等,应用计算机治疗计划系统计算出放射性粒子在瘤灶区的分布和数量,然后按治疗计划实施。因此通过超声内镜引导下穿刺技术可在瘤体内、亚肿瘤区域以及可能转移的淋巴途径永久埋入放射性粒子,进行持续的放射治疗,为腹腔实体肿瘤的治疗开辟了新的手段。

一、放射性粒子植入疗法的基础理论

（一）放射性粒子的应用现状

放射性粒子组织间种植治疗肿瘤已有近百年的历史。近年来,粒子源研究进展较快,易于防护且半衰期相对较长的放射性核素,尤其是人工^{125}I 粒子源更受关注。目前,国外^{125}I 粒子植入技术的应用范围已相当广泛,主要包括以下领域。

（1）累及重要功能组织或重要脏器的肿瘤治疗:如前列腺癌、头颈部肿瘤。

（2）某些局部晚期肿瘤:如甲状腺癌、子宫内膜癌和子宫颈癌姑息性手术治疗。

（3）已失去手术机会的原发性肿瘤:如鼻咽癌、胰腺癌。

（4）转移性肿瘤的治疗。

（5）预防肿瘤的局部或区域性扩散,增强根治效果。

2001 年 11 月,我国首例前列腺癌放射性粒子植入术在北京大学第三医院成功进行。2005 年 7

月,第二军医大学附属长海医院消化内科成功进行超声内镜引导下植入放射性125I粒子治疗胰腺癌。目前国内已有多家单位开展了这项工作。

（二）放射性粒子的类型和参数

放射性粒子是指钛合金外壳封装放射性同位素制成短杆状固体放射源,目前常用的粒子有125I（碘）、192Ir（铱）和103Pd（钯）粒子等。粒子的钛合金外壳隔绝了放射元素与人体内环境的接触,避免了放射源的丢失以及对环境的放射性污染,因而能精确控制放射源的治疗剂量。不同的放射性粒子,其特性有明显的区别,以下对常用的粒子特性做简单介绍。在 EUS 引导下胰腺癌的粒子种植中多采用125I。

1. 125I（碘）　半衰期 60.1 日,粒子平均能量 30 KeV,组织穿透能力 1.7 cm,临床常用粒子长度 4.5 mm,直径 0.8 mm。目前多用吸附在银棒上的125I,外壳为钛,加用银棒可以更好地了解粒子种植的情况。其初始剂量率为 7 cGy/h,生物相对效应（RBE）为 1.4,铅半减弱层厚度为 0.025 mm,所以 0.25 mm 铅片可屏蔽 99% 以上的射线。

2. 192Ir（铱）　半衰期为 70 日,平均能量为 380 KeV,临床应用形式有丝状和籽状。丝状种子源有大、小两种,直径分别为 0.5 mm 和 0.3 mm。小号可以按临床要求切成任意长度和形态,大号可以在核活化前按临床应用需要做成发夹或者大头针形。籽状种子源长 3～6 mm,外壳为不锈钢,直径为 0.15 mm,主要用于腔内治疗,具有能量相对较弱、易于防护、可塑性强的特点,临床使用方便。

3. 103Pd（钯）　半衰期为 16.79 日,平均能量为 21～23 KeV。103Pd 在体内稳定,铅半减弱层厚度为 0.008 mm。103Pd 是目前国外首选的用于介入治疗的放射性核素。

放射性粒子的活度,是粒子具有的放射性强度,一般粒子的活度为 0.4～0.7 mCi,1 mCi 相当于 182 Gy（戈瑞）。

（三）放射性粒子植入疗法的作用机制

放射性粒子植入体内后可以持续发出低能量的 γ 射线,可以直接抑制肿瘤的有丝分裂,使肿瘤细胞因辐射效应受到最大程度的杀伤,同时低剂量照射可使乏氧细胞再氧化,增加肿瘤细胞对射线的敏感性,从而达到治疗的目的。肿瘤生长过程中,仅有小部分细胞处于增殖状态,而这些活跃期细胞只有在 DNA 合成后期和有丝分裂期对放射线有高敏感性,少量 γ 射线（3 cGy）即能破坏肿瘤细胞核的 DNA,使肿瘤细胞失去繁殖能力,其他阶段的肿瘤细胞,对 γ 射线敏感度较差,静止期的肿瘤细胞对 γ 射线相对不敏感。

放射性粒子植入疗法优于短时照射的外放疗之处在于,后者只能对部分肿瘤细胞作用,照射间歇期其他细胞能很快恢复增殖能力,而且这样可致更多的静止期细胞转化为活跃期细胞,且使细胞倍增时间缩短,严重影响治疗效果。放射性粒子虽产生的 γ 射线能量低,但是可持续不断杀死肿瘤干细胞。另外,调整放射性粒子的插植距离,使 γ 射线重叠有效覆盖肿瘤细胞以及肿瘤边缘"正常组织"内的亚临床区域,可以产生最大的放疗效应。

（四）植入粒子的基本原则

放射性粒子植入的基本原则如下。

1. 巴黎系统原则　粒子植入按直线相互平行排列,各粒子源之间等距。所有放射源的线比释动能率必须相等。放射源断面排列为正方形或等边三角形。

2. 植入粒子数量　植入粒子数量 =［肿瘤的长＋宽＋高（cm）］÷3×5÷单粒子的活度（mCi）,如肿瘤不规则可增加 10% 的粒子数。

3. 粒子的分布原则　应周围密集、中央稀少以免出现中心高剂量区而产生并发症。

4. 禁用　禁止止使用单针植入粒子。

二、适应证和禁忌证

超声内镜引导下定向种植放射性粒子治疗腹腔肿瘤的适应证具体如下。

（1）未经治疗的原发肿瘤,如胰腺癌、肝左叶癌、腹膜后肿瘤等。

（2）患者不愿意进行根治或无法手术的腹腔肿瘤。

（3）转移性肿瘤病灶或术后孤立性肿瘤转

移灶。

(4) 外照射效果不佳或失败的腹腔肿瘤。

存在超声内镜引导下穿刺禁忌证(见前所述)及恶性肿瘤广泛转移的患者原则上不应行超声内镜引导下放射性粒子植入治疗。

三、术前准备

(一) 患者准备

术前应禁食 12 h 以上,检查血常规及出、凝血时间。治疗前 20～30 min 服用祛泡剂和咽部麻醉剂,并肌内注射或静内注射安定和解痉药物。

(二) 器械准备

1. 穿刺超声内镜　见前所述。

2. 穿刺针　应选用相对较粗的 19G 或 18G 穿刺针。常见放射性粒子的产品直径约 0.8 mm,建议通过 19G 穿刺针穿刺植入。

3. 放射性粒子源(^{125}I)　常用放射性粒子的微观结构包括放射源、钛壳和封装尾端三部分(图 19-2-1)。大体观呈短棒状,在移取过程中需要非常小心,多采用尖细的镊子进行(图 19-2-2)。在粒子的运送过程中需要置入一定厚度的铅质容器内,以保证安全(图 19-2-3)。

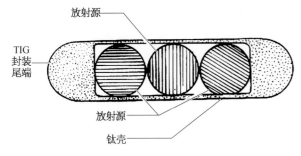

图 19-2-1　放射性粒子结构示意图

4. 放射性粒子的释放装置　由于超声内镜下粒子植入是在 FNA 基础上进行的,因而多采用 Olympus 或 Pentax 的专用穿刺针,其粒子的放置唯一途径是经过其末端可与注射空针连接的接口,手工放入粒子困难,因此多采用半自动的粒子释放器(图 19-2-4)完成。事先将粒子顺序放入释放器内的弹仓,通过控制外部的按钮逐个释放,经释

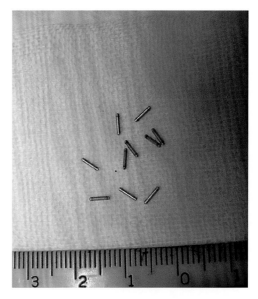

图 19-2-2　放射性^{125}I粒子源实物

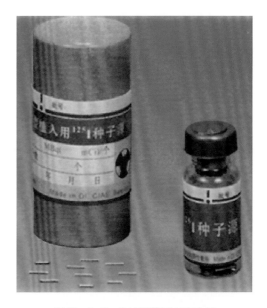

图 19-2-3　放射性^{125}I粒子源容器

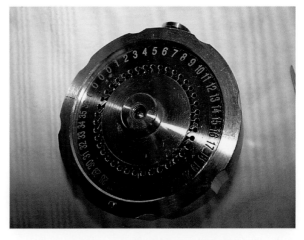

图 19-2-4　半自动放射性粒子释放器

放器的背面尖嘴进入穿刺针孔道,具有简便、快速、计数准确的优点,尤其是可以屏蔽粒子的射线,减轻操作者的风险。

5. **放射性粒子的消毒** 对于粒子的消毒要求不是非常严格,因为粒子本身的放射性决定了微生物污染的可能性较小,但是在有条件时可以采用高压消毒或戊二醛浸泡消毒。消毒的重点应放在一次性的用品如穿刺针,以及粒子释放器上。

6. **确定肿瘤周边匹配剂量(matched peripheral dose,MPD)** 利用螺旋 CT 对肿瘤进行扫描,层厚 3～5 mm。将图像文件传送到计算机三维治疗计划系统,行放射性粒子种植治疗计划,确定肿瘤靶区剂量、粒子数量和粒子空间排列(图 19-2-5)。90%等剂量曲线包括 90%肿瘤靶体积。根据治疗计划订购粒子,约增加 10%。MPD 90～110 Gy。根据计算得出放射性粒子的数量和分布,在超声内镜引导下进行种植治疗。

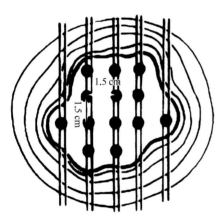

图 19-2-5 治疗靶区以及粒子位置分布

四、操 作 方 法

首先于超声内镜引导下判断腹腔肿瘤(如胰腺癌)的部位、大小及内部血供情况(图 19-2-6,图 19-2-7),结合 CT 或 MRI 影像(图 19-2-8),确定最佳穿刺位置,确定进针深度。然后根据超声穿刺引导标志插入穿刺针,按先深后浅、间隔合理原则种植[125]I 粒子(图 19-2-9～图 19-2-13)。根据巴黎系统原则,放射性粒子彼此间距最佳为 1 cm,每排间距保持 1 cm,同时需要避开血管、胰管和周围

重要器官。于术后第二日常规行腹部 X 线平片检查,判定放射性粒子位置,同时观察放射性粒子是否发生移位(图 19-2-14)。术后定期随访也需要进行腹部 X 线平片和 CT 检查(图 19-2-15)。

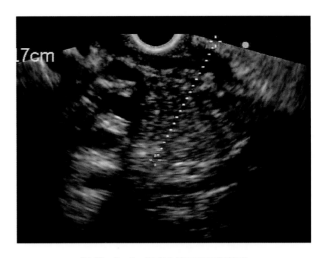

图 19-2-6 超声内镜下显示胰腺癌

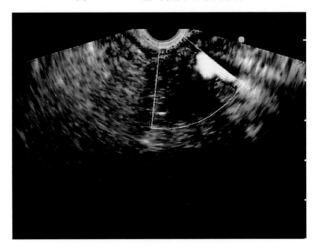

图 19-2-7 超声内镜下多普勒显示肿瘤血供

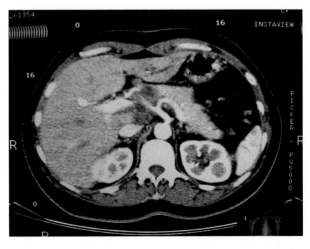

图 19-2-8 CT 示胰头部肿块(FNA 结果证实为胰腺癌)

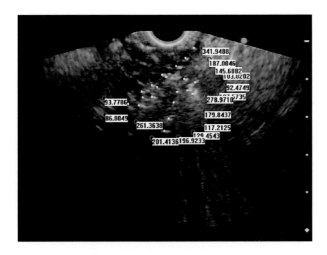

图 19－2－9　计算所需放射粒子量

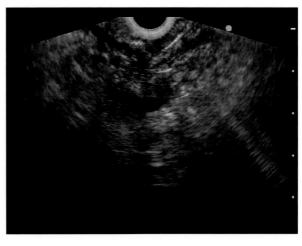

图 19－2－12　间隔 1 cm 左右，换针道确定穿刺平面，植入放射性粒子

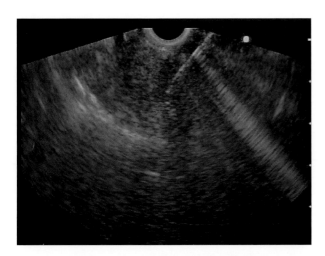

图 19－2－10　确定穿刺平面，插入穿刺针

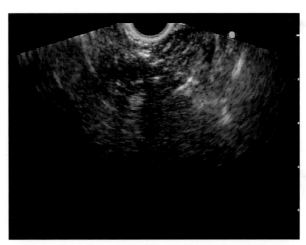

图 19－2－13　植入后超声内镜显示胰腺内多枚强回声粒子

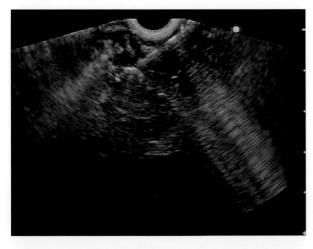

图 19－2－11　EUS 示强回声125I 粒子种植入低回声胰腺癌内

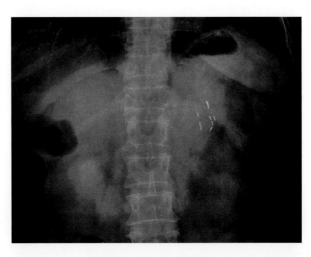

图 19－2－14　术后腹部 X 线平片显示高密度粒子分布在胰腺区域

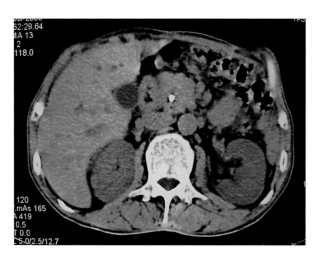

图 19-2-15 术后 1 个月时 CT 显示胰腺区域高密度粒子

五、并发症及处理

（一）放射性粒子的丢失

放射性粒子植入体内后，其放射性活度随时间的推移而逐渐衰减直至消失，同时放射性粒子近距离治疗时常有粒子丢失现象发生，结果有可能出现与治疗前计划相比肿瘤局部照射剂量不足和剂量分布不均匀，治疗效果可能会受到影响。

粒子种植后丢失有一定的时间和途径，即有一定的规律可循。按照粒子丢失的时间顺序可以分为 2 个阶段：一是放射性粒子在种植术中的丢失；二是放射性粒子在种植术后的丢失。

（二）放射性粒子的迁移

放射性粒子在体内移位或迁移会对所到器官或组织产生影响。1991 年 Steinfeld 曾报道用粒子治疗前列腺癌时发生肺栓塞，其根本原因尚不清楚，推测有可能是粒子进入较大血管，随着血液流动所致。虽然尚未见胰腺癌治疗中粒子引起肺栓塞的报道，但也存在这种潜在可能。王俊杰等报道13 例无法切除的胰腺癌行[125]I 粒子植入治疗，术后3 例发现粒子迁移至肝脏，但肝功能无明显改变，推测原因也可能是粒子进入血管后移位到肝内所致。少数粒子移动不会引起肿瘤放疗剂量降低。

（三）对正常组织的损伤

放射性粒子植入体内不可避免地会产生放射性反应，周围组织会发生放射性坏死，并形成放射

性溃疡和窦道。同时由于金属异物的植入以及手术操作会对人体造成一定损伤。

1. **胰瘘** 胰瘘是胰腺癌粒子植入治疗最常见的并发症，1998 年 Peretz 用[125]I 粒子植入治疗 98 例胰腺癌，术后 1 例死于胰瘘并发脓毒血症，8 例出现了胰瘘。EUS 引导粒子植入应避开胰管，避免胰瘘的发生。胰瘘发生后应采用保守疗法，应用抑制胰腺分泌的药物。但胰腺粒子植入对胰腺是一种损伤，腹腔引流液中淀粉酶可能增高，不需经特殊处理，一周左右即可恢复正常。

2. **胃肠道并发症** 因植入的粒子与胃及十二指肠较近，可引起胃十二指肠放射性炎症而出现不同程度的胃肠道症状，如恶心、呕吐和纳差等。因粒子植入可造成胃十二指肠应激性溃疡，出现消化道出血。1998 年 Peretz 报道胃溃疡出血 3 例，胃肠梗阻 6 例。国内吕孝鹏等报道 1 例发生种植后小肠梗阻。

3. **感染和腹腔内脓肿** Basil Hilaris 等报道术中种植[125]I 治疗 108 例胰腺癌，13 例术后死于感染、脓毒血症，4 例出现胆瘘，4 例出现腹腔脓肿，脓毒血症 5 例，血栓性深静脉炎 4 例。

4. **乳糜瘘** 植入针穿刺过深或植入粒子时植入针未能控制好伤及淋巴管，可造成淋巴液外漏。王俊杰等报道 13 例胰腺癌患者行[125]I 内植入治疗，术后 1 例发生乳糜瘘。

六、放射性粒子近距离治疗的安全性评估

放射性粒子发射的低能射线与医学影像诊断检查及自然界中的天然辐射一样，会对人体产生一定的辐射损伤。可以采取以下 3 种方式减少个人的辐照剂量。① 时间防护：在保证治疗任务的前提下尽量缩短与射线接触的时间。② 距离防护：人体离放射源越远，受到照射的剂量越小。因此应当在不影响工作的前提下尽可能远离放射源，有效使用镊子、机械手等辅助工具操作。③ 屏蔽防护：人体接受照射的面积越大，受照射剂量越高，可以在人体与放射源之间设置屏蔽。

目前国际上应用希沃特（Sv）作为射线作用于

人体的剂量单位。我国的放射卫生防护标准规定，人体每年接受射线的限值剂量为 1 mSv，放射工作员的限值剂量为 50 mSv。国防科学技术工业委员会放射性计量一级站测试结果表明，^{125}I 粒子植入治疗对医生及患者家属所造成的辐射损伤远远低于国家防护标准（表 19 - 2 - 1，表 19 - 2 - 2，北京原博新创生物医学工程有限公司产品说明）

表 19 - 2 - 1　^{125}I 粒子植入过程中医生的辐射剂量检测限值剂量（50 mSv/年）

放射源活度 （mCi）	屏蔽厚度 （mmpb）	源与医生的 距离（cm）	一年内累积受照 剂量（mSv）
1	0.5	1	0.006 3
1	0.5	5	0.000 25
1	0.5	10	0.000 063
1	0.5	20	0.000 016
1	0.5	50	0.000 0025

表 19 - 2 - 2　患者植入^{125}I 粒子后家属的辐射剂量检测限值剂量（1 mSv/年）

放射源活度 （mCi）	植入深度 （cm）	患者与家属的 距离（cm）	家属受照剂量 （mSv）
1	20	0	0.056
1	20	5	0.036
1	20	10	0.025
1	20	20	0.014
1	20	50	0.004 5
1	20	100	0.001 5

七、临床评价

（一）胰腺癌治疗中的应用

　　放射性粒子组织间种植治疗胰腺癌已有近 30 年历史，取得了较好疗效。Basil Hilaris 首先报道了用放射性^{125}I 粒子组织间治疗胰腺癌。在 98 例病例中，只有 1 例患者术后死亡。还有 1 例患者因行多次胰腺穿刺活检而并发胰瘘。术后 4 例患者并发脓肿，4 例患者出现胆瘘，3 例患者胃肠道出血，4 例患者深静脉血栓形成，5 例患者出现败血症，9 例患者在治疗过程中出现肝转移。与同中心同期手术切除的胰腺癌患者相比，两种治疗方法的

生存时间没有明显差别。平均生存时间为 7 个月，1 例患者生存了 5 年，且高达 65% 的患者疼痛得到有效控制。

　　Shipley 等比较 12 例^{125}I 粒子内植入治疗的无法切除的胰腺癌患者和 9 例 Whipple 手术以及 1 例全胰切除术患者的生存情况，12 例胰腺癌均已通过穿刺活检证实，局限的胰腺癌的大小直径＜7 cm，而且不适合手术治疗。12 例患者术后接受体外放疗，有 3 例患者进行化疗。手术切除治疗的 10 例胰腺癌患者，术中也进行了^{125}I 粒子植入治疗，以及在残余的胰尾予以 40～45 Gy 的体外放疗。比较结果如下：12 例内植入的患者中，有 5 例出现术后并发症，分别是外分泌性胰腺功能不全 4 例、胃出血 2 例、胰瘘 2 例和十二指肠梗阻 1 例，有些患者出现多种并发症。3 例术前疼痛的患者，术后疼痛完全缓解。进行近距离治疗后患者的生存质量同所对照的手术切除的胰腺癌患者相似，而且没有因手术引起的死亡，平均生存时间为 11 个月。

　　放射性粒子的植入也可经 CT 或体表超声引导，Holm 等人报道了经超声引导下经皮植入^{125}I 粒子的方法，共 7 例患者通过这种方法植入放射性粒子，无一例发生并发症。

　　Thomas Jefferson 大学报道对 81 例局限但手术不可切除的胰腺癌患者行放射性^{125}I 粒子组织间植入，治疗的剂量为 120 Gy，辅助以 50～55 Gy 体外放疗，以及 5 - FU 化疗。肿瘤局部控制率为 71%，早期致死率为 34%，晚期并发症发生率为 32%，平均生存时间为 12 个月，2 年和 5 年生存率分别为 21% 和 7%。北京大学第三医院对 13 例无法切除的胰腺癌患者进行了^{125}I 粒子植入治疗，术后患者生活质量改善，近期效果明显，其中 1 例患者生存期最长达 18 个月，没有任何复发转移征象，2 个月 CT 检查肿瘤全部消失。吕孝鹏等对 16 例经病理证实不可切除的胰腺癌患者施行^{125}I 粒子植入，经随访 11 例疼痛患者中 10 例症状明显减轻，3 例肿瘤缩小，1 例肿瘤增大，4 例 I 期患者生存期均在 20 个月以上。有研究表明对于 $T_1N_0M_0$ 患者粒子种植后合理配合化学治疗，短期内肿瘤体积减小 30% 以上者，中位生存期明显提高。

目前为止,关于超声内镜引导下放射性粒子植入的 2 个临床报道均来自中国。入选的患者均为中晚期无法手术的胰腺癌患者。孙思予等报道 15 例患者,平均每例患者植入 22 粒放射性粒子,平均生存时间 10.6 个月,其中 27% 的患者达到局部缓解的治疗效果。仅有 3 例患者出现轻微胰腺炎和假性囊肿,没有发现严重并发症。上海第二军医大学附属长海医院消化内科金震东等报道了一项前瞻性单中心的随机对照研究,发现放射性粒子植入和吉西他滨化疗相结合后,患者的生存时间为 9 个月,与单纯吉西他滨化疗相比,并没有有效地延长患者的生存时间。局部的缓解率仅为 13.6%。但是,该研究发现,放射性粒子植入治疗后,可以有效地缓解患者的疼痛评分,有效时间可持续一个月。

受该研究启发,金震东等报道在 EUS 引导下,将放射性粒子植入腹腔神经节周围,从而达到有效缓解疼痛的治疗目的。将 0.7 mCi 的放射性粒子植入 15 例患者的腹腔神经节周围,与药物治疗组相比较,在短期疼痛缓解方面,两者并无显著差异。在疼痛的长期缓解率方面,前者明显优于后者。

[125]I 粒子是最适合的放射性粒子植入材料,主要因为其较低的放射能量,从而使肿瘤周围的重要正常组织的损伤降到最低。然而[125]I 粒子也有其不利因素,[125]I 粒子的半衰期较长,计量率较低,难以控制倍增时间较短的肿瘤。目前推荐粒子治疗后一个月建议加外放疗,剂量 35～50 Gy。由于术中和术后病理重新分期,建议放疗后加全身化疗,化疗方案可采用吉西他滨加顺铂,共 4～6 个周期。

(二)肝癌治疗中的应用

对于原发性肝癌[125]I 粒子植入的报道不多。王俊杰等对肝癌合并门静脉癌栓者实施粒子植入治疗。B 超引导下,经肝脏穿刺放置导管于门静脉癌栓部位,抽出导丝放置粒子,间距 1 cm,粒子数 6～12 颗,匹配周边剂量 60～110 Gy,术后随访 2～8 个月,术后 1 个月内门静脉血流畅通,其中 1 例 2 个月后死于上消化道出血。

对于恶性肿瘤转移至肝脏者,Martinze 等对于 56 例结直肠癌肝转移患者进行[125]I 粒子植入,5

年的随访结果显示:1、3 和 5 年肝脏转移病灶的控制率分别为 41%、23% 和 25%,而且单发转移的 5 年控制率为 39%,高于多发转移的 9%;1、3 和 5 年的生存率分别为 71%、25% 和 8%,中位生存时间为 20 个月(17～23 个月)。术后并发症较少,仅 3 例患者转氨酶一过升高。毛文源等研究 32 例结直肠癌肝转移后行转移灶切除加[125]I 粒子植入,随访 3～4 年,32 例中 11 例死亡,平均存活 29.6 个月,其余 21 例仍存活。3 年生存率达 75%(24/32),4 年生存率为 65.2%(21/32),其中转移灶为 1～3 个占 24 例,生存 4 年者均属其中,4 个以上者 8 例,最多为 6 个转移灶,生存期均较短,说明发生肝转移时要获得长期存活,转移灶数目是最重要的影响因素。可见,彻底切除结合[125]I 粒子植入放疗是对结直肠癌肝转移的最有效方法,但应注意选择具体放射剂量和手术方式。

(三)胃癌治疗中的应用

胃癌为中度放射敏感的肿瘤,由于正常胃组织和小肠等腹腔器官放射耐受量低的限制,使临床上难以给予根治剂量。而[125]I 放射性粒子剂量低,应用定位准确,副作用小,因而对肿瘤病灶可起到进一步治疗的作用。毛文源等将[125]I 粒子永久植入治疗 II～IV 期胃癌患者 13 例,粒子植入量为 30～50 颗,植入部位分别在肿瘤组织、可疑侵犯部位和转移途径,12 例患者无 1 例发生严重并发症及死亡,5 例已存活 27 个月,4 例 14 个月,2 例 12 个月,1 例 6 个月。侯文浩等也有报道应用[125]I 粒子种植治疗晚期胃肿瘤,有效率达 75%,平均缓解期为 4 个月,中位生存期为 40 个月。

八、超声内镜专用的治疗计划系统

在传统的放射粒子植入治疗中,计算机辅助的治疗计划系统是不可或缺的。通过计算机程序,可以确定放射性粒子的数量、植入位置和植入剂量,并据此推算出肿瘤区域的剂量分布情况,从而达到最佳的治疗效果。传统的治疗计划系统都是依据 CT 或 MRI 的影像学资料进行设计计算的,并没有 EUS 专用的治疗计划系统。

由于 EUS 扫查的特点,在 EUS 引导下植入的放射性粒子,其在空间的排布很难达到均匀分布的特点。这就为计算肿瘤区域的剂量分布造成了很大的困难,并严重影响了 EUS 引导下粒子种植的治疗效果。因此,开发 EUS 专用的放射治疗计划系统,在开展 EUS 引导下种植治疗的过程中是非常重要的。

第二军医大学附属长海医院消化内科刘岩等开发出一种基于 EUS 图像的放射治疗计划系统,通过计算机模拟放射性粒子在 EUS 图像上的分布,计算出 EUS 图像上肿瘤区域内任意一点的剂量。并对 EUS 引导下放射性粒子植入后 15 例患者进行了回顾性分析,通过计算,发现当肿瘤边缘剂量>90 Gy 时,肿瘤指标 CA19 - 9、肿瘤体积和生存时间都有很大改善,值得在临床应用中进一步推广。

九、前　景　展　望

综上所述,放射性粒子内植入治疗的出现,弥补了化疗和常规外放疗的不足之处,提高了肿瘤治疗效果,以其微创的方式为难以治疗的恶性肿瘤和晚期肿瘤患者提供了生存机会,提高了生活质量。随着粒子植入技术的完善和影像技术的发展使靶区确定更加准确,计算机控制放疗剂量更加优化,使靶区剂量分布更加满意,放射性粒子植入疗法将出现更加广阔的发展前景。

超声内镜引导下种植放射性粒子治疗腹部肿瘤有如下优势:① 可以避开血管、胰管等重要结构;② 粒子空间分布更均匀;③ 并发症发生率低;④ 便于一般状况差无法手术患者的治疗。超声可显示术中进针位置,术中实时显示粒子分布。

虽然超声内镜引导下种植放射性粒子治疗腹部肿瘤已有初步进展,但仍存在一些亟待解决的问题:① 仍属于局部治疗,需联合外科、外放疗和化学治疗等其他治疗手段,以求达到最佳治疗效果;② 各种腹部肿瘤治疗计划实施和最佳剂量仍不明确,有待多学科协作探讨、研究;③ 不同增殖速率的肿瘤如何选择不同放射性核素,以获得最大的杀伤效应。

（刘　岩　杜奕奇　金震东）

第三节　EUS 下瘤体内药物注射术

超声内镜引导下的细针注射技术（EUS - guided fine needle injection,EUS - FNI）是随着超声内镜下细针穿刺活检（EUS - FNA）技术而发展起来的内镜介入治疗技术。该技术的出现使得超声内镜不仅可对毗邻消化道的病变进行诊断和鉴别,更可以在超声内镜的实时引导下将各种药剂经细针注入病灶内部进行治疗,大大拓宽了经超声内镜介入治疗的范畴。随着技术的进步,目前的注射治疗已包括了经食管、经胃、经十二指肠等多种方式,注射的病灶包括恶性肿瘤和部分良性病变,注射范围包括消化道腔内和腔外,注射药剂有多种类型。广义的 EUS - FNI 还包括腹腔神经节或丛阻滞技术（EUS - CPN）、实体或囊性肿瘤的无水乙醇注射消融术、实体肿瘤的近距离放疗技术、神经内分泌肿瘤的注射术、肿瘤术前标记术等多种技术。此外,越来越多新方法、新技术的尝试正不断被报道。经超声内镜下的细针注射治疗由于有超声的实时引导,有彩色多普勒显示血管分布,因而是一种相对安全的内镜介入技术。本章主要讨论与胰腺肿瘤相关的细针注射技术。

一、适应证、禁忌证与并发症

（一）适应证

（1）失去手术机会或术后复发的胰腺恶性肿瘤的瘤体内注射治疗。

（2）胰腺恶性肿瘤全身化疗的辅助治疗。

（3）胰腺肿瘤的无水乙醇消融治疗。

（4）胰腺肿瘤的术前或放疗前标记和胰腺神经内分泌肿瘤的文身技术。

（二）禁忌证

1. 绝对禁忌证　极少。

（1）患者不能配合。

（2）已知或怀疑消化道穿孔。

（3）急性憩室炎。

（4）对注射药剂过敏。

2. 相对禁忌证

（1）术者缺乏 EUS - FNA 的经验。

（2）上消化道存在重度狭窄。

（3）病变周围密布血管，穿刺路径无法避开。

（4）患者心、肺功能不全或不能耐受麻醉。

（5）凝血机制障碍。

（三）并发症

主要的操作相关并发症同 EUS - FNA，主要包括出血、感染、穿孔等，发生率稍高于常规胃镜检查，低于其他内镜介入治疗。少见并发症包括胆或胰瘘、急性胰腺炎、发热、气胸等。与注射药物相关的并发症主要为过敏反应、免疫原性反应等。

二、术 前 准 备

1. 患者准备

（1）术前常规检测凝血功能，有黄疸者术前 3 日每日肌内注射维生素 K_1，做心电图检查。了解心肺疾病史。女性患者，避开经期进行治疗。

（2）术前 3 日停用影响凝血药物，如双嘧达莫（潘生丁）、华法林、氯吡格雷、非甾体类抗炎药等。

（3）穿刺当日术前禁食、禁饮 6 h。

（4）建立静脉通道。

（5）不宜行静脉麻醉者术前注射地西泮、阿托品。

（6）术前口服祛泡剂。

2. 术者准备

（1）详细了解病史，选择合适的注射方式及药剂。

（2）根据患者影像资料了解病灶大小、穿刺部位及其毗邻脏器位置分布及相互关系，选择合适的注射部位。选择注射点原则是寻找避开血管的最短穿刺路径。如胰头肿瘤选择十二指肠降部或球部进针，胰体尾则选择胃体部进针。

（3）根据注射部位、方式和药剂，选择合适的超声内镜及穿刺针。

三、操 作 器 械

1. 穿刺超声内镜　包括环轴和纵轴式超声内镜，前者可清楚显示病灶及其周围组织全貌和结构关系，但难以显示针道和针尖，后者可清晰显示针道和针尖，有利于安全进行介入治疗，但难以显示病灶及周围组织全貌（图 19 - 3 - 1，图 19 - 3 - 2）。对于超声内镜下注射治疗来说，纵轴式穿刺镜更为合适。

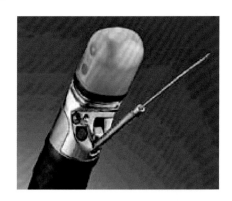

图 19 - 3 - 1　Olympus 公司 UMD240P 穿刺专用纵轴式超声镜，扫查范围 270°，具备抬钳器

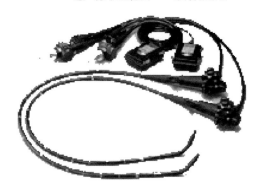

图 19 - 3 - 2　Olympus 公司 UC2000P 穿刺专用超声镜，配备超小型头端振子，便于插入，具备抬钳器

2. 微探头超声　有学者在微探头引导下行胃肠道黏膜下肿瘤和紧贴胃壁的胰腺囊肿穿刺。

3. 穿刺针　用于超声内镜下注射的常用穿刺针有 Wilson-Cook 超声穿刺针、Bosten Scientific 穿刺针、Olympus 穿刺针等(图 19-3-3,图 19-3-4),用于注射较多的为 Wilson-Cook 穿刺针,操作方便,有多种选择,针长 4～8 mm,规格为 19G、22G、25G 不等,某些 19G 型号可通 0.035in 导丝用于囊性病灶的引流。

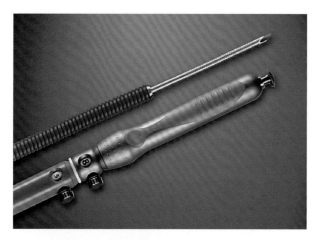

图 19-3-3　Wilson-Cook 超声穿刺针及其手柄

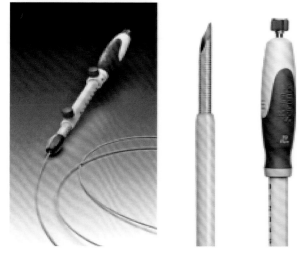

图 19-3-4　Bosten Scientific 超声内镜穿刺针及其手柄

四、注 射 技 术

穿刺基本技术与 EUS-FNA 大致相同,由操作者选择穿刺点,进针并保持稳定,助手负责注射。

(1) 注射前先行 EUS 扫查,清晰显示病灶,了解病变位置、大小、侵袭范围、周围淋巴结情况及病变周围血流分布情况,通过拉镜或旋转镜身选择合适的穿刺平面(图 19-3-5)。

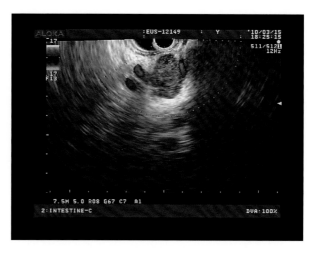

图 19-3-5　EUS 扫查见胰头肿瘤及其周围血管

(2) 测量可穿刺深度,选择合适的穿刺针。

(3) 将带有针芯的穿刺针及外套管插入内镜活检孔,到位后将针略推出外套管以显示针尖方向。

(4) 根据可穿刺深度确定穿刺针进针长度,在手柄上固定,调节抬钳器使针尖尽量沿病灶最大径走向,内镜超声引导下将针刺入病灶深部(图 19-3-6)。

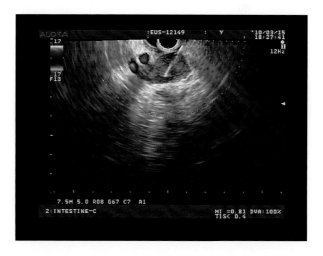

图 19-3-6　EUS 引导下将穿刺针刺入胰头肿瘤深部

(5) 拔出针芯,负压回抽无血,连接抽好药物的注射器,在瘤体内边退针边注入药物,穿刺针不要全部退出瘤体(图 19-3-7)。

(6) 穿刺针退至近瘤体边缘时停止注药,略微调节抬钳器改变进针方向,再次进针至瘤体深部,边退针边注射,必要时重复此步骤,使药物在瘤体

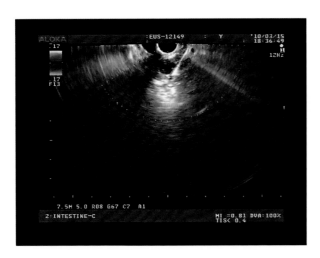

图 19 - 3 - 7　EUS 下瘤体内注射后呈云雾状改变

内分布均匀(图 19 - 3 - 8)。如病灶较小,首次注射超声下即观察到全部病灶内呈云雾状改变时也可不必改变位置重复注射。注射剂量取决于肿瘤大小及药物的特性。

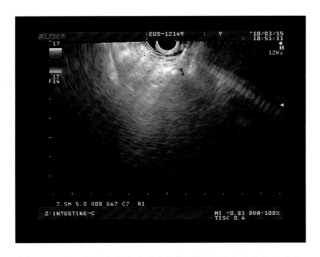

图 19 - 3 - 8　略改变方向后再次注射,使整个瘤体药物均匀分布

(7) 注射完毕,将针管退回外套管内,拔出穿刺针,内镜下观察进针点有无出血及血肿,少量出血,可用镜身或水囊局部压迫即可止血,如出血量较多,应行内镜下止血。

五、术后处理

(1) 术后 24 h 卧床休息,监测生命体征及腹部体征,注意出血及穿孔征象,观察药物免疫原性反应及过敏反应。

(2) 禁食 12～24 h,静脉输液支持治疗。

(3) 抗生素预防感染。

(4) 静脉使用制酸、止血药物。

(5) 如出现发热等免疫原性反应而中性粒细胞未见升高,可仅予物理降温等对症处理。如出现消化道大出血或较大穿孔等严重并发症应立即予内镜下治疗或外科治疗。

六、临床应用

随着超声内镜技术和器械的发展,超声内镜的应用早已不仅局限于诊断范畴,而更多地向内镜下介入方向发展。EUS - FNI 是伴随 EUS - FNA 发展起来的介入治疗技术,这一技术的出现使得超声内镜更多地进入了介入性内镜领域。目前学术界利用该技术治疗各种肿瘤的尝试正方兴未艾。超声内镜可以直达紧贴肿瘤病灶的消化道管壁,并为穿刺提供实时清晰的超声引导,可以有效达到安全的最短穿刺路径,且定位准确。EUS - FNI 在介入性内镜中扮演着越来越重要的角色,用于缓解癌症患者疼痛的超声内镜下腹腔神经节阻滞术、ERCP插管失败时超声内镜引导下胆管造影、实体性肿瘤的射频消融治疗及胰腺肿瘤的组织间放疗粒子植入术均是基于这一技术发展而来,本书有专章讲述,这里不再赘述。本章着重介绍超声内镜下胰腺肿瘤的注射治疗。

胰腺癌的注射是 EUS - FNI 肿瘤注射治疗的典型代表。胰腺癌通常起病隐匿,诊断时多数患者已失去根治性手术机会,除化疗外,瘤体内局部治疗是治疗胰腺癌、延长生存期、改善患者生活质量的重要手段,由于胰腺位置隐蔽,其余影像学手段引导下的瘤体治疗往往路径较长,风险较大,超声内镜引导下瘤体穿刺在不同给药途径中具有独特的优势,已成为胰腺癌瘤体注射治疗的最重要手段。注射药剂主要包括化疗药物、无水乙醇、免疫制剂、新型基因治疗制剂等。随着技术及器械的进展,对其他肿瘤的注射治疗也多有尝试。

(一)基因治疗

基因治疗是指将细胞的遗传物质(核苷酸)通过某种手段转移到靶细胞(机体的免疫细胞、瘤细胞或其他的一些能起到治疗作用的细胞)中以纠正或扰乱某些病理生理过程。所使用的基因有细胞因子及免疫相关基因、药物抵抗基因、自杀基因、抑癌基因、反应核酸序列等。所使用的载体主要为逆转录病毒及脂质体，腺病毒的使用有增多趋势。目前，开展较多、技术较为成熟的药物有 2 种。

1. **免疫基因治疗**　免疫基因治疗是将各类细胞因子基因转导入肿瘤或其他免疫效应细胞，使其在机体表达并分泌细胞因子，或利用其他基因增强肿瘤细胞的免疫原性和(或)免疫系统功能，加速肿瘤消退的治疗方法。胰腺癌肿瘤内注射重组人肿瘤坏死因子(TNF)可抑制肿瘤生长。Sato 等在胰腺癌细胞系 AsPC-1、Panc-1 中转染 TNF 受体 R55 基因，表现出显著高于其母代细胞系的 TNF 敏感性，联合应用突变型 TNF471 具有更强的抗肿瘤作用。TNFerade 是携带人肿瘤坏死因子基因的复制缺陷腺病毒载体，该基因受辐射诱导启动子 Egr-1 的调控。Chang 等人报道将 TNFerade 注入胰腺癌患者瘤体内，17 例经 EUS-FNI，20 例经腹部体外超声，每周瘤内注射 $4 \times 10^9 \sim 4 \times 10^{11}$ pu 的 TNFerade 共 5 周，联合 5-FU 化疗(每日 200 mg/m²，每周 5 日)和放疗(50.4 Gy)，近期疗效观察取得了较满意的结果，EUS-FNI 中未出现明显的并发症。随后有应用该方案治疗胰腺癌多中心研究的报道发表，Ⅰ/Ⅱ期临床试验再次证实了方案的安全性，27 例患者中仅 3 例出现副作用相关性剂量限制，2 例发生胰腺炎，1 例胆道梗阻，其余发热、寒战、疲乏、恶心、呕吐、厌食等毒性反应均在 2 级以下。随机对照Ⅱ/Ⅲ期临床研究尚在进行中，以吉西他滨(或吉西他滨加厄洛替尼)化疗后的连续 5-FU 静脉化疗加放疗为标准治疗，将进展期胰腺癌患者随机分为 2 组，分别给予 TNFerade 加标准治疗或单纯标准治疗，在初步获得结果的 50 例患者中，TNFerade 治疗组的中位生存期为 19.3 个月，远高于标准治疗组的 11.1 个月，TNFerade 治疗组 3 个月后有 73%的患者疾病稳定，27%疾病进展，肿瘤进展及一年生存率方面的指标两组差异尚无统计学意义，但这仅是小部分患者的统计结果，尚待试验全部结束后的最终资料。近期发表的报道中，一例 72 岁的进展期胰腺癌患者经超声内镜下 TNFerade 瘤体注射合并新辅助放化疗治疗后，获得了手术切除机会。

另外，应用 IL-2 基因修饰的胰腺癌细胞瘤苗，可产生特异性主动免疫反应，联合 IL-2 基因和 γ 干扰素基因能诱导更强的抗肿瘤免疫反应。Puter 等以腺病毒为载体将 IL-12 和联合启动子 B 7.1 共同转染荷瘤裸鼠中，可产生延迟免疫反应，用此法治疗后，80%的荷瘤鼠肿瘤完全消退。用父系肿瘤细胞处理这些肿瘤完全消退的荷瘤鼠，其中 70%无肿瘤生长，表明这些鼠体内产生了保护性免疫。Bruno 等将重组人 IL-12 腺病毒基因在超声引导下注入 21 例癌症患者的瘤体内(9 例原发性肝癌，5 例结肠直肠癌，7 例胰腺癌)。注射的剂量为$(2.5 \sim 3) \times 10^{12}$ VP。结果注射后较多见但短暂出现的副作用为发热、不适、出汗、淋巴细胞减少，但是这些反应与腺病毒有关而与基因的表达无关。无累积的药物毒性出现。29%的患者病情稳定，主要是原发性肝癌患者。

2. **抑癌基因治疗**　正常细胞的生长增殖受 2 种生长信号的调控，一种是正性的生长信号，即促进细胞的生长和分裂；另一种是负性的生长信号，抑制细胞的生长分裂。肿瘤的发生是这两种生长信号失平衡的结果。癌基因是指与细胞增殖正相关的基因，它的高表达将使细胞的生长和分裂加快，甚至失去正常细胞的表型成为肿瘤细胞。抑癌基因是指在细胞生长过程中起负性调控作用的基因，能够抑制细胞生长和分裂。研究表明 90%以上的胰腺癌存在 K-ras 原癌基因突变，60%～80%的胰腺癌存在 p53 抑癌基因突变。突变后的 p53 基因，即突变型 p53，是一种癌基因，不仅引起 p53 抑癌活性的丧失，而且可以使编码产物的调节紊乱，细胞分化障碍，生长失控乃至癌变。其蛋白产物的构型发生变化，半衰期延长，稳定性升高，易在细胞核内堆积。通过免疫组化法可检测到它的过量表达。而野生型 p53 蛋白则不能被检测到。因此，p53 蛋白免疫组化阳性，则提示肿瘤细胞有 p53 基因的突变。利用这一点，可以通过把野生型 p53 基因转入胰腺癌细胞，用其表达的野生型 p53

蛋白使肿瘤细胞发生凋亡,从而抑制肿瘤细胞的生长,达到治疗目的。Sven 等将重组腺病毒介导的野生型 p53(Adp53)转入 4 种人和 2 种小鼠胰腺癌细胞中,并联同 5-FU 一起治疗,观察肿瘤细胞的生长扩散及凋亡情况。另将 DSL6A 同源胰腺肿瘤细胞接种于小鼠的皮下,观察肿瘤的大小、凋亡及小鼠的存活情况。试验表明 Adp53 的转导结合 5-FU 治疗明显抑制了肿瘤细胞的生长和扩散,并增加了其中 4 种癌细胞的凋亡。Adp53 还可提高 5-FU 化疗的敏感性,两者在胰腺癌的治疗中有协同作用。另外,还有抑癌基因 p16、p27、p73、DPC-4 等,表达这些基因的腺病毒均可抑制响应基因缺失的胰腺癌细胞株的生长。Kobayashi 等报道腺病毒介导的野生型 p16INK4a 抑制人胰腺癌细胞株的生长。我们对部分失去手术机会的胰腺癌患者开展了在 EUS 引导下将 Adp53 注入胰腺肿瘤内结合静脉化疗的抗癌治疗,结果证实治疗组患者的生活质量没有明显下降,而且相应的疼痛指数在基因治疗较单纯化疗有明显改善,无严重并发症出现。

溶瘤病毒用于治疗肿瘤的研究曾经是肿瘤治疗的另一热点。传统意义上认为溶瘤病毒是依赖其在肿瘤细胞中的持续无限复制而杀灭肿瘤细胞,而近年的研究发现某些溶瘤病毒的作用不仅在于其复制后的物理性膨胀,也与 p53 晚期出核等途径相关,从而导致细胞的凋亡或对化疗药物的增敏,因此我们将其归入基因治疗。由于多数病毒在输入体内后会受到人体免疫系统的清除,因而必须直接注射入瘤体内进行治疗,消化系统肿瘤均位于体内,故 EUS-FNI 是输注溶瘤病毒的理想选择。

Hecht 等人以 EUS-FNI 将溶瘤腺病毒 ONYX-015 注射入胰腺癌组织中,联合吉西他滨化疗治疗了 21 例进展期胰腺癌患者,该病毒被敲除了 E1B 基因,因而仅能在 p53 缺陷的细胞中复制,多数胰腺癌组织中存在 p53 基因突变,因而该病毒能够在胰腺癌细胞内大量复制。该试验中患者注射总剂量自 $2×10^{10}$ pu 至 $2×10^{11}$ pu 不等,每周注射 1 次,共 8 周,结果有 4 例患者病变缓解,6 例疾病稳定,11 例病变进展或因治疗毒性而终止治疗,2 例经十二指肠注射的患者出现穿孔,改为经胃注射后再无患者出现穿孔,2 例出现菌血症,后续患者加用预防性抗生素后未再发生,少数患者出现一过性胰酶升高。该研究证明了在预防性使用抗生素条件下,EUS-FNI 经胃行胰腺癌瘤体内注射溶瘤病毒是安全、可行的。在该研究的基础上,我们对 ONYX-015 的类似药物 H101(重组人 5 型腺病毒)进行了临床研究,对 19 例失去手术机会的进展期胰腺癌患者进行超声内镜引导下的 H101 瘤体内注射,一次注射量为 $2×10^{11}$ pu 至 $3×10^{11}$ pu(根据肿瘤大小),每 28 日注射 1 次,每周期均联合吉西他滨 1 000 mg/m² 静脉化疗,结果有 10 例患者的肿瘤出现了不同程度的缩小(图 19-3-9),3 例出现部分缓解,10 例稳定,6 例疾病进展,

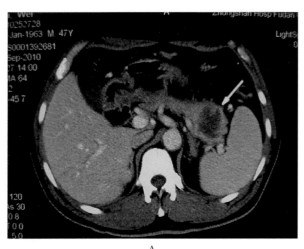
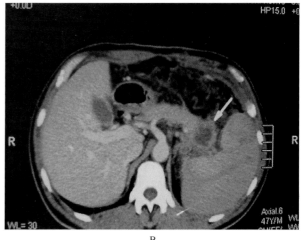

| A | B |

图 19-3-9　A. 患者男性,49 岁,反复中上腹痛伴腰背痛 3 个月,CT 见胰体尾肿瘤 7.8 cm×7.4 cm;B. 治疗开始后 1 个月,肿瘤明显缩小,5.4 cm×4.9 cm

术后部分患者的疼痛评分下降,乏力、纳差症状缓解,11 例患者的 Karnofsky 评分有 10% 以上的升高。与溶瘤病毒有关的不良反应主要为发热、轻微流感样症状、恶心、呕吐、腹泻,仅 1 例患者出现高淀粉酶血症,其余均未出现与操作有关的不良反应。进一步的研究分析正在进行中。

(二)免疫治疗

最早的胰腺癌瘤内免疫治疗在 2000 年由 Chang 等人报道,他们使用超声内镜引导下细针注射技术将同种异体混合培养的淋巴细胞直接注入晚期胰腺癌患者瘤体中,I 期临床试验证明了该方法的安全性和可行性。8 例晚期胰腺癌患者注射后 1 日、1 周、1 个月及 3 个月评价毒性反应,3、6、9、12 及 24 个月后进行影像评价、生化检测及 CA19 - 9 测定,判定肿瘤疗效。结果有 3 例出现高胆红素血症,经更换胆管支架后好转,3 例出现一过性胃肠道反应,7 例有低热,但均在 4 周内消退。无出血、感染,无心、肺、肾毒性及骨髓抑制,未发生操作相关并发症。2 例肿瘤部分缓解(PR,瘤体缩小>50%),中位生存期 13.2 个月,最长 1 例随访 36 个月病情仍稳定。该结果证明瘤体内注射淋巴细胞治疗晚期胰腺癌是可行的、安全的。但在随后同吉西他滨化疗进行比较的 II、III 期临床试验中,该方案由于其与吉西他滨化疗组相比未出现明显受益而被提前终止。

另一种胰腺癌免疫治疗是树突状细胞的注射。树突状细胞是 T 细胞免疫反应中重要的抗原递呈细胞,肿瘤细胞的免疫逃逸状态其中一个原因就是瘤内树突状细胞的失活或缺乏,针对这一特点,Irisawa 等人直接将树突状细胞通过 EUS - FNI 注入胰腺癌组织中,作为全身化疗的辅助治疗。注射前以肿瘤抗原将树突状细胞预激活,并产生针对淋巴结转移的肿瘤特异性免疫反应。共有 7 例患者进行了治疗,注射次数 2～21 次,中位生存期 9.9 个月,2 例患者疾病稳定,3 例疾病进展,2 例失访。所有病例未观察到与该治疗相关的毒性反应和并发症。在美国消化疾病周(DDW)会议上,Nonogaki 等人发表了对进展期胰腺癌进行树突状细胞注射的初步成果,共对 5 例患者进行了一周 2 次的未成熟树突状细胞瘤内注射,同时联合吉西他滨化疗,1 例患者注射后部分缓解获得了根治性手术的机会,2 例患者疾病稳定超过了 6 个月,仅 1 例出现 2 级的白细胞减少。更多的树突状细胞瘤内免疫治疗的研究正在进行中。

(三)化疗药物治疗

瘤体内直接注射化疗药物治疗可提高局部治疗效果,有效减少药物用量及其毒性,这也是肿瘤瘤体内注射最早开展研究的方向之一,对于常规穿刺不能到达的非浅表肿瘤,EUS - FNI 具有穿刺路径短、定位准确、安全性高等优点,可以有效避免药物漏出和周围脏器损伤。常用的化疗药物包括丝裂霉素、5 - FU、吉西他滨等,对于无法切除的肿瘤有一定疗效,但如何保持药物在瘤体内的持续高浓度和有效作用仍是治疗中的难题。目前已经开发出了可携带不同药物的生物可降解凝胶给药系统,Matthes 等人通过 EUS - FNI 将含 6 mg/ml 紫杉醇的可降解凝胶注入猪的胰腺尾部,所有动物均耐受手术,未出现并发症,血淀粉酶水平正常,通过 EUS 和 CT 观察到凝胶局限于胰尾部,组织学亦证实了凝胶在胰腺内部的分布局限性,最后在距注射点 30～50 mm 范围内组织检出了紫杉醇。这一试验证明了 EUS - FNI 下含药凝胶局部注射的可行性和安全性,为进展期胰腺癌局部化疗提供了新方法。

(四)无水乙醇注射治疗

1. **囊性肿瘤的消融或灌洗** 肝脏、肾脏和某些甲状腺的囊性肿瘤可以通过无水乙醇消融达到微创治疗目的,胰腺囊性病变并不少见,但传统手段很难进行准确的穿刺和消融,超声内镜的实时引导可以克服这一问题。

Gan 等人对 25 例无症状胰腺囊性病变患者进行了超声内镜引导下囊肿的无水乙醇灌洗,其中完成了 6～12 个月随访的 23 例患者中,8 例影像学上囊肿完全消失,无操作相关并发症,有 5 例接受了手术切除,组织学证实了囊内上皮烧蚀的效果。另有一项包含 39 例患者的多中心随机双盲研究也取得了类似的结果,仅有 1 例患者乙醇灌洗后出现术后胰腺炎。胰腺囊性肿瘤的治疗稍有不同,最近有一项包含 14 例囊性肿瘤患者的研究报道,肿瘤大小 17～52 mm，对所有患者进行囊内无水乙醇 3～5 min 的灌洗，随后在囊内进行紫杉醇（3 mg/ml）的注射，其中 11 例（79%）患者的囊性肿瘤影像学上完全消失，仅 1 例出现轻症胰腺炎，少数患者出现高淀粉酶血症、定位不明腹痛。该结果表明胰腺囊性肿瘤的超声内镜下消融治疗是安全可行，且有效的，在无法手术的患者中可起到替代外科治疗的目的。上述研究总体结果是满意的。但乙醇消融治疗对复杂的多囊腔肿瘤效果仍受限，且单纯乙醇灌洗仅能烧蚀囊腔表面上皮，结合化疗或其他药物灌洗能否提高消融疗效、加强组织渗透仍需进一步通过长程的更大规模试验进行观察。

2. **实体肿瘤的无水乙醇注射**　无水乙醇瘤内注射用于肝细胞癌或肝转移癌已是临床较为成熟的技术，近年来亦有利用 EUS 引导下肝转移癌注射无水乙醇的报道，但后腹膜或间位器官如胰腺的注射往往存在一定困难且有较大风险，近年来有学者进行了这方面的尝试。Jurgensen 等人报道了经 EUS 引导下无水乙醇注射治疗胰腺神经内分泌瘤的病例，治疗后临床症状消失，形态学好转，生化检查恢复正常，效果十分满意。国内周占春等于术中注射无水乙醇治疗不能切除的胰腺癌。36 例行术中无水乙醇注射的患者相比较于 24 例未行该治疗者，瘤体在术后 2 个月均有明显缩小，随访平均生存期也有明显延长。然而，目前的 EUS 引导下乙醇注射在适应证、注射针的选择、安全注射区域的划分及具体无水乙醇用量等方面仍有许多不确定性，有待进一步大规模的临床试验进行研究。

（陈　洁）

第四节　内镜下光动力治疗术

一、光动力学治疗基本原则

光动力学治疗（PDT）以组织耗氧的光化学反应为基础的临床治疗措施，组织中光敏剂吸收特定能量的光子，从基态转变为单态或三态的激发态（图 19 - 4 - 1），将能量转移给组织中的氧分子产生具有细胞毒性的氧自由基，从而对细胞进行杀伤。

光动力学治疗对组织的选择性取决于以下几个因素：① 辐射几何学；② 光敏剂在正常组织和肿瘤组织中的浓度——血卟啉浓度的 T/N 值为 2，新的光敏剂该值可高达 6；③ 氧气利用率（取决于组织微循环状况）。

细胞膜是单态氧的主要靶点，直接的氧化应激导致细胞凋亡。肿瘤病灶完全破坏需要恶性细胞的数量减少 6～8 个数量级。理论上来说，PDT 只能降低细胞数 2 个数量级，因而不能实现肿瘤组织的完全破坏，这是因为，随着反应的进行，利用氧来杀死细胞的速度会不断降低。但是，PDT 还可通过一些继发效应杀死更多的肿瘤细胞，如微血管损伤所致的缺血、NO 清除导致细胞学损伤、肿瘤抗原暴露后被辅助 T 细胞提呈和识别而发生迟发免疫反应，即使在光照射未涉及的区域也可出现抗肿瘤反应，并且有意想不到的效果。PDT 广泛应用于内镜操作治疗消化道肿瘤，但 PDT 治疗不能获得肿瘤分期的组织标本。

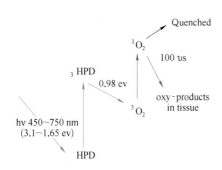

图 19 - 4 - 1　PDT 原 理

光敏剂（血卟啉衍生物，HPD）吸收入射光子能量转变为三态的过渡态，并迅速还原为基态。氧气分子吸收能量后可形成高活性的单态氧。一部分不能被淬灭的不稳定的单态氧在组织中生成有毒害作用的氧化产物

二、光敏剂

光敏剂分子含有单双键交替的共轭大环(卟啉和叶绿素)。外源性光敏剂可直接喷洒在靶组织表面,或通过微循环、静脉注射和口服途径到达靶组织;而内生性光敏剂由前体药物在靶组织局部形成。

第一个被应用于临床的光敏剂是卟啉类光敏剂,是一种复杂的多种卟啉类化合物组成的混合物,由红光激发的(630 nm),常用的剂量率为100 mW/cm²。新近合成的化学纯光敏剂(Lu‐Tex、tin ethyl-etiopurpurin、菌绿素、酞青类)还在试验阶段。m‐THPC(甲基化的四羟基苯基二氢卟酚)是一种可被绿光(514 nm)和红光(652 nm)激发的光敏剂,652 nm 红光较卟啉类光敏剂匹配红光波长更长,因而组织损伤深度增加(可达 10 mm)。

光敏剂前体药物或称之为内生性光敏剂是指5‐氨基酮戊酸(5‐aminolaevulinic acid,5‐ALA),已往它是作为一种皮肤科外用药物,最近被应用于食管疾病(500 mg)。5‐ALA 应用于消化道肿瘤最常用的给药途径是口服(60 mg/kg),经消化后,该光敏剂分子可经代谢转化生成亚铁血红素(图 19‐4‐2),亚铁螯合酶是该反应的限速酶,该限速反应过程中光敏物质原卟啉Ⅸ在靶组织中积聚。原卟啉Ⅸ是由 630～650 nm 的红光激活的光敏剂,其最佳匹配红光波长为 635 nm。

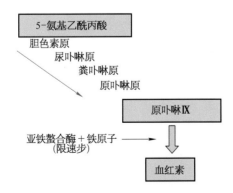

图 19‐4‐2　5‐氨基酮戊酸(5‐ALA)的代谢
外源性 5‐ALA 参与亚铁血红素的代谢,由于亚铁血红素合成的最后一步酶促反应被限制,导致原卟啉Ⅳ在组织中积聚

三、靶组织

能否很好地实施 PDT,很大程度上取决于肿瘤组织所在区域能否被光束载体纤维内镜接近,光束的穿透深度也无疑受到消化道壁层的限制,这就是为何 PDT 仍旧只能用于治愈异型增生和早癌。目前没有充分理由将 PDT 用于缓解实性浸润癌。

在肿瘤周围组织中,光敏剂浓度理应低于肿瘤组织,但各种光敏剂的浓度 T/N 值不尽相同,而脂溶性转运方式是一种较好的转运方式,举例来说,六甲基‐5‐ALA 酯的 T/N 值较 5‐ALA 高。不同光敏剂达到最佳 T/N 浓度值的时间也不同,血卟啉为 48～72 h,而 5‐ALA 为 4～6 h。

不同的靶组织具有不同的 T/N 浓度值,黏膜对光敏物质的选择性吸收是一个有利因素。光敏物质出现在上皮细胞内及固有层中,而光波可达黏膜下层,从而激活光敏物质造成组织坏死、纤维化和缩窄等损伤。5‐ALA 对黏膜有选择性亲和力,一般不用于厚度超过 2 mm 的病变。

四、激光源

最早时所用的是实验室用的激光源,色调激光光源的波长是可调的,调节范围取决于所用染料。这些早期的光源要么是氩气激光,要么是 KTP‐Nd：YAG 激光,它们能产生波长为 630 nm 的高能量光束。再往后,另一些材料被应用于医学领域。相干 λ+ 激光氩气泵色调激光源发射激光的输出能量功率为 2.5 W,而 Lasercope 630 使用 KTP‐Nd：YAG 泵色调激光,其能量输出功率为 7 W,这两种光源都比较贵。现已现世的激光二极管光源是未来技术的方向,它不能调节激光波长,产生单一波长的光束,但是价廉且更方便携带。Diomed 630 的输出功率为 2 W,其产生的光波波长为 630 nm,它可以被安置于其他任何光源装置中。

五、手术操作流程

临床实施胰腺癌 PDT 需要光分配器将光导入胰腺癌组织。第一探针通过超声内镜穿刺插入，该探针是带有扩压器的弹性玻璃纤维，可实现 400 mW/cm(5 cm)的扩散输出。

经过静脉缓慢注射光敏剂 photofrin(2 mg/kg)，达峰时间为数小时，但最佳浓度 T/N 值在 48～72 h 时间段，在这个时间段进行内镜下照射。100～200 J/cm² 的红光到达病灶需要 20～30 min，具体时间取决于病灶的大小。操作是在镇静状态进行的。光敏剂注入后，皮肤的光敏时间会持续 4～6 周，在这段时间，患者需要避免阳光直射。如果 PDT 只是治疗方案中的一部分，放疗和短程放疗的局部耐受性会降低。

六、PDT 内镜治疗的临床评价

光动力治疗胰腺癌的细胞水平研究始于 1988 年，10 年来国外有几个研究组进行了一定的研究，主要侧重于 PDT 在细胞内的作用机制，取得了一些初步结果，但对肿瘤细胞的确切杀伤机制仍不完全清楚。临床应用 PDT 治疗胰腺癌仅有个别病例报道。

七、并 发 症

PDT 的并发症主要包括：皮肤光过敏，在服用 photofrin 后第 8 周左右出现皮肤水肿、大范围红斑及水疱等；明显的皮肤毒性反应，约有 19% 的患者会出现。相对来说，使用 m‐THPC 和 5‐ALA(48～72 h)出现皮肤光过敏的时间更早。内镜并发症包括频发并发症和一过性不良反应(吞咽痛、胸痛)以及严重的罕见并发症(穿孔和出血)。

（王洛伟）

第五节　超声内镜引导下腹腔神经节阻滞术

顽固性腹痛是慢性胰腺炎和胰腺癌晚期的严重并发症，药物治疗常常疗效不佳。过去通常只能通过外科手术缓解此类患者的疼痛，但多数术后症状仍然持续，且创伤大。腹腔神经节阻滞术(celiac plexus neurolysis，CPN)可有效缓解患者的疼痛，最初由麻醉师通过经腰盲穿或 X 线透视下穿刺的方法进行操作，此后出现了许多不同的定位方法，如根据体表骨性标志、X 线引导、体表超声引导、CT 引导和 MRI 引导等。

超声内镜在胃内能清晰显示腹腔动脉干及毗邻结构，超声下腹腔神经节并不显像，但通过它与腹主动脉干的邻近关系可准确定位腹腔神经节(图 19‐5‐1)。近几年来，随着超声内镜引导下细针抽吸活检(EUS guided fine needle aspiration)技

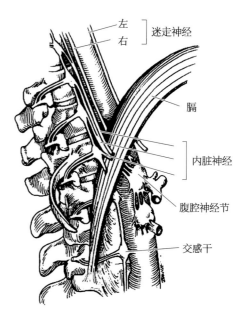

图 19‐5‐1　腹腔神经节

术的成熟,使得超声内镜引导下的 CPN 成为可能(图 19-5-2)。其方法是在超声内镜引导下,通过向腹腔神经节注射化学药物而起到阻滞神经、缓解疼痛的作用,是缓解慢性胰腺炎和胰腺癌所致腹痛的安全有效的方法,尤其适用于改善晚期胰腺癌患者的腹痛。

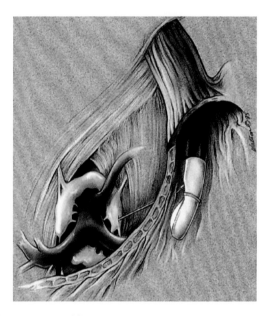

图 19-5-2　CPN 示意图

一、适应证与禁忌证

(一)适应证

(1)确诊恶性肿瘤且已无法切除者(如肿瘤已侵及血管、病理证实为转移瘤和患者不能耐受手术等);且疼痛症状明显,非侵入性治疗方法(如止痛药)疗效不佳,生存期预计不长。

(2)伴有持续性、顽固性腹痛的慢性胰腺炎患者。

(3)原因不明的腹痛患者在超声内镜检查过程中发现患有胰腺癌或慢性胰腺炎时。

(二)禁忌证

(1)有凝血功能障碍的患者。

(2)有腹腔感染的患者。

(3)不能耐受超声内镜的终末期肿瘤患者。

(4)有其他内镜检查禁忌证的患者。

二、术　前　准　备

(一)器械准备

1. 装置

(1)超声内镜探头。常用于穿刺的超声内镜探头有 2 种类型(图 19-5-3):① 线阵扫描型;② 旋转扇形扫描型。常用的超声内镜探头频率为 7.5～20 MHz。

(2)穿刺针(图 19-5-4)。目前使用较多的穿刺针有:① Wilson-Cook 穿刺活检针,规格 22G,可取得 4 cm 范围内的标本。② GIP 穿刺针,规格 22G,针长为 12 cm,穿刺距离较大,只能应用于线阵扫描型超声内镜。现在使用的穿刺针规格大多为 18～23G。穿刺针使用前均需消毒。

2. 阻滞剂　常用阻滞剂是不含防腐剂的局部麻醉药和无水乙醇,有时可加用糖皮质激素如地塞米松等。

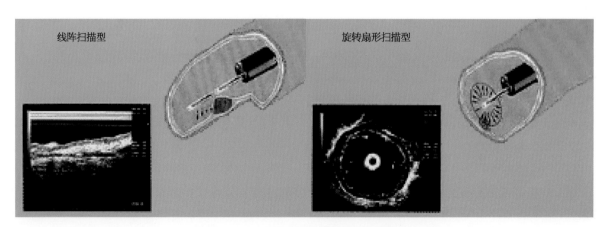

线阵扫描型　　　　旋转扇形扫描型

图 19-5-3　线阵扫描型和旋转扇形扫描型探头

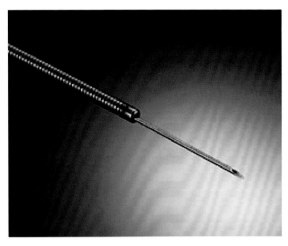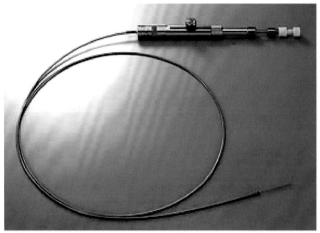

图 19 - 5 - 4　超声内镜穿刺针

局部麻醉药的止痛作用有以下机制：① 抑制了神经节功能，使其疼痛介质的合成和释放产生障碍；② 腹腔动脉有胰血管分支，根部阻滞引起动脉扩张，改善胰微循环，加速疼痛介质的清除。

常用 2%利多卡因、0.25%丁卡因或 0.5%布比卡因，注射后起效快，但作用消失快，通常与其他药物联合使用。可减轻其他药物注射时的疼痛。

无水乙醇有组织凝固和神经纤维脱髓鞘作用，可破坏神经节及纤维，中断痛觉通路，实现长期止痛。直接使用无水乙醇，患者会有不适感觉，通常先注入布比卡因 10 ml 以减轻不适，再注入无水乙醇。

糖皮质激素能减轻局部炎症渗出，减少炎症介质的释放，也有较长时间的止痛疗效。水溶性的糖皮质激素注射时无明显疼痛。需注意使用糖皮质激素后穿刺局部感染可能性增加，须预防性使用抗生素。

由于无水乙醇阻滞并发症较多，因而慢性胰腺炎等良性疾病患者常选用布比卡因等长效局麻药联合糖皮质激素进行阻滞；而对于需要长期止痛的胰腺癌等恶性疾病患者，由于布比卡因的止痛作用会逐渐减弱，应选择无水乙醇联合糖皮质激素进行阻滞。

（二）患者准备

（1）向患者或其家属交代情况，特别要强调可能出现（虽然极少发生）的神经损伤、出血、感染等较严重的并发症，获得他们的知情同意。

（2）CPN 术前一晚禁食，术前应用抗凝剂。

（3）术前静脉联用哌替啶加咪达唑仑镇静；若患者已用过一段时间的麻醉止痛剂，可再加用氟哌利多。

（4）若使用糖皮质激素为神经节阻止剂，必须在术前使用广谱抗生素，如第二代头孢菌素（尤其当患者正在服用抑酸剂时）；而若使用无水乙醇作为阻止剂，因其具有杀菌作用，术前不一定要使用抗生素。

三、操作步骤

腹腔神经节在主动脉前方，通常位于 L1 水平，可在 T12 到 L2 水平之间变动。它分为左右两部分，两部分的位置与腹腔干起始部的关系相对恒定，右神经节通常位于腹腔干起始部下方 6 mm，而左神经节通常位于腹腔干起始部下方 9 mm（图 19 - 5 - 5）。

患者取左侧卧位后，静脉应用镇静剂（具体药物见"患者准备"）。整个操作过程中进行无创血压、心电图及血氧饱和度监测。超声内镜经口进入胃内后，可经胃后壁矢状位观察到主动脉，先用超声内镜在胃小弯近端后方沿主动脉找到腹腔干起始部（大多数患者都很容易找到，并可用彩色多普勒进行证实）。

在超声内镜下腹腔神经节是一个完整的结构（图 19 - 5 - 6）。确定主动脉位置后将探头向患者

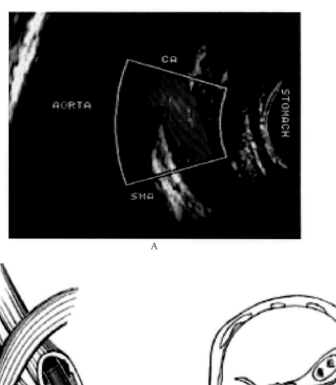

A

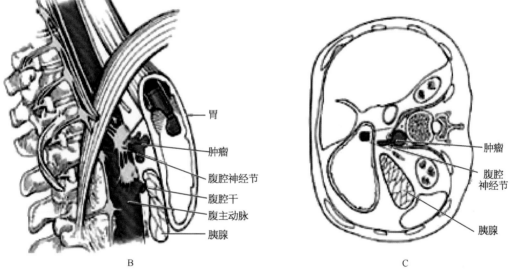

B

C

图 19 - 5 - 5　腹腔神经节毗邻关系及超声内镜图像

AORTA：主动脉；CA：腹腔动脉；SMA：肠系膜上动脉；STOMACH：胃

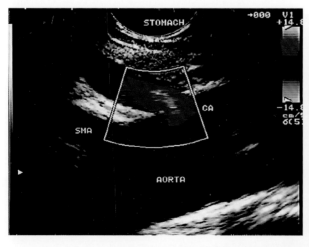

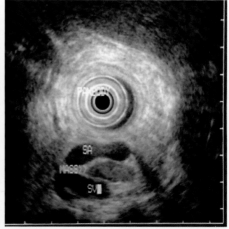

图 19 - 5 - 6　超声内镜下腹腔神经节定位

AORTA：主动脉；CA：腹腔动脉；SMA：肠系膜上动脉；STOMACH：胃

左侧旋转,直到腹腔干起始部刚消失,但仍能看见主动脉为止。

小口径的 FNA 针抽出管芯后,用灭菌生理盐水冲洗,FNA 针上的吸引导管接 5 ml 吸引注射器,将这套装置穿过活检孔。一旦吸引导管穿过了活检孔,针即穿过胃壁进入患者腹腔(图 19 - 5 - 7)。

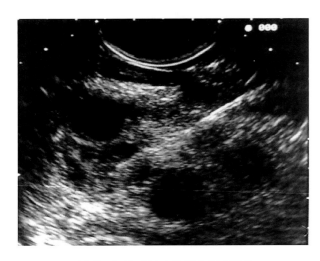

图 19 - 5 - 7　超声内镜引导下穿刺注射

在超声内镜引导下将穿刺针置于主动脉一侧,用 5 ml 生理盐水冲洗掉穿刺过程中留在针内的组织,回抽无血后,即可注入阻滞剂。注射局部麻醉药物和糖皮质激素后可见到局部药液浸润形成的液性暗区(图 19 - 5 - 8)。如注射无水乙醇,注射后可见到组织凝固后的高密度回声(图 19 - 5 - 9)。

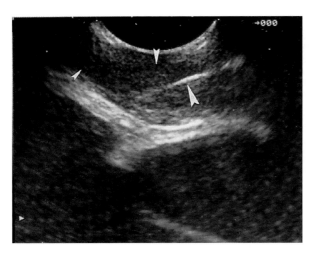

图 19 - 5 - 8　注射针周围出现液性暗区

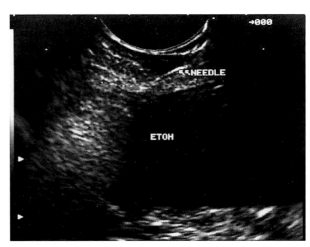

图 19 - 5 - 9　注射无水乙醇出现高回声

在退针时用生理盐水冲洗针道造成的无效腔,保证阻滞剂全量进入患者体内。然后以同样的操作方法在主动脉的另一侧进行阻滞。

双侧阻滞完成后,用彩色多普勒检查腹腔动脉及肠系膜上动脉的血流是否正常。

在操作过程中,静脉补充生理盐水 500 ml,平均操作时间约为 15 min。操作完成后,要检查患者是否能站立及有无其他并发症出现(恢复期约为 2 h)。

四、注意事项及术后处理

(1)穿刺时注射器内抽生理盐水,待位置确定后方可换抽药物的注射器。

(2)注入阻滞剂前先回抽,确定未穿刺入血管中方可注入阻滞剂。因针道长而细,回抽应维持10 s。

(3)应先注射局部麻醉药物后再注射无水乙醇以免引起剧烈疼痛。

(4)注射后数分钟可出现血压轻度下降,属于阻滞后血管扩张的表现,可适当补充血容量。

(5)整个过程需要监测患者血压、脉搏、呼吸。

(6)术后处理与普通上腹部内镜检查相同,但要严密观察患者的生命体征:术后 1 h 内每15 min 测量 1 次患者的血压、心率、呼吸频率和体温等,然后每 30 min 测量一次,直到患者清醒,可以行走时。注意观察有无并发症发生,如:截瘫、肠缺血坏死、气胸、腹胀、腹泻、体位性低血压、胃轻瘫和感染等。

五、并发症及处理

超声内镜引导下 CPN 也会出现一些并发症，其中较为严重的有：截瘫、肠缺血坏死及气胸；较轻的有：腹部绞痛、腹胀、腹泻、体位性低血压、胃轻瘫、术后感染及低氧血症等。这些并发症都为时短暂且不严重，极少出现生命危险。

1. 腹泻　发生率为 20%～40%，由于 CPN 阻断了交感神经，使得小肠运动加强，导致一些患者产生严重腹泻，常在 7～10 日后自行缓解。但长期应用吗啡而引起便秘的患者却更愿意接受 CPN 引起的腹泻。

2. 低血压　发生率为 18%～38%，术前用镇静剂可使血压下降，而主要是因为 CPN 阻断了交感神经，造成血压下降。可导致体位性低血压。这种低血压为时短暂，通过操作中补液可改善，必要时可应用血管加压药。

3. 术后感染　若患者使用过抑酸剂，且阻滞剂选用布比卡因和激素，则胃中的细菌移生后会导致胰周脓肿，预防的方法是在术前、术后应用广谱抗生素。

4. 与乙醇有关的并发症　乙醇可迅速吸收入血，15 min 后血中浓度达高峰。在此期间，有些患者会出现急性乙醇中毒症状，表现为脉搏增快、面红和出冷汗等。但此时测定血中乙醇浓度常远远低于中毒剂量。大多数情况下急性乙醇中毒症状在几小时内消失，不需要特殊治疗。乙醇还可引起神经损伤，CT 引导下后径路 CPN 时更易发生，严重的可导致半身不遂。其原因可能是注入乙醇后出现了可逆性的动脉痉挛，造成了脊髓缺血。此外，乙醇还可引起显著的腹泻、腹膜后出血和体位性低血压。但由于超声内镜引导下 CPN 是前径路的，且可精确定位腹腔干，因此应用乙醇的副作用较少。布比卡因和激素无效时，用乙醇进行超声内镜引导下 CPN 可取得较好疗效，但用乙醇进行 CT 引导下的 CPN 则疼痛无明显改善。

六、临床评价

（一）疼痛缓解率

有研究表明胰腺癌患者接受超声内镜引导下腹腔神经节阻滞后，疼痛缓解率可达 79%～88%；胰腺炎患者的疼痛缓解率较低，为 50% 左右。Wiersema 等对 30 例经超声内镜引导下 FNA 确诊为胰腺癌的患者进行腹腔神经节阻滞术，阻滞剂为 0.75% 布比卡因 3 ml 和 98% 无水乙醇 20 ml。术后在第 2、4、8 和 12 周进行随访（平均随访期 10 周）发现，79%～88% 的患者疼痛得到持久缓解，82%～91% 的患者止痛药使用量减少，仅有 4 例患者出现一过性腹泻（48 h 内），而无一例发生截瘫、神经源性疼痛和气胸等并发症。Gress 等的另一项试验也是治疗慢性胰腺炎患者（共 90 例经 ERCP 或超声内镜确诊为慢性胰腺炎的患者，其中男性 40 例，女性 50 例），阻滞剂为 0.25% 的布比卡因 10 ml 和糖皮质激素 3 ml（40 mg）。结果 55%（50/90）的患者总体疼痛指数改善。在随访期的第 4 和第 8 周，平均疼痛指数由 8 降至 2（$P<0.05$）。12 周及 24 周后仍有 26% 和 10% 的患者维持疗效，其中有 3 例患者在第 35 至 48 周时仍无疼痛。2 例出现并发症（胰周脓肿 1 例，后腹膜假性动脉瘤 1 例），与 CT 引导下 CPN 的并发症发生率相似。Gress 指出术前、术后应用抑酸剂和预防性应用抗生素是必要的。该研究发现年龄 <45 岁的患者和曾因慢性胰腺炎行胰腺手术的患者对 CPN 反应较差，国内孙思予等认为年龄 <45 岁的患者该疗法也有效。

（二）止痛药使用情况

多数患者在接受超声内镜引导下 CPN 后，止痛药的用量会减少。Wiersema 等的一项试验对 64 例胰腺癌和 9 例慢性胰腺炎的患者进行了超声内镜引导下 CPN。在术前和术后观察止痛药剂量是否减少。结果发现，止痛药剂量减少和不变的占 72%～81%。

（三）与 CT 引导下 CPN 的比较

Gress 等比较了超声内镜和 CT 引导下的

CPN 对慢性胰腺炎导致的慢性上腹痛的治疗效果。他们对 10 例慢性胰腺炎患者行超声内镜引导下 CPN，另对 8 例患者行 CT 引导下的 CPN。在阻滞前后对两组患者都进行了疼痛评分，结果发现超声内镜引导下 CPN 使 50%（5/10）患者的疼痛指数明显改善，止痛药的使用量减少。术后平均随访 15 周（8～24 周），其中 40% 的患者疗效持续了 8 周，30% 的患者疗效持续了 24 周。而 CT 引导下的 CPN 仅有 25% 的患者（2/8）疼痛获得缓解。术后平均随访时间 4 周（2～6 周），仅一例患者在随访结束时仍然有效。超声内镜引导下 CPN 与 CT 引导下 CPN 比较，可以使用较大剂量的镇痛药，且不会出现 CT 引导下后径路 CPN 引起的背痛。超声内镜引导下 CPN 的价格也较 CT 引导下 CPN 便宜。此外，超声内镜引导下 CPN 避免了 CT 引导下后径路注射时需左右两侧分别穿刺阻滞的做法，简化了操作程序，减轻了患者的痛苦，也降低了治疗的危险性。

（四）消化道支架术后的 CPN

胰腺癌或小部分慢性胰腺炎可以导致消化道阻塞，通常可放置金属支架治疗。一般认为在放置了网状金属支架后不能再进行超声内镜定位下 CPN。新近 Gress 认为对于这些患者，使用线阵超声可能会获得较好的超声图像（图 19‐5‐10）。

（五）超声内镜引导下 CPN 的优点

截瘫是 CPN 最严重的并发症，经典后径路阻滞的患者中约有 1% 会出现此并发症。截瘫是由于针刺入脊髓动脉或刺入脚后区（刺入脚后区的阻滞剂会向后扩散，到达脊椎管，造成脊髓坏死）。实验证明，超声内镜引导下的 CPN 由于是前径路，注入的阻滞剂多向头尾两侧扩散，向后扩散的很少，因而极少造成截瘫。

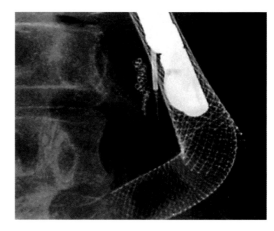

图 19‐5‐10　网状金属支架术后超声内镜检查

超声内镜引导下 CPN 由于是前径路，不穿过膈肌，较少出现气胸，而气胸在后径路却经常出现。

超声内镜引导下 CPN 可整合到诊断或治疗性 ERCP 的操作过程中，恢复期也包含在 ERCP 的术后恢复期中，这种结合安全、有效、花费少。

由于器械和穿刺针较 CT 引导下经皮前径路穿刺更接近神经节，因而止痛效果较 CT 引导下经皮前径路穿刺更佳，且价格也较 CT 引导的 CPN 便宜，因而效能‐成本比更高。

可以使用较大剂量的镇静药，且由于是前径路，不会出现后径路 CPN 带来的背痛，因而患者较易接受。

（王洛伟　金震东　李兆申）

第六节　EUS 下腹腔神经节¹²⁵I 放射性粒子植入术

腹痛是胰腺癌患者最突出的症状。诊断时有 75% 的患者主诉有腹痛，而对于晚期胰腺癌患者腹痛出现的比例超过 90%，胰腺癌疼痛往往剧烈而顽固，显著增加体力及机体消耗，生活质量差，因此，姑息性治疗的主要方面就是有效控制疼痛，改善患者生活质量。目前治疗疼痛的主要途径是基于世界卫生组织（World Health Organization，WHO）2000 年所公布的癌性疼痛三级阶梯药物治疗方案，但有时这种治疗并不能相应改善疼痛，或者由于阿片类药物相关副作用诸如便秘、恶心、抑郁等限制了所使用药物的剂量。胰腺癌疼痛的传导是通过腹腔神经节（celiac ganglion，CG）换元后再上传中枢从而产生疼痛感觉，因此腹腔神经丛阻滞（celiac plexus neurolysis，CPN）可通过阻断感觉神经的传导而达到止痛目的。目前神经破坏剂国内外绝大多数使用无水乙醇。荟萃分析显示与口服止痛药相比，腹腔神经丛阻滞术虽能有效缓解疼痛，但视觉模拟评分较术前仅减少 6%；持续时间不长，仅 8 周左右，65% 患者临终前有中到重度疼痛，10% 需要再次行腹腔神经丛阻滞术。另外由于无水乙醇瞬间阻断交感神经占优势的神经丛，从而出现体位性低血压、腹泻的副作用，一些严重的并发症如截瘫、后腹膜出血等也有陆续报道。对行腹腔神经丛阻滞术患者尸检后发现无水乙醇仅能破坏神经外膜，神经纤维内部以及神经元均完好无损，因此寻找一种能更好更彻底地破坏神经元而安全性更高的办法对于缓解疼痛、改善胰腺癌患者生存质量具有显著意义。

随着放射肿瘤学的发展以及肿瘤患者生存期不断延长，周围神经放射性损伤的发病率也随之增加，已有很多临床资料显示了放射治疗引起的周围神经病变。因此有学者开始尝试有目的地使用放射线破坏神经达到止痛效果，从而催生了放射外科的出现。三叉神经痛是临床常见的顽固性疾病，临床上利用立体定向放射外科照射三叉神经时，其直接的治疗效果是痛觉抑制，有效率高达 96%，和其他外科治疗办法的治疗效果相似，且 90% 的患者保留了面部感觉且复发率较低。超声内镜引导下腹腔神经节碘-125 粒子植入术的主要原理是通过碘-125 粒子释放的 γ 射线破坏腹腔神经节从而达到止痛效果。目前的超声内镜分辨率已达到很高的程度，象 Olympus α5 及 α10 超声内镜已能清晰地显示腹腔神经节。碘-125 是一种 γ 射线发射体（1.85 KeV），有很长的半衰期（59.7 日），持续低剂量释放射线，不会瞬间破坏腹腔神经丛，因此理论上不会出现交感神经阻断后所出现的腹泻、体位性低血压等相关症状。前期的动物及临床研究证实该方法技术可行，具有明确的止痛效果，适合临床开展。

一、适应证与禁忌证

适应证与禁忌证与 CPN 术基本相似。

1. **适应证**　确诊上腹部恶性肿瘤（肝癌除外，因其疼痛通过躯体神经传导而非腹腔神经节）且已无法切除者；疼痛明显，非侵入性治疗方法（如止痛药物治疗）疗效欠佳或因严重副作用患者无法耐受者。

2. **禁忌证**
（1）有凝血功能障碍者。
（2）有腹腔感染的患者。
（3）不能耐受超声内镜检查以及有其他内镜检查禁忌的患者。

二、术前准备

（一）器械准备

1. **装置**
（1）超声内镜：日本 Olympus（UCT‐2000 型、α5、α10）纵轴超声内镜、日本 Pentax 纵轴超声内镜或日本富士能纵轴超声内镜。其探头频率为 7.5～20 MHz。

（2）穿刺针（图 19‐3‐3）：选择可承载 ^{125}I 粒子的内径较粗的 COOK 公司 19G 超声内镜专用穿刺针。

2. **粒子的消毒与安装**　植入前取所需数量的粒子（图 19‐6‐1），于 2% 戊二醛溶液中浸泡 20 min，经无菌生理盐水冲洗后，置入粒子释放装

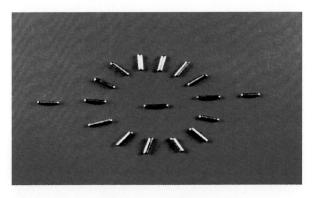

图 19‐6‐1　^{125}I 粒 子

置中(图 19-2-4)。植入时将释放装置对准内镜超声专用穿刺针的操作孔,按顺序激发扳机即可。

3. ^{125}I 粒子的物理特性 ^{125}I 密封子源源芯为含有 Na^{125}I 的银丝,包壳为激光密封的钛合金管。单颗子源长度 4.5 mm,外径 0.8 mm,半衰期为 60.1 日,平均光子能量 27~35 KeV 的 γ 射线和 27.4 KeV 及 31.4 KeV 的 X 线,人体组织穿透距离 1.7 cm,初始剂量率 7 cGy/h。种子出厂前经检漏试验、活度测量等,合格者方能使用。

(二)患者准备

(1)术前向患者或其家属详细交代,特别强调可能出现的并发症,获得知情同意。

(2)术前禁食 8 h 以上,术前、术中及术后 3 日需预防性使用广谱抗生素。

(3)术中患者需要镇静,可选用异丙酚静脉麻醉,如有上呼吸道感染等禁忌,可选择盐酸哌替啶及咪哒唑仑静脉注射镇静。

三、操 作 步 骤

操作步骤基本同 EUS-CPN 术。具体如下:患者取左侧卧位后,静脉应用镇静剂(具体药物见"患者准备")。整个操作过程中进行无创血压、心电图及血氧饱和度监测。超声内镜经口进入胃内后,可经胃后壁矢状位观察到主动脉,先用超声内镜在胃小弯近端后方沿主动脉找到腹腔干起始部(大多数患者都很容易找到,并可用彩色多普勒进行证实)。

在超声内镜下腹腔神经节呈逗号状或不规则形低回声结构区,一个或多个,大小 0.3~2.0 cm,内可见点状或线状高回声,毗邻腹主动脉及腹腔干(图 19-6-2)。细针穿刺抽吸病理证实为神经节细胞(图 19-6-3)。

在实时超声内镜引导下辅于血流多普勒,将穿刺针刺入腹腔神经节,拔出针芯,5 ml 注射器负压抽吸无血后,用 Mick 枪将粒子置入穿刺针道,用针芯推送至靶部位,粒子在超声内镜下显示为强回声(图 19-6-4,图 19-6-5)。退出穿刺针,观察穿刺部位是否有出血,术毕。

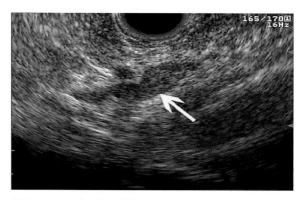

图 19-6-2 腹腔神经节在超声内镜下的表现。白色箭头所示为腹腔神经节(图片由 Michael Levy 提供)

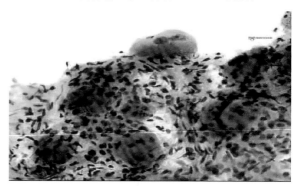

图 19-6-3 腹腔神经节细针穿刺病理可见神经细胞(图片由 Michael Levy 提供)

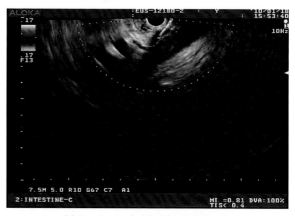

图 19-6-4 穿刺针刺入腹腔神经节

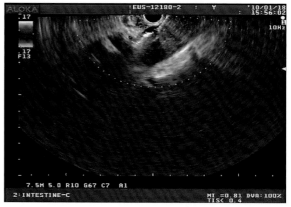

图 19-6-5 粒子在超声内镜显示下呈强回声

四、注意事项及术后处理

（1）整个操作过程需要监测患者血压、脉搏、呼吸等生命体征。

（2）粒子具有放射性，虽然照射直径仅 1.7 cm，但操作过程仍需全程防护，如铅手套、防护眼镜、铅衣及铅围脖等。

（3）根据粒子照射特性判定，如神经节＜0.8 cm，植入 2 颗粒子；＞0.8 cm 则植入 4 颗粒子。

（4）粒子须严格消毒，整个过程均需无菌操作，以防止继发感染。

（5）术后处理与普通上腹部内镜检查相同，但要严密观察患者的生命体征：术后 1 h 内每 15 min 测量 1 次患者的血压、心率、呼吸频率和体温等，然后每 30 min 测量一次，直到患者清醒，可以行走时。注意观察有无并发症发生。

五、并发症及处理

超声内镜引导下腹腔神经节放射性粒子植入术理论上可避免 CPN 术所出现的一些并发症，如截瘫、腹部绞痛、腹胀、腹泻、体位性低血压、胃轻瘫等。临床上由于应用时间短，至今尚未观察到有相关并发症的发生，但仍需警惕放射性肠炎、气胸、术后感染及低氧血症等发生。

六、临床评价

第二军医大学附属长海医院消化内科在国内外率先开展了超声内镜引导下腹腔神经节放射性粒子植入术。我们选择了 30 例伴有腹痛的不能手术的晚期胰腺癌患者，男性 18 例，女性 12 例，平均年龄 66.8 岁，13 例为胰头癌，17 例为胰体尾癌。术前视觉模拟评分（VAS）7.43±1.45。平均植入活度为 0.7 mCi 的 ^{125}I 粒子 4 颗。所有患者手术过程顺利，未发现任何手术相关并发症。术后每周随访一次，观察指标为 VAS 模拟评分、麻醉药物的使用量，以及记录各类毒副作用。平均随访期为 15 周（8～28 周）。术后第一周，VAS 评分及麻醉药物的使用量未见明显变化（$P>0.05$），4 例患者诉腹痛有所加重，未发现腹泻、体位性低血压等反应。但术后第二周开始，患者诉腹痛明显改善，麻醉药物的使用量明显下降。随访期的第四周和第八周，VAS 评分由 7.43±1.45 下降至 2.98±2.73，麻醉药物折合吗啡量由术前的（60±35）mg 下降至（25±48）mg（$P<0.05$）。12 周和 24 周仍有 43% 和 26% 患者维持疗效。以上结果初步证实超声内镜引导下腹腔神经节放射性粒子植入术治疗胰腺癌腹痛的疗效及安全性。

（王凯旋）

第七节　高强度聚焦超声腹腔神经丛毁损术

胰腺癌是一种恶性程度很高的消化系统肿瘤，多数患者在发现时已失去根治性手术的机会。尽管现代医疗技术水平取得了长足的进步，但针对胰腺癌的早期诊断、早期治疗仍面临很多困难，主要表现为早期诊断率低、生存期短。大多数患者在就诊时表现为疼痛、黄疸、消瘦及消化道症状，而疼痛通常是困扰患者的主要症状，且程度剧烈，往往是中晚期胰腺癌患者的首发症状，严重影响患者的生存质量，并可导致免疫功能下降，进而加速体质消耗，使病情不断恶化。现有的治疗方法尚不能明显延长患者生存时间，例如被寄予厚望的厄洛替尼联合吉西他滨治疗，也仅仅延长 10 日左右的总生存期。因此，如何有效地缓解患者疼痛和改善患者生活质量是当前所面临的更为现实的问题。癌痛控制已越来越成为患者的第一需求，它也是胰腺癌姑息治疗的重要组成部分。美国国立癌症研究院和食品药品监督管理局也指出,改善肿瘤患者的疼痛症状也是癌症治疗的一个重要目标。在疼痛治疗方面,目前多采用口服阿片类镇痛药物或术中注射神经破坏性药物来控制症状,常用的止痛药物在初期能够缓解疼痛,例如口服阿片类药物的有效率能够达到90%左右,但其不足之处在于需长期甚至终身服用时,多数患者有便秘、恶心等不良反应,且长期服用患者会出现耐药性或成瘾性,甚至出现精神症状等不良反应。

胰腺癌等肿瘤相关疼痛的发生是在感觉神经纤维接受伤害性刺激后,由交感神经传导神经冲动所引起。对于胰腺癌患者,该刺激性伤害引起的神经冲动须经腹腔神经节换元后向中枢传递,产生痛觉。因此,在理论上可通过破坏该神经节而起到缓解疼痛的作用,例如术中注射神经破坏性药物、EUS引导下腹腔神经节阻滞术(EUS-CPN)等已用于临床,并取得了不错的疗效。

高强度聚焦超声(high intensity focused ultrasound,HIFU)是一种新近进入临床的微创性局部治疗肿瘤的新技术,是"能够将超声波束聚焦于靶组织,使局部产热以致消融而不损害周围健康组织的一种治疗技术"。作为一种非侵入性治疗方法,具有良好的方向性、可聚焦性及组织穿透性,通过高强度的超声波在病变局部组织作用,迅速使局部温度达到65~100℃,从而使病变区组织蛋白质变性及组织细胞凝固性坏死,且不损伤病变周围组织,因此实现了肿瘤的局部治疗。在治疗的过程中可通过彩色多普勒B超技术显示腹腔动脉干及相邻结构,能够在避开腹部血管的同时准确定位腹腔神经节,实现了通过损毁腹腔神经节达到缓解疼痛的目的。既往的腹腔神经节阻滞术,如EUS-CPN已在临床取得良好疗效,然而腹腔神经节位置深,如无法完全损毁的话,仍难以有效控制疼痛。而高强度聚焦超声可直接使肿瘤变性坏死且高温可破坏腹腔神经丛,从而使疼痛减轻,疼痛评分明显减低,止痛药物剂量减少,疼痛缓解总有效率提升,并且能不同程度地提高其睡眠时间和改善其食欲,患者临床受益率高达72.2%。

HIFU首次用于临床是在1994年,用于治疗前列腺癌,随后出现了一系列的临床试验,用于不同的体内脏器病变。其优点主要表现在非侵入性、精确性高、副作用小、治疗彻底,既适用于治疗体内深部组织,也可以治疗浅表组织。HIFU对于直径<200 μm 的血管及毛细血管有损毁作用,但由于大血管内高速循环的血液使局部热量不能积聚,因此不易损伤大的血管,而且治疗效果受大血管的影响也较小。早在20世纪50年代,HIFU技术就逐渐开始应用于某些神经系统疾病的实验治疗研究。随着研究的进展,人们发现超声波束能够在机体内特定部位产生一个良好的高能量区域(即HIFU治疗中的生物学焦域),在此焦域内的组织可发生凝固性坏死,而邻近部位的组织则无损伤。超声治疗学真正用于临床肿瘤还是在20世纪90年代前后。大量的临床肿瘤病例的超声治疗结果表明该方法疗效肯定、安全可靠。在HIFU治疗过程中实现全程实时监控是肿瘤治疗的一个全新领域。

一、基本原理与作用机制

肿瘤疼痛源于肿瘤扩张或侵犯腹腔及肠系膜淋巴结,包括神经源性及炎症性。对于疼痛的姑息性治疗是胰腺癌患者治疗中重要的一部分。尽管有较多有效的阿片类镇痛药可以用来缓解疼痛,但一些副作用,包括呕吐、便秘也限制了其临床应用,而且疼痛缓解的时间短。腹腔神经丛麻痹可以通过注射化学试剂、外源性放射疗法及局部化疗来缓解疼痛。理想的疼痛控制包括较好地控制症状、提高生活质量、副作用最小化等。HIFU腹腔神经节损毁术的基本原理是利用具有束射汇聚特性的超声波束在人体组织中良好的穿透性和组织固有的吸声特性,使高强度超声波束在靶区聚焦,形成一个高能量的焦域,并利用该焦域所产生的热效应、空化效应与机械效应,使靶区病变组织迅速发生凝固性坏死,如肿瘤组织或神经节等。进而将单元损伤由点、线到面、体,无间隔累积,最终将病灶整体性消融,从而达到治疗肿瘤及缓解疼痛的目的。高强度聚焦超声腹腔神经丛毁损术可作为肿瘤的单一治疗，也可联合化疗治疗恶性肿瘤。有研究指出，HIFU 联合吉西他滨可作为晚期胰腺癌的一线治疗方法。该治疗已在动物试验和大量临床应用中证明了其有效性和安全性。主要的作用机制如下。

1. 高温效应　指通过高强度的超声波在病变局部组织作用，迅速使局部温度达到 65～100℃，从而使病变区组织蛋白质变性及组织细胞凝固性坏死。

2. 机械效应　包括辐射力、剪切力、声冲流等效应，是指利用超声波的机械振动作用破坏细胞结构及其骨架，使细胞失去活力。

3. 空化效应　指病变区域细胞的膜性结构在高强度超声波束的作用下产生瞬态压缩、膨胀及崩溃，破坏了细胞膜性结构的连续性，造成不可逆的损伤。

4. 声化学效应　指高能量的超声波束使细胞膜性结构内的化学成分产生化学反应，致使细胞受损。

二、高强度聚焦超声腹腔神经丛毁损术

如何通过超声准确定位腹腔神经丛是 HIFU 是否能够成功损毁腹腔神经节的关键。在超声下，可借助腹腔神经丛与周围血管之间的解剖学特点，利用超声良好的血管显像能力，准确地定位腹腔神经丛。一项动物试验证实 HIFU 对腹腔神经节的消融表明其可以在较短时间内损毁腹腔神经节，且不会造成相邻大血管及脊髓的损伤。因此提出，非侵入性的 HIFU 治疗将有可能取代侵入性的腹腔神经丛阻滞术，来进行胰腺癌疼痛的相关治疗。尤其当患者无法行手术治疗、肿瘤侵犯腹腔神经丛及传统的疼痛治疗疗效不佳时。

1. 术前　充分做好术前准备，有利于超声定位、减少超声衰减及避免超声通路上的肠道损伤。术前常规口服缓泻剂，术区皮肤脱气脱脂，治疗前一晚应禁食并清洁灌肠，术前可予曲马朵注射液 100 mg 肌注。治疗区域置于有脱气水的水槽内，避免在超声波束的通路上出现空气，皮肤应与水介质充分接触。为避免患者的剧烈疼痛并保持固定不动的体位，必要时可予全身麻醉和生命监护。

2. 术中　治疗过程中通过超声探头确定神经节的部位、大小及超声治疗通道，通过治疗探头进行 X、Y、Z 三轴方向的运动，使高能超声波束的焦点在靶区进行三维立体移动，确定热辐照范围，通常选取腹腔神经节为治疗靶区，位置一般在胰腺的后上方、腹腔动脉干起始平面、腹主动脉旁侧。依据超声声像图的灰阶变化来反馈调整预设的超声治疗剂量，最终实现神经节的凝固性坏死。通常取 0.5～2 cm 范围的靶神经用 HIFU 进行烧灼，术后给予术区冰袋冷敷预防皮肤烧伤。

术中监控与引导：术中通过实时监控与引导确保对目标区域的治疗，并避免损伤邻近结构。传统的术中实时监测通过 MRI 及超声实现，其中 MRI 为金标准，但费用较高；而超声较为经济，但精准度欠佳。两者均不能实现温度实时监测。随着技术的不断进展，超声测温已被一些 HIFU 设备应用于临床，另外包括温度监测系统、呼吸监测系统、三维治疗策略等新功能的实现，进一步提高了 HIFU 治疗的优越性。

3. 安全性及并发症　胰腺癌的 HIFU 消融治疗是一种姑息性的减瘤治疗方法，通过 HIFU 损毁腹腔神经丛能有效缓解疼痛，从而改善患者生活质量，同时能增强放、化疗效应，延缓胰腺肿瘤进展速度，延长患者生存时间。HIFU 较少引起出血等并发症，一方面由于超声监测下能够避开血管，另一方面 HIFU 本身对大血管无明显损伤，而且由于超声波能够促进血小板激活、聚集和黏附，较少引起出血等并发症，因此 HIFU 治疗是比较安全的。

在 HIFU 治疗中相关的并发症主要有两大类：① 病灶毗邻部位及超声束路径上的热损伤；② 人工胸膜积液。主要包括皮肤损伤、消化道穿孔、恶心、呕吐等。有研究指出，部分患者在治疗过程中自觉胸 12 至腰 1 椎骨处有温热感，并向两侧放射，治疗结束后这种感觉随即消失，可能是由于超声波

被椎骨骨膜吸收所产生的一种反应。动物试验显示 HIFU 术后不会导致急性胰腺炎,但临床中可出现一过性血淀粉酶、脂肪酶升高,经禁食、抑酶等对症治疗后可降至正常,无明显急性胰腺炎症状,且术后动态监测末梢血糖也无异常发现。Dubinsky 等指出,肠管气体对超声束的反射会导致腹壁甚至肠壁的损伤。肋骨及其周围软组织的损伤源于对超声束的吸收和能量积聚。

三、 HIFU 治疗的缺点及不足

随着 HIFU 治疗在临床应用的推广,发现该技术最大的障碍依然是术中靶区的可视化问题,尤其是基于医学影像平台的靶区温度测量。HIFU 在本质上属一种超声治疗,超声相关的伪影在 HIFU 中同样会出现,如声影、混响、折光等。在 HIFU 治疗中也应考虑到呼吸运动的影响。当前 HIFU 的临床应用尚不成熟,仍有许多难题有待解决,如超声剂量学、热剂量学、无创温度监控、HIFU 与其他

治疗手段的联合应用等方面。HIFU 腹腔神经丛毁损术的临床应用尚缺乏大型的多中心随机对照临床研究资料支持,基础研究也缺乏系统性。而且临床治疗中尚无统一的应用标准、公认的治疗规范及符合循证医学的研究结果。

HIFU 作为一项新技术逐渐被应用于临床,胰腺癌患者行 HIFU 治疗是否会引起局部肿瘤反应,在临床结局中对于改善疼痛、改善功能状态、提高生活质量及生存率是否有益,仍有待进一步研究。尽管 HIFU 治疗潜力巨大,尤其是对于广泛扩散及不能手术的恶性肿瘤患者价值更高,但它仍存在一定局限性及风险。例如肠管积气会对声束产生遮挡,导致疗效欠佳并增加并发症的风险等。随着新技术、新设备的不断发展,例如温度监测系统、呼吸监测系统、三维治疗策略、实时监测等的实现,局部实时测温的实现,将极大促进该技术的进一步发展。

(徐 灿 刘宇亭)

第八节 胸腔镜下内脏神经切断术

腹腔神经丛范围大、成分复杂且位置较深,晚期胰腺癌又常侵犯该丛,致使腹腔神经丛阻滞效果常常不够理想;并且此项技术对操作的准确性要求较高,大多数内科及麻醉医生难以掌握。而开放腹腔神经丛切除或内脏神经切断等手术创伤大,术后并发症和病死率较高,因此这些术式已逐渐被微创的方法取代,用于晚期胰腺癌疼痛的姑息治疗。内脏大、小神经在胸腔内位置表浅,行程相对恒定,胸腔镜直视下易于辨认,能从根部或主干切断,确保手术效果,并且胸腔壁由于肋骨的支撑,在肺萎陷后可充分暴露手术视野,有利于胸腔镜操作。伴随微创手术的兴起和推广,1993 年 Worsey 等率先报道了胸腔镜下内脏神经切断术(thoracoscopic splanchnicectomy)治疗晚期胰腺癌性疼痛,该术式具有操作简单、效果确切、并发症发生率低、康复

快、住院时间短等优点,充分体现了微创、安全、有效的特点。

一、 解 剖 学 基 础

内脏大神经(greater splanchnic nerve,GSN)和内脏小神经(lesser splanchnic nerve,LSN)在胸腔内后壁分别由 T5～T9 和 T10～11 胸交感节发出的节前纤维向下各汇成一干,沿椎体表面下降穿膈脚,终于腹腔神经丛。内脏最小神经(least splanchnic nerve,lsn)一般发于 T12 胸交感节,随交感干进入腹腔,终于肾丛。胰腺、肝胆及结肠左曲以上内脏性疼痛主要是通过 GSN 和 LSN 传导,将这两者同时离断统称为内脏神经切断术。

内脏神经在胸腔内存在一定的解剖变异性,了

解这些变异有助于提高手术的成功率。Naidoo 等通过对 6 例成年人及 14 例胎儿进行尸检发现,内脏神经的起源在两侧胸腔是不对称的,其中 GSN 可见于所有胸腔内,而 LSN 和 lsn 则只分别见于 92% 和 55% 的胸腔内。GSN 神经分支的范围以 T6～T9 最为常见(占 73%),而 LSN 及 lsn 分别以 T10～T11(占 29%)和 T11～T12(占 14%)最为常见。GSN 最上的神经分支最高可发自 T3,最低可发自 T7/8;GSN 最下的神经分支最高可发自 T7,最低可发自 L1。GSN 的神经根数目为 3～10 个,最宽是 T4～T11,最窄 T5～T7。另外,39% 的标本存在内脏神经之间的交通支,其中 GSN 与 LSN 间的交通支占 87%,LSN 与 lsn 间的交通支占 13%。

另一研究小组 Yang 等通过对 46 具尸体的胸后壁进行解剖也发现,GSN 的神经分支可发自 T4～T11 的胸交感节,以 T5～T9 最为常见(占 21.7%),其中最上的分支可发自 T4～T9,最下的分支可发自 T7～T11;GSN 可由 2～7 个神经根组成,但在 54.3% 的标本中,有至少一个神经节不发出分支参与汇成 GSN 的主干。LSN 的神经分支可发自 T8～T12 的胸交感节,以 T10～T11 最为常见(占 32.6%),LSN 可由 1～5 个神经根组成。lsn 的神经分支可发自 T10～L1 的交感节,以 T11～T12 或单独由 T12 组成最为常见(各占 30.4%),lsn 可由 1～3 个神经根组成。另外,在 54.3% 的标本中还发现,GSN 和 LSN 之间存在交通支。

二、手 术 方 法

目前尚无胸腔镜下内脏神经切断术的统一标准术式。Worsey 等采用的原始术式是切断内脏大小神经由 T5～T11 胸交感节发出的各个神经分支,而 Pietrabissa 等采用只切断内脏大小神经远端的主干也被证明同样有效,并且更方便快捷。另外 Kang 和 Yang 等则强调,外科医生还应该尽可能熟悉内脏神经侧支和交通支广泛分布的特点,以防手术出现内脏神经离断不全的情况。

胸腔镜内脏神经切断术通常需要在侧卧位和全麻双腔气管插管、单肺通气下进行。以左侧内脏神经切断术为例,患者取右侧卧位,并事先置入鼻胃管行胃内减压,防止左侧膈穹窿向上移位。首先于腋中线第 6 肋间做一 10 mm 观察孔,在胸腔镜监视下于腋前线第 7 肋间及腋后线第 8 肋间(或于腋后线的第 7、第 9 肋间)分别做一 5 mm 操作孔;将左肺向头端、向前牵拉,暴露后肋椎区,直视下透过壁胸膜辨认内脏大、小神经、交感链及降主动脉,内脏神经位于降主动脉与交感链之间,向下进入膈隐窝;于交感链和降主动脉间切开壁胸膜,将内脏大神经根从上至下依次切断,再将其主干切除;然后继续往下将内脏小神经切断,直至膈隐窝(图 19-8-1)。仔细止血,放置胸腔闭式引流管一根,涨肺后结束手术。术后 24 h 如引流量不多、复查胸片无异常可予拔除胸腔引流管。右侧内脏神经切断的手术方法与左侧类似,需要注意的是在内脏大神经与奇静脉交叉处外侧将其切断,避免损伤奇静脉和胸导管(图 19-8-2)。

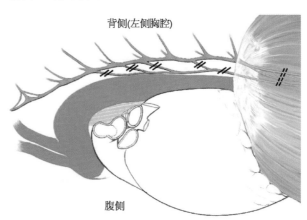

图 19-8-1　左侧胸腔镜下内脏大神经切断术示意图

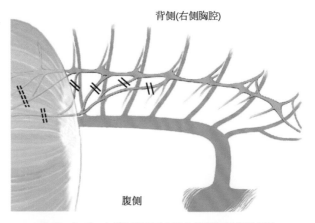

图 19-8-2　右侧胸腔镜下内脏大神经切断术示意图

双侧内脏神经切断一般需要在侧卧位和单肺通气下左右两侧序贯进行,术中需变换体位,导致手术时间延长和危险性增加。Noppen 等通过采用俯卧位后胸壁径路,可在单腔气管导管下行双侧内脏神经切除术,采用此径路双肺因重力作用自后胸壁分离,无需单肺通气或术中变换体位,而改良"二孔"法进一步减少了手术创伤(图 19-8-3)。患者取俯卧位,双臂外展,肘部屈曲;首先在毗邻肩甲下角的肋间隙(大多为第 5 肋间)置入 Veress针,充入二氧化碳气体造成人工气胸;维持胸内压在 8 cm 水柱可将膈穹窿推向尾端,有利于进一步暴露内脏大小神经;接着在腋后线第 7 肋间做一5 mm 观察孔,在 Veress 针孔处做另一 5 mm 孔供器械操作即可。神经切断完毕后停止充气,嘱麻醉医生充分涨肺后可不放胸腔引流管。

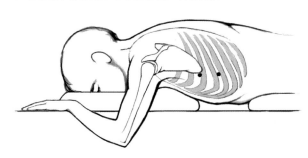

图 19-8-3 胸腔镜内脏神经切除术改良"二孔"法

三、疗效与安全性

根据部位不同,胸腔镜内脏神经切断术可分为左侧、右侧和双侧 3 种,对于治疗胰腺癌疼痛应如何选择,目前尚未达成共识。有学者主张行双侧切断,以达到彻底止痛,避免单侧切断术后疼痛复发而再次手术。但双侧内脏神经切断术手术时间长,操作相对复杂,并发症也较多,限制了其应用。一般来说,疼痛位于左侧和中腹部时选择左侧内脏神经切断即可,疼痛位于偏右侧时选择右侧内脏神经切断,疼痛范围较大时可考虑双侧手术,或先选择单侧手术,效果欠佳时再考虑切断对侧神经。国内外文献报道该手术治疗胰腺癌疼痛的有效率为

$85.7\% \sim 100\%$,术后疼痛程度缓解明显,缓解持续时间长,部分患者在生存期内仅需 NSAID 类和弱阿片类药控制疼痛或甚至完全脱离止痛药物。Smigielski 等观察了 89 例晚期胰腺癌疼痛患者行胸腔镜内脏神经切断术后对其疼痛程度及生活质量的疗效,同时以另外 32 例因全身状况过差或合并疾病如 COPD、哮喘而未能手术的患者作为对照。结果显示,在术后第 7 日,手术组 VAS 评分由术前 5.66 降至 2.33,KPS 评分由术前 46.3 升至64.1($P < 0.05$),而对照组 VAS 评分及 KPS 评分均较术前无明显变化。在术后第 30 日,手术组 VAS 评分又降至 1.78,其中有 12 例(13.5%)患者不需服用止痛药,而其他病例所需止痛药物的剂量也明显减少;KPS 评分又升至 70.9(与术前相比$P < 0.05$,与术后第 7 日相比 $P > 0.05$)。

在最近一项多中心随机对照研究中,Johnson等比较了单独药物治疗(MM)、药物联合腹腔神经丛阻滞术(CPB)以及药物联合胸腔镜内脏神经切断术(TS)对 65 例上腹部癌痛患者(其中胰腺癌 57例)的镇痛效果,结果发现,三组的有效疼痛缓解率在第 2 周只有 1/3 患者,在第 2 个月则不到 1/2(MM 组:6/19 及 5/12;CPB 组:5/14 及 5/9;TS组:4/14 和 4/11);并且三组间的疼痛评分及阿片类用量差异均无统计意义。但该研究的主要不足之处是样本量偏少;另外,由不同中心的术者施行神经阻滞术或神经切除术又可能进一步增加了研究的混杂因素,因为无论是 CPB 组或 TS 组的镇痛效果都明显低于其他文献的报道。所以,未来还需更大样本的多中心随机对照临床试验来证实胸腔镜下内脏神经切断术与其他胰腺癌镇痛方式是否存在效果的差异。

胸腔镜内脏神经切断术可能因为胸膜粘连无法实施手术,其并发症较少见,文献报道的主要有肋间神经痛、肋间神经炎、体位性低血压、胸腔积液、腹泻等,大多数经保守治疗均可治愈。

(彭书峻 陈英圳)

第九节　消化道及胆胰管梗阻的内镜治疗技术

一、十二指肠梗阻的内镜治疗技术

胰头部恶性肿瘤压迫消化道可出现十二指肠梗阻,导致顽固性呕吐及营养不良,是胰腺癌常见并发症之一,也是患者加速死亡的原因。外科分流并发症较多,发生率达 20%~30%。对于失去手术机会或不能耐受手术的恶性十二指肠梗阻患者,可通过放置十二指肠支架解决梗阻问题。支架不仅可扩张肠道,还能阻止肿瘤向腔内生长,同时可经口进食,使营养能得到明显改善。内镜下放置十二指肠内支架解除梗阻,不仅安全有效,而且使患者免除了手术带来的创伤。Keymlin 等及 Stracker 等分别于 1993 年和 1995 年报道采用金属支架治疗胃十二指肠恶性梗阻取得成功。Jeurnink 等荟萃分析了胃十二指肠支架置入和胃空肠吻合术在治疗胃流出道梗阻方面的对比研究,结果显示对于预期生存期较短的患者行支架置入治疗较手术更为理想。

(一) 适应证

胰腺癌导致的十二指肠恶性狭窄。

(二) 禁忌证

有上消化道内镜检查禁忌者,如上消化道梗阻、狭窄等;严重的心肺功能不全、急性心肌梗死、大的主动脉瘤以及精神失常对检查不能合作者等;消化道穿孔;腹膜炎、远端小肠梗阻、肠缺血;脓毒血症以及出、凝血功能异常等。

(三) 操作方法

支架置入方法可分 2 种:介入法和内镜法。虽然介入法在透视引导下大部分可完成支架置入,但相对于 X 线下的内镜置入方法,难度较大,操作时间较长,成功率上也尚有一定差距。

介入法操作步骤:① 送入导丝,将超滑导丝连同导管送入胃内,将导管沿胃体大弯送至幽门部;旋转导管使之沿导丝进入十二指肠(对导丝插入困难者借助胃镜送入导丝);过狭窄段并尽可能深入空肠,然后撤出导丝。② 送入带有刻度的球囊导管并注入水溶性对比剂以显示狭窄段情况并测量狭窄段长度。③ 释放支架,支架两端应超出狭窄段 1~2 cm,以保证狭窄段完全在支架内。④ 支架置入后退出输送器保留导丝,吞服水溶性对比剂观察狭窄段支架通畅情况,排除穿孔。

内镜法操作步骤:① 术前胃肠减压抽出胃内容物,常规口咽部喷雾麻醉,患者左侧卧位,经口插入具有大直径活检管道的内镜(如 GIF-1T240,活检管道 3.7 mm,也可选用结肠镜、十二指肠镜),吸净潴留液,观察胃肠道情况。② 内镜到达梗阻近端,经内镜活检管道插入双腔造影导管及导丝,在 X 线辅助下导管导丝插至梗阻远端,经导管注入造影剂,观察狭窄情况,测量狭窄长度。③ 一般情况下无需扩张狭窄段,如管腔极度狭窄,支架输送器通过困难时可选用 10Fr 扩张探条扩张狭窄段。选择适当长度金属支架,沿导丝经内镜活检管道进入十二指肠支架,在 X 线监视下支架输送器插至狭窄远端,并定位释放。④ 支架置入后退出输送器及导丝,内镜观察支架扩张情况,经内镜活检管道注入造影剂观察狭窄段支架通畅情况。

(四) 并发症及处理

1. **胃或肠壁损伤出血及破裂穿孔**　与操作不当有关,因在内镜和 X 线下操作,较少发生。操作时应在 X 线引导下,先插入导丝后跟进导管,忌暴力插入导丝。

2. **胰腺炎及阻塞性黄疸**　金属裸支架具有侧孔,较少发生阻塞乳头引起的胰腺炎和阻塞性黄疸。如胰腺头部肿瘤已压迫胆总管下段,十二指肠支架扩张肠腔压迫胆胰管可引起胰腺炎和黄疸。需先行 ERCP 或 PTCD 放置胆道引流管后,再行十二指肠金属裸支架放置。覆膜金属支架压迫乳头易引起胰腺炎和阻塞性黄疸,不建议使用。如狭窄部位不涉及十二指肠乳头时也可选用。

3. 支架移位脱落 大多是因为支架选择不当或放置不当。单丝编织的网状支架脱落后常能自行排出体外,一般不需特殊处理。而向近端移位的支架可以取出,再重新放置支架,远端移位时可使用异物钳牵拉金属支架上的回收线调整支架位置。

4. 再狭窄 单纯支架扩张狭窄段后可出现再狭窄,主要原因是肿瘤组织长入支架网眼及支架腔内。配合病因治疗可延迟或防止再狭窄的发生。再狭窄发生时可经原支架再套入1根支架或采用内镜下射频消融治疗。

(五)临床评价

胃十二指肠支架置入通常是安全且耐受性良好。Wong 比较两者治疗效果,250 例胰腺癌患者中有 25 例发生十二指肠梗阻,其中 17 例行胃空肠吻合术、6 例行十二指肠支架置入、2 例手术切除肿瘤。术后发现,支架置入组住院时间短,生存期延长。Yim 对 29 例患者行 31 次小肠支架置入,患者平均年龄 67.7 岁,男性 13 例,女性 16 例,梗阻发生在幽门占 20.7%、十二指肠第一段 37.9%、十二指肠第二段 27.6%、十二指肠第三段 3.5%。其中 29 次操作一次成功(93.5%),25 例临床症状改善明显(80.6%),2 例在 183 日后由于肿瘤向支架内生长而发生再梗阻。Yim 对诊断为胰腺癌者行小肠支架置入与行胃空肠吻合术组进行比较后,认为小肠支架置入可安全有效地解除消化道梗阻症状,临床效果显著,住院时间短,费用较低。1994 年德国率先报道了 1 例采用自膨式金属支架解除十二指肠梗阻的病例,取得了良好效果。Jung 采用带膜可膨胀的金属支架治疗 19 例恶性胃-十二指肠梗阻患者,除 1 例外,其他患者均一次放置成功。除 1 例因近端空肠狭窄而症状无改善外,其余患者症状均有不同程度改善。随访 11 周,5 例在支架置入后 1～4 日出现支架移位,处理方法是再次置入不带膜的塑料支架,其中 2 例由于肿瘤向支架内生长再次堵塞,予第三次置入带膜塑料支架后未再

堵塞。Ernst 报道一例经皮瘘管放置 Palmaz 支架治疗由于胰头癌造成的恶性十二指肠狭窄,通过胰腺癌形成的瘘管经皮置入 3 枚 Palmaz 支架,操作一次成功,患者十二指肠梗阻症状得到缓解。最近 Venu 等也报道自膨式金属支架治疗 8 例恶性十二指肠梗阻患者,其中胰腺癌 5 例,原发十二指肠癌 1 例,转移癌 2 例。支架置入均获成功,仅 1 例患者 30 日时死于肺炎。十二指肠内支架置入可作为晚期胰腺癌姑息治疗的辅助手段。Lindsay 等对 14 例胰腺癌导致的十二指肠梗阻给予内镜下放置十二指肠内金属支架以解除梗阻,这些患者在此之前均因胆管梗阻已放置胆管金属支架,结果所有技术操作均成功,术后有 4 例能进普食,7 例能进半流饮食,2 例能进流质饮食,只有 1 例仍然不能进食,术后平均生存时间为 4(2～32)周。

二、胰管梗阻的内镜治疗技术

胰腺癌患者往往有严重的腹痛,临床称之为"梗阻性"疼痛,主要原因是主胰管梗阻继发胰管内高压,其特点是与进食相关并向背部放射。对于胰管高压引起的疼痛,在内镜下置入胰管支架,缓解胰管内压,可有效缓解患者的疼痛症状。内镜下胰管支架引流术(endoscopic retrograde pancreatic drainage,ERPD)即内镜下胰管内支架置入术。1983 年 Segel 等率先利用内镜在胰管内放置支架治疗慢性胰腺炎胰管狭窄获得成功。随着内镜技术的发展,ERPD 在胰腺疾病内镜介入治疗中广泛应用,并因疗效确切、创伤小且安全而日趋受到人们的关注。

(一)适应证

胰腺癌导致的胰管狭窄;慢性胰腺炎胰管结石的辅助治疗;胰腺分裂症;胰腺假性囊肿;外伤性胰管破裂形成内瘘;胰源性腹水;壶腹部肿瘤、胰腺癌、胰腺转移性肿瘤、胰管乳头状产黏蛋白肿瘤等引起的胰管狭窄的保守治疗;慢性胰腺病变的止痛治疗;Oddi 括约肌紊乱;胆管括约肌切开术后预防胰腺炎;引导胰管括约肌切开术及 EPS 后预防胰腺炎等。

（二）禁忌证

有上消化道内镜检查禁忌者，如上消化道梗阻、狭窄等；严重的心肺功能不全、急性心肌梗死、大的主动脉瘤以及精神失常对检查不能合作者等；消化道穿孔、腹膜炎及出、凝血功能异常等。

（三）操作方法

（1）常规行 ERCP，以了解胰管狭窄情况，如狭窄部位、长度，对疑为胰腺分裂症患者，须经副乳头插管、造影。

（2）为保证胰管支架置放的成功率，对胰管狭窄明显者可先行气囊或探条扩张术，再置入胰管支架。

（3）胰管支架的选择取决于狭窄的严重程度和部位及近端胰管扩张情况，对胰头部狭窄伴胰管扩张者宜先行乳头括约肌切开术再置入支架。狭窄近端扩张明显者，可置入较粗的支架（8.5 cm、10F）；若近端胰管扩张不明显，可选择外径 5 cm、7F 支架（图 19-9-1）。支架的长度一般为支架远端超过狭窄部位 1.0 cm，近端以暴露于十二指肠乳头外少许为宜，不宜在十二指肠腔内暴露过长，以免损伤对侧十二指肠壁，引起黏膜糜烂、出血（图 19-9-2～图 19-9-4）。

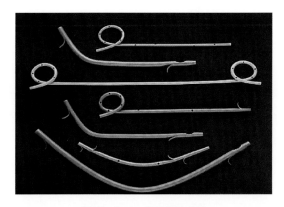

图 19-9-1　常用胰管支架

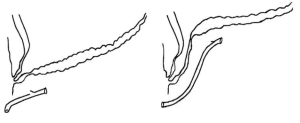

图 19-9-2　支架长度的选择

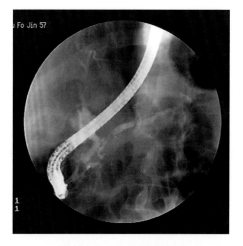

图 19-9-3　常用胰管支架

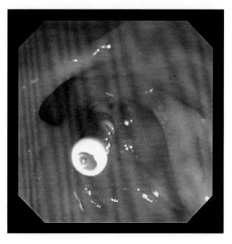

图 19-9-4　支架长度的选择

（四）并发症及处理

1. 支架移位　较少见，早期圣诞树支架移位于胰管内的发生率约为 3%，采用改良的双倒钩胰管支架较少发生移位。亦可能与支架的物理特性和胰管的解剖有关。支架移位后患者常有轻、中度持续腹痛，一旦发生须经内镜方法取出，失败者则须手术治疗。向十二指肠内移位，即脱落，对患者无大影响，可随大便排出。

2. 支架阻塞　10F 胰管支架放置后 6～12 个月内阻塞的发生率可达 50%。5.0～7.0F 支架短期内大多数发生阻塞，阻塞物多为细胞碎屑、钙碳酸盐结晶、钙胆红素盐及细菌等的混合物，蛋白质附着内表面可能起重要作用。一旦支架发生阻塞，患者可表现为反复腹痛、胰腺炎或囊肿感染，大多数患者并无症状。支架放置后应密切随访，若患者腹痛发作或 MRCP 显示支架上方主胰管扩张往往提示支架堵塞,须取出或更换。目前多认为待胰性腹痛症状复发时更换支架较定期(每2~3个月)更换更为恰当。支架取出可用异物钳或 Wilson-Cook 微型网篮(5.0F/200 cm)及微型支架取出器。

3. **胰管形态改变**　胰管形态改变是胰管内支架独有的并发症,发生率约80%。长期主(副)胰管内支架引流可导致胰管不规则、变窄、侧支胰管扩张以及胰管周围纤维化、萎缩等形态学改变,EUS 还可显示支架周围实质低回声、囊性变以及回声不均匀,类似慢性胰腺炎。去除支架后多数会恢复正常,其发生机制尚不十分清楚。

4. **十二指肠黏膜损伤**　主要原因为胰管支架露出乳头外太长所致。一旦发现应及时更换,以免引起更严重的并发症,如溃疡、穿孔等。

5. **其他**　胰管穿孔、感染、结石形成,较少见。

(五)临床评价

绝大多数胰腺癌患者发现时已经无法手术切除,内镜下置入胰管支架是较好的选择,可置入塑料支架和金属支架,金属支架使用寿命比塑料支架长。行胰管支架置入的主要指征:与进食有关的阻塞性疼痛,主胰管狭窄伴近端扩张以及腔内放疗。Tham 研究放置胰管支架缓解阻塞性疼痛的效果,对10例胰腺恶性肿瘤(9例原发胰腺癌,1例转移性黑色素瘤)伴明显腹痛患者行胰管支架置入,7例有阻塞性疼痛,3例有慢性持续疼痛,所有患者都有主胰管狭窄伴近端扩张,肿瘤无法切除,7例置入5F和7F的塑料支架,3例置入可自膨式金属支架,7例疼痛缓解,5例不再长期依赖止痛剂,但3例持续慢性疼痛患者症状缓解不明显。1例因支架移位需要支架置换,无并发症出现。作者认为,胰管支架置入对缓解由于胰腺肿瘤造成的阻塞性疼痛安全有效,但对慢性持续疼痛效果欠佳。Costamagna 对8例无法切除的胰头癌伴严重阻塞性疼痛(与进食有关、放射到背部)患者行胰管支架置入,除1例外其余患者在48 h内疼痛均缓解,不需要止痛剂,患者平均生存期为165.5日,6例再无疼痛发作,在随访中未发现支架堵塞。作者认为内镜下胰管支架置入可有效控制癌性疼痛,延长患者生存期,提高患者生存质量,应对晚期胰腺癌患者广泛使用。Tidsskr 对5例胰腺癌患者行胰管支架置入后,患者的疼痛和腹泻症状均缓解或消失。文献报告胰管内置入5~7F支架,6个月后50%发生阻塞,9个月后达100%,而10F支架8个月阻塞率仅为13%。推荐置入10F胰管支架,80%的患者可以成功置入支架,60%患者可以完全缓解疼痛,另外20%~25%的患者明显减少对止痛剂的使用。若患者不能耐受10F支架,可选用7F支架或放置鼻胰管48~72 h过渡,再置入10F支架,胰管内支架长度可按胰管狭窄部位选择。

三、胆管梗阻的内镜治疗技术

胰腺癌病程中50%~80%可出现梗阻性黄疸,内镜下置入胆管支架在解除梗阻性黄疸、改善全身状况、延长生存期等方面已取得满意疗效。内镜下可置入胆管塑料支架、金属支架,如左右肝管梗阻,可在左右肝管分别置入1根塑料支架。与PTCD 及外科手术相比,具有并发症少、死亡率低、存活时间长、不损伤肝脏等优点。如内镜下导丝不能通过胆管狭窄部位,可通过与 PTCD 联合技术行胆管支架置入术。

(一)适应证

胰腺癌导致的胆管狭窄。

(二)禁忌证

有上消化道内镜检查禁忌者,如上消化道梗阻、狭窄等;严重的心肺功能不全、急性心肌梗死、大的主动脉瘤以及精神失常对检查不能合作者等;消化道穿孔、腹膜炎及出凝血功能异常等。

(三)操作方法

(1)先行 ERCP 了解胆管、胰管狭窄部位及长度(图19-9-5A)。

(2)分别于胆管及胰管置入两根导丝(图19-9-5B)。

(3)确定置入支架的长度及外径大小,再分别置入胆管及胰管支架,为更好地引流,可向胆管内置两根塑料支架(图19-9-5C、D)。

(4)也可经内镜向胆管内置入金属支架,以达到较好减黄效果(图19-9-6)。

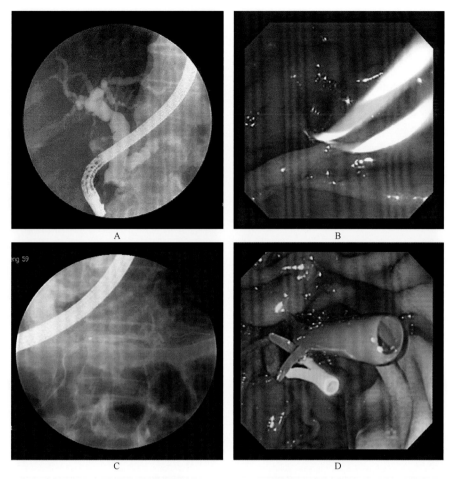

图 19-9-5 先行 ERCP 操作

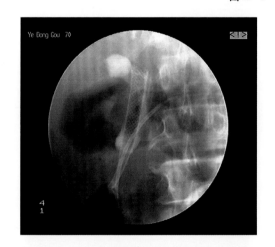

图 19-9-6 胆道金属支架引流,胰管塑料支架引流

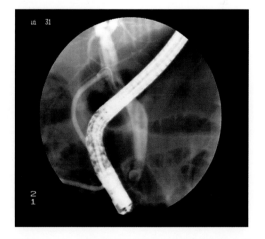

图 19-9-7 分别经内镜和 PTC 置入胰管及胆管支架

（5）如果患者胰管支架置入成功,但胆管支架引流失败,而患者又有极强的胆管引流减黄适应证时,可先经内镜置入胰管支架后再经 PTC 置入金属胆管支架(图 19-9-7)。

（四）并发症及处理

并发症与内镜下胰管支架引流术基本相同,处理方式类似。但内镜下胆管支架引流术的支架阻塞有一定特点。胆管支架堵塞问题是当前支架技术主要难点,也是目前研究的热点。塑料支架发生堵塞主要由于细菌附着或胆泥淤积,而金属支架堵塞原因则有以下几个方面:① 肿瘤通过支架网眼向内生长;② 侵犯支架两端管腔;③ 血凝块或结石形成。为减少支架堵塞,应尽量选用大口径的支架。预防性应用抗生素或胆盐无明显预防堵塞效果。采用覆膜金属支架预防堵塞,临床应用结果并不一致,且增加了置架难度。有报道称聚四氟乙烯支架较传统聚乙烯性能更好,但 Catalano 对 126 例患者随机试验比较特氟龙(聚四氟乙烯)支架与传统聚乙烯支架的寿命后发现两种支架的寿命无明显差异。Menon 对 6 例反复发生塑料支架堵塞的患者放置金属支架,操作后无明显并发症出现,从最初诊断到放置金属支架的平均时间为 35 周,其间患者平均发生塑料支架堵塞 4.5 次,患者平均生存期 117 日,放置最后 1 根支架后发生堵塞的时间为 25.5 日。术后 3 例金属支架堵塞,平均支架寿命为 139 日,对发生金属支架堵塞患者,在支架内部再置入塑料支架,金属支架的寿命显著提高 58.8 日。Menon 认为金属支架置入是处理反复塑料支架堵塞的有效措施,此组患者的金属支架寿命较初次即置入金属支架者要短,但较最近置入的塑料支架的寿命明显延长。

(五)临床评价

1. 胆管塑料支架 内镜下置入胆管塑料支架首先由德国 Soehendra 教授报告,近 20 年来,随着治疗性 ERCP 技术的不断发展及塑料材料和工艺的不断提高,目前这一技术已作为胰腺癌梗阻性黄疸内镜治疗的基本技术,取得了较好的临床疗效。Huibregtse 等报告了塑料支架治疗 221 例因胰腺癌而致胆道梗阻,92%患者术后血清胆红素降至正常,平均存活期为 6 个月,其疗效与外科手术疗效相当,而患者可免受手术痛苦,节约费用。Seitz 等用新设计的支架治疗 355 例患者,平均血清胆红素从治疗前的(10.1±7.5)mg/dl 下降为(1.6±1.7)mg/dl,支架平均开放时间达 448 日,无并发症。肝门部梗阻者,一般将支架置入右肝管内,以引流绝大部分的胆汁;若有可能左右肝管各置入一支架,引流效果更佳。

2. 胆管金属支架 通常使用的塑料支架较易引起细菌附着和胆泥淤积,导致支架阻塞。近年来金属支架开始在临床应用,金属支架扩张后直径可达 7~10 mm,远非塑料支架可比,故置入后临床症状明显改善,早期胆管炎发生少(图 19-9-8)。Maosheng 比较外科手术与内镜置入金属支架对胰腺癌治疗效果,发现金属支架置入组住院日数短,费用低,但晚期并发症出现概率大,不带膜的金属支架常出现堵塞,而手术组则相反。两组的预后没有明显差异。作者认为,对于预期寿命不长的晚期胰腺癌患者而言,行带膜金属支架置入较好。Isayama 等对 112 例远端胆管狭窄患者行内镜下放置金属支架,57 例为聚氨酯覆膜金属支架,55 例为不带膜金属支架,结果覆膜金属支架 8 例发生阻塞,平均阻塞时间为 304 日,不带膜金属支架有 21 例发生阻塞,平均阻塞时间为 166 日,阻塞率显著高于覆膜金属支架,没有 1 例覆膜金属支架发生肿瘤向腔内生长,而不带膜金属支架有 15 例,在胰腺癌引起的远端胆管狭窄中覆膜金属支架寿命之和显著长于不带膜金属支架,但两组生存率无明显差异,覆膜金属支架有 2 例发生急性胆囊炎,5 例发生轻型胰腺炎,不带膜金属支架只有 1 例发生轻型胰腺炎。可见聚氨酯覆膜金属支架能起到预防肿瘤向内生长的作用,减少支架堵塞率,有效缓解由于胆道远端梗阻引起的黄疸症状。Miura 对 29 例恶性胆道阻塞患者进行金属支架置入及放化疗与单独行金属支架置入疗效的比较,发现支架置入后行放化疗等辅助治疗组患者的平均支架寿命较对照组长(182 日 vs 68 日),患者的生存期显著延长(261 日 vs 109 日),9 例发生并发症,6 例发生支架堵塞(20.7%),发生堵塞者可放置新的可膨胀式金

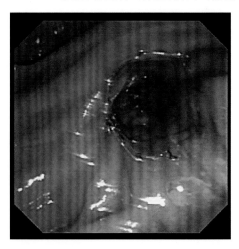

图 19-9-8 胆管金属支架置入

属支架,即支架内支架方法。可见支架置入后的综合治疗,如放化疗等措施可延长支架开放时间,延长患者生存期。

3. 胆胰管多支架　胰头癌合并胆管、胰管梗阻的患者可经内镜分别置入胆管、胰管支架,可有效缓解患者的黄疸和胰管高压引起的腹痛症状(图19-9-9)。第二军医大学附属长海医院对14例胆、胰管并存狭窄或梗阻患者(壶腹癌5例,胰头癌4例,乳头癌3例及胰头部慢性炎症2例)分别于胆、胰管置入支架,均一次操作成功,13例置入胆

管塑料支架14根(12例1根,1例2根),1例置入金属支架;同时14例还置入胰管支架14根。术后2周、1个月及3个月黄疸消失率分别为50.0%、71.0%和93.0%,术后2周上腹痛缓解率为75.0%;7例腹泻患者,术后1个月5例症状消失,2例明显减轻。未发生与操作相关的早期并发症,术后3个月未发现支架移位及阻塞情况。胆、胰管良恶性狭窄患者经内镜双支架联合引流术是一种简便、安全、有效的治疗方法;既能解除黄疸,又能减压止痛及改善胰外分泌功能不足。

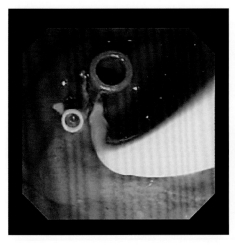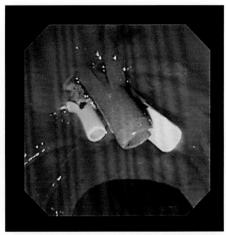

图 19-9-9　胆、胰管双支架或三支架引流

多数学者认为,支架可以缓解胰腺癌伴胆道梗阻引起的黄疸等症状,但影响支架寿命的因素则不清楚,Kim研究影响支架使用寿命的因素,共68例金属支架,置入后随访发现,平均支架寿命231日(27～379日),堵塞率41.2%(28/68)。原因包括肿瘤向腔内生长(33.8%)、远端过度生长(4.4%)、近端过度生长、胆泥淤积(1.5%),寿命与患者年龄、胆红素水平、原发肿瘤类型、狭窄的

长度和形态学类型、支架远端的长度和固定部位无关,而与狭窄的程度和支架充分扩张的时间有关,因此,支架置入前扩张对延长支架使用期有益。堵塞一旦发生,可以通过更换支架,在原支架内再置入另一支架,或支架内激光、微波治疗等而达到再通。

(王　东　李兆申)

◇参◇考◇文◇献◇

[1]　Seicean A, Tefas C, Ungureanu B, et al. Endoscopic ultrasound guided radiofrequency ablation in pancreas[J]. Hepatogastroenterology, 2014, 61(134): 1717-1721.

[2]　Carrara S, Arcidiacono PG, Albarello L, et al. Endoscopic ultrasound-guided application of a new hybrid cryotherm

probe in porcine pancreas: a preliminary study[J]. Endoscopy, 2008, 40(4): 321-326.

[3]　Kim HJ, Seo DW, Hassanuddin A, et al. EUS-guided radiofrequency ablation of the porcine pancreas[J]. Gastrointest Endosc, 2012, 76(5): 1039-1043.

［4］ Gaidhane M，Smith I，Ellen K，et al. Endoscopic Ultrasound-Guided Radiofrequency Ablation（EUS-RFA）of the Pancreas in a Porcine Model［J］. Gastroenterol Res Pract，2012，2012：431451.

［5］ Arcidiacono PG，Carrara S，Reni M，et al. Feasibility and safety of EUS-guided cryothermal ablation in patients with locally advanced pancreatic cancer［J］. Gastrointest Endosc，2012，76(6)：1142-1451.

［6］ Pai M，Yang J，Zhang X，et al. Endoscopic ultrasound guided radiofrequency ablation（EUSRFA）for pancreatic ductal adenocarcinoma［J］. Gut，2013，62(Suppl 1)：A153.

［7］ Pai M，Habib N，Senturk H，et al. Endoscopic ultrasound guided radiofrequency ablation，for pancreatic cystic neoplasms and neuroendocrine tumors［J］. World J Gastrointest Surg，2015，7(4)：52-59.

［8］ Jin ZD，Wang L，Li Z. Endoscopic ultrasound-guided celiac ganglion radiofrequency ablation for pain control in pancreatic carcinoma［J］. Dig Endosc，2015，27(1)：163-164.

［9］ Keane MG，Bramis K，Pereira SP，et al. Systematic review of novel ablative methods in locally advanced pancreatic cancer［J］. World J Gastroenterol，2014，20(9)：2267-2278.

［10］ Pandya GJ，Shelat VG. Radiofrequency ablation of pancreatic ductal adenocarcinoma：The past，the present and the future［J］. World J Gastroenterol，2015，7(2)：6-11.

［11］ Chang KJ. Technique and status of EUS-guided fine-needle injection［J］. Gastrointest Endosc，2009，69(2)：S192-193.

［12］ Bhutani MS. Endoscopic ultrasound guided antitumor therapy［J］. Endoscopy，2003，35(8)：S54-6.

［13］ Irisawa A，Takagi T，Kanazawa M，et al. Endoscopic ultrasound guided fine-needle injection of immature dendritic cells into advanced pancreatic cancer refractory to gemcitabine：a pilot study［J］. Pancreas，2007，35(2)：189-190.

［14］ Nonogaki K，Hirooka Y，Itoh A，et al. Combined treatment with immunotherapy and chemotherapy using endoscopic ultrasonography：A phase 1 trial as first line treatment in patients with locally advanced pancreatic carcinoma［J］. Gastrointest Endosc，2007，65：AB207.

［15］ Yan BM，Van Dam J. Endoscopic ultrasound-guided intratumoural therapy for pancreatic cancer［J］. Can J Gastroenterol，2008，22(4)：405-410.

［16］ Farrell JJ，Senzer N，Hecht JR，et al. Long-term data for endoscopic ultrasound（EUS）and percutaneous（PTA）guided intratumoral TNFerade gene delivery combined with chemoradiation in the treatment of locally advanced pancreatic cancer（LAPC）［J］. Gastrointestinal Endoscopy，2006，63：AB93.

［17］ Posner M，Chang KJ，Rosemurgy A，et al. Multi-center phase II/III randomized controlled clinical trial using TNFerade combined with chemoradiation in patients with locally advanced pancreatic cancer（LAPC）［J］. J Clin Oncol，2007，25(18suppl)：4518.

［18］ Yoon AR，Kim JH，Lee YS，et al. Markedly enhanced cytolysis by E1B-19 kD-deleted oncolytic adenovirus in combination with cisplatin［J］. Hum Gene Ther，2006，17(4)：379-390.

［19］ Chang KJ，Lee JG，Holcombe RF，et al. Endoscopic ultrasound delivery of an antitumor agent to treat a case of pancreatic cancer［J］. Nature Clinical Practice，2008，5(2)：107-111.

［20］ 肖斌，金震东，李兆申，等. 瘤内注射重组溶瘤病毒联合吉西他滨化疗治疗中晚期胰腺癌19例疗效观察［J］. 中华胰腺病杂志，2011，11(3)：163-166.

［21］ 陈洁，金震东，李兆申，等. 内镜超声引导下瘤内注射重组人p53腺病毒治疗胰腺癌的短期临床观察［J］. 胰腺病学，2007，7：75-77.

［22］ Matthes K，Mino-Kenudson M，Sahani DV，et al. EUS-guided injection of paclitaxel（OncoGel）provides therapeutic drug concentrations in the porcine pancreas［J］. Gastrointest Endosc，2007，65：448-453.

［23］ Dewitt JM，Mcgreevy K，Schmidt CM，et al. Ethanol pancreatic injection of cysts（EPIC）：preliminary results of a prospective multicenter randomized double blinded study［J］. Gastrointest Endosc，2007，65：AB106.

［24］ Oh HC，Seo DW，Lee TY，et al. New treatment for cystic tumors of the pancreas：EUS-guided ethanol lavage with paclitaxel injection［J］. Gastrointest Endosc，2008，67：636-642.

［25］ Trevino JM，Varadarajulu S. Endoscopic ultrasonography-guided ablation therapy［J］. J Hepatobiliary Pancreat Sci，2011，18(3)：304-310.

［26］ Jurgensen C，Schuppan D，Neser F，et al. EUS-guided alcohol ablation of an insulinoma［J］. Gastrointest Endosc，2006，63：1059-1062.

［27］ Artifon EL，Lucon AM，Sakai P，et al. EUS-guided alcohol ablation of left adrenal metastasis from non-small-cell lung carcinoma［J］. Gastrointest Endosc，2007，66：1201-1205.

［28］ Pishvaian AC，Collins B，Gagnon G，et al. EUS-guided fiducial placement for CyberKnife radiotherapy of mediastinal and abdominal malignancies［J］. Gastrointest Endosc，2006，64：412-417.

［29］ OwensDJ，Savides TJ. EUS placement of metal fiducials by using a backloaded technique with bone wax seal［J］. Gastrointest Endosc，2009，69：972-973.

［30］ Vignesh S，Wilson L，Hartman K，et al. EUS FNI of gadolinium-loaded ultra-short carbon nanotubes（GDNT）into porcine pancreas boosts the MR T1 signal 25-fold［J］. Gastrointest Endosc，2007，65：AB195.

［31］ Magno P，Giday SA，Gabrielson KL，et al. EUS-guided submucosal implantation of a radiopaque marker：a simple and effective procedure to facilitate subsequent surgical and radiation therapy［J］. Gastrointest Endosc，2008，67：1147-1152.

［32］ Yan BM，Dam JV. Endoscopic ultrasound-guided intratumoural therapy for pancreatic cancer［J］. Can J Gastroenterol，2008，22(4)：405-410.

［33］ Farrell JJ，Sherrod A，Parekh D. EUS-guided fine-needle

tattooing for preoperative localization of early pancreatic adenocarcinoma[J]. Gastrointest Endosc, 2009, 69(1): 176 -177.

[34] 周占春,李朝龙,朱玮冰.术中无水酒精注射治疗不能切除胰腺癌的效果观察[J].广东医学院学报,2007,25(4): 391 -392.

[35] Yan BM, Myers RP. Neurolytic celiac plexus block for pain control in unresectable pancreatic cancer[J]. Am J Gastroenterol, 2007, 102: 430 - 438.

[36] Jin Z, Du Y, Li Z et al. Endoscopic ultrasonography-guided interstitial implantation of iodine 125 seeds combined with chemotherapy in the treatment of unresectable pancreatic carcinoma: a prospective pilot study[J]. Endoscopy, 2008, 40: 314 - 320.

[37] Liutkiene G, Stropus R, Dabuzinskiene A, et al. Structural changes of the human superior cervical ganglion following ischemic stroke[J]. Medicina(Kaunas), 2007, 43: 390 -398.

[38] Vickers MM, Powell ED, Asmis TR, et al. Comorbidity, age and overall survival in patients with advanced pancreatic cancer — results from NCIC CTG PA. 3: a phase III trial of gemcitabine plus erlotinib or placebo[J]. European journal of cancer, 2012, 48(10): 1434 - 1442.

[39] Zhang L, Wang ZB. High-intensity focused ultrasound tumor ablation: review of ten years of clinical experience [J]. Frontiers of medicine in China, 2010, 4(3): 294 - 302.

[40] Autran-Gomez AM, Scarpa RM, Chin J. High-intensity focused ultrasound and cryotherapy as salvage treatment in local radio-recurrent prostate cancer [J]. Urologia internationalis, 2012, 89(4): 373 - 379.

[41] Zhao H, Yang G, Wang D, et al. Concurrent gemcitabine and high-intensity focused ultrasound therapy in patients with locally advanced pancreatic cancer[J]. Anti-cancer drugs, 2010, 21(4): 447 - 452.

[42] Foley JL, Little JW, Vaezy S. Image-guided high-intensity focused ultrasound for conduction block of peripheral nerves [J]. Annals of biomedical engineering, 2007, 35(1): 109 - 119.

[43] Hu Z, Yang XY, Liu Y, et al. Investigation of HIFU-induced anti-tumor immunity in a murine tumor model[J]. Journal of translational medicine, 2007, 5: 34.

[44] 汪芳,熊建萍,马明,等.高强度聚焦超声损毁腹腔神经节治疗胰腺癌疼痛[J].中国疼痛医学杂志,2010,16(3): 155.

[45] Jung SE, Cho SH, Jang JH, et al. High-intensity focused ultrasound ablation in hepatic and pancreatic cancer: complications[J]. Abdominal imaging, 2011, 36(2): 185 - 195.

[46] Dubinsky TJ, Cuevas C, Dighe MK, et al. High-intensity focused ultrasound: current potential and oncologic applications[J]. AJR American journal of roentgenology, 2008, 190(1): 191 - 199.

[47] Yang HJ, Gil YC, Lee WJ, et al. Anatomy of thoracic splanchnic nerves for surgical resection [J]. Clin Anat, 2008, 21(2): 171 - 177.

[48] Kang CM, Lee HY, Yang HJ, et al. Bilateral thoracoscopic splanchnicectomy with sympathectomy for

managing abdominal pain in cancer patients[J]. Am J Surg, 2007, 194(1): 23 - 29.

[49] Masuda T, Kuramoto M, Shimada S, et al. Splanchnicectomy for pancreatic cancer pain[J]. Biomed Res Int, 2014, 2014: 941726.

[50] Smigielski J, Piskorz L, Wawrzycki M, et al. Assessment of quality of life in patients with non-operated pancreatic cancer after videothoracoscopic splanchnicectomy [J]. Wideochir Inne Tech Malo Inwazyjne, 2011, 6 (3): 132 - 137.

[51] Johnson CD, Berry DP, Harris S, et al. An open randomized comparison of clinical effectiveness of protocol-driven opioid analgesia, celiac plexus block or thoracoscopic splanchnicectomy for pain management in patients with pancreatic and other abdominal malignancies [J]. Pancreatology, 2010, 9(6): 755 - 763.

[52] Jeumink SM, van Eijck CH, Steyerberg EW, et al. Stent versus gastroje junostomy for the palliation of gastric outlet obstruction: a systematic review[J]. BMC Gastroeuterol, 2007, 7: 18.

[53] Krejs GJ. Pancreatic cancer: epidemiology and risk factors [J]. Dig Dis, 2010, 28(2): 355 - 358.

[54] Varadarajulu S, Eloubeidi MA. The role of endoscopic ultrasonography in the evaluation of pancreaticobiliary cancer[J]. Surg Clin North Am, 2010, 90(2): 251 - 263.

[55] Gross johann H S, Rappeport E D, Jensen C, et al. Usefulness Of Contrast-Enhanced Transabdominal Ultrasound For Tumor Classification And Tumor Staging In The Pancreatic Head [J]. Scandinavian Journal of Gastroenterology, 2010, 45: 917 - 924.

[56] Fusari M, Maurea S, Imbriaco M, et al. Comparison between muhislice CT and MR imaging in the diagnostic evaluation of patients with pancreatic masses[J]. Radiol Med, 2010, 115(3): 453 - 466.

[57] Dewitt J, Devereaux BM, Lehman GA, et al. Comparison of endoscopic ultrasound and computed tomography for the preoperative evaluation of pancreatic cancer: a systematic review[J]. Clin Gastroenterol Hepatol, 2006, 4 (6): 717 - 726.

[58] Owens DJ, Savides TJ. Endoscopic ultrasound staging and novel therapeutics for pancreatic cancer[J]. Surg Oncol Clin N Am, 2010, 19(2): 255 - 266.

[59] Yoon WJ, Lee JK, Lee KH, et al. A comparison of covered and uncovered wallstents for the management of distal malignant biliary obstruction [J]. Gastrointest Endosc, 2006, 63(7): 996 - 1000.

[60] Maranki J, Hernandez AJ, Arslan B, et al. Interventional endoscopic ultrasound guided cholangiography: long-term experience of an emerging alternative to percutaneous transhepatic cholangiography [J]. Endoscopy, 2009, 41(6): 532 - 538.

[61] Ngu yen-Tang T, Binmoeller KF, Sanchez-Yague A, et al. Endoscopic ultrasound (EUS) guided transhepatic anterograde self_expandable metal stent(SEMS) placement across malignant biliary obstruction[J]. Endoscopy, 2010, 42(3): 232 - 236.

第二十章
胰腺恶性肿瘤的放射治疗

胰腺癌(pancreatic cancer)是一种较常见的消化道肿瘤，是目前已知恶性程度最高的肿瘤之一（死亡率/发病率为0.95/1）。在常见的内脏恶性肿瘤中，胰腺癌发病率已经攀升至第二位，且在全球范围内发病率逐年增高。2011年最新报道的全球肿瘤统计数据显示：在发达地区，胰腺癌发病率男性为8.2/10万，女性为5.4/10万；发展中地区，男性为2.7/10万，女性为2.1/10万，其死亡率位于肿瘤相关死亡的第七位。据2011年中国肿瘤登记年报，胰腺癌发病率为8.55/10万，在所有肿瘤中居第七位；死亡率为7.56/10万，居第六位。胰腺癌的早期诊断困难，病程短，进展快，死亡率高，中位生存时间仅为4～6个月。目前，胰腺癌是临床上治疗难度最大的恶性肿瘤，单一学科治疗无法满足胰腺癌患者整个治疗阶段的需求。因此，在胰腺癌诊治过程中，应当遵循多学科综合治疗原则，以期达到治愈和控制肿瘤发展、改善生活质量、延长生存期等目的。

一、放射治疗在胰腺癌治疗中的价值

由于胰腺癌位置深在、隐蔽，早期无特殊症状，极易侵犯周围脏器和转移，当临床确诊时大多已属晚期。80%～90%胰腺癌就诊时已无法手术切除，其中50%～60%为局部晚期胰腺癌。不能手术切除的胰腺癌只能通过同步放化疗或化疗进行治疗。

放射治疗，尤其是同步放化疗是局部晚期胰腺癌的主要治疗手段。以吉西他滨为基础的同步放化疗可以提高局部晚期胰腺癌的中位生存期、缓解疼痛症状从而提高临床获益率，成为局部晚期胰腺癌的标准治疗手段。另外，对于胰腺癌术后局部残存或切缘阳性者，术后同步放化疗可以弥补手术的不足。

近年来放疗技术的提高以及多种放射治疗方法的运用，如腔内或管内照射技术、术中放射治疗(intraoperative radiation therapy，IORT)、放射性粒子植入、调强适形放射治疗(intensity modulated radiation therapy，IMRT)、立体定向放射治疗(stereotactic body radiation therapy，SBRT)、赛博刀(cyberknife)使胰腺癌的放疗成为可能。同时随着新一代化学药物以及分子靶向药物的问世，希望在新一代治疗药物和放射物理学方面进展的帮助下，使胰腺癌的治疗能向前迈进一大步。

放射治疗是绝大多数胰腺癌患者的主要治疗选择。首先，最好组成多学科团队对胰腺癌患者进行诊治；其次，运用胰腺薄层增强CT扫描和（或）MRI检查，结合内镜超声检查(EUS)以判定肿瘤的分期；再次，如果患者合并胆道梗阻（黄疸或结合胆红素升高），在开始放射治疗前应先置入塑料或金属支架。如果ERCP失败，也可考虑行经皮导管引流术；最后，通常放射治疗时同期行化疗，而姑息性放疗、术中放射治疗(IORT)或立体定向体部放疗(SBRT)除外。

目前，胰腺癌放射治疗的主要适应证为：① 局部晚期胰腺癌;② 晚期胰腺癌的镇痛放疗(腹痛或骨转移引起的疼痛);③ 胰腺癌术后肿瘤切缘不净或肿瘤残存者(R_1 或 R_2 手术)。

二、胰腺癌放射治疗技术

(一)胰腺癌放射治疗原则

对于胰腺癌的放射治疗,无论是常规放疗还是精确放疗,其靶区的定义及射野的安排都应当遵循以下原则(表 20-0-1)。

表 20-0-1　胰腺癌放射治疗原则

1. 使用高能 X 线(≥6 MeV)
2. 多野照射,每日每野均予照射
3. 每周拍摄校位片
4. 用计划系统进行计划设计,减少靶区内热点,可适当使用楔形板
5. CT 模拟定位下进行三维适形照射,勾画正常组织器官,定义剂量-体积限制条件
6. 靶区照射剂量 DT45~50 Gy,1.8~2.0 Gy/d,5 次/周
7. 仅进行肿瘤局部照射,不必照射全胰腺
8. 可以进行区域淋巴结的预防照射,也可根据病期、患者的一般状况不必进行淋巴结的预防照射

(二)调强放射治疗

调强放射治疗技术(intensity modulated radiation therapy,IMRT)即调强适形放射治疗,是三维适形放疗的一种,要求辐射野内剂量强度按一定要求进行调节,简称调强放疗。它是在各处辐射野与靶区外形一致的条件下,针对靶区三维形状和要害器官与靶区的具体解剖关系对束强度进行调节,单个辐射野内剂量分布是不均匀的,但是整个靶区体积内剂量分布比三维适形治疗更均匀。

调强放疗对于胰腺癌术前和术后的辅助治疗及转移性胰腺癌的姑息治疗均有较好的效果。可以增加局部的肿瘤照射,减少周围正常组织的照射,在杀灭肿瘤的同时更好地保护正常器官。

调强适形放疗同步吉西他滨治疗 36 例局部晚期胰腺癌的临床观察,接受 IMRT 联合吉西他滨同步放化疗治疗的晚期胰腺癌患者,放疗采用 IMRT 技术 GTVD$_{95}$2 Gy/次,总量 66~70 Gy。同步化疗方案为第 1、8 日吉西他滨 1 000 mg/m^2;四

周重复与放疗同步,放疗结束后行同方案化疗,共 4~6 周期。结果:所有患者均完成同步放化疗。有效率为 88.9%,局部控制率为 91.6%,中位生存期为 18.6 个月,1 年生存率为 60.8%,2 年生存率为22.1%。疼痛缓解率 94%(34/36),生活质量明显改善,19 例(52.8%)ECOG 评分改善。因此,IMRT 同步吉西他滨治疗局部晚期胰腺癌近期疗效及患者的耐受良好,生活质量明显改善。

IMRT 靶区及处方剂量的定义:靶区勾画包括 GTV(根据 CT 图像或根据术中置放的金属标志勾画,包括原发肿瘤和转移的淋巴结);CTV 则为 GTV 外放的区域以及淋巴引流的范围;PTV 为 CTV 外放 5~10 mm。要勾画的危及器官包括肝脏、双侧肾脏、胃和小肠、扫面范围内定的脊髓。常规剂量为 DT45~50 Gy,1.8~2.0 Gy/d,5 次/周。危及器官的限量为:脊髓≤40 Gy,50%的肝脏体积接受的照射剂量≤30 Gy,30%双侧肾脏的体积接受的照射剂量≤20 Gy(表 20-0-2)。

表 20-0-2　胰腺癌放射治疗正常组织剂量体积限制

结　构	不可切除/术前治疗患者的限制	辅助治疗/已切除患者的限制
肾脏(左/右)	接受≥18 Gy 的体积应≤30% 如果只有一个肾具有功能,接受≥18 Gy 的体积应≤10%	如果双肾功能均正常,接受<18 Gy 的右肾体积≤50%,左肾≤65% 双肾 IMRT 的平均剂量≤18 Gy 如果只有一个肾具有功能,则接受≥18 Gy 的体积应≤15%;接受≥14 Gy 的体积应≤30%
胃、十二指肠、空肠	最大剂量≤55 Gy,接受 45~55 Gy 的体积≤30%	最大剂量≤55 Gy,接受 50~53.99 Gy 的每个器官体积<10%,接受 45~49.99 Gy的每个器官体积<15%
肝脏	平均剂量≤30 Gy	平均剂量≤25 Gy
脊髓	最少体积 0.03 cc 接受的最大剂量必须≤45 Gy	最大剂量≤45 Gy

(三)立体定向放射治疗

立体定向放射治疗(stereotactic radiotherapy,SRT)是利用立体定向技术进行的放射治疗。目的是提高定位和摆位精度。立体定向放射治疗中,射

线在空间集束照射后的合成剂量分布具有以下 4 个特点：① 小野集束照射，剂量分布集中；② 小野集束照射，靶区周围剂量梯度变化大；③ 靶区内及靶区附近的剂量分布不均匀；④ 靶区周边的正常组织剂量很小。因此，立体定向放射治疗，既可以严格保护周围重要器官，又可以使病变得到大剂量的破坏性照射。

Youngseok Seo 进行了一项回顾性分析，对 2004～2006 年的 30 名局部进展无转移的胰腺癌患者行三维适形放射治疗（3D‐CRT）和立体定向放射治疗（stereotactic body radiation therapy，SBRT），3D‐CRT 总剂量 40 Gy/20 次，SBRT 四次分割剂量分别为 14、15、16、17 Gy/d。随访 4～41 个月，1 年的总生存率和局部无进展生存率分别为 60.0% 和 70.2%，结果显示，立体定向放射治疗可以有效地增加放射治疗的剂量，从而达到更好的治疗效果。

高宏等对 112 例胰腺癌患者实施立体定向伽马刀治疗，50% 剂量曲线 DT3.2～3.5 Gy，8～10 次，3 f/w。放疗后随访。结果：患者治疗后 3～18 个月复查 CT 或 MRI 提示，胰腺肿瘤区均有所缩小，肿瘤局控率（CR + PR）87%（92/106），82 例患者腰背部疼痛缓解 98%（81/82）。13 例不完全梗阻性黄疸症状全部消失，缓解 100%。因此，对于胰腺肿瘤患者，采用立体定向精确放射治疗后可以延长生存期，提高生活质量。

（四）赛博刀

赛博刀（cyberknife）又称"立体定向放射外科治疗系统"，是全球最新型的全身立体定位放射外科治疗设备。其在治疗中具有独特的优势：打靶精度高；适形度和剂量梯度好；对于健康组织保护优。赛博刀采用红外线追踪呼吸运动，控制射束照射做同步运动，因而能克服肿瘤随呼吸而移动的干扰，使治疗更加精确。

赛博刀可以用于胰腺癌术前和术后的辅助治疗及转移性胰腺癌的姑息治疗，成为胰腺癌患者很好的治疗选择。采用射波刀治疗局部进展期胰腺癌是目前比较好的方案。在所有可评价的患者中，首先提高了肿瘤局部控制率，其次减少了系统性全身治疗的延迟。胰腺局部肿瘤得到控制，使疼痛减轻并降低了胃或十二指肠梗阻的危险性。

Shirazi 等进行了一项回顾性研究，对 26 名局部进展或转移的胰腺癌患者实施赛博刀治疗（35 Gy/5 次），在赛博刀治疗之前给予化疗或放化疗。结果显示：86% 的患者疼痛明显缓解，疾病的局部控制率达到 78%。中位总生存期为 10 个月。赛博刀在晚期胰腺癌患者中可以明显改善疼痛。

结合赛博刀治疗局部进展期胰腺癌的经验，斯坦福大学提出了一个射波刀治疗可手术胰腺癌患者的方案。其组成部分为三明治方式，在多疗程吉西他滨周方案化疗（1 000 mg/m^2，超过 30 min）之间进行放疗，在 25 Gy 赛博刀治疗后 6 周确定手术的可能性。

综上所述，放射治疗是胰腺癌重要的治疗手段之一，对于配合手术的术前、术中、术后同期放射治疗，可以获得一定的疗效；但放疗剂量、方法还没有统一标准，还需要进一步的临床实验。对于晚期胰腺癌，放疗可以减轻其临床症状，延长生存期。IMRT 的使用是把胰腺癌的放射治疗向前又推进了一步。相信放射物理学的进展和新的放疗技术的使用，能使胰腺癌的治疗发生质的飞跃。

（刘宜敏　毕卓菲）

◇ 参 ◇ 考 ◇ 文 ◇ 献 ◇

［1］Huguet F, Girard N, Guerche CS, et al. Chemoradiotherapy in the management of locally advanced pancreatic carcinoma：a qualitative systematic review[J]. J Clin Oncol, 2009, 27(13)：2269‐2277.

［2］Barhoumi M, Mornex F, Bonnetain F, et al. Locally advance unresectable pancreatic cancer：induction chemoradiotherap followed by maintenance gemcitabine versus gemcitabine lone：definitive results of the 2000‐

2001 FFCD/SFRO phase Ⅲ trial[J]. Cancer Radiother, 2011,15(3): 182 - 191.

[3] Loehrer PJ Sr, Feng Y, Cardenes H, et al. Gemcitabine alone versus gemcitabine plus radiotherapy in patients with locally advanced pancreatic cancer: an Eastern Cooperative Oncology Group trial[J]. J Clin Oncol, 2011, 29 (31): 4105 - 4112.

[4] Philip PA. Locally advanced pancreatic cancer: where should we go from here? [J]. J Clin Oncol, 2011,29(31): 4066 - 4068.

[5] Huguet F, André T, Hammel P, et al. Impact of chemoradio therapy after disease control with chemotherapy in locally advanced pancreatic adenocarcinoma in GERCOR phase II and III studies[J]. J Clin Oncol, 2007,25(3): 326 - 331.

[6] Moureau-Zabotto L, Phélip JM, Afchain P, et al. Concomitant administration of weekly oxaliplatin, fluorouracil continuous infusion, and radiotherapy after 2 months of gemcitabine and oxaliplatin induction in patients with locally advanced pancreatic cancer: a Groupe Coordinateur Multidisciplinaire en Oncologie phase II study [J]. J Clin Oncol, 2008,26(7): 1080 - 1085.

[7] Brown MW, Ning H, Arora B,et al. A dosimetric analysis of dose escalation using two intensity-modulated radiation therapy techniques in locally advanced pancreatic carcinoma[J]. Int J Radiat Oncol Biol Phys, 2006,65(1): 274 - 283.

[8] 王成锋,赵平,李晔,等. ^{125}I 粒子植入治疗局部进展期胰腺癌[J].中华肿瘤杂志,2010,32(2): 22 - 28.

[9] 金震东,李兆申,杜奕奇,等.超声内镜引导下碘-125 粒子植入联合化疗治疗腹腔实体肿瘤的前瞻性研究[J].中华消化内镜杂志,2007,24(1): 23 - 33.

第二十一章
胰腺恶性肿瘤的化学治疗

一、化学治疗的地位

人类试图使用化学药物治疗肿瘤由来已久,无论东方还是西方,几千年前即有类似记载。近代肿瘤化学治疗的开端是20世纪40年代Farber应用抗叶酸制剂和Gilman等应用烷化剂获得成功。第二次世界大战之后,即1946年氮芥的临床应用揭开了人类深入研究肿瘤化学治疗的序幕,Gilman等学者将其用烷化剂治疗淋巴瘤的临床数据整理成文,并成功发表,受到医学界的广泛关注,此文被认为是近代肿瘤化疗的第一个里程碑。

此后50多年间,化学治疗得到迅速发展,至今可提供临床应用的抗癌药物已有80多种。由于经验的积累,肿瘤化学治疗在部分肿瘤如睾丸肿瘤、滋养细胞肿瘤和儿童白血病等已能取得根治性疗效。所以,人们不再把化学治疗只当是姑息性治疗手段,而是追求根治。虽然化学治疗迄今还未能治愈多数晚期肿瘤患者,但化疗根治的理想已深入人心。

传统上,抗肿瘤药物皆根据其来源和作用机制进行分类。一般分为烷化剂、抗代谢药物、抗生素、植物药、激素和其他(包括铂类、门冬酰胺酶、靶向治疗等)6类。但这显然不能概括目前肿瘤药物的发展,且未能包括生物反应调节剂和基因治疗等。近年来,随着分子生物学技术的提高,在分子水平对肿瘤发病机制和增殖有了比较深入的认识,医学上开始了针对细胞受体、关键基因和调控分子为靶点的治疗。这些新型领域包括具有靶向性的表皮生长因子受体(EGFR)阻断剂、针对某些与增殖相关受体的单克隆抗体、针对一些癌基因和癌细胞遗传学标志的药物、抗肿瘤血管生成的药物、抗肿瘤疫苗、基因治疗等,并在近10年内取得长足进步。

胰腺癌的化疗史与其他肿瘤类似,由于胰腺癌自身原因,如缺乏血供、对化疗不敏感,且医学界尚未找到能大幅度改善患者预后的药物,胰腺癌的化疗始终处于辅助地位,手术处于主导地位。

二、常用化疗药物简介

(一)吉西他滨

吉西他滨(gemcitabine,双氟胞苷,健择,gemzar)为新的胞嘧啶核苷衍生物,抗瘤谱广,对大多数实体瘤均有一定疗效,是已证实的最重要的可改善胰腺癌疗效的化疗药物。吉西他滨为周期特异性抗肿瘤药物,主要作用于细胞分裂的G_1/S期。

早在1995年,ASCO年会上一项吉西他滨与5-FU随机治疗125例晚期胰腺癌的临床研究结果显示,随诊18个月后吉西他滨组的MST(中位生存时间)、疾病进展时间及临床受益率均明显优于5-FU组,美国FDA因此在1996年批准吉西他滨用于晚期胰腺癌的一线治疗。

根据吉西他滨的药代动力学特征,静脉滴注后,药物迅速分布到体内各组织,且随滴注时间延长,分布容积迅速增大。因此,吉西他滨滴注时间一般限制在 30～60 min,超过 60 min 会导致不良反应明显加重。

(二)氟尿嘧啶

氟尿嘧啶(fluorouracil,5-FU)是第一个人类根据设想而合成的抗代谢抗肿瘤药,其在体内经酶的作用转化后影响 DNA 的合成,并可干扰 RNA 的代谢。几十年来,氟尿嘧啶一直是治疗消化道肿瘤如胃癌、食管癌、肠癌的重要药物。

2005 年发表于《新英格兰杂志》的 ESPAC 1 随机试验结果显示,术后行氟尿嘧啶辅助化疗组与观察组相比,中位生存期延长,5 年生存率提高。因此,胰腺癌根治术后行全身辅助化疗成为标准。

5-FU 口服吸收不规则,需采用静脉给药。对骨髓和消化道毒性较大,出现血性腹泻应立即停药,可引起脱发、皮肤色素沉着,偶见肝、肾损害。

(三)卡培他滨

卡培他滨(capecitabine,商品名:希罗达,xeloda,CAP)为氟尿嘧啶氨甲酸酯,口服后在体内活化,最终可转化为 5-FU。已有动物模型表明,给予卡培他滨后,肿瘤组织内 5-FU 浓度显著提高。在 HCT116 动物模型中,给予卡培他滨后,肿瘤组织内 5-FU 浓度显著高于血浆和肌肉内浓度。相比之下,给予 5-FU 之后未观察到选择性分布。

由于卡培他滨本身及转化成 5-FU 之前的中间体均无明显细胞毒作用,只有转化成 5-FU 后才能起作用,因此卡培他滨具有一定选择性,不良反应相对较低。此外,卡培他滨不诱导或抑制细胞色素 P450 酶活性,因此与其他药物相互作用的可能性很小。

总体来讲,卡培他滨不良反应较轻,大多数为轻度至中度,且易于处理并可逆。几乎半数患者会发生不同程度的手足综合征,约 10% 患者达 3～4 度。主要表现为手足麻木、感觉迟钝、感觉异常、无痛感或痛感降低;皮肤肿胀或红斑、脱屑、水疱。为预防手足综合征,可同时口服维生素 B_6,每日量可达 200 mg。

(四)替吉奥胶囊

替吉奥胶囊(S-1)是由日本 Taiho 制药公司最先研制的口服抗癌药物,是一种复方制剂,其主要成分为替加氟、吉美嘧啶、奥替拉西钾。其中,替加氟为主要抗肿瘤成分,吉美嘧啶和奥替拉西钾为生化调节剂,通过发挥对酶的抑制作用,使替加氟在血浆和肿瘤组织内生成的 5-FU 有效浓度保持更长的时间,并减小 5-FU 对胃肠道产生的毒性作用。

日本对替吉奥的研究较为深入。关于替吉奥的为数不多的Ⅲ期临床试验均由日本发起。后文将详述临床试验结果。

(五)紫杉醇

紫杉醇(paclitaxel,taxol,泰素,简称 PTX)是从太平洋西北岸的短叶紫杉树皮中提取出的对多种肿瘤有细胞毒作用的天然物质。紫杉醇的作用机制独特,有别于其他抗微管药物(如秋水仙碱),后者主要促进微管分解,而紫杉醇主要抑制微管网形成。紫杉醇对 G_2 期和 M 期细胞敏感,体外试验表明紫杉醇具有显著的放射增敏作用。

对药物相互作用的研究表明,先用 DDP 会加重紫杉醇的毒副反应,这可能是由于 DDP 对细胞色素酶的调节作用,导致紫杉醇的血浆清除率下降。体外试验证实,先用紫杉醇后用顺铂,毒副作用小,对肿瘤细胞杀伤作用大。

紫杉醇的过敏反应发生率为 39%,其中,严重过敏反应发生率为 2%。几乎所有的反应都发生在用药后 10 min 内,严重反应常发生在用药后 2～3 min 内。多数为Ⅰ型变态反应,表现为支气管痉挛性呼吸困难、荨麻疹和低血压。为防止患者发生过敏反应,应在紫杉醇治疗前 12 h 给予地塞米松 10～20 mg 口服,治疗前 30～60 min 给予苯海拉明(或类似药物)肌注或口服 50 mg,同时给予雷尼替丁等胃黏膜保护剂。

(六)多西紫杉醇

多西紫杉醇(多西他赛,docetaxel,泰素帝,艾素)其前体是从欧洲紫杉的针叶中提取,经半合成而获得此药。多西紫杉醇的作用机制与紫杉醇相同,是周期特异性药物,能将细胞阻断于 M 期。对增殖细胞作用大于非增殖细胞。实验证明有 29 种肿瘤对此药比紫杉醇敏感,而只有 13 种肿瘤对紫杉醇更敏感。

多西紫杉醇的主要剂量限制性毒性使中性粒细胞减少,但与紫杉醇不同的是粒细胞减少呈剂量依赖性而非时间依赖性。

接受多西紫杉醇多程治疗的患者可出现液体潴留综合征,特点是进行性外周水肿、胸腔积液和腹水。这一没有生命危险的综合征的发生与肾、心或内分泌失调无关,常见于4~5周期治疗后,过程是可逆的,使用皮质激素可使其发生率降低。推荐在使用多西紫杉醇前一日开始口服地塞米松,连用5日。

(七) 清蛋白结合型紫杉醇

清蛋白结合型紫杉醇是一种全新剂型紫杉醇类药物,它不需要合成的溶剂作为载体,不需要皮质类固醇或抗组胺药物等预处理,静脉滴注时间短(30 min)。

临床常用的溶剂型紫杉醇高度不溶于水,均以聚氧乙烯蓖麻油和无水乙醇作为助溶剂。聚氧乙烯蓖麻油本身具有生物学效应,对安全性和有效性产生影响,如严重过敏反应、神经毒性等,从而造成紫杉醇的使用剂量受到限制。且聚氧乙烯蓖麻油在血循环中形成大量微滴并将紫杉醇包裹,减少了离开血循环进入组织的紫杉醇,从而降低了紫杉醇的量效关系,药代动力学上是非线性关系。清蛋白结合型紫杉醇是一种以人血清蛋白作为药物载体与稳定剂的冻干剂,其去除了与有机溶剂有关的不良反应,提高了使用紫杉醇化疗时的安全性及量效关系,患者用药前不需接受预处理,药代动力学呈线性关系。

(八) 顺铂

顺铂(DDP)是细胞周期非特异性药物,具有细胞毒性,可抑制癌细胞的DNA复制过程。顺铂具有抗癌谱广、疗效确切、与多种抗肿瘤药物有协同作用且无交叉耐药性等特点,是临床常用的化疗药物之一。

肾脏毒性是顺铂最常见且最严重的毒性反应,也是剂量限制性毒性,重复用药可加剧肾毒性。主要损害肾近曲小管,常发生于给药后7~14日。DDP肾小管的损伤在一般剂量下多为可逆性的,但剂量过大或用药过频可导致药物在体内蓄积,使肾小管损伤变为不可逆的,产生肾功能衰竭,甚至死亡。

在运用较大剂量顺铂(80~120 mg/m²)时,必须同时进行水化和利尿。一般每日液体总量3 000~4 000 ml,输液从DDP给药前6~12 h开始,持续至DDP滴完后6 h为止。有的大剂量顺铂一次给药,则连续输液3日,输液中根据尿量,可多次给速尿。也可在DDP给药前后,各给20%甘露醇125 ml,以达到利尿之目的。

(九) 奥沙利铂

奥沙利铂(oxaliplatin,草酸铂,乐沙定,L-OHP)为新一类铂类化疗药物,与其他铂类药物相同,均以DNA为作用部位,阻断DNA的复制和转录。由于奥沙利铂与顺铂无交叉耐药性,且对骨髓抑制轻微,更易与其他抗肿瘤药物联合应用,而受到广泛关注。

奥沙利铂不能用生理盐水溶解,而应当用注射用水或5%葡萄糖溶液稀释,在配制液体和输注期间应当避免接触铝制品。滴注期间应当注意保暖。

神经系统毒性为奥沙利铂的剂量限制性毒性,一般为可蓄积的、可逆的周围神经毒性,停药后症状逐渐缓解。主要表现为感觉迟钝或感觉异常,遇冷加重,偶发急性咽喉感觉障碍。累积剂量超过800 mg/m²时出现功能障碍的概率增高,应当适当休息后继续用药。

(十) 伊立替康

伊立替康(irinotecan,开普拓,艾力,CPT-11)为半合成水溶性喜树碱衍生物,是DNA拓扑异构酶Ⅰ(Topo Ⅰ)抑制剂。CPT-11是S期周期特异性药物,在体内代谢为活性成分后通过抑制人体细胞DNA复制所必需的拓扑异构酶Ⅰ,诱导DNA单链损伤、阻断DNA复制而产生细胞毒性。CPT-11除有抗肿瘤作用外还可抑制乙酰胆碱酯酶。

胆碱能综合征是伊立替康最常见的不良反应,多在用药当日出现。有9%的患者出现短暂严重的急性胆碱能综合征,主要表现为早发性腹泻及其他征象,如痉挛性腹痛、多汗、瞳孔缩小、流泪、唾液分泌增多等,严重者给予阿托品0.25 mg皮下注射可缓解。

迟发性腹泻为另一常见不良反应,发生率可达90%,其中Ⅲ、Ⅳ度占39%。此为剂量限制性毒性,在用药24 h后出现,中位发生时间为用药后5日。大剂量易蒙停治疗有效,不预防用药,一旦出现迟发性腹泻,首剂口服4 mg,以后每2 h口服2 mg,直至末次水样便后继续用药12 h,一般用药最长时间不超过48 h。

三、 化疗的常见不良反应及处理

肿瘤化疗的不良反应包括药物的副作用、过量或高剂量导致的毒性、过敏和药品导致的其他意外事件。细胞毒类抗肿瘤药物都应当视为剧毒药,必须谨慎、合理应用,因为药物本身可能引起严重不良反应。医生必须对这些药物有较深入的了解,包括药代动力学特点、药物之间的相互作用、是否有器官特异性毒性、预防和谨慎观察过敏反应等。合理用药是相对的,要不断学习、不断提高业务水平,才能胜任临床工作。并根据循证医学、规范化和个体化的原则减少失误,使患者受益。对于内分泌治疗和靶向治疗药物,在应用时应当分清哪些是副作用,哪些是毒性作用,以便调整剂量。

胰腺癌化疗前须注意几个问题:① 治疗前所有患者必须有明确的诊断,一般应当有病理或细胞学诊断。多数胰腺癌化疗药物均有一定毒性,所以不能做"诊断性治疗"或安慰剂,以免给患者带来不必要的损害。② 患者需要一般状况较好,血象和肝肾功能基本正常才能耐受足量、足疗程化疗。

凡有以下情况者应当谨慎考虑药物和剂量:① 过敏体质;② 明显贫血;③ 白细胞或/及血小板减少;④ 有出血倾向;⑤ 已有明显恶液质。

胰腺癌化疗的不良反应一般分为以下2种情况。① 急性和亚急性不良反应:指在用药后当时和疗程内出现的过敏、恶心呕吐、腹泻、血液学、肝肾功能、手指麻木、皮疹、手足综合征和脱发等。② 长期不良反应:指在停药后甚至停药多年后出现的不良反应,包括神经毒性、造血功能障碍、间质性肺炎、心脏毒性、畸胎等。

不良反应根据其严重的情况分为1、2、3、4度,1度是指轻微反应,2度是中度反应,3度为严重反应,4度是可以致命的严重不良反应。WHO和美国NCI对各系统的不良反应均有明确的规定。在实施治疗过程中1、2度是允许的;3度是应当避免的,应当调整剂量;出现4度不良反应需立即停药并进行处理、急救。

在决定化疗后应当:① 确定化疗后应制订具体计划,选用合适的药物、配伍、剂量、途径、方法与疗程。不可长期用药或盲目提高剂量。② 治疗中必须密切观察有无过敏、消化道反应、骨髓抑制、肝肾功能损伤等,并给予适当的处理。疗程结束后应当长期随访,观察必要的远期不良反应。

胰腺癌常用化疗药物已在前述,各种化疗药物的独特的不良反应及处理方法已介绍,下面将介绍化疗的共性的不良反应,及其处理措施。

（一）胰腺癌化疗的近期不良反应及其处理

1. **骨髓抑制** 骨髓抑制是肿瘤化疗的最大障碍。大多数抗癌药物均可引起不同程度的白细胞下降、血小板减少和贫血。严重的骨髓抑制可导致感染、败血症和内脏出血。因此,加强全身支持治疗、口腔清洁、良好的护理照顾可减少并发症的发生。造血集落刺激因子(G-CSF和GM-CSF)的合理使用可防治化疗引起的中性粒细胞减少而继发的感染。血小板输注和白细胞介素11可用于治疗化疗导致的血小板减少症。

2. **胃肠道反应** 许多化疗药常引起不同程度的恶心、呕吐,其中大剂量DDP、CTX等导致的恶心、呕吐尤为剧烈。5-羟色胺受体拮抗剂,如托烷司琼等可以防止和减轻恶心、呕吐的发生。5-FU可引起口腔黏膜溃疡,化疗期间必须加强口腔清洁的护理。5-FU类药物和CPT-11有时可引起严重腹泻,需及时纠正由此引起的水电解质失衡。CPT-11导致的延迟性腹泻需立即用易蒙停治疗。

3. **肝、肾功能损害** 5-FU等可产生肝损害,含草酸铂的化疗可引起肝窦的损伤和出血,而含伊立替康的化疗可引起不同程度的脂肪性肝炎。用药时须根据肝功能损害的程度进行剂量调整。须特别注意,化疗药物使潜在的病毒性肝炎感染迅速恶化,引起急性或亚急性的肝坏死。化疗期间须监测肝肾功,并注意护肝处理。

PDD 直接损害肾实质,大剂量应用时必须水化和利尿。

4. 过敏反应 紫杉醇、泰素帝等可引起寒战、发热、过敏性休克、水肿。为了防止和减少这些反应,紫杉醇使用前先给地塞米松、苯海拉明、雷尼替丁,泰素帝治疗前后使用地塞米松 3～5 日。吉西他滨、草酸铂也可能出现类似的反应,可采取相应的措施进行防治。

(二)胰腺癌化疗的远期毒性

1. 致癌 虽缺乏大宗临床试验的证据支持,但抗癌药物使用数月或数年后明显增加第二种原发肿瘤发生的机会,已成医学界共识。

2. 不育 大多数抗癌药物可抑制精子和卵巢的功能,导致生育能力的下降。因此,对生长发育中的儿童应注意避免过度的治疗。

（陈汝福　李志花　李　平　李开春）

◇ 参 ◇ 考 ◇ 文 ◇ 献 ◇

[1] Reni M, Evidences and opinions for adjuvant therapy in pancreatic cancer[J]. Curr Drug Targets, 2012, 13(6): 789 - 794.

[2] Diener MK, Combs SE, Büchler MW. Chemoradiotherapy for locally advanced pancreatic cancer[J]. Lancet Oncol, 2013, 14(4): 269 - 270.

[3] Maisonneuve P, Lowenfels AB. Adjuvant chemotherapy with gemcitabine for patients with resectable pancreatic cancer[J]. JAMA, 2007, 297(23): 2581.

[4] Ueno H, Kosuge T, Matsuyama Y, et al. A randomised phase III trial comparing gemcitabine with surgery-only in patients with resected pancreatic cancer: Japanese Study Group of Adjuvant Therapy for Pancreatic Cancer[J]. Br J Cancer, 2009, 101(6): 908 - 915.

[5] Neoptolemos JP, Stocken DD, Bassi C, et al. Adjuvant chemotherapy with fluorouracil plus folinic acid vs gemcitabine following pancreatic cancer resection: a randomized controlled trial[J]. JAMA, 2010, 304(10): 1073 - 1081.

[6] Regine WF, Winter KA, Abrams R, et al. Fluorouracil-based chemoradiation with either gemcitabine or fluorouracil chemotherapy after resection of pancreatic adenocarcinoma: 5 - year analysis of the U.S. Intergroup/RTOG 9704 phase III trial[J]. Ann Surg Oncol, 2011, 18(5): 1319 - 1326.

[7] Chaulagain CP, Rothschild J, Saif MW. Is s-1 a potential game changer in adjuvant therapy of pancreatic cancer?[J]. JOP, 2013, 14(4): 329 - 333.

[8] Herreros-Villanueva M, Hijona E, Cosme A, et al., Adjuvant and neoadjuvant treatment in pancreatic cancer[J]. World J Gastroenterol, 2012, 18(14): 1565 - 1572.

第二十二章
胰腺恶性肿瘤的经血管介入治疗

胰腺癌是恶性度最高的实体肿瘤之一。胰腺癌 2/3 以上发生于胰头部，约 1/4 发生于胰体尾部，全胰癌占 1/10。胰腺癌早期往往无明显症状，发现时多已属晚期，丧失了手术切除机会。肿瘤分期和 KPS（Karnofsky）评分是影响胰腺癌预后的独立因素。对不能手术切除的胰腺癌可采用姑息治疗，研究证明经动脉灌注化疗由于肿瘤局部药物浓度较静脉用药高，可以达到更好的治疗效果，在改善疾病相关症状、延长生存期、减少肝转移及发生肝转移后的治疗上均取得了令人瞩目的成绩。

由于胰腺癌为少血供肿瘤，单纯化疗疗效较差，虽然随着抗肿瘤新药的临床应用，使胰腺癌化疗的药物选择有所增加，但单独应用化疗很少有患者生存期超过半年。Shibuya 等为了提高肿瘤局部药物浓度，采用注药泵留置和血管紧张肽 II 并用的方法，提高了胰腺癌的疗效。常用化疗药物有 EPIR（60 mg）、MMC（20 mg）、5 - FU（500 mg），副作用有轻度发热、嗳气，未发现因为应用大量抗癌药物而引发的消化道溃疡及胰腺炎的情况。部分病例临床症状明显改善，提高了患者的生活质量。近年来，随着化疗药物及分子靶向药物的开发应用，胰腺癌的药物治疗也有了长足的进步。如以吉西他滨为主的 GP 方案或替吉奥（S1）为主的方案，或吉西他滨单药，或与 5 - FU、替吉奥、奥沙利铂等联合应用并辅以区域热疗，在改善患者生存质量上都取得了一定进步，但生存期的改善仍不尽如人意。

对于不能手术切除的进展期胰腺癌，经导管化疗可以作为一种选择，并可以与放疗、热疗相结合，有可能进一步提高疗效。

一、胰腺脉管解剖

胰腺的动脉来自胃十二指肠上动脉、肠系膜上动脉和脾动脉。腹腔动脉干、脾动脉和肝总动脉位于胰腺的上缘。胃十二指肠动脉从肝总动脉分出后，沿胰腺头部上缘经胰头前方向足侧走行。肠系膜上动脉先起始于胰体后方，然后再走行于钩突前方或者钩突左侧。

胃十二指肠动脉从肝总动脉分出后，分出胰十二指肠前上动脉、胰十二指肠后上动脉和胰十二指肠中动脉。胰十二指肠后上动脉在胰头后方，胰十二指肠前上动脉在胰头前方。两者在钩突左侧与肠系膜上动脉发出的胰十二指肠下动脉相互吻合，形成胰头部血管弓，供应胰头血液。脾动脉胰支包括胰背动脉、胰横动脉、胰大动脉、分界动脉和胰尾动脉。

胰体尾部的血管有胰背动脉、胰尾动脉、胰大动脉及由胰背动脉发出向左侧走于胰体尾下方的胰横动脉。它们之间存在多条吻合支。胰大动脉和胰尾动脉从脾动脉发出，胰背动脉一般发自脾动脉，也有起自肝动脉、肠系膜上动脉或者直接发自腹腔动脉干者。胰背动脉向右分出分支，与胰头和胰体尾部的血管相吻合。这些吻合血管在胰前方发出与胰十二指肠前上动脉吻合的前吻合支，在胰腺后发出与胰十二指肠后上动脉相吻合的后吻合支。

静脉包括数条胰十二指肠静脉、一条胰横静脉、来自胰头与胰颈延续部分和通常注入脾静脉的若干胰背静脉。胰横静脉与同名动脉伴行，大部分注入肠系膜上静脉左壁或肠系膜下静脉。胰背静脉引流胰体尾，一般有3~13支，注入脾静脉。脾静脉沿胰体尾部背侧向胰头部走行，与肠系膜上静脉汇合后在胰头部背面向右上方斜行构成门静脉主干，然后共同进入肠系膜下静脉或肠系膜上静脉。

胰十二指肠后上静脉在胰头部上缘，在门静脉主干后方汇入，胰十二指肠前上静脉在胰头部前方先汇入胃结肠静脉干，然后共同进入肠系膜上静脉。胰十二指肠前下静脉及胰十二指肠后下静脉在钩突附近分别或共同注入肠系膜上静脉的分支——空肠上静脉。

胰腺导管位于胰实质内，分为主胰管和副胰管。主胰管起自胰尾，向头部横向走行，长度平均为13.8 cm(8.2~19.1 cm)，管径自左向右逐渐增大，尾端平均0.2 cm，头端平均0.4 cm。主胰管到达胰头右缘时，通常与胆总管汇合成壶腹部，开口于十二指肠降部后内侧的大乳头。有副胰管存在时(出现率约为80%)，则在胰头上方横行，在乳头部上方十二指肠降部前内侧汇入小乳头。副胰管一般在胰头颈部交界处与主胰管汇合，但也有10%左右并不汇合。胰腺导管变异较多，ERCP常可直观的进行观察。

胰腺供血动脉的特点：分支细小、来源广泛、吻合丰富。针对胰腺肿瘤的灌注治疗主要经动脉进行，因此要充分了解胰腺周围血供来源至关重要。

二、动脉内插管灌注治疗

随着介入治疗技术临床应用的日益广泛，尤其是TACE术在原发性肝癌治疗中取得令人鼓舞的短期疗效后，越来越多的实体性肿瘤尤其是富血供肿瘤的治疗应用到介入治疗技术。

将导管选择性或超选择性插入肿瘤供血靶动脉后，以适当的速度注入适量的抗肿瘤药物及栓塞剂，使靶动脉闭塞，引起肿瘤组织的缺血坏死。使用抗癌药物或药物微球进行栓塞可起到化疗性栓塞的作用，称之为TACE(transcatheter arterial chemoembolization)。也是目前临床最常应用于原发性肝癌的非手术治疗方法。

动脉灌注化疗(transcatheter arterial infusion, TAI)是将导管选择性或超选择性插入到肿瘤供血靶动脉后，经导管注入一种或几种抗肿瘤化疗药物，对体内肿瘤进行治疗的一种方法。

动脉灌注化疗术可将几种最有效的抗癌药搭配在一起，通过导管技术找到肿瘤的供养动脉，把抗癌药直接注入肿瘤组织。这种疗法主要有两大优势：一方面将高浓度的药物直接作用于局部，发挥最大的抗肿瘤作用，对全身毒副作用相对较小，使绝大部分患者能接受治疗；另一方面，治疗创伤小、可重复性高、患者耐受好。这种技术特别适用于那些失去手术机会或不宜手术的恶性肿瘤。

(一)适应证
由于经动脉内灌注化疗具有创伤小、耐受好的优点，绝大部分患者都可耐受手术。
(1)不能手术根治的胰腺癌。
(2)术前新辅助化疗。
(3)术后预防复发或远处转移。
(4)胰腺癌伴肝转移。
(5)不愿接受外科手术者。
(6)不能耐受根治性外科手术者。

(二)禁忌证
(1)严重肝、肾功能异常。
(2)严重凝血功能障碍或凝血功能障碍性疾病不能纠正，有明显出血倾向者。
(3)碘过敏者；此为相对禁忌证，可应用过敏概率小的非离子造影剂，或术前做脱敏治疗后再行造影检查。
(4)极度衰竭者，明显恶液质，ECOG评分>2分，伴多脏器功能衰竭。
(5)大量腹水者或全身多部位转移者。
(6)白细胞<3.0×10^9/L，血小板<50×10^9/L者。
(7)有感染存在者。

(三)术前准备
(1)心电图、胸片。

（2）碘过敏实验。

（3）血常规,凝血功能检查。

（4）肝、肾功能检查。

（5）腹股沟区备皮。

（6）术前 4～6 h 禁食。

（7）术前 10 min 给予地塞米松、止吐剂。

（8）签术前知情同意书;做好患者思想工作,取得配合。

（四）方法和步骤

1. 常规方法　2%利多卡因行腹股沟区局麻,采用 Seldinger 技术行股动脉穿刺（常规取右侧）,在导丝导引下导入导管,DSA 监视下将导管头段选择至腹腔动脉和（或）肠系膜上动脉造影,根据造影情况选择灌注血管。

通常选取胃十二指肠动脉或经肠系膜上动脉至胰十二指肠下动脉,经导丝配合将导管插至靶血管后即可开始灌注化疗药。化疗药需稀释后缓慢注入,如 GP 方案中 GEM 要用 100 ml 生理盐水进行稀释,否则易导致动脉痉挛、腹痛;铂类稀释到 250 ml 用输液泵 1 h 泵入。完成灌注后,用肝素盐水冲管、退出导管,压迫穿刺点 10～15 min 后加压包扎。术后抗生素应用 24 h。

动脉灌注治疗胰腺癌的周期一般是由所用化疗方案要求的周期决定的,如 GP 方案的周期是 28 日。

2. 辅助方法　常规可应用 5F Cobra、Yashiro 或者 RH 导管进行治疗。但如患者动脉管径纤细、分支角度异常或者侧支吻合丰富,常规导管操作常不能完全达到治疗目的。

靶血管管径纤细、迂曲或分支角度异常,可选用微导管,在微导丝引导下将微导管管头置于靶血管开口,即可进行化疗灌注。

胰头区侧支吻合较丰富时,单独从单一动脉入口灌注化疗往往疗效不佳,其原因是注入的化疗药物容易被来自其他侧支动脉的血流稀释,降低疗效。此时,可保留容易插管操作的供血动脉,而将其他主要侧支动脉永久栓塞,将多支动脉供血变成单支动脉供血,保障从单一动脉灌注高浓度化疗药物,提高疗效。

3. 联合应用　目前胰腺癌一线化疗方案常用 GP 方案,由于提高局部温度可提高肿瘤细胞对铂类化疗药物的敏感性,因此可在完成 GEM 化疗灌注后,留置动脉导管灌注铂类药物的同时对胰腺肿瘤区进行热疗以提高疗效。本单位采用内生场肿瘤热疗仪进行同步热化疗治疗胰腺癌取得了较好的疗效。

胰头癌动脉期胰头占位情况及胰腺癌动脉造影见图 22-0-1 和图 22-0-2。

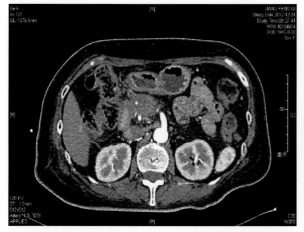
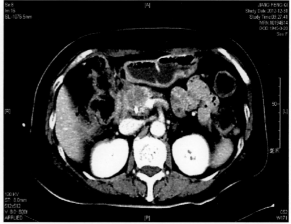

图 22-0-1　胰头癌动脉期胰头占位未见明显强化

（五）术后处理

1. 穿刺部位处置　穿刺动脉下肢制动 24 h,局部压迫 12 h,注意观察足背动脉搏动及肢体感觉、运动功能。

2. 预防感染　予以抗感染治疗,减少感染的机会。

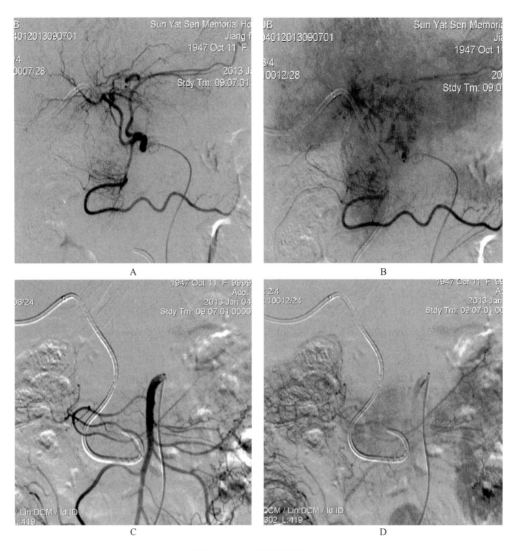

图 22 - 0 - 2 胰腺癌动脉造影

A. 肝总动脉造影动脉期：胃十二指肠动脉近段管腔不规则、僵硬、异常小分支增多；B. 肝总动脉造影实质期：胰头区轻度异常染色并向上延续至肝门；C. 肠系膜上动脉造影动脉示：胰十二指下动脉形态正常，未见明显异常分支；D. 肠系膜上动脉造影实质期：胰头区未见明显异常染色

3. 减轻化疗药物毒副作用 注意预防化疗药毒副作用，减少对肝、肾功能的损害。如应用顺铂（DDP）可依应用剂量予以水化治疗。

（六）并发症

（1）造影剂过敏，严重者可致休克。

（2）介入操作相关血管损伤、大出血；穿刺部位出血、血肿或夹层形成。

（3）动脉粥样斑块脱落、血栓形成。

（4）化疗药毒副作用：胃肠道反应、肝功能损害、发热、疼痛、骨髓抑制等。

（七）动脉灌注化疗优点及不足

（1）微创：皮肤创口仅为 2 mm 左右，患者痛苦少。

（2）术程短：一般动脉置管操作可在 30 min 内完成、热疗时间约 1 h。

（3）副作用小：因用药量小，局部药物浓度高，副作用小。

（4）靶向性强：精确定位，精确治疗，对正常组织损伤小。

（5）局部血药浓度高：肿瘤局部化疗药物浓度高，提高抗肿瘤效果。

（6）恢复快：术后 24 h 可正常活动，对那些年老、体弱的患者尤其适用。

（7）安全：仅需局部麻醉，降低麻醉风险。

（8）不能完全杀灭肿瘤细胞，需重复治疗。

（9）多次重复操作容易导致因介入操作导致的并发症发生率增高。

（10）多次操作增加医患的放射辐射剂量。

（八）药盒导管系统的应用

药盒导管系统（port catheter system，PCS）是应用介入方法经皮穿刺股动脉或锁骨下动脉进行动脉插管植入 PCS，并利用 PCS 进行灌注化疗。PCS 一次植入可长期留置，克服了常规介入治疗需要多次、反复插管的缺点，既减少了患者痛苦、减少了医疗费用，也减轻了医患双方接受 X 线辐射的剂量。利用 PCS 系统可进行经动脉持续灌注化疗。

（九）经动脉灌注化疗的疗效

与外周静脉化疗相比，动脉灌注化疗具有靶器官区域药物局部浓度高、不良反应少等特点。文献报道胰腺癌的区域性动脉灌注化疗多以大剂量的、一次性冲击灌注为主。1990 年，Arredondo 等在比格犬上用丝裂霉素进行区域性动脉灌注实验，他们发现胰腺和十二指肠组织中的药物浓度明显高于全身静脉给药，在胰腺及体内滞留的时间明显延长，同时对全身主要脏器的不良反应较外周静脉化疗小。1998 年，Aigner 等报道了中晚期胰腺癌区域灌注化疗和全身静脉化疗的随机对照实验，区域灌注化疗组中位生存期为 33 周，而全身静脉化疗组为 11 周，肿瘤化疗的疗效与药物的有效浓度和持续时间成正比。2002 年，傅德良等实验研究证明胰腺区域性灌注化疗时靶器官内的药物浓度是全身静脉化疗时的数倍，并能使胰腺周围组织产生明显的炎性反应。

经动脉灌注化疗的特点包括有：① 能在靶器官区域达到化疗药物的局部高浓度，经动脉灌注时靶器官内的药物浓度是全身静脉化疗时的 10～16 倍；② 不良反应较全身静脉化疗小；③ 能在胰腺与周围血管和组织间产生明显的炎性间隙；④ 使胰腺组织变韧，从而减低胰空肠吻合口瘘的概率；⑤ 能有效地抑制肿瘤生长，改善患者的全身症状，延长生存期；⑥ 围手术期经动脉持续灌注化疗，对进展期胰腺癌有降期作用，有助于提高手术切除率；可杀灭亚临床病灶和微小转移灶；可减少术后复发和转移。

经动脉持续灌注治疗胰腺癌的报道则相对少见。2000 年，Homma 等报道超选择性插管以微弹簧圈阻断部分胰腺血流，改变胰腺的血流动力学，再将导管留置于脾动脉和肝动脉（有肝转移者），导管另一端连接化疗泵，经化疗泵进行持续灌注化疗，对胰腺原发灶和肝转移灶均有良好疗效，23 例胰腺癌平均生存期为 19 个月。

肿瘤化疗的疗效与药物的有效浓度和持续时间成正比。相对于静脉化疗和经动脉一次性冲击灌注化疗，动脉持续灌注化疗可延长肿瘤局部高浓度化疗药物的作用时间，使化疗药物以相当高的浓度在较长的时间内持续作用于肿瘤组织，从而提高化疗药物的疗效。

关于动脉灌注化疗与全身静脉化疗两种方法的疗效比较，国内外相关的研究比较少见，研究结果亦很不一致。其中一种观点认为动脉灌注化疗优于外周静脉化疗，另一种观点认为二者疗效相当，还有一种观点认为外周静脉化疗优于动脉灌注化疗。在认为动脉灌注化疗优于外周静脉化疗的作者中，又有 3 种不同观点：其一认为动脉灌注化疗仅能提高临床受益率；其二认为动脉灌注化疗仅能提高生存率；其三认为动脉灌注化疗既能提高临床受益率，又能提高生存率。

三、胰十二指肠术后并发出血的治疗

胰十二指肠切除术是治疗胰头恶性肿瘤的有效外科手段，切除范围包括胰头（含钩突）、远端胃、十二指肠、上段空肠、胆囊和胆总管。随着医疗技术的不断进步，胰十二指肠切除术（pancreaticoduodenectomy，PD）的手术死亡率已经低于 5%，但手术并发症的发生率仍然高达 30%～40%，并有 3%～10% 的患者发生 PD 术后出血（post pancreatomy hemorrhage，PPH），相较于胰瘘、腹腔内感染及胃排空障碍等常见并发症，PPH 则更为凶险，病死率高达 20%～50%，且诊断与治疗流程尚未有定论。

（一）胰十二指肠术后并发出血分类

2007年国际胰腺外科研究学组依据发生时间、部位及严重程度，将PPH分为：早期出血（<24 h）和迟发出血（>24 h）、消化道出血和腹腔内出血、轻度出血和重度出血，综合将出血分为A、B和C三级。该定义对PPH的治疗有一定的指导意义，也为不同研究之间的比较提供了可能。当合并消化道瘘时，消化道出血及腹腔内出血可互为表象，称为假性消化道出血或腹腔内出血。

（二）胰十二指肠术后出血的常见原因

早期PPH常与手术操作缺陷有关。不确切的血管结扎、结扎线脱落或切割血管、痉挛血管术后再开放以及腹腔创面广泛的渗出是导致早期PPH的主要原因，称为手术技术相关出血。

延迟性PPH又称为并发症相关出血，常见的危险因素包括胰瘘、腹腔内感染、胆瘘、淋巴结清扫以及血管骨骼化等，以胰瘘及腹腔内感染为主，发生率高达62%。延迟性PPH常与手术并发症或手术操作缺陷导致的血管损伤相关，主要原因包括：① 切除或淋巴结清扫过程中，过分强调腹腔动脉或肠系膜上动脉分支骨骼化，热损伤或不恰当的钳夹导致血管壁损伤，继而形成假性动脉瘤破裂出血。② 术后胰瘘、胆瘘或腹腔内感染腐蚀血管壁，导致血管破裂出血。③ 胰腺断面止血不确切：不恰当的电凝或超声刀止血，术后焦痂脱落；动脉缝结扎过紧产生切割作用等。④ 引流管放置不当，压迫裸露的血管。⑤ 不恰当的吻合器使用：压榨过紧导致吻合口组织崩裂；压榨过松导致吻合口止血不确切。

（三）胰十二指肠术后出血的常见部位

PD术后发生PPH，腹腔占62%，消化道占28%，两者兼具者占10%。而常见的出血位置有动脉出血（66%）、胰腺断面（12%）、胃肠吻合口（6%）及其他或不明位置（16%）。其中动脉出血中又包含胃十二指肠动脉（49.5%）、肝总动脉（20.8%）、肝固有动脉（10.9%）、脾动脉（7.9%）、肠系膜上动脉（7.9%）及其他动脉（3.0%）。

（四）临床诊断

1. 临床表现

（1）腹腔出血：PD术后腹腔出血常见临床表现为腹腔引流管见鲜红血性液、24 h>500 ml，血常规检查红细胞计数、血红蛋白水平短时间明显下降；迟发出血则被定义为出现于术后24 h之后的手术区动脉出血。

（2）消化道出血：少部分PD术后出血表现为消化道出血，短时间大量出血者可出现呕血，之后出现黑便或血便。

2. 出血部位判断

发生PPH后，明确出血部位对选择合适的干预方式尤为重要。目前，常用的方法包括内镜检查、数字减影血管造影（digital subtraction angiography, DSA）、CT血管成像及剖腹探查等。对于血流动力学不稳定的PPH，目前仍强调早期剖腹探查以明确出血原因并给予快速干预。

对于生命体征平稳的消化道内出血，应尽早实施内镜检查，以明确有无吻合口或胰腺断面活动性出血，但消化道的积血以及重建后的解剖改变可能影响内镜的观察或到达出血位置。DSA及CT血管成像对于活动性动脉出血具有较高的诊断价值，但DSA对于间断性出血的诊断价值较低，而CT血管成像延迟扫描对于胃肠道间歇性出血诊断价值较高。

"前哨出血"即在发生延迟性大出血前的少量腹腔引流管或消化道出血，近45%的延迟性PPH可以出现前哨出血。在临床工作中，前哨出血可以自行或经保守的止血治疗后停止，易被忽略。对于胰腺外科医师，不应忽略任何的腹腔引流管或消化道出血，应积极实施内镜或DSA检查，以排除假性动脉瘤的可能。

（五）介入技术的应用

1. 术前减黄

拟行PD术的患者一个较明显的特点是多数有明显黄疸，前述Balachandran等研究表明术前高胆红素血症是术后出血的一个危险因素。但关于PD术前减黄与否的争论已持续多年，术前减黄对术后出血的预防效果各家报道也不一致。Hodul等的临床研究表明，术前胆道引流会增加手术时间、术中出血及术后切口感染的概率，却与术后并发症发生率和死亡率无明显相关。此外，术前减黄需要一定的时间可能延误根治肿瘤时机，不符合恶性肿瘤早治疗的原则。故现多不提倡术前常规减黄,但其对 PD 术后出血的预防价值及总体利弊仍有待进一步研究。

2. 血管栓塞术　自 1990 年 Mchida 首次对 PD 术后出血患者行介入血管栓塞(transcatheter arterial embolization, TAE)止血成功以来,近年来 TAE 的价值越来越得到肯定并被广泛地应用于 PD 术后的止血。经血管造影可以发现出血部位,然后可进一步应用导管介入技术高选择性栓塞出血部位近段血管,从而达到止血的目的。鉴于 TAE 术创伤小、诊断迅速、使用便利、成功率高,且可避免 PD 术后再次手术的高风险性,故许多学者提出血管造影及 TAE 术作为 PD 术后出血的首选诊断及治疗方法。

3. 栓塞材料　常用栓塞材料有明胶海绵颗粒、聚乙烯醇颗粒(PVA 颗粒)、弹簧圈等。一般根据血管造影能明确出血部位选用栓塞材料,如发现小动脉残端出血,可直接选用微弹簧圈栓塞;如出血部位见较多侧支血管吻合,可先选用适当粒径的 PVA 颗粒栓塞后再补充微弹簧圈;如血管造影无明确出血征象,可依据手术区域可能累及的动脉选用明胶海绵颗粒栓塞。

4. 造影方法及处置　由于胰十二指肠区的血供分支复杂、侧支交通丰富,PD 术后出血者血管造影需多支进行。

(1) 胃十二指肠动脉造影:胃十二指肠动脉分为胰十二指肠前上和后上动脉,并可分出胃右或胃网膜右动脉,其供血区域主要为胃窦、十二指肠起始部及降部近端、胰头等部位。PD 术后该支动脉多被截断缝扎。术后因胰瘘或感染等原因可导致局部缝扎脱线或假性动脉瘤导致腹腔出血。血管造影可表现为动脉期造影剂漏入腹腔呈不规则片状分布或胃十二指肠动脉起始部瘤样突出。

处置方法:对于小动脉残端出血可应用微导管超选择靶血管,造影证实后选择适当大小的微弹环圈进行栓塞。

(2) 胃左动脉造影:PD 术后并发出血较少累及胃左动脉,但如发生应激性溃疡则多由胃左动脉参与血供。由于胃左动脉的解剖特点较适合选用

Cobra 管进行选择性造影。

处置方法:微导管超选择胃左动脉造影,明确具体出血部位、范围;微导管进一步超选择至靶区。对于较弥漫性出血可选择明胶海绵颗粒进行栓塞治疗;如出血范围较大,可留置导管于胃左动脉,持续泵入垂体后叶素 48～72 h(6U/12 h)。

(3) 脾动脉造影:胰大动脉和胰尾动脉从脾动脉发出,胰背动脉一般发自脾动脉,也起自肝动脉,肠系膜上动脉或者直接发自腹腔动脉干者。胰背动脉向右分出分支,与胰头和胰体尾部的血管相吻合。这些吻合血管在胰前方发出与胰十二指肠前上动脉吻合的前吻合支,在胰腺后发出与胰十二指肠后上动脉相吻合的后吻合支。PD 术中切除胰头区、残端缝合,但由于炎症、胰瘘或胆瘘可导致残端出血。但由于这些动脉分支较纤细或出血量小,有时仅仅于脾动脉主干造影常常无法发现小量出血或间断出血,而需要用微导管超选择胰背或胰大动脉进行造影才能发现较小的造影剂外漏征象。

处置方法:该区域细小动脉纤细且吻合丰富,即使应用微导管亦很难超选择至出血靶血管,这种情况可超选择一主要供血小动脉,先用适量 PVA 颗粒(300～500 um)进行栓塞,然后补充微弹簧圈栓塞。

(4) 肠系膜上动脉造影:胰十二指肠下动脉多起自肠系膜上动脉近端右侧第一或第二分支,分出后向右上方走形,近胰头下方分为胰十二指肠下前动脉和胰十二指肠下后动脉参与胰头弓的组成。在 PD 术后出血的血管造影检查中同样占有重要地位(图 22-0-3,图 22-0-4)。

处置方法:对于小动脉出血的处置方式与胃十二指肠动脉供血区分支供血区相同,需要注意的是胰十二指肠下动脉超选可能需要 RH 导管引导。

(5) 注意事项:回顾性造影复查在 PPH 的诊疗中较为重要。即完成对出血动脉的栓塞治疗后,要进行造影复查,并继续对可疑出血动脉进行造影排查,甚至包括栓塞前造影未见出血征象的动脉,避免遗漏病变动脉出血。

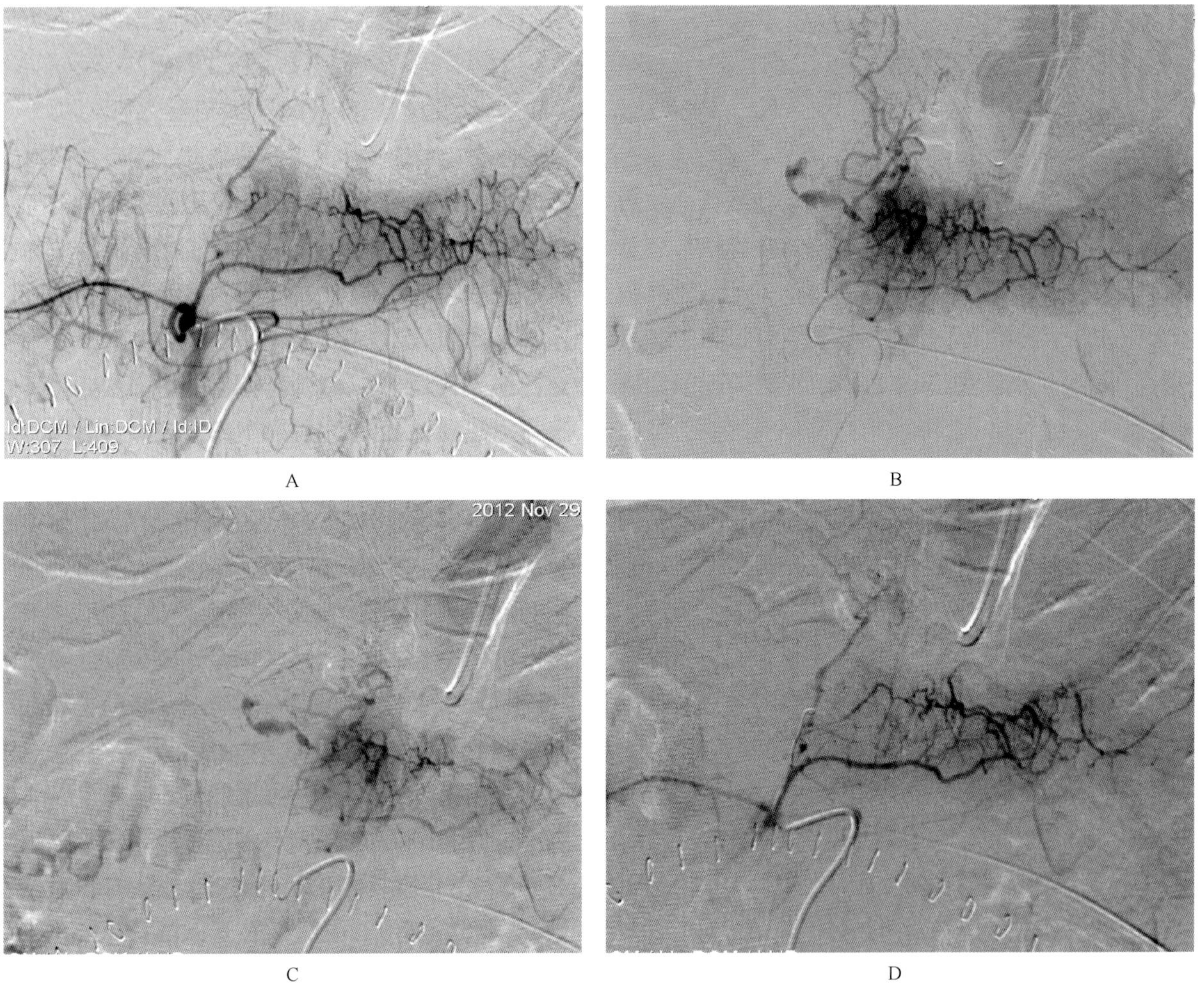

图 22 - 0 - 3　55 岁，男性，胰头癌术后 3 日，腹腔引流管见活动性出血

A. 肠系膜上动脉胰十二指肠动脉起始部造影显示胰头区缺如、胰颈部切缘未见明显造影剂外溢征象；B. 微导管超选入胰十二指肠动脉造影见胰颈断端有造影剂漏入腹腔、周围细小动脉丰富；C. 微导管进一步超选近出血动脉，予以 300～500 um PVA 适量栓塞；D. 补充微弹簧圈栓塞后造影复查，造影剂漏入腹腔征象消失，胰颈切缘周细小动脉减少

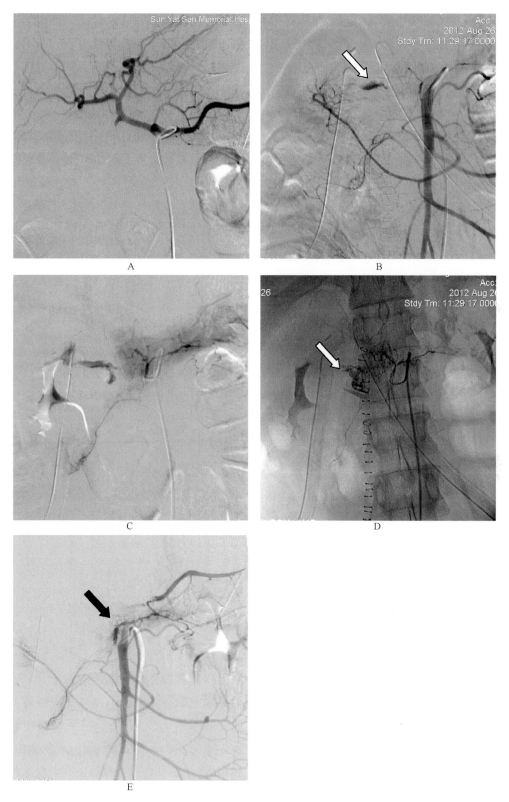

图 22-0-4　39 岁，男性，胰头癌术后 4 天血便

A. Yashiro 导管造影，胃十二指肠动脉截断；B. SMA 造影，造影剂自胰颈断端漏入肠腔（白箭头所示）；C. 换用 RH 导管胰十二指肠动脉造影，见漏出造影剂动脉纤细；D. 引入微导管至胰大动脉造影，造影剂漏入肠腔可见黏膜壁；E. 胰大动脉用微弹簧圈（黑箭头所示）栓塞后复查造影，造影剂外漏征象消失

5. 血管成型术的应用　PD 术后出血有一种非常少见的源于术后门静脉狭窄,继发门静脉高压引起的消化道出血。经造影可发现门静脉吻合处的严重狭窄,患者可因门静脉高压引起的空肠静脉曲张进而引起便血。此类患者可经皮、经肝穿刺门静脉,经球囊扩张吻合口狭窄处及支架植入术,患者可较快恢复,有便利和微创的优点。该种并发症出现较晚,甚至 PD 术后数年。

（孙宏亮　许林锋　陈汝福）

◇ 参 ◇ 考 ◇ 文 ◇ 献 ◇

［1］ 贺能树,吴恩惠.中华影像医学:介入放射学卷［M］.北京:人民卫生出版社,2005.

［2］ 李松年,唐光健.现代全身 CT 诊断学(下卷)［M］.北京:中国医药科技出版社,2001.

［3］ Hong GB, Zhou JX, Sun HB, et al. Continuous transarterial infusion chemotherapy with gemcitabine and 5-fluorouracil for advanced pancreatic carcinoma［J］. Asian Pacific J Cancer Prev, 2012, 13: 2669-2673.

［4］ 洪国斌,周经兴,梁碧玲.经动脉持续灌注化疗治疗中晚期胰腺癌的临床分析［J］.肿瘤防治研究, 2007,34(1): 54-56.

［5］ 许林锋,洪国斌,陈耀庭,等.经动脉灌注吉西他滨和 5-氟尿嘧啶联合热疗治疗中晚期胰腺癌的临床分析［J］.中华肿瘤防治杂志,2007,14(16): 1247-1249.

［6］ 周经兴,洪国斌,许凌云,等.选择性动脉插管持续灌注化疗治疗晚期胰腺癌的疗效分析［J］.癌症,2004,23(12): 1677-1680.

［7］ 任大力,陈启龙.胰腺癌介入治疗展望［J］.现代肿瘤医学,2009,17(9): 1820-1822.

［8］ 李伟,程合,倪泉兴.胰腺癌经动脉介入治疗的研究现状［J］.中国癌症杂志,2011,21(6): 478-483.

［9］ 洪国斌,周经兴,梁碧玲.影响中晚期胰腺癌预后因素的 Cox 回归分析［J］.循证医学,2006,106(6): 164-166.

［10］ Park S, Chung MJ, Park JY, et al. Phase II trial of erlotinib plus gemcitabine chemotherapy in Korean patients with advanced pancreatic cancer and prognostic factors for chemotherapeutic response［J］. Gut Liver, 2013, 7(5): 611-615.

［11］ Heinrich S, Kraft D, Staib-Sebler E, et al. Phase II study on combined intravenous and intra-arterial chemotherapy with gemcitabine and mitomycin C in patients with advanced pancreatic cancer［J］. Hepatogastroenterology, 2013, 60(126): 1492-1496.

［12］ Moretto R, Raimondo L, De Stefano A, et al. FOLFIRI in patients with locally advanced or metastatic pancreatic or biliary tract carcinoma: a monoinstitutional experience ［J］. Anticancer Drugs, 2013, 24(9): 980-985.

［13］ Chung JW, Jang HW, Chung MJ, et al. Folfox4 as a rescue chemotherapy for gemcitabine-refractory pancreatic cancer ［J］. Hepatogastroenterology, 2013, 60(122): 363-367.

［14］ Herman JM, Wild AT, Wang H, et al. Randomized phase III multi-institutional study of TNFerade biologic with fluorouracil and radiotherapy for locally advanced pancreatic cancer: final results［J］. J Clin Oncol, 2013, 31(7): 886-894.

［15］ Eguchi H, Nagano H, Tanemura M, et al. Preoperative chemoradiotherapy, surgery and adjuvant therapy for resectablepancreatic cancer［J］. Hepatogastroenterology, 2013, 60(124): 904-911.

［16］ D'epiro S, Salvi M, Mattozzi C, et al. Gemcitabine-induced extensive skin necrosis［J］. Case Rep Med, 2012, 2012: 831616.

［17］ Gourgou-Bourgade S, Bascoul-Mollevi C, Desseigne F, et al. Impact of FOLFIRINOX compared with gemcitabine on quality of life in patients with metastatic pancreatic cancer: results from the PRODIGE 4/ACCORD 11 randomized trial［J］. J Clin Oncol, 2013, 31(1): 23-29.

［18］ Olszewski AJ, Grossbard ML, Chung MS, et al. Phase I study of oxaliplatin in combination with gemcitabine, irinotecan, and 5-fluorouracil/leucovorin (G-FLIE) in patients with metastatic solid tumors including adenocarcinoma of the pancreas［J］. J Gastrointest Cancer, 201, 44(2): 182-189.

［19］ Mattiucci GC, Ippolito E, D'Agostino GR, et al. Long-term analysis of gemcitabine-based chemoradiation after surgical resection for pancreatic adenocarcinoma［J］. Ann Surg Oncol, 2013, 20(2): 423-429.

［20］ Sullivan KM, Kozuch PS. Chemotherapy and other supportive modalities in the palliative setting for pancreatic cancer［J］. Cancer J, 2012, 18(6): 633-641.

［21］ Zheng YY, Tang CW, Xu YQ, et al. Hepatic arterial infusion chemotherapy reduced hepatic metastases from pancreatic cancer after pancreatectomy［J］. Hepatogastroenterology, 2014, 61(133): 1415-1420.

［22］ Tanaka T, Nishiofuku H, Tamamoto T, et al. Intra-arterial chemoinfusion prior to chemoradiotherapy with full-dose systemic gemcitabine for management of locally advanced pancreatic cancer［J］. Anticancer Res, 2011, 31(11): 3909-3912.

［23］ Heinrich S, Kraft D, Staib-Sebler E, et al. Phase II study on combined intravenous and intra-arterial chemotherapy with gemcitabine and mitomycin C in patients with advanced pancreatic cancer［J］. Hepatogastroenterology, 2013, 60(126): 1492-1496.

第二十三章
胰腺恶性肿瘤的物理治疗

肿瘤的物理治疗是利用各种物理因素在肿瘤细胞和正常细胞物理效应上的差异达到治疗肿瘤的目的。对于不可切除性胰腺癌，临床上已有多种物理消融手段被使用，主要分为温度消融、激光消融和非温度非激光消融方法 3 种。温度消融主要包括射频消融（radiofrequency ablation，RFA）、微波消融（microwave ablation，MWA）和冷冻消融（cryosurgical ablation，CSA）；激光消融包括光动力疗法（photodynamic therapy，PDT）和钇铝石榴石（yttrium aluminium garnet，YAG）激光；非温度非激光消融方法包括高强度聚焦超声（high-intensity focused ultrasound，HIFU）、不可逆性电穿孔（irreversible electroporation，IRE）和放射性粒子近距离照射。根据 NCCN 指南 2015 年版，物理治疗已被列入肝癌、肺癌、肾癌、前列腺癌以及肉瘤等多种实体性肿瘤的标准疗法。

随着影像学技术的不断进步、临床试验中循证医学证据的不断累积，各种物理治疗方法已用于或试用于不可切除性、无化疗药可用或拒绝化疗的局部进展期/转移期胰腺癌患者。主要有开腹消融、体外照射消融和经皮穿刺消融 3 种途径。本章主要总结每种物理疗法治疗局部进展期或转移期胰腺癌的安全性和有效性，供临床应用时参考。

一、温 度 消 融

（一）射频消融（RFA）

RFA 的原理是在影像技术引导下，将微细穿刺针管内的小电极直接刺入肿瘤内，从电极发出高能射频波，激发组织细胞等离子振荡，产生 100～120℃的高温，使细胞迅速发生凝固性坏死。

早期的 RFA 仪器多采用 Radionics 公司生产的 Cool-tip 系统。2000 年 Matsui 等报道了经腹腔镜 RFA 治疗 20 例胰腺癌患者，2 例患者术后出现严重并发症（分别为感染性休克和消化道出血），治疗组和对照组的中位生存期（MST）无统计学差异。2004 年 Elias 等报道了 2 例开腹后 RFA 治疗胰头癌的结果。由于一次性消融较大体积肿瘤，使用的消融温度较高（>90℃），肿瘤周边的正常胰腺、十二指肠、胆管或胰周血管都出现了严重损伤。2005 年 Date 等对治疗参数进行了优化（90℃治疗 5 min），消融后副作用显著减少。2006～2008 年，有多篇开腹手术 RFA 治疗胰腺癌的报告，显示治疗后肿瘤完全坏死，患者腹痛和背痛等肿瘤相关症状会显著减轻，肿瘤标志物明显降低。患者是否能获得生存受益，仅见 Spiliotis 等的一份非随机性报告，接受 RFA 的患者生存期较接受标准治疗的患者延长（33 个月 vs 13 个月）。2010 年 Casadei 等报告 3 例局部进展性胰腺癌接受手术中 RIA，肿瘤产生完全性坏死。一例术后 7 日并发胆瘘，7～9 日后全部患者发生腹水，3 例分别在 3、4 和 5 个月后死亡。

随着新型制冷型射频探针的应用，在超声内镜引导下做射频消融，应用于胰腺癌治疗。2011 年崔忠等报道对 60 例胰腺癌患者进行姑息手术联合 RFA，治疗后血清胆红素、肿瘤标志物 CEA 和

CA19‑9 显著降低,且未出现消化系、腹腔出血、急性胰腺炎及胰瘘等严重并发症,MST 为 16.5 个月。2012 年 Arcidiacono 等报道了 16 例患者的治疗结果,经皮射频消融后有 3 例出现轻度腹痛,1 例出现轻度胃肠出血。2013 年 Pai 等报道 7 例患者接受经皮消融,1 例并发轻度胰腺炎。未有 MST 资料。

(二) 微波消融(MWA)

MWA 是利用高频电磁波(频率 300～300 000 MHz)作用于组织,使组织细胞内极性分子处于激发状态,发生高频振荡,并与相邻分子摩擦产热,导致组织凝固和坏死。目前微波治疗机有 2 450 MHz、915 MHz 和 434 MHz 3 种频率,穿透深度分别为 2 cm、4 cm 和 6 cm。用于胰腺等深部实质脏器的治疗仪为插入式。

MWA 治疗胰腺癌的临床报道较少。2007 年 Lygidakis 等在开腹中使用 MWA,共治疗了 15 例患者(瘤体位于胰头和钩突部 12 例、胰体和胰尾部 3 例,平均长径为 6 cm),局部均表现为凝固性坏死,并发轻度胰腺炎 2 例,无症状性血淀粉酶增高 2 例,胰性腹水 1 例,轻微出血 1 例;患者总生存时间(overall survival, OS)为 22 个月。2013 年 Carrafiello 等报道 10 例胰腺癌患者接受 MWA 治疗,肿瘤全部得到有效控制,有 1 例出现严重并发症。

(三) 冷冻消融(CSA)

CSA 是利用对局部组织的冷冻,可控性地破坏靶组织的治疗方法。历史上使用过的 CSA 仪器有液氮消融仪、二氧化碳消融仪和氩氦冷冻系统(氩氦刀)等。

CSA 的机制包括下列几个连续的步骤:① 组织温度迅速下降到 −100℃ 以下,细胞外冰晶形成,对细胞产生机械挤压和切割作用。② 细胞外液浓缩后渗透压增大,引起细胞内水分外流,导致细胞脱水皱缩。③ 低温向细胞内传递,形成细胞内冰晶,酶活力降低或丧失,靶细胞凋亡或坏死。④ 细胞内冰晶机械挤压和切割细胞膜和细胞器,完全破坏细胞。⑤ 二次冷冻,细胞机械损伤会继续加重。⑥ 破坏微血管系统,深低温下,血管内皮细胞逐渐发生坏死,导致血液淤滞和微血栓形成,加重局部缺血和缺氧,间接引起靶组织破坏。⑦ 被冷冻消融的肿瘤细胞持续释放肿瘤抗原,激活免疫系统,可清除残存肿瘤细胞或微转移灶("冷冻免疫现象")。

Kovach 等在 1995～1999 年对 9 例不能手术切除的胰腺癌,在手术中超声引导下,做了 10 次冷消融治疗。未发生手术内死亡,也无一例术后并发胰瘘和胰腺炎。术后所有患者疼痛均获得有效控制,止痛剂得以减少,出院时均能耐受正常饮食。Patiutko 等对 30 例局部进展期胰腺癌联合应用冷消融和放疗,发现能有效地缓解疼痛,改善全身状态,提高存活率,术后血清 CA19‑9 下降。国内从 2004～2006 年,先后有 3 份术中冷冻治疗无法切除性胰腺癌的报告。2011 年 Korpan 根据他的经验,提出冷冻治疗胰腺癌是一项安全有效的技术。

氩氦冷冻系统的应用为经皮消融提供了条件。2008 年徐克成等率先报道在 CT 和(或)CT 引导下经皮冷冻治疗不能手术切除性胰腺癌。其后,徐克成团队共有 2 组单纯冷冻消融的报告。第一份是 2008 年 9 月～2009 年 9 月,他们对 59 例Ⅲb 或Ⅳ期胰腺癌做了前瞻性观察。所有病例均接受过吉西他滨或 5‑FU 为主的化疗而无反应,共有 76 个活检证实的肿瘤,中位肿瘤大小为 4.5 cm。全部接受以经皮冷冻为主的综合治疗。无冷冻相关性死亡发生。中位随访期 7.5 个月(3～14 个月)。肿瘤无完全反应(CR),部分反应(PR)38.8%,稳定(SD)54.2%,进展(PD)32.2%。3、6 和 12 个月生存率分别为 89.7%、61.1% 和 34.5%,其中 40 例无肝转移者的生存率分别为 92.4%、84.2% 和 62.1%,在 19 例伴肝转移分别为 59.3%、43.2% 和 13.7%。第二份是前瞻性观察了 2009 年 1 月～2010 年 2 月 32 例胰腺癌接受经皮冷冻治疗效果。32 例中,Ⅱ、Ⅲ 和Ⅳ期分别为 3、11 和 18 例。病变于 13 例在胰头,19 例在胰体和(或)尾部。肿瘤大小平均(5.2±8)cm。共做 49 次冷冻。27 例疼痛积分减少≥50%,22 例止痛药用量减少 50%,16 例 KPS 积分增加 20。PR 和 SD 分别见于 9 和 21 例。平均和中位生存期分别为 15.9 和 12.6 个月。6、12 和 24 个月生存率分别为 82.8%、54.7% 和

27.3%。

根据肿瘤部位,经皮冷冻消融胰腺肿瘤的穿刺途径不一(图23-0-1)。经腹穿刺适用于胰头、体部肿瘤,冷冻探针可通过胃肠间隙、肝左叶,或经胃穿刺;经背穿刺适用于胰体、尾肿瘤。

按照肿瘤大小,选择1~8根冷冻探针。当探针尖端到达肿瘤远端边缘0.5 cm处开始冷冻消融,冷冻时间5~10 min,温度(-160±10)℃,然后主动复温3~5 min,达(25±5)℃,一般行两个循环(图23-0-2)。

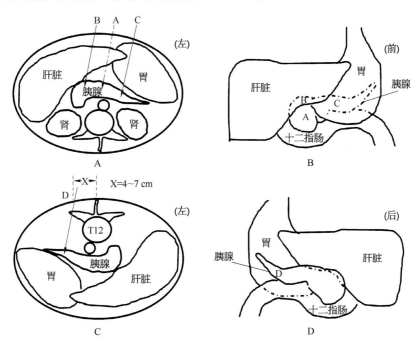

图23-0-1　胰腺癌经皮冷冻穿刺方式
A/B. 经腹,从胃肠间隙、肝左叶穿刺,或经胃穿刺;C/D. 经背穿刺

冷冻消融对于胰腺癌患者的止痛具有良好的效果,2013年牛立志等报道CSA联合腹腔神经丛阻滞可在术后显著缓解严重腹痛,且在2周内绝大多数患者疼痛完全消失。

二、激 光 消 融

(一) 光动力疗法(PDT)

PDT系注射入血的光敏剂,差异性聚集于肿瘤细胞内。在特殊波长激光和氧分子作用下,光敏剂与氧作用,生成大量活性氧,后者破坏肿瘤细胞结构,影响细胞功能,导致肿瘤细胞坏死。目前临床使用的光敏剂很多,主要为卟啉类化合物衍生物,还有金属酞菁、稠环醌类化合物等。

PDT一般用于治疗管腔内肿瘤,如食管癌、气管支气管癌、膀胱癌等。在CT或超声引导下,向肿瘤组织内插入光导纤维,以引发靶组织坏死,是

为间质性PDT,已用于治疗包括胰腺癌在内的实体癌肿。

2002年Bown等对12例不能手术切除的胰腺癌,在CT引导下经皮将4根光纤插入肿瘤内。全部病例均能耐受。至作者报道时,7例仍存活,2例已分别生存16和17个月,5例在4~17个月后死亡。Abulafi等应用PDT治疗10例不适宜手术的壶腹癌,结果显示3例缓解期达8~12个月,4例的瘤负荷减少。2014年Huggett等报道了15例接受经皮PDT治疗的胰腺癌患者,其中13例接受单光纤消融,未观察到任何并发症;2例采用多光纤消融,CT下可见到胰腺有炎性改变。由于激光照射深度不足,照射强度不均匀,引起的细胞坏死也不一致,因此PDT治疗胰腺癌仍在试验阶段。

(二) 钕钇铝石榴石激光(YAG)

YAG是利用钇铝石榴石晶体作为激活物质,激发产生脉冲激光或连续式激光。其对组织的热

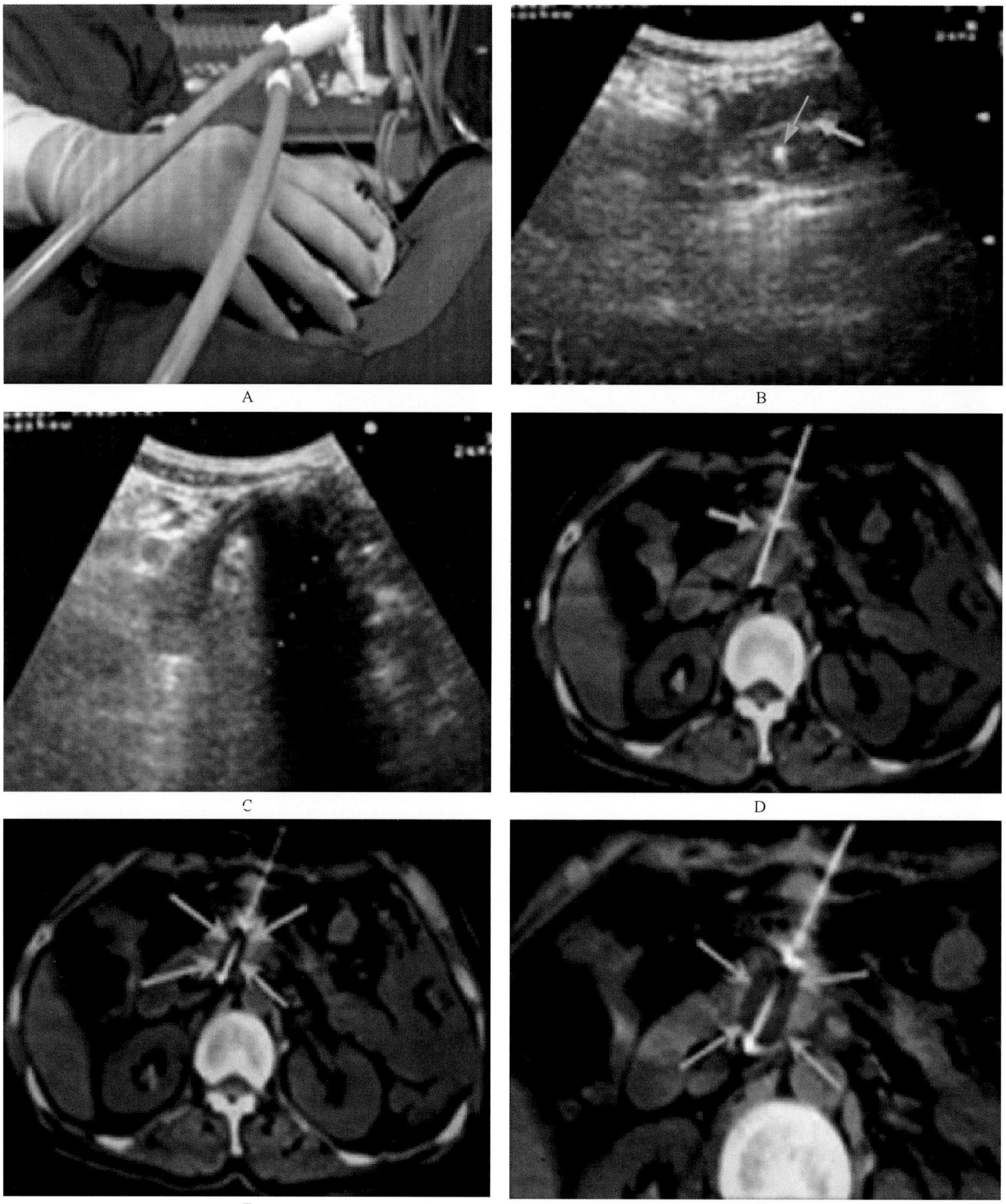

图 23 - 0 - 2　CT或B超引导下经皮经腹冷冻消融

A. 经皮插入两个冷冻探针至胰腺;B. 超声显示探针(箭头)插入胰腺肿瘤中央;C. 8 min 后,超声显示冰球覆盖整个肿瘤;D. CT 下冷冻针通过左肝叶到达胰腺肿瘤远端;E. 冰球形成;F. 冰球在肿瘤中扩大

损伤具有非选择性,照射后会产生凝固性坏死。激光穿透深度可达 8 mm 左右,能对较深部位的肿瘤发挥治疗作用。

YAG 激光消融应用于胰腺癌的研究甚少,大规模的随机多中心临床实验尚未见报道,同时也缺乏长期疗效的随访研究。2006 年 Vogl 等报道激光经皮治疗原发或继发性肝肿瘤,患者获得生存受益,提示该法可用于胰腺肿瘤治疗。

三、非温度非激光消融

(一)高强度聚焦超声(HIFU)

HIFU 系利用超声波的非射线性、良好的组织内聚集和能量的可渗透性,使数百束大功率超声束在肿瘤内聚焦,通过声波和热能转化,在 0.5～1 s 内形成一个 70～120℃ 的高温治疗点,达到杀死肿瘤细胞的目的。

使用 HIFU 消融胰腺肿瘤的报道主要来自亚洲。在 2002～2013 年的 14 篇中英文报道中,都报道了治疗后肿瘤发生部分或完全性坏死。患者疼痛缓解率为 66.7%～100%,中位生存期为 10～12.4 个月。副作用多不严重。某些研究显示接受治疗的中晚期胰腺癌患者总生存期有一定延长。2014 年,日本 Sofuni 等报道 30 例Ⅲ和Ⅳ期胰腺癌接受 HIFU 联合化疗或放疗。肿瘤平均大小从治疗前(31.7±1.7)mm 缩小到(30.9±1.7)mm,未显示明显改变。未见 CR 病例,PR 4 例,SD 22 例,PD 4 例。症状缓解率 66.7%。不良反应发生率 10%,2 例并发假性囊肿,1 例并发胰腺炎。

(二)不可逆性电穿孔(IRE)

自从 2012 年被美国 FDA 批准用于肿瘤消融以后,IRE 被认为是最有希望成为优于现行任何消融技术的治疗手段。其原理是使用微秒长的电脉冲,引起细胞膜通透性增加,形成纳米级缺损。当电脉冲能量超过某一电场阈值时,细胞膜穿孔就变成不可逆性,进而引起细胞凋亡。

2010 年,Charpentier 等首先报道了对 4 头猪胰腺进行手术中 IRE 消融,未出现明显并发症,所有猪均未发生手术相关性死亡。IRE 消融后,胰腺首先显示水肿和出血,2 h 后组织学显示消融区域出血坏死,血管和胰管对 IRE 的耐受性良好;消融 48 h 后组织学显示消融区域坏死及血管和胰管保存;2 周后,消融区域至边界 10 mm 纤维化且胰管仍保留完好,距边界 15 mm 显示无组织学改变。所有猪无胰腺炎的临床表现。

2012 年,Jose 等研究了裸鼠胰腺移植瘤的

IRE 消融。肿瘤直径 2～5 mm。治疗组接受开腹胰腺移植瘤 IRE 消融,1、7、14 日后分批处死裸鼠检验。结果显示对照组移植瘤大体检查可见体积增大;治疗组移植瘤停止生长,1 日及 7 日后均呈褐色,14 日后呈黄色,且与周围组织界限清楚。治疗组移植瘤活性明显降低(44%)或消失(50%),30 日后有小部分(19%)治疗组移植瘤活性增加。病理检查可见对照组移植瘤生长活跃;治疗组移植瘤出血、坏死和周围淋巴细胞浸润。免疫组化检查显示移植瘤微血管被破坏。对照组裸鼠中位生存期为 42 日,治疗组为 88 日。

2013 年 Wimmer 等报道在猪胰腺进行手术中 IRE 消融,IRE 消融区域在 CT 下随着时间推移显示为水肿、缩小,直至瘢痕形成,病理学检查显示 IRE 消融后 1 日坏死和水肿,14 日后显示纤维化和腺体萎缩,消融区域周围血管未见异常,血清淀粉酶和脂肪酶无明显升高。

IRE 治疗胰腺癌可在开腹下或影像引导下经皮穿刺进行。Martin 等在 2011～2014 年陆续报道了对不可切除的Ⅲ期胰腺癌进行开腹 IRE 消融的临床研究。先期入组 27 名患者,结果 9 名患者共发生 17 种并发症,其中大部分与开腹手术相关,仅 4 名患者发生与 IRE 消融相关并发症,有 1 名患者术后 70 日死于多器官功能衰竭,其余并发症经对症处理均恢复。随访至术后 90 日,存活的 26 名患者复查 CT 均显示消融成功。随后,更多的患者加入临床试验,实验组 54 名患者接受 IRE 消融联合放化疗,对照组 85 名患者仅接受标准放化疗,结果实验组局部无进展生存期(14 个月 vs 6 个月)、无远处转移生存期(15 个月 vs 9 个月),以及总生存期(20 个月 vs 13 个月)均显著优于对照组,且无发生严重的 IRE 相关并发症。

2012 年 Narayanan 等报道经皮 IRE 治疗 14 例胰腺癌的随访资料。所有患者均为不可切除性肿瘤或不能耐受标准治疗。术后仅 1 例患者出现自发性气胸,1 例患者出现胰腺炎,经过对症处理后症状完全消失。2 例患者在 IRE 消融后接受手术切除,切缘均为阴性,分别在术后 11 和 14 个月随访时未发现疾病进展。

（三）放射性粒子植入

^{125}I 粒子是一种半衰期为 59 日的同位素，释放短距离的 γ 射线，可引起邻近细胞死亡。应用^{125}I 粒子植入的近距离疗法，已成功地用于治疗前列腺癌和各种不能手术切除性转移性、复发性癌肿，其中包括胰腺癌。在 CT 或超声引导下，将粒子通过穿刺针，经皮植入胰腺肿瘤中心和边缘区，粒子间距 0.5 cm。一般术前根据 CT 图像上肿瘤大小和形状，应用 TPS 系统，计算需植入粒子数。Yu 等报告 36 例Ⅲ期（27 例）和Ⅳ期（9例）胰腺癌患者接受 CT 引导下经皮植入^{125}I 粒子的结果。肿瘤平均大小为 37.1 mm。平均每例植入粒子 25.27 粒。未见严重副作用。他们认为^{125}I粒子植入可作为胰腺癌安全而有效的治疗手段。Liu 等比较了^{125}I 粒子植入和胰十二指肠切除治疗胰腺癌，显示粒子植入的手术时间短，肠运动更早恢复，并发症少，费用也较低，但中位生存期无差异。

四、联 合 治 疗

（一）RFA 联合^{125}I 粒子植入

2010 年 Zou 等对 32 例患者术中行 RFA 联合^{125}I 粒子植入治疗，MST 达到了 17.5 个月。

（二）CSA 联合^{125}I 粒子植入

对于胰腺癌肿瘤较大、边缘不规则患者，在冷冻消融时于冰球周边区植入^{125}I 粒子，有相辅相成的作用。2008 年徐克成等报道了 CSA 联合^{125}I 粒子植入治疗 49 例局部进展性胰腺癌患者的随访结果。治疗后 3 个月时 CT 随访显示：CR 见于 20.4% 的病例，PR、SD、PD 分别为 38.8%、30.6%、10.2%。不良反应主要为短暂的腹痛和血清淀粉酶升高。6 例发生急性胰腺炎，其中 1 例发生重症胰腺炎，均经内科治疗控制。无治疗相关性死亡。6、12、24 和 36 月总生存率分别为 94.9%、63.1%、22.8% 和 9.5%。最长生存者已无进展生存 7 年（图 23-0-3，图 23-0-4）。

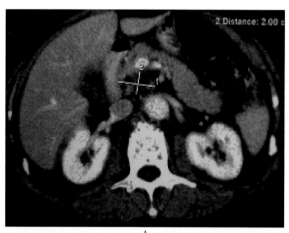

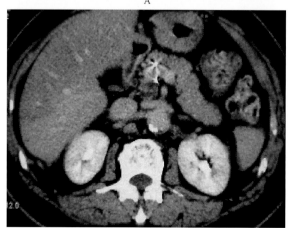

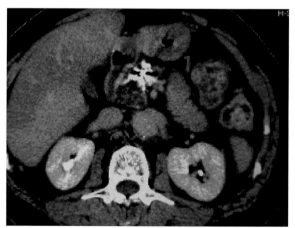

图 23-0-3 胰腺癌冷冻前后 CT 图像

A. 治疗前，病理显示为高分化囊腺癌；B. 冷冻治疗后 3 个月复查，显示肿瘤缩小；C. 冷冻治疗后 12 个月复查，显示肿瘤进一步缩小，患者在 55 个月后死于肺腺癌（免疫组化显示与胰腺癌非同一癌），但至死胰腺内肿瘤未见复发（引自 Xu KC, et al. World J Gastroenterol, 2008;14(10):1603-1611）

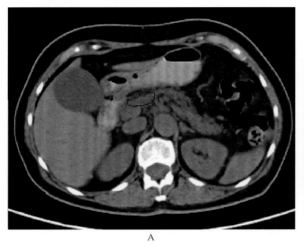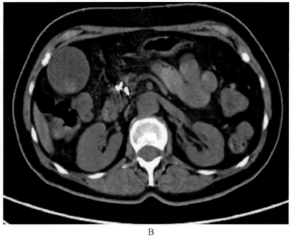

图 23-0-4　胰腺癌 CT 图像

A. 治疗前,红线圈选部位的病理学检查显示为中分化腺癌;B. 冷冻治疗后 7 个月复查,显示肿瘤明显缩小。该患者无进展生存已达 7 年(引自 Xu KC, et al. World J Gastroenterol,2008;14(10):1603-1611)

2012 年牛立志等报告 67 例进展性胰腺癌(Ⅲ期 6 例,Ⅳ期 61 例)接受经皮冷冻、^{125}I 粒子植入联合化疗的治疗结果。所有患者均接受随访 1 年以上。6 个月和 12 个月生存率分别为 84.8% 和 33.4%。中位无进展生存期在Ⅲ和Ⅳ期患者分别为 6.3 个月和 5.5 个月,中位总生存期分别为 9.1 个月和 11 个月($P>0.05$)。CR、PR 和 SD 分别见于 5、8 和 54 例患者。分别有 54 例和 50 例的疼痛积分和止痛剂减少 ≥ 50%。18 例体重增加 ≥ 2 kg,KPS 从(71.2±0.4)～(90.0±0.3)($P<0.05$)。总收益率 80.6%。不良反应有胰瘘伴腹腔出血、胆瘘、急性胰腺炎和针道种植,分别见于 1、1、2 和 1 例患者。

(三) 冷冻-免疫联合治疗

冷冻后,消融的肿瘤细胞释放抗原,可激发免疫细胞,产生抗肿瘤免疫,由此推测在冷冻后,即在冷冻治疗后给予过继免疫树突状细胞和细胞因子激活的杀伤细胞(DC-CIK),是为"冷冻免疫序贯疗法",可提高治疗效果。2013 年牛立志等分析了 106 例胰腺癌患者的随访资料,31 人接受冷冻免疫序贯疗法,36 人仅接受 CSA,17 人仅接受免疫治疗,22 人仅接受化疗。冷冻免疫组 MST 为 13 个月,显著长于 CSA、免疫和化疗组(MST 分别为 7、3.5 和 5 个月)(图 23-0-5)。

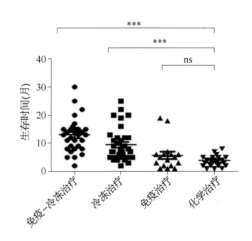

图 23-0-5　晚期胰腺癌患者的 OS 与治疗方法之间的相关性

整体随访时间为 4 年,统计学分析为 Dunnett 检验,冷冻和(或)免疫治疗后患者的 OS 分别与单纯免疫或化疗组 OS 进行对比。$P<0.001$,ns 无统计学差异(引自 Niu LZ, et al. Pancreas,2013,42(7):1143-1149)

五、评　价

随着 CT、超声等影像技术的进步,旨在局部选择性破坏肿瘤组织的物理治疗,在肿瘤学已形成独特的"间质性介入"学科。但由于胰腺的特殊性,包括位置深、周围有许多重要器官和大血管、胰腺组织脆嫩、胰腺内含有活性消化酶,以及胰腺肿瘤常较小,早期向胰周侵犯,使得胰腺癌的局部物理性消融治疗进展缓慢。

射频消融治疗胰腺癌虽然可引致肿瘤凝固性

坏死,但并发症较多,有的病例并发坏死性胰腺炎。有认为 RFA 不宜用于胰腺肿瘤的消融。

在理论上,HIFU 是真正"无创性"。但治疗胰腺癌有难以克服的缺点,诸如治疗时间长,需要数小时,尤其是治疗较大肿瘤,患者难以耐受;超声通道小、含气胃肠道、呼吸的移动,影响效果的稳定;缺乏热量计算、MRI 下分辨率低等,限制了其广泛临床使用。

冷冻治疗胰腺癌的安全性相对较高。2010 年邱大卫等报告冷冻猪胰腺体部,探讨冷冻的安全性和有效性。结果显示,在所有接受实验的动物,冷冻区均显示均匀一致性坏死和凋亡,未出现冷冻相关性死亡。2012 年,与上述作者同一团队报告冷冻猪胰腺头部的实验结果,同样未发生冷冻相关性动物死亡,直至术后第 7 日,未发生致命性并发症。

Korpan 等报道了多年开腹术中液氮冷冻治疗胰腺癌的经验。所有病例对冷冻均呈现良好反应,无一例发生治疗相关性并发症或死亡,术中和术后也未发生出血、胰瘘或并发感染。他认为,冷冻治疗胰腺癌几无禁忌证。鉴于胰腺癌手术切除率很低,而冷冻治疗的并发症发生率和死亡率均很低,因此他主张在大多数病例可用冷冻代替常规治疗。

与 RFA、MWA 等热消融相比,CSA 的优势在于:① 影像学引导更加清晰便利,在超声或 CT 引导下冰球和肿瘤边缘都清晰可见;② 手术创口微小,只需要局部麻醉;③ 探针很细,对穿刺路径损伤较小,适合胰腺体积较小,质地柔软,解剖结构复杂等特点;④ 对大血管无严重损伤;⑤ 不会发生严重疼痛;⑥ 对胃肠道及大血管等部位的副作用更小;⑦ 冷冻后,肿瘤细胞会释放肿瘤抗原,是为"冷冻免疫",可激发机体抗肿瘤免疫。

经皮冷冻加^{125}I 粒子植入,对不能手术切除胰腺癌的治疗,有相辅相成作用。

IRE 技术是新兴发展起来的一门消融方法,从目前的 IRE 消融对胰腺癌治疗的实验研究和临床研究,可见其在有效杀伤肿瘤组织的同时,对主要脏器及对靶区周围组织都是安全的,在坏死的肿瘤组织与周围正常组织间有清晰的界限,未见明显的胰腺炎、胆瘘、出血、针道转移等不良反应,与其他消融方法相比具有较多的优越性,特别是其不损伤血管、胆管、胰管和神经及无热沉降效应的特性,使其较之于别的消融方法,有更好的发展前景。

由于胰腺解剖生理功能的特殊性和肿瘤生物学特性的制约,大部分胰腺癌患者无法手术治疗,物理治疗胰腺癌的研究方兴未艾,但目前许多仍处动物实验或临床研究阶段,其适应证、禁忌证、并发症及远期疗效尚需进一步证实。随着临床研究的深入,物理因素调控技术、治疗定位技术、实时监测技术的发展,相信胰腺癌的物理治疗会有更加广阔的前景。

(徐克成　陈继冰　张志凯)

◇ 参 ◇ 考 ◇ 文 ◇ 献 ◇

[1] Elias D, Baton O, Sideris L, et al. Necrotizing pancreatitis after radiofrequency destruction of pancreatic tumours[J]. Euro J Surg Oncol, 2004; 30(1): 85 - 87.

[2] Date RS, McMahon RF & Siriwardena AK. Radiofrequency ablation of the pancreas. I: Definition of optimal thermal kinetic parameters and the effect of simulated portal venous circulation in an ex-vivo porcine model [J]. J Pancreas, 2005; 6(6): 581 - 587.

[3] Spiliotis JD, Datsis AC, Michalopoulos NV, et al. Radiofrequency ablation combined with palliative surgery may prolong survival of patients with advanced cancer of the pancreas[J]. Langenbecks Arch Surg. 2007; 392: 55 - 60.

[4] Casadei R, Ricci C, Pezzilli R, et al. A prospective study on radiofrequency ablation locally advanced pancreatic cancer[J]. Hepatobiliary Pancreatic Dis Int 2010; 9: 306 - 311.

[5] 崔忠,崔永泽,魏强.多极频消融治疗不能切除胰腺癌的临床应用研究[C]//中国(第七届)肿瘤微创治疗学术大会暨世界影像导引下肿瘤微创治疗学会成立筹备大会论文汇编.广州:世界影像导引下肿瘤微创治疗学会学术委员会: 2011.

[6] Arcidiacono PG, Carrara S, Reni M, et al. Feasibility and safety of EUS-guided cryothermal ablation in patients with

locally advanced pancreatic cancer[J]. Gastrointestinal endoscopy，2012；76(6)：1142－1151.

[7] Pai M，Yang J，Zhang X，Jin Z，et al. Endoscopic ultrasound guided radiofrequency ablation（EUS-RFA）for pancreatic ductal adenocarcinoma[J]. Gut，2013；62（Suppl 1）：A153.

[8] Lygidakis NJ，Sharma SK，Papastratis P，et al. Microwave ablation in locally advanced pancreatic carcinoma — a new look[J]. Hepato-gastroenterology，2007；54（77）：1305－1310.

[9] Carrafiello G，Ierardi AM，Fontana F，et al. Microwave ablation of pancreatic head cancer：safety and efficacy[J]. J Vasc Interv Radiol，201324(10)：1513－1520.

[10] Xu KC. Cryobiology：mechanism of the action and reacting to freezing[M]// Xu KC，Korpan NN and Niu LZ. Modern Cryosurgery for Cancer. Singapore：World Sci Pub.，2012：123－170.

[11] 徐克成.冷冻治疗和免疫[M]//徐克成，牛立志.肿瘤冷冻治疗学.上海：上海科技教育出版社,2007：30－44.

[12] 武清,张家兴,钱建新,等.手术联合氩氦靶向冷冻消融在中晚期胰头癌中的应用(附 15 例报告)[J].中国肿瘤临床，2005,32(24)：1403－1405.

[13] 易峰涛,宋华志,李静,等.术中氩氦刀治疗晚期胰腺癌[J].中华肝胆外科杂志,2006,12(3)：186－187.

[14] Xu KC，Niu LZ，Hu YZ，et al. Cryosurgery with combination of iodine seed implantation for the treatment of locally advanced pancreatic cancer[J]. J Dig Dis，2008，9(1)：32－40.

[15] Xu KC，Niu LZ，Yang DM，et al. Cryosurgery for Pancreatic Cancer[M]. Singapore：World Sci Pub，2012：611－430.

[16] Niu L，He L，Zhou L,et al. Percutaneous ultrasonography and computed tomography guided pancreatic cryoablation：Feasibility and safety assessment[J]. Cryobiology，2012，65：301－307.

[17] Niu L，Wang Y，Yao F，et al. Alleviating visceral cancer pain in patients with pancreatic cancer using cryoablation and celiac plexus block[J]. Cryobiology，2013，66(2)：105－111.

[18] Huggett MT，Jermyn M，Gillams A，et al. Phase Ⅰ/Ⅱ study of verteporfin photodynamic therapy in locally advanced pancreatic cancer[J]. Br J Cancer，2014，110(7)：1698－1704.

[19] Vogl TJ，Mack M，Eichler K，et al. Effect of laser-induced thermotherapy on liver metastases[J]. Exp Rev Anticancer Ther，2006,6(5)：769－774.

[20] Zhou Y. High-intensity Focused ultrasound Treatment for advanced pancreatic cancer[J]. Gastroenterol Res Pract，2014,2014：205325.

[21] Sofuni A，Moriyasu F，Sano T，et al. Safety trial of high-intensity focused ultrasound therapy for pancreatic cancer[J]. World J Gastroenterol,2014,20(28)：9570－9577.

[22] 徐克成,牛立志.肿瘤消融新技术：不可逆性电穿孔[M].上海：上海科学技术文献出版社,2014：16－43.

[23] Charpentier KP，Wolf F，Noble L，et al. Irreversible electroporation of the pancreas in swine：a pilot study[J]. HPB（Oxford），2010,12(5)：348－351.

[24] Jose A，Sobrevals L，Ivorra A，et al. Irreversible electroporation shows efficacy against pancreatic carcinoma without systemic toxicity in mouse models[J]. Cancer Lett，2012，317(1)：16－23.

[25] Wimmer T，Srimathveeravalli G，Gutta N，et al. Comparison of simulation-based treatment planning with imaging and pathology outcomes for percutaneous CT-guided irreversible electroporation of the porcine pancreas：a pilot study[J]. J Vasc Interv Radiol，2013，24(11)：1709－1718.

[26] Martin RC 2nd，McFarland K，Ellis S，et al. Velanovich VIrreversible electroporation in locally advanced pancreatic cancer：potential improved overall survival[J]. Ann Surg Oncol,2013,20 Suppl 3：S443－449.

[27] Narayanan G，Hosein PJ，Arora G，et al. Percutaneous irreversible electroporation for downstaging and control of unresectable pancreatic adenocarcinoma[J]. J Vasc Interv Radiol，2012,23(12)：1613－1621.

[28] Yu YP，Yu Q，Guo JM，et al. Effectiveness and security of CT-guided percutaneous implantation of（125）I seeds in pancreatic carcinoma[J]. Br J Radiol，2014，87(1039)：20130642.

[29] Liu K，Ji B，Zhang W，Liu S，Wang Y，Liu Y. Comparison of iodine－125 seed implantation and pancreaticoduodenectomy in the treatment of pancreatic cancer[J]. Int J Med Sci. 2014,11(9)：893－896.

[30] Zou YP，Li WM，Zheng F，et al. Intraoperative radiofrequency ablation combined with 125 iodine seed implantation for unresectable pancreatic cancer[J]. World J Gastroenterol，2010，16(40)：5104－5110.

[31] Xu KC，Niu LZ，Hu YZ，et al. A pilot study on combination of cryosurgery and（125）iodine seed implantation for treatment of locally advanced pancreatic cancer[J]. World J Gastroenterol，2008，14(10)：1603－1611.

[32] 牛立志,何丽华,周亮,等.经皮冷冻和 125 碘粒子植入联合化疗治疗进展性胰腺癌：67 例报告[J].中华肿瘤杂志,2012,34(12)：940－944.

[33] Niu L，Chen J，He L，et al. Combination treatment with comprehensive cryoablation and immunotherapy in metastatic pancreatic cancer[J]. Pancreas，2013，42(7)：1143－1149.

[34] Chiu D，Niu L，Mu F，et al. The experimental study for efficacy and safety of pancreatic cryosurgery[J]. Cryobiology，2010，60(3)：281－286.

[35] Li J，Zhou L，Chen J，et al. Pancreatic Head Cryosurgery：Safety and Efficiency In Vivo-A Pilot Study[J]. Pancreas，2012，41(8)：1285－1291.

[36] 牛立志,李家亮,徐克成,等.胰腺癌冷冻治疗现状[J].中华胰腺病杂志,2013,13(3)：344－347.

[37] Xu K，Niu L，Mu F，et al. Cryosurgery in combination with brachytherapy of iodine－125 seeds for pancreatic cancer[J].Gland Surg,2013,2：91－99.

第二十四章
胰腺肿瘤围手术期营养支持治疗

机体正常的新陈代谢及良好的营养状态,是维护生命活动的重要保证。任何代谢紊乱或营养不良都可影响组织、器官功能,进一步恶化可使器官功能衰竭。而且,机体的营养状态与发病率及死亡率是密切相关的。外科领域不少危重病症都会存在不同程度的营养不良,在围手术期如果不采取积极措施予以纠正,往往很难救治成功。

胰腺肿瘤中,胰腺癌是恶性程度极高的肿瘤之一,临床上常缺乏特异性表现,由于症状隐匿,80%以上的患者发现已是中晚期,普遍表现为营养不良,并且常合并有梗阻性黄疸、糖尿病等,还常有食欲缺乏并伴有贫血、低蛋白血症、免疫功能下降等。因此,术前应针对患者的身体状况采取积极有效的营养支持治疗,提高机体的免疫功能,从而提高手术的安全性,促进患者康复。

一、 营养不良对患者预后的影响

营养不良,特别是蛋白-能量营养不良对围手术期患者的预后可产生严重的不良影响:① 创伤愈合缓慢,创伤愈合一个重要的过程是酸性成纤维细胞利用氨基酸原料合成胶原蛋白,如氨基酸原料供给不足,必将造成愈合延迟。② 低蛋白血症常导致胶体渗透压下降,使有效血容量相对不足,患者在术中或术后对失血的耐受明显下降。③ 免疫应答能力受损,感染性并发症与器官功能障碍的发生率增高。④ 由于呼吸机的萎缩,心脏功能下降,在严重创伤感染和大手术等重大应激时,不能有效

代偿机体增加的氧耗,致使组织缺氧,容易促使多器官功能障碍综合征(MODS)的发生。

二、 营养支持的目的

传统营养支持的目的是提供足够的能量,以适应机体代谢的需要,保持瘦肉体(lean body mass),促进患者康复。禁食患者通过肠外营养支持可以提供必要的营养物质,维持机体需要,有利于继续治疗。随着研究的深入,特别是对于感染、创伤等严重应激患者,营养支持并不是单纯的提供营养,更重要的是使细胞获得所需的维持其生理活动的底物,以维持其基本结构,从而保持或改善组织、器官功能,有利于机体康复。胰腺癌患者大多营养不良,外科手术后患者处于严重应激阶段,细胞普遍处于"饥饿"状态,因此合理的营养支持更有利于胰腺癌手术患者的恢复。

三、 胰腺癌患者营养不良及代谢变化

由于胰腺癌患者常合并厌食、饱胀、反酸、腹部疼痛、焦虑甚至上消化道(十二指肠)梗阻等并发症,导致营养物质摄入、吸收不足,体重下降,因而绝大多数胰腺癌患者均有不同程度的营养不良。对于手术患者,术前存在营养不良是一个主要的临床问题。手术打击本身可以增加能量消耗,使蛋白水平下降,从而使术后早期营养成为必要。营养不良是增加患者术后并发症发生率的潜在因素,而围

手术期肠内外营养支持可以有效改善机体营养状况，降低术后并发症的发生率。

胰腺癌患者中营养不良的发生率相当高。部分进展期胰腺癌患者常有恶病质征象，表现为厌食、进行性体重下降、贫血、低蛋白血症等。营养不良不仅损害机体组织、器官的生理功能，而且可增加手术危险性、术后并发症发生率及手术死亡率，影响原发病的治疗过程，降低患者的生活质量，甚至影响预后。围手术期营养支持可改善营养不良患者的生理储备，纠正营养不良，因而在理论上可降低患者术后并发症发生率和手术死亡率。

胰腺癌患者营养不良或恶病质的发生原因和机制颇为复杂，有肿瘤本身的原因和来自抗肿瘤治疗的相关因素。恶病质是胰腺癌患者死亡的主要原因之一。恶病质大多发生在肿瘤进展期，但也可见于早期肿瘤患者。然而，恶病质与肿瘤负荷、疾病进程、细胞类型之间无恒定关系。恶病质发生机制很复杂，没有一种单一理论可以满意地解释恶病质状态，目前认为主要与宿主厌食及机体各营养物质代谢异常有关。食欲丧失是恶性肿瘤患者常见症状，同时还常伴有饱腹感、味觉改变、恶心、呕吐等症状。厌食的原因很多，主要是大脑进食调节中枢功能障碍所致。肿瘤生长增加了血浆色氨酸浓度，大脑中色氨酸浓度增加可导致下丘脑 5-羟色胺合成增加，而大脑中 5-羟色胺浓度增加与厌食明显相关。肿瘤本身局部作用是导致进食减少的另一因素，胰腺癌造成梗阻性黄疸，出现腹胀、恶心、呕吐等症状，导致进食减少、厌食。此外，心理因素、压抑、焦虑等也可影响食欲及进食习惯。

肿瘤恶病质的另一重要原因是由于营养物质代谢异常所致。肿瘤患者碳水化合物代谢障碍主要表现在葡萄糖转化增加和外周组织利用葡萄糖障碍。乳酸和生糖氨基酸的糖异生作用增加是肿瘤患者葡萄糖转化增加的最主要特征，此过程需消耗大量能量，从而增加患者的基础能量消耗，导致恶病质产生。与宿主细胞不同，肿瘤组织的葡萄糖利用率增高。事实上，葡萄糖是合适的能源物质，肿瘤组织主要是通过糖酵解通路产生大量乳酸，然后在肝脏中乳酸再转化为葡萄糖，这样进一步增加

了宿主的能量消耗。Cori 循环增加与机体体重丧失之间存在明显关系。肿瘤患者蛋白质代谢异常，表现为蛋白质合成和分解增加，蛋白质转变率增加，血浆氨基酸谱异常，机体呈现负氮平衡。骨骼肌蛋白消耗增加是恶性肿瘤患者蛋白质代谢的特征之一，也是导致恶病质的主要原因之一。脂肪代谢异常表现为脂肪动员增加，包括脂肪降解和脂肪氧化增加，机体体脂储存下降。胰腺癌患者由于持续梗阻性黄疸，影响肝脏正常的营养物质代谢。此外，胆汁和胰液分泌减少，可引起脂肪吸收不良。部分患者因胰岛素分泌障碍，进一步影响了营养物质的代谢。导致恶病质的另一常见原因是肿瘤患者机体代谢率改变。胰腺癌患者中有 33% 患者处于高代谢状态，并且机体的能量消耗增高与体重丢失明显相关。近年来，许多研究提示内源性细胞因子在肿瘤厌食、恶病质中起着十分重要的作用。有资料证明，肿瘤坏死因子 α(TNF-α)、白介素-1(IL-1)、白介素-6(IL-6)、干扰素 α(IFN-α) 和白细胞抑制因子(LIF) 在肿瘤恶病质中起重要作用。除上述细胞因子外，有些研究还发现肿瘤产生的某些代谢因子可直接作用于骨骼肌和脂肪组织等靶器官，导致机体代谢异常。

四、胰腺癌患者营养风险筛查与营养评估

胰腺癌患者的营养支持第一步就是营养风险筛查与营养状况评估。目前，针对肿瘤患者进行营养不良筛选的量表，有患者主观整体评估量表(PG-SGA)、总体主观量表(SGA)、营养风险筛查量表-2002(NS-2002)等。其中最常用于肿瘤患者的是 PG-SGA 量表，此表使用简便，在门诊或病房数分钟即可完成，首先由患者回答四个问题：胃纳情况、体重是否变化、日常生活能力以及有无影响患者胃纳的不良症状，如腹泻、便秘、恶心、呕吐、疼痛、焦虑、抑郁等。其次，医师判定患者有无高分解或高代谢状态，体检有无肌肉和脂肪大量消耗状态。在以上诸多因素中，体重下降是提示发生营养不良的一个重要症状和表现，不能置之不理。因为肌肉或脂肪的消耗均是以器官功能的下降为

代价。应积极寻找病因，早期积极开展 EN 或 PN 支持。此外，重视患者进食的质和量，若患者进食的质量达不到标准，则需要营养干预；若口服进食量少于正常需要量的 60%，且持续 5～7 日以上时，应早期启用 EN 或 PN 支持。PG‑SGA 是一个比较适合肿瘤患者进行营养风险筛查的量表，值得在临床上推广和应用。

NS‑2002 是欧洲肠外肠内营养学会于 2002 年发表的一种新的营养评定工具。该量表采用评分的方法对营养风险进行量度，评分≥3 分作为存在营养风险的标准，其良性临床结局与营养支持的相关性较高，而且肠内营养（EN）与良性临床结局的相关性亦比 PN 高。有研究表明，NRS 在预测营养风险和患者对营养治疗的反应方面，具有其他工具所不可比拟的优势。

欧洲肠内肠外营养学会认为有以下情况之一应考虑重度营养不良：6 个月体重下降＞10%～15%；BMI＜18；SG A～C 级；血清蛋白＜30 g/L。对清蛋白是否作为营养风险评价的指标尚有不同意见，有人认为低清蛋白血症可能反映炎症状况，是术后感染并发症及死亡的风险指标，并非营养状况本身的指标。

五、 围手术期营养支持的目标

传统营养支持的目的主要是为患者提供应用，改善患者的营养状况。近年来发现，许多特殊营养物有显著的免疫调节作用，可以增强肠黏膜屏障功能，减少内毒素和细菌易位，有望通过特殊的营养支持，降低全身炎症反应，预防 MODS，促进创伤愈合，具有重要意义。因此，当前围手术期患者营养支持的目标也发生了变化。主要包括：纠正营养物的异常代谢；提供合理的营养底物，尽可能将机体组织的分解代谢降低到合理水平，预防和减轻营养不良；通过特殊营养物的营养支持来调节机体的炎症免疫反应，增强肠道的黏膜屏障功能，减少内毒素和细菌易位，预防肠源性感染，预防 MODS；通过特殊营养物的营养支持促进创伤愈合。

六、 围手术期营养支持的策略与实施

（一）围手术期营养支持的适应证

有证据表明，营养状况良好的患者可以耐受一般手术创伤，10 日内不给营养支持也不会产生严重不良反应。严重营养不良患者，特别是严重创伤等应激状态的危重患者，不能耐受营养缺乏，应及早进行营养支持。术前营养支持的目的在于改善患者的营养状况，提高对手术的创伤耐受力，降低死亡率。因此，严重营养不良以及需要进行大手术的营养不良患者是术前营养支持的适应证。术前营养支持时间应该足够长，支持 7～10 日，短时间的营养支持难以达到预期效果。

术后营养支持的指征包括：术前营养支持患者，术后继续营养支持；严重营养不良而术前未进行营养支持者，术后应进行营养支持；术后估计超过 7 日以上不能进食患者；术后出现严重并发症，因代谢需要量增加和禁食时间延长患者。

（二）围手术期肠外营养支持

1. 肠外营养的适应证 加强胰腺癌患者术后的营养支持治疗可明显降低胰腺癌患者术后并发症的发生率。对需要营养支持的术后患者，应尽早进行肠内营养，但对存在肠内营养禁忌证患者，如术后伴有胃排空延迟、胰瘘或腹腔感染等并发症，应给予肠外营养；对于肠内营养供给达不到目标量 60%者，也应辅以肠外营养。对于营养良好或术后 1 周能经口摄入足够营养者，没有证据表明患者能从肠外营养中获益。

2. 肠外营养制剂组成

（1）葡萄糖：葡萄糖是肠外营养的主要能源物质。机体所有器官、组织都能利用葡萄糖能量，补充葡萄糖 100 g/24 h 就能显著地节省机体蛋白质的消耗。来源丰富、价格低廉也是其优点。通过血糖、尿糖的监测能了解其利用情况及体内血糖水平，相当方便。但肠外应用葡萄糖也有不少缺点。首先是用于 PN 的葡萄糖溶液往往是高浓度的，25% 及 50%葡萄糖液的渗透量（压）分别高达 1 262 mmol/L 及 2 525 mmol/L，对静脉壁的刺激

很大,不可能经周围静脉输注。其次是机体利用葡萄糖的能力有限,为 5 mg/(kg·min),应激后普遍存在"胰岛素抵抗",使得糖的利用率更差,过量或过快输入可能导致高血糖、糖尿,甚至高渗性非酮性昏迷。特别是胰腺癌患者可合并胰岛内分泌功能异常,糖代谢紊乱更常见。另外,多余的糖将转化为脂肪而沉积在器官内,例如肝脂肪浸润,损害其功能。因此,目前葡萄糖基本不再作为 PN 单独能源来源。

(2) 脂肪乳剂:脂肪乳剂是 PN 的另一种重要能源。以大豆油或红花油为原料,磷脂为乳化剂,制成的乳剂有良好的理化稳定性,微粒直径与天然乳糜微粒相仿。乳剂的能量密度大,10%溶液含热量 4.18 U(1 kcal)/ml。还有 20%及 30%的产品。应激时其氧化率不变、甚至加快。脂肪乳剂安全无毒,但需注意使用方法,输注太快可致胸闷、心悸或发热等反应。脂肪乳剂的最大用量为 2 g/(kg·d)。脂肪乳剂可按其脂肪酸碳链长度分为长链三酰甘油(LCT)及中链三酰甘油(MCT)两种。LCT 内包含人体的必需脂肪酸(EFA)——亚油酸、亚麻酸及花生四烯酸,临床上应用很普遍。MCT 的主要脂肪酸是辛酸及癸酸。MCT 在体内代谢比 LCT 快,代谢过程不依赖肉毒碱,且极少沉积在器官组织内。但 MCT 内不含 EFA,且大量输入后可致毒性反应。脂肪乳剂的新制剂还有以橄榄油为原料的乳剂,其多不饱和脂肪酸(PUFA)较少,可减轻脂质过氧化所致的免疫抑制。另外,还有以鱼油为原料的乳剂也开始用于临床。

(3) 复方氨基酸:复方氨基酸溶液是按合理模式(人乳或鸡蛋白)配制的结晶左旋氨基酸溶液。其配方符合人体合成代谢的需要,是肠外营养的唯一氮源。复方氨基酸有平衡型及特殊型两类。平衡氨基酸溶液含 EAA 8 种,NEAA 8～12 种,其组成符合正常机体代谢的需要,适用于大多数患者。

(4) 电解质:肠外营养时需补充钾、钠、氯、钙、镁及磷等常量元素。其中不少是临床常用制剂,例如 10%氯化钾、10%氯化钠、10%葡萄糖酸钙及 25%硫酸镁等。磷在合成代谢及能量代谢中发挥重要作用,用于肠外营养时的有机磷制剂甘油磷酸钠含磷 10 mmol/10 ml。

(5) 维生素:用于肠外营养的维生素制剂有水溶性及脂溶性两种,均为复方制剂。每支注射液包含正常人各种维生素的每日基本需要量。

(6) 微量元素:每支复方注射液含锌、铜、锰、铁、铬、碘等微量元素的每天需要量。

(7) 全营养混合液(total nutrients administration, TNA):肠外营养所供的营养素种类较多。从生理角度来说,将各种营养素在体外先混合在 3 L 塑料袋内(称全营养混合液)再输入的方法最合理。同时进入体内的各种营养素,各司其职,对合成代谢有利。全营养混合液的配制过程要符合规定的程序,由专人负责,以保证混合液中的脂肪乳剂的理化性质仍保持在正常状态。

在基本溶液中,根据病情及血生化检查,酌情添加各种电解质溶液。由于机体无水溶性维生素的贮备,因此肠外营养液中均应补充复方水溶性维生素注射液。短期禁食者不会产生脂溶性维生素或微量元素缺乏,因此只需在禁食时间超过 2～3 周者才予以补充。溶液中需添加适量胰岛素(胰岛素:葡萄糖 = 1 U:8～10 g)。

最近有将 TNA 液制成两腔或三腔袋的产品,腔内分装氨基酸、葡萄糖和脂肪乳剂,有隔膜将各种成分分开,以防相互发生反应。临用前用手加压即可撕开隔膜,使各成分立即混合。这种产品符合 TNA 原则,即做到各营养底物同时输入,而且节省了配制所需的设备和时间,简化了步骤,有很好的应用价值。

欧美外科营养指南推荐肠外营养采用"全合一"的模式,不推荐单瓶脂肪乳或氨基酸的输注。

3. 肠外营养的能量组成　一般胰腺癌外科患者营养支持能量可按理想体重补给 104.6 kJ/(kg·d),在重度应激情况下,如发生胰瘘、败血症、大面积烧伤等,能量可增加到 125.5 kJ/(kg·d),蛋白质按理想体重 1.5 g/(kg·d)就可以有效减少氮丢失,蛋白质:脂肪:葡萄糖按 20:30:50 配比。肠外营养中脂肪尤其是长链脂肪酸对机体可能产生不良影响,如损伤免疫功能,导致高脂血症、脂肪肝和胆汁淤积,因此应该适当降低糖脂比。当三酰甘油≥

5 mmol/1,应减量或停用脂肪乳,尤其是 ω-6 多不饱和脂肪酸的用量,可用中长链脂肪乳、橄榄油脂肪乳部分代替。

一般而言,无严重并发症的患者,营养支持没必要个体化,但对于以下 4 种情况,应考虑个体化:① 心功能不全患者应注意保证足够能量同时,限制补液速度和量,限制钠盐的摄入。② 肾功能不全患者需要注意限制钠、钾和总液体量的摄入,但通常不必要限制蛋白质摄入,因为会加重原有的营养不良。③ 对于肝功能不全的患者,不强调低蛋白饮食疗法,在常规剂量蛋白的营养支持下,很少发生肝性脑病。一般认为,补充蛋白 1.2~1.5 g/(kg·d) 是合理的,富含支链氨基酸(BCAA)的肠外营养对肝功能不全患者尤其是即将出现肝性脑病的患者是有利的。④ 肠衰竭或高位肠瘘患者容易出现电解质紊乱,在进行肠外营养支持的同时注意补充。

4. 肠外营养并发症 肠外营养并发症有以下几大方面。

(1)导管性并发症:临床表现为突发的寒战、高热,重者可致感染性休克。在找不到其他感染灶可解释其寒战、高热时,应考虑导管性脓毒症已经存在。发生上述症状后,需拔除中心静脉导管,并进行导管头培养。若 24 h 后发热仍不退,则应选用抗生素。

(2)代谢性并发症:包括电解质紊乱、酸碱平衡失调、氮质血症等。其中最常见的是糖代谢紊乱,严重者可发生高糖高渗非酮性昏迷,其发生原因包括:① 输入的总糖量或单位时间内输入的糖量过多;② 患者原有糖尿病或隐性糖尿病,胰岛素分泌减少;③ 应激状态下体内糖原异生增加,并出现胰岛素阻抗现象;④ 应用肾上腺皮质激素,促进糖异生;⑤ 患者有肝疾病或肝功能障碍,体内糖的理由受限。

(3)肝损害和胆汁淤积:肠外营养时肝所处的环境及功能状态与正常进食有明显不同,营养物质进入肝的形式和比例、在门静脉与肝动脉血流中的比例、淋巴系统的分流,以及随营养物进入肝的激素(胰岛素、胆囊收缩素)浓度等,在肠外营养支持时均不能达到正常进食时的状态,因此有可能造成肝损害和胆汁淤积。长期接受肠外营养的患者,20%~44% 可出现肝酶谱异常,多在肠外营养支持 2 周后出现。同时胆囊成弛缓状态,直径增长,肝组织病理检查表现为中央静脉周围肝窦扩张,汇管区纤维组织增加,小胆管增生,内有胆栓。在单纯用糖供给热量或非蛋白能量供给过多时,还可见到肝细胞的脂肪性变。

(三)围手术期肠内营养支持

由于肠内营养支持更符合人体生理规律的优点,不仅可以满足患者的营养需求,减少导管性脓毒症的发生,减少肠道黏膜屏障损害引发的细菌移位问题等,刺激消化道激素等分泌,促进胃肠蠕动与胆囊收缩,恢复胃肠道功能,纠正肠黏膜缺血,增加内脏血流,更重要的是通过肠内营养支持治疗可以有效促进机体功能的恢复。胰腺癌术后患者容易并发胰腺炎或胰瘘,传统观念认为应该禁食,并给予肠外营养 2~3 周,才逐渐过渡到肠内营养,使胰腺有较长的静息与修复时间。但近几年来,随着对肠道黏膜屏障功能认识的深入,已发现在胰腺炎胰周感染和胰外器官感染 80% 以上的细菌来自肠道,肠外营养超过 1 周,肠道黏膜屏障功能受损,肠道细菌移位,肠源性感染率增加。在病例状态下,肠道就像一个未被引流的脓肿。因此,在患者身体条件允许情况下,术后尽早给予胰腺癌患者实施肠内营养支持治疗,有利于肠道功能的恢复和营养状况的维持,还可减少肠源性感染的发生。

存在以下严重并发症暂不予肠内营养:① 严重应激状态或休克;② 急性完全性肠梗阻或胃肠蠕动严重减慢者,麻痹性肠梗阻;③ 严重上消化道出血;④ 严重腹腔炎症;⑤ 高位肠瘘,严重吸收不良;⑥ 顽固性呕吐或严重腹泻急性期;⑦ 急性重症胰腺炎急性期。

肠内营养途径的选择:① 口服最安全,但如果经口服达不到需要量的 50%,则需要管饲。② 鼻胃插管营养的优点在于胃的容量大,对营养液的渗透压不敏感,适用于各种营养配方,但应用时间偏短(<4 周),且有反流误吸的危险。对于容易产生这种情况的病例,宜用鼻肠管喂养。早期采用粗硬

的橡胶管或聚氯乙烯管,长期使用对鼻咽、食管黏膜有刺激,易引起炎症甚至局部压迫性坏死。现改用硅胶或聚氨酯的喂养管,由于其管细质软,患者感觉舒适,易于耐受。③ 对于合并神志障碍、会厌反射消失等可能误吸风险大的患者,病情严重估计肠内营养支持>4周,需考虑行胃造瘘或空肠造瘘,其优点除了较少发生误吸外,患者无明显不适,活动方便,能同时经口进食,肠内营养与胃十二指肠减压可同时进行,尤其适用肠瘘或胰腺疾病患者。

输注肠内营养液时应注意以下几点。① 合适的速度:慢速开始,匀速输入。最好使用微量输液泵控制,开始输注速度宜慢,一般为 20～50 ml/h,以后每 12～24 h 增加 20～30 ml,待适应后可逐步加快输入速度至 100 ml/h,甚至可达 150 ml/h。② 合适的浓度:一般第 1 日可用生理盐水 500 ml 或 1/4 的营养液,营养液浓度稀释 1 倍;第 2 日可增至 1/2 总需要量;第 3 日或第 4 日加至全量。③ 合适的温度:营养液输入时其温度以 40～45℃ 为宜,可用电加热棒控制温度,方便、安全。

肠内营养制剂按氮源分为氨基酸型、短肽型、整蛋白型 3 类。上述 3 类又可各分为平衡型和疾病适用型。此外,还有模块型制剂,如氨基酸/短肽/整蛋白模块、糖类制剂模块、长链(LCT)/中长链脂肪(MCT)制剂模块、维生素制剂模块等。

选择肠内营养时应充分考虑到患者胃肠道功能,对于胃肠道功能正常者,应采用整蛋白为氮源的制剂,不但价格便宜,而且大分子物质刺激肠黏膜生长的作用大于小分子,可以避免肠黏膜萎缩。对于胃肠道功能低下者,应采用氨基酸型或短肽型,因为它们容易吸收,刺激消化道分泌的作用较弱。

肠内营养并发症及防治包括以下几方面。① 误吸:由于患者年老体弱,昏迷或存在胃储留,当通过鼻胃管输入营养液时,可因呃逆后误吸而导致吸入性肺炎。这是较严重的并发症。预防措施是患者取 30° 半卧位,输营养液后停输 30 min,若回抽液量>150 ml,则考虑有胃潴留存在,应暂停鼻胃管灌注,可改用鼻腔肠管输入。② 腹胀、腹泻:发生率为 30%～50%。与输入速度及溶液浓度有关,与溶液的渗透压也有关。输注太快是引起症状

的主要原因,故应强调缓慢输入。因渗透压过高所致的症状,可酌情给予阿片类药物以减慢肠蠕动。

（四）特殊营养素在肠外营养中的应用

胰腺癌术后患者分解代谢增加,大量消耗骨骼肌内的蛋白质,这不是一般的营养支持疗法所能解决的,增加底物中蛋白量同样不能阻止其发生。近年来提出了代谢支持及代谢调理的概念,即在常用的营养底物氨基酸、葡萄糖、脂肪乳等外,添加一些能促进蛋白合成、细胞生长、组织修复及调节免疫机制的物质,如谷氨酰胺、精氨酸、鱼油、生长激素等,通过代谢调理和免疫功能调节,从结构支持向功能支持发展,发挥"药理学营养"的重要作用。

1. 谷氨酰胺的应用　谷氨酰胺是体内水平最高的非必需氨基酸,对肠道黏膜具有保护作用,能调节各种功能淋巴亚群的产生,增强免疫细胞的反应性,在创伤、感染、肠功能障碍患者以及危重症患者中得到广泛的应用。

谷氨酰胺是肠黏膜必需营养物,不仅是蛋白质合成所需要的单体,而且是核苷酸合成的必需前体,更是肠黏膜氧化呼吸的主要能量物质,并能促进伤口愈合。补充外源性谷氨酰胺可增加受损肠道的血流量,直接提供代谢能源;促进胃黏膜和前列腺素的分泌,促进肠道黏膜修复,维护黏膜结构完整,增加局部肠 SIgA 分泌;稳定肠道通透性,减少细菌移位,而且谷氨酰胺是氮的再循环中所必需的位置,也是合成抗氧化物还原性谷胱甘肽中谷氨酸的主要来源,促进肝脏合成谷胱甘肽。因此,胰腺癌术后患者应用全肠外营养(TPN)时添加丙氨酰-谷氨酰胺,弥补常规肠外营养的不足,能有效改善和增强机体免疫功能,减少蛋白的分解,促进蛋白的合成。

由于谷氨酰胺单体在溶液中不稳定,易分解为谷氨酸及氨,临床上常用甘氨酰-谷氨酰胺或丙氨酰-谷氨酰胺二肽进行补充。肠外途径补充谷氨酰胺的药理剂量≥0.3 g/(kg·d),补充谷氨酰胺双肽 0.7 g/(kg·d),可单独或混合于"全合一"营养液中输注。谷氨酰胺的补充应遵循早期、足量的原则,一般>5 日。

2. 精氨酸的应用　精氨酸在调节免疫功能、

促进激素分泌、伤口愈合等过程中起着非常重要的作用,尤其是在创伤等应激状态下,机体对精氨酸需求量很大,而内源性合成的精氨酸又不足以满足机体的需要,此时为了确保机体的新陈代谢,外源性的精氨酸是不可缺少。

国内有学者通过建立重症急性胰腺炎大鼠模型,观察精氨酸对胰腺细胞凋亡的影响。结果发现血清一氧化氮(nitric oxide,NO)水平与胰腺细胞凋亡指数、胰腺细胞凋亡指数与胰腺组织病理学评分结果间均存在线性相关关系,提示精氨酸可以通过NO途径减少胰腺细胞坏死,改善胰腺组织病理损害,减轻局部及全身炎性反应,从而抑制急性重症胰腺炎合并全身性炎症反应综合征的发生。

3. 鱼油的应用 鱼油通过竞争方式影响传统脂肪乳剂(ω-6PUFAs)代谢的中间产物(花生四烯酸)的代谢,产生3系列前列腺素和5系列白三烯产物,从而有助于下调过度的炎性反应,促进巨噬细胞的吞噬功能,改善免疫功能。鱼油还可影响细胞膜的完整性、稳定性,减少细胞因子的产生和释放,有助于维持危重疾病状态下血流动力学稳定。鱼油被认为是有效的免疫调理营养素。但目前尚无鱼油能改善全身感染和感染性休克的重症患者预后的有力证据。

七、 加速康复外科在胰腺肿瘤外科中的应用

加速康复外科(fast track surgery)最早由丹麦哥本哈根的 Henrik Kehlet 医生所倡导,是指在术前、术中及术后应有各种已证实有效的方法以减少手术应激及并发症,加速患者术后康复。它是一系列有效措施的组合而产生的协同结果,许多措施已在临床应用,如围手术期营养支持、不常规应用鼻胃管减压、早期进食、应用生长激素、微创手术等。最初是描述心脏手术后促使患者清醒及早拔除气管插管,以期快速康复的措施,其后应用到各类手术。在普通外科手术范畴中,现在应用最多的是结直肠手术,胰腺手术也在逐渐开展。

加速康复外科一般包括以下几个重要内容:① 术前患者教育;② 更好的麻醉、止痛及外科技术

以减少手术应激反应、疼痛及不适反应;③ 强化术后康复治疗,包括早期下床活动及早期肠内营养。良好而完善的组织实施是保证其成功的重要前提,加速康复外科必须是一个多学科协作的过程,不仅包括外科医生、麻醉师、康复治疗师、护士,也包括患者及家属的积极参与。

虽然在加速康复外科中,并没有特别强调围手术期营养支持的重要性。但是,患者能否迅速康复与营养状况是直接相关,而且是首先要解决的问题。术前纠正营养不良与合并症的处理,应在实施加速康复外科前完成。只有在营养状态改善,合并症得到控制后,才能实施加速康复外科的程序。既不可认为加速康复外科内容中摒除了营养支持及其他处理,也不可认为所有患者都能直接进入加速康复外科程序,而必须是那些已经具备可进入手术期的患者,才能采取这一程序。

现在,对已执行数十年的"为了防止吸入性肺炎,患者术前应禁食"的常规,提出了异议。术前禁食是为了防止麻醉后呕吐引起吸入性肺炎,而现在经过临床验证和志愿者的试验,在胃功能正常情况下,进固体食物,6 h 后胃排空,而液体更快,在 2 h 即可排空。而隔夜禁止饮食后施行手术,可视为在饥饿的条件下进行爬山运动或长跑,对机体是一个很大的消耗,也可说是一种很强的应激,极大地扰乱了机体内稳态。

因此,加速康复外科中关于营养管理方面,包括术前不常规进行肠道准备,术前 2 h 可以自由饮水,术前 6 h 可以自由进食,可以减少液体和营养素的丢失。口服糖类饮品进行代谢准备,可减少术后高血糖的发生率,缓解胰岛素抵抗和高分解代谢。术后 4 h,患者清醒后即可恢复口服清流质,而无需等到肠道通气或通便后才开始恢复口服饮食。使用硬膜外止痛,减少各种导管使用。患者早期下床活动,可促进机体的合成代谢。对术前已有营养不良的患者,应考虑术前纠正营养不良,以减少术后的相关并发症。加速康复外科的本质是优化围手术期的处理措施,减少创伤应激代谢,降低肠黏膜通透性,减少并发症,达到患者快速康复,缩短住院时间。值得注意的是,早期肠内营养实施之初,部

分患者会出现不同程度的腹胀、腹痛等反应,可能与肠内营养液温度低、浓度高、滴速快等有关,对症处理症状均消失,故应恒温滴入,滴速由慢到快,浓度由稀到浓,量由少而多,给予肠道适应过程。同时,严密监控血糖,对血糖升高者,应用胰岛素控制。

八、4P 营养学应用前景

1. 4P 营养学概念　未来医学的特点是能够预测和预防,通过测定所特有的生物标志物以评估发生疾病的可能性,在患病前设计恰当的治疗方案,由此产生 4P 医学,即预测(predictive)、预防(preventive)、个体化(personalized)和参与(participatory)。类似的,临床营养学未来的也是朝着 4P 方向发展。

2. 4P 营养学的主要内容

(1)预测:营养不良是临床中普遍存在的问题,已建立了多种方法预测营养不良与患者预后,如体重、内脏蛋白、体质指数和各种各样的预测公式。这些预测指标的出现均不是来自个体,而是群体研究的结果。DNA 合成、修复、预防氧化及对 DNA 的损伤和维持 DNA 的甲基化等均需要微量营养素(如维生素、矿物质等)的参与,微量营养素在维持基因组稳定性方面具有重要的作用。如中度微量营养素缺乏,对基因组的损伤与周围环境的一定剂量的致癌剂、紫外线、离子射线所导致的损伤相当。

(2)预防:良好的营养素对机体的生长和发育、健康与预防疾病的发生至关重要。正是基于营养预防在国民健康中的重要性,美国膳食指南(*Dietary Guidelines for Americans*)每 5 年更新一次,强调通过合理饮食预防基本疾病。80% 结肠癌、乳腺癌、前列腺癌及 1/3 其他癌症均受饮食与生活方式的影响。

营养素经典的分类法是将其分为糖类、氨基酸、脂肪酸和结构脂质、矿物质和维生素。此外,还有大量的非营养成分,特别是植物纤维素,具有良好的抗癌和抗突变能力。据估计,人类食用水果、蔬菜和其他植物中的化合物,至少有 25 000 种。这些营养素通过基因遗传型-表观型相互作用而影响基因的表达。

(3)个体化:4P 营养学中最重要也最难实现的是个体化营养治疗。在系统生物学技术出现前,要做到个体化极为困难,而科学技术无疑为实现营养个体化提供了可能。因此,个体化营养支持的改变也发生了本质的变化。当前,营养个体化是基于基因、蛋白质和遗传等组学研究所获取的数据,对营养相关性疾病的预防和治疗进行微调控;研究不同营养素对不同个体的益处与危险,以指导营养治疗。

膳食中总脂肪及饱和脂肪酸的摄入量与机体血脂浓度密切相关。进一步研究表明,载脂蛋白 E(Apo E)等位基因($\varepsilon 2$、$\varepsilon 3$ 和 $\varepsilon 4$)表达的差异,决定了膳食脂肪含量与血脂浓度的关系。Apo E $\varepsilon 3/\varepsilon 4$ 基因表达阳性者,低密度脂蛋白(LDL)浓度与饱和脂肪酸摄入量密切相关,而表达 $\varepsilon 3/\varepsilon 3$、$\varepsilon 2/\varepsilon 2$、$\varepsilon 2/\varepsilon 3$ 基因者,LDL 浓度与饱和脂肪酸摄入量无关。故对于 $\varepsilon 3/\varepsilon 4$ 基因表达阳性者可以通过低脂饮食降低 LDL 浓度及冠状动脉性心脏病的风险,而对于后者则低脂饮食降低 LDL 作用有限。

(4)参与:与其他药物治疗相比,营养治疗更重视医务人员、患者和家属的参与。随着肠内营养制剂的成熟,更多患者在家中接受肠内营养。因此,美国肠外与肠内营养协会(ASPEN)在指南中强调肠内营养家庭化,更重视患者和家属的参与。

(陈汝福　陈　双)

◇参◇考◇文◇献◇

[1]　李湘成,杨林.改善胰腺癌患者手术预后的研究进展[J].医学综述,2013,19(2):262 - 265.

[2]　August DA, Huhmann MB, ASPEN. A. S. P. E. N. clinical guidelines: nutrition support therapy during adult

anticancer treatment and in hematopoietic cell transplantation[J]. JPEN J Parenter Enteral Nutr,2009,33(5):472-500.

[3] 江志伟,黎介寿.肿瘤营养学的指南与实践[J].肠外与肠内营养,2012,19(1):1-2.

[4] 韦军民.欧美外科营养指南解读[J].中国实用外科杂志,2012,32(2):107-109.

[5] ASPEN. Board of Directors and the Clinical Guidelines Taskforce. Guidelines for the use of parenteral and enteral nutrition in adult and pediatric patients [J]. JPEN J Parenter Enteral Nutr, 2002, 26(1 suppl):95SA.

[6] Scheinkestel CD,Kar L,Marshall K,et al. Prospective randomized trial to assess caloric and protein needs of critically Ill, anuric, ventilated patients requiring continuous renal replacement therapy[J]. Nutrition,2003,19(11-12):909-916.

[7] Drum LW. Nutritional management of acute renal failure [J]. Am J Kidney Dis,2001,37(suppl 2):89-94.

[8] Ellison NM,Chevlen E,Still CD,et al. Support care for patients with pancreatic adenocarcinoma:Symptom control and nutrition[J]. Hematol Oncol Clin North Am, 2002,

16(1):105-121.

[9] 中华医学会重症医学分会.危重病人营养支持指导意见(2006)[J].中国实用外科杂志,2006,26(10):721-732.

[10] 李瑞麟,杨芳,范鲁雁.谷氨酰胺强化的全肠外营养研究进展[J].安徽医药,2008,12(8):675-677.

[11] Ding LA, Li JS. Effects of glutamine on intestinal permeability and bacterial trans location in TPN-rats with endotoxemia[J]. World J Gastron enterol, 2003,9(6):1327-1332.

[12] 梁绍诚,张焕彬.特殊营养素在外科危重患者营养支持中的应用近况[J].医学综述,2010,16(15):2320-2323.

[13] 周新泽,张国寿,毛勤生,等.重症急性胰腺炎胰腺细胞凋亡的意义及精氨酸促凋亡机制的研究[J].中国现代医学杂志,2008,18(5):571-574.

[14] 江志伟,李宁,黎介寿.快速康复外科的概念及临床意义[J].中国实用外科杂志,2007,27(2):131-133.

[15] 李幼生.临床营养学发展——系统营养学与4P营养学的新概念[J].肠外与肠内营养,2011,18(1):1-5.

[16] Go VL, Nguyen CT, Harris DM, et al. Nutrient-gene interaction:metabolic genotype-phenotype relationship [J]. J Nutr, 2005,135 (12 Suppl):3016S-3020S.

第四篇

胰腺肿瘤临床整合

第二十五章
胰　腺　癌

第一节　病因及流行病学

一、胰腺癌的危险因素

具体内容参见"第六章第二节"。

二、胰腺癌的流行病学

具体内容参见"第六章第一节"。

（贲其稳）

第二节　发　病　机　制

胰腺肿瘤的病因和发病机制尚未完全阐明，既往研究证实，胰腺导管腺癌（pancreatic ductal adenocarcinoma，PDAC）的发生不是骤变过程，而是组织学上经历了由癌前病变最终转归为肿瘤的多因素、多基因参与的多步骤复杂过程。胰腺癌的癌前病变主要有以下 3 种：胰腺上皮内瘤变（pancreatic intraepithelial neoplasia，PanIN）、导管内乳头状黏液瘤（intraductal papillary mucinous neoplasm，IPMN）以及黏液性囊腺瘤（mucinous cystic neoplasm，MCN），其中胰腺上皮内瘤变是最为常见的癌前病变。胰腺癌癌前病变不同阶段存在各自特征性基因表达，揭示癌前病变的分子病理，可以帮助我们更深入理解早期胰腺瘤变的

病理过程，并为在早期诊断胰腺癌及药物治疗以阻止其发展为浸润性肿瘤提供依据。本章将重点讨论胰腺癌发生过程中基因改变、表观遗传学、各生长因子及其受体等的改变。

一、癌基因的改变

越来越多的癌基因被证实可以通过基因突变或拷贝数变异实现活化，参与促进胰腺癌形成过程。胰腺癌和胰腺上皮内瘤变中最常见的基因突变是染色体 12p 上的 K‑ras 癌基因突变，CerbB2 基因及 C‑myc 基因表达改变也参与胰腺癌发生。

（一）K-ras 基因突变

胰腺癌和胰腺上皮内瘤变中最常见的基因突变是染色体 12p 上的 K-ras 癌基因突变。K-ras 突变也是胰腺肿瘤发生中最早出现的突变基因之一。

1. K-ras 基因结构与功能　K-ras 基因定位于染色体 12p 11.1－12.1，其编码的分子量为 21 000蛋白即 p21，p21 蛋白位于细胞膜内侧面，具有与鸟苷酸结合的能力和 GTP 酶（GTPase）活性，参与向细胞内传递生长信息，调控细胞分化发育。K-ras基因突变导致其异常活化减弱了内源性 GTPase 活性，导致其下游细胞间信号通路持续活化。动物实验证实了 K-ras 基因持续活化在胰腺癌发生阶段的重要性：即便是 K-ras 等位基因突变也足以启动小鼠胰腺上皮内瘤变的发生。ras 下游有 3 条主要效应通路，分别是 RAF/MEK/ERK 通路、PI3K/AKT 通路和 RalGDS/Ral 通路。K-ras 的持续活化导致上述 3 条通路持续活化，参与成瘤过程。

2. K-ras 基因在胰腺癌中的异常

（1）点突变：K-ras 突变是胰腺肿瘤发生中最早出现的突变基因之一，90%的胰腺癌患者存在该基因突变，通常突变位点在 12、13 和 61 密码子上，其中又以第 12 位密码子突变最为多见，90%左右的胰腺癌在第 12 位密码子发生点突变。而家族性胰腺癌 K-ras 点突变多则发生于第 13 位密码子。

目前认为，K-ras 基因突变与不同组织类型的胰腺癌有关，胰腺导管腺癌中多发，而在胰腺非导管肿瘤中则罕有 K-ras 突变。

（2）过表达：免疫组化分析表明，在胰腺癌组织中 p21 表达较强，说明 K-ras 基因的活化在胰腺癌发生中起重要作用。胰腺癌原发灶与转移灶在 p21 表达强度及类型上存在明显差异。多数报道认为 p21 蛋白表达阳性率与胰腺癌病理组织类型、分化程度或病理分级以及预后密切相关，而与肿瘤大小、部位、淋巴结转移和临床分期无关。

癌基因 ras 信号不仅仅是在胰腺癌形成阶段起重要作用，肿瘤形成后肿瘤的维持也需要 ras 的

参与。胰腺癌中有一部分存在 K-ras 基因多个明显突变，这一现象表明在同一器官中，多中心癌前病变能独立发展最终进展成为浸润性肿瘤。

（二）CerbB2 基因

1. CerbB2 基因的结构与功能　CerbB2 又称 Her-2/neu，缘其克隆来源不同。源于基因组 DNA 者称为 CerbB2，源于 cDNA 文库者称为 Her-2/neu。基因定位于染色体 17q21，编码分子量为 185 000 的跨膜糖蛋白，即 p185。在相应配体刺激下，细胞膜上酪氨酸激酶受体发生二聚体化，同时伴随着 p185 自身酪氨酸磷酸化，形成活性结合位点，并与下游一系列信号蛋白特异性结合而活化，从而启动信号的级联传递，最终引起核内基因的活化。

2. CerbB2（Her-2/neu）在胰腺癌中的异常　CerbB2 基因在正常组织中常以单拷贝形式出现并有少量表达。在人胰腺癌中，CerbB2 通常因为基因扩增，从而导致其产物的过表达。研究显示胰腺导管癌组织 CerbB2 呈中等至高度阳性，而在正常胰腺导管和腺泡上皮则为阴性至弱阳性；阳性者平均生存期明显短于阴性者，表明 CerbB2 表达与胰腺癌预后有关。另有研究提示 CerbB2 表达与肿瘤分化程度有关。

（三）C-myc 基因

1. C-myc 基因的结构与功能　myc 基因家族包括 L-myc、N-myc 和 C-myc，分别定位于 1、2 和 8 号染色体。C-myc 基因编码分子量为 62 000 的核内蛋白。在细胞静止期，C-myc 几乎不表达，在有丝分裂原刺激下迅速表达，促使细胞由 G_0 期进入 G_1 期，C-myc 的高表达与细胞周期有关，在促进细胞分裂增殖和诱导凋亡过程中具有重要作用。活化的 C-myc 基因当与其他活化癌基因如 ras 协同作用时，则导致细胞恶性转化。

2. C-myc 基因在胰腺癌中的异常　myc 基因家族中与胰腺癌关系密切的为 C-myc，其主要改变为基因扩增和产物过表达。免疫组化研究表明，胰腺癌 C-myc 癌基因产物表达较强，而癌旁组织较弱、正常胰腺组织则无表达。国内崔雪林等组织的分析结果显示，C-myc 表达水平与胰腺癌

病理组织学类型、病理分级、肿瘤大小、部位、淋巴结转移、临床分期以及预后无关。目前尚不十分明确 C-myc 基因异常在胰腺癌发生、发展中的具体作用。

二、抑癌基因的改变

抑癌基因(tumor suppressor gene)又称肿瘤抑制基因、抗癌基因,是正常细胞增殖的重要稳定因素。在细胞癌变过程中,肿瘤抑制基因是与癌基因作用相反的一组基因,若肿瘤抑制基因功能失活则可使细胞无限增殖导致肿瘤的发生。胰腺上皮内瘤变中常存在 3 种抑癌基因失活,而在浸润性胰腺癌中它们也多呈现功能丧失的状态,这 3 个基因分别是 CDKN2A/p16、TP53 和 DPC4/Smad4/MADH4。其他研究发现 DCC、APC、Rb 和 BRCA2 在胰腺癌中也存在异常。

(一) CDKN2A/p16 在胰腺癌中的改变

1. CDKN2A/p16 基因的结构与功能 CDKN2A/p16 基因又称多肿瘤抑制基因(multiple tumor suppressor,MTS1),后被人类基因组织正式命名为激酶依赖抑制因子 2(cyclin dependent kinase inhibitor 2,CDKN2),定位于人类染色体 9p21,编码 16 000 蛋白,即 p16。CDKN2A/p16 基因编码细胞周期关卡蛋白,后者可和细胞周期素依赖激酶 4(cyclin dependent kinase 4,CDK4)和 CDK6 结合,从而抑制细胞周期素 D1(cyclin D1)与之结合,进而导致细胞周期停滞在 G1/S 期。p16 发生改变或蛋白表达异常时,则失去对 CDK4 的抑制作用,导致 CDK4 及其同类物(如 CDK6)的活性增强、细胞周期的转换失控、细胞非正常增生和肿瘤的形成。

2. p16 基因在胰腺癌中的异常 在胰腺癌中 p16 基因失活的重要机制为基因突变、缺失和甲基化。CDKN2A/p16 基因几乎在所有的胰腺癌病例中都处于失活状态。P16 表达缺失被认为是 CDKN2A/p16 基因状态的可靠的替代标志,它和 PanIN3 损伤相关。在一些病例中,CDKN2A/p16 纯合子缺失,也可以存在甲硫腺苷磷酸化酶

(methylthioadenosine phosphorylase,MTAP)基因纯合子缺失,而后者的产物则是嘌呤合成补救通路所必需的。p16 基因失活的另一重要机制是位于启动子的 CpG 甲基化。

(二) TP53 在胰腺癌中的改变

1. p53 基因的结构和功能 p53 基因定位于染色体 17p13.1,分子量为 53 000,即 p53 蛋白。在调节诸如 G1/S 细胞周期关卡,维持 G2/M 停滞以及诱导凋亡等重要生理功能上起重要作用。因此,在大多数胰腺癌病例中,p53 的失活影响了细胞增殖和凋亡这两个控制细胞数量的重要机制。

2. p53 基因在胰腺癌中的异常

(1) 基因突变:58%~100%的胰腺癌细胞株、75%的胰腺癌异种移植瘤和 70%的胰腺癌存在 p53 突变。p53 蛋白表达水平低的细胞株,其 DNA 序列为野生型,而表达高水平 p53 蛋白的细胞株,在 p53 基因外显子(5~9)处均出现突变。目前认为 p53 基因突变可能是胰腺癌发生的一个后期事件。

(2) 异常表达:野生型 p53 的 mRNA 半衰期很短,仅为 6~20 min,而突变型 p53 的 mRNA 半衰期可达 6~12 h,免疫组化检测的均为后者。核内 p53 蛋白的聚集很大程度上和 TP53 的突变状态相关,因此,p53 可在 PanIN 中作为 TP53 基因突变的替代标志。研究证实,TP53 突变在多步骤的胰腺癌发生过程较末期发生。

此外,p53 基因其他异常有基因内框架改变,如缺失、剪接位点突变和微插入等,在胰腺癌亦较多见。

(三) DPC4/SMAD4/MADH4 在胰腺癌中的改变

1. DPC4 基因的结构和功能 胰腺癌缺失基因(deleted in pancreatic cancer 4,DPC4)定位于染色体 18q21.1,含 11 个外显子,DPC4/Smad4/MADH4 编码蛋白 Smad4,后者参与转化生长因子 β(transforming growth factor beta,TGF-β)信号通路作用。TGF-β 信号通路的活化导致 Smad4 和磷酸化的 Smad2/3 蛋白复合物结合,并移入核内与特异启动区域结合进而诱导相应靶基

因的表达。因此,Smad4 功能的缺失干预了 TGF-β 下游细胞内信号通路,并通过促凋亡刺激的缺失和 G1/S 转变失衡导致增长抑制机制丢失。

2. DPC4 基因在胰腺癌中的异常　DPC4 在胰腺癌中的异常主要表现为基因缺失和点突变。研究提示,Smad4 可能在肿瘤细胞微环境和(或)调控免疫监督上也起重要作用。Smad4 表达的缺失发生在约 1/3 的 PanIN3 期,而在正常导管和低级别上皮内瘤变中则仍处于保守状态。因此,与 P53 类似,DPC4/Smad4/MADH4 突变的出现,说明已至胰腺癌多步骤形成过程的晚期。

(四) DCC 基因在胰腺癌中的改变

1. DCC(deleted in colorectal cancer)基因定位于染色体 18q21.3。根据 DCC 蛋白结构域推测 DCC 蛋白很可能通过与细胞黏附分子相似的机制参与细胞之间、细胞与基质之间的相互作用,维持细胞正常生长与分化。

2. DCC 基因在胰腺癌中的异常　Hohne 等研究发现部分胰腺癌细胞株和部分原发性胰腺癌存在 DCC 基因完全缺失,与分化良好者相比,低分化和未分化者 DCC 表达显著减弱。提示 DCC 表达缺失在胰腺癌发生、进展和分化中起重要作用,DCC 基因表达异常是胰腺癌发展过程中的一个重要事件,且与肿瘤分化程度有关。

(五) APC 基因在胰腺癌中的改变

1. 腺瘤性息肉病基因(adenomatous polyposis coli gene, APC)　最早是在家族性腺瘤性息肉病中发现并克隆,定位于染色体 5q21。有关 APC 蛋白的生物学功能尚不明确。

2. APC 基因在胰腺癌中的异常　APC 基因失活是肿瘤发生过程中的早期事件。Horii 等报道 10 株胰腺癌细胞系中有 4 株 APC 基因发生 1～5 bp 碱基缺失性突变。但随后的多个研究均表明在胰腺癌 APC 基因突变频率明显低于结肠癌中。

(六) Rb 基因在胰腺癌中的改变

1. Rb(retinoblastoma)基因　是被克隆的第一个肿瘤抑制基因,最初见于视网膜母细胞瘤的研究。当 pRb 蛋白与 E7 蛋白、EIA 蛋白及 SV_{40}T 抗原等肿瘤病毒蛋白结合后,其活性丧失。pRb 蛋白

在所有的体细胞均可以发现,主要位于细胞核。其具有 DNA 结合活性,随细胞周期以磷酸化和去磷酸化调节,参与细胞周期调节。

2. Rb 在胰腺癌中的异常　部分胰腺癌细胞株和部分胰腺癌中 pRb 存在表达缺失。梁健等分析提示 pRb 表达与肿瘤的分化程度有关;此外,pRb 表达与胰腺癌的预后有关,阳性表达组的平均生存期明显高于阴性表达组者。

(七) BRCA2 基因在胰腺癌中的突变

看管基因(caretaker gene)是第三类肿瘤相关基因,它们并不直接参与细胞增殖和凋亡的调控,但它们可通过错配修复、核苷酸剪切修复和碱基剪切修复帮助保持 DNA 完整性。在 DNA 复制过程中的聚合酶错误、DNA 暴露于诱变剂中及总染色体畸变都会导致基因组 DNA 序列微小改变,而正是看管基因修复这些改变以防止突变累计导致恶性结果。

Fanconi 贫血基因家族参与 DNA 损伤同源重组修复过程,是参与抑制胰腺癌发生的看管基因。其家族成员之一,位于 13q 染色体乳腺和卵巢癌的易感基因 BRCA2 在胰腺癌研究中备受关注。

BRCA2 基因在胰腺癌中的异常:Goggins 等报道 41 例胰腺癌中有 4 例 BRCA2 出现异常,其中 1 例发生等位基因丢失和突变,另 3 例均为胚系突变,并且胚系突变者无一有家族史。

三、表观遗传学改变

表观遗传学是不基于 DNA 差异的核酸遗传,即在细胞分裂过程中 DNA 序列不改变的前提下,全基因组的基因表达调控所决定的表型遗传,涉及染色质重编程、整体的基因表达调控及基因型对表型的决定作用。其主要研究内容包括基因选择性转录表达(如 DNA 甲基化、组蛋白修饰、染色质重塑等)、基因转录后调控(如 RNA 干扰 RNAi),以及基因组中非编码 RNA(ncRNA)等。

(一) DNA 甲基化

表观遗传学开创了一种新颖全面的胰腺癌基因-遗传学模型。体细胞遗传学领域的革新初始于

Fearon 和 Vogelstein 建立的结肠模型，后又由 Hruban 等引入胰腺研究，自此开启了一个胰腺癌研究的新纪元。Hruban 模型发现，癌基因和抑癌基因表达的改变是由基因突变或基因缺失导致的，但后来又发现甲基化也参与其中。

在哺乳动物基因组中，DNA 甲基化的主要位点是 CpG 二核苷酸。CpG 二核苷酸在 DNA 里所占比例不高，其中 70%～80% 的 CpG 二核苷酸的胞嘧啶是呈甲基化状态的，称为甲基化的 CpG 位点，大部分散布在重复序列中。但在某些特定区域，如结构基因的 5′端（特别是启动子区和第一外显子），CpG 二核苷酸呈高频率成串排列，此区域称为 CpG 岛。基因启动子区的甲基化可影响转录激活因子和其识别序列的结合，直接抑制基因表达。甲基化的 CpG 二核苷酸序列可被甲基结合蛋白家族（methyl binding protein，MBP）识别，而后者通过吸引组蛋白去乙酰化酶（histone deacetylase，HDAC）和组蛋白甲基化转移酶（histone methyltransferases，HMT）等组蛋白修饰蛋白质来改变染色质活性，以间接方式影响基因表达。

DNA 甲基化转移酶（DNA methyltransferase，DNMT）是甲基化过程的重要成员。主要包括以下几种：① DNMT1，主要催化 DNA 维持甲基化，作为 DNA 复制复合物的组分，催化子链 DNA 半甲基化位点甲基化，维持复制过程中甲基化位点的遗传稳定性；② DNMT3a 和 DNMT3b 主要催化从头甲基化，以非甲基化的 DNA 为模板，催化新的甲基化位点形成。最近研究表明，DNMT3a 和 DNMT3b 也参与了维持甲基化的过程，可以增强 DNMT1 所介导的甲基复制的保真度。近来发现非 CpG 岛的二核苷酸的重新甲基化无须 DNA 合成，而 CpG 岛去甲基化后的重新甲基化依赖于 DNA 复制，这可能说明 DNMT1 在从头甲基化中也发挥作用。

在胰腺癌肿瘤细胞和 PanIN 损伤中发现最常见的表观遗传学改变是启动子区域 CpG 岛甲基化，这一变化导致了被调控基因的转录沉默。近年来，除基因缺失和基因突变等基因改变外，表观基因的沉默也被视为肿瘤细胞改变其转录组程序以促进细胞生长、侵袭及抑制凋亡的普遍机制。研究发现 ST14、CDH3、CLDN5、LHX1、NPTX2、SARP2、SPARC、Reprimo 等基因在胰腺癌中出现异常甲基化，异常甲基化参与了 PanIN 损伤从低级别到高级别渐进加重的过程。

此外，胰腺癌患者胰液中可检测到异常甲基化基因启动子，故胰液甲基化检测可帮助诊断胰腺癌及癌前病变，且胰液检查可能比突变基因检测更具特异性。

（二）组蛋白修饰

组蛋白不仅包装 DNA 成为核小体，其 N 末端的各种共价修饰也构成了独特的组蛋白密码，可以被一系列特定蛋白质或蛋白质复合物所识别，从而将这种密码翻译成特定的染色质状态，调节基因的表达。组蛋白密码扩展了 DNA 序列自身包含的遗传信息，构成了重要的表观遗传标记（epigenetics mark）。组蛋白修饰主要包括：乙酰化、甲基化、磷酸化、泛素化、SUMO 化、生物素化和 ADP-核苷化等。胰腺癌中研究较多的即组蛋白乙酰化及甲基化。

1. 组蛋白乙酰化和去乙酰化　如前所述，表观遗传学一个重要的基因表达调控机制是位于组氨酸尾部的赖氨酸残基的乙酰化和去乙酰化。乙酰化过程即通过 CBP、P300、PCAF 等 HATs 导致基因表达活化，而去乙酰化是通过 HDACs 两个不同家庭作用导致基因沉默。综上，这些酶提供一个精细的调控机制，导致癌基因活化和抑癌基因的沉默。而不同于其他表观遗传学机制的是，组蛋白乙酰基转移酶（histone acetyltransferases，HAT）和 HDACs 调控的是瞬时效应，故将相关分子作为治疗靶点时需考虑这一点。转录调控是利用 DNA 和特定转录因子结合的特性实现转录活化因子或抑制因子的招募调控，最终导致染色质结构的改变。研究证实相比正常组织，HDAC 活性在许多肿瘤中都增强，而这种增强的活性和导致生长抑制与促进凋亡的肿瘤抑制基因的转录抑制相关。Blasco 等对胰腺癌细胞株诱导凋亡差异基因进行分析，结果提示抑制 HDAC 的活性可导致凋亡水平的上升。HDAC 在维持含特定启动子的染色质平衡中起重要作用，胰腺癌的 HDAC 异常表达，使其启动子的作用很难发挥。

2. 组蛋白甲基化　如上所述，组蛋白甲基化也存在于胰腺癌的发生发展中。蛋白甲基化是由组蛋白甲基转移酶催化过程。组蛋白甲基化一般发生在赖氨酸残基（K）和精氨酸残基（R）上。胰腺癌中 Polycomb 蛋白可通过特异性甲基化组蛋白 H3-K27 沉默基因表达。而异染色质蛋白 1（heterochromatin protein 1，HP1）可导致组蛋白 H3-K9 甲基化，导致转录抑制。

（三）非编码 RNA

非编码 RNA 是基因组转录产生的且不编码蛋白质的 RNA，包括 microRNA（miRNA）和长链非编码 RNA（lncRNA）在内的多种 RNA，在表观遗传学水平上对基因起调控作用。目前研究结果表明：非编码 RNA 可以抑制 mRNA 的翻译活动，通过调节特定目的基因表达，最终达到调节信号通路，调控细胞的作用。

1. 胰腺癌相关 miRNA　miRNA 的表达异常发生于多种肿瘤中。通过比较胰腺癌和正常胰腺组织中的差异 miRNA 表达，发现 miR-216、miR-217 的高表达和 miR-133a 的表达确实是胰腺导管腺癌的标志，且 miR-196a、miR-217、miR-148a、miR-148b 和 miR-375 可作为鉴别慢性胰腺炎和胰腺导管腺癌的标志。

除此，miRNA 与胰腺癌肿瘤细胞转移和侵袭也密切相关，如靶点包括组蛋白乙酰化转移酶的 miR-194、miR-200b、miR-200c 和 miR-429，调节 CD40 表达的 miR-224 和 miR-486。而 miR-27 可通过抑制 Spry2 基因导致 Ras/MAPK 通路失活，已有研究证明，其表达可降低胰腺癌细胞的生长和侵袭。

2. 胰腺癌相关 lncRNA　与胰腺癌发病密切相关的 lncRNA 主要有 HOX 转录翻译 RNA（hox transcript antisense RNA，HOTAIR）和肺腺癌转移相关转录本 1（metastasis-associated lung adenocarcinoma transcript 1，MALAT1）。前者的表达上调可引起 polycomb 抑制复合物 2（polycomb repressive complex 2，PRC2）在基因组中的重定位和相关基因沉默。后者在胰腺癌中表达也呈上升趋势，其可调控下游 miR-320a 的表达。

（四）基因组不稳定和端粒酶长度变化

DNA 末端的端粒结构由重复的 TTAGGG 构成。端粒结构可防止细胞分裂时，DNA 末端黏性增加，确保染色体的稳定。端粒酶长度减少在 PanIN 早期即有表现。同时，基因组内部不稳定，以及染色体结构、数量异常存在于大多数 PDAC 中。PanIN 中常发生变化的染色体包括 9p、18q 和 17p。

（五）转录组异常

随着近年来，基因表达系列分析（serial analysis of gene expression，SAGE）、cDNA 芯片等的广泛应用，我们对 PDAC 发病中基因表达的了解日趋深入。研究发现，转录组异常在 PDAC 发病中也较为常见。

前列腺干细胞抗原（prostate stem cell antigen，PSCA）在大约 30% 的 PanIN1 期患者、40% 的 PanIN2 期患者以及 60% 的 PanIN3 期患者中存在过表达，故 PSCA 上调发生是 PDAC 发病的早期事件。与 PSCA 不同，调控细胞黏附作用的间皮素，约 6% 的 PanIN1 期患者、14% 的 PanIN2 期患者、14% 的 PanIN3 期患者以及几乎全部浸润性 PDAC 患者中表达是 PDAC 发病的晚期事件。此外，PDAC 中存在的转录组异常还包括 HOXB2 等。

四、生长因子及其受体的改变

（一）TGF-β

1. TGF-β 的结构与功能　转化生长因子（transforming growth factor β，TGF-β）通路配体家族包括 TGF-βs、激动素、骨形成蛋白（bone morphogenetic proteins，BMPs）。体内多种细胞都可分泌 TGF-β，但均以无活性的前体形式存在。TGF-β 通过自分泌或旁分泌方式与细胞表面的膜受体结合方能发挥作用。TGF-β 除对细胞的增殖、分化起双重调节作用外，尚在血管生成、损伤修复、免疫抑制、细胞外基质形成、纤维化和肿瘤的发生中起重要作用。

2. TGF-β 在胰腺癌中的异常　正常胰腺组

织,均有 TGF - β₁、TGF - β₂、TGF - β₃ mRNA 和蛋白表达。胰腺癌组织 TGF - β₁、TGF - β₂和 TGF - β₃高表达。胰腺癌基质细胞 TGF - β 表达明显高于慢性胰腺炎者。TGF - β 主要通过自分泌和旁分泌作用机制促进肿瘤形成。胰腺癌存在至少一个 TGF - β 信号途径异常。TGF - β 表达与胰腺癌的临床分期、预后有关。

（二）受体络氨酸激酶调控信号系统

受体络氨酸激酶（receptor tyrosine kinases，RTK）调控信号包括各种生长因子，诸如 EGFs、FGFs、IGFs、VEGFs 和 PDGFs 等。他们调控包括细胞增殖、迁移、形态改变、细胞转归和生存在内的一系列细胞行为。

1. EGF、EGFR

（1）EGFR 结构与功能：表皮生长因子受体（epidermal growth factor receptor，EGFR）属于具有酪氨酸激酶活性的受体家族，EGF、TGF - α、肝素结合样 EGF、双调蛋白（amphiregulin）和 β 细胞素（betacellulin）均是该受体的重要配体。EGFR 本身结构异常以及其基因扩增或重排都可导致受体激活，此外，与配体的特异性结合也可导致 EGFR 激活，进而触发一系列级联反应，影响细胞的增殖和分化。

（2）EGFR 在胰腺癌中的异常：EGFR 的表达和激活与许多癌前病变和恶性疾病有关。人胰腺癌细胞不仅分泌 EGF，而且本身亦含有 EGFR。正常胰腺组织 EGFR 表达水平甚低，而在人胰腺癌组织则表达较高。实验研究证实 EGF、肝素结合样 EGF、TGF - α 和双调蛋白对体外培养的胰腺癌细胞具促生长作用。这些结果表明 EGFR 与其配体在胰腺癌发生和发展中起重要作用。EGFR 阳性与胰腺癌分化程度、转移及预后相关。

2. FGF

（1）FGF 的结构与功能：纤维母细胞生长因子（fibroblast growth factors，FGF）是一族对多种细胞增生、分化以及功能具有强烈调节作用的多肽。FGF 除具有促细胞有丝分裂活性外，尚具有改变细胞非有丝分裂的功能，如改变细胞的趋化性、诱导或抑制细胞特殊蛋白的合成或分泌、调节细胞分化、调节内分泌和神经功能等，因而在胚胎发育及许多生理过程中起重要作用。在病理条件下，由于它能强烈地促进血管生成并调节细胞功能，因而在肿瘤的发生、转移与脏器损伤后的修复中备受关注。

（2）FGF 在胰腺癌中的异常：FGFR - 1 在正常胰腺组织中主要分布于腺泡细胞，而在胰腺癌组织则主要位于导管样癌细胞，并且呈过表达。胰腺癌组织 FGF 配体和受体表达也增强。目前认为，FGF 在胰腺癌血管生成与侵袭性方面可能起重要作用。

3. IGF - I

（1）IGF-I的结构与功能：人胰岛素样生长因子I（insulin-like growth factor I，IGF -I）在生长和代谢过程中发挥效应。IGF-I的生物学功能是由受体介导的，IGF - IR 结构与胰岛素受体也很相似。IGF-I与 IGF - IR 结合后，参与细胞周期调控，使细胞进入 S 期。

（2）IGF - I 在胰腺癌中的异常：IGF - I 在胰腺癌中的异常以细胞株的研究为主。多项研究证实 IGF 在部分胰腺癌组织中呈不同程度的高表达，并在肿瘤间质组织亦见表达，且胰腺癌中 IGF - II R 存在过表达。

4. PDGF

（1）PDGF 的结构与功能：血小板衍化生长因子（platelet derived growth factor，PDGF）受体呈酪氨酸激酶活性。PDGF 存在于血小板 α 颗粒中，当血小板黏附于组织即暴露于凝血酶、胶原和二磷酸腺苷时，PDGF 才释放出来，在炎症反应、损伤后修复、间质组织增生和肿瘤发生、发展中具有潜在作用。

（2）PDGF 在胰腺癌中的异常：正常胰腺组织表达 PDGF 及其受体，PDGF 仅在胰岛细胞中表达，参与人胰腺外分泌正常生理调节。在胰腺癌组织，PDGF - B 链和受体均表达增加，且 PDGF 和受体均表达于癌细胞，研究推测胰腺癌细胞分泌的 PDGF 促进周围组织结缔组织反应，进而间接促进肿瘤生长和发展。

（高　军　王玉琼）

第三节 临床表现

胰腺癌为恶性程度极高的消化系肿瘤,其临床表现多样化,与肿瘤部位、有无胆胰梗阻、胰腺破坏程度、有无转移以及邻近器官的受累情况等因素密切相关。由于早期症状隐匿和缺乏特异性而难以达到早期诊断,至出现明显临床症状时,患者多处于晚期而难以手术根治切除。因此,尽早洞察胰腺癌的临床表现,做到胰腺癌的早期诊断和治疗成为改善患者预后的关键。

一、首发症状

胰腺癌的首发症状多种多样,腹痛及黄疸最为常见,其次为腹胀不适、消瘦、腰背痛、乏力、腹部包块、发热和腹泻等。第二军医大学附属长海医院胰腺疾病研究所收集的 1994～2001 年来自全国 21 省区的 1 027 例胰腺癌病例资料显示,排在前四位的首发症状分别为腹痛(54.6%)、黄疸(21.9%)、腹胀(14.9%)和上腹不适(10.7%),首发症状的早期识别有助于胰腺癌的早期诊治(表 25 - 3 - 1)。日本 1981～2000 年登记的 23 302 例胰腺癌病例资料显示,首发症状为腹痛和黄疸的发生率分别为 32.2% 和 17.7%。1990～2000 年我国 8 省 2 市 14 家三甲医院诊治的 2 340 例胰腺癌的首发症状,腹痛和黄疸的发生率分别为 54.3% 和 58.2%。此外,不同部位胰腺癌的首发症状也明显不同。中国医科大学附属第一医院的研究资料显示,胰头癌以腹痛和黄疸为主;全胰癌常表现为腹痛、腹部不适和消瘦等症状;胰体尾癌则突出表现为腰背酸痛、腹痛和上腹饱胀等,以黄疸为首发症状的较为罕见(表 25 - 3 - 2)。

表 25 - 3 - 1 1 027 例胰腺癌首发症状出现时间(月)和发生率(%)

症 状	例 数(%)	时 间	症 状	例 数(%)	时 间
腹痛	561(54.6)	3.32	腹块	13(1.3)	4.8
黄疸	225(21.9)	1.48	腹泻	27(2.6)	3.56
腹胀	153(14.9)	2.56	消化道出血	7(0.7)	4.22
上腹不适	110(10.7)	2.83	发热	19(1.9)	3.31
纳差	99(9.6)	2.98	糖尿	8(0.8)	3.25
恶心	30(2.9)	3.22	腰背痛	49(4.8)	3.09
呕吐	24(2.3)	3.23	乏力	49(4.8)	3.25
体重下降	107(10.4)	2.45	无症状	19(1.9)	

注:表中时间为该症状距确诊时平均时间

表 25 - 3 - 2 中国医科大学附属第一院不同部位胰腺癌的首发症状

症 状	胰头癌(534 例)	胰体尾癌(113 例)	全胰癌(48 例)	合计(695 例)
	例数(%)	例数(%)	例数(%)	例数(%)
腹痛	296(55.4)	90(79.6)	34(70.81)	460(66.2)
黄疸	227(42.5)	2(1.8)	6(12.5)	235(33.8)
上腹胀不适	129(24.2)	31(27.4)	11(22.9)	171(24.6)
食欲不振	59(11.1)	13(11.5)	4(8.3)	76(10.9)
消瘦	39(7.3)	14(12.4)	7(14.6)	60(8.6)

续　表

症　状	胰头癌(534 例)	胰体尾癌(113 例)	全胰癌(48 例)	合计(695 例)
	例数(%)	例数(%)	例数(%)	例数(%)
乏力	26(4.9)	9(8.0)	3(6.3)	38(5.5)
发热	25(4.7)	2(1.8)	2(2.4)	29(4.2)
糖尿	4(0.8)	3(2.7)	0(0)	7(1.0)
其他	10(1.9)	2(1.8)	3(6.3)	15(2.2)

二、常见临床表现

(一) 症状

胰腺癌的常见症状有上腹痛、上腹饱胀不适、黄疸、食欲不振和精神症状等,且因癌瘤部位而异。胰头癌以腹痛、黄疸、上腹饱胀不适最为多见;胰体尾癌则以腹痛、上腹饱胀不适、上腹部包块、腰背痛多见;全胰癌以腹痛、上腹饱胀不适和黄疸等最为常见(表 25-3-3)。

1. 上腹痛和腹上区不适　40%～70%的胰腺癌患者以腹痛为首发症状,腹痛为胰腺癌的常见症状,也是胰体尾癌的最突出主诉。在胰腺癌病程中,70%～90%的患者均会出现腹痛症状,且常早于黄疸 3 个月发生。中山大学附属第二医院李楚强报道,约 77.6%患者有腹痛,其中 70%以腹痛为首发症状。腾仁智等报道胰腺癌腹痛与肿瘤部位有关,胰头癌、胰体尾癌及全胰癌的腹痛发生率分别为 83.7%、97.7%和 95.7%,以腹痛为首发症状者分别为 54.8%、93.0%和 73.6%,胰体尾癌及全胰癌的腹痛发生率较胰头癌明显高。腹痛的部位一般多在上腹中部,但胰头癌可偏于右上腹,体尾癌可偏于左上腹,有时腹痛也可在脐周或全腹发生。

胰腺癌腹痛呈现多源性和表现多样化,在病程中可以发生变化。腹痛性质大致可分为以下 3 种。① 阵发性剧烈上腹痛,可放射至右肩胛部,有如胆绞痛,可因饮酒或油腻食物诱发,多见于胰头癌的初期,约占腹痛的 30%。② 上腹钝痛,最多见,约占 70%,为持续性或间断性胀痛,常在饭后 1～2 h 后加重,数小时后减轻或缓解。如不进食或少进食,疼痛可以耐受,因而患者常自动限制食量。③ 涉及腰背部的上腹痛,1/4 患者有此症状。腰背痛比上腹痛更为显著,坐位、弯腰、侧卧、屈膝可以减轻,仰卧平躺可以加重,夜间比白天明显。可能是由于癌瘤浸润、压迫腹膜后内脏神经所致,常见于胰腺癌的晚期,尤其多见于胰体尾癌。临床上常认为这种痛是胰腺癌的典型腹痛,而实际上不过是癌肿晚期的表现。

上腹部不适多为上腹闷堵感,食后饱胀,限制食量或打呃排气后可以减轻,发生率约为 70%,10%～30%患者以此为首发症状。

表 25-3-3　上海地区 343 例胰腺癌的主要症状

症　状	胰头癌(251 例)	胰体尾癌(92 例)	合计(343 例)
	例数(%)	例数(%)	例数(%)
腹痛	173(68.9)	88(93.6)	261(76.1)
上腹饱胀不适	151(60.2)	82(87.2)	233(67.9)
体重减轻	181(72.1)	43(45.7)	224(65.3)
食欲减退	114(45.4)	45(47.9)	159(46.4)
乏力	71(28.3)	22(23.4)	93(27.1)
恶心呕吐	52(20.7)	13(13.8)	65(19.0)
瘙痒	64(25.5)	1(1.1)	65(19.0)
发热	22(8.8)	10(10.6)	32(9.3)
腹泻	20(8)	7(7.4)	27(7.9)
便秘	13(5.2)	7(7.4)	20(5.8)
隐血	17(6.8)	2(2.1)	19(5.5)
便血	12(4.8)	2(2.1)	14(4.1)
呕血	4(1.6)	4(4.3)	8(2.3)
强迫体位	5(2.0)	1(1.0)	6(1.7)
精神失常	1(0.4)	0	1(0.3)

2. 体重减轻　在消化道肿瘤中,胰腺癌造成的体重减轻最为突出,严重消瘦发生率达 65%～

90%，约 10%患者以消瘦为首发症状。部分胰腺癌患者在发病后短期内即出现明显消瘦，伴有乏力、衰弱等症状，并呈进行性发展，一般短期内体重减轻 10 kg 或更多，这样快速而严重的消瘦罕见于其他疾病。体重下降可由多种因素所致，如患者普遍存在的基础能量消耗增加、热量利用降低及胰腺外分泌功能不良或胰液经胰管流出受阻，影响消化及吸收功能。此外，进食减少、疼痛、精神紧张、抑郁和睡眠不佳等也为消瘦的重要因素。

3. **消化道症状** 胰腺癌患者常有消化不良、食欲减退、恶心、呕吐等表现，尤以女性多见。成文武等报道 202 例胰腺癌资料，食欲减退占 27.23%，可能与胰腺癌伴发的胃排空延迟有关。此外，胆总管下端及胰管被肿瘤阻塞，胆汁和胰液不能进入十二指肠，以及胰腺外分泌功能不良等均会影响食欲。少数患者因肿瘤侵入或压迫十二指肠和胃，可出现梗阻性呕吐。由于经常进食不足，约 10%患者有严重便秘；另有 1%～15%的患者由于胰腺外分泌功能不良而致腹泻。脂肪泻为胰腺癌的晚期表现，也是胰腺外分泌功能不良的特有症状，但较罕见。2.9%～10%胰腺癌患者发生消化道出血，表现为呕血、黑便，或大便潜血阳性。多因胰腺癌压迫或浸润胃及十二指肠，使之变形、狭窄、糜烂或溃疡所致；也可因癌肿浸润胆总管或壶腹部，发生糜烂或溃疡引起急性或慢性出血。如果肿瘤侵犯脾静脉或门静脉引起栓塞，导致继发门静脉高压症，发生食管-胃底静脉曲张破裂大出血。

4. **精神症状** 文献报道胰腺癌患者的抑郁伴发率高达 98%，显著高于其他消化道肿瘤。约半数以上的胰腺癌患者在确诊前有抑郁表现，且与癌痛、化疗和肿瘤本身等因素有关，对肿瘤的发生、发展、死亡和转归有不可忽视的影响。主要表现为焦虑、抑郁、个性改变、失眠、情绪低落和兴趣丧失等症状。抑郁症可使癌症患者的长期生存率降低，致使经常就诊或住院，增加了医疗费用，降低了生活质量。

（二）主要体征

胰腺癌早期一般无明显体征。进展期胰腺癌的主要体征包括黄疸、腹部包块、肝肿大及胆囊肿大等。不同部位胰腺癌的体征也有明显差异，胰头癌以黄疸最多见，胰体尾癌以上腹压痛和腹部包块最多见（表 25-3-4，表 25-3-5）。

表 25-3-4 上海地区胰腺癌的主要体征及与癌瘤部位的关系

体 征	胰头癌(251 例)	胰体尾癌(92 例)	合计(343 例)
	例数(%)	例数(%)	例数(%)
黄疸	156(62.2)	24(26.1)	180(52.5)
腹部包块	76(30.3)	62(67.4)	138(40.2)
肝肿大	90(35.9)	22(23.9)	112(32.7)
胆囊肿大	52(20.7)	11(12.0)	63(18.4)
上腹压痛	25(10.0)	20(21.7)	45(13.1)
腹水	11(4.4)	3(3.3)	14(4.1)
血管杂音	3(1.2)	1(1.1)	4(1.2)

表 25-3-5 中国医科大学 1 008 例不同部位胰腺癌的临床体征

体 征	胰头癌(792 例)	胰体尾癌(155 例)	全胰癌(61 例)	合计(1008)
	例数(%)	例数(%)	例数(%)	例数(%)
黄疸	611(77.1)	8(5.2)	16(26.2)	635(63.0)
上腹压痛	477(60.2)	105(67.7)	44(72.1)	626(62.1)
胆囊肿大	324(40.9)	5(3.2)	12(19.7)	341(33.8)
肝肿大	256(32.3)	20(12.9)	12(19.7)	288(28.6)
腹部肿块	214(27.0)	69(44.5)	21(34.4)	304(30.2)
腹水	97(12.3)	17(11.0)	12(19.7)	126(12.5)
脾大	35(4.4)	11(7.1)	5(8.2)	51(5.1)
血管杂音	4(0.5)	2(1.3)	1(1.6)	7(0.7)
其他	10(1.3)	6(3.9)	1(1.6)	17(1.7)

1. **黄疸** 10%～30%以黄疸为首发表现；57%～79%的患者在病程中出现黄疸，且以男性多见；其中62%～90%的胰头癌有黄疸，绝大多数都是梗阻性黄疸；90%患者的血清胆红素在102.6 μmol/L以上。一般认为胰尾癌常无黄疸，更罕有以黄疸为首发症状者，但晚期出现黄疸者约占5%。癌肿梗阻胆道所引起的黄疸几乎均呈进行性，不易消退，有时也可出现波动但不会降至正常水平，这可能是由于梗阻处的肿瘤组织水肿溃烂或炎症消退所致。有些胰腺癌患者晚期出现黄疸是由于肝转移所致。

过去曾把无痛性黄疸作为胰腺癌黄疸的特征。但据统计，胰腺癌患者中黄疸伴有腹痛者至少占60%左右，仅20%～30%者属于无痛性黄疸。腾仁智等报道的一组胰腺癌患者中，作为首发症状，腹痛伴黄疸的发生率为43.6%，无痛性黄疸的发生率为56.4%，入院时伴有腹痛的黄疸的发生率为78.5%，无痛性黄疸的发生率为21.5%（表25-3-6）。约30%患者合并顽固性的皮肤瘙痒，多呈进行性。梗阻性黄疸者的小便深黄，并可有陶土样大便。

表25-3-6 黄疸与肿瘤部位的关系

黄疸类型	首发症状（例数）			入院时症状（例数）		
	胰头癌	胰体尾癌	全胰癌	胰头癌	胰体尾癌	全胰癌
黄疸伴腹痛	38	0	3	138	2	43
黄疸不伴腹痛	45	0	8	48	0	2
合计	83	0	11	186	2	45

2. **腹部包块** 约8.2%的胰腺癌患者有腹部包块，其中胰头癌、胰体尾癌及全胰癌的发生率分别为5.1%、14.1%和16.4%，多属胰腺癌晚期体征。胰头癌的肿块多位于右上腹、中上腹，体尾部癌则多在左上腹。肿块可以是肿瘤本身，也可以是腹腔内转移的淋巴结。胰腺癌肿块由于部位深，触诊有一定的困难，小的肿瘤一般难以扪及，大的肿瘤多呈边缘不清晰的质硬结节状肿块，可有轻度压痛，并常有一定的上、下活动度。如为完全固定，表示已有较广泛的腹膜后浸润。当肿物压迫腹主动脉或脾动脉时，可在脐周或左上腹听到吹风样血管杂音，尤以胰体尾癌多见。

3. **胆囊肿大及Courvoisier征** 近半数胰腺癌患者可触及肿大胆囊，主要见于胰头癌伴肝外胆道梗阻患者。临床上无痛性黄疸伴有胆囊肿大称为Courvoisier征，对胰头癌具有诊断意义，但也有不少例外。据不同作者报道，胆囊肿大发生率差别很大，从20%～90%不等，具体需考虑下列情况：① 一种是胆石致黄疸的患者，因炎症反复发作，胆囊常有萎缩或胆囊壁增厚而无肿大。但有些胆石症患者，既往无明显炎症发作，或胆囊炎症较轻，胆囊则不被累及；有时结石嵌顿胆囊管，或因炎症使胆囊管狭窄或闭锁，导致胆囊积脓或慢性积水，在这种情况下，虽然不是胰腺癌所致的梗阻性黄疸，同样也可扪到肿大胆囊。② 另一种情况是胰腺癌所致的梗阻性黄疸，胆囊大小与梗阻程度、梗阻时间、胆囊原有体积以及既往是否有过胆囊炎等因素有关，而不一定一律出现胆囊肿大；有时因淤胆而肿大的肝脏覆盖于肿大的胆囊之上，胆囊也难于被触及。此外，未发现腹壁肥厚和患者不合作导致胆囊肿大的体征。

4. **肝肿大** 黄疸患者可因胆汁淤积而肝大，如患者晚期出现质硬、表面光滑或边缘整齐的肝脏肿大则可能由肝转移癌所致。

5. **胸腹水** 一般出现在胰腺癌晚期，亦可为首发症状，不足20%的患者出现此症。胸腹水的性状可为血性或浆液性，且多为癌的腹膜浸润、扩散所致，或由于癌瘤或转移淋巴结压迫门静脉，或因门静脉、肝静脉发生血栓而引起腹水，营养不良低蛋白血症也是腹水原因之一。

6. **其他** 少数患者可发生锁骨上淋巴结转移（Troisier征），或直肠指检可触及盆腔转移癌（blumer shelf）。

三、少见的临床表现

1. **症状性糖尿病** 约24%的患者在发现胰腺癌前就已诊断为糖尿病,糖尿病与胰腺癌同时检出者占76.1%。胰腺癌患者糖尿病的发生率明显高于对照人群,且以胰体、尾部癌较多见,可能与胰岛组织被癌肿浸润、破坏有关。约30%的患者空腹或餐后血糖升高,38.5%～57.4%患者的糖耐量异常,少数患者甚至以糖尿病为首发症状。

Everhart等综述了国外十余项对照和队列研究,发现有5年以上糖尿病史者患胰腺癌的危险性较非糖尿病组高2.0倍。胰腺癌合并糖尿病的临床特点:① 年龄相对较大,常大于60岁,女性多见;② 无糖尿病家族史;③ 无多食、多饮、多尿的三多症状,但短期内体重下降明显;④ 起病时常有腹痛或腹部不适感。因此,如若糖尿病患者出现持续性腹痛,或老年人突然出现糖尿病表现,或原有糖尿病而无明显原因的突然加剧者,要警惕发生胰腺癌的可能。

2. **血栓性静脉炎或动静脉血栓形成** 5%～20%的胰腺癌患者可出现游走性或多发性血栓性静脉炎(Trousseau征),胰体尾癌的发生机会较胰头癌为多,且多发生于下肢,在分化较好的胰腺癌更易发生。尸检表明,胰腺癌患者出现动脉或静脉栓塞的发生率可达25%,尤以髂、股静脉栓塞最为多见,但无临床症状出现。动脉栓塞多见于肺动脉,偶发于脾、肾、冠状动脉及脑血管。下肢深静脉血栓形成可引起患侧下肢水肿;门静脉血栓形成可有食管下段静脉曲张或腹水;脾静脉血栓形成则有脾肿大。也有合并Budd-Chiari综合征的报道。

3. **发热** 3.1%～10%的胰腺癌患者可出现发热,表现为低热、高热、间歇或不规则热等,可能由于癌组织坏死后产生内源性致热源或炎性因子、继发胆道或其他部位感染所致。

4. **急性或慢性胰腺炎** 少数患者可表现为急性胰腺炎发作,或以急性胰腺炎为首发症状;突然发作的上腹疼痛、发热、恶心、呕吐等为主要表现,同时伴有血、尿淀粉酶的升高等。慢性胰腺炎是胰腺癌的危险因素之一,其危险性最高可达正常的16倍,故建议长期慢性胰腺炎患者需要跟踪随访。

5. **急性胆囊炎或胆管炎** 胰腺癌患者伴有慢性胆囊炎或胆管炎的比率较高(不低于1/3),以急性胆囊炎或胆管炎发作就诊的胰腺癌仅占3%～4%。主要表现为急腹症,突然发作上腹部或右上腹绞痛,伴有寒战、高热,并迅速出现黄疸,与急性化脓性胆管炎或胆囊炎完全相同,实际上是胰腺癌的并发症。

6. **脾破裂** 是胰腺癌的罕见表现。Smith等报道迄今仅发现6例胰腺癌合并脾破裂患者,表现为上腹部或左季肋部疼痛、左上腹包块、发热、上消化道出血及休克等。其原因可能与肿瘤侵犯脾门及血管栓塞等有关。因此,对于不明原因的脾破裂患者应警惕是否合并胰腺癌的可能。

7. **其他少见症状** 部分患者可有胸痛、肢体水肿、血尿、少尿、臀部脓肿、咯血、咳嗽、颈淋巴结大、低血糖、皮下转移瘤、眼眶部转移性肿瘤、脑血管意外、黑棘皮病等少见的特殊表现。以前将血栓性静脉炎、关节炎、嗜酸性粒细胞增多症、脂膜炎视为胰腺癌四联症,均系胰外分泌酶释放过多所致。

四、第二原发胰腺癌的临床表现

第二原发胰腺癌是指在首发为胰腺以外癌症之后(一般不少于6个月)发生的原发性胰腺恶性肿瘤。据Hemminki等报道,瑞典第二原发胰腺癌的标准化发病率为1.6(95%CI:1.16～2.35)。

第二军医大学附属长海医院邹晓平报道,1 021例胰腺癌中有32例为第二原发胰腺癌(占3.1%),15例(46.9%)发生于乳腺癌、胃癌之后;31例有症状,1例于术后检查才发现胰腺包块;首发症状为腹痛占34.4%,黄疸占21.9%,上腹不适占15.6%,同时伴有消化不良(40.6%)和乏力(18.8%);主要症状为消化不良(65.6%)、腹痛(56.3%)、黄疸(53.1%)、体重下降(31.3%)、乏力(31.3%)、症状性糖尿病(25.0%)、发热(12.5%)、腹泻(9.4%)等。与普通进展期胰腺癌相比,第二原发胰腺癌患者的消化不良症状稍多,腹痛、黄疸比例稍降，但两者并无显著性差异。因此，第二原发胰腺癌症状更不典型，临床上因满足第一原发癌的诊断，常忽视了第二原发癌，使其诊断更为滞后，应引起重视。

五、 小胰腺癌的临床表现

小胰腺癌指直径≤2 cm 的胰腺癌，无论是否有周围浸润或局部淋巴结及（或）远处转移。胰腺癌肿块越小则预后越好，小胰腺癌属于Ⅰ期的 1 年生存率及直径＜1 cm 者的 5 年生存率均高达 100%，小胰腺癌的合理诊治对于改善胰腺癌的预后具有重要意义。

胰腺肿瘤越小，临床表现越少。约半数肿瘤直径＜1 cm 的胰腺癌患者无任何症状和体征，另一些患者或肿块稍大一些（直径≤2 cm）的小胰腺癌患者可能有不规则的上腹痛或背痛，偶尔发作。不规则的上腹痛可能是小胰腺癌最重要的临床表现；不明原因的黄疸、食欲减退和体重减轻也是胰腺癌较早期的临床表现；部分患者可能出现腹泻，糖尿病的表现。

Egawa 等报道 822 例小胰腺癌病例，其中 17.3% 的患者无症状，10.7% 的患者症状不确定。主要症状包括腹痛（25.1%）、黄疸（21.0%）、糖尿病症状加重（7.3%）和营养不良（6.0%）等，其次为背痛（4.6%）、全身乏力（4.6%）、体重下降（2.7%）和恶心呕吐（0.7%）等。余志良等报道 36 例小胰腺癌中，34 例（94.4%）有临床症状，首发症状为黄疸（55.6%）、腹痛（36.1%）和消化不良（33.2%），与日本 Egawa 报道存在差异，即未能发现无症状或症状不确定的胰腺癌患者。目前确诊的中国人小胰腺癌呈现以下特点：① 就诊时绝大多数患者已出现临床症状；② 首发及主要症状以黄疸为多，其中 3/4 为无痛性黄疸，消化不良、体重下降、腹痛亦为常见表现，可见于 1/3～1/2 患者；③ 腹痛常为首发症状出现，程度轻，与普通胰腺癌无异；④ 发生部位以胰头居多；⑤ 黄疸是患者就诊的主要原因，消化不良、体重下降、腹痛则是误诊的主要原因。

总之，胰腺癌的早期临床表现较少且不具特异性，如出现上述小胰腺癌的不典型症状时，应提高警惕，必要时进行随访以尽可能做到早期诊断。胰腺癌的早期临床表现归纳为：① 上腹不适的部位较深，范围较广；② 上腹不适的性质较模糊，不能清楚地描述；③ 上腹不适与饮食的关系不一；④ 无周期性，有进行性加重现象，并有逐步转为隐痛、胀痛和腰背痛的趋势。要做到早期诊断，还应对高危人群进行随诊，对有胰腺癌家族史者、慢性胰腺炎患者和无家族史的糖尿病患者应予高度重视。

（赖人旭　贾　林）

第四节　诊断与鉴别诊断

一、 胰腺癌的临床基础

由于胰腺癌的临床表现无特异性，又缺乏比较准确的直接检查方法，因此早期诊断十分困难，往往通过常规体检时 B 超等检查发现胰腺占位或发现肿瘤标志物异常而进一步检查得到确诊。在临床上，更多见的是由于胰腺癌逐渐进展，出现明显的食欲减退、上腹痛、与体位有关的腰痛、进行性消瘦、梗阻性黄疸等临床症状，B 超发现肝脏占位或出现远处转移的临床症状和体征时，患者就诊进一步检查而发现胰腺癌。

在临床实践中，胰腺癌的诊断可以考虑以下几点。

1. **高危人群**　① 年龄＞40 岁，有上腹部非特异性不适；② 有胰腺癌家族史；③ 突发糖尿病患者，特别是不典型糖尿病（年龄在 60 岁以上、缺乏家族史、无肥胖、很快形成胰岛素抵抗者）；④ 40%

的胰腺癌患者在确诊时伴有糖尿病;⑤慢性胰腺炎,特别是慢性家族性胰腺炎和慢性钙化性胰腺炎;⑥导管内乳头状黏液瘤患者属于胰腺癌的癌前病变;⑦患有家族性腺瘤息肉病者;⑧良性病变行远端胃大部切除者,特别是术后20年以上的人群;⑨胰腺癌的高危因素有长期吸烟、大量饮酒以及长期接触有害化学物质等。

2. **现有诊断方法的选择**　胰腺癌的主要症状包括消化不良、恶心、体重减轻、黄疸、脂肪泻、疼痛和抑郁等。对临床上怀疑胰腺癌的患者和胰腺癌的高危人群,应首选无创性检查手段进行筛查,超声、动态螺旋CT和血清学肿瘤标志物等,必要时结合检查可提高阳性率,有助于胰腺癌的诊断和鉴别诊断。

3. **肿瘤相关抗原**　CA19-9水平>100kU/L诊断胰腺癌的准确性超过90%,CA19-9同样可用来判断预后及治疗过程监测。CA19-9通常表达于胰腺和肝胆疾病及其他许多恶性肿瘤,虽然它不是肿瘤特异性的,但是CA19-9的上升水平对于胰腺癌与胰腺炎性疾病的鉴别很有帮助。而且CA19-9水平的持续下降与手术或化疗后的胰腺癌患者的生存期有关。

4. **病理诊断**　术前可以进行ERCP胰管细胞刷片或活检、超声内镜(首选)或CT引导下经皮细针穿刺活检,术中可行切割针(core biopsy)穿刺活检。不强求施行手术切除前必须获得恶性(阳性)的活检证据,但是新辅助化疗前应有组织学诊断。

5. **腹腔镜检查**　腹腔镜检查是一种有效的手段,可发现CT遗漏的腹膜种植转移与肝转移情况,对于勉强可切除的病变或预后因素较差者(CA19-9显著升高,原发病灶大及胰腺体尾部癌等),建议在有条件的医院进行腹腔镜检查并附加分期。

6. **胰腺癌分期**　国际抗癌联盟(UICC)和美国肿瘤联合委员会(AJCC)于2009年公布了第7版TNM分期系统,目前已得到了广泛认可。

二、胰腺癌的鉴别诊断

由于胰腺的解剖位置较深,周围毗邻的结构较为复杂,故胰腺癌的鉴别主要依赖病理,获得病理的方式有手术、超声内镜下穿刺、ERCP等。在临床诊断上胰腺癌需要考虑与以下疾病进行鉴别。

(一)慢性胰腺炎

以缓慢起病的上腹部饱满不适、消化不良、腹泻、纳差、消瘦等为主要临床表现的慢性胰腺炎需要与胰腺癌鉴别。慢性胰腺炎常常呈慢性病程,有反复的急性发作史,腹泻(或脂肪泻)较重,而黄疸少见。如影像学发现胰腺的钙化点,则有助于慢性胰腺炎的诊断。有时鉴别仍较困难,即使在手术中慢性胰腺炎的胰腺亦可坚硬如石,或呈结节样改变。

随着诊断技术的进步,超声内镜、ERCP、PET-CT等检查手段在鉴别胰腺癌与慢性胰腺炎中发挥着越来越多的作用,新兴的肿瘤标志物检查、miRNA、DNA甲基化检测等手段尚在探索阶段,期待能够为胰腺癌的鉴别提供更多的手段。

(二)胆总管癌、壶腹癌和十二指肠癌

胆总管、壶腹和十二指肠癌均可能导致黄疸,而且与胰头的解剖位置邻近,三者发生肿瘤的临床表现十分相似。但在外科手术疗效和预后方面,十二指肠癌预后最好,壶腹癌次之,胆总管癌再次,胰腺癌预后最差,故鉴别诊断十分必要。在美国的一项统计中,手术切除后的壶腹周围癌标本中,胰头癌、壶腹癌、胆总管癌和十二指肠癌的比例分别为56%、21%、17%和3%。

上述解剖部位的肿瘤均可能为良性或恶性,由于解剖位置邻近,所引起的症状较为类似,缺乏特异性,临床鉴别较为困难,多待术后病理方可明确。现将其临床特征分述如下,以便临床鉴别。

1. **胆总管肿瘤**　胆总管可分为4段,分别为十二指肠上段、十二指肠后段、十二指肠下段(胰腺段)和十二指肠段,其中胰腺段和十二指肠段胆总管合称胆总管下段,是传统的壶腹周围的解剖区域,在此区域内肿瘤可来源于上皮、非上皮或间叶组织。

起源于胆总管的良性肿瘤有胆总管腺瘤、囊腺瘤、颗粒细胞瘤。胆总管的腺瘤非常罕见,通常单发且较小,为有柄的息肉,组织学与结肠腺瘤相似,为管状腺瘤、绒毛腺瘤或管状绒毛腺瘤,可以合并出现在家族性遗传性腺瘤病的患者中。囊腺瘤常出现在上消化道,最常见的部位是肝脏、胰腺和肝外胆管。在肝外胆管的囊腺瘤多见于中年女性,肿瘤可增大到 20 cm 以上。尽管囊腺瘤中有 13% 的比例会出现明显的异型,但很少恶变。颗粒细胞瘤是起源于肝外胆道的肿瘤,常常累及胆总管,多见于青年女性,中位年龄为 34 岁,最多见的症状是黄疸和腹痛。颗粒细胞瘤偶尔可累及多个部位,包括胆囊、皮肤、网膜、食管和胃。在胆管内,病灶往往比较坚硬,小于 2 cm,呈现为黏膜下的结节。尽管颗粒细胞瘤非恶性,但常常侵犯胆道周围的组织和胰腺。

胆总管恶性肿瘤占胆道恶性肿瘤的 20%～30%,多见于老年女性,病理类型多为腺癌。显微镜下将胆总管腺癌分为 3 种类型,分别为硬化型、结节型和乳头状腺癌。其中硬化型最常见,表现为胆管壁的不规则增厚,弥漫性地浸润周围组织;结节型表现为管腔内可见不规则的结节;乳头状腺癌仅占 10%,表现为管腔内息肉状的柔软占位,极少透过胆管壁而侵及周围组织,预后明显好于硬化型胆管腺癌。

2. **壶腹肿瘤** 壶腹良性肿瘤中最常见的是壶腹腺瘤,上消化道内镜的广泛应用使其诊断率有所提高。在显微镜下,可分为肠型和胆道型。肠型的壶腹腺瘤可为散发性,也可与家族性遗传性腺瘤病伴发。往往在 60～70 岁发病,女性的发病率较男性略高。与结肠息肉转变为结肠癌类似,壶腹腺瘤也具有潜在的恶性倾向,转变为恶性肿瘤的可能性与肿瘤的大小以及病理类型相关,20% 的管状腺瘤转变为腺癌,60% 的绒毛腺瘤转变为腺癌。

壶腹恶性肿瘤最常见的是壶腹腺癌,根据组织学特点又可分为肠型和胰胆型,肠型易出现血管和淋巴管侵犯,而胰胆型易出现神经侵犯,更易出现黄疸,预后更差。腺癌也可分为 3 个亚型,分别是乳头状癌、黏液细胞癌和印戒细胞癌。

3. **十二指肠肿瘤** 小肠肿瘤发病率低,仅占胃肠道肿瘤的 1%～1.5%,其中良性肿瘤占 14%～52%。十二指肠良性肿瘤包括十二指肠腺瘤、脂肪瘤、错构瘤和血管瘤等。

十二指肠腺瘤往往与家族性腺瘤病等疾病同时出现,共有 3 种类型,分别是管状腺瘤、绒毛腺瘤和十二指肠腺瘤。其中管状腺瘤多为带蒂息肉,恶变可能性低;而绒毛腺瘤具有一定的恶变潜能,尤其是当其直径＞2 cm 时更易恶变;十二指肠腺瘤是十二指肠近端增生肥大的外分泌腺,无恶变倾向。

脂肪瘤是罕见的十二指肠肿瘤,常在行 CT 检查时发现肠壁内脂肪样密度的团块而无意中发现。当脂肪瘤出现症状时,常表现为出血或阻塞。对于直径＜2 cm 无症状的脂肪瘤,并不需要手术切除,但出现症状或肿瘤持续增大时,需要通过手术切除以排除脂肪肉瘤的可能性。

错构瘤几乎均见于黑斑息肉综合征,属常染色体显性遗传病,以胃肠道多发错构瘤及整个肠道的黏膜色素沉着为特征。此类患者很少出现梗阻和出血,也很少发生恶变,但需要密切随访,当出现症状或出现恶变迹象时则需要手术切除。

血管瘤是罕见的先天性的病变,常在中年时开始出现急性或慢性出血。病灶多为单发,无恶变倾向。当出现症状时,可以考虑内镜下或肠道部分切除术,其余的治疗方法如内镜下硬化剂注射、血管栓塞等方法也可考虑。

十二指肠恶性肿瘤占小肠恶性肿瘤的大多数,其中半数的十二指肠恶性肿瘤起源于壶腹周围。老年人、男性为十二指肠癌的好发人群,病灶往往为无柄的实性病灶,常与腺瘤伴发,分化良好,其病理学特点与结肠癌类似。

(三) 其他少见肿瘤

1. **间叶系统来源的肿瘤** 壶腹周围来源于间叶系统的肿瘤非常少见,但由于其解剖位置的关系,也易与胰腺癌混淆。壶腹周围间叶系统来源的良性肿瘤包括平滑肌瘤、脂肪瘤、神经纤维瘤、星形胶质细胞瘤、血管瘤、淋巴管瘤或雪旺氏细胞来源的颗粒细胞瘤。恶性肿瘤最常见的是胃肠道间质瘤(GIST),起源于壶腹周围的胃肠道间质瘤占所有胃肠道间质瘤的 3%～5%,其中大多数都存在 KIT 基因的突变。GIST 在所有年龄的人群中均可起病,常常引起消化道出血,原发病灶体积大且伴内部坏死。GIST 极少引起淋巴结转移,故在合适的患者中可选择局部切除的手术方法。若肿瘤巨大则需要行胰十二指肠切除术。

2. **淋巴瘤和转移性肿瘤**　淋巴瘤也可侵及壶腹周围,报道的多为 B 细胞淋巴瘤或边缘区 B 细胞淋巴瘤。壶腹周围的转移性肿瘤多为邻近的器官直接侵犯,少有血行转移者,有报道的血行转移至壶腹周围的多为肾癌。其他有报道的通过血行转移至壶腹周围的还有恶性黑色素瘤、乳腺癌、喉鳞癌、子宫内膜癌和骨肉瘤。

(王杰军)

第五节　外科手术治疗

一、围手术期的处理

围手术期处理(perioperative management)就是为患者手术做准备和促进术后康复。围手术期从患者决定需要手术治疗开始,对于胰腺癌患者可能需数日,以查清病情,做好术前准备,使患者具有充分的思想准备和良好的机体条件。手术后,要采取综合治疗措施,防治可能发生的并发症,尽快地恢复生理功能,促使患者早日康复。

(一)术前一般准备

手术前,要对患者的全身情况有足够的了解,查出可能影响整个病程的各种潜在因素,包括心理和营养状态,心、肺、肝、肾、内分泌、血液以及免疫系统功能等。因此,必须详细询问病史,全面地进行体格检查,除了常规的实验室检查外,还需要进行一些涉及重要器官功能的检查评估,以便发现问题,估计患者对手术的耐受力。手术前的一般准备包括心理准备和生理准备两方面。

1. **心理准备**　患者术前难免有恐惧、紧张及焦虑等情绪,或对手术及预后有多种顾虑。医务人员应从关怀、鼓励出发,就病情、施行手术的必要性及可能取得的效果,手术的危险性及可能发生的并发症,术后恢复过程和预后,以及清醒状态下施行手术因体位造成的不适等,以恰当的言语和安慰的口吻对患者做适度的解释,使患者能以积极的心态配合手术和术后治疗。同时,也应就疾病的诊断、手术的必要性及手术方式,术中和术后可能出现的不良反应、并发症及意外情况,术后治疗及预后估计等方面,向患者家属或(和)单位负责人做详细介绍和解释,取得他们的信任和同意,协助做好患者的心理准备工作,配合整个治疗过程顺利进行。应履行书面知情同意手续,包括手术、麻醉的知情同意书、输血治疗同意书等,由患者本人或法律上有责任的亲属(或监护人)签署。

2. **生理准备**　是对患者生理状态的调整,使患者能在较好的状态下安全度过手术和术后的治疗过程。为手术后变化的适应性锻炼包括术前练习在床上大小便、教会患者正确的咳嗽和咳痰的方法。术前 2 周应停止吸烟。

(1)输血和补液:施行大中型手术者,术前应做好血型和交叉配合试验,备好一定数量的血液制品。对有水、电解质及酸碱平衡失调和贫血的患者应在术前予以纠正。

(2)预防感染:手术前应采取多种措施提高患者的体质,预防感染。例如:及时处理龋齿或已发现的感染灶;患者在手术前不与潜在感染者接触。严格遵循无菌技术原则,手术操作轻柔,减少组织损伤等是防止手术野感染的重要环节。目前认为对于术前无感染症状的胰腺癌患者,术前不需要常规给予抗生素治疗以预防感染,而应该在手术当日手术开始前 0.5~2 h 应用抗生素,如果手术时间过长,可以根据应用抗生素的半衰期术中加用一剂。术后如无感染表现,预防性抗生素使用在 48 h 内可以停药。

(3)热量、蛋白质和维生素:由于手术创伤和术前后的饮食限制，必然会使机体消耗增加，热量、蛋白质和维生素摄入不足，以致影响组织修复和创口愈合，削弱防御感染的能力。因此，患者术前应补充足够的热量、蛋白质和维生素。

（4）胃肠道准备：从术前 8～12 h 开始禁食，术前 4 h 开始禁止饮水，以防因麻醉或手术过程中的呕吐而引起窒息或吸入性肺炎。由于部分胰腺癌患者可能术中发现已经局部侵犯结肠，为达到 R_0 切除的目的需要合并切除部分结肠，所以对于胰腺癌患者笔者的经验是术前 1～2 日开始进流质饮食，在术前 1 日及手术当日清晨行清洁灌肠或结肠灌洗，以减少术后并发感染的机会。

（5）其他：手术前夜可给予镇静剂，以保证良好的睡眠；如发现患者有与疾病无关的体温升高，或妇女月经来潮等情况，应延迟手术日期；患者进手术室前，应排尽尿液；一般情况下由于胰腺癌手术时间长，应留置导尿管，使膀胱处于空虚状态；术前应取下患者的可活动义齿，以免麻醉或手术过程中脱落，造成误咽或误吸。

（二）伴有糖尿病患者的围手术期处理

糖尿病是一种具有遗传倾向的代谢内分泌疾病，是由于胰岛素分泌不足或胰岛素功能抵抗引起的糖、脂肪及蛋白质等的代谢紊乱。一部分胰腺癌患者由于肿瘤本身对胰岛细胞的破坏，可以导致胰岛素合成不足，从而导致术前出现糖尿病。而对于长期患有糖尿病的胰腺癌患者，由于胰腺切除也可以导致胰岛分泌不足，从而术后加重糖尿病症状。故正确掌握糖尿病患者的围手术期处理甚为重要。

1. 糖尿病的病理生理

（1）糖代谢紊乱：胰岛素不足可引起血糖过高。胰岛素不足，对于葡萄糖激酶及糖原合成酶的刺激减弱，糖原合成减少。加上胰岛素不足，对胰升糖素、肾上腺素 β 受体及交感神经刺激肝糖原分解的抑制减弱，使糖原分解增多，结果是肝脏输出葡萄糖增多。葡萄糖通过细胞膜进入肌肉及脂肪组织需要靠胰岛素的作用。胰岛素量不足，葡萄糖利用减少。此外，肌肉糖酵解减弱及肌糖原合成减少、分解增加亦使得上述组织利用葡萄糖减少。

（2）脂肪代谢紊乱：由于糖酵解减弱，还原型辅酶Ⅰ减少，使脂肪合成减少。肝糖原合成及储存减少，通过垂体及肾上腺素的调节，使脂肪自库存转入肝脏内沉着。在能量不足的情况下，大量脂肪分解代谢为三酰甘油及游离脂肪酸，经氧化而生成大量乙酰辅酶 A，此酶因草酰乙酸减少而未能充分氧化，产生大量酮体，形成酮血症和酮尿。

（3）蛋白质代谢紊乱：由于糖代谢失常，能量来源不足，部分蛋白质被氧化供热。蛋白质的合成代谢减弱，分解代谢增加，形成负氮平衡。

2. 术前准备

（1）明确诊断：约一半的糖尿病患者在手术前已明确有糖尿病，但还有相当一部分患者术前未明确诊断。因此，对于胰腺癌患者术前都应该常规测血糖，对于那些术前已经确诊为糖尿病患者，应该监测三餐前的手指血糖。而对于那些术前血糖水平尚未达到糖尿病诊断标准的患者，需要进一步行糖化血红蛋白检测和糖耐量试验。

（2）检查有关糖尿病的并发症：包括心血管状态、肾脏功能、神经系统及眼底检查。

（3）药物控制血糖：① 仅以饮食控制病情者，术前不需特殊准备。② 口服降糖药的患者，应继续服用至手术的前一日晚上；如果服长效降糖药如氯磺丙脲（chlorpropamide），应在术前 2～3 日停服；禁食患者需静脉输注葡萄糖加胰岛素维持血糖轻度升高状态（5.6～11.2 mmol/L）较为适宜。③ 平时用胰岛素者，术前应以葡萄糖和胰岛素维持正常糖代谢，在手术日清晨停用胰岛素。对糖尿病患者在术中应根据血糖监测结果，静脉滴注胰岛素控制血糖。严重的、未被认识的低血糖危险性更大。

（4）电解质和酸中毒的纠正：较重的糖尿病常有明显的水电解质紊乱。机体组织分解代谢旺盛，大量钾离子从细胞内释放出后自尿液排出。肾小管排泌氢离子及制造氨的功能受损，肾小管内钾、钠交换增加，导致钾丢失更多。术前应根据测定的血钾、钠、氯的水平来加以调整。重症糖尿病常出现酮症酸中毒，术前必需彻底纠正。

（5）感染的预防和控制：糖尿病患者本身感染发生的比例较高，术后感染发生的机会更大。糖尿病患者小动脉的退行性改变使得周围组织血流减少,组织氧分压下降,故细菌容易繁殖,因此在围手术期抗生素的选用方面需要格外谨慎。

3. 术中注意事项

(1)麻醉选择:根据病情需要,任何麻醉均可用,在麻醉药物的选择上应避免应用对碳水化合物代谢影响较大的药物,尽量不用乙醚、氯乙烷等药物。镇静药物的使用量宜小。

(2)术中血糖监测:术中随时监测血糖,根据需要,最好建立两条静脉通路,一条用以输注葡萄糖液为主,另外一条备输血或输注其他液体。

(3)葡萄糖的补充:手术是一种强应激状态,术中胰升糖素、生长素等均会升高,这些可以造成高血糖和代谢增高。术中补充葡萄糖应以5%的溶液为佳,每5 g糖加以普通胰岛素1 U。理想的处理是使患者保持在轻微的高血糖状态。任何时候都要避免胰岛素过量而导致低血糖,低血糖的危险性要远远高于轻微的血糖升高。

(4)术中应细致止血、轻柔操作、严密缝合:糖尿病患者由于组织水肿、脆弱、血管壁增厚、弹性差,容易受损、渗血。局部容易积液,增加术后感染的机会。同时由于糖尿病患者伤口愈合能力下降,而胰腺癌手术中会有多个吻合口的产生。因此在进行消化道重建,吻合口缝合过程中要仔细缝合,避免术后出现吻合口瘘。

(5)术中抗生素的应用:除了手术前半小时给予的抗生素外,手术时间过长,术中亦应酌情给予追加抗生素以维持血液中有效的抗生素浓度,预防感染。

4. 术后注意事项

(1)术后禁食期间,仍需要靠静脉营养支持:葡萄糖的输入原则仍和术中相同。但每个患者术后反应不尽相同,仍需根据血糖的测定来调整胰岛素的用量,以避免血糖过高或过低。

(2)严密注意感染的发生:观察体温、白细胞的变化情况以及手术局部的症状和体征,及时发现有感染可能的迹象并及时加以处理。

(3)周身并发症的预防:糖尿病患者术后出现血管并发症和肾脏并发症的机会增大,应注意观察患者心脏功能和肾功能的变化。

(三)高血压患者的围手术期处理

对于高血压患者,首选应排除继发性高血压。无心、脑、肾并发症的单纯高血压患者,手术危险性与一般人基本相同。危险性主要取决于心、脑、肾的损害程度。对拟行手术的胰腺癌患者,均应进行相应的治疗,使血压控制到合适的水平。既往认为,术前须停用降压药,以防止术中和术后血压过低。现在认识到,这样不仅可使诱导麻醉及气管插管时血压急剧升高,增加脑血管意外的危险性,而且血压剧烈波动也可诱发心肌缺血或心力衰竭。因此,各种降压药可继续使用至手术的前夜,使血压稳定在一定水平。对于那些持续高血压者,不应要求将血压降至正常方行手术,否则有发生心肌和脑缺血的危险。

就高血压而言,除了要注意高血压的纯数值以外,必须重视眼底检查中发现任何高血压变化的证据。因为凡是眼底检查中具有高血压性出血或渗出者,无论在进行评估中所测得的血压如何,都意味着是中度以上或严重高血压,而且常常提示心脏和肾脏已受高血压性损害。血压过高的患者,承受着诱导麻醉和手术应激可能并发脑血管意外和充血性心力衰竭等危险,所以应该在得到控制后才能进行手术。

1. 术前准备和注意事项

(1)血压过高患者术前控制值:收缩期血压应该在21.33 kPa(160 mmHg)以下,舒张期血压在13.33 kPa(100 mmHg)以下。在实施手术前,这个数值应该是根据术前多次测定,而不是手术前夜或手术当日清晨一次测定。

(2)已经应用降压药物治疗而且处于控制状态下的患者,应该继续进行原来的治疗规程,直至手术当日。但如果应用的降压药是可乐宁,由于骤然停药可以引起心搏频速和高血压反跳,所以手术前应缓慢地抽除,代用其他降压药物或者在术中和术后继续应用。利血平可以降低儿茶酚胺的储备,严重地影响容量性或神经性低血压时的血管舒缩反应,因此术中和术后都应密切观察、及时处理。

(3)未经控制的高血压患者,在术前最好经过缓慢的过程,逐渐的予以控制。一般患者常能因单独使用利尿剂或联合应用其他药物而获得控制。

（4）对于慢性高血压患者,术前除了常规的心电图检查外,还应该进行心脏超声检查,以了解心脏有无高血压性改变或心脏输出功能有无异常。

2. 术中和术后处理　除了常规的无创性血压监测以外,术中应该加用有创的动脉血压监测,以便更准确地反映术中患者血压的波动情况。

（1）应该充分注意术中可能引起血压升高的因素,采取相应的处理措施。例如:在应用喉镜和气管插管过程中,血压可以升高。血气含量会影响血压变化。一般二氧化碳分压与血压高低构成平行关系,当血二氧化碳分压增高时,血压会进一步升高。术后复苏期间可以增高血压的危险因素包括:苏醒过程中的惊恐不安、伤口疼痛和缺氧等。

（2）术后患者应该常规给予动态血压监测。如发现术后血压过高,应及时给予处理。对于术后禁食期间,可以应用硝酸甘油以维持血压平稳,而术后 72 h 后,在进食后可以恢复术前口服降压药物的治疗程序。

（四）冠心病患者的围手术前处理

近年来,由于手术前准备、麻醉技术和术后监测手段的进步、心脏病诊治水平的提高和患者生存期的延长,对于心脏病患者实施胰腺癌手术已越来越多。然而,这是一组具有手术高危险性的患者,对他们施行手术,应该采取积极而又慎重的态度。

1. 术前处理

（1）手术危险性评估:在各种心脏病中,以缺血性心脏病(主要是冠心病)的危险性最大。围手术期心肌梗死的发生,虽然受手术范围、持续时间以及血压变化的影响,但是主要取决于冠状动脉病变的程度。有人根据统计结果,提出心脏病患者手术的 9 个危险因素,其顺序为:S3 奔马律,颈静脉怒张,6 个月内发生过心肌梗死、心律失常(含室性期前收缩>5 次/min),年龄>70 岁,急症手术,胸腔、主动脉或上腹部手术,主动脉瓣狭窄和全身情况不佳。Coldman 等对非心脏手术患者提出一个危险因素评分方法,如果危险因素总分≥26 分,只应做确实危及生命的手术;总分为 13～25 分时术前应请内科或心脏科医师会诊,考虑进行择期手术;总分<13 分,则手术的危险性小,与一般人无明显差异,多可经受各种手术。

（2）术前准备:术前要详细采集病史,特别是心血管病史、近期药物治疗史和手术麻醉史。做全面的体格检查,包括心电图、胸片、血尿常规、血气分析、肝肾功能、血糖以及电解质等,有条件时还应做超声心动图和冠状动脉 CT 重建,以彻底了解患者心脏储备情况和冠状动脉狭窄程度。务求全面了解病情,以便对手术的必要性、安全性和危险性做出正确评价,选择最佳手术时机。对于已有的心血管疾病,术前要进行必要的治疗,对术中、术后可能发生的并发症要考虑充分、积极预防。部分冠心病患者可能长期服用阿司匹林等抗血小板聚集药物或华法林抗凝药物,为了避免术中和术后凝血功能异常导致出血,术前一个星期就应该停止服用此类药物。

2. 术中处理　术中应充分维持心肌供氧和需氧平衡,维护循环功能。对于术中可能发生的心血管变化做好充分的准备,及时给予正确的处理。患者麻醉时容易产生两方面的心脏功能紊乱:促进缺血性心脏病患者心肌缺血、缺氧加重和促进心排量进一步下降。两者往往也相互影响。

（1）麻醉前用药:术前用镇静药减轻患者的焦虑,防止心动过速及血压过高,维持供氧和需氧的平衡。

（2）麻醉监测:在整个麻醉与手术过程中要连续进行心电监测心率、心律的变化,及时了解心律及心肌供血的情况。利用有创动脉血压监测,维持术中血压和脉搏的稳定,注意术中不要出现低血压情况,以免影响心肌灌注。防止出现缺氧及二氧化碳潴留,避免输血、输液过多和过快。

（3）麻醉处理:所有全麻药物都可以抑制呼吸中枢对二氧化碳分压的敏感性,从而减低通气,故应注意维持足够的通气量。麻醉药物也有抑制心脏和循环的作用。氟烷、安氟醚、硫喷妥钠等均有降血压倾向。可采用羟丁酸钠、芬太尼及肌松药符合麻醉,也可配合少量吸入麻醉。此类患者不宜苏醒过早、过快,以免因痛觉和自主神经反射恢复而使交感神经活动性升高,增加心脏前、后负荷。可静注少量镇痛药,以保证苏醒早期完全无痛。

3. 术后处理 对于缺血性心脏病患者,严重时刻往往不在麻醉与手术期间,而在手术后。故术后良好的医疗护理极为重要,可明显降低心脏并发症的发生率和死亡率。术后要进行全面体格检查,进行持续心电及血压监测,密切观察脉搏、血压的变化,定期做血气分析,重视液体输注总量和输注速度,维持电解质平衡,防止术后感染。同时还应该应用术后持续镇痛,减少患者术后疼痛,降低心肌缺血发生的风险。

(五)慢性肾功能障碍患者的围手术期处理

正常肾脏具有极大的代偿能力,大约只有1/5的肾单位在进行工作,切除一侧肾脏仍有可能保持正常的肾功能。但是慢性肾炎、高血压肾病等疾病,病变弥漫,使大部分肾单位丧失功能,就表现出肾功能不全。一般以测定内生肌酐清除率为指标,当清除率下降到正常的30%以下时,肾脏就不能有效地清除正常饮食情况下代谢的产物,使血液中氮质代谢产物轻度升高,但尚可无其他代谢紊乱出现。清除率如果继续下降到25%以下时,除出现氮质潴留外,还可出现一系列临床症状,包括轻度头痛、纳差、恶心、呕吐、疲劳乏力和贫血等。若清除率下降到20%以下,除以上现象外,可伴发酸中毒、水和电解质紊乱,进入尿毒症期。而胰腺癌患者由于伴有术前梗阻性黄疸,血清的高胆红素可以进一步加重肾脏的损害,增加手术风险。

1. 肾功能不全的临床表现

1)氮质等代谢物潴留的临床表现

(1)胃肠道症状:食欲缺乏、恶心、呕吐、已有口腔炎或口腔黏膜溃疡、牙龈红肿、腹泻等。

(2)精神神经系统症状:可有乏力、头痛、顽固的失眠、性格变化和注意力不集中。重者可出现嗜睡、精神错乱、谵妄、躁动不安,甚至惊厥、昏迷。此外,可有肌力变化,如强直、抖动及抽搐、肌肉萎缩、感觉异常、腱反射亢进或消失、自主神经功能障碍等。

(3)血液系统症状:贫血最常见,可轻可重。如为正常色素、正常红细胞性贫血,有时周围血可见不规则红细胞,出血倾向亦较常见。

(4)心血管系统症状:慢性肾功能不全常伴有高血压,当有尿毒症时血压可高达27/13 kPa(200/100 mmHg)以上。在有水钠潴留时情况更重,可出现心脏负荷过重性心力衰竭。少数患者可出现严重的纤维素性心包炎,在心前区可听到特殊的粗糙性摩擦音。

(5)呼吸系统症状:X线检查常可见间质性肺水肿改变,在肺门附近最为严重。在两肺底部常可闻及湿性啰音,有时可出现胸膜炎和胸腔积液。

2)水和电解质代谢及酸碱失常所致的症状

(1)水代谢失衡:以口渴、多尿、夜尿为主要症状。情况严重时可有脱水,使肾脏过滤减少,尿量锐减。相反,若补充水钠过多,易出现水肿,使心脏负荷加重,造成心力衰竭。

(2)钠代谢失常:肾衰竭初期,由于水和钠同时丢失,使血钠水平仍保持正常。如由于肾小管回收钠障碍,使失钠多于失水,则表现出低钠血症。在肾衰竭晚期,大部分肾单位均受损坏,肾小球滤过率明显减少,水不能排出,表现为稀释性低钠血症。严重时可有恶心、抽搐、惊厥、神志丧失、昏迷甚至危及生命,常与尿毒症混淆。

(3)钾代谢异常:由于进食少、呕吐、腹泻常使血钾减低。但在肾衰竭后期,因少尿或无尿使钾排出障碍可导致血钾升高,若不处理可达7 mmol/L以上,可以引起心脏骤停。

(4)钙、磷、镁代谢紊乱:在肾衰进展过程中,由于磷酸盐由尿中排出减少,血磷浓度明显升高,为保持钙磷乘积不变,血钙降低,加上长期营养不良、蛋白质代谢失常,血浆中蛋白结合钙减少,血钙浓度可降低到1.7~2.0 mmol/L。但由于游离钙降低不明显,较少出现低钙血症所致的抽搐现象。在病程较长的成年患者中可见骨骼软化及肾源性骨病表现,如骨质疏松、全身骨病、行动困难。而血浆镁的水平一般升高,但多不伴有症状,仅在口服或注入镁过多时,出现嗜睡、肌无力、瘫软、反应迟钝甚至昏迷,还可有心动过速、房室传导阻滞、周围血管扩张、血压下降以及心脏停搏等症状。

(5)酸中毒:大量酸性代谢产物不能从肾脏、肾小管合成氨的能力减低,加上肾脏排氢保钠、钾及碳酸氢根离子的能力降低,造成明显的酸中毒。可有疲乏、恶心、呕吐、过度通气等症状。

2. 肾功能不全患者的术前准备

(1) 对肾功能不全的程度做出评估:详细询问病史,对肾功能不全时可能出现的消化道、心血管系统等症状均应详细记录。在体检时应注意贫血的表现、出血的征象、血压和心脏的听诊、肺部的呼吸音以及周围的水肿程度。

(2) 实验室检查:包括尿量,尿比重和血常规,血尿素氮和肌酐水平,电解质如钾、钠、氯、钙、磷、镁等水平,血的 pH 值等,对肾功能不全的程度判断最为重要。心电图检查、肺部 X 线和必要的泌尿系超声检查,对尿路有梗阻而导致的肾功能不全有重要的参考价值。酚磺肽排泄试验和放射性核素肾图检查对肾功能障碍的程度可以提出较明确的指标。

(3) 水电解质平衡失常的纠正:部分肾功能不全患者有明显的水电解质失衡现象,在手术前应完全纠正患者的水电解质平衡。对于有严重水肿、高血压、心力衰竭或晚期肾衰出现少尿或无尿时,应严格限制水的摄入量。每日按照出量决定入量,同时应严格限制钠和钾的摄入。

(4) 酸中毒的纠正:对于轻度酸中毒患者,可以口服碳酸氢钠纠正。对于中度以上的酸中毒,需要静脉补充碳酸氢钠或乳酸钠,补液速度不宜过快,逐步纠正。

(5) 氮质血症纠正:严重肾功能不全时,血中尿素氮升高进入尿毒症期,术前纠正氮质血症是较困难而重要的问题。适当限制蛋白质的摄入量,在保证最低需要的蛋白质摄入量中,尽量采用含必需氨基酸丰富的具有高生理价值的蛋白质,同时给予充足的热量,以减少蛋白质的分解。

(6) 透析治疗:对于一些尚未出现严重尿毒症或过去未查出有较严重肾功能不全而需手术的患者,术前进行有效的透析治疗是非常有益的。常用的有血液透析和腹膜透析。

(7) 抗生素的应用:慢性肾功能不全患者对感染的抵抗力降低,故在手术过程中和术后应该使用抗生素预防感染。抗生素的选用应该注意对肾功能影响小的药物,一般忌用氨基糖甙类抗生素。很多抗生素由肾脏排出,肾功能不全时排出减慢,故血中维持浓度较高,用量应相应减少,间隔也应相应延长。

(8) 高血压的处理:慢性肾功能不全患者常伴有高血压,术前应用降压药物控制血压,但不必追求使血压降至正常范围。

3. 手术中处理要点

(1) 麻醉的选择:麻醉过程中要避免出现血压波动,肾功能不全患者发生低血压,肾血流量即便是短时间,也会加重肾功能障碍。在药物的选择中应避免应用对肾功能有影响的药物,如甲氧氟烷。肌肉松弛药最好选用不经肾脏排泄的药物。

(2) 尽量减少术中出血和输血:术中应减少出血,最好不要输注库存血,输注库存血会增加氯的代谢产物,加重肾脏的负担。

(3) 注意体液平衡:要输注足量的液体,以林格液最好,可以保持细胞外液的稳定,同时保持足够的尿量,必要时可用利尿剂。

4. 术后处理要点

(1) 注意尿量、血尿素氮和血 pH 值的变化:应当适量补充液体,使尿量维持正常。若尿量减少,尿素氮有上升的趋势,尤其是血肌酐有上升趋势,说明肾功能已进一步受到损伤。

(2) 电解质和酸碱平衡的维持:术后常出现电解质平衡失常,初期以钠潴留为主,补液时应严格控制钠的摄入量,最好能测定 24 h 尿中的排钠量,据此来掌握钠的补充。血钾升高亦易出现,需严格控制钾的输入,并动态观察血钾水平的改变。必要时给予葡萄糖加胰岛素输注,使糖原合成增加而将钾转移到细胞内。血钾高是一危险因素,如通过药物治疗不能降低,需要进行透析治疗,以免出现心搏骤停现象。

(3) 酸中毒是术后常见的并发症,应常规进行血气分析检查,了解血液 pH 值改变,可以碳酸氢钠纠正。

(4) 透析治疗:术后如需进行透析治疗,一般以采用血液透析为宜,但下述情况下要注意:① 患者血流动力学不稳定时;② 有出血倾向;③ 血透需要使用肝素,对凝血功能的改变难以掌握时。

（六）肝功能障碍患者的围手术期处理

肝脏是人体内最重要的物质代谢中心,各种肝炎和其他肝脏疾病的患者数量极大。除肝脏本身疾病引起的病理生理改变外,许多情况如手术、感染及某些全身性疾病可引起肝脏的病理生理改变。胰腺癌患者由于长期的梗阻性黄疸导致的胆汁淤积也可以对肝脏细胞产生毒害作用,进一步发展甚至出现胆汁性肝硬化,如果患者自身有基础性肝病,会加重肝脏功能的损害,在围手术期必须加以重视。

1. 肝功能不全的病理生理改变

1) 肝细胞功能的降低:肝脏功能不全表现在蛋白质、糖类、脂肪代谢以及凝血和解毒功能障碍。

（1）蛋白质代谢:① 氨基酸代谢:肝硬化患者有氮的代谢失调。正常人口服高蛋白饮食后,尿素氮排出增加,以保持体内氮的平衡。在肝硬化情况下,口服高蛋白饮食后,会出现正氮平衡,尿素氮排出量低的患者,易发生肝性脑病。故肝硬化患者需要限制蛋白的摄入量,既要保证患者的正常生理需要,又要防止发生肝昏迷。② 清蛋白的代谢:清蛋白由肝脏合成,正常成年人每日合成清蛋白 $100\sim 200 \ mg/kg$ 体重。由于人体内存在多种因素影响清蛋白的代谢与分布,故单纯的血浆清蛋白水平不能说明肝细胞功能的改变。血管床内的清蛋白能维持血液的胶体渗透压,血管内的胶体渗透压又控制着清蛋白的合成及降解速度。肝硬化患者清蛋白合成减少,导致血浆清蛋白水平降低、血浆胶体渗透压下降及淋巴液生成增加,促使液体从肝脏表面、肠道浆膜面漏入腹腔而形成腹水。

（2）糖类代谢:肝脏是糖类代谢的中心,此作用主要是通过糖原在肝内的合成和贮存而进行。肝糖原贮存充足对保持正常的血糖水平甚为重要,对于肝功能不全的患者需要摄入较多的糖,保持足够的糖原合成并避免以蛋白质作为热能的来源。

（3）脂肪的代谢:肝脏疾病常伴有脂肪代谢异常。严重肝脏功能不全时,可出现与饥饿时相同的酮症。乙酰乙酸的积蓄可能反映三羧酸循环的障碍。在长期饮酒患者的肝脏中,可见广泛的脂肪沉积,这种脂肪肝为肝硬化发展过程中的一个时期,但这种改变是可逆的。

（4）凝血功能的改变:肝脏疾病常导致凝血功能障碍。肝细胞合成凝血因子 Ⅰ、Ⅱ、Ⅴ、Ⅶ、Ⅷ、Ⅸ和 Ⅹ,其中凝血因子 Ⅱ、Ⅶ、Ⅸ 和 Ⅹ 的合成需要有维生素 K 的参与。胰腺癌患者由于胆汁不能进入肠道,抑制了内源性维生素 K 的合成和吸收,导致凝血因子合成障碍,造成凝血酶原时间延长,因此术前需要补充外源性维生素 K 以纠正凝血状态。

（5）其他物质代谢和肝脏解毒功能的障碍:① 胆红素在肝细胞内和尿苷结合成为结合胆红素,由胆管排出。肝功能不全时,这种结合受到抑制,非结合胆红素升高,临床出现肝细胞性黄疸。② 肝功能不全时,对于雌激素的灭活作用降低,在男性可出现乳腺发育,在女性表现为月经不调。③ 对药物代谢的影响:巴比妥类药物需经肝脏代谢清除,肝硬化时清除功能受影响,因此应用此类药物需谨慎。常用的麻醉诱导药物均在肝内代谢,对肝功能不全患者应用时,要从小剂量开始。

2) 肝纤维化的影响:肝硬化的演变过程中,肝细胞的坏死和增生,伴随肝实质内进行的纤维化,包括汇管区、肝窦状隙和小叶中心静脉周围的纤维化,其结果是造成静脉和淋巴回流受阻。门静脉血管床受阻造成门静脉高压,窦状隙后受限造成流出道的梗阻。门静脉高压最突出表现是脾肿大,出现程度不同的贫血、白细胞减少和血小板减少。此外,可表现为食管静脉曲张,并发破裂出血。输出道梗阻造成的主要问题是腹水形成,有时虽经大量补充清蛋白,这种腹水还是难以纠正。这可能是由于醛固酮类激素增多,使摄入的钠几乎全在肾小管被回收,造成水钠潴留,促进了腹水的生成。

2. 肝功能不全患者的术前准备

1) 对肝功能不全做出精确的评估

（1）测量血常规:以了解有无贫血,特别是血小板减低的程度。

（2）肝功能检查:了解血清胆红素水平,血清转氨酶、转肽酶、碱性磷酸酶水平,以及血清蛋白及血球蛋白比。术前准备过程中可以给予护肝药物以改善肝脏功能。

（3）凝血功能检查：以了解凝血酶原时间以及活动度，了解纤维蛋白原水平。

（4）胃镜检查：在了解十二指肠乳头有无病变的同时也可以了解食管胃底静脉曲张的情况。

（5）对有腹水的患者，术前要给予清蛋白和利尿剂以有效地控制腹水的量。

（6）对有肝性脑病的患者，应测定血氨，对肝性脑病的程度做出判断。

2）对肾脏功能做出准确评估：抽血检查尿素氮、肌酐水平，测定肌酐清除率，尿液常规检查及尿比重测定。

3）对异常的重要指标要加以适当纠正：术前给予外源性维生素 K 以纠正患者的凝血功能，严重时可以给予凝血酶原复合物；输注清蛋白提高患者的血清蛋白水平以控制术后腹水的发生及促进吻合口愈合；纠正肝性脑病以及改善患者的营养状态。

3．术中注意事项

1）麻醉的选择：肝脏是多种药物解毒的中心，肝功能不全时，有很多麻醉、镇痛类药物的代谢受到影响，均应慎用。麻醉过程中，尽量维持血压平稳，尤其是勿使血压过低；保持良好通气，避免缺氧和二氧化碳蓄积。

2）体液的补充：肝功能不全患者，多数存在水钠的潴留，原则上不宜过快、过多补充水分。对于伴有较多腹水的患者，在开腹后可因大量腹水迅速丢失，使血流动力学急剧变化，因此放腹水时速度不能过快，同时应与麻醉师协调。

3）术中仔细止血：肝功能不全患者，尤其是门脉高压有大量侧支循环建立的患者，手术会破坏很多的侧支循环，这些血管多为新生的血管，壁薄、易破，操作时应注意，避免出血较多。

（1）大量输血时的注意事项：肝功能不全患者，术中如果需要大量输血，应注意两方面的问题。

A．凝血功能障碍：肝功能不全时，凝血功能亦有障碍，多种凝血因子缺乏。库存血中血小板几乎全部破坏，其他凝血因子也明显减少，故输入较大量的库存血可能使凝血功能进一步受损。故应尽量选用新鲜血液，必要时输注血小板、冷沉淀和

新鲜冰冻血浆。

B．枸橼酸中毒：枸橼酸在体内约有 20% 经肾脏排出，其余由肝脏代谢。输入库存血较多时，肝功能不全患者对枸橼酸的处理能力降低，使枸橼酸在体内积蓄。枸橼酸中度可使血钙降低，纠正的办法是适当补充钙剂。

（2）注意肾功能的保护：肝功能不全患者易出现肝肾综合征，尤其是黄疸患者。术中要补充充足的血容量以保持足够的尿量，如发现尿量减少，应尽早应用利尿剂。

4．术后处理

（1）生命体征及重要指标的监测：除血压、脉搏、呼吸、心电、尿量及中心静脉压监测外，术后对肝肾功能、凝血功能要进行动态监测。

（2）营养支持与体液补充：给予充足的热量，以维持正氮平衡。对于术前有低蛋白血症者，应适量补充外源性清蛋白或血浆。

（3）肝脏衰竭的防治：肝功能不全患者在术后第 2～3 日，都会有肝脏功能的恶化，但多数患者经处理后肝功能障碍趋于稳定并逐渐得到改善。但是有一些患者肝功能恶化继续发展，出现肝昏迷和肝衰竭，表现为黄疸进行性加重，出现严重的凝血功能障碍、腹水增多等，这时要加强护肝治疗，同时注意避免使用有可能会引起肝脏损伤的药物。

（4）感染的预防：肝功能不全患者一旦术后发生感染，病情发展迅速，病死率较高，因此术后应给予抗生素预防感染，尤其是根据各医院发生院内感染常见的细菌，选用有效抗生素。

（七）梗阻性黄疸的围手术期处理

梗阻性黄疸是胰腺癌临床较常见病理状态，主要由于胰头肿物压迫胆总管下段，使胆总管部分性或完全性阻塞所引起。梗阻性黄疸患者术后并发症和病死率较高，常死于感染和败血症。胆管梗阻后，由于胆汁及其诸多成分不能流入肠内（尤其是完全性梗阻者），将导致胆管内压升高、肝血流改变以及一系列包括体内生物化学、免疫功能及其他脏器功能的变化，因此在围手术期必须加以重视。

1．梗阻性黄疸的病理生理改变

（1）胆道压力升高：正常时的胆管内压主要表

现为胆汁分泌压,胆汁正常的分泌压为 120～250 mmH$_2$O,当胆管内压＞300 mmH$_2$O 时,胆汁分泌停止。在高压情况下,胆固醇和磷脂的分泌比胆盐的分泌更易减少,从而肝胆汁的组分发生改变,变得不易成石。而当梗阻解除后,压力恢复正常,胆固醇和磷脂分泌功能的恢复比胆盐更快,所以在这个时期,胆汁变得更易成石。高胆汁压力对于细菌逆流入淋巴和静脉系统非常重要。文献指出,当胆管内压＞250 mmH$_2$O 时,将出现淋巴和静脉的细菌逆流,但是逆流的程度却不平行。其他学者也证实急性胆管炎患者胆管炎症程度和病死率与胆汁压力升高程度呈正相关。

(2) 肝脏血流动力学改变:Kanda 等用实时超声流计仪对胆总管结扎术后犬进行测定,发现肝动脉血流在梗阻后迅速增加,而门静脉血流明显减少,肝总血流量只在梗阻后的最初 2 h 内增加,然后逐渐减少。2 周后行胆道引流术,再测定肝脏血流,发现肝动脉血流减少而门静脉血流增加,与梗阻前血流没有明显变化。石景森等用彩色多普勒血流显像系统观察肝固有动脉、门静脉主干中央部血流,发现梗阻性黄疸患者肝固有动脉收缩期峰值流速、血流量显著高于正常人;门静脉主干血流量及平均流速均低于正常人。以上证据提示梗阻性黄疸时肝脏的血液供应主要以肝动脉为主。梗阻性黄疸时,肝脏的微循环亦发生障碍。在内毒素产生早期,肝脏的循环灌注显著减少,这可能与血管收缩物质释放致使肝脏血管阻力增加有关;后期,胆道的梗阻加重了肝脏微血管对内毒素的炎性反应使肝脏发生微循环障碍。

(3) 肝脏生化作用改变:① 胆红素:当胆道完全梗阻时,血清总胆红素水平通常每日上升 25～43 μmol/L,以血清结合型胆红素上升为主。其机制复杂,在梗阻的早期可能是胆汁淋巴的回流;随着胆道压力的升高,出现胆汁－静脉回流;最后扩张的胆小管和浓缩的胆栓在周围肝细胞坏死时,可能破裂进入窦状隙。吴问汉等在梗阻性黄疸大鼠实验模型中观测到,血清胆红素水平在梗阻早期(＜14 日)明显升高,特别是血清胆红素;梗阻 2 周后及梗阻缓解后,血清胆红素水平下降,但胆红素/

总胆红素比值升高,提示胆道梗阻解除后可能存在的高胆红素血症期,并不提示预后不良。在长期梗阻的病例中,还常伴有非结合型胆红素的升高。② 胆汁酸:胆管完全梗阻时,胆汁酸不能入肠,胆汁酸的肠肝循环被阻断,这可以导致血清胆汁酸总体水平升高至正常的 4～60 倍。这将使肝脏胆汁酸合成减少、尿液排泄增加以及生成异常胆汁酸(包括乌索脱氧胆酸盐),这种异常的胆汁酸比起正常胆汁酸更易通过尿液排泄。胆盐被认为和瘙痒症的发生有关,消胆胺对其的治疗有效即支持这一观点。但是,确切的作用机制还是不清楚。Clements 等发现在梗阻性黄疸动物中,血中组胺水平升高,肥大细胞的组胺成分减少。这些结果证实在胆道梗阻时肥大细胞脱颗粒,组胺释放入全身循环,从而在胆汁淤积造成的瘙痒症中起到重要的作用。③ 酶学改变:碱性磷酸酶(ALP)被认为是判断胆道梗阻的一个敏感指标。胆汁中主要存在两种 ALP 同工酶,一种是存在于肝细胞,另一种存在于毛细胆管微绒毛的质膜,这提示后者能更好地区分肝外胆管梗阻和肝内胆汁淤积所引起的黄疸。另外,在胆管梗阻后,肝细胞起源的丙氨酸转氨酶(ALT)、天门冬氨酸转氨酶(AST)、谷氨酰转肽酶也有不同程度的升高。这些大分子酶可能是由于胆盐的局部清洁作用而从肝细胞中释放出来的。在恶性胆道狭窄的患者中,ALP 比 AST 升高的更明显。

(4) 凝血功能障碍:梗阻性黄疸患者于术中、术后手术创面广泛、凶猛而难以控制地大量渗血常是困扰手术医师的难题。由于梗阻性黄疸时胆盐不能排入肠道,可促使脂溶性维生素 A、D、E、K 等吸收障碍,尤其是导致维生素 K 缺乏。肝脏不能合成凝血因子 Ⅱ、Ⅶ、Ⅸ、Ⅹ 等,引起皮肤黏膜下出血及胃肠道出血等。黄疸时还可因血液凝固功能降低、纤维蛋白原分解增加、纤溶酶原减少、网状内皮系统功能障碍,使促凝血物质消除减少、维生素 K 吸收障碍、继发肝损害而致各凝血因子缺乏等,可引起弥漫性血管内凝血(DIC)。因肝脏凝血因子合成障碍,常可致出血倾向。在术中或术后手术野广泛渗血而致死亡的病例时有所闻,因而在梗阻性黄疸手术前改善凝血机制是非常重要的。同时应注意的是梗阻性黄疸患者容易发生应激性溃疡，且因凝血机制异常，使其保守治疗效果不佳。

（5）免疫功能改变及内毒素血症：这是梗阻性黄疸患者术后死亡率增高的重要原因之一。文献报道，梗阻性黄疸时 ETM 的发生率为 24% ～ 81%。梗阻性黄疸时发生 ETM 的机制尚未完全明确，一般认为与肠道中胆盐缺乏、网状内皮系统尤其是 Kupffer 细胞功能受抑及免疫功能降低有关。梗阻性黄疸时，肠腔中缺乏胆汁是影响细菌移位的主要因素。胆汁缺乏致使肠黏膜通透性增加。胆盐形成于肝脏，占胆汁固体成分的 50% ～ 70%，其分子具有双极性，结合胆盐以其去垢作用发挥重要的生理功能。胆盐能与肠腔中的内毒素结合成不易吸收的复合物。内毒素是革兰氏阴性细菌细胞壁的一种组成成分，有很强的免疫原性，可对人体造成一系列损害。梗阻性黄疸时可引起系统性内毒素血症。肠道内缺乏胆盐促进细菌生长及细菌移位，使内毒素进入门静脉系统。而肝脏 Kupffer 细胞的清除力受抑制，则允许内毒素进入体循环。该细胞的主要任务是分隔和消灭肠道经过门静脉的内毒素。肝脏对内毒素的第一步摄取由 Kupffer 细胞介导，然后以一种脂多糖形式转运到肝细胞中进一步解毒。多数研究发现，Kupffer 细胞对内毒素的摄取不是受体介导的，而是通过非特异性的胞饮作用。另一个因素是肠道缺乏免疫球蛋白 A（IgA）。IgA 可防止革兰氏阴性菌黏附到黏膜上皮，而 IgA 主要来源于胆汁。肠腔中缺乏胆汁还可使肠蠕动减弱，细菌繁殖增多。此外，梗阻性黄疸时中性粒细胞的趋化作用和单核细胞吞噬功能均受到损害。维生素 A 对体液和细胞免疫均有辅助作用，它可稳定溶酶体膜，提高免疫反应的强度。以上是梗阻性黄疸时内毒素血症形成及发展的重要因素。

（6）肠道屏障破坏：胆汁酸在肠内可以抑制细菌过度生长及内毒素的吸收。梗阻性黄疸时，肠黏膜血流量减少，肠内胆汁缺乏，肠道生态学被破坏，肠黏膜通透性增加，肠黏膜屏障改变，从而使肠道细菌发生易位，细菌产生的大量内毒素被吸收入血

后经门静脉入肝脏，但由于此时肝内网状内皮系统功能的减弱，使其不能清除这些内毒素，大量内毒素进入体循环而导致内毒素血症。内毒素具有广泛的全身的病理学作用：包括肾脏血管收缩，肾皮质血流肾内重新分布，血管细胞活素、活性成分、粒细胞、巨噬细胞以及血小板的释放，从而引起弥散性血管内凝血（DIC）。Assimakopoulos 等发现梗阻性黄疸时肠上皮紧密连接蛋白 claudin‐4 表达明显升高，认为它可能是肠黏膜屏障破坏的一个关键因素，并证实肠调节肽蛙皮素（BBS）和神经降压素（NT）可以防止这种改变，从而减少肝门和全身的内毒素血症。另有学者发现口服谷氨酰胺或肠内给予胆汁可以改善肠道细菌易位及内毒素血症。

（7）肾衰竭：急性肾衰竭也是梗阻性黄疸患者术后常见的死亡原因。内毒素可以使肾血管阻力增加、肾血流量减少，还可以引起肾交感神经兴奋性增加，激活肾素‐血管紧张素系统，引起血管收缩，肾脏缺血缺氧。高水平的内毒素更主要是通过激活机体各种炎性细胞释放促炎介质，包括 TNF、白细胞介素‐1、白三烯、血小板激活因子等，介导肾脏损害，尤其是 TNF 被视为内毒素所致脏器病理、生理过程的关键性促炎介质。Uslu 等证实梗阻性黄疸患者术前的水化作用和内毒素灭活能够明显地降低术后肾衰竭的发生率。

（8）心脏功能损害：巩鹏等通过结扎犬实验观察心肌组织，见第 6 日开始出现心肌细胞浊肿，白细胞浸润，线粒体肿胀，嵴模糊；第 12 日心肌细胞浊肿加重，间质血管扩张，有少许心内膜下心肌发生出血、坏死，线粒体减少、变形，外膜不清，核糖体脱颗粒，心肌肌丝结构紊乱。Padillo 等测定了 13 例梗阻性黄疸患者的血浆心钠素（ANF），均增高至基础水平的 2～4 倍，提示 ANF 异常可能在梗阻性黄疸引起的水钠代谢紊乱中起作用。

2. 梗阻性黄疸临床表现

（1）症状体征：由于胆汁反流入血，皮肤呈暗黄或绿褐色，因胆盐在血中潴留刺激皮肤神经末梢而多有搔痕。尿液颜色加深，部分患者呈现浓茶样尿。因胆道阻塞，胆汁不能进入肠道，颜色变淡或呈陶土色。胆道阻塞后，肠道内缺乏胆汁酸、胆固

醇等,加以脂溶性维生素的缺乏,临床上可表现为脂肪泻、皮肤黄色疣、出血倾向、骨质疏松等,部分患者尚可出现 Courviosier 征。

（2）实验室检查：① 血液：血清转氨酶一般无明显增高,在伴有继发性肝细胞损害时可轻度或中度升高;血清碱性磷酸酶（ALP）、γ 谷氨酰转移酶（γGT）、胆固醇[胆汁酸和脂蛋白-Ⅹ（LP-Ⅹ）]等均有显著增高。血清胆红素明显增高,在完全性胆道阻塞时,可达 510 μmol/L（30 mg/dl）以上,其中结合胆红素占 35% 以上（可至 60% 左右）。黄疸常呈进行性加深。② 尿：尿色加深,尿胆红素阳性,尿胆原减少。在胆道完全阻塞时,尿胆原可消失。

（3）影像学检查：常用的有 B 超、CT、PTC、ERCP、MRCP 和 MRI 等,可以发现肝内、外胆管扩张,胆囊增大。

3. 梗阻性黄疸术前引流的争论　梗阻性黄疸患者常伴有肝功能、肾功能、胃黏膜以及免疫系统损伤,术后极易发生肝肾衰竭、应激性溃疡、吻合口瘘、腹腔感染、肠道菌群易位、内毒素血症等严重并发症。因此从理论上讲,术前先行胆管引流,使胆红素降至正常水平,将会大大提高手术安全性。但术前减黄的临床应用一直是颇受争议的焦点问题。

（1）胰腺癌梗阻性黄疸术前引流是否有利?早在 1966 年 Maki 等根据胰十二指肠切除术治疗壶腹周围癌的临床经验,提出梗阻性黄疸患者二期手术方案,即术前先行胆道外引流术以改善肝功能及凝血机制,提高患者对手术的耐受性。此后这一观点得到广泛认同,认为术前减黄利多弊少。但在20 世纪 90 年代中末期以后,越来越多的欧美学者开始质疑术前减黄的效果,认为在术后并发症、生存率等方面术前减黄并未显示出优势,且延长住院时间,增加患者的痛苦和治疗成本。Pisters 等为300 例恶性阻塞性黄疸患者行胰十二指肠切除术,172 例患者行 PBD,发现减黄组术后伤口感染率上升,在其他的并发症,如吻合口瘘、腹腔脓肿感染性并发症及病死率上两组差异无统计学意义。Jagannath 等对 74 例行胰十二指肠术的患者PBD,发现两组的术后总并发症发生率（39% vs 43%）、病死率（4% vs 9%）、单个并发症发生率（败

血症、吻合口瘘、胰瘘、出血、伤口感染率）两组之间差异无统计学意义。有文献报道 PBD 甚至增加术后并发症或病死率。Povoski 等回顾了 240 例胰十二指肠切除术患者的资料,126 例患者进行了PBD,减黄组术后病死率为 7.9%,非减黄组术后病死率为 1.8%;唯一与术后病死率相关的因素为PBD 与否;减黄组术后总并发症、感染性并发症、腹腔脓肿发生率上升;作者据此对恶性阻塞性黄疸患者 PBD 持反对观点。Peokov 等的研究显示,恶性阻塞性黄疸患者 PBD 对术后病死率和并发症无影响;他的研究尚包括无黄疸的行胰十二指肠切除术患者,术前的胆道引流使感染性并发症发生率（29% vs 13%）和总并发症发生率（42.4% vs 25%）上升,差异有统计学意义。他认为可能的因素有 3 个：① 胆道内引流使胆道细菌定植增加;② 胆道支架的放置使胆管炎增加;③ 胆道支架使胆管壁炎症反应明显,从而造成胆肠吻合瘘的危险性增加。Hodul 等亦认为,胆道内支架放置造成胆管壁纤维化、溃疡、胰腺炎发生,导致胆管周围组织微血管化、组织粘连增加、分离肝门静脉难度增加,从而造成了手术时间的延长和出血量增加;笔者推荐对营养不良或存在类似胆管炎等并发症和不能切除的晚期患者进行减黄。到目前为止,在恶性阻塞性黄疸 PBD 的临床随机对照研究中,没有一项研究的样本数目超过 100 例。综合目前的文献,可以发现大部分作者的观点是：对恶性阻塞性黄疸患者,不推荐术前减黄作为围手术期的常规处理措施;恶性阻塞性黄疸术前减黄的作用仍然存在争议;国外的文献大部分为针对内引流的报道。关于术前胆道外引流减黄在恶性阻塞性黄疸中的作用,需要进一步的研究。

（2）什么情况下需要进行术前胆汁引流? 由上可知,在没有可信的随机、对照研究结果之前,恶性阻塞性黄疸 PBD 的作用并不确定,没有确定的指征,综合国内外文献资料,以下的观点可作为参考：① 黄疸指数（TB）>170～205 mmol/L 时;② 对于难于区分良、恶性,需要胆道树图像了解病情分期、分级的患者,可行 PBD,并通过支架管做胆道造影,获得胆道树图像;③ 长期、持续性黄疸患者;

④ 合并严重营养不良、一般情况差的患者;⑤ 合并严重胆管炎;⑥ 另外 NCCN 临床指南专家组认为,对于在胰腺癌切除前接受新辅助化疗的患者,胆道减压对于开始着手治疗是必要的,耐受性也较好,围手术期并发症发生率的增加也极少。因此,对于伴有黄疸且肿瘤活检阳性并有可能切除的患者,在接受新辅助治疗前需要先放置支架。国内田伏洲等认为可用公式:年龄(岁)×3+ TB(μmol/L)>450 作为评估是否减黄的标准;何晓东等则将 TB>256 μmol/L、胆道梗阻时间>4 周、血清蛋白<35 ng/L、凝血酶原活动度<60% 作为术前胆道引流的适应证。

(3) 术前胆汁引流采取什么方式? 胆道引流技术有多种,大致可分为外引流和内引流两种,均为有创性操作,可引起不同的并发症,导致黄疸患者病情加重,甚至被迫放弃后续的根治性手术,这也是多数学者不将术前减黄列为常规手段的原因之一。外引流包括 PTCD(经皮经肝胆管引流术)和 ENBD(内镜下鼻胆管引流术)。前者引流适用范围较广,但并发症多且置管容易脱出。ENBD 可以缓解胆道压力、降低黄疸、控制炎症,尤其对急性梗阻性化脓性胆管炎、胆源性胰腺炎作用十分显著,并且微创,可避免部分急诊手术。内引流方式更合理,主要是 ERBD(内镜下胆管内支撑引流术),适用于恶性肿瘤致胆管远端狭窄、黄疸重、身体条件差、需要引流时间较长的患者。内引流并不扰乱胆汁的肝肠循环,可减少胆汁丢失引起的电解质紊乱,有利于患者肝功能和营养状态的改善,减少内毒素血症和炎性介质释放,应作为首选,但存在胆道逆行感染可能。如内镜胆道引流失败,可考虑 PTCD。胰腺癌 NCCN 指南专家组认为:对于以胆管炎或发热为表现的梗阻性黄疸患者,当没有远处转移的证据时,推荐在其初始检查中于 CA19-9 检测前进行内镜下置入临时支架,使胆红素恢复正常水平。大多数专家组成员赞成在这种情况下使用塑料支架,因为这类患者不久后就可能接受手术治疗,不需要可长时间放置的金属支架。如果需要使用金属支架,那么优先考虑短支架,因为这样的支架对后续的手术切除影响较小。

在动物实验研究中,内引流方式的 PBD 在改善脂代谢、免疫功能、淋巴细胞功能的效果上比外引流效果更佳。Saiki 等的实验表明,与外引流相比,内引流术后大鼠行肝切除手术后的肝再生和功能恢复更快。理论上内引流使胆道内压力下降,胆汁重新流至肠道,从而减轻了阻塞性黄疸由于胆汁"肠肝循环"中断导致的不利影响,与单纯将胆汁引流至体外相比,效果应该更佳,临床上则没有证实这种效果。Soh 等报道 546 例行胰十二指肠切除术的患者中,408 例行 PBD,262 例为外引流,146 例为内引流,术后病死率(1.1% vs 2.8%)和术后并发症发生率(35% vs 35%)两者之间差异无统计学意义。

假如所在单位没有内镜置管的条件而又需行胆道减压时,也可在小切下行胆囊造瘘术,相对比较安全。

(4) 术前胆汁引流时间多长? 术前减黄时间即减黄后的手术时机问题,目前也无统一标准。若引流时间太短,患者的免疫功能等机体状态还没有完全恢复,影响减黄效果;若引流时间太长,则会延误手术时机,这是多数学者排斥术前减黄的另一因素。一般认为,减黄目的是使肝功能得到明显改善以利后续手术,不应设置具体的减黄时限,但应充分考虑患者机体状态、经济条件以及肿瘤发展阶段等多种因素。目前国内外推荐术前减黄的时间至少应该维持两周以上。田伏洲教授发现胆道引流后血清胆红素下降的速度可以作为肝脏储备功能的一个判断指标,因此提出了一个判断预后的重要指标:TB 每周递减率(WDR)=(上周 TB-本周 TB)÷上周 TB×100%,并据此建立了择期手术标准:即减黄后连续 2 周 WDR≥30% 者即可进行手术,临床已经证实,胆红素下降迅速是肝细胞功能和相关肝外器官功能(如免疫功能、肾脏功能、肠道屏障功能及凝血功能等)受损较轻的表现,即使手术稍加提前也不会影响预后,既可避免等待时间太久而造成肿瘤进展,又可减少长期带管的痛苦及导管意外的发生;对 WDR<30% 者,手术应推迟至 3 周以后;WDR 为负数者,在除外引流管梗阻等因素后应取消手术,因为即使行内引流术也无法达到减

黄的目的。

4. 梗阻性黄疸术前处理

1) 对肝功能不全做出精确的评估

（1）测血常规以了解有无贫血，特别是血小板减低的程度。

（2）肝功能检查了解血清胆红素水平，血清转氨酶、转肽酶、碱性磷酸酶水平，以及血清蛋白及血球蛋白比。术前准备过程中可以给予护肝药物以改善肝脏功能。

（3）凝血功能检查以了解凝血酶原时间以及活动度，了解纤维蛋白原水平。

（4）对有腹水的患者，术前要给予清蛋白和利尿剂以有效地控制腹水的量。

（5）对有肝性脑病的患者，应测定血氨，对肝性脑病的程度做出判断。

2) 对肾脏功能做出准确评估：抽血检查尿素氮、肌酐水平，测定肌酐清除率，尿液常规检查及尿比重测定。

3) 对异常的重要指标要加以适当纠正：术前给予外源性维生素 K 以纠正患者的凝血功能，严重时可以给予凝血酶原复合物；输注清蛋白提高患者的血清蛋白水平以控制术后腹水的发生及促进吻合口愈合；纠正肝性脑病以及改善患者的营养状态。

5. 梗阻性黄疸术后处理

（1）生命体征及重要指标的监测：除血压、脉搏、呼吸、心电、尿量及中心静脉压监测外，术后对肝肾功能、凝血功能要进行动态监测。

（2）营养支持与体液补充：给予充足的热量，以维持正氮平衡。对于术前有低蛋白血症者，应适量补充外源性清蛋白或血浆。

（3）退黄及护肝药物的应用：术后加强护肝治疗，同时注意避免使用有可能会引起肝脏损伤的药物。在建立了通畅的胆道引流之后，如何提高减黄的效果、促进肝脏功能的恢复同样为人们所关注。有作者报道，腺苷蛋氨酸对酒精性肝硬化患者具有良好的治疗效果、能够将患者死亡率由 30% 下降到 16%；动物实验也证明腺苷蛋氨酸能够减轻供肝的热缺血损伤，减轻乙醇引起的肝损伤以及四氯化碳引起的肝纤维化。Frezza 等在一项针对胆汁淤积性肝病的随机双盲研究中发现，腺苷蛋氨酸能减轻疲劳和不适等主观症状，血清 TB、ALT、AST 以及 γ-GT 等生化指标也出现明显下降。

（八）术后并发症的防治

胰十二指肠切除术（PD）是治疗胰头癌的标准术式，自 1935 年 Whipple 首先开展这一术式以来。JON R 统计了 1940～1980 年纽约单中心 106 例 PD，住院病死率为 18% 以上。Jordan M 统计美国 1970～2006 年 1 423 例 PD，自 2000 年以来住院病死率下降为 1%。尽管近年来手术的安全性有了显著提高，但由于其术式的复杂性，术后相关并发症如胰瘘、围手术期出血、胆瘘、胃瘫等的发生率仍显著高于其他腹部手术，术后并发症发生率为 30%～50%，导致患者住院时间延长并增加其经济支出，严重者可致患者再次手术甚至死亡。

1. 术后胰瘘 胰瘘是胰十二指肠切除术相关问题中讨论最为深入、最为热点的并发症，一方面因其较为常见；其次是较难防范，各种措施多难以有效降低其发生率；第三是如处理不当或不及时，可致感染、继发出血甚至导致患者死亡。

1) 术后胰瘘诊断标准：由于胰瘘诊断标准不一，文献报道的术后胰瘘发生率差异很大（2%～29%）。德国 Heidelberg 及美国 Johns Hopkins 医院使用的胰瘘标准为：术后第 10 日开始引流液＞50 ml/d；淀粉酶值超过血浆淀粉酶值上限的 3 倍；或影像学发现有胰腺吻合口瘘。国内赵玉沛等曾使用的胰瘘标准为：术后 2 周，引流液＞50 ml/d，淀粉酶值＞1 500 U。德国和意大利的一些研究团队则定义为：术后第 3～4 日，引流液＞10 ml/d，淀粉酶值超过血浆淀粉酶值上限的 3 倍。日本学者将胰瘘定义为：术后第 7 日，淀粉酶值超过血浆淀粉酶值上限的 3 倍，而不管其引流量多少。2005 年，来自世界多个胰腺专业中心的专家组成国际胰瘘研究组（ISGPF），提出了新的术后胰瘘诊断标准：即术后≥3 日，任何引流量，引流液淀粉酶浓度超过血浆淀粉酶水平上限的 3 倍。ISGPF 同时提出术后胰瘘的临床分级系统，依据胰液性状、腹部体征、体温、有无特殊治疗、辅助检查（B 超或 CT）、术后 3 周引流量、再次手术、感染征象及再入院等情况将胰瘘分为 A、B、C 三级：A 级指短暂的胰瘘，对预后无特殊影响，不需特殊治疗；B 级指有临床意义的胰瘘，需延长住院时间，但经过原位引流可治愈；C 级指严重的胰肠吻合口瘘，可出现腹腔内脓肿，导致多器官功能衰竭。由于 ISGPF 胰瘘定义简单，使用方便，便于比较，有利于指导临床诊断和治疗，目前被广泛应用。

2）胰瘘的危险因素：关于胰瘘危险因素的相关研究较多，归纳起来主要有以下 3 个方面。① 患者因素：年龄、黄疸、营养状态、低蛋白血症、合并糖尿病等疾病。② 胰腺局部因素：胰腺质地（"软胰"胰瘘发生率高）、胰腺断面的位置（胰颈部左侧 2 cm 范围内血供较差）、胰腺疾病的病理类型、主胰管直径（<3 mm 胰瘘发生率高）等。③ 手术相关因素：手术者经验和技术是引起胰瘘的最主要因素，如胰肠吻合技术有缺陷、缝合过密或过疏、创面处理粗糙、止血不完善、过度使用电灼、缝合针线材料选择不当；钩突残留、远端胰腺切除后主胰管处理不当：遗漏主胰管近端存在的狭窄或梗阻；副胰管异常；胰肠与胆肠吻合口间距处置不当（距离过近有张力，肠蠕动时可导致吻合口撕脱）。事实上，手术者的经验直接影响到胰瘘的发生率。有研究报道在有经验的医学中心（胰腺手术>20 例/年），胰瘘的发生率显著降低。

3）术后胰瘘的预防

（1）改善患者全身状态：术前纠正低蛋白血症，改善肝肾功能。有效减轻黄疸，控制急性炎症，术后加强营养支持。

（2）改进外科操作技术：对于胰瘘的防治，目前的研究更多集中于术中处理及手术技巧的改进。① 胰空肠吻合方式：目前有多种吻合方式，但缺乏前瞻性随机对照研究。临床荟萃分析认为，尚无一种吻合方式显著优于其他方式。合理处理胰腺残端，提高吻合技术。妥善处理胰腺残端，保护残胰血供，胰腺断面出血点用"8"字缝扎止血，忌大块胰腺组织缝扎；胰腺断面要用丝线缝合封闭，避免胰腺残端暴露于肠腔内，发生胰腺残端组织坏死和出血。胰肠吻合要松紧适度，既要预防肠瘘又要避免

影响肠端血运；缝合时，忌拉裂胰腺组织，导致胰液渗漏。术中应尽量切除胰腺钩突部，防止残留胰腺组织分泌胰液腐蚀吻合口，同时避免癌细胞残留导致术后复发。胰肠吻合口周围涂抹生物蛋白凝胶并不能减少胰瘘的发生。② 胰胃吻合：继 Tripodi 和 Sherwin 首先提出胰胃吻合术后，1946 年 Waugh 和 Clagett 最先将其应用于临床。Rosso 等连续施行的 194 例胰胃吻合术，无 1 例胰瘘发生。Gerard 等回顾了 235 例胰胃吻合术，总胰瘘发生率为 13.6%。McKay 等分析了近 15 年的文献后认为胰胃吻合比胰肠吻合更能有效地预防胰瘘。John Hopkins 医院于 1993~1995 年进行了大样本前瞻性研究，分别实施胰空肠吻合术和胰胃吻合术 72 例和 73 例，胰瘘发生率分别为 11.1%（8/72）和 12.3%（9/73），两者比较无显著差异。胰胃吻合中胰腺残端与胃吻合易成角，引起术后顽固呃逆及呕吐，可增加吻合口张力影响愈合。另一方面，胃壁厚硬、黏膜水肿、吻合口收缩等会使胰管开口堵塞，导致胰腺萎缩，且胰酶不能很快地被激活，从而引起消化和吸收障碍。目前比较一致的观点认为，对于大多数 PD 仍行胰空肠吻合，当胰腺残端粗大时选用胰胃吻合，在降低术后并发症及死亡率方面优于胰腺空肠吻合。因为宽大的胃后壁使得胰腺残端的套入较容易，可以有效地防止强行套入所导致的撕裂，加之有充足的血运，从而为防止胰瘘提供有力保证。③ 胰管的处理：胰管结扎和栓塞也可阻断胰腺的外分泌功能，但术后不可避免地出现胰腺外分泌功能不全，引起一系列生理紊乱，故目前已被摒弃不用。形成胰肠吻合口瘘的另一重要原因是术后早期肠蠕动恢复前胰液和胆汁滞留于桥襻空肠内形成高压，原本无活性的胰蛋白酶被碱性胆汁和肠激酶激活，从而消化腐蚀吻合口。通过术中放置引流可以减少术后早期胰液和胆汁在肠腔内的积聚，降低了桥襻空肠内压，保证了胰肠和胆肠吻合口的愈合，一旦有胰胆瘘发生，可经引流管吸引以减轻压力，促进瘘口愈合。根据引流方式的不同，胰管内支架可分为外引流（将胰液引流到体外）和内引流（将胰液引流到肠道内）。通过引流可将胰液引至远离吻合的部位，利于吻合

口愈合，而且引流管起支撑作用，便于充分引流，减轻胰管内压力，可以有效地预防胰瘘。然而，现已有较多的随机对照研究表明，胰瘘与胰腺手术中胰管内支架管的摆放无明显相关。因此，目前的结果并未达成一致，支架的摆放主要取决于患者的选择和外科医师的经验。④ 完整切除钩突：一方面是肿瘤根治的需要，以保证肠系膜上动脉右侧的阴性切缘，此处是最易有肿瘤残留的部位；另外如保留部分胰腺，其仍可分泌胰液，容易腐蚀消化胰腺钩突部导致感染或出血，亦可被误认为胰肠吻合口瘘。

（3）生长抑素的应用：由于在质地较软的胰腺中胰液的分泌量通常较大，是胰瘘的危险因素，因此，在术后抑制胰腺的外分泌功能，有可能减少胰瘘的发生。生长抑素能够抑制胰腺外分泌。根据欧洲的几个 RCT 显示，奥曲肽可以降低 PD 术后胰瘘和其他并发症的发病率，然而来自 Yeo 等 HJ RCT 却未能显示胰腺切除术围手术期应用奥曲肽的优势，荟萃分析和几个对奥曲肽的系统评价也产生了不一致的意见。尽管如此，大多数学者仍倾向于预防性应用生长抑素。有学者认为有选择地预防性应用奥曲肽也许能够降低高危胰十二指肠（胰腺实质的质地软，没有慢性胰腺炎和胰腺纤维化）切除术后胰瘘的发病率。

4）胰瘘的治疗：胰瘘一般发生于术后，一旦发生胰瘘，应给予积极有效的治疗，否则可能引起腹腔内巨大脓肿、消化道大出血等更为严重的并发症。所以，正确合理的治疗胰瘘是减少术后并发症的关键。胰瘘多采用非手术治疗，主要包括：营养支持、保持引流通畅、防止形成腹腔内脓肿、生长抑素类药物的应用和营养支持（特别是肠内营养支持，待患者肠蠕动恢复后即可给予）等。肠内营养支持可以为患者提供充足的营养供应，提高蛋白水平，促进吻合口愈合。术后保持引流管通畅是预防和治疗胰瘘的重要措施，引流液积聚于吻合口易腐蚀吻合口而致胰瘘，术中必须放置有效通畅的引流。一般在胰肠、胆肠吻合口旁放置引流管，引流管应确保为最低位，摆放顺畅，不成角。一旦发生胰瘘，不能急于拔除引流管，应每日观察引流量、颜色、是否通畅等，若不通畅应及时调整，务必保持引流通畅。必要时采用生理盐水持续冲洗，以减少胰液的蓄积和感染的发生。待窦道形成，引流管中无液体引流出后，可行窦道造影，了解瘘道情况，逐步退出最终拔除引流管。应用生长抑素类药物可以抑制胰腺外分泌，从而减少胰漏量。

手术治疗通常不作为处理胰瘘的首选方式。再次手术的并发症及死亡风险极高，临床医师应审慎选择。但是，通过非手术处理无效时，则应视患者具体情况适时选择外科手段处理。手术方法包括外引流术、窦道切除术、远端胰腺切除术、胰腺瘘管与胃肠道吻合术（包括瘘管胃吻合术、瘘管切除胰腺空肠 Roux Y 吻合、胰管空肠吻合）。外引流术适用于胰瘘伴有腹腔内感染或胰腺周围水肿者。如患者的一般情况较差而不能耐受较大手术者，手术方式的选择主要根据胰管的病理解剖、胰瘘起源的位置及胰管狭窄的部位。因此再次手术前应通过 MRCP、CT、ERCP 或窦道造影等影像学方法了解胰管的解剖、胰瘘的起点、瘘口部位、瘘管长度及分支状况，指导相应的处理。

2. 术后胆瘘　在 PD 术中，人们对胆瘘的关注较少，关于胆瘘的专门报道不多。胆瘘是胰十二指肠切除术后常见的并发症，文献报道其发生率各不相同，国外大多报道为 4%～5%；严律南等报道 279 例 PD 术后胆瘘发生率为 6.5%，这除了技术原因外，也与胆瘘诊断标准不一有关。

（1）胆瘘的定义：关于胆瘘的诊断标准目前尚无统一意见。Claudio 等将胆瘘定义为：术后连续＞5 日引流液含胆汁，并经造影证实瘘口存在。大部分研究都认为术后腹腔引流出胆汁样液体既可诊断为胆瘘，但是如何判断引流液为胆汁样液体仍无标准可言。因为胰十二指肠手术后可能有腹水引出，而由于这部分患者多伴有梗阻性黄疸，术前和术后早期血清中胆红素浓度明显升高，导致术后腹水颜色也加深，单纯从肉眼难以判断。笔者所在医院参考胰瘘的诊断标准，将胆瘘标准做以下规定：即术后≥3 日，引流量＞50 ml/d，引流液中胆红素浓度超过血浆胆红素水平上限的 3 倍；或者引流管造影显示有肝内胆管显影等胆瘘征象。

（2）胆瘘发生的高危因素：胆瘘的主要原因多为术中胆道损伤、电凝灼伤、胆肠吻合口径不一致、吻合不严密或胆管血运不良致胆管坏死等。胆瘘发生的高危因素包括以下 4 个方面。① 局部感染、患者全身的营养状况。迄今，尚无令人信服的证据证明术前减黄可以降低并发症发生率和手术病死率，术前行 ERCP、Oddi 括约肌切开、鼻胆管引流，可能增加胆道感染率，术后发生胆瘘、胰瘘的可能性增大。② 胆管血液供应的特殊性。肝外胆管的血供来自胰十二指肠上后动脉及右肝动脉，胰十二指肠切除术后胰十二指肠上后动脉血供离断，术中清扫肝十二指肠淋巴结会使胆管的血供受损。因此，在解剖胆管切缘时应注意勿过分游离。③ 吻合口张力。胰十二指肠切除术后，常用的消化道重建方式为 Child 法胰肠吻合口与胆肠吻合口相距 10 cm 左右，胰液、胆汁易在空肠内局部积聚，术后早期空肠内高压被认为是胆、胰瘘的主要原因之一。④ 胰液被胆汁激活对吻合口的腐蚀作用，此为胆瘘发生的另一重要危险因素。

（3）胆瘘的预防：胆瘘的预防要注意以下几点。① 游离肝总管时，其后壁仅需游离 1 cm 即可，避免游离过多致缺血坏死引起术后胆瘘。② 空肠对系膜缘切开的口径要与胆管相一致，并应缝扎黏膜下血管后再切开，黏膜对合整齐，避免血肿及渗漏，对于直径<1 cm 者，可将肝总管前壁楔形切开扩大成形以利吻合，胆肠吻合不要内翻太多，以免术后吻合狭窄，吻合完毕后将空肠浆肌层与胆囊床悬吊缝合 2 针以减张。③ 置"T"形管于左右肝管内支撑引流胆汁，距此吻合口 10～15 cm，从空肠侧壁另戳口引出体外，加压注水观察有无渗漏。可用生物蛋白胶喷洒吻合口周围对针孔缝隙进行封堵。④ 胃空肠吻合完成后将胃管通过吻合口逆行放入胰胆吻合口近端肠腔内减压。⑤ 胰、胆、胃空肠吻合后在空肠输入、输出襻间加做一侧吻合以降低肠腔内压。吻合口旁安置通畅的引流。

（4）胆瘘的治疗：对已发生胆瘘者，应力争以保守治疗为主，避免早期手术探查，只要引流管通畅，外加支持营养、预防感染，多可自愈。若引流不畅或出现胆汁淤积，需在超声介导下重新置管引流，以免发生感染性积液，否则只能考虑再次开腹引流。

3. 术后出血　术后出血是最严重的并发症，发病率为 5%～12%，是导致胰十二指肠切除术后患者死亡和发生并发症的重要原因。因此，胰十二指肠切除术后出血的预防、诊断和治疗仍是一个十分值得关注的问题。

1）术后出血诊断标准

（1）出血程度分类：目前多参照 ISGPS 标准依据出血程度进行术后出血分型，前哨出血定义为引流管或胃管间断出血、呕血或黑便，血红蛋白下降幅度<15 g/L，出血自发停止而无需输血；轻微出血定义为血红蛋白下降幅度<30 g/L 且≥15 g/L，伴或不伴临床症状（心动过速、平均动脉压下降），不必手术或干预性治疗；严重出血定义为血红蛋白下降幅度≥30 g/L，伴有临床症状且需手术或其他非手术治疗的干预。

（2）按出血部位分类：根据出血部位，出血可以分为消化道出血和腹腔内出血。消化道出血的发病率为 3.4%，腹腔内出血的发病率为 2.4%。

（3）按出血时期分类：按照出血的时间，可分为早期出血和晚期出血，不同的学者对早期和晚期的界定各不相同，如 Choi 等以 5 日为界，Tien 等以 7 日为界，但更多的则是以国际胰腺手术研究协作组（ISGPS）的标准，24 h 作为界定时间。

2）术后出血的原因

（1）早期腹腔出血的原因多为术中止血不够彻底、术中结扎线或电凝痂脱落、凝血机制差导致创面渗血等。Wente 等总结出常见的出血部位有：胃十二指肠动脉断端、门静脉属支和肝动脉分支、肠系膜上静脉的属支（尤其是钩突的血管）、肠系膜上动脉的分支（尤其是向左的空肠系膜动脉分支和向右的胰十二指肠下动脉）；胰腺切缘表面、各吻合口的外壁以及切除后暴露出的腹膜后区域。

（2）早期消化道出血的原因多为胃肠吻合口出血或胰肠吻合口出血。胃肠吻合口出血多与术中止血不彻底有关，这一点在吻合器吻合时尤为重要，故使用吻合器进行吻合后一定要注意检查吻合口有无出血。胰肠吻合口出血是一类比较特殊的出血,其中胰腺断端出血最为常见,诊断相对较困难,同时这类出血会使胰肠吻合口处压力增高,容易导致胰瘘的发生。

(3)晚期腹腔出血多因胰瘘、胆瘘、腹腔脓肿等腐蚀创面或血管而导致出血,以及复杂血管病变(如假性动脉瘤)所致出血。前期多表现为具有间歇性出血特征的先兆出血,虽然出血可以自止,但是12 h后多再次出现为其特点。主要表现为不连续但经腹腔引流管可见的明显出血,以及呕血、黑便等,一般发生在术后10日左右。先兆出血是胰十二指肠切除术后腹腔大出血的危险因素,对预测大出血的发生具有特殊的意义。若同时合并有其他并发症(如胆瘘、胰瘘或腹腔感染)则强烈提示有大出血发生的可能,患者的死亡率也明显增高。近年来发现内脏动脉假性动脉瘤破裂出血是 PD 术后迟发性出血的重要原因。多数学者认为术中淋巴结骨骼化清扫时对动脉壁造成损伤,极易使这些动脉血管壁变得薄弱,加之胰瘘、胆瘘及腹腔脓肿等的侵蚀,形成假性动脉瘤,如在创伤或剧烈活动等诱因下使得血压持续或暂时增高时,假性动脉瘤破裂引起出血。

(4)晚期消化道出血,大多数是由于应激性溃疡或吻合口溃疡出血,且往往发生在术后1周左右。应激性溃疡是指在严重的应激状态下出现的上消化道特别是胃的多发浅表性病变,主要表现为上消化道出血,多发生于应激后的5~10日以后。随着质子泵抑制剂的问世及预防措施的不断改进,患者的应激性溃疡出血发病率已明显下降。术后消化道出血的可能来源于胰肠吻合口、胆肠吻合口或胰腺断面。国内外众多文献曾报道,术前黄疸的程度和病程是术后并发应激性溃疡的重要因素,但有文献报道术前减黄并不能减少 PD 术后早晚期并发症的发生率。

3)术后出血的预防

(1)术前伴有凝血功能障碍者应给予积极纠正,补充维生素 K 以改善患者凝血功能。必要时加用凝血酶原复合物或新鲜冰冻血浆、冷沉淀等。

(2)术中精细操作、对各个切缘及吻合口确切止血是预防及降低该并发症发生率的重要环节。

术后早期胃肠吻合口出血多与术中止血不彻底有关。术中胃肠吻合口附近的出血点尽量不用电凝止血,而用结扎或缝扎的方法。使用吻合器吻合后一定要注意检查吻合口有无出血,必要时用丝线加固缝合,既可降低吻合口瘘的发生率,也减少了出血的可能性。胰肠吻合口出血多来自胰腺断端,诊断较困难,同时这类出血会使胰肠吻合口处压力增高,容易导致胰瘘的发生。处理胰腺断面,胰腺断端上下缘常规缝扎止血外,对于断面活动性出血尽量采用 Prolene 线缝扎,胰管内插入引流管,防止胰管被缝扎。胰腺表面少用电凝止血,避免术后焦痂脱落引起出血。避免吻合口有张力或血运欠佳影响胰腺吻合口的愈合。

(3)手术中邻近血管操作要尽量少使用电凝,避免血管损伤引起术后假性血管瘤。应避免胰腺或胆道吻合口直接与血管接触,以免发生吻合口瘘后直接腐蚀血管造成大出血。可在血管表面喷生物胶或游离大网膜覆盖。腹腔引流管应避免直接接触血管,保持腹腔引流管的通畅。

(4)术后应保留持续胃肠减压以减轻消化液残留,同时应常规使用止血药,使用消化液抑制剂如生长抑素、质子泵抑制剂等。

(5)由于晚期腹腔出血多由于胰瘘、胆瘘导致的腹腔感染引起,所以术后要注意观察有无胰瘘、胆瘘的发生。一旦发现有消化道瘘的迹象应及早进行冲洗引流等处理,避免胰液、胆汁积聚形成腹腔脓肿。如果形成腹腔脓肿应及时穿刺或剖腹引流,必要时腹腔持续灌洗引流。

4)术后出血的治疗

(1)术后早期消化道出血的原因多为手术操作不当所致的胃肠吻合口出血,可行消化道内镜检查,若为胃肠吻合口出血,在内镜下止血;若非胃肠吻合口出血,或内镜止血失败,可行放射介入止血。若放射介入止血失败,应及时再次手术探查止血。术后4~5日消化道出血的可能来源于胰肠吻合口、胆肠吻合口或胰腺断面,应首选放射介入止血。放射介入止血时有时很难发现明显的出血部位,也有"盲目"的栓塞胃十二指肠动脉和肠系膜上动脉分支成功的报道。若放射介入止血失败,应及时再次手术探查止血。

（2）早期腹腔出血由于腹腔粘连较轻，出血多由于手术技术因素所致，可行创面出血点的结扎或缝扎止血，或吻合Ⅵ的重新修剪缝合，胰肠吻合口瘘且水肿严重者，可拆除缝线行胰胃吻合。

（3）晚期消化道出血多为应激性溃疡引起。应激性溃疡是指在严重的应激状态下出现的上消化道特别是胃的多发浅表性病变，主要表现为上消化道出血，多发生于应激后的 5～10 日以后。随着质子泵抑制剂的问世及预防措施的不断改进，患者的应激性溃疡出血发病率已明显下降。

（4）术后晚期腹腔出血多因胰瘘、腹腔脓肿等腐蚀创面或血管而导致出血，血管可有明显损伤甚或形成假性动脉瘤，病死率很高。这类出血常先有"前哨"出血的表现，不足以引起医师重视，往往麻痹大意。有"前哨"出血的消化道出血患者若伴有胰瘘，病死率超过 50%，这类出血应该首选放射介入止血，介入栓塞成功率在 80% 左右。对于介入术中未能明确出血部位的保留十二指肠的胰头切除患者，也可"盲目"的栓塞胃十二指肠动脉和肠系膜上动脉的近端右侧分支。同时可行腹部 CT 扫描，观察腹腔有无胰液胆汁积聚或腹腔脓肿形成，若存在上述情况，可调整引流管或在 CT 定位下穿刺重新置管引流。介入栓塞成功后，根据患者再次出血的可能性，可以留置造影插管 24 h，以便出血时立即检查治疗。如果介入栓塞不成功，就要考虑积极的手术探查，施行挽救性手术。

（5）笔者单位在处理此类出血时认为：PD 后的迟发性腹腔或消化道出血多数为胰瘘所致。对于此类出血患者，再处理时不仅要解决出血问题，更关键的是对胰瘘的处理。介入血管栓塞术（TAE）在 PD 后出血的止血治疗中有较广泛的应用。TAE 能够基本明确出血部位、安全性较高、创伤小，但缺点也显而易见：当出血较迅猛或因胰液腐蚀导致广泛渗血时，介入效果不佳，反而可能延误手术抢救的时机，更为重要的是 TAE 在解决出血问题时并未同时解决胰瘘问题，而胰瘘恰恰是出血的根本原因。因此，存在巨大的再出血风险。要同时解决出血和胰瘘，手术是唯一选择。在此类患者的再次手术过程中，止血并不困难，但胰瘘的处理相当困难。胰液强大的腐蚀能力除了使胰肠吻合口破溃及愈合不良外，还会侵袭消化周围组织，破坏其正常生理结构，并且导致不同组织相互粘连，破坏局部正常的空间结构，增加了再次手术时此区域分离及暴露的操作难度；同时由于胆肠、胃肠吻合口固定，如果将原吻合口肠管切除重建则空间不够，因此想通过第二次的急诊手术进行胰肠吻合口重建难度极大。有的外科医师采用重行胰胃吻合的方式补救，但实际操作中发现吻合空间仍有限；且相比于胰肠吻合，胰胃吻合是 PD 后消化道出血的最常见原因，是术后出血的独立危险因素。因此，重新胰胃吻合仍存在较高的再次出血风险。

鉴于此，我们对胰瘘导致的出血患者进行手术处理时，利用第一次手术时放置的胰管内支架管，通过空肠壁及腹壁将其引出体外，有效地将胰液外引流，中止了胰液对组织的继续腐蚀，同时形成胰肠分流，避免了胰酶的进一步激活。整个手术过程不需要过度分离胰肠吻合口及其周围区域，消化道出血时仅需打开胰肠吻合前壁，避免了对周围组织的损伤，操作比较简单，胰肠吻合重建时，仅需简单对合，即使胰腺残端及空肠组织糜烂水肿亦不难做到。粗糙的胰肠吻合口虽然存在由消化液的反流造成的胆瘘及肠瘘的风险，但因为没有胰酶的激活，单纯的胆瘘或肠瘘并不难处理，往往通过持续的冲洗及引流等保守措施即可治愈。同时，通过放置空肠造瘘管，可以早期对患者行肠内营养，以促进肠道蠕动，缩短禁食时间，减少肠内细菌移位及感染。

4. 术后胃瘫　术后胃瘫综合征（PGS）是指腹部手术后继发的非机械性梗阻因素引起的以胃排空障碍为主要征象的胃动力紊乱综合征，是腹部消化道手术后常见并发症之一。胃瘫常持续数周甚至更长时间，易被误诊为吻合口或输出襻的机械性梗阻而采取再手术治疗。胃瘫是胰十二指肠切除术后的最常见并发症之一，国外报道发生率为 10%～40%。PGS 多发生于术后 1～2 周内，发生在拔除胃管开始进流食或半流食后，上腹饱胀不适、中上腹有压迫感，易出现恶心、呕吐，呕吐物为含有胆汁的胃内容物,呕吐后症状可缓解或减轻。

1) 术后胃瘫的诊断标准:国际上关于 PGS 的诊断尚无统一的标准,目前国内常用的诊断标准为:① 经过一项或多项检查提示无胃流出道机械性梗阻征象,但有胃潴留;② 胃引流量>800 ml/d,持续时间>10 日;③ 无明确水、电解质、酸碱失衡;④ 无引起胃排空障碍的基础疾病,如糖尿病、甲状腺功能减退症等;⑤ 无应用影响平滑肌收缩的药物史。

胃瘫的辅助检查主要为上消化道造影,典型征象为胃胀满、扩张,蠕动减弱或消失,造影剂在胃腔潴留。另外,Ajaj 等报道可以应用实时核磁共振来评估胃瘫患者及健康人群的胃收缩运动情况,但其敏感性和特异性尚需进一步研究。目前同位素检查亦可应用于术后胃的蠕动功能及排空能力的检测,闪烁显像和^{13}C-辛酸呼吸试验是耐性好、广泛采用的两种检测胃排空情况的常用方法,Viramontes 等用稳定同位素^{13}C-辛酸进行胃排空呼吸实验,可以确定胃排空运动正常或排空延迟,同样也是一种非侵入性实验。近年来单电子发射计算机断层扫描(SPECT)核素显像技术也作为一种非侵入性检查技术应用于胃的适应性、调节能力评估中,Simonian 等设计了一种联合应用 SPECT 和闪烁显像的方法来检测餐后胃容积、胃的适应性及胃对固体和液体食物的排空等。

2) 术后胃瘫的病因及发生机制:PGS 多见于上腹部手术后,特别是胃和胰腺手术。胰十二指肠联合切除术涉及胃、胆囊、胰腺及十二指肠等多个脏器,故 PGS 的发生率也必然明显增高。本病发病原因:① 迷走神经损伤,Whipple 术中行大范围的淋巴结清扫,必将严重损伤迷走神经干,失去其对胃排空机制的神经支配作用,影响了胃肠的运动功能;② 手术创伤,大范围的淋巴结清扫、术后胆瘘、胰瘘、严重的腹腔积液产生等均可直接导致胃肠吻合口炎症、水肿,胃壁水肿加上胃窦切除后失去磨碎食物的功能使胃内容排空困难;③ 术前营养不良,低蛋白血症、电解质紊乱以及有糖尿病或幽门梗阻者,术后 PGS 发生率较高;④ 总胆红素长期明显升高,心脏、肝脏、肾脏及神经系统均会受到明显的损伤。

目前认为,胰十二指肠切除术后 PGS 是一功能性改变,发病机制尚不清楚,胰十二指肠切除术后 PGS 的发生可能与以下机制有关:① 胃动力障碍;② 胃肠运动的不协调性;③ 胃壁顺应性降低;④ 胃电活动异常,胃电节律紊乱使胃产生逆向移行性慢波,胃收缩运动减弱或缺乏,干扰胃肠道对内容物的清扫运动;⑤ 异常的胃肠激素和肽类的作用;⑥ 迷走神经紧张性降低,迷走神经切除及糖尿病累及内脏自主神经后易发生胃瘫,抗胆碱能药物能诱发和加重胃瘫;⑦ 胰高血糖素血症、高血糖症、应激反应、感染、代谢及药物等因素也可能参与胃瘫的发生。

3) 术后胃瘫的治疗:PGS 的治疗原则主要是减轻临床症状,加强营养,严格控制血糖水平,避免其他并发症的发生,加快胃肠协调运动功能的恢复。

(1) 一般治疗:首先应予严格禁食、禁水、持续胃肠减压、静脉补液,补充足够的热量、蛋白质及维生素等。低钾可致胃肠道平滑肌张力低下,需特别注意补充钾。高渗温盐水加激素洗胃,静滴氢化可的松或地塞米松可减轻吻合口水肿。对于糖尿病患者需严格控制血糖水平,Ishuchi 等研究证明高血糖对胃动力有明显的抑制作用,并且其抑制作用与血糖升高的程度呈正比。

(2) 肠内营养:目前研究表明术后胃肠道麻痹仅局限于胃和结肠,术后 6~12 h 小肠就可以恢复吸收功能,早期的肠内营养对小肠有局部营养作用,能刺激肠蠕动,促进肠内细胞的生长,促进胃肠激素分泌,从而可以维持小肠结构及功能的完整,加快胃和小肠的蠕动功能恢复,因此术后早期肠内营养既是预防胃瘫发生,同时也是治疗胃瘫的有效手段之一。术中将鼻胃营养管插入吻合口的远端 20~30 cm 处,术后早期输注肠内营养液,可促进残胃功能恢复,改善机体营养状态,可以有效缩短胃瘫治疗时间。

(3) 药物治疗:胃肠动力药物能促进胃平滑肌收缩,增强胃蠕动力、协调胃肠运动,达到加快胃排空的目的。常用药物有以下几种。① 多巴胺 D 受体拮抗剂,如甲氧氯普胺、多潘立酮等。② 呱啶苯酰胺衍生物,代表药物为西沙比利,是一种 5‐HT 受体激动剂,能促进肌间神经丛神经节后末梢乙酰胆碱的释放,加快全消化道蠕动和协调胃肠运动。③ 大环内酯类抗生素,主要为红霉素及其衍生物,Petrakis 等首次报道将其作为促进胃肠动力的药物,发现其通过结合胃动素受体而发挥作用,但无刺激胃分泌的作用,能够引起胃周期性消化间期运动复合波(MMc)Ⅲ相波的强烈收缩,促进胃排空,加速纠正胃电节律紊乱和改善胃排空功能,可明显减轻胃滞留。Alic 等报道对于顽固性慢性胃瘫可以长期、小剂量应用红霉素进行治疗,其良好的作用效果可持续几个月之久,并且无严重并发症发生。④ 生长抑素对胃瘫的影响目前尚有争论,但奥曲肽可以减少胃瘫患者体液及电解质的大量丧失,减少患者每日的补液总量和时间,积极意义较大。

(4)胃镜治疗:胃镜检查对胃壁的机械刺激对于胃动力的恢复有较好的作用,对治疗胃瘫效果明显,但操作时间不宜过早,以免引起吻合口破裂,一般选择在术后 10 日以后进行。

(5)胃电刺激:目前临床中主要有两种胃的电刺激方法。① 高能量、长波电刺激,它是近年来出现的一种治疗胃瘫的新方法,其原理是通过外科手术或超声内镜将起搏装置植于胃浆膜下,采用频率高于内源性慢波 10% 的电刺激来干扰、改变胃的基础节律,使胃的慢波频率恢复正常,动物实验和临床研究都证明该方法可明显促进胃肠排空,改善胃瘫症状。② 高频率、低能量、短波电刺激,是指我们通常说的胃电刺激,这种装置需要将刺激导联沿着胃大弯缝合在胃的肌肉间,此种电刺激并不能干扰、改变胃的慢波,但可以明显改善恶心、呕吐等临床症状。研究证明对于手术引起的顽固性胃瘫患者应用此治疗可以明显提高其营养状态、改善生活质量、增加体重指数、增强胃的排空能力。

(6)中医、中药治疗:临床应用中医、中药联合治疗胃瘫,可以明显改善症状、提高生活质量、缩短疗程等。治疗原则主要是"六腑以通为用",同时针灸或穴位注射及中药保留灌肠等方法均有较好疗效。

二、手术的麻醉

胰腺癌(carcinoma of pancreas)主要指胰外分泌腺的恶性肿瘤,发病率近年来明显上升,恶性程度高、发展较快、预后较差。胰腺癌患者多伴有阻塞性黄疸和肝功能损害,腹痛、食欲不振、营养不良及消瘦,并且这类患者常需行胰十二指肠切除术,手术侵袭范围广泛、时间冗长,术野渗出较多,血浆和细胞外液丢失严重,容易导致循环血容量减少。充分的麻醉前准备可极大提高手术和麻醉的安全性。

(一)麻醉前评估

对胰腺癌患者进行完整的术前检查对于手术成功至关重要,应详细了解临床诊断、进行彻底的病史询问及与麻醉有关的体格检查。麻醉医生应在麻醉前 1～2 日访视患者,对合并有重要内科疾病的患者应更早访视。访视患者时,应询问手术麻醉史、吸烟史、药物过敏史及药物治疗情况,平时体力活动能力及目前的变化。重点检查生命体征,心、肺及呼吸道,脊柱及神经系统,并对并存病的严重程度进行评估。对黄疸严重的患者应详细询问是否有异常出血病史及平时伤口自行止血情况。部分患者还可出现胰源性糖尿病或原有糖尿病加重。根据访视和检查结果,对病情以及患者对麻醉及手术的耐受能力做出全面评估。对患者的病情和体格情况的评估,多采用美国麻醉医师协会(ASA)的标准将患者分为 5 级,对病情的判断有重要参考价值。

(1)Ⅰ级:患者的重要器官、系统功能正常,对麻醉和手术耐受良好,正常情况下没有什么风险。

(2)Ⅱ级:有轻微系统性疾病,重要器官有轻度病变,但代偿功能健全,对一般麻醉和手术可以耐受,风险较小。

(3)Ⅲ级:有严重系统性疾病,重要器官功能受损,但仍在代偿范围内,行动受限,但未丧失工作能力。施行麻醉和手术有一定的顾虑和风险。

（4）Ⅳ级：有严重系统性疾病，重要器官严重，功能代偿不全，已丧失工作能力，经常面临对其生命安全的威胁。施行麻醉和手术均有危险，风险很大。

（5）Ⅴ级：病情危重、濒临死亡，手术是孤注一掷。麻醉和手术异常危险。

一般认为，Ⅰ、Ⅱ级患者对麻醉和手术的耐受性良好，风险较小。Ⅲ级患者的器官功能虽在代偿范围内，但对麻醉和手术的耐受能力减弱，风险性较大，如术前准备充分，尚能耐受麻醉。Ⅳ级患者因器官功能代偿不全，麻醉和手术的风险性很大，

即使术前准备充分，围手术期的死亡率仍很高。Ⅴ级患者为濒死患者，麻醉和手术都异常危险，不宜行择期手术。这种分类也适用于急诊手术，在评定的类别旁加"E"或"急"即可。

我国根据临床实践经验将患者的病情和体格情况分为两类四级，详见表25-5-1。对第Ⅰ类患者，术前无需特殊处理，或仅做一般性准备，可接受任何类型手术和麻醉；对第Ⅱ类患者必须对营养状况、中枢神经、心血管、呼吸、血液（凝血功能）、代谢（水、电解质代谢）及肝、肾功能等做好全面的特殊准备工作，方可施行麻醉和手术，必要时宜采取分期手术。

表 25-5-1　手术患者病情及体格情况分级

| 类 | 级 | 标　准 | | 死亡率（%） | |
		全身情况	外科病变	重要生命器官	麻醉耐受估计
Ⅰ	1	良好	局限，不影响和仅有轻微全身影响	无器质性病变	良好
	2	好	对全身已有一定影响，但易纠正	有早期病变，但功能仍处于代偿状态	好
Ⅱ	1	较差	对全身已造成明显影响	明显器质性病变，功能接近失代偿，或有早期失代偿	差
	2	很差	对全身已造成严重影响	严重器质性病变，功能失代偿，需内科支持治疗	劣

注：只要符合评级依据相应类级的两项即可评为该类级

（二）麻醉前准备

术前准备取决于手术方式和患者的整体情况，两方面因素结合考虑以达到术前最佳状态。

1. 纠正或改善病理生理状态　恶性肿瘤患者术前多有营养不良、贫血、低蛋白血症、水肿和电解质异常，可明显降低麻醉和手术耐受力。术前应改善营养不良状态，加强支持治疗，给予高蛋白、高糖、低脂膳食，纠正脱水、电解质紊乱和酸碱平衡失调。对营养不良患者，手术前如果有较充裕的时间，应尽可能经口补充营养；如果时间不充裕，或患者不能或不愿经口饮食，可通过小量多次输血及注射水解蛋白和维生素等进行纠正；低清蛋白者，最好给浓缩清蛋白注射液。对并存血容量不足、脱水、血液浓缩、电解质及酸碱失衡或伴严重合并疾病以及继发病理生理改变者，根据血常规、血细胞比容、出凝血时间、心电图、X线片、血气分析、血清电解质、尿常规、尿糖、尿酮体等检查结果，进行重点处理或纠正。有凝血功能障碍者，可给予新鲜冰冻血浆 5～6 ml/kg，并使用维生素 K 及抗纤溶药

物治疗，使凝血酶原时间接近正常。合并心脏病者，应重视改善心脏功能，有心绞痛症状的患者应行冠脉造影检查或 CTA，根据冠脉病变程度进行相应的治疗；合并高血压者，应系统治疗以控制收缩压低于 24 kPa（1 kPa = 7.5 mmHg）、舒张压低于 13.3 kPa 较为安全；合并呼吸系统疾病者，术前应检查肺功能、动脉血气分析和肺 X 线片，停止吸烟至少 2 周，并进行呼吸功能训练，应用有效抗生素 3～5 日以控制急、慢性肺部感染；合并糖尿病者，术前应严格控制血糖，治疗并发症，血糖控制的目标是空腹血糖 7.1 mmol/L（140 mg/dl），餐后 2 h 血糖 11.1 mmol/L（200 mg/dl）以下，但要防止低血糖的发生。控制尿糖低于（＋＋），尿酮体阴性；急诊伴酮症酸中毒者，应静滴胰岛素消除酮体、纠正酸中毒后手术。如需立即手术者，虽然可在手术过程中补充胰岛素、输液并纠正酸中毒，但患者术中循环代偿功能较差，血压不稳定，血糖持续升高，即使加大胰岛素剂量亦难以控制，麻醉的风险性明显增加。

2. **胃肠道的准备** 择期手术前常规排空胃，以免围手术期间发生胃内容物反流、呕吐或误吸，及由此而导致的窒息和吸入性肺炎。正常人胃排空时间为 4～6 h，情绪激动、恐惧、焦虑或疼痛不适等可致胃排空显著减慢。为此，成年人一般应在麻醉前至少 8 h，最好 12 h 开始禁饮、禁食，以保证胃彻底排空，禁饮 4 h；小儿术前禁固体食物 4～6 h，禁饮 2～3 h；急症患者也应充分考虑胃排空问题。有关禁饮、禁食的重要意义，必须向患者家属交代清楚，以争取合作。

3. **精神状态的准备** 多数患者在手术前存在种种不同程度的思想顾虑，恐惧、紧张、焦急、情绪激动或彻夜失眠，这些都会导致中枢神经系统活动过度，麻醉手术耐受力明显削弱，术中或术后容易发生休克。为此，术前必须设法解除患者的思想顾虑和焦急情绪，从关怀、安慰、解释和鼓励着手，酌情恰当阐明手术目的、麻醉方式、手术体位，以及麻醉或手术中可能出现的不适等情况，用亲切的语言向患者做具体介绍，针对存在的顾虑和疑问进行交谈和说明，以取得患者信任，争取充分合作。对过度紧张而不能自控的患者，术前数日起即开始服用适量安定类药物，晚间给辅助睡眠药，手术当日清晨麻醉前再给适量镇静催眠药。

4. **口腔卫生准备** 麻醉气管插管时，上呼吸道的细菌容易被带入下呼吸道，在术后抵抗力低下的情况下，可能引起肺部感染并发症。为此，患者住院后即应嘱患者早晚刷牙、饭后漱口；对患有松动龋齿或牙周炎症者，需经口腔科诊治。进手术室前应将活动假牙摘下，以防麻醉时脱落，甚至误吸入气管或嵌顿于食管。

5. **输液输血准备** 胰腺癌手术术中可能失血较多，术前应检查患者的血型，准备一定数量全血，做好交叉配合试验，并为手术准备好足够的红细胞和其他血液制品。凡有水、电解质或酸碱失衡者，术前均应常规输液，尽可能做补充和纠正。

6. **治疗药物的检查** 病情复杂的患者，通常在术前已接受一系列药物治疗，麻醉前除要求全面检查药物治疗的效果外，还应重点考虑某些药物与麻醉药物之间存在的相互作用，避免麻醉中出现不良反应。为此，术前需要确定某些药物是否继续用还是调整剂量再用或者停止使用。例如洋地黄、胰岛素、皮质激素和抗癫痫药，一般都需要继续使用至术前，但应核对剂量重新调整。为避免高血压反跳现象，一般主张持续服用抗高血压药物至手术当日，但应注意抗高血压药物对麻醉的可能影响。例如吸入麻醉药可能强 β 受体阻滞剂的作用，两者相互作用会产生心肌抑制效应。长期使用利尿剂特别是排钾利尿药时，应密切监测血钾。对 1 个月以前曾较长时间应用皮质激素而术前已经停服者，手术中有可能发生急性肾上腺皮质激素功能不全危象，因此术前必须恢复使用外源性皮质激素，直至术后数日。正在施行抗凝治疗的患者，手术前应停止使用，并需设法拮抗其残余抗凝作用。患者长期服用某些中枢神经抑制药，如巴比妥、阿片类、单胺氧化酶抑制药、三环抗忧郁药等，均可影响对麻醉药的耐受性，或于麻醉中易诱发呼吸和循环意外，故均应于术前停止使用。安定类药（如吩噻嗪类药——氯丙嗪）、抗高血压药（如萝芙木类药——利血平）、抗心绞痛药（如 β 受体阻滞药）等，均可能导致麻醉中出现低血压、心动过缓，甚至心缩无力，故术前均应考虑是继续使用、调整剂量使用还是暂停使用。

7. **手术前晚复查** 手术前晚应对全部准备工作进行复查。如临时发现患者感冒、发热、妇女月经来潮等情况时，除非急症，手术应推迟进行。手术前晚睡前宜给患者服用安定镇静药，以保证有充足的睡眠。

8. **麻醉设备、用具及药品的准备** 麻醉前必须对麻醉和监测设备、麻醉用具及药品进行准备和检查。全身麻醉的各项用具除用于全麻外，也可用于出现麻醉意外时对患者的抢救，特别是对其呼吸的支持。因此，施行任何麻醉方法时都应准备好全套全身麻醉用具，以备不测之需。麻醉期间除监测患者基本的生命体征，如血压、呼吸、ECG、脉搏和体温外，胰腺癌患者尚需要进行有创动脉持续测压（ABP）和中心静脉压（CVP）监测。在麻醉实施前对已准备好的设备、用具和药品等，应再一次检查和核对。术中所用药品,必须经过核对后方可使用。

麻醉前需根据病情对患者做好各方面的准备工作,总的目的在于提高患者的麻醉耐受力和安全性,保证手术顺利进行,术后恢复更迅速。对 ASA Ⅰ级患者,做好一般准备即可;对 ASA Ⅱ级患者,应维护全身情况及重要生命器官功能,在最大限度上增强患者对麻醉的耐受力;对于Ⅲ、Ⅳ、Ⅴ级患者,除需做好一般性准备外,还必须根据个别情况做好特殊准备。

(三)麻醉前用药

1. 目的　通过麻醉前用药使麻醉过程平稳。① 抑制皮质、皮质下或大脑边缘系统,产生意识松懈、情绪稳定和遗忘的效果。由此也可显著减少麻醉药用量和(或)提高机体对麻醉药的耐受性。② 提高痛阈,阻断痛刺激向中枢传导,减弱痛反应和加强镇痛,弥补某些麻醉方法本身镇痛不全的不足。③ 减少随意肌活动,减少氧耗量,降低基础代谢率,使麻醉药用量减少、麻醉药毒副作用减少、麻醉过程平稳。④ 减轻自主神经应激性,减弱副交感反射兴奋性,减少儿茶酚胺释放,拮抗组胺,削弱腺体分泌活动,保证呼吸道通畅、循环系统功能稳定。

2. 药物选择　全麻患者以镇静药和抗胆碱药为主,硬膜外麻醉、腰麻患者以镇静药为主。冠心病及高血压患者的镇静药剂量可适当增加,而伴有心脏瓣膜病、心功能差及病情严重者,镇静及镇痛药的剂量应酌减。一般状况差、年老体弱者,恶病质及甲状腺功能低下者,用药量应减少;而年轻体壮或甲亢患者,用药量应酌增。麻醉前用药一般在麻醉前 30～60 min 肌内注射。常用药物见表 25-5-2。

表 25-5-2　常用麻醉前用药

药物类型	药　　名	作　　用	用法和用量
安定镇静药	地西泮(diazepam)	安定镇静、催眠、抗焦虑、抗惊厥	口服 0.1～0.15 mg/kg
催眠药	咪达唑(midazolam) 苯巴比妥(phenobarbital)	镇静、催眠、抗惊厥 镇痛、镇静	肌注 0.05～0.1 mg/kg 肌注 1～2 mg/kg
镇痛药	吗啡(morphine) 哌替啶(pethidine)	抑制腺体分泌、解除平滑肌	肌注 0.1 mg/kg 肌注 1 mg/kg
抗胆碱药	阿托品(atropine) 东莨菪碱(scopolamine) 长托宁(penehyclidine hydrochloride)	痉挛和迷走神经兴奋	肌注 0.01～0.02 mg/kg 肌注 0.2～0.5 mg 肌注 0.01～0.02 mg/kg

(四)临床麻醉方法

1. 全身麻醉　麻醉药经呼吸道吸入或静脉、肌内注射进入体内,产生中枢神经系统的抑制,临床表现为神志消失、全身的痛觉丧失、遗忘、反射抑制和一定程度的肌肉松弛,这种方法称为全身麻醉。对中枢神经系统抑制的程度与血液内的药物浓度有关,并且可以调控。这种抑制是完全可逆的,当药物被代谢或从体内排出后,患者的神志和各种反射逐渐恢复。

1) 全身麻醉药

(1)吸入麻醉药:吸入麻醉药是指经呼吸道吸入进入人体内并产生全身麻醉作用的药物。常用的吸入麻醉药包括:氧化亚氮(N_2O)、安氟醚、异氟醚、七氟醚、地氟醚等。吸入麻醉药的优点为:药效作用全面、麻醉深度易于调控、给药途径简便易行。

(2)静脉麻醉药:经静脉注射进入人体内,通过血液循环作用于中枢神经系统而产生全身麻醉作用的药物,称为静脉麻醉药。优点为诱导快,对呼吸道无刺激,无环境污染。常用静脉麻醉药有:硫喷妥钠、氯胺酮、γ 羟丁酸钠(γ-OH)、依托咪酯、异丙酚等。目前硫喷妥钠和 γ-OH 由于作用时间长、对循环的抑制比较明显等副作用被异丙酚、依托咪酯等新型药物取代。氯胺酮主要用于小儿的基础麻醉。

(3)肌肉松弛药:又称肌松药,为全麻用药的重要组成部分,不仅便于手术操作,也有助于避免深麻醉带来的危害,包括去极化肌松药和非去极化肌松药。常用肌松药有:琥珀胆碱、氯筒箭毒碱、泮库溴铵、维库溴铵、阿曲库铵及顺式阿曲库铵等。除琥珀胆碱为去极化肌松药外,其余均为非去极化肌松药。

(4)麻醉辅助用药及麻醉性镇痛药物:主要用于全身麻醉时起辅助性镇静镇痛作用,包括:地西泮(安定)、咪达唑仑(咪唑安定)、右美托咪啶、氟哌利多、吗啡、哌替啶(度冷丁)、芬太尼、瑞芬太尼及舒芬太尼等。

2)全身麻醉的实施

(1)全身麻醉的诱导:全身麻醉的诱导是指患者接受全麻药后,由清醒状态到神志消失,并进入全麻状态后进行气管内插管,这一阶段称为全麻诱导期。诱导前应准备好麻醉机、气管插管用具及吸引器等,开放静脉和胃肠减压管,测定血压和心率的基础值,并应监测 ECG 和脉搏血氧饱和度(SPO$_2$)。全麻诱导方法包括吸入诱导法和静脉诱导法。

(2)全身麻醉的维持:全麻维持期的主要任务是维持适当的麻醉深度与肌松以满足手术的要求,并保证循环和呼吸等生理功能的稳定。

A. 吸入麻醉药维持:经呼吸道吸入一定浓度的吸入麻醉药,以维持适当的麻醉深度。由于 N$_2$O 的麻醉性能弱,高浓度吸入时有发生缺氧的危险,因而难以单独用于维持麻醉。挥发性麻醉药的麻醉性能强,高浓度吸入可使患者意识、痛觉消失,能单独维持麻醉,但肌松作用并不满意,吸入浓度越高,对生理的影响越严重。因此,临床上常将 N$_2$O-O$_2$-挥发性麻醉药合用维持麻醉,必要时加用肌松药。肌松药不仅使肌肉松弛,并可增强麻醉作用,以减轻深麻醉时对生理的影响。

B. 静脉麻醉药维持:为全麻诱导后经静脉给药维持适当麻醉深度的方法。目前所用静脉全麻药中,除氯胺酮外,多数都属于镇静催眠药,缺乏良好的镇痛作用,单一的静脉全麻药仅适用于全麻诱导和短小手术,而对复杂且时间较长的胰腺癌手术,多选择复合全身麻醉。

C. 复合全身麻醉:曾经成为平衡麻醉,是指在同一次麻醉过程中同时或先后使用两种或两种以上的麻醉药物。复合麻醉可以发挥每种麻醉药物或麻醉技术的优点,取长补短,减少单一种药物的剂量和副作用,增强麻醉的安全性和可控性,提高麻醉质量。根据给药的途径不同,可分为全静脉麻醉和静脉与吸入麻醉药复合的静吸复合麻醉。

D. 全静脉麻醉:是指在静脉麻醉诱导后,采用多种短效静脉麻醉药复合应用,以间断或连续静脉注射法维持麻醉。目前常用静脉麻醉药的镇痛作用很差,故在麻醉过程中需用强效麻醉性镇痛药,以抑制应激反应,加强麻醉效果。为了达到肌松弛和便于施行机械通气的目的,必须给予肌松药。这样既可发挥各种药物的优点,又可克服各自的不良作用,具有诱导快、操作简便的优势,可避免吸入麻醉药引起的环境污染。但是这要求麻醉医师必须精通各种药物的药理特点,才能灵活用药,取得良好麻醉效果。目前常用的静脉麻醉药有异丙酚、咪达唑仑,麻醉性镇痛药有吗啡、芬太尼、瑞芬太尼及舒芬太尼,而肌松药则根据需要选用长效或短效的药物。

E. 静吸复合麻醉:全静脉麻醉的深度缺乏明显的标志,给药时机较难掌握,有时麻醉可突然减浅。因此,常吸入一定量的挥发性麻醉药以保持麻醉的稳定,一般在静脉麻醉的基础上,同时吸入挥发性麻醉药,这样既可维持相对麻醉稳定,又可减少吸入麻醉药的用量,且有利于麻醉后迅速苏醒。静吸复合麻醉适应范围较广,麻醉操作和管理都较容易掌握,极少发生麻醉突然变浅患者躁动或术中知晓等的被动局面,但如果掌握不好,也容易发生术后清醒延迟。

(3)全身麻醉深度的判断:复合麻醉技术的临床应用对全身麻醉深度判断带来困难,维持适当的麻醉深度是重要而复杂的。《米勒麻醉学(第7版)》认为,麻醉深度主要包括有无意识、对伤害性刺激有无不良反应(应激)和肌肉松弛程度3个主要成分的状态。其中,肌肉松弛的检测已有很好的量效检测手段。腹腔内手术肌松要求较高,用 TOF 刺激要保持仅出现 1 个肌颤搐,甚至无肌颤搐。躯体对伤害性刺激的不良反应包括血流动力学反应、催汗反应、内分泌反应、免疫反应等多方面应激反应。满意的镇痛即可确保无伤害性刺激引起的不良(应激)反应。对于麻醉状态下意识的监测主要依赖神经电生理技术,如脑电双频谱指数(BIS)、脑电熵指数、Narcotrend 麻醉/脑电意识深度监测指数(NI)等。许多研究证实这些神经电生理指标与镇静程度之间有良好的相关性。手术过程中应维持 BIS 为 40～60,可很大程度上避免术中知晓。NI 分级在 D2 时,对应的 BIS 值 95%CI 为 39～52。为保障临床满意的麻醉深度,在意识水平的监测方面,应确保无术中知晓;在镇痛水平的监测方面,应确保无伤害性刺激引起的不良反应;此外,还应保证肌肉松弛。

3) 全身麻醉的严重并发症及其处理

(1) 反流与误吸:全麻诱导时因患者的意识消失,咽喉部反射消失,一旦有反流物即可发生误吸。各种原因引起的胃排空时间延长,使胃内存积大量胃液或空气,容易引起反流。全麻后患者没有完全清醒时,吞咽呛咳反射未恢复,也易发生胃内容物的反流及误吸。无论误吸物为固体食物或胃液,都可引起急性呼吸道梗阻。完全性呼吸道梗阻可立即导致窒息、缺氧,如不能及时解除梗阻,可危及患者的生命。误吸胃液可引起肺损伤、支气管痉挛和毛细血管通透性增加,导致肺水肿和肺不张。肺损伤的程度与胃液量和 pH 相关,吸入量越大,pH 越低,肺损伤越重。麻醉期间预防反流和误吸主要措施包括:减少胃内物的滞留,促进胃排空,降低胃液的 pH,降低胃内压,必要时可实行清醒气管内插管。对围手术期出现反流误吸的患者,尽快选用粗大的吸引管快速清理气道,酌情采用气管内冲洗或纤维支气管镜支气管灌洗。液体误吸,如单纯的胃酸误吸,多不主张进行灌洗,以免灌洗液将误吸的液体冲入远端气道而加重肺损伤。黏稠液体、颗粒或团块状物体的误吸,推荐尽早采用纤维支气管镜行气道内清理或灌洗,已尽量清除异物。继以纯氧机械通气,并加用呼气末正压(PEEP, 5～10 cmH$_2$O)。

(2) 通气量不足:麻醉期间和全麻后都可能发生通气不足,主要表现为 CO$_2$ 潴留或(和)低氧血症。麻醉药、麻醉性镇痛镇静药的残余作用以及肌松药的残余作用是引起通气不足的主要原因,应以机械通气维持呼吸直到呼吸功能的完全恢复,必要时以拮抗药逆转。腹部手术术后伤口疼痛可抑制患者的腹式呼吸,因此,胰腺癌的患者应加强术后镇痛,鼓励和帮助患者深吸气和咳嗽。

(3) 呼吸道梗阻:以声门为界,呼吸道梗阻可分为上呼吸道梗阻和下呼吸道梗阻。

A. 上呼吸道梗阻:常见原因为机械性梗阻,如舌后坠、口腔内分泌物及异物阻塞、喉头水肿等。不全梗阻表现为呼吸困难并有鼾声;完全梗阻者有鼻翼扇动和三凹征,虽有强烈的呼吸动作而无气体交换。舌后坠时可将头后仰、托起下颌、置入口咽或鼻咽通气管,同时清除咽喉部的分泌物及异物,即可解除梗阻。喉头水肿多发生于婴幼儿及气管内插管困难者,也可因手术牵拉或刺激喉头引起。轻者可静注皮质激素或雾化吸入肾上腺素,严重者应行紧急气管切开。梗阻的另一常见原因是喉痉挛,常在浅麻醉下或缺氧时刺激喉头而诱发,患者表现为呼吸困难,吸气时有哮鸣声,可行环甲膜穿刺置管行加压给氧,多数均可缓解。严重喉痉挛者,可静注琥珀胆碱后行气管内插管。避免在浅麻醉时刺激喉头可防止喉痉挛的发生。

B. 下呼吸道梗阻:常见原因为气管导管扭折、导管斜面过长紧贴在气管壁上、分泌物或呕吐物误吸后堵塞气管及支气管。梗阻不严重者除肺部听到啰音外,可无明显症状;梗阻严重者可呈现呼吸困难、潮气量降低、气道阻力高、缺氧、发绀、心率增快和血压降低,如处理不及时可危及生命。麻醉前应仔细挑选气管导管,术中应经常检查导管的位置,避免因体位改变而引起导管扭折;经常听诊肺部,及时清除呼吸道内的分泌物。下呼吸道梗阻也可因支气管痉挛引起,多发生在有哮喘史或慢性支气管炎的患者。因此,维持适当的麻醉深度和良好的氧合是缓解支气管痉挛的重要措施,必要时可静注氨茶碱 0.25 mg 或氢化可的松 100 mg。

(4) 低氧血症:吸空气时 SPO$_2$<90%、PO$_2$<8 kPa 或吸纯氧时 PO$_2$<12 kPa 即可诊断为低氧血症。全麻时的临床表现为发绀、心动过速、心律紊

乱、血压升高等,晚期表现为心动过缓甚至心搏停止。常见原因和处理原则包括以下几个方面。① 麻醉机的故障、氧气供应不足、气管导管过深进入单侧主支气管或脱出气管外以及呼吸道梗阻均可引起低氧血症,应及时纠正。② 弥散性缺氧:多见于 N_2O 吸入麻醉,停止吸入 N_2O 后应继续吸纯氧 5～10 min。③ 肺不张:因分泌物过多或通气不足等因素引起肺容量降低所致。大范围肺不张可表现为顽固性低氧血症,应及时清理呼吸道内的分泌物、痰液,必要时以纤维支气管镜吸痰,拔管前充分膨胀肺,严重者需行 PEEP 治疗。④ 误吸:可导致严重低氧血症,轻者对氧治疗有效,严重者应行机械通气治疗。⑤ 肺水肿:可发生于急性左心心力衰竭或肺毛细血管通透性增加,治疗包括强心、利尿、扩血管、吸氧及机械通气治疗。

(5) 高血压:麻醉期间高血压常见原因有以下几项。① 原发性高血压、嗜铬细胞瘤、颅内压增高等。② 与手术、麻醉操作有关,如手术探查、气管插管等。③ 通气不足引起 CO_2 蓄积。④ 药物所致血压升高。处理:维持足够麻醉深度,有效镇痛,对于顽固性高血压者,可行控制性降压以维持循环稳定。

(6) 低血压:麻醉过深可导致血压下降、脉压变窄,若麻醉前已有血容量不足者,表现更为明显,临床表现为少尿或代谢性酸中毒,严重者可出现器官灌注不足体征,如心肌缺血、中枢神经功能障碍等。术中失血过多可引起低血容量性休克,应监测尿量、血红蛋白及血细胞比容,必要时监测 CVP 或 PCWP 以指导输液、输血。过敏反应、肾上腺皮质功能低下及复温时,均可引起血管张力降低而导致低血压。治疗包括补充血容量或及时输血,应用血管收缩药恢复血管张力及病因治疗。术中牵拉内脏时常可引起反射性血压下降,同时发生心动过缓,应及时解除刺激,必要时给予阿托品治疗。

(7) 心律失常:窦性心动过速与高血压同时出现时,常为浅麻醉的表现,应适当加深麻醉。低血容量、贫血及缺氧时,心率也可增快,应针对病因进行治疗。手术牵拉或心眼反射时,可因迷走神经反射致心动过缓,严重者可致心搏骤停,应请外科医

师立即停止操作,必要时静注阿托品。房性期前收缩多与并存心、肺疾病有关,偶发房性期前收缩对血流动力学的影响不明显,无需特殊处理。频发房性期前收缩有发生心房纤颤的可能,应给予西地兰治疗。麻醉下发生的偶发室性期前收缩无需特殊治疗。因浅麻醉或 CO_2 蓄积所致的室性期前收缩,适当加深麻醉或排出 CO_2 后多可缓解。如室性期前收缩为多源性、频发或伴有 R-on-T 现象,表明有心肌灌注不足,应及时积极治疗。

(8) 体温改变(低温、高热):胰腺癌的患者以年老体弱者居多,术中容易发生低体温,尤其是手术时间长者,因此,要做好术中的保暖与升温。恶性高热是一种受体表达缺陷的遗传性疾病,临床上以接触诱发药物(主要是吸入麻醉药物和某些肌肉松弛药物)后迅速出现肌肉强直、高热、肌酶升高等症状为主要特征。由于骨骼肌处于持续的强直性收缩状态,消耗大量能量,导致体温持续快速增高($1℃/5\,min$),体温急剧上升可超过 $42℃$,死亡率很高。如无特异性治疗药物丹曲洛林(dantrolene),而一般的临床降温措施又难以控制体温的恶性升高时,最终将导致患者的死亡。最容易诱发恶性高热的药物是琥珀胆碱和氟烷。欧美国家的发病率稍高,而中国人极其罕见。一旦发现体温升高,应积极进行物理降温,特别是头部降温以防发生脑水肿。

2. 局部麻醉 用局部麻醉药(简称局麻药)暂时阻断某些周围神经的冲动传导,使这些神经所支配的区域产生麻醉作用,称为局部麻醉(简称局麻)。广义的局麻包括椎管内麻醉。局麻是一种简便易行、安全有效、并发症较少的麻醉方法。施行局麻时应熟悉局部解剖和局麻药的药理作用,掌握规范的操作技术。

1) 硬膜外阻滞:将局麻药注射到硬脊膜外腔,阻滞相应部分脊神经的传导功能,使其所支配区域的感觉或(和)运动功能消失的麻醉方法,称为硬脊膜外腔阻滞,又称硬膜外阻滞或硬膜外麻醉,临床常用连续法,可作为胰腺癌手术麻醉的辅助麻醉手段,同时用以进行手术后的疼痛治疗。

(1) 硬膜外阻滞术中患者的管理:因交感神经

被阻滞而引起阻力血管和容量血管的扩张,导致血压下降。尤其是上腹部手术时,因胸腰段交感神经阻滞的范围较广,并可阻滞心交感神经引起心动过缓,更易发生低血压,需要快速输液或使用缩血管药物进行纠正。如果患者有穿刺点皮肤感染、凝血机制障碍、休克、脊柱结核或严重畸形、中枢神经系统疾病等均为禁忌。对老年、妊娠、贫血、高血压、心脏病、低血容量等患者,应非常谨慎,减少用药剂量,加强患者管理。

(2) 硬膜外阻滞的并发症

A. 局麻药毒性反应:硬膜外腔内有丰富的静脉丛,对局麻药的吸收很快;导管可误入血管内;导管损伤血管也可加快局麻药的吸收。以上原因都可引起不同程度的毒性反应。此外,一次用药剂量超过限量,也是发生毒性反应的常见原因。

B. 全脊椎麻醉:由于硬膜外麻醉所用局麻药大部分或全部误注入蛛网膜下腔,使全部脊神经被阻滞的现象。患者可在注药后几分钟内发生呼吸困难、血压下降、意识模糊或消失,继而呼吸停止。一旦发生全脊椎麻醉,应立即以面罩加压给氧并紧急行气管内插管进行人工呼吸,要加速输液,并以血管加压药维持循环稳定。若处理及时和正确,可避免严重后果。为了防止全脊椎麻醉的发生,施行硬膜外阻滞时,必须严格遵守操作规程,导管置入硬膜外腔后应回吸无脑脊液,用药时必须给试验剂量,确定未误入蛛网膜下腔后方可继续给药。

C. 神经损伤:可因穿刺针直接创伤或导管因质硬而损伤脊神经根或脊髓,局麻药的神经毒性也应考虑。表现为局部感觉或(和)运动的障碍,并与神经分布相关。在穿刺或置管时,如患者有电击样异感并向肢体放射,说明已触及神经。异感持续时间长者,说明损伤严重,应放弃阻滞麻醉。一般采取对症治疗,数周或数月可自愈。

D. 硬膜外血肿:凝血功能障碍或应用抗凝药者容易发生。硬膜外麻醉后若出现麻醉作用持久不退,或消退后再出现肌无力、截瘫等,都是血肿形成压迫脊髓的征兆,应及早做出诊断,争取在血肿形成后 8 h 内进行椎板切开减压术,清除血肿。如

超过 24 h 则较难恢复。有凝血功能障碍或正在抗凝治疗者,禁用硬膜外阻滞。

E. 脊髓前动脉综合征:脊髓前动脉供应脊髓截面前 2/3 的区域,如较长时间血供不足,可引起脊髓缺血性改变,甚至坏死,称脊髓前动脉综合征。患者一般无感觉障碍,主诉躯体沉重,翻身困难,有些患者出现截瘫。可能与原有动脉硬化、血管内腔狭窄、局麻药中肾上腺素浓度过高,引起脊髓前动脉持久收缩以及麻醉期间有较长时间的低血压有关。

F. 硬膜外脓肿:无菌操作不严格,或穿刺针经过感染组织引起硬膜外腔感染并逐渐形成脓肿。临床表现出脊髓和神经根受刺激和压迫的症状,如放射性疼痛、肌无力及截瘫,并伴有感染征兆。应予大剂量抗生素治疗,并及早进行椎板切开引流。

G. 导管拔出困难或折断:如遇断管,无感染或神经刺激症状者,残留体内的导管一般不需要手术取出,但应严密观察。

2) 局部浸润麻醉:将局麻药注射于手术区的组织内,阻滞神经末梢而达到麻醉作用,称局部浸润麻醉。应用此法可在胰腺癌手术后早期达到伤口短时止痛的效果。基本操作方法:先在手术切口线一端进针,针的斜面向下刺入皮内,注药后形成橘皮样隆起,称皮丘。将针拔出,在第一个皮丘的边缘再进针,如法操作形成第二个皮丘,如此在切口线上形成皮丘带。再经皮丘向皮下组织注射局麻药,即可切开皮肤和皮下组织。上述操作的目的是使患者只在第一针刺入时有痛感,如手术要达到深层组织,可在肌膜下和肌膜内注药。分开肌肉后如为腹膜,应行腹膜浸润。常用药物为0.5%普鲁卡因或 0.25%～0.5%利多卡因。局部浸润麻醉时应注意以下几点。① 注入组织内的药液需有一定容积,在组织内形成张力,借水压作用使药液与神经末梢广泛接触,增强麻醉效果。② 为避免用药量超过一次限量,应降低药液浓度。③ 每次注药前要回抽,以免误注入血管内。④ 实质脏器和脑组织等无痛觉,不用注药。⑤ 药液中可添加浓度 1:(20～40)万肾上腺素以减缓局麻药吸收,延长作用时间。

3）区域阻滞：包围手术区，在其四周和底部注射局麻药，阻滞患者手术区的神经纤维，称区域阻滞。适用于肿块切除术，如乳房良性肿瘤的切除术、头皮手术等。用药及效果近似局部浸润麻醉。优点为包括以下几方面。① 可避免刺入肿瘤组织。② 不致因局部浸润药液后，一些小的肿块不易被摸及，使手术难度增加。③ 不会因注药使手术区的局部解剖难于辨认。

4）神经阻滞：在神经干、丛、节的周围注射局麻药，阻滞其冲动传导，使所支配的区域产生麻醉作用，称神经阻滞。神经阻滞只需注射一处，即可获得较大的麻醉区域，减少全身麻醉药的用量，但有引起严重并发症的可能，故操作时必须熟悉局部解剖，了解穿刺针所要经过的组织，以及附近的血管、脏器和体腔等。

5）常用局麻药

（1）普鲁卡因（奴佛卡因，procaine）：是一种弱效、短时效但较安全的常用局麻药，麻醉效能较弱，黏膜穿透力很差，故不用于表面麻醉和硬膜外阻滞。由于毒性小，适用于局部浸润麻醉。成年人一次限量为 1 g。

（2）丁卡因（地卡因，pontocaine）：是一种强效、长时效的局麻药，黏膜穿透力强，适用于表面麻醉、神经阻滞、腰麻及硬膜外阻滞。一般不用于局部浸润麻醉。成年人一次限量：表面麻醉 40 mg、神经阻滞为 80 mg。

（3）利多卡因（赛罗卡因，lidocaine）：是中等效能和时效的局麻药，其组织弥散性能和黏膜穿透力都很好，适用于各种局麻方法，最适用于神经阻滞和硬膜外阻滞。成年人一次限量表面麻醉为 100 mg，局部浸润麻醉和神经阻滞为 400 mg。反复用药可产生快速耐药。

（4）布比卡因（丁吡卡因，bupivacaine）：为强效和长时效局麻药，常用于神经阻滞、腰麻及硬膜外阻滞，很少用于局部浸润麻醉。它与血浆蛋白结合率高，故透过胎盘的量少，低浓度适用于产科的分娩镇痛。成年人一次限量为 150 mg。使用时应注意其心脏毒性。

（5）罗哌卡因（ropivacaine）：是一种新的酰胺类局麻药，其作用强度和药代动力学与布比卡因类似，但它的心脏毒性较低。使用低浓度、小剂量时几乎只阻滞感觉神经，又因它的血浆蛋白结合率高，故尤其适用于硬膜外镇痛如分娩镇痛。成年人一次限量为 150 mg。

3. 麻醉方法选择　胰腺癌手术患者具有病情轻重不一、并存疾病不同等特点，故对麻醉方法与麻醉药物的选择，需根据患者全身状况、重要脏器损害程度、手术要求、麻醉设备条件以及麻醉医师技术的熟练程度做综合考虑。

对于胰腺癌手术可行肠系膜根部和腹腔神经丛封闭，该法较安全，对机体生理影响小，但阻滞不易完善，肌松不满意，术野显露差，故单纯使用局麻无法满足手术要求，多作为全身麻醉或椎管内麻醉的辅助麻醉手段。

椎管内麻醉痛觉阻滞完善，腹肌松弛满意，对呼吸、循环、肝、肾功能影响小，因交感神经被部分阻滞，肠管收缩，手术野显露较好，放置硬膜外管可使麻醉作用不受手术时间限制，并可用于术后镇痛，故是较理想的麻醉方法。硬膜外阻滞可经 T10～T11 间隙穿刺，向头侧置管，阻滞平面以 T4～L1 为宜，应尽量防止低血压发生。注意阻滞平面不宜超过 T3，否则胸式呼吸被抑制，膈肌代偿性活动增强，可影响手术操作。此麻醉方式的不足之处是无法完全消除内脏牵拉反应，有时为抑制牵拉反应，使用较大量镇痛镇静药可显著影响呼吸功能而发生缺氧和二氧化碳蓄积，甚至发生意外。

胰腺深藏腹内，手术操作困难，要求肌松完善、术野干净，因此胰腺癌手术首先全麻，也可考虑全麻复合硬膜外阻滞，但麻醉平面不宜过广，以免引起低血压。对于体质虚弱的患者，可采用浅全麻加腹腔神经丛阻滞以减轻麻醉对患者生命体征的干扰。全身麻醉的首要目标是维持患者的健康和安全，提供遗忘、催眠（无意识）、无痛和最佳手术状态（如无体动现象）。宜选择麻醉诱导快、肌松良好、苏醒快的麻醉药物。肌松药的选择及用药时间应合理掌握，需保证进腹探查、深部操作、冲洗腹腔及缝合腹膜时有足够的肌肉松弛，注意药物间的相互协同作用，加强呼吸、循环、尿量、体液等变化和维护水、电解质、酸碱平衡的管理。

（五）胰腺癌手术麻醉期间的监测和管理

患者在手术麻醉期间，由于外科疾病或并存疾病的影响，麻醉方法和药物的影响，手术创伤及失血，以及体位的改变等因素，都可对生理功能带来不同程度的影响，导致心功能、肺功能、肾功能、脑功能、水电解质酸碱平衡、凝血系统、机体容量状态和体温等均可发生显著紊乱，严重者可危及患者的生命。麻醉期间维持循环功能的稳定在麻醉管理中占有重要地位，循环系统的变化将直接影响患者的安全和术后的恢复。麻醉期间引起循环障碍的可能原因包括：外科疾病和并存疾病的病理改变，麻醉方法和麻醉药物的影响及其相互作用，手术对循环的影响等。应针对原因采取适当的预防措施，以免循环系统的剧烈波动。当发生循环障碍时，应对血容量、心脏代偿功能和外周血管的舒缩状态做出正确判断，并进行有针对性的处理。因此，麻醉期间应建立全面的监测，密切监测各系统、器官功能，密切观察患者各种生理功能的变化，对危重患者进行容量检测来指导诊断和治疗至关重要。危重患者应监测中心静脉压（CVP）、肺毛细血管楔压（PCWP）以指导术中输液；主动采取措施预防严重生理变化的发生，术中应根据病情和手术要求及时调节麻醉深度，必要时可应用血管活性药物来支持循环功能。力求及早发现、及时纠正，以免发生严重并发症。监测指标包括以下几项。

1. 无创监测

（1）脉搏血氧饱和度（SPO_2）：通过动脉脉搏波动的分析，测定出血液在一定的氧分压下，氧合血红蛋白占全部血红蛋白的百分比值。成年人正常值为>96%，若吸空气时<90%为低氧血症。可及时有效地了解机体的氧合功能，评价麻醉期的氧合状态，便于早期发现低氧血症，提高麻醉和呼吸治疗的安全性。

（2）心电图（ECG）：应常规监测Ⅱ导联和V5导联，ST也应监测，以便及时发现心律失常和心肌缺血。

（3）尿量：如果术前肾功能无异常，持续尿量监测可反映血常量、心输出量和组织血液灌注的综合情况。胰腺癌手术应维持术中尿量在$0.5\sim$ $1\,ml/(kg \cdot h)$，若每小时尿量少于17 ml者称少尿，应对可能的并发症如休克、严重脱水或电解质紊乱、有效循环血容量减少、肾动脉栓塞或尿路梗阻等进行判断并及时处理。

（4）中心体温：体温监测十分必要，特别是年老体弱患者，保持体温的能力较其他患者明显减弱，其体温容易受麻醉及周围环境温度的影响；体温过高可使代谢增快、氧耗量增加，严重者可引起代谢性酸中毒和高热惊厥；体温降低时，患者对麻醉的耐受能力也降低，容易发生麻醉过深而引起循环抑制，麻醉后苏醒时间也延长，此外，低体温会干扰正常的凝血功能，增加手术创面的渗血。由于术中麻醉状态下中枢性血管收缩调节能力降低，从而减少外周热量向中心区的传递，而手术创面的长时间暴露加重了机体热量的丢失。因此，通过对术中体温监测并采取适当有效的保暖措施，可减少低温造成的并发症。常用的保温方法有：① 体表保温，即术中使用电热毯、充气加温毯及暖风机保持四肢和躯干温度；② 气道加热与湿化，即临床上常用的冷凝湿化器和人工鼻以保持气道内的部分热量，必要时可进行主动气道内加温和湿化；③ 输入加热的液体及血液制品，即通过输液加温器对补液和血液制品进行升温后再输注入患者体内。

（5）经食管超声心动图（TEE）：适当的血容量是维持血流动力学稳定和保持良好组织灌注的重要因素。以往临床上都以血压、心率、尿量、CVP或PAWP来评价患者的容量状况。但以上指标易受到其他因素的影响而不能准确反映容量状态。TEE取胃底乳头肌短轴切面可以准确地反映前负荷，并能及时反映药物、体位改变对前负荷的影响。并且术中应用TEE除可监测血流动力学参数和血容量的变化，还可提供实时的心脏结构、功能变化参数，实现对心功能进行无创、可信的监测，为麻醉管理、危重症患者的诊断和治疗提供有力的帮助。

2. 呼吸功能及麻醉气体监测

（1）呼气末CO_2分压、潮气量、呼吸道峰压及肺顺应性：呼吸功能是麻醉时最容易和最先受到影响的重要功能之一，这些指标即是调节麻醉呼吸参数的重要指标,也是动态了解患者术中部分肺功能变化的必要信息。全身麻醉可引起各种不同程度的呼吸抑制甚至呼吸肌麻痹,阻滞麻醉对呼吸肌的影响也可引起严重的呼吸抑制,麻醉辅助用药、手术体位及并存的呼吸疾病,都是麻醉期间影响呼吸功能的重要因素。因此,麻醉期间保持呼吸功能正常是一项十分重要的任务。呼吸功能正常是指能维持动脉血氧分压(PaO_2)、二氧化碳分压($PaCO_2$)和血液 pH 值在正常范围内,这 3 项指标也是衡量呼吸管理是否合理的参数。全麻患者除应监测潮气量、每分钟通气量,有条件者可监测呼气末 CO_2 分压,以保证患者的通气功能正常,避免缺氧和二氧化碳蓄积。保持自主呼吸的患者,应观察患者呼吸运动的类型,呼吸的幅度、频率和节律,同时观察口唇黏膜、皮肤及手术野出血的颜色,以判断是否有呼吸道梗阻、缺氧或二氧化碳蓄积,必要时行动脉血气分析。

(2) 麻醉气体监测:有助于对麻醉深度进行监测,即可避免麻醉过深所致的循环抑制,也可防止麻醉深度过浅使患者出现术中知晓。美国圣路易斯华盛顿大学的研究发现,麻醉中维持呼气末麻醉药浓度在 0.7 MAC 以上并用 BIS 监测麻醉深度(控制在 40~60),在预防术中知晓的发生上没有差别,甚至优于 BIS 监测的作用。

3. 有创血液动力学监测

(1) 直接动脉置管与测压(ABP):血压的形成与心排血量(CO)、血容量、外周血管阻力、血管壁弹性及血液黏稠度等因素有关,是反映后负荷、心肌氧耗与做功及外周循环的指标之一。通过使用动脉通道进行血压监测不仅可以获得连续的动脉压数值,还可通过观察动脉压的波形进行血容量的评估并进行动脉血气的监测。正压通气时,收缩压下降超过 7.5 kPa,提示血容量减少 10%,这一指标甚至较中心静脉压(CVP)更为敏感。此外,通过动脉波形的分析,可了解心肌收缩力、血管张力等方面的情况。目前尚可通过直接动脉通道利用 Vigilance 心排监测仪进行微创心输出量的监测,有助于患者心功能指标的判断并对容量治疗进行指导。

直接动脉测压的血管选择主要是桡动脉、肱动脉,且多以左手(非功能手)为主。穿刺时应注意严格执行无菌操作,定时使用肝素水冲洗测压管道以保持通畅、避免血栓形成。若发现末梢循环欠佳时,应停止测压,排除动脉导管并严密观察,必要时做相应处理。

(2) 中心静脉压(CVP)监测:CVP 主要反映右心室前负荷,其高低与血容量、静脉张力及右心室功能相关。CVP 正常值为 5~10 cmH_2O;CVP<2~5 cmH_2O 提示右心室前负荷减低,即右心房充盈欠佳或血容量不足;CVP>15~20 cmH_2O 则提示右心功能不全或血容量过多。对于有三尖瓣病变、肺动脉瓣病变或肺血管阻力发生改变的患者,此时的 CVP 则不能代表左心房压力。

(3) 心排血量(CO)监测:CO 是反映心脏泵血功能的主要指标,受心肌收缩力、心率、前负荷及后负荷等因素的影响。CO 监测有助于对危重患者的心功能进行监控并指导治疗。通过温度稀释法可直接显示心排血量,同时计算每搏量及每搏指数、体循环及肺循环阻力、左心室和右心室收缩功能及收缩指数、心指数等指标;也可通过动脉通道连接 Vigilance 进行微创的 CO 监测并计算每搏量(SV)、每搏指数(SVI)、每搏量变异率(SVV)、心指数(CI)等指标。SVV 是监测心脏前负荷的指标,可用于评估患者的血容量并指导液体治疗。文献报道,与常规补液组相比,以 SVV 为监测指标指导下的补液,可明显降低患者的术后并发症。但值得注意的是由于 FloTrac/Vigileo 系统的原理是对动脉压力波形进行分析,因此血管阻力、顺应性、心功能和放置位置等因素都会影响到测量的准确性,目前该方法仅适用于行机械通气及无心律失常的患者。

4. 酸碱和生化的血气检测 使用便携式血气分析仪能方便迅速地获取监测结果,包括生化指标如血钾、血钠、血氯和血钙的情况,气体分析指标如血氧分压、二氧化碳分压、血氧饱和度(包括动脉血、静脉血、混合静脉血氧饱和度等)、血红蛋白深度及血球压积、pH 值和 BE 等指标,有助于麻醉医师对异常情况做出及时处理。如无便携式生化和血气分析仪,则应及时抽取血液标本送往检验科以获取临床所需要的各项检查结果。

5. 凝血功能监测　胰头癌和十二指肠壶腹癌患者都有阻塞性黄疸和肝功能损害,凝血和纤溶过程中多种活化因子的障碍都与肝功能异常相关,上述病理生理变化均有可能导致凝血功能障碍,显著增加围手术期出血风险。因此术中应监测凝血功能,比较有价值的是 Sonoclot 凝血监测仪或凝血弹性描记图(TEG)的监测,它们均能及时监测凝血和纤溶的全过程,能明确诊断高凝状态或区分出由于凝血因子、血小板缺乏、纤溶亢进所导致的低凝渗血,从而进行更有针对性的治疗。在急性大量渗血难以控制时,可应用 rFVIIa20～80 $\mu g/kg$。

6. 血糖监测　胰腺癌患者可出现胰源性糖尿病或原有糖尿病加重,应通过微量血糖监测仪,及时了解术中血糖的变化。

7. 术中容量管理　胰腺癌患者多伴有消瘦、体重减轻、低蛋白血症甚至贫血及出凝血障碍,这类患者常需行胰十二指肠切除术,手术侵袭范围广、时间冗长、术野渗出较多、血浆和细胞外液丢失严重,容易导致循环血容量减少、血液浓缩。因此整个围手术期的液体治疗与管理对患者术后的恢复情况十分重要。

(1) 对术中容量的管理可从两方面考虑:维持性液体治疗需要量和补偿性液体需要量。维持性液体需要量是指患者术前因进食障碍或禁食而导致的液体丢失,包括隐性失水和显性失水两部分,以体重为单位计算如下: 0～10 kg 为 4 ml/(kg·h), 11～20 kg 为 2 ml/(kg·h), 20 kg 以上为 1 ml/(kg·h);补偿性液体治疗是指对由于疾病、麻醉、手术、出血等原因导致的液体丢失进行补充,包括术前液体损失量、麻醉和手术丢失量以及术中出血等。在实际临床工作中应根据患者病情和精神状态、心功能状态、体温、室内环境等具体情况和监测结果做出判断。而且,补液的过程中要考虑液体的组成,如晶体、胶体、全血或成分血和补液的时机以及速度,并根据输液的反应和监测结果随时调整补液方案,从而维持围手术期血液动力学的稳定并保证组织、器官的灌注和代谢平衡。

(2) 胰腺癌患者围手术期液体选择:所有手术患者术中皆会有不同程度的细胞外液丢失,对此一般多先输晶体液,即可补充血浆容量,又可补充细胞间液;中等以上手术在渗血/出血较多的情况下,应适量输注胶体液,维持有效血浆容量;大量失血(血球压积<20%)的情况下,须补充浓缩红细胞。胰腺癌根治的手术往往创伤大、手术持续时间长,术中出血和液体丢失量大,应根据失血量、血液动力学监测、尿量以及血生化检测结果来综合判断术中的输液输血量。

术中常用的输液类型主要为晶体液和胶体液。晶体液包括生理盐水、林格氏液、乳酸钠林格氏液(平衡盐溶液)、葡萄糖溶液以及复方电解质液(醋酸林格氏液或勃脉力 A)等。其中生理盐水和林格氏液为等张溶液,但过多输入会有导致高氯血症,临床上主要用于细胞外液丢失或转移的液体治疗复苏,不主张过多使用;乳酸钠林格氏液内各种成分和离子含量更接近细胞外液,但钠含量较低,临床上常用于扩容,是液体治疗或复苏时最常选用的含钠晶体液,但大量单独使用时可降低血浆晶体渗透压,此时需要与其他含钠晶体液或胶体液交替或同时输注,此外,对肝功能不好的患者过多使用可能引起高乳酸血症,使用时应注意;复方电解质液(勃脉力 A)的渗透压及 pH 值(7.4)与正常血浆接近且不含乳酸盐,其钠离子和氯离子浓度在血浆的正常浓度范围内,大量补充不致引起高乳酸血症及高氯代谢性酸中毒,是较理想的晶体液;葡萄糖溶液主要在术中可能发生低血糖时需要使用。胶体液则包括天然胶体如清蛋白和合成胶体,如右旋糖苷、明胶类和羟乙基淀粉(HES)等。其中清蛋白是血浆产生胶体渗透压的主要物质,在维持有效循环血容量方面起着不可或缺的作用,但输注清蛋白可能会发生血源传播性疾病、过敏反应等不良反应。此外,在血管内皮功能损害的患者中使用清蛋白可渗漏到组织间隙中去,引起组织水肿、加重组织氧供需失衡,使病情恶化。因此,目前临床上清蛋白主要用于纠正低蛋白血症或没有其他胶体溶液可供选择以及其他胶体已经用至最大量的情况下,而不作为液体治疗的常用措施;右旋糖苷系蔗糖经肠膜状串珠菌发酵后,生成的高分子葡萄糖聚合物经处理后而得,为早期常用的胶体溶液,具有一定的扩容作用,但它能明显减少 vW 因子和损害血小板功能,引起凝血功能紊乱且过敏反应发生率高、程度严重,近来临床已经很少使用;明胶类以琥珀酰明胶为主要代表,来源于动物,也存在过敏反应的缺点,且扩容维持时间较短;HES 是由玉米淀粉改造而成的环保型血浆代用品,其结构与糖原相似,过敏反应发生率远低于其他胶体,且不存在生物制品的传染威胁。HES 的扩容强度决定于体内分子量大小,体内停留时间则主要与 HES 的羟乙基化程度决定。HES 输入体内后由血清淀粉酶不断降解,平均分子量不断下降,当分子量<70 000(肾阈值)时很快经肾小球滤过排出。

(3) 术中输血及血液制品的应用:胰腺癌手术多数创伤大、手术时间长,手术过程可能合并大出血,多数患者可能术前即存在贫血状态,因此,术前常需要进行充分的血液及相关血液制品准备。当术中患者血红蛋白低于 7 g/dl 时,需要输入浓缩红细胞,对于合并有心脑血管疾病尤其是老年患者,最好保持血红蛋白在 10 g/dl 以上的水平;此外,术中常需用到的血液制品还包括冰冻血浆、新鲜冰冻血浆、冷沉淀以及血小板制剂。冰冻血浆尤其是新鲜冰冻血浆制品含几乎全部凝血因子和纤维蛋白原,可用于需补充凝血因子和纤维蛋白原以及逆转华法林抗凝的患者。冷沉淀则含有Ⅷ因子、假性血管性血友病因子(vWF 因子)及纤维蛋白原和纤维结合蛋白等;血小板制剂主要用于血小板减少引起的严重出血、血小板功能异常(如血小板无力症、肝病、尿毒症及阿司匹林类药物所致等)、大量输血导致的血小板稀释性减少等。

8. 术中重要器官保护 随着麻醉和外科手术技术的进步,多数患者可以安全地耐受手术,而不发生严重的并发症或发生死亡,但是,不同严重程度的器官功能障碍仍然时有发生,尤其是器官功能储备较差或伴有多种疾病的患者发生概率更大。器官功能障碍可以由手术相关的许多共同损伤途径所引起。胰腺癌患者术前一般情况均较差,手术侵袭范围广、渗出多,内环境的紊乱、循环的波动和低灌注都可能造成肾脏、心脏、肺、胃肠道和中枢神经系统等重要脏器的缺血再灌注损伤。

(1) 神经保护:脑低灌注、高血糖都可能成为导致脑损伤的原因。术中注意维持足够的循环容量,维持适当的脑灌注。对于术前存在颅内高压的患者,可将血压维持在较高的水平以防止脑灌注不足。高血糖也具有神经损伤作用,产生脑损伤的血糖阈值是 80~200 mg/dl。如果患者术前合并有胰源性糖尿病,更应强调对血糖的监测。术中通过使用胰岛素,将血糖控制在 5.6~11.1 mmol/L。

(2) 肺保护:目前认为最严重的 ARDS 的危险因素包括高血压、吸烟(未戒)、充血性心力衰竭(纽约心脏病学会心功能Ⅲ、Ⅳ级)、术后低心排血量综合征,及左心室射血分数低于 40%。尽管没有特别关于胰腺癌手术的研究,不过一项关于急性呼吸窘迫综合征的多中心研究强调要避免通气相关的肺机械性损伤。持续给予大的潮气量可能损害肺泡和其他微小的肺结构,这些机械压力可能使局部释放细胞因子、激活肺的炎症反应,进一步加重肺的损伤。已有明确的试验和临床研究证据表明,麻醉期间低潮气量、PEEP、肺复张(RM)的肺保护性机械通气可以明显改善接受持续 2 h 以上腹部非腹腔镜手术患者的呼吸功能,并且可以降低患者的改良临床肺部感染评分(modified clinical pulmonary infection score,mCPIS),而不影响患者的住院时间。肺保护性通气策略可降低术后呼吸系统疾病的发病率,对于改善麻醉和手术转归具有较大意义。

(3) 肾脏保护:围手术期保证重要脏器氧和能量的供需平衡至关重要。任何心肌抑制或(和)血管扩张导致的低血压,均可引起肾脏灌注下降。缺氧、二氧化碳蓄积也有使肾灌注下降的可能。围术期的肾保护,关键在于维持足够的肾灌注和尿量,同时避免使用肾毒性药物。因此,术中密切监测最佳灌注、积极优化容量状态、及时纠正电解质失衡是肾脏保护的重要措施。

9. 血液保护 血液保护是指通过减少血液丢失、应用血液保护药物和人工血液等各种方法,降低同种异体输血需求及其风险,保护血液资源,避免输血风险。血液保护的主要措施包括以下几个方面。

(1) 严格掌握输血适应证：① 不超过血容量的 20%，血红蛋白>100 g/L 时，原则上不输血，应输注晶体液补充血容量。② 失血量达血容量的 20%~30%时，可有 HCT 下降(通常以 HCT30%~35%作为出现缺氧的临界值)，原则上不输全血，可输入晶体液和并用胶体液扩容，再适当输注浓缩红细胞。③ 失血量超过血容量的 30%时，可输入全血与浓缩红细胞各半，同时再配合晶体液、胶体液及血浆补充血容量，并维持胶体渗透压。④ 失血量超过血容量的 50%且大量输入库存血时，应注意清蛋白、血小板及凝血因子的缺乏，并给补充。

(2) 减少失血：减少手术中不必要的出血是减少异体输血的关键措施。完善、彻底的外科止血是减少手术失血的关键。局部应用止血药物、术中控制性低血压等均为有效地减少失血的综合措施之一。微创外科手术(如腔镜手术)能够显著减少出血。

(3) 自身输血：自身输血有贮血式自身输血、急性等容血液稀释及回收式自身输血 3 种方法。但胰腺癌手术术野的血液中可能存在肿瘤细胞，回输后可能导致肿瘤的扩散，故目前总体的认识是恶性肿瘤术区的出血不宜回收。

(六) 胰腺癌手术麻醉恢复期的监测和管理

麻醉恢复期间，患者的呼吸及循环功能仍处于不稳定状态，各种保护性反射尚未完全恢复，仍存在很高的危险性，监测和管理也必不可少。

1. **监测** 在麻醉恢复期应常规监测 ECG、血压、呼吸频率和 SpO_2，直至患者完全恢复。胰腺癌手术多伴随严重创伤，对呼吸功能有明显的影响，不论全麻或阻滞麻醉，术后应常规吸氧，对并存肺部疾病，更应重视其呼吸功能的变化和管理。全麻后要注意患者神志恢复的情况和速度，椎管内麻醉者应密切观察阻滞部位感觉和运动的恢复情况。

2. **全麻后苏醒延迟** 常见原因为全麻药的残余作用，包括吸入及静脉全麻药、肌松药和麻醉性镇痛药等。在高龄、肝肾功能障碍、低温等情况更易发生。此外麻醉期间电解质紊乱、血糖过高或过

低、脑血栓形成甚至脑出血等，都可引起患者的意识障碍，导致患者术后处于不同程度的昏迷状态。处理：应维持循环稳定、通气功能正常和充分供氧；如系残余吸入麻醉药所致，可通过改善通气和高流量吸氧将药物排出，残余肌松药及麻醉性镇痛药的作用，应以相应的拮抗剂进行拮抗，对术后长时间不醒者，应进一步检查原因，并针对病因治疗。

3. **保持呼吸道通畅** 对有呼吸道梗阻的患者应及时处理，包括托起下颌、放置口咽或鼻咽通气道、及时将分泌物吸出；紧急情况下可行气管切开以解除对气管的压迫。拔管后需要常规面罩或鼻导管吸氧。

4. **维持循环系统的稳定** 在麻醉恢复期，血压容易波动，体位的变化对循环也有影响。低血容量、静脉回流障碍、血管张力降低常可导致低血压，应针对原因处理；而术后疼痛、尿潴留、躁动、低氧血症、高碳酸血症、颅内压升高等皆可使术后血压升高，应及时镇痛、纠正低氧血症和高碳酸血症、降颅压；对合并冠心病、主动脉或脑血管瘤者，应以短效降压药控制血压在适当水平。

5. **恶心、呕吐** 全麻尤以吸入麻醉药为主、麻醉时间较长者更易发生。术中应用麻醉性镇痛药可使其发生率进一步增加。应用氟哌利多和止呕药物可减少或减轻恶心、呕吐的发生。

6. **术后疼痛治疗** 术后疼痛会对患者产生不利的影响，而完善的术后镇痛能使患者早期活动，减少下肢血栓形成及肺栓塞的发生，也可促进胃肠功能的早期恢复，从而减少了手术的并发症和死亡率。因此，有必要重视胰腺癌手术术后疼痛的治疗并努力提高临床镇痛治疗的水平。目前多模式镇痛即联合应用不同的镇痛方法或作用机制不同的镇痛药物实施镇痛的方法，由于其作用机制互补、镇痛作用协同，可使每种药物的剂量减小，能达到最大的效应/不良反应比而备受推崇。根据《成人术后疼痛处理专家共识(2009)》，胰腺癌手术属腹上区手术，为重度疼痛手术，可采用下述几种多模式镇痛：① 对乙酰氨基酚和局麻药切口浸润；② NASIDs与①的联合；③ 硬膜外局麻药复合阿片类 PCEA；④ 外周神经阻滞或神经丛阻滞配合

曲马多或阿片类药物PCIA。其中硬膜外镇痛因其镇痛效果确切，且不影响意识和病情观察，在临床中应用广泛。研究显示，腹部术后硬膜外镇痛虽然可能导致胸部和下肢血管代偿性收缩，但可改善肠道血流，有利于肠蠕动恢复和肠功能恢复。目前麻醉科常用的镇痛方式主要通过患者自控镇痛（patient controlled analgesia，PCA），PCA具有起效较快、无镇痛盲区、血药浓度相对稳定、可及时控制爆发痛以及用药个体化、患者满意度高、疗效与不良反应比值大等优点，是目前术后镇痛最常用和最理想的方法。此外，PCA还可以避免意识不清的患者用药过量，安全性更高；而自己控制治疗的感觉也更受患者的欢迎。

三、胰腺癌根治性手术方式研究进展

（一）根治性胰十二指肠切除术

针对胰腺恶性肿瘤，根治性手术切除至今仍是唯一获得长期生存的治疗方式，但只有一小部分患者在发现时有手术切除机会。经过根治性切除后，其5年生存率仍小于20%。

1. 适应证 ① Ⅰ、Ⅱ期胰头癌，部分Ⅲ期胰头癌。② 壶腹部癌。③ 十二指肠癌。④ 胆总管中下段癌。⑤ 胆囊癌或肝门胆管癌累及胆总管下段或累及胰头。

2. 禁忌证 ① 患者全身一般情况差无法耐受手术。② 术者缺乏根治性胰十二指肠切除术经验。③ 肿瘤伴有远处转移。④ 肿瘤侵犯腹腔干或肠系膜上动脉。⑤ 肿瘤侵犯肠系膜上静脉，预计无法重建者。

3. 手术切除范围

（1）切除的脏器包括：胰头包括胰腺钩突部分、胆囊、胆总管、远端1/3胃、十二指肠、部分空肠及其周围淋巴脂肪组织。右侧Gerota筋膜及其他受肿瘤累及的器官组织（图25-5-1）。

（2）淋巴结清扫范围包括：肝动脉周围淋巴结（8a，8p）、腹腔干周围淋巴结（9）、肝十二指肠韧带内淋巴结（12a，12b，12p）、肠系膜上动脉旁淋巴结（14a，14b）、腹主动脉周围淋巴结（16）区域内淋巴

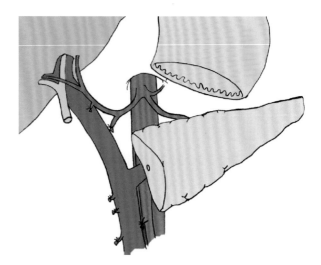

图25-5-1 胰十二指肠切除术切除范围

脂肪组织。

4. 手术麻醉

（1）患者平卧，全麻成功后，常规消毒铺巾，腹上区反"L"形切口逐层进腹。

（2）探查：有无腹水，胃、肝脏、胆囊、小肠、结肠、盆腔有无肿瘤转移，胰头部肿块、质地及大小，与周围组织是否粘连，周围淋巴结有无明显肿大。

（3）切除Gerota筋膜，做Kocher切口游离十二指肠框，至屈氏韧带，游离胰头与腔静脉之间间隙，清扫16组淋巴结，显露肠系膜上静脉。打开胃结肠韧带，游离胰腺下缘，切扎肠系膜上静脉部分分支血管（图25-5-2）。

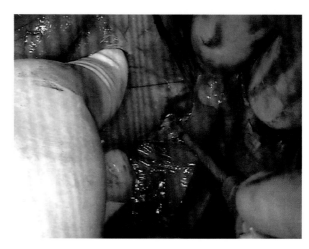

图25-5-2 做Kocher切口游离十二指肠框

（4）解剖胆囊三角，顺逆结合切除胆囊，胆囊管汇入平面断胆总管，观察胆总管直径。清扫肝十二指肠韧带内淋巴脂肪组织（12a、12b、12p组淋巴

结），骨骼化肝动脉、门静脉，断胃左静脉。打开肝胃韧带，将胃向上牵拉，显露胰腺上缘。游离出肝动脉、胃右动脉及 GDA，切扎胃右动脉及 GDA，清扫 8a、8p、9 组淋巴结（图 25 - 5 - 3）。

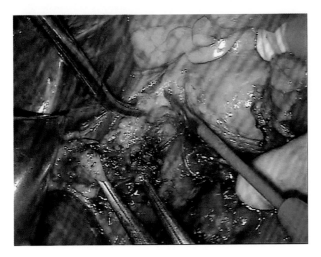

图 25 - 5 - 3　清扫 12a,12b,12p 组淋巴结

（5）胰头后方门静脉前上下贯通胰腺，断胰腺，观察主胰管直径。游离屈式韧带，屈氏韧带下 10 cm 断空肠，远端荷包缝合，近端结扎，进一步分离钩突部与门静脉间隙，细小分支严密结扎。解剖肠系膜上动脉根部，清扫 14a、14b 组淋巴结，切除胰头十二指肠断远端 1/3 胃，移去标本（图 25 - 5 - 4）。

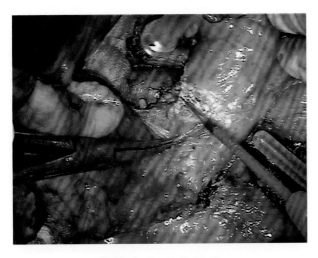

图 25 - 5 - 4　离断胰腺

（6）重建消化道：1942 年，Whipple 采用了胆肠、胰肠、胃肠的消化道重建顺序，即 Whipple 法（图 25 - 5 - 5）。1944 年，Child 采用了胰肠、胆肠、胃肠重建顺序，即 Child 法（图 25 - 5 - 6）。

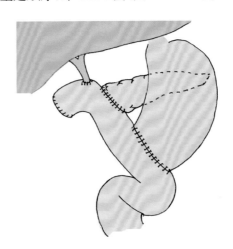

图 25 - 5 - 5　Whipple 法

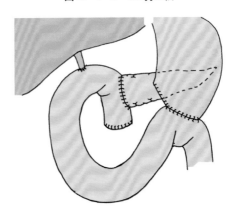

图 25 - 5 - 6　Child 法

（7）胰肠吻合，吻合方式如下。

A. 胰管对空肠黏膜吻合：以 3 - 0 Prolene 连续缝合胰腺后缘与空肠浆肌层，根据胰管位置与直径，在空肠壁开一小孔打开黏膜层，以 6 - 0 Prolene 连续缝合胰管与空肠黏膜，或以 5 - 0 Prolene 间断缝合胰管-胰腺全层与空肠，根据胰管直径置入支撑管，完成胰管-空肠黏膜吻合后继续以 3 - 0 Prolene 连续缝合胰腺前缘与空肠浆肌层（图 25 - 5 - 7）。

B. 胰腺对空肠端侧吻合：如术中无法确切显露主胰管，可选择该吻合法，胰腺残面分别与空肠黏膜及浆肌层缝合（图 25 - 5 - 8）。

C. 胰腺空肠端端套入吻合：在胰腺残面和空肠断端一层间断缝合的基础上，再增加胰包膜和空肠浆膜间断缝合使胰腺残端套入空肠吻合（图 25 - 5 - 9）。

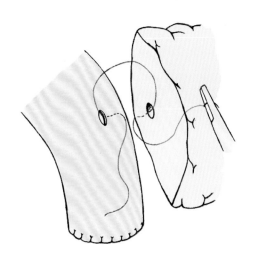

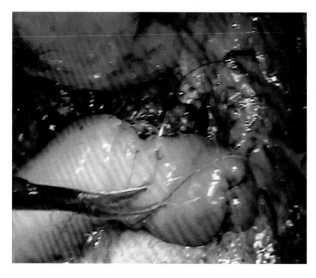

图 25 - 5 - 7 胰管对空肠黏膜吻合

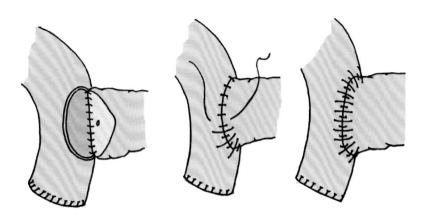

图 25 - 5 - 8 胰腺对空肠端侧吻合

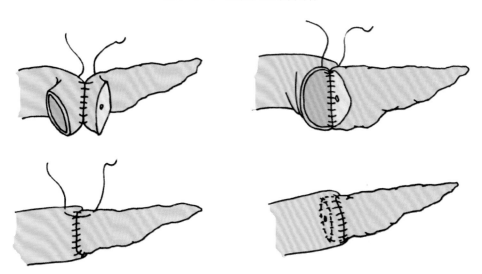

图 25 - 5 - 9 胰腺空肠端端套入吻合

（8）距胰肠吻合口 10 cm 行胆肠吻合，通常以 5 - 0 Prolene 或 5 - 0 薇乔线行连续缝合，吻合口自然，无弯曲，无张力。

（9）距胆肠吻合口 40 cm 行胃肠吻合，可选用手工或关闭器吻合。

（10）关闭系膜孔，重建屈式韧带。确切止血，大量蒸馏水冲洗,小网膜囊内、肝肾隐窝各置双腔引流管1根,戳创而出,逐层关腹。

(二) 保留十二指肠的胰头切除术

供应十二指肠的血液主要来自胃十二指肠动脉和肠系膜上动脉,胃十二指肠动脉发出的胰十二指肠上前后动脉与肠系膜上动脉发出的胰十二指肠下前后动脉吻合形成胰十二指肠前、后动脉弓,同时支配胰腺与十二指肠。传统观点认为任何试图将胰头与十二指肠分开的操作都有可能危害十二指肠的血供,该术式的关键即在于如何保护十二指肠的血运。Berger采用十二指肠缘残留0.5～1.0 cm胰腺的方法,保证了胰十二指肠动脉弓(PDA)的完整性。

1. 手术适应证　保留十二指肠胰头切除术(DPPHR)的优点在于保留了幽门和十二指肠第一段,可保持胃排空和控制功能,且能保留内分泌功能,有良好的近期及远期手术效果,维持良好的生活质量。目前,DPRHP的适应证为部分未侵及十二指肠、有完整包膜的胰头部的低度恶性肿瘤。

2. 手术步骤

(1) 患者平卧,全麻成功后,常规消毒铺巾,腹上区反"L"形切口,逐层进腹,保护切口。

(2) 探查:有无腹水,胃、肝脏、胆囊、小肠、结肠、盆腔有无肿瘤转移,胰头肿块的质地、大小、与周围组织是否粘连,周围淋巴结有无明显肿大。

(3) 打开胃结肠韧带,游离胰腺下缘,暴露肠系膜上静脉,打开肝胃韧带,游离胰腺上缘,解剖出门静脉,胰腺后方解剖出脾静脉。

(4) 于肿块左侧离断胰腺,于胰头侧完整切除肿物,观察胰管直径,5-0 Prolene缝闭胰管,注意保护十二指肠血供及胆总管,3-0 Prolene缝合胰头残端(图25-5-10)。

(5) 胰体部部分游离后,行胰体胃后壁端侧吻合(图25-5-11)或胰体空肠Roux-en-y吻合。

(6) 胰胃吻合:胰腺残面分别与胃后壁黏膜及浆肌层缝合,主胰管内置入支撑管。

(7) 严密止血,大量蒸馏水冲洗腹腔,胰腺吻合口旁置双腔引流管1根,戳创引出,逐层关闭切口。

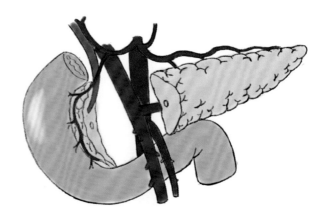

图25-5-10　保留十二指肠的胰头切除

(三) 联合血管重建的胰十二指肠切除术

胰腺癌早期即可向周围浸润,由于其解剖位置的特殊性,易侵及与其相邻的周围大血管,主要包括门静脉(portal vein, PV)、肠系膜上静脉(superior mesenteric vein, SMV)、腹腔动脉(coeliac artery, CA)、肝总动脉(common hepatic artery, CHA)和肠系膜上动脉(superior mesenteric artery, SMA)等(图25-5-12),其中胰腺癌侵及动脉常提示肿瘤已向周围广泛浸润,即使行联合动脉切除重建的胰十二指肠切除术,其后腹膜软组织的切缘阳性率仍然极高,难以达到根治性切除,疗效差,多数学者已不主张行联合动脉切除重建的胰十二指肠切除术,故目前施行的手术主要为联合PV-SMV的切除重建,以往多数学者一直将肿瘤是否侵犯PV-SMV作为判断胰头癌能否切除的标志之一,这导致了胰腺癌根治性手术切除率低,术后易复发。

为提高手术切除率、根治程度及远期疗效,1973年Fortner首先报道采用区域性胰腺切除,扩大淋巴结廓清范围,联合切除受肿瘤侵犯的血管,用于治疗难以切除的胰腺癌或胰十二指肠切除术后复发的患者,之后日本亦相继开展了与之相似的扩大手术,联合血管切除重建为其主要内容之一。事实证明,联合血管切除重建的胰十二指肠切除术是安全可行的,胰腺癌的切除率也因此从7%～20%提高到50%左右。以往经典胰十二指肠切除术患者5年生存率为5%～15%,联合血管的胰十二指肠切除术患者5年生存率可超过20%,而并发症和死亡率并没有因此上升。

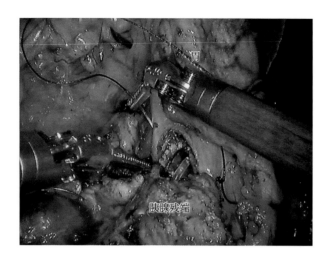

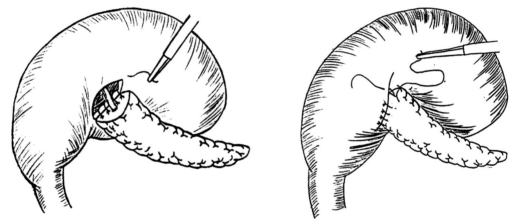

图 25 - 5 - 11　胰 胃 吻 合

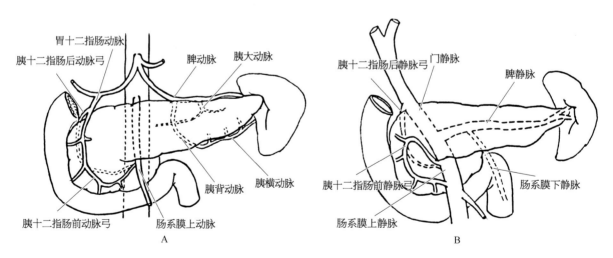

图 25 - 5 - 12　胰腺的动脉血供和静脉回流

A. 胰腺的动脉血供；B. 胰腺的静脉回流

　　良性肿瘤行联合血管切除的胰十二指肠切除术，实体假乳头瘤、微囊腺瘤等由于生长缓慢，造成大血管被推挤，使血管变扁变宽，趴在包膜完整的肿瘤表面。肿瘤与血管相邻而不受侵犯，仔细解剖多可分离开来。一般不需要联合血管切除，然而出现以下两种情况，还是需做血管切除：一是分离过程中血管损伤，尤其是血管与肿瘤致密处有小血管分支，此时解剖时极易造成血管损伤，损伤严重时需联合血管切除;二是肿瘤大而推挤血管段长,此时尽管血管完整分离出来,由于血管过长而曲折扭转,进而影响血流通畅,甚至出现血管栓塞,此时仍需切除一段过长的血管,以保证血流通畅。

1. 手术适应证

(1) 一般情况良好,无严重心肺并发症,能耐受全身麻醉。

(2) 影像学表现无远处转移及局部浸润迹象。

(3) 肿瘤为单发病灶,大小适合微创切除。

(4) SMV/PV 受累但未包裹周围动脉,或血管闭塞但近远侧有合适的血管可进行安全的切除及重建。

2. 术前评估 如何术前诊断胰头癌是否侵犯血管,目前并没有金标准,而使用最广泛的则是腹部 CT 联合血管三维重建。Richard 等报道 7 年间 63 例行血管切除的胰十二指肠切除术(PD),术前腹部 CT 判断血管侵犯准确率达 84%。上海交通大学医学院附属瑞金医院 2002 年 1 月~2005 年 6 月期间共开展 226 例胰头癌手术,51 例联合血管切除,术前 CT 分级评估胰头癌与其血管关系的准确性为 80.97%,两者相当,针对腹部 CT 中胰头癌与邻近血管的间隙,将胰头癌与血管的关系分成 4 级。

(1) T_1 界限清楚型,表现为胰头癌与邻近血管之间有明显界限。

(2) T_2 界限模糊型,胰头癌与邻近血管之间有一定界限,但又欠明显和清晰。

(3) T_3 界限消失型,胰头癌与邻近血管之间界限不清楚甚至消失,出现包绕血管或推挤血管现象,血管壁外膜有受累可能。

(4) T_4 血管侵犯或界限"渗透"型,胰头癌与邻近血管之间关系极其密切,不仅界限消失而且有"渗透"表现,胰头癌已明显累及或侵犯邻近血管壁乃至全层,甚至完全包裹血管,可出现血管内癌栓。

对判断胰腺癌侵犯周围血管比较有价值的影像学检查方法还包括 B 超、磁共振成像(MRI)和磁共振血管成像(MRA)、内镜超声、术中血管内超声和血管造影等。根据经肠系膜上动脉造影门静脉显影情况可将胰腺癌侵犯 PV-SMV 分为 4 型:Ⅰ型,门静脉正常;Ⅱ型,门静脉单侧狭窄;Ⅲ型,门静脉双侧狭窄;Ⅳ型,门静脉完全堵塞。有研究表明,门静脉受累长度≤2 cm 的Ⅰ型和Ⅱ型患者,93%的门静脉侵犯深度局限于中膜以外;而门静脉受累长度>2 cm 的Ⅲ型和Ⅳ型患者,60%的侵犯深度已达内膜或更深。虽然血管造影比较直观,但其为有创性检查,目前几乎被 CTA、MRA 取代,后者可清楚显示血管受侵情况,同时能对肿瘤性质及范围做出判断,如加上仿真内镜技术(MRVE)可以得到更多信息,从而成为评价肿瘤与血管关系的首选方法。Furukawa 等报道若肿瘤包绕血管超过 PV-SMV 管壁周径的 1/4,则可诊断为门静脉受侵犯和术后病理相对照,其敏感性、特异性和总符合率分别为 92%、79%和 85%。另外,术中血管超声可精确发现门静脉受侵犯的部位和长度,其对门静脉受侵犯的诊断标准为正常门静脉管壁的回声带消失,代之以低回声肿块,对于行联合血管重建的胰十二指肠切除术具有一定的参考价值。

3. 术中判断 一般认为,术中发现肿瘤与 PV-SMV 无法分离即视为血管受侵,但在这种情况下有 37%~50%的患者其实仅为粘连,术后病理证实并无静脉管壁受累,这部分病例手术切除效果往往比较好,若放弃手术则失去了根治的机会。另外,当肿瘤与 PV-SMV 能够勉强分离时,有 30%的病例其血管壁与肿瘤接触面行细胞学检查时能够找到癌细胞,对这部分病例应切除部分受累血管,否则极易残留肿瘤组织,引起术后复发。联合血管切除的目的是为了争取获得根治性切除及手术切缘的阴性,手术时首先应该仔细探查,确认腹腔、盆腔、肝脏等处没有远处转移,对于肿瘤直径<5 cm、影像学检查 PV 和 SMV 无明显狭窄或单侧狭窄且受累长度≤2 cm 的患者,应考虑行联合血管切除重建的胰十二指肠切除术,其术后长期疗效较好。而对于 PV 和 SMV 明显狭窄或阻塞、肿瘤包绕血管周径一半、长度>2 cm 或肿瘤侵犯血管达内膜及侵及肠系膜上动脉者,即使切除病变及受累血管,其预后仍然极差,以放弃手术为宜。

4. **门静脉阻断的安全时限** 目前并没有统一的标准，应根据术中情况而定。门脉阻断的影响主要有两个方面：一是肠道回流受阻，二是入肝血流减少。由于没有同时阻断肝动脉，入肝血流的减少对阻断时限影响不大，主要影响是肠道回流受阻和肠道水肿。因此只要肠道不肿，说明肠道静脉有侧支回流，阻断时间影响不大；如肠道很快水肿，应严格控制阻断时间。此外门脉阻断时限还与阻断的部位有关，如在脾静脉上方阻断，肠道水肿出现快，如在脾静脉下方阻断，血流可从脾静脉侧支和肠系下静脉回流，肠道水肿出现得慢而程度较轻。Tashiro 等认为假如阻断时间为 30~50 min，需同时阻断 SMA，以减轻肠管水肿。一般认为门脉阻断时间超过 60 min，应采取 PV 与股静脉的转流措施。不管怎样，术者应尽可能缩短血流阻断时间，术中应仔细解剖血管直至标本完全游离，仅以待吻合的血管相连，此时才上钳阻断血管，离断移出标本，这样修整断端加吻合血管一般多可在 30 min 内完成。对于估计阻断时间较长、吻合困难的患者，应严格掌握手术指征，必要时才考虑行静脉转流术。

5. **手术步骤** 具体手术操作过程同前一章节"根治性胰十二指肠切除术"，但是在游离胰腺上下缘，暴露门静脉-肠系膜上静脉，试图打通胰颈后-肠系膜上静脉前方隧道时可能发现肿瘤与肠系膜上静脉-门静脉无法分离，即视为血管受侵；如隧道建立顺利，则继续于屈式韧带下断空肠，离断后将空肠及十二指肠推置于右侧，断胰头，于门静脉右侧分离胰腺钩突，此时可能发现肿瘤与肠系膜上静脉-门静脉侧壁有粘连，也视为血管受侵。

如前所述，对于肿瘤直径＜5 cm，影像学检查肠系膜上静脉及门静脉无明显狭窄或单侧狭窄且受累长度≤2 cm 患者，应考虑行联合血管切除重建的胰十二指肠切除术，其术后长期疗效较好。而对于肠系膜上静脉及门静脉明显狭窄或阻塞、肿瘤包绕血管周径一半、长度＞2 cm 或肿瘤侵犯血管达内膜及侵及肠系膜上动脉者，即使切除病变及受累血管，其预后仍然极差，以放弃手术为宜。严禁强行分离，否则极易造成难以控制的大出血。

一般认为，对于局限性的静脉管壁侵犯，受累长度在 0.5 cm 以内者，可以行局部楔形切除，直接缝合；对于较长的血管受累，则应行节段切除，再行端端吻合，切除段在 4 cm 以内者，多可直接行吻合，切除段在 4 cm 以上者，估计直接行端端吻合张力过大，吻合困难时常需间置移植物(图 25 - 5 - 13)。

具体吻合步骤如下：分别阻断门静脉(PV)、肠系膜上静脉(SMV)及脾静脉(SV)；切除部分受侵肠系膜上静脉(SMV)；吻合血管后壁及前壁；吻合完成，开放血供。

移植物首选自体血管，应考虑的主要问题有：① 获取移植血管的可行性；② 口径较匹配或修整成形后可用；③ 取出自体移植血管后对原有的脏器血液回流无明显影响或影响小，且能得到妥善处理；④ 避免移植血管过长、扭曲、成角，以保证血流通畅。通常可采用颈内静脉、大隐静脉或髂外静脉和脾静脉等。在选择人造血管行门静脉或肠系膜上静脉端端吻合时，应遵循其与待吻合血管口径相当的原则，口径过大会造成血流过缓而形成血栓。一般选用直径 0.8~1.2 cm 带弹性环的人造血管进行血管重建。由于移植人造血管需长期抗凝，远期通畅率低于自体血管。

如出现血管张力较大，强行吻合可造成血管壁撕裂。为了尽可能地达到直接吻合，而又避免血管张力较大，可先将镰状韧带切断直至左右肝静脉汇入下腔静脉处，用纱垫填塞使肝脏推向下方，将静脉两断端的血管阻断钳尽量靠拢，直接行端端吻合，此时吻合时张力可明显减小。

血管切除吻合前，应将除门脉血管外的其他组织完全离断，再阻断血管。如仅累及门静脉或肠系膜上静脉而脾静脉汇合处未累及者，只需阻断受累血管上下端即可。而脾静脉汇合处累及者，需在肠系膜上静脉、门静脉、脾静脉 3 处阻断。如遇门静脉结合部受侵或同时累及脾静脉，需切除之，脾静脉断端的处理方法有两种：一是将其结扎，脾静脉结扎后，约有 10% 的患者可出现胃壁及小弯侧的肝胃韧带严重水肿增厚，此时可于脾动脉起始部将其结扎，水肿即可很快消退；二是将脾静脉断端与左肾静脉或下腔静脉吻合，由于脾静脉沿途有较多

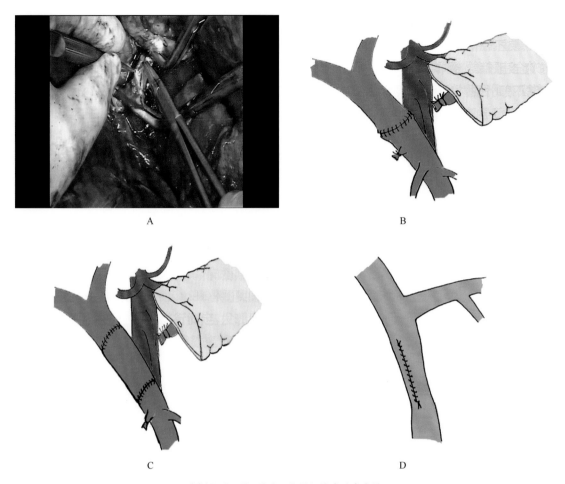

图 25 - 5 - 13　胰十二指肠切除术手术步骤

A. 重建 SMV;B. SMV 切除,端端吻合;C. SMV 切除段在 4 cm 以上者,吻合困难时常需间置移植物;D. SMV 楔形切除,直接缝合

侧支回流,大多数患者脾静脉结扎后无需处理,脾静脉的重建临床极少应用。

血管重建后注意有否漏血,接下来的步骤同常规胰十二指肠切除术,切除标本、重建消化道及放置引流同胰十二指肠切除术。

（四）胰腺中段切除术

胰腺肿瘤的外科治疗,以往难以达到很理想的治疗效果,原因主要集中在胰腺的毗邻解剖结构复杂、首发症状晚及发展迅速等方面。随着医学影像学、分子生物学及免疫组织化学的进展,临床上对于胰腺肿瘤的早期诊断率已得到了明显的提高,使得大多胰腺肿瘤能够在早期得到切除。但是传统的胰十二指肠切除术(pancreatoduodenectomy)及胰体尾切除术(distal pancreatectomy)在切除病灶的同时,往往会给患者造成极大的手术创伤,并对消化功能及胰腺内分泌功能造成极大的影响,甚至

有可能出现危及生命的严重并发症。特别是胰腺颈部、体部良性和交界性的肿瘤,在手术方式的选择上值得斟酌。

胰腺中段切除(central or middle pancreatectomy)是指仅仅切除部分胰腺颈部或体部,保留胰腺头尾部的术式,在切除肿瘤同时,又可以保留尽可能多的胰腺组织,尽可能少地损害患者的胰腺内外分泌功能、提高患者术后生活质量,但是由于手术使胰腺产生了两个创面,术后胰瘘的发生概率往往很高,所以以往一般不作为首选。自 1910 年 Finney报道第一例胰中段切除术后,随着手术技术、手术器械的提升以及术后管理的加强,胰中段切除术逐渐为广大外科医生所接受,逐步开展起来,诸多报道也证明了胰中段切除术的可行性和安全性,以及术后胰腺内外分泌功能的良好保留。一般位于胰腺颈部或者接近胰腺体部的肿瘤,由于其解剖位置

的关系,恶性肿瘤通常可实行胰十二指肠切除术或远端胰腺切除术来达到保证切缘和根治性的目的,但对于一些良性或者交界性肿瘤,如黏液性囊腺瘤、实体假乳头状瘤等而言,若实行胰十二指肠切除术或胰体尾切除术,则需要牺牲非常多的正常胰腺组织,这样会使得围手术期以及长远的胰腺并发症发生率上升。有文献报道,扩大手术范围后,在胰十二指肠切除术中有近60%的患者存在胰腺外分泌功能不足,胰体尾切除术后有10%~40%的患者存在胰腺术后糖尿病等一系列并发症发生,为了避免上述的并发症,胰腺中段切除术成为一个良好的选择。

1. 适应证、手术方式的选择及切除范围 术前行CTA等影像学检查,得出以下诊断结果可作为行胰腺中段切除术的适应证:① 胰腺中部肿瘤,距离胰腺尾部至少5 cm;② 胰腺肿瘤大小为2~5 cm,可能侵及胰管;③ 良性或低度恶性肿瘤,包括内分泌肿瘤、浆液性或黏液性腺瘤、非侵袭性的胰腺导管内乳头状肿瘤(IPMT)、假乳头实体瘤等(图25-5-14)。

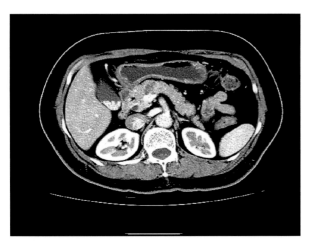

图 25-5-14 术前 CTA 检查,肿瘤位于胰腺头体交界处

对于外生性、囊性或体积小未侵及胰管的胰腺肿瘤,可行胰腺肿瘤局部切除术;对于肿瘤位置位于胰头或胰尾部的良性肿瘤,可分别行保留十二指肠胰头切除术或胰体尾切除术;对于术前、术中考虑恶性可能大的胰腺肿瘤,可根据其位置,分别行胰十二指肠切除术或胰体尾加脾脏切除术。手术的切除范围一般为距离肿瘤边缘5~10 mm。

2. 手术步骤

(1)患者平卧,全麻成功后,常规消毒铺巾,腹上区反"L"形切口或中上腹直切口,逐层进腹,保护切口。

(2)探查:有无腹水,胃、肝脏、胆囊、小肠、结肠、盆腔有无肿瘤转移,胰腺中段肿块质地及大小,与周围组织是否粘连,周围淋巴结有无明显肿大。

(3)打开胃结肠韧带,游离胰腺下缘,暴露肠系膜上静脉,打开肝胃韧带,游离胰腺上缘,解剖出门静脉,胰腺后方解剖出脾静脉。

(4)于肿块两侧5~10 mm切除胰腺中段,观察胰管直径,5-0 Prolene缝闭胰管,3-0 Prolene缝合胰头侧残端,或使用切割关闭器切断(图25-5-15)。

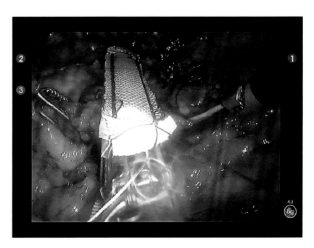

图 25-5-15 离断胰腺

(5)胰体尾部游离后,行胰体胃后壁端侧吻合或胰体空肠Roux-en-y吻合。

(6)严密止血,大量蒸馏水冲洗腹腔,胰腺吻合口旁置双腔引流管1根,戳创引出,逐层关闭切口。

(五)胰体尾切除术

胰体尾恶性肿瘤一般预后较差,手术治疗效果有限,术中切除率及术后长期生存率较低。原因有两个方面:一是胰体尾肿瘤一般发现较胰头癌晚,胰头癌可引起梗阻性黄疸或胆总管扩张等早期症状,而胰体尾癌仅当肿瘤生长为巨大肿块引起后背部疼痛时才出现较明显症状,此时肿瘤已属于晚期;此外胰尾部组织较薄,肿瘤易侵犯胰腺周围组织。通常患者直到肿瘤侵犯血管周围神经节后才出现体征,而传统胰体尾癌根治性切除术后仍会在后腹膜区域残留肿瘤组织。国外统计中胰体尾癌切除率和术后 5 年生存率为 10%左右;在日本,手术切除率相对较高,约 34%,而胰体尾癌术后 3 年和 5 年生存率分别为 23%和 18%,这一差异的原因可能在于日本实施激进的扩大根治性切除、彻底的周围淋巴结及后腹膜组织清扫。

胰体尾切除术(distal pancreatectomy,DP)即切除肠系膜上静脉左侧的胰腺组织的一种手术方式,许多学者又将之称为"胰腺远端切除术"。胰体尾切除术包括保留脾脏的胰体尾切除术和联合脾脏切除的胰体尾切除术。近年报道较多的是保留脾脏的胰体尾切除术。由于脾脏的血供丰富,从胃短血管及胃网膜血管发出的分支均可对脾脏供血,故结扎脾动、静脉后 90%患者脾脏的血供仍可维持。基于此,保留脾脏的胰体尾切除术可有以下两种术式。① Kimura 法:将脾动、静脉发出到胰腺的分支结扎切断后切除远端胰腺,保留脾动、静脉主干和脾脏,此术式风险较大,技术难度相对较高。② Warshaw 法:结扎、离断脾动静脉,保留胃短及胃网膜左血管对脾脏的血供的胰体尾切除术。目前就以上两种保留脾脏的胰体尾切除术方的优劣尚存在争议。根据临床实践经验,建议对于胰体尾部的良性或早期恶性肿瘤,保留脾血管和脾脏的胰体尾切除应作为首选术式,只要术中精细操作、减少术后并发症的发生率,该术式是安全可行的。而切除脾血管的保脾术式是为了降低手术风险、确保手术安全,转而进行的一种"替补"术式。

1. 保留脾脏的胰体尾切除术 胰腺体尾部与脾血管及脾脏关系密切,曾有学者将其看作是一个解剖单位,传统的胰体尾切除术常联合脾脏切除。近年来,随着对脾脏抗感染及免疫功能的逐步认识,许多外科医生主张行良性病变或低度恶性肿瘤行胰体尾切除时保留脾脏,从而避免"无辜性脾切除"。在对脾脏血管及其毗邻等解剖结构深入研究的基础上,保留脾脏的胰体尾切除术取得成功。

保留脾脏的胰体尾切除的解剖学依据是:脾动、静脉走行于胰体尾部上缘及后方,与其关系密切。脾动脉是胰体尾的主要供血动脉,胰体尾部有多支小静脉汇入脾静脉。在精细操作的手术中,当胰体尾部的病变与脾血管无实质性粘连(或分离不清)时,可以从脾血管上分离、切除胰体尾部而保留脾脏,此即为保留脾脏血管的保留脾脏胰体尾切除术(又称为 Kimura 法)。若胰体尾部的病变与脾脏血管间有粘连,难以从脾脏血管上将其分离时,则可以采用切断脾血管保留脾脏的胰体尾切除术(又称为 Warshaw 法)。Warshaw 法手术的解剖学基础是:在胰体的后上缘,脾动脉发出胃网膜左动脉、胃短动脉及胃后动脉之前,将脾动脉主干结扎或切除一段脾动脉,此时从胃区来的动脉血可以经过上述各动脉逆行灌注脾脏,此时虽然脾脏的动脉血供明显减少,但仍然可维持脾脏的正常新陈代谢,而不会因为缺乏血供发生脾梗死。

2. Kimura 法手术步骤

(1)患者平卧,全麻成功后,常规消毒铺巾,腹上区"L"形切口逐层进腹。

(2)探查:有无腹水,胃、肝脏、胆囊、小肠、结肠、盆腔有无肿瘤转移,胰体尾部肿块、质地及大小,与周围组织是否粘连,周围淋巴结有无明显肿大。

(3)打开胃结肠、脾结肠韧带、部分胃脾韧带、胃短血管和胃后血管,并把胃向上抬起。离断部分胃短血管并显露胰体尾部的前面,并进一步判断胰腺中肿瘤与脾脏的关系。

(4)打开胰腺包膜,分离出脾动脉,使脾动脉脱离胰腺。分别于胰腺上下缘游离出门静脉及肠系膜上静脉,上下贯通,胰头体交界处离断胰腺,观察胰管直径,5 - 0prolene 缝闭胰管,3 - 0prolene 缝合胰头侧残端,或使用切割关闭器切断。

(5)将包含肿块在内的胰体尾部向左侧翻起,分别切扎胰腺与脾动、静脉之间的各分支血管,直至完全游离胰腺体尾部,保留脾脏和脾动、静脉主干。沿胰体尾的下缘分离,将脾动、静脉发出到胰腺的分支,分别结扎切断。分离胰腺的上缘,此处常遇到小血管,需要小心结扎。完整切除胰体尾及肿块,保留脾脏。

（6）严密止血,大量蒸馏水及生理盐水冲洗腹腔,于胰床置引流管1根,戳创引出,逐层关闭切口。注意观察脾脏颜色变化（图25-5-16）。

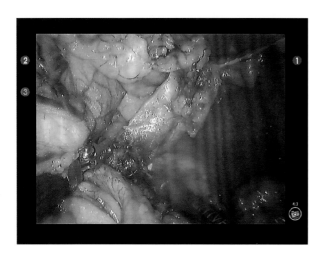

图25-5-16 游离脾静脉

3. Warshaw法手术步骤

（1）患者平卧,全麻成功后,常规消毒铺巾,腹上区"L"形切口逐层进腹。

（2）探查：有无腹水,胃、肝脏、胆囊、小肠、结肠、盆腔有无肿瘤转移,胰体尾部肿块、质地及大小,与周围组织是否粘连,周围淋巴结有无明显肿大。

（3）打开胃结肠、脾结肠韧带、部分胃脾韧带、胃短血管和胃后血管,并把胃向上抬起。离断部分胃短血管并显露胰体尾部的前面,并进一步判断胰腺中肿瘤与脾脏的关系。

（4）打开胰腺包膜,分离出脾动脉,使脾动脉脱离胰腺。分别于胰腺上下缘游离出门静脉及肠系膜上静脉,上下贯通,胰头体交界处离断胰腺,观察胰管直径,5-0prolene缝闭胰管,3-0prolene缝合胰头侧残端,或使用切割关闭器切断。

（5）将包含肿块在内的胰体尾部向左侧翻起,离断胰腺与脾动、静脉之间的各分支血管,游离胰腺体尾部。于胰腺后方离断脾静脉与脾动脉。注意离断脾血管的部位应在脾动脉发出胃网膜左动脉和胃短动脉前,这样在脾动脉离断后,上述动脉可逆行灌注脾脏供血,从而避免术后发生脾梗死。

继续游离胰后组织,完整切除胰体尾及肿块,保留脾脏。

（6）严密止血,大量蒸馏水及生理盐水冲洗腹腔,于胰床置引流管1根,戳创引出,逐层关闭切口。注意观察脾脏颜色变化（图25-5-17）。

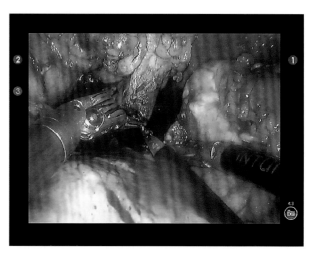

图25-5-17 离断脾静脉

4. 联合脾切除的胰体尾切除术

1) 适应证

（1）不能行单纯摘除的良性或交界性肿瘤（囊腺瘤、神经内分泌瘤、IPMN、反复发作的慢性胰腺炎或合并胰管结石梗阻、假性囊肿等）,与脾血管关系密切。

（2）低度恶性胰体尾癌或早期胰体尾部癌经影像学诊断未发生远处转移,AJCC分期Ⅰ、Ⅱ期,无门静脉及肠系膜上静脉侵犯,常联合脾脏切除。

（3）一般情况良好,无严重心肺并发症,能耐受全身麻醉。

2) 手术步骤

（1）患者平卧,全麻成功后,常规消毒铺巾,腹上区"L"形切口逐层进腹。

（2）探查：有无腹水,胃、肝脏、胆囊、小肠、结肠、盆腔有无肿瘤转移,胰体尾部肿块、质地及大小,与周围组织是否粘连,周围淋巴结有无明显肿大。

（3）打开胃结肠、脾结肠韧带、部分胃脾韧带、胃短血管和胃后血管,并把胃向上抬起。离断部分胃短血管并显露胰体尾部的前面,并进一步判断胰腺中肿瘤与脾脏的关系。

（4）打开胰腺包膜，分离出脾动脉，使脾动脉脱离胰腺。分别于胰腺上下缘游离出门静脉及肠系膜上静脉，上下贯通，胰头体交界处离断胰腺，观察胰管直径，5-0 Prolene 缝闭胰管，3-0 Prolene 缝合胰头侧残端，或使用切割关闭器切断。

（5）断胰后向左侧翻起胰腺组织，可见胰腺与脾动静脉关系密切，脾静脉允许同胰腺实质一道用切割关闭器切断，但脾动脉建议单独处理。离断胃短血管，于腹腔干水平双道结扎并切断脾动脉。肿块为恶性者同时清扫第 7、8、9、10、11、14、15 及 18 组淋巴结。

（6）将胰体尾部和脾脏自右向左分离，切断脾膈韧带、脾肾韧带及脾结肠韧带，充分游离脾脏。进一步离断脾、胰体尾后腹膜附着，注意保护左侧肾上腺，完整切除包括肿块在内的胰体尾及脾脏。

（7）严密止血，大量蒸馏水及生理盐水冲洗腹腔，于胰床及脾窝各置引流管 1 根，戳创引出，逐层关闭切口。

（六）改良 Appleby 手术

1953 年加拿大外科医师 Lyon H. Appleby 等在给进展期胃癌的患者施行胃癌根治术时，为了更彻底地切除肿瘤和淋巴结清扫而进一步施行了胰体尾联合腹腔干切除术，该手术术式由此得名。Appleby 术式原本目的是对胃癌施行彻底的淋巴结廓清，特别是腹腔干周围淋巴结的廓清，具体操作是：于根部切断腹腔干，将胃连同胰腺体尾部、脾以及周围淋巴结一起整块摘除，Appleby 手术常被视为晚期胃癌的根治性手术。

随着腹腔干结扎在创伤外科手术中的应用以及腹腔干切除在腹腔干动脉瘤中的相继开展，根治性胰体尾切除联合腹腔干切除也在国外相继开展。1976 年 Nimura 等将 Appleby 术式首先用于胰体尾的扩大根治术，进行了彻底的后腹膜区域清扫，此后，许多医师学者完成了保留胃的改良式 Appleby 手术（即胰体尾癌根治术联合腹腔干切除术，distal pancreatectomy with en bloc celiac axis resection，简称 DP-CAR）。

不少学者研究证实，施行 Appleby 手术可提高手术切除率特别是 R_0 切除率。Kondo 等报道：13 例胰体尾肿瘤患者行 Appleby 手术 R_0 切除率达到 67%，无手术死亡，无严重并发症的产生。国内王崑等总结 6 例胰体尾肿瘤侵犯腹腔干，实施 Appleby 手术后，R_0 切除率达到 83%，高于常规胰体尾切除术。

1. 影像学检查　胰体尾肿瘤患者影像学检查一般依赖 B 超及腹部 CT 或 CTA（血管成像）。B 超检查可发现胰腺体尾部囊性占位或实性占位灶，边界是否清晰，内部是否存在液体。腹部 CT 则能进一步确定病灶的密度及与周围血管（胃左和脾动静脉、腹腔干、肠系膜上血管等）和脏器（胃、十二指肠、脾等）的侵犯程度，以及其与胰管的关系（图 25-5-18）。

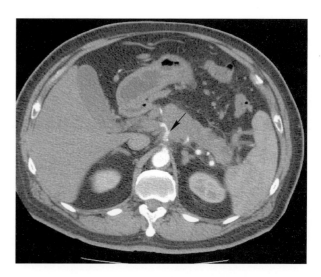

图 25-5-18　胰腺体部肿瘤 CT 影像
箭头所指为低密度肿瘤，侵犯肝总动脉、脾动脉及腹腔干

此外，内镜下逆行胰管造影（endoscopic retrograde pancreatography，ERP）亦可作为辅助检查手段。ERP 可探查胰管是否因肿瘤压迫侵犯而梗阻或代偿性扩张，并留取胰液脱落细胞标本或对局部组织取活检，对肿瘤的良恶性鉴别有一定意义。胃镜亦有诊断意义，可在内镜下进行胰腺超声检查，并行细针穿刺活检胰腺组织。对于肿瘤侵犯胃壁或十二指肠者，亦有报道采用上消化道钡餐进行排查，了解肿瘤对消化道的压迫及侵犯程度。

2. 术后常见的特异性并发症 肝总动脉分出肝固有动脉和胃十二指肠动脉,当结扎肝总动脉后,在保证肠系膜上动脉维持正常血流的前提下,部分血流可通过胰十二指肠上、下动脉的血管弓经胃十二指肠动脉逆向进入肝固有动脉从而保证肝脏血流。而同时另一部分血流可经胃右动脉、胃网膜动脉对胃大小弯侧分别供血。

Appleby 由于切除腹腔干导致的缺血性并发症包括胃黏膜缺血伴溃疡、肝脏缺血导致肝功能受损、肝脓肿、胆囊缺血坏死等,而切除腹腔神经丛可导致自主神经支配丧失,从而引起顽固性腹泻,以上症状可经药物及保守治疗后缓解好转。Hirano 等报道的资料显示:Appleby 手术术后主要并发症为胰瘘和缺血性胃病,术后腹泻症状轻微。在采用术前套圈或气囊栓塞技术后,缺血性胃病的发病率降至 13%。通常胰十二指肠切除术后因廓清肠系膜上动脉(superior mesenteric artery,SMA)周围神经节组织,故引起严重腹泻较常见。而在 Appleby 术式中,对自主神经的清扫如腹腔干神经节、双侧神经节的切除较胰十二指肠切除术更加广泛。但因消化道完整性未被破坏,故 Appleby 术后出现严重腹泻症状相比胰十二指肠切除术较少。胰瘘并非 Appleby 手术的特异性并发症。

3. 手术指征 通常认为,侵犯腹腔干的肿瘤患者,胰头无肿瘤侵袭、肝固有动脉及肠系膜上动脉无受累,以及腹腔动脉干根部无肿瘤浸润即可行 Appleby 手术。术中当肝总动脉阻断后 1~2 min 肝固有动脉仍可触及明显搏动,提示切除肝总动脉后不会导致肝脏缺血。Yamaguchi 等总结后提出可施行 Appleby 手术的指征包括以下几项。

(1) 肿瘤局限于胰腺体尾部,未侵及胰头,无远处转移等。

(2) 肿瘤未侵及肝固有动脉和肠系膜上动脉。

(3) 腹腔干根部和肝总动脉与胃十二指肠动脉分叉处未见肿瘤浸润,即可在根部结扎切断腹腔干,在肝总动脉与胃十二指肠动脉分叉处的中枢侧结扎并切断肝总动脉。

(4) 术中能做到彻底的腹膜后肿瘤清除。

(5) 术中试验性阻断肝总动脉,1~2 min 后可明显触及肝固有动脉搏动,这意味着即使切断了肝总动脉,机体也可维持足够的向肝性动脉血流,基本保证了肝脏、胆囊和胃的血供,术后无明显的肝脏、胆囊和胃缺血的表现。术前 CT 显示胰体尾肿瘤侵犯或接近腹腔干、肝总动脉或脾动脉根部。肿瘤对腹腔干包绕一周并非 Appleby 术式的禁忌,但该术式并不适合 CT 显示肿瘤侵犯肠系膜上动脉上半部分的情况。

4. 手术操作 改良 Appleby 手术操作的切除界限如图所示,其肝脏的血供来源则是肠系膜上动脉通过胰十二指肠血管弓向肝动脉进行侧支供血(图 25-5-19,图 25-5-20)。

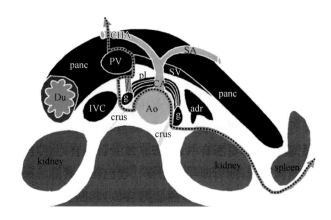

图 25-5-19 腹部器官横截面显示胰腺及其周围血管关系

点状线为 Appleby 手术切除界限,adr:肾上腺,AO:腹主动脉,CA:腹腔干,CHA:肝总动脉,crus:膈肌脚,Du:十二指肠,g:腹腔干神经节,IVC:下腔静脉,pl:腹腔干淋巴丛,PV:门静脉,SA:脾动脉,SV:脾静脉

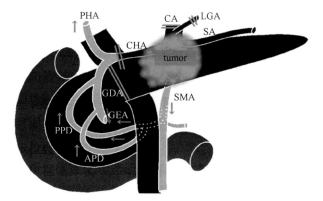

图 25-5-20 由肠系膜上动脉通过胰十二指肠血管弓向肝动脉进行侧支供血

APD:胰十二指肠前血管弓,CA:腹腔干,CHA:肝总动脉,GDA:胃十二指肠动脉,GEA:胃网膜右动脉,LGA:胃左动脉,PHA:肝固有动脉,PPD:胰十二指肠后血管弓,SA:脾动脉,SMA:肠系膜上动脉

5. 手术步骤及技术要点

(1) 术中探查确认肿瘤位于胰体尾,局部浸润严重,均包绕腹腔干,解剖肝十二指肠韧带,沿肝固有动脉分离至肝总动脉,靠近胃十二指肠动脉起始部,结扎肝总动脉,确认肝固有动脉搏动良好。沿腹主动脉向下分离,确认肠系膜上动脉未受侵,横断胰颈部,沿肠系膜上动脉表面向上分离,在肠系膜上动脉发出的上方可以看到腹腔干的起始部,在此切断之,连同标本一并移出。

(2) 切除的范围包括:胰体尾、脾、腹腔干、肝总动脉、胃左动脉、腹腔神经丛、腹膜后脂肪组织及腹主动脉旁淋巴结(图 25 - 5 - 21)。由于肿瘤侵犯的周围器官有所不同,因此,联合切除的其他器官也不相同,必要时可联合近端胃切除、左肾切除、左肾上腺切除或结肠部分切除,甚至联合左肝部分切除等,以期达到 R_0 切除。

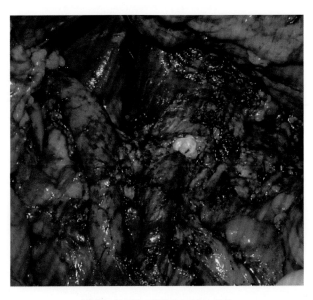

图 25 - 5 - 21　改良 Appleby 手术

(3) Apppleby 手术实施的操作要点是:首先要注意保留胃网膜右动脉和胃右动脉,以维持胃的血供,如一旦发现胃的血供不良时,则可考虑行半胃切除,避免术后出现缺血性胃病引起严重溃疡病。其次术中应注意保留胃十二指肠动脉,开放式手术中一般采用哈巴狗钳(无损动脉钳)试夹闭肝总动脉,注意肝固有动脉的搏动情况,尽可能多地保留肝脏部分逆向的动脉供血。再次,对术前或术中已有肝硬化或肝功能不良的患者,并不主张实施该手术治疗。

(4) 进行胰体尾联合腹腔干切除术时,右侧径路暴露腹腔干及肠系膜上动脉尤其关键。具体步骤为:行 Kocher 切口显露下腔静脉、左肾静脉及其分支左肾上腺下静脉。结扎离断左肾上腺下静脉,下腔静脉向下方侧牵拉,SMA 下方部分的主动脉前表面可以清晰暴露,左肾静脉上方的 SMA 及其周围神经丛在中线处亦可清晰辨识。首先在神经丛背侧切断,接着切口纵向延长至胰十二指肠下动脉近端,将神经丛从 SMA 上完全分离,要避免对 SMA 及其分支造成损伤。当完全清扫完腹腔干右侧神经结后,右膈肌脚和右肾上腺左缘可以看见。右膈下动脉切断后可更接近腹腔干,离断中节韧带是暴露腹腔干根部的关键步骤,此时主刀医师可选择直接切断腹腔干或仅套带。

(5) 十二指肠左侧根部的腹膜切开后,可直接暴露左肾静脉(之前已显露)及被套带的 SMA。肠系膜下静脉分离后,肠系膜根部部分离断。左肾动脉在腹主动脉起源处可辨识出,膈肌脚也可显露。左肾动静脉从左肾门游离,上方的 Gerota 筋膜打开,左肾表面显露,筋膜一直解剖至脾脏下极。

(6) 肝总动脉须在发出胃十二指肠动脉(gastric duodenal artery, GDA)前进行游离,并保护 GDA。离断胰腺,主胰管常规结扎后离断,胰腺组织残端通常手工缝合关闭。

(7) 腹腔干被结扎离断后,腹腔干左侧膈肌脚完整暴露。肾脏上表面显露,此时后腹膜清扫界限已自动显露:为从膈肌脚到肾表面至左肾上腺后。胃小弯侧的血供,包括胃左动静脉完全被切断。当剩余的后腹膜组织被清扫后,胰体尾癌根治联合腹腔干切除完成,手术标本移除。该术式的一个巨大优势在于术中没有动脉重建吻合,也没有消化道吻合。

6. 预后　Appleby 手术提高了手术切除率,特别是 R_0 切除率。无手术死亡,也无严重手术并发症的产生,肿瘤侵犯神经产生的疼痛均获得很好控制,提高了生活质量,证明此种手术是安全和有效的。尽管有个案报道 Appleby 术后存活 5 年和 13 年,但是大部分中心研究结果术后平均生存期仍少于 1 年。由于缺乏长期随访和大宗病例的循证医学证据,Appleby 手术能否延长生存期尚有待进一步研究。

远端胰腺与腹腔动脉干、肝总动脉、胃左动脉及腹腔神经丛整块切除可获得肉眼肿瘤完全切除,可提高局部根治的疗效。该手术不仅提高了手术切除率,同时也可缓解疼痛。进展期胰腺癌所导致的顽固性腹、背部疼痛常呈进行性加重,且各种止痛治疗措施效果均不佳,生活质量较差。胰腺癌常累及腹膜后神经组织并沿神经纤维播散。而远端胰腺切除联合腹腔动脉干切除,完全去除了腹腔丛、腹腔神经节以及腹膜后组织,因此具有良好的疼痛控制作用。改良式 Appleby 手术相比传统胰体尾癌根治术具有三大优势。

(1) Appleby 术中 R_0 切除率高,理论上可以完整切除血管周围神经节及后腹膜组织。

(2) Appleby 手术术中无血管重建或消化道重建,可减少术后消化道吻合口水肿、吻合口瘘、顽固性腹泻等的发生率。

(3) Appleby 术可以更好地解决顽固性腹痛或腰背痛,使得患者近期及远期生活质量得到保障。此外该术式还减少远端胰腺、脾、左肾上腺等的周围脏器术后发生功能失常的可能,同时仅引起轻度腹泻或营养不良。通常胰十二指肠切除术后因廓清 SMA 周围神经节组织,故引起严重腹泻较常见。在 Appleby 术式中,对自助神经的清扫如腹腔干神经节、双侧神经节的切除较胰十二指肠切除术更加广泛。可能的原因是消化道完整性未被破坏。

7. 总结　Appleby 手术作为一个扩大胰体尾恶性肿瘤根治手术,在经验丰富的外科医生团队带领下可以取得较满意的预后。Appleby 手术可显著提高 R_0 切除率,同时并不增加死亡率,缺血性胃病、肝功能异常等特异性并发症可在术前肝总动脉栓塞术后大幅降低。手术对后腹膜组织及血管周围神经组织清扫较完整,可有效提高患者术后生活质量,减少肿瘤复发引起的疼痛。

(七) 胰腺癌手术的淋巴结清扫要点

1. 胰腺的淋巴回流　要明确胰腺癌淋巴结清扫范围,首先需要了解胰腺的淋巴回流途径。胰头前方的淋巴结主要沿着胰十二指肠前动脉分布(图 25 - 5 - 22),其回流途径向上沿着胃十二指肠动脉回流到肝固有动脉周围,再注入腹腔干淋巴结,一部分也可沿着肝十二指肠韧带回流至肝门区淋巴结;向下注入肠系膜动静脉周围淋巴结。Deki 等认为除了以上的两条途径外,胰头前方中部的淋巴在汇合了幽门下淋巴结的淋巴管后沿着胃结肠干(Henle 干)经肠系膜上静脉前表面汇入肠系膜上动脉根部淋巴管。

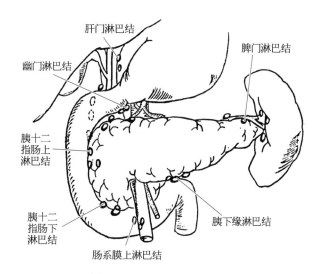

图 25 - 5 - 22　淋巴回流示意图

胰头后方的淋巴结即胰十二指肠后淋巴结,其淋巴回流向左注入腹腔干周围、肠系膜上动脉根部淋巴结,少数可以直接注入主动脉腔静脉间淋巴结。部分胰头后上方的淋巴管也可与肝十二指肠韧带淋巴结相交通。钩突的淋巴经过肠系膜上动脉根部周围到达主动脉腔静脉间淋巴结,也可直接加入主动脉腔静脉间淋巴结。胰颈体部的淋巴回流向上加入肝固有动脉、胃左动脉以及腹腔干周围的淋巴结,向下注入肠系膜上动脉周围淋巴结。胰体尾的淋巴回流途径有两条:一条沿着脾动静脉周围流向腹腔干周围淋巴结,另一条沿着胰体尾的下缘到达肠系膜动静脉周围,并与结肠中动脉、结肠系膜根部淋巴结相联系。同时胰尾的淋巴管还可以与脾门淋巴结相联系,并沿着胃短动脉与胃的淋巴管相交通。由此我们可以看出，胰腺的淋巴回流是区域性的，某个区域可通过几条途径回流，某一条途径也可收集数个区域的淋巴，肿瘤细胞可随淋巴液向多个方向转移，因此胰腺淋巴回流途径也可看作是胰腺癌的淋巴转移途径。临床上以此为依据，对胰周淋巴结进行分站，进而对胰腺癌的淋巴清扫范围做出规定。

2. 胰腺周围淋巴结的分站分组（JPS）与胰腺癌的病理分期（AJCC） 淋巴转移是胰腺癌早期转移的主要途径，检查根治性手术标本的淋巴结后发现，胰头癌和胰体尾癌的淋巴结阳性率分别为 56%～78.6% 和 47%～83%，即使肿瘤直径<2.5 cm，但出现区域淋巴转移的概率仍高达 52%。根治性手术切除是目前胰腺癌患者唯一可能获得长期生存的机会，而术后病理淋巴结转移与否是影响预后的重要因素。Riediger 等在对 182 例胰腺癌患者的术后随访中发现，淋巴结阳性率<20%组的 5 年生存率为 19%，而淋巴结阳性率>20%组为6%；淋巴结阳性率<30%组的 5 年生存率为 18%，而淋巴结阳性率>30%组则为 0。因此区域淋巴结的清扫与胰腺癌手术的根治程度和患者的预后情况密切相关。肿瘤 TMN 分期对淋巴结转移也有着相应的规定。目前国际上常用的有美国癌症联盟（AJCC，图 25-5-23）与日本胰腺病协会修订的分期标准（JPS，图 25-5-24，图 25-5-25，表25-5-3）。

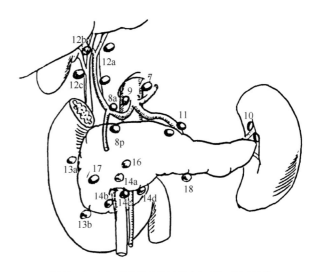

图 25-5-24 JPS胰周淋巴结分组（第五版 2002）

1～6：胃周；7：胃左动脉周围；8：肝固有动脉周围（8a：前上方；8p：后方）；9：腹腔干周；10：脾门；11：脾动脉周围；12：肝十二指肠韧带中（12 h：肝门；12a1：肝动脉上半部分；12a2：肝动脉下半部分；12b1：胆管上端；12b2：胆管下端；12p1：门静脉后上；12p2：门静脉后下；12c：胆囊管）；13：胰十二指肠后（13a：壶腹部以上；13b：壶腹部以下）；14：肠系膜上动脉周围（14a：肠系膜上动脉根部；14b：胰十二指肠下动脉根部；14c：结肠中动脉根部；14d：空肠动脉的第一条分支处）；15：结肠中动脉；16：主动脉旁（16a1：膈肌的主动脉裂孔周围；16a2：从腹腔干上缘到左肾静脉下缘；16b1：从左肾静脉下缘到肠系膜下动脉上缘；16b2：肠系膜下动脉上缘至髂总动脉分叉处）；17：胰十二指肠前（17a：壶腹部以上；17b：壶腹部以下）；18：胰体尾下缘

	M₀				M₁
	N₀	N₁	N₂	N₃	
T_is	0				
T₁	Ⅰ	Ⅱ	Ⅲ		
T₂	Ⅱ	Ⅲ	Ⅲ		
T₃	Ⅲ	Ⅲ	Ⅳa		Ⅳb
T₄	Ⅳa				

图 25-5-25 JPS 分期（第五版 2002）

表 25-5-3 JPS胰腺癌淋巴结分站（第五版 2002）

分站	胰 头 癌	胰 体 尾 癌
1	13a、13b、17a、17b	8a、8p、10、11p、11d、18
2	6、8a、8p、12a、12b、12p、14p、14d	7、9、14p、14d、15
3	1、2、3、4、5、7、9、10、11p、11d、15、16a2、16b1、18	5、6、12a、12b、12p、13a、13b、17a、17b、16a2、16b1

	M₀		M₁
	N₀	N₁	
T_is	0		
T₁	Ⅰ A	Ⅱ B	
T₂	Ⅰ B	Ⅱ B	Ⅳ
T₃	Ⅱ A	Ⅱ B	
T₄	Ⅲ	Ⅲ	

图 25-5-23 AJCC 胰腺癌分期（第六版，2004）

通过对比我们发现，两者的分期大致相同，只是 JPS 更细化了肿瘤淋巴结的分站。我们在达芬奇手术病例的选择上，一般将第 3 站淋巴结转移归为远处转移，而将Ⅲ期肿瘤作为机器人辅助微创手术的相对禁忌证。

3. 胰头癌的淋巴结清扫（d2）（13a、13b、17a、17b、6、8a、8p、12a、12p、14p、14d） 手术清扫步骤如下。

（1）首先打开胃结肠韧带，游离结肠肝曲，以Kocher手法游离胰头及十二指肠，此时将13组淋巴结一并清扫。

（2）显露出下腔静脉，并继续沿此层面充分游离胰头的后面直至腹主动脉左缘，打开Treiz韧带，游离空肠第1段，接着行肝十二指肠韧带的清扫，即12组淋巴结。

（3）逆切胆囊，胆囊管平面切断胆总管，更好地显露术野，切断时注意不要损伤右肝动脉，胃右动脉及胃十二指肠动脉（GDA）分别予以夹闭后切断。逐一骨骼化肝固有动脉、门静脉，即清扫12a组及12b组淋巴结，3清扫过程中需仔细止血，因腔镜下操作空间有限，一旦出血不易处理，因此对于较粗大的分支血管可预先予以缝扎。切断GDA后按胃癌根治方法清扫6和5组淋巴结，将胃向上提起，游离出胰腺上下缘，并在胰颈下缘游离出肠系膜上静脉，为断胰腺做好准备。在切断胰腺及空肠后，处理SMV后方分支，进一步游离钩突，此时可将肠系膜上动脉牵拉至门静脉右侧，从右侧清扫14组淋巴结，清扫时必须注意辨认，以免误伤肠系膜上动脉。将胰头完全游离，清扫即告结束。通过胰上间隙继续清扫8、9组淋巴结至腹腔干根部。

（4）门静脉被浸润时，如肿瘤未侵及肝固有及肠系膜上动脉，原则上仍可切除，术前血管CT重建明确受侵范围，切断胰腺后于胰腺上下缘分别阻断门静脉，脾静脉汇入处切断，远端结扎，不必重建，清扫14组淋巴结后再行门静脉重建。

4. 胰体尾癌的淋巴结清扫（8a，8p，10，11p，11d，18，7，9，14p，14d，15） 手术清扫步骤如下。

（1）手术开始后首先打开胃结肠韧带，切断脾胃韧带，以双极电凝或超声刀处理胃短血管，游离脾脏上极，操作时尽可能贴近胃壁，以清扫10组淋巴结。将胃大弯向上提起，游离胰腺上缘，找到并分离出胃左动脉，双道结扎后切断，同时清扫7组淋巴结。进一步打开小网膜囊后，在胰腺上缘显露出肝总动脉。清扫8组淋巴结，骨骼化动脉后，可在肝总动脉与GDA的夹角处游离出门静脉

前壁。

（2）打开横结肠系膜，游离胰腺下缘，显露出肠系膜上动静脉，如结肠中动静脉靠近肿瘤浸润部位，可予以夹闭后切断，并清扫15组淋巴结。进一步游离胰腺下缘至脾静脉水平，此时肠系膜上动脉可完全显露，清扫14组淋巴结后继续向远端分离，显露左肾及左肾上腺静脉，此时如有需要也可进一步清扫16b组淋巴结。打开脾结肠韧带后，沿左肾静脉向左切除左肾前筋膜，清扫18组淋巴结，断胰腺前的准备工作即告完成。

（3）以Endo-GIA分别切断胰腺颈部及脾静脉，脾静脉近端予以缝扎，将胰尾残端提起后显露出腹腔干及肠系膜上动脉根部，进一步清扫14及9组淋巴结后可清晰显露腹主动脉前壁，此时如有需要可行16a组清扫。沿腹腔干根部游离显露出脾动脉，予以切断缝扎，清扫11组淋巴结。自左侧膈肌脚前方向左将胰腺后方脂肪组织完全切除，将胰体尾及脾脏完整切除，如肿瘤浸润左肾上腺，需结扎左肾上腺静脉后将左肾上腺合并切除。

（八）胰腺癌的微创手术——从腹腔镜到机器人

1. 胰十二指肠切除术 早在20世纪初，外科手术开始涉及胰头部疾病，并逐渐发展出胰十二指肠切除术（pancreaticoduodenectomy，PD），通常PD通过开腹手术来予以完成。首例腹腔镜下PD（laparoscopic pancreaticoduodenectomy，LPD）在1994年首次报道。当时全世界仅有极少数中心能完成微创下PD。其主要原因为手术过程的复杂性，尤其是重建时所遇到的技术困难在很大程度上限制了微创胰十二指肠切除术的开展。腹腔镜手术，对患者造成的创伤要明显小于传统开腹手术，且其手术瘢痕也较为美观。

随着时间的推移，腹腔镜微创技术在不断发展，全世界范围有越来越多的中心开始报道完全LPD。自LPD手术报道20年来，对于手术过程的探讨已经逐渐减少，手术过程已逐渐趋于模式化，然而术中切除及重建步骤的复杂性依旧是对众多腹腔镜外科医师的挑战。单纯LPD相关文献报道

并未显示出 LPD 较传统开腹手术的优势,其在围手术期的恢复仍与传统手术相仿。当时,LPD 被认为是最具有挑战的手术。分析其技术难点主要有 3 方面:① 手术部位位于后腹膜;② 手术局部区域有着复杂的血管关系;③ 需进行 3 个复杂的吻合以完成重建。因此完全 LPD 曾经仅能于少数高技术水准的中心开展。进一步分析单纯腹腔镜技术的限制因素,主要是由于其二维成像和器械活动范围受限、手术者失去触觉反馈、影响术者自然的手眼协调动作、较差的手术医师工效体验使得不少肝胆胰腺外科医师不愿开展传统 LPD。且传统的腹腔镜器械,将使外科医师的手部颤动经由腹腔镜器械传至手术部位而影响手术的精确操作,增加了手术的技术难度。此外,传统的腹腔镜手术对于外科医师而言需要相当长时间的学习过程,且难以掌握及常规开展。随着机器人辅助系统的问世,微创手术技术又有了新的飞跃。1998 年 Himpens 等首次报道了应用 DaVinci 机器人外科系统进行胆囊切除手术。此后,机器人系统的应用有着显著的改善,其不仅应用于肝胆胰腺外科,也应用于泌尿外科手术及心脏外科手术领域。

DaVinci 机器人辅助系统的诞生及不断应用发展,不仅克服了传统腹腔镜手术的限制,在技术上也随着时间的推移而日趋成熟。其主要优势有:① 机器人操作臂有 7 个活动关节,这意味着其能够达到与手部相同的准确活动,可在任何角度进行手术操作;② 其三维的视觉成像也使术者获得与开腹手术近似的体验;③ 机器臂的等比动作幅度调节功能,可使外科医师的手部动作与机器臂的相应动作呈 2∶1、3∶1 或 5∶1 传导,同时其可过滤掉医师手部的颤抖,使得精细操作能够易于实现。这些优势使得在手术过程中处理术区主要血管、解剖胰腺颈部及门静脉、处理胰腺钩突部位等关键操作步骤变得易于施行,机器人辅助下行体内精细吻合也变得较传统开腹手术及全腹腔镜手术更易于操作。

1) 机器人辅助微创系统的特点:机器人辅助微创系统克服了诸多传统单纯腹腔镜技术的缺点,其主要优势在于:① 具有改进的双眼三维影像系统;② 近乎可 360°活动的机器臂外科器械;③ 进一步改善的外科医师手术舒适性及精准度。这些机器人微创外科系统所带来的优势首次使复杂切除及重建吻合的技术难度趋近于普通开腹手术。目前在全世界已经有越来越多的中心开始开展机器人辅助下 PD。

手术中的胰肠吻合对于整个手术过程尤为关键,因为这一步骤与术后的并发症发生率密切相关。利用机器人辅助系统可缩短标本切除过程所需的时间,从而使手术医师能在吻合过程中保留更多体力及精力进行复杂吻合操作。利用机器人系统的优势,使得即便吻合仅 2 mm 直径的胰管,亦可做到准确的黏膜对黏膜吻合,从而减少了术后胰瘘的发生率。

机器人系统辅助手术通常有着更少的出血量,由于其三维视觉的应用及借助机器人系统的显微放大功能,可使小血管更易于辨认及处理,而开腹手术常常因解剖牵拉过程中损伤细小血管导致较多出血,甚至造成静脉的撕脱损伤。

机器人辅助系统下手术与传统单纯腹腔镜手术有其共同点,既安全、可行且创伤更小,同时克服了原有的劣势,拥有了传统腹腔镜技术所不具备的诸多优势,可更安全应用于老年患者,而没有明显的生存率及并发症差异,并可缩短老年患者的住院时间。

2) 手术步骤:患者于全麻成功后,取仰卧分腿位。患者在手术台的位置由脐到手术台头侧的距离决定,以使机器人的摄像臂能达到最佳角度。患者取头侧及右侧轻度抬高位(图 25 - 5 - 26)。

(1) 常规予以留置鼻胃管及 Foley 导尿管,常规放置中央静脉导管及持续动脉血压监测导管。患者手臂以衬垫予以保护,上半身使用对流保温毯以确保患者维持正常体温,脐下穿刺建立 CO_2 气腹。

(2) 穿刺孔位置:在左季肋区置入 5 mm 光分离器至腹腔,其主要用于明确无手术禁忌证(肝脏转移、肿瘤扩散等)。在明确无手术禁忌证后,其余穿刺孔则在直视下完成。12 mm 摄像孔可穿刺于脐孔区域,亦可穿刺于脐孔右侧 2～3 cm 处,用以

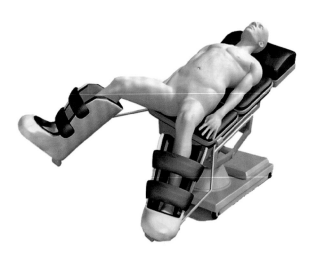

图 25-5-26 机器人辅助胰腺手术患者基本体位

改善对门静脉侧缘以及胰腺钩突的观察视野暴露。机器人臂 8 mm 孔（R₁ 和 R₂）置于摄像孔偏头侧 2～3 cm 近锁骨中线处。R₃ 置于右上腹肋缘下旁正中线,亦有置于左上腹肋缘下旁正中线。可置入一个或两个辅助孔（A₁ 和 A₂）：5 mm 孔及 12 mm 孔,则置于摄像孔偏脚侧 4～5 cm 的锁骨中线位置,由位于手术台边的助手医师使用进行吸引操作、使用钛夹以及 EndoGIA 等。在暴露困难患者中,可增加最后一个 5 mm 的孔置于右侧腋前线用于牵拉肝脏（图 25-5-27）。

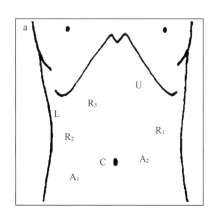

图 25-5-27 Trocar 示意图

（3）在进入腹腔后,先以超声止血刀于血管弓外离断胃结肠韧带,范围为左侧至胃网膜左右静脉交界,右侧则向右一直分离,结扎切断胃网膜右静脉,打开网膜囊,此处注意解剖胃结肠干也予以结扎切断。随后以电钩或超声刀进一步游离结肠肝曲,需注意肝结肠韧带长短不一,短者紧贴于右肝下缘。结肠肝曲一般趴于胰头十二指肠前

方。随后打开部分升结肠右侧的侧腹膜（图 25-5-28）。

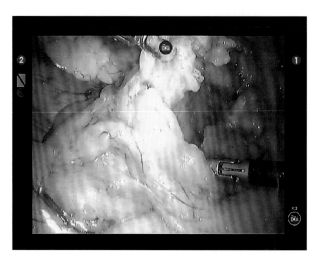

图 25-5-28 打开胃结肠韧带

（4）以电钩进一步解剖胰腺颈部下缘,清扫脂肪淋巴组织,胰腺颈部的小血管予以结扎。解剖暴露出肠系膜上静脉及其分支。沿肠系膜上静脉追踪解剖出门静脉,于胰腺颈部后方贯通（图 25-5-29,图 25-5-30）。

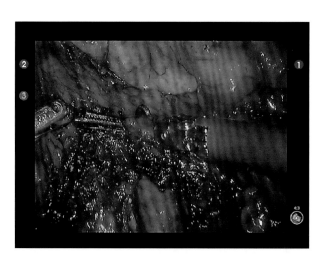

图 25-5-29 分离胰腺下缘,显露 SMV

（5）完成 Kocher 氏切口：沿十二指肠框进行游离,分离胰头及十二指肠后缘结缔组织,显露下腔静脉、左肾静脉及腹主动脉。此处需注意：在分离下腔静脉右侧时,应注意辨明右输尿管,避免损伤。应尽可能分离至肠系膜上动脉及腹腔动脉根部。腹主动脉周围淋巴结予以清扫并送病理检查明确有无转移。

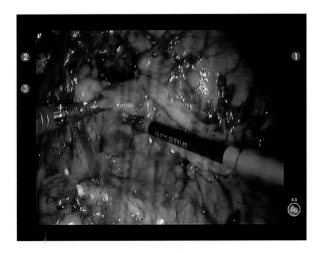

图 25 - 5 - 30　打通胰后隧道

（6）采用电钩或超声刀顺行切除胆囊，通常于胆囊管汇入平面离断胆管。个别患者如胆囊管汇入位置较高，则可于其下方进行离断。

（7）肝动脉游离显露：于距离肝脏脏面 3 mm 处清扫肝十二指肠韧带。注意仔细解剖显露左肝动脉，同时注意保护中肝动脉。沿胰腺颈部上缘进行解剖分离，显露出肝总动脉。解剖出胃右动脉，予以结扎离断，并清扫胃右动脉周围淋巴脂肪组织。解剖出 GDA，予以结扎离断。随后解剖游离显露肝动脉全程（图 25 - 5 - 31）。

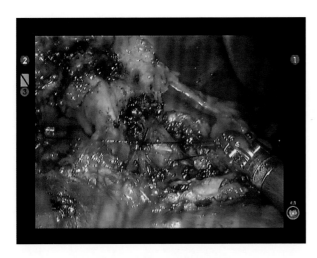

图 25 - 5 - 31　分离结扎 GDA

（8）门静脉的游离与周围清扫：胆管离断后，其后方即为门静脉。沿门静脉仔细游离解剖，显露门静脉全程。需注意门静脉的 3 个主要分支，左侧为胃左静脉、前方为胆管分支、右侧为胰十二指肠上静脉。进一步清扫第 12p 组淋巴结。

（9）胰腺颈部离断：先根据患者原发疾病，确定离断线。可使用电钩法进行离断，亦可使用超声刀进行离断。在离断过程中尤其需要注意胰腺后方门静脉汇合处的小静脉。避免造成大量出血。

（10）屈氏韧带离断及空肠游离：取横结肠系膜上入路，将横结肠向左下方向牵开，同时将十二指肠水平部向右上方牵拉，以电钩仔细离断屈氏韧带，此处有肠系膜上动脉左侧发出的胰十二指肠下动脉，予以结扎处理。游离近端空肠，将空肠上段拖出。

（11）断胰腺钩突：胰腺钩突自上而下分为淋巴结、胰腺钩突、肠系膜 3 个部分。淋巴结解剖离断后，左侧部分经小网膜囊入路清扫；胰腺钩突部分则沿着肠系膜上动脉进行清扫，此处需注意肠系膜上动脉分支；系膜采用超声刀进行离断，粗大静脉予以缝扎处理（图 25 - 5 - 32）。

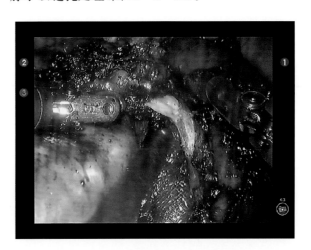

图 25 - 5 - 32　离断钩突，清扫 14 组淋巴结

（12）胰腺空肠吻合：① 胰腺断端的处理：继续游离胰腺断端，需要游离的长度依据所需要做的吻合方式而定。胰管对黏膜吻合一般游离胰腺断端 1 cm，胰肠端侧吻合一般游离断端 2 cm，套入式吻合则需进一步游离胰腺断端至 4 cm。② 仔细寻找胰管，置入硅胶管以支撑胰管。行双层吻合完成胰腺空肠吻合。

（13）胆肠吻合：胆管断端一般应离分叉处 1 cm 以上，胆管断端无须刻意进行游离，以避免胆管缺血发生。肠管的开口不宜过大，可以边距大小进行调节。通常我们认为,胆管口径在 5 mm 以下者进行间断缝合(5-0 薇乔线),5 mm 以上可进行连续缝合(5-0 PDS-II)。

(14) 胃肠吻合:早期,我们通常采用体外进行胃肠吻合。以辅助孔为中心,做一个 8~10 cm 的小切口,同时自这一小切口取出标本,切除胃窦。取近端空肠,距离胆肠吻合口 40 cm 处,做 1 个 5 cm 切口。完成胃肠吻合(近端对小弯侧吻合)。目前,我中心已采用于体内完成胃肠吻合。取胃大弯侧与近端空肠,各做一小切口,置入 Endo-GI,行侧侧吻合,再进一步关闭吻合口剩余部分。与体外吻合方法相比,腹壁切口将进一步缩小,仅用于取出标本,以进一步减少患者的创伤。

(15) 引流管的放置:通常放置两根引流管,其一置于右肝下胆肠吻合口下方,另一根置于胰肠吻合口上方,管尖置于肝尾叶与贲门之间,管侧孔靠近胰肠吻合口上方。在必要时可考虑放置三腔冲洗引流管。

2. 胰体尾切除术 1996 年 Cuschieri 等实施了首例腹腔镜胰体尾部切除术(laparoscopic distal pancreatectomy, LDP),与传统开腹手术相比,该微创术式具有创伤小、恢复快等优点,微创优势明显,而且无需消化道重建,手术难度及风险相对较低,技术上更容易实现且手术费用不高,因而引起了外科界的普遍关注。时至今日,腹腔镜胰腺手术几乎涉及所有胰腺疾病的手术操作,包括胰十二指肠切除术、胰体尾切除术、胰腺肿瘤摘除术、急性胰腺炎坏死病灶清除术、胰腺假性囊肿内引流术及胰腺癌的姑息治疗,但腹腔镜胰体尾切除术是目前开展例数最多、最为成熟的腹腔镜胰腺手术。和开放手术相比,微创腹腔镜胰腺手术常需要耗费更多的时间和精力,却可能承受更多的并发症发生率。

2002 年 Melvin 等报道了世界首例机器人辅助胰体尾切除术(robotic distal pancreatectomy, RDP),预示着胰腺微创外科进入了一个新的时代。机器人胰体尾切除术常被用来治疗局限于胰腺体尾部的良性疾病和低度恶性的肿瘤。相对腹腔镜技术,机器人的技术优势非常明显,但是其费用昂贵,是目前 RDP 普及所面临的最大阻碍。至今,国内外仅有一篇对机器人辅助胰体尾手术和腹腔镜胰体尾手术的回顾性对比研究,认为 RDP 仅适用于某些特定病例,即便考虑到 RDP 保脾率高、术后住院天数短等优势,其性价比仍差强人意。

机器人辅助下的微创胰腺手术较肝、胆手术更能发挥微创优势,这主要得益于达芬奇机器人外科手术系统的优越性能,包括清晰的三维图像、7 个自由度的 Endo Wrist™ 仿真手腕器械、手振动消除、动作比例设定、动作指标化等多个功能。机器人手术系统是对腹腔镜技术的传承和发展,但也应当承认,其不可能完全取代腹腔镜技术,尤其对于胰体尾切除这项术式,腹腔镜手术和机器人手术各具鲜明的特点,各有适应证范围。对于邻近大血管的胰体尾肿瘤的微创手术、保脾胰体尾切除术及标准胰体尾癌根治术,机器人手术系统是具有显著优势的。

1) 手术步骤

(1) 麻醉与体位:术前均按开腹胰体尾切除术行肠道准备。采用气管插管全身麻醉,患者分腿头高位,头高 20°。常规消毒铺巾,脐孔周围穿刺建立人工气腹达 15 mmHg(1 mmHg=0.133 kPa)镜头点 Trocar 进行穿刺,置入机器人镜头。放置机械臂塔,患者取头高脚低分腿卧位,安装各操作臂。术中 I、II 臂为主要操作臂,III 臂常用来牵引及暴露组织,I 臂和镜头孔之间置入辅助孔(图 25-5-33)。

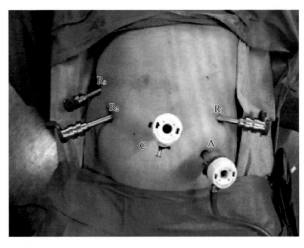

图 25-5-33 Trocar 位置

（2）腹腔探查、显露胰腺：对腹膜和肝脏等腹内脏器表面做全面检查，排除肿瘤转移及其他手术禁忌。应用超声刀打开胃结肠、脾结肠韧带、部分胃脾韧带、胃短血管和胃后血管，并把胃向上抬起。离断部分胃短血管并显露胰体尾部的前面，并进一步判断胰腺中肿瘤与脾脏的关系。

（3）分离脾动脉和脾静脉：根据脾动脉搏动的位置，打开胰腺包膜，应用分离钳分离出脾动脉，使脾动脉脱离胰腺。胰尾部脾静脉多走行于胰腺实质内，暴露困难，且损伤后可引起大出血，因此，Kimura法最大的难度在于游离脾静脉。根据肠系膜上动脉搏动的位置，用超声刀切开胰腺下缘包膜，提起胰腺颈部，钝性分离肠系膜上静脉，进一步分离出脾静脉根部，使脾静脉脱离胰腺，并向胰尾侧分离出至少2～3 cm。对于既往有胃肠吻合手术史，不易暴露肠系膜上静脉或肿瘤位于胰尾部者，也可在胰体尾肿瘤的近端提起胰腺，在胰体后方分离出脾静脉，使脾静脉脱离胰腺，而不需分离肠系膜上静脉。

（4）离断胰腺：将胰体尾部向左侧牵拉，用超声刀或血管夹结扎或离断胰腺与脾动、静脉之间的各分支血管，直至完全游离胰腺体尾部，保留脾脏和脾动、静脉主干（图25－5－34）。分离时从胰腺下缘逐渐向体尾游离，在此区域内分离时应注意避免损伤脾脏下极的血管。然后沿胰体尾的下缘分离，将脾动、静脉发出到胰腺的分支分别结扎切断。在腹膜返折的间隙内没有血管，故胰腺的后面应沿着此平面分离。最后分离胰腺的上缘，此处常遇到小血管，需要小心结扎。完全游离胰腺体尾部后，距肿块右侧2 cm处，超声刀由胰腺下缘分离胰腺后壁至胰腺上缘，上下贯通，建立胰后隧道（图25－5－35）。应用Endo－GIA（60 mm 2.5 mm）白钉横断胰腺（图25－5－36），完整切除胰体尾及肿块，保留脾脏。胰腺残端可用生物蛋白胶涂布。注意观察脾脏颜色变化。

（5）取出标本和引流：延长辅助孔做一横行切口，逐层进腹，取出标本，移去机器人手术辅助系统，解除气腹。检查无活动性出血后，于胰腺残面放置1根双腔引流管，小网膜囊处置1根单腔负吸

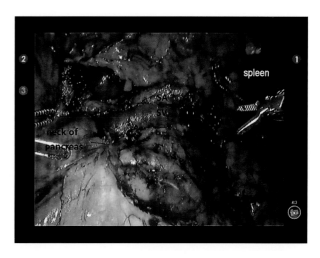

图25－5－34　机器人辅助保脾胰体尾切除术中显露脾动静脉

neck of pancreas：胰颈；SA：脾动脉；SV：脾静脉；spleen：脾脏

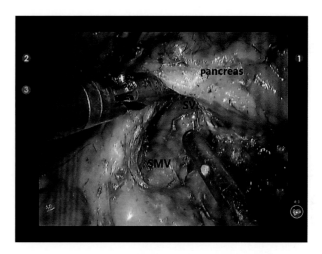

图25－5－35　机器人辅助胰体尾切除术中胰腺后隧道建立

pancreas：胰腺；SV：脾静脉；SMV：肠系膜上静脉

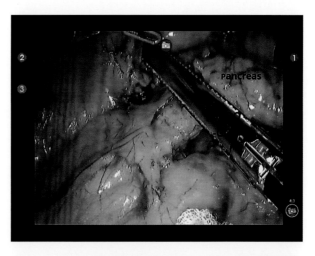

图25－5－36　机器人辅助胰体尾切除术中Endo－GIA横断胰腺

pancreas：胰腺；Endo－GIA：腔内缝合关闭器

球,分别从 Trocar 孔引出。逐层关闭各 Trocar 孔及左下腹横切口,术毕。

2) 常见并发症:术中大出血是最常见并发症,一旦发生,应该迅速夹住出血的血管,予以结扎,并中转 Warshaw 手术或联合脾脏切除的机器人胰体尾部切除术或中转开腹手术。术后常见并发症主要有胰瘘和感染。若有胰瘘,一般量较少(有时可持续 1 个月或更长时间,患者可带腹腔引流管出院)。一般经过充分引流都能痊愈,无须其他特殊治疗。

四、"机器人"在胰腺外科手术中的应用

(一)机器人辅助腹腔镜手术系统介绍

现代医学一直为减少患者的手术创伤而努力。20 世纪 80 年代,腹腔镜手术开启了外科手术的"微创化"时代。腹腔镜手术发展至今技术已经越来越成熟,在肝胆胰外科、胃肠外科、妇产科等领域都有了广泛应用。但腹腔镜手术也有其本身的局限性:手术器械转动角度受限,造成了一些手术盲区,在手术重建、缝合等过程中操作困难;而且只能给外科医师提供二维的手术视野。这些因素限制了腹腔镜技术向更复杂外科手术的拓展,也成为当前腹腔镜技术发展中的"瓶颈"。

进入 21 世纪,为克服腹腔镜技术的不足,外科机器人手术系统逐渐进入外科医师视野。手术机器人得到开发并迅速投入临床应用,其全新的理念和效果被认为是外科发展史上的一次革命,同时也预示着第三代外科手术时代的来临。目前,世界上被最广泛使用的是由美国 Intuitive Surgical 公司制造的 Da Vinci 机器人外科手术系统(Da Vinci surgical system,DVSS)。该系统仅通过 4～6 个钥匙孔样的操作通道进行各类微创手术的精细操作,是新一代微创外科技术的代表,也是首套可以正式在医院手术室内完成各类腹腔手术所能够使用的机器人辅助腹腔镜手术系统。

1. Da Vinci 机器人辅助腹腔镜手术系统的构成 该系统的整个操作流程围绕着外科医师操作台、机械臂、高清晰度的三维视觉系统这 3 个主要

部分进行。

(1)医师操作控制台:医师操作控制台是 Da Vinci 手术系统的控制核心,由三维手术视觉系统、操作手柄、输入输出设备及计算机系统等组成。手术时外科医师头靠在视野框(图 25 - 5 - 37)上,此时整个操作台以及操作手柄能够转换为激活模式,在连接完毕手术台以及各类手术专用器械后即可开始手术。若医师头部并未接触视野框,则操作手柄处于锁定模式,即使有任何动作,亦不能够进行任何操作,这样的设计能够最大限度地避免误操作的情况发生。在医师将头靠上视野框后,输入设备将所采集到的视觉影像传入计算机系统,经过分析将双镜头的腹腔镜镜头所采集到的术中影像合成转化为高清三维图像,同时计算机系统通过数码变焦以及控制腹腔镜 3D 镜头距离术野的距离,将手术影像精确放大 6～10 倍,并同步展示在手术监视器上。通过手术监视器,术者双眼看到的是完整的三维立体图像。

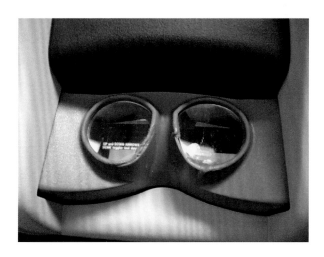

图 25 - 5 - 37 视野框

使用操作手柄时,术者双手按正常位套入操作手柄指环,通过双手动作传动带动手术台上的仿真机械臂完成各种操作,并且能够完整模仿人手腕内收、外展、内旋、外旋等各种动作,使术者能够身临其境地操控机械臂。Intuitive Motion® 控制技术(图 25 - 5 - 38)是 Da Vinci 机器人独有的计算机辅助控制技术,借助计算机自动分析,在手术操作中手术医师能够做到手-眼协调操作,能够将开腹手术中所获得的操作经验沿用至机器人辅助腹腔

镜手术系统的操作中。术者手部的抖动信号被自动扫描、过滤后，计算机可自动分析医师手部的动作幅度，无缝地调整术者手指的运动行程与机械手的运动行程比例，将术者某些大幅度的动作等比例地自动缩小，这样的技术使得腹腔内狭小区域的手术得以实现，使手术操作更加稳定精细。

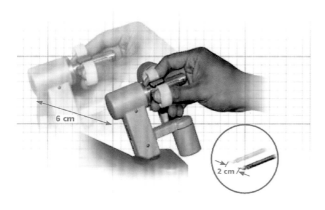

图 25 - 5 - 38　Intuitive Motion® 控制技术

此外，术者还可通过声控、手控或踏板控制腹腔镜 3D 镜头的进退、旋转和左右摇动等各项动作，并且能够在各个位置予以固定。术者双脚置于控制台踏板（图 25 - 5 - 39）上配合完成电切、电凝等相关操作，从而增加操作的精确性和平稳性。因此，几乎所有手术中需要完成的重要步骤皆可通过操作台控制，包括镜头的移动、电凝、电切和固定调整机械臂等。

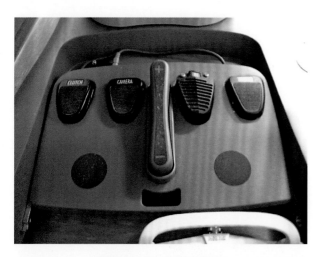

图 25 - 5 - 39　控制台踏板

从左至右依次为控制臂切换、镜头调节、调整踏板、双极电凝、电凝控制器

Da Vinci 机器人辅助腹腔镜手术系统通过其特有的 3D 腹腔镜镜头设计，能够为术者提供三维图像，同时其精细度也能够达到 720 像素的高清水准，大大超越了既往传统腹腔镜视频采集系统的极限。三维高清视觉的 Da Vinci 手术系统为术者提供了无与伦比的手术视野，很好地再现了患者的身体内部结构，犹如身临其境。传统腹腔镜技术的一个主要弊端在于采用了二维平面成像和输出，使得术中术者在监视器提供的二维图像中无法辨别组织的深度及相对关系，只有经过充分练习后才可熟练操作。而 Da Vinci 手术机器人的三维高清影像系统可完全解决这一问题，为术者提供真实的视野，利于术中辨认组织关系。三维效果的图像能帮助外科医师更好地观察组织器官的解剖结构，更有深度感觉，增加了手术的精确性，使手术创伤更小。同时，它能使缝合、打结等操作更简便易学，提高了手术效率。尽管 Da Vinci 机器人辅助腹腔镜手术系统并无力反馈设置，在缝合、打结操作上有一定局限性，但是由于其高清晰度的摄像头以及放大成像作用，国外有学者提出了"视觉反馈"的概念，称通过学习能够在三维视野下取得部分力反馈装置所能达到的效果，如打结的松紧度、判断牵拉的张力，等等。另外，借助该系统的数码放大技术，无须移动腹腔镜即可将手术部位放大，最高可达 10 倍效果，使组织器官更清晰、更自然，各类操作能够更加精细。

另外，Da Vinci 手术系统的操作台设计成使手术医师能于坐位手术，不再站着。看似简单的区别，其意义在于使手术医师手术时更加舒适，减轻了手术的疲劳，从而能够适当延长手术连续操作的时间，使医师能在负担相对减轻的情况下，不间断地完成更复杂的手术；并且由于分离了医师与患者之间的位置，术者并不能够直接接触患者，从而能够保护医师不受术中患者血液、渗液等污染，避免了部分有创性操作带来的风险。对于患者而言，相对于传统腹腔镜手术技术，可选择的患者范围较大，对于部分肥胖患者，在开腹或者腹腔镜手术不能处理的情况下，机器人手术提供了足够的手术操作空间，使手术得以完成。

（2）机械臂车：除了操作控制台以外，Da Vinci 机器人辅助腹腔镜手术系统的另一个重要的组成部分为机械臂车（图 25 - 5 - 40），在这样一个手推车上，集成了手术所必需的各类基本的操作臂，通过它可完成具体的手术操作过程。

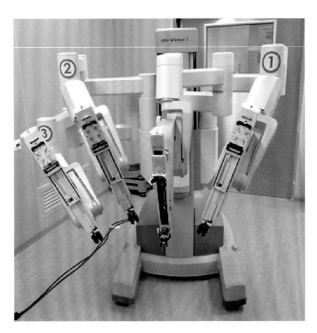

图 25 - 5 - 40　机 械 臂 车
从左至右依次为 3 号臂、2 号臂、镜头臂、1 号臂

机械臂车上一般包含一个半手动的推车系统和 4 个机械臂，其中 3 个为操作臂，1 个为镜头臂。正因为以上器械的存在，方便了外科医师开展手术。机械臂以多个关节固定，保证了手术时机械臂能牢固固定机械臂所活动的支点，而不着力于患者组织上的套管针（trocar），从而能够减少患者的创伤，使操作范围更加广阔，并能很好地固定器械操作臂，保护手术视野，无需多个助手辅助。与传统腹腔镜辅助手术时助手握持相比，它能提供更加稳定的图像，避免了传统腹腔镜辅助手术中助手因疲劳致手部抖动而出现的视野不稳定问题。镜头臂由多个关节组成，为了能够配合各个关节的活动，在镜头臂的关节处有一个"sweet spot"（图 25 - 5 - 41）的概念，当蓝色箭头位于蓝色条状带内时，镜头臂能够伸缩自如同时也能够随意地调整角度。

机器人辅助腹腔镜手术系统的另外一大特点是，革命性地通过在机械臂上安装不同的

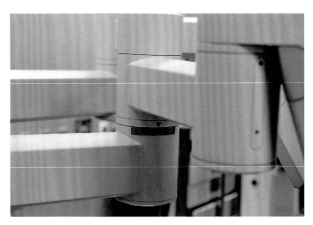

图 25 - 5 - 41　镜头臂上的"sweet spot"

EndoWrist® 器械（图 25 - 5 - 42），能满足不同手术需求。所有仪器都具有很强的灵活性、精确度和可操作性。这些优势有赖于 EndoWrist® 器械具备的 7 个自由度，包括臂关节上下、前后、左右运动与机械手的左右、旋转、开合、末端关节弯曲共 7 种动作，可沿垂直轴 360° 和水平轴 270° 旋转，且每个关节活动度均＞90°，能很好地模仿术者手腕的动作，并能完成某些术者的手所不能完成的操作，弥补了手术操作上的一些盲点，尤其体现在深部操作时。机械手由于动作灵活、体积小巧，与开放手术的人手操作相比具有显著优势。同时，它还具有视野缩放、指尖细致控制，以及减少震颤的优势。在此基础上，还配置了各种类型的手术器械，可满足抓持、钳夹、缝合等各项操作要求，不同仪器的开发及使用更增加了手术的多样性。通过对这些技术的改良，为外科医师提供了无与伦比的精度、灵活性和控制能力，使许多复杂的外科手术逐渐转变为可微创操作的手术。

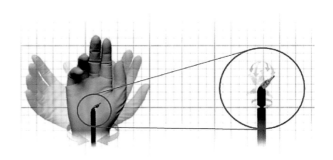

图 25 - 5 - 42　EndoWrist® 器械

EndoWrist® 器械不仅仅具有高自由度、精细度等特点，同时在交换使用器械时具有自动记忆上一次器械放置位置的功能，能够记忆原来器械所在的角度、深度、位置等信息。这样避免了传统腹腔镜辅助手术中由于交换器械、内镜下寻找器械所消耗的时间，以及一些例如意外损伤腹腔内脏器所带来的不必要的手术风险。

采用 Da Vinci 机器人辅助腹腔镜手术系统手术时一般配有一名助手和一名洗手护士，可在手术过程中随时根据术者的意愿负责替换机器人的机械手，并且可以经辅助孔操作，进行牵拉、吸引、冲洗，或应用各种内镜下切割器和吻合器等协助术者手术。

（3）视觉显示系统：Da Vinci 机器人辅助腹腔镜手术系统所配备的视觉显示系统能够让外科医师对视频、音频和系统设置进行全面控制，包括图像处理设备、监视器、辅助手术设备、双强光源系统、双 CCD 摄像系统（图 25-5-43）。机器人手术的一大创新之处就在于基于现代的电子科技能够突破以往视频采集的瓶颈，通过采用双 CCD、双光源的腹腔镜摄像镜头，经过中央处理器的处理，汇聚至术者操控台后能够实现术者视野的三维化，并且能够随时根据手术的需要调整两眼的焦距，使得内镜下的对焦更加清晰，最大限度地模仿人类两眼的功能，对于微创手术而言是划时代和革命性的改变。术者通过视野效果的提升，使得术中各类操作更加精细，解剖的分辨更有层次感，能提供更真实的机体环境，还原了机体解剖结构。Da Vinci 机器人辅助腹腔镜手术系统不仅在图像处理上提供给术者优异的视觉效果，而且对于手术助手而言，助手所使用的监视器还配备了易于使用的触摸屏控制按钮，分别为各种直观的符号和图标，这样，简单的操作系统和视觉调整方式能够让助手在监视器上直接完成，"所见即所得"的模式大大降低了设备的使用难度。并且各种设置结果能够被保存，以方便日后手术操作，使得整个团队的配合更加流畅。另外，为助手设计的监视器拥有较大的屏幕视图，不仅方便了手术助手辅助手术，而且通过麦克风和扩音器能够有效地和手术医师交流沟通。

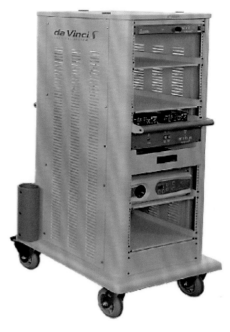

图 25-5-43　视觉显示系统

2. 机器人辅助腹腔镜手术系统使用的器械

1）Da Vinci 机器人辅助腹腔镜手术系统与腹腔镜手术通用的器械

（1）气腹针：气腹针针芯前端圆钝、中空，有侧孔，可以通过针芯注水、注气和抽吸，其尾端有弹簧（图 25-5-44）。弹簧的作用是在进针遇到腹壁组织阻力时，因受阻而使针芯回缩至针鞘内。进针时主要靠针鞘前端锋利的斜面刺破腹壁，一旦气腹针进入腹腔，针遇到的阻力消失，则针芯因尾端弹簧作用其钝头突入腹腔，推开针尖周围的腹腔内组织，以免误伤。

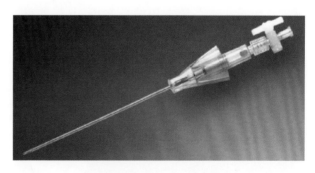

图 25-5-44　气　腹　针

（2）套管针与转换帽：套管针（trocar）包括穿刺锥和套管鞘（图 25-5-45）。根据材料不同，一类为金属套管针，可反复使用；另一类为一次性塑料套管针。穿刺锥有圆锥型和多刃型两种，套管针尾端有自行关闭的阀门防止漏气。在进行 Da Vinci 机器人辅助腹腔镜手术时,辅助孔一般使用内径 12 mm 的 trocar,可容纳不同外径的手术器械,方便助手辅助操作。

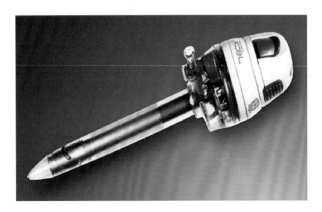

图 25 - 5 - 45　套　管　针

(3) 抓钳:抓钳(grasper)是用来固定和牵引组织,便于手术医师解剖和切割(图 25 - 5 - 46)。常用的有锯齿形抓钳、鼠齿形抓钳、匙形咬口抓钳。一般 Da Vinci 机器人辅助腹腔镜手术时助手使用的为无创伤性钝头抓钳。

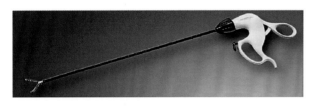

图 25 - 5 - 46　抓　　钳

(4) 金属钛夹与可吸收夹:Da Vinci 机器人辅助腹腔镜手术系统常用的是 Ethicon 钛夹(图 25 - 5 - 47,图 25 - 5 - 48)和 Hemlock 可吸收夹(图 25 - 5 - 49,图 25 - 5 - 50),用于手术时无法用电凝或超声刀处理的血管以及其他管道的断离。

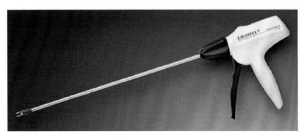

图 25 - 5 - 47　直径 0.5 mm Ethicon 钛夹

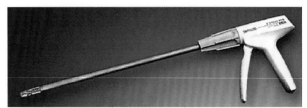

图 25 - 5 - 48　直径 1.0 mm Ethicon 钛夹

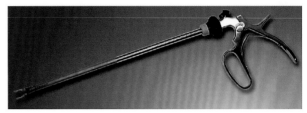

图 25 - 5 - 49　可吸收夹施夹器

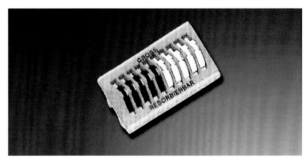

图 25 - 5 - 50　腔内可吸收结扎钉夹

(5) 直线切割吻合关闭器:直线切割吻合关闭器(endo - GIA)可进行组织切割、关闭(图 25 - 5 - 51)。切割吻合关闭器的型号很多,可用于内镜手术过程中组织的闭合切割、吻合以及较大血管的处理。在 Da Vinci 机器人辅助腹腔镜手术过程中该关闭器在胃肠组织的离断及吻合,胃网膜、肠系膜的结扎分离,胰腺部分切除离断等操作上有着较广泛的应用途径。

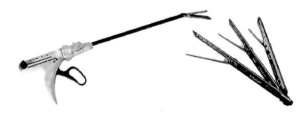

图 25 - 5 - 51　直线切割吻合关闭器(Endo - GIA)

(6) 冲洗吸引管:在 Da Vinci 机器人辅助腹腔镜手术过程中,冲洗和吸引是清洗手术野和腹腔的有效方法。一般都有冲洗和吸引两用的导管

(irrigation and suction tubes)(图 25 - 5 - 52),一个开口连接加压输液瓶,另一个开口接负压吸引管。在手术中,助手用冲洗吸引管清洁手术野,为手术医师的操作提供良好的视野。此外,冲洗吸引管还可以在 Da Vinci 机器人辅助腹腔镜手术中用于钝性分离和推挡组织、器官之用。

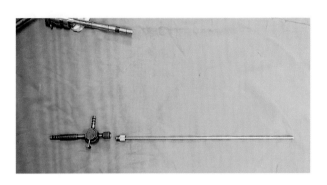

图 25 - 5 - 52 冲洗吸引管

(7) 分离钳:分离钳(图 25 - 5 - 53)有直头和弯头两种,钳杆及钳柄绝缘,尖头及尾端导电,不通电时用于分离组织,通电时用于电凝止血,主要在分离、止血、递针、取针等时作为辅助操作。

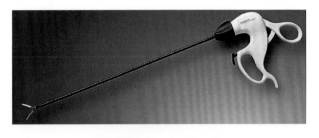

图 25 - 5 - 53 分 离 钳

(8) 剪刀:手术剪刀(图 25 - 5 - 54)一般带有绝缘层和电极头,用于组织断离和钝性分离。

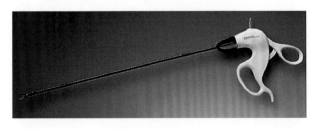

图 25 - 5 - 54 剪 刀

(9) 动静脉阻断钳(哈巴钩):动静脉阻断钳(图 25 - 5 - 55,图 25 - 5 - 56)可以在手术中无创性

阻断血管,在胰腺外科手术中血管重建等操作时有重要作用。

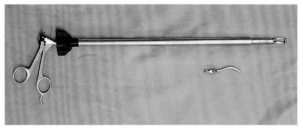

图 25 - 5 - 55 动静脉阻断钳

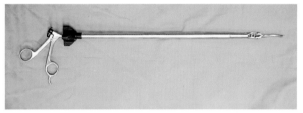

图 25 - 5 - 56 动静脉阻断钳

2) 机器人辅助腹腔镜手术系统机械臂专用器械

(1) 电凝钩:Da Vinci 机器人辅助腹腔镜手术系统中的电凝钩(图 25 - 5 - 57)能多角度旋转,可以配合 endo-wrist 多角度旋转对组织进行解剖、分离、电切和电凝止血。一般为"L"形,在胰腺手术中用于精细部位的分离及胰腺组织的剥离。手术时在脂肪组织较多的部位操作或操作时间过长容易在电凝钩上积聚较厚的焦痂,需要反复清理。

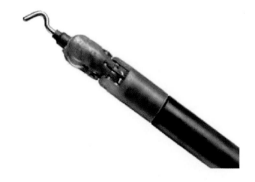

图 25 - 5 - 57 电 凝 钩

(2) 超声切割止血刀:超声切割止血刀(harmonic scalpel laparoscopic)(图 25 - 5 - 58)工作的基本原理是:金属探头(刀头)上的超声频率发

生器以频率 55 500 Hz 进行机械振荡,使组织内的水分汽化、蛋白氢链断裂、细胞崩解,从而切开或凝固组织。超声切割止血刀能切开和凝固实质性组织和结缔组织,其切割与凝血效果与输出功率、组织张力、探头对组织的抓持力度、探头与组织的接触面积及作用时间有关。

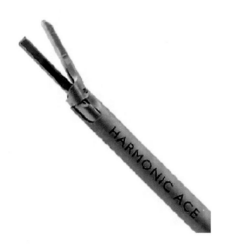

图 25 - 5 - 58 超声切割止血刀

(3)双极电凝:双极电凝(图 25 - 5 - 59)与单极电凝的区别在于取消了与患者臀部接触的无效电极,而将两个电极分别接在一把镊子的两叶片上,镊子的两叶片之间是绝缘的。应用时电流只经过镊子两尖端之间的组织,所需电量大为减少。此外,在有液体如生理盐水、血液等存在的情况下,双极电凝同样能起到止血作用,这是单极电凝所不及的。在机器人微创胰腺手术中,常用 Fenestrated 双极电凝。

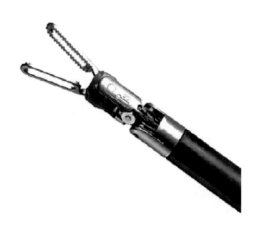

图 25 - 5 - 59 双 极 电 凝

(4)内镜:Da Vinci 机器人辅助腹腔镜手术系统内装图像处理设备(endoscope)(图 25 - 5 - 60),并配有监视器、1 个双高强光源系统、1 个双 CCD 摄像系统,为术者提供真实的术野,利于术中组织关系的辨认,同时使缝合、打结等操作更简便,提高了手术效率。

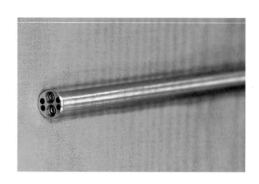

图 25 - 5 - 60 内   镜

(5)持针器:Da Vinci 机器人辅助腹腔镜手术系统的持针器(图 25 - 5 - 61)结合了 endowrist,提供了多角度的旋转,使组织吻合更为精细,在胰腺外科手术中可以顺利完成胰胃、胰肠、胆肠等精细吻合。

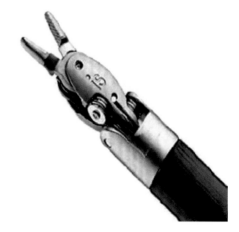

图 25 - 5 - 61 持 针 器

(二)机器人胰腺手术国内外开展现状

1. 机器人胰腺手术国外应用现状 机器人辅助腹腔镜系统最早于 1999 年完成了首例冠状动脉旁路移植术,2003 年始应用于各种心脏外科直视手术,目前几乎涵盖所有的心胸外科手术。该系统亦广泛应用于各种泌尿外科手术,尤其在前列腺癌根治术中,已成为治疗前列腺癌的金标准。2005

年,机器人辅助腹腔镜手术系统开始运用于妇科手术,非常有利于功能的重建和盆腔淋巴结清扫。在腹部外科中,机器人辅助腹腔镜手术系统的应用范围比较广泛,包括机器人肝叶切除、复杂胆道重建、胃癌根治、结直肠癌根治、胰腺部分切除和胰十二指肠切除等腹部复杂手术。

Giulianotti 等于 2003 年在欧洲首先报道了 13 例机器人微创胰腺手术,其中 8 例为胰十二指肠切除术(5 例 Whipple 和 3 例 Traverso-Longmire),5 例为胰体尾切除术(2 例保留脾脏)。随后,Da Vinci 机器人微创胰腺手术在全球范围内迅速发展。Giulianotti 于 2004～2005 年完成了 3 例 Da Vinci 机器人微创胰腺中段切除术,并于 2007～2010 年完成了 5 例 Da Vinci 机器人微创胰腺癌联合血管切除术(2 例腹腔干,3 例门静脉)。Vasilescu 等于 2009 年报道了 1 例 Da Vinci 机器人微创保脾胰体尾切除术用于治疗慢性胰腺炎(主要累及胰尾)。Sung Hoon Choi 等于 2011 年在韩国首尔报道了 1 例 Da Vinci 机器人微创保留幽门胰十二指肠切除术。Ugo Boggi 等于 2012 年报道了 3 例 Da Vinci 机器人微创胰腺移植术,其中有 2 例合并肾脏移植。可见,Da Vinci 机器人辅助腹腔镜手术系统可适用于所有胰腺手术,其治疗的病种基本涵盖了所有胰腺疾病,如胰腺良性肿瘤、胰腺炎、胰腺恶性肿瘤及进展期胰腺肿瘤等。

作为机器人微创胰腺手术的先驱,Pier Cristoforo Giulianotti 医师领导的团队从 2000～2009 年的 6 年间,在意大利和美国共完成了各种机器人微创胰腺手术 134 例,其中在意大利完成了 77 例,在美国完成了 57 例。手术情况如下:60 例胰十二指肠切除术(50 例 Whipple 和 10 例 Longmire)、胰体尾切除 46 例(23 例保脾)、胰腺中段切除术 3 例、全胰腺切除术 1 例、胰腺囊肿-十二指肠引流术 1 例、胰腺囊肿-胃引流术 14 例、胰腺囊肿-空肠引流 3 例、胰管-胃吻合术 2 例、胰管-空肠吻合术 1 例、胰腺肿瘤挖除术 3 例,平均手术时间 331 min(75～660 min),14 例中转开腹,术后住院天数为 9.3 日(3～85 日),术后并发症为 26%,死亡率为 2.23%,再次手术 4 例(2.9%),术中出血

约为 261 ml(100～600 ml,意大利)和 323 ml(5～2 000 ml,美国)。胰十二指肠切除术患者胰瘘的发生率为 31.3%,胰体尾切除术患者胰瘘的发生率为 20.9%。Amer H. Zureikat 等于 2008～2010 年在美国匹兹堡完成了 30 例 Da Vinci 机器人微创胰腺手术,其中包括 24 例非幽门保留胰十二指肠切除术、4 例胰腺中段切除术、2 例 Frey 术,手术时间平均为 512 min(327～848 min),术中失血平均为 320 ml(50～1 000 ml),住院时间约为 9 日(4～87 日),术后死亡病例 1 例,胰瘘发生率为 27%。

Buchs 等于 2011 年报道了 Da Vinci 机器人微创胰十二指肠切除术与传统开腹胰十二指肠切除术的对照研究结果,发现两种手术在手术时间(444 min vs 55 min,$P = 0.000\ 1$)、术中出血(387 ml vs 827 ml,$P = 0.000\ 1$)、清扫淋巴结数目(16.8 vs 11,$P = 0.02$)方面有统计学差异,而在术后并发症、死亡率、住院天数方面无统计学差异;同时还报道了对胰腺癌累及腹腔干、门静脉患者行 Da Vinci 机器人微创联合血管切除术和传统开腹手术的对照研究,结果认为 Da Vinci 机器人微创手术的术后住院天数与开腹手术相当,淋巴结清扫数目为 20±11(10～34),且认为 Da Vinci 机器人微创胰十二指肠切除术在老年患者同样安全,他们的术后并发症和死亡率与年轻患者相比并没有统计学差异。Chang Moo Kang 等报道了开腹胰腺中段切除术与 Da Vinci 机器人微创胰腺中段切除术(5 例)的对照研究,认为 Da Vinci 机器人微创手术的术中出血明显减少,但手术时间较长,肿瘤直径较小,而在术后并发症、住院天数方面并没有统计学差异。Horiguchi 报道,Da Vinci 机器人微创胰十二指肠切除术虽然手术时间较长,但术中出血明显减少,且术后第 1 日可拔除胃管,术后第 4 日可开放饮食,术后有 1/3 患者发生胰瘘。

Giulianotti 认为 Da Vinci 机器人辅助腹腔镜手术的学习相对比较短,不会花费很多时间便学会打结和缝合,而且对机械臂的运动也能较好的控制,然而,对于一些术中有风险的操作,尤其对于胰腺等复杂手术,手术医师具备充分的开腹和传统腹腔镜手术经验是必不可少的。早期可行 Da Vinci

机器人微创胆囊切除和胃底折叠术等简单手术,可熟练操作技能并积累基本经验。通常情况下,一般经过 20 例的手术技能学习,即可达到传统腹腔镜手术水平,并可完成精细和准确的操作。

综上所述,Da Vinci 机器人辅助腹腔镜手术系统可适用于胰腺所有的手术,涵盖所有胰腺外科方面疾病。对于复杂的胰腺手术实施 Da Vinci 机器人微创手术,从以上早期的文献报道来看,是安全可行的,可以说,Da Vinci 机器人辅助腹腔镜胰腺手术是"微创中的开腹胰腺手术"。相比传统的开腹胰腺手术,Da Vinci 机器人辅助腹腔镜胰腺手术虽然手术时间长,但术中出血明显减少,而且在术后并发症、死亡率、住院天数方面并没有统计学差异。总体来说,Da Vinci 机器人辅助腹腔镜胰腺手术患者的术后恢复明显优于开腹手术,且在老年患者中其优势更加明显。关于 Da Vinci 机器人辅助腹腔镜与传统腹腔镜在胰腺手术方面的比较,虽然在很多治疗中心两种手术技术都在开展,却鲜有文献报道。对于一些复杂的胰腺手术,Giulianotti 建议,该项技术应在 Da Vinci 机器人辅助腹腔镜手术和开腹手术都很有经验的治疗中心开展。Da Vinci 机器人辅助腹腔镜胰腺手术虽然在世界范围的较多地区已经普及,但有大宗手术病例的治疗中心却仍然为数不多,其真正满意的结果仍需通过较长期的随访结果来评估。

2. 机器人胰腺手术国内应用现状　目前国内开展的机器人手术的科室有心脏外科、胸外科、肝胆胰腺外科、胃肠外科、泌尿外科、妇产科、五官科、血管外科和小儿外科。2007 年,中国人民解放军总医院高长青等将 Da Vinci 手术机器人应用于心胸外科,治疗各种心胸外科疾病,并于 2010 年成立了我国首个"机器人心脏外科培训中心",目前手术技术在该领域处于国际领先水平。在普外科领域,中国人民解放军第二炮兵总医院完成的手术例数最多,至今达到 200 多例,而在机器人胰腺手术领域,上海交通大学医学院附属瑞金医院和中国人民解放军第二炮兵总医院完成的病例最多。

2009 年 1～12 月,周宁新带领的团队在中国人民解放军第二炮兵总医院完成了 8 例 Da Vinci机器人辅助手术系统胰十二指肠切除术。之后该团队又于 2011 年报道采用 Da Vinci 机器人辅助手术系统完成胰腺手术 44 例,其中胰十二指肠切除术 16 例,胰体尾切除术 6 例(3 例保脾),胰腺中段切除术 1 例,胰腺假性囊肿-空肠转流术 1 例,姑息性手术 20 例,病种包括胰头癌、胰体尾部肿瘤、壶腹周围癌、胰腺周围脓肿、慢性胰腺炎、胰体尾部假性囊肿。别平等于 2010 年完成 1 例 Da Vinci机器人辅助胰十二指肠切除术用于治疗壶腹部癌。纪文斌等曾报道 1 例 Da Vinci 机器人辅助胰十二指肠切除术,但术中中转开腹行胰肠吻合术。彭承宏、沈柏用等于 2012 年报道了 4 例 Da Vinci 机器人辅助保留十二指肠胰头切除术。

上海交通大学医学院附属瑞金医院从 2010 年3 月引进 Da Vinci 机器人外科手术系统并应用于临床,至 2012 年底,由李宏为、彭承宏、沈柏用领导的团队共完成机器人辅助胰腺手术 26 例,其中胰十二指肠切除术 9 例,Berger 手术 3 例,胰腺中段切除联合胰胃吻合术 7 例,胰体尾切除术 7 例(4 例保脾),平均手术时间为 (303 ± 140) min,术中失血量为 (414 ± 313) ml,并发症为 33.3%,术后住院时间为 (28 ± 9) 日,这与 Giulianotti 报道的结果相比,除了术后住院时间显得较长外,其余指标均相近。该团队还与同治疗中心的 22 例腹腔镜胰体尾切除术进行了比较,发现在手术时间、术后住院时间、保脾率方面明显改善,有统计学差异,而在术中出血量、中转开腹、术后并发症、再次手术方面无显著差异。因此,他们初步认为 Da Vinci 机器人辅助手术系统可广泛应用于胰腺外科,复杂的胰腺手术也可以在 Da Vinci 机器人辅助下完成,术后恢复快,然而有关肿瘤的预后尚需长期随访。

相比国外,国内 Da Vinci 机器人辅助手术系统虽然起步晚,但进步很快,表现势头强劲,其技术水平已达国际先进水平。上海交通大学医学院附属瑞金医院分别于 2010 年和 2011 年连续两年成功举办了"国际 Da Vinci 机器人胰腺外科论坛",进行了 Da Vinci 机器人辅助胰腺手术演示并现场讲解。沈柏用还代表上海交通大学医学院附属瑞金医院参加了 2011 年在美国芝加哥举办的国际临床机器人外科大会,并做了"胰腺外科的微创治疗:从腹腔镜到 Da Vinci"的报道,荣获大会一等奖。

虽然从目前的情形(Da Vinci 机器人手术系统的购置费用昂贵、手术成本高、维修费用高)和中国的具体国情来看,全面普及这项技术可能还有漫漫长路,但从近几年 Da Vinci 机器人手术系统在胰腺外科的应用结果来分析,在技术角度层面上完全是安全可行的。

3. 机器人辅助胰腺手术优势

(1) 高清晰的立体三维视觉:Da Vinci 机器人手术系统清晰的三维立体视频,使术者仿佛钻进了患者的腹腔内部,可达到开放手术很难看清的视角。尤其是腹膜后疾病的手术,可提供术者超越开腹的视觉效果,且镜下图像被放大 10～15 倍,超越了人眼的局限,克服了传统外科对深部手术狭小空间的限制,能多角度探查肿瘤以及解剖间隙无法观察的空间,并可容易地发现一些微小的血管,有利于减少出血。

(2) 灵活的仿人手操作系统:双手的灵活操作对于外科医师来说是最为关键的。Da Vinci 机器人辅助手术系统的机械臂具有 7 个自由度,超出了人类手腕的灵巧度,克服了传统腹腔镜在胰腺手术时操作困难的限制。该手术系统有一系列全套的 EndoWrist 手术器械供选择,可以模拟人手腕的灵活操作,可以在人手不能触及的狭小空间进行精细的手术操作,同时滤除了人自身不能控制的颤动,使各项操作(缝合、打结、分离组织等)更精确、更便捷、更可靠,缩短了医师的学习时间。最终使手术切除和各吻合口的重建相对地更容易完成且更精确,可减少术后各吻合口的并发症,缩短了住院时间。越大越复杂的手术采用机器人微创技术更能充分显示其优势。

(3) 降低了术者的疲劳程度:胰腺手术,无论是困难程度还是复杂程度,均是普外科手术中最大型的手术,而引用了 Da Vinci 机器人辅助手术系统进行操作,虽然目前手术时间略有延长,但术者可以采取坐姿进行系统操作,不受手术台旁站位俯视的限制,可明显减轻疲劳程度。舒适的坐姿有利于长时间复杂手术,而且术中可以稍微休息片刻。

这种全新的手术模式,完全改变了传统外科和腹腔镜外科的手术模式,使术者在进行胰腺等复杂手术时能够更加从容地操作、讨论和交流,甚至可以通过网络系统实时求助远离患者的专家进行操作。

(4) 减轻机体损伤:微创手术操作对患者总体的免疫能力及正常生理状态损伤较小,患者术后的个体免疫力水平和综合细胞生物学状态也能较早地恢复。胰腺手术对患者的机体产生重大创伤,加上术后要求饮食控制,对术后恢复也产生重大影响,而机器人辅助胰腺手术属于微创手术,这无疑对患者的预后及术后生活质量会具有非常大的帮助。

4. 机器人辅助胰腺手术的缺陷

(1) 手术机器人系统的自身缺陷:手术机器人的机械臂固定以后,其操作范围受限,整套设备的体积过于庞大,阻碍了手术操作的空间和增加了麻醉医师操作的困难。手术器械相对不足,安装、调试比较复杂,手术前的准备及手术中更换器械等操作耗时。

(2) 缺乏力反馈:力反馈缺失,对于胰腺等复杂的需要精细的解剖、缝扎和消化道重建的手术,多少会产生不少影响,但 Giulianotti 认为这不应该是个真正担心的问题,随着操作技术的娴熟和对三维视觉的适应,外科医师很快会克服这个问题。

(3) 费用昂贵:相对传统的腹腔镜系统,Da Vinci 手术机器人的使用成本非常昂贵,具体体现在以下几个方面。① 购置费用高,目前国内第三代四臂 Da Vinci 手术机器人的总体购置费用在 2 000 万人民币以上。② 手术成本高,机器人手术中专用的操作器械每用 10 次就需强制性更换,而更换一个操作器械需花费约 500 美元。③ 维修费用高,需定期对手术机器人进行预防性维修,每年维修保养费用也是一笔不小的开支。

相对于传统开腹手术和腹腔镜系统在胰腺的应用,Da Vinci 机器人辅助手术系统起步较晚,世界范围内有关 Da Vinci 机器人辅助胰腺手术的报道相对不多,在胰腺外科领域开展该项技术的"大中心"也为数不多,仍需要大量样本来进一步提高认识,该胰腺手术的适应证也有待进一步明确。

胰腺手术一直以来都被认为是腹部外科中难

度最大的。20世纪末腹腔镜技术引用于胰腺外科领域,开始了胰腺手术的微创治疗,受到了广泛关注。尤其在胰腺体尾部手术中的运用,得到世界范围内的认同,但在胰头部及恶性肿瘤手术中的运用,由于胰腺解剖结构复杂、血供丰富、手术难度高,且腹腔镜器械发展的限制,仍存在广泛争议。21世纪初,机器人辅助手术系统应用于胰腺外科,改善了这一现象,使复杂或难以完成的腹腔镜胰腺手术变得得心应手。在将近10年的发展中,Da Vinci机器人几乎可以完成所有的胰腺手术,虽然目前该手术时间相对较长,但在术中出血量、术后住院时间、下床活动时间、开放饮食时间、胰体尾切除保脾手术等方面较传统开腹手术明显改善,而在术后并发症和死亡率方面并没有改善,且在国内外早期报道中均显示了其安全可行性和优势。与腹腔镜胰腺手术的对照研究,目前世界范围内鲜有报道,但就上海交通大学医学院附属瑞金医院机器人微创手术中心的对照研究来看,除了胰腺体尾部切除手术,机器人微创胰腺手术可完全超越腹腔镜胰腺手术。对于胰腺进展期恶性肿瘤进行Da Vinci机器人辅助手术的研究,由于病例数不多,其治疗效果存在争议。虽然机器人微创胰腺手术取得了明显的发展,但是其远期结果和优越性仍需大样本、多中心的对照研究,尚需积累更多资料来评估。目前,与传统开腹和腹腔镜手术相比,Da Vinci机器人辅助胰腺手术的费用仍高出不少,而且由于中国国情的限制,普遍开展受限,合理选择患者施行手术仍值得关注。

五、 中晚期胰腺癌姑息性手术

经过近年来我国外科界同仁的不懈努力,胰十二指肠切除技术的不断提高,极大提高了手术切除率,减少了并发症及手术死亡率,但5年生存率仍然不高。判断可切除性是治疗手段极其重要的选择依据,而且术前判断也更加重要,但不能只依靠影像学检查,术前判断也具有一定的片面性,术中判断具有决定意义。笔者认为:① 肿瘤侵出胰腺,侵及周围切除的器官(胆总管、十二指肠、脾及

胃并有周围大的血管侵犯),尤其是侵犯腹腔动脉干;② 腹腔广泛转移,血性腹水;③ 广泛的肝转移,腹膜转移;④ 胰腺癌病术前合并剧烈腰背部疼痛;⑤ 胰腺癌患者合并严重的心肺疾病及严重的低蛋白血症,不能耐受较大手术的。对于不能切除的胰腺癌采用综合的姑息治疗,可以达到一定的效果。

(一) 适应证

对于不适合采用根治性手术切除的中晚期胰腺癌患者,姑息性手术治疗的适应证是长期以来临床工作中讨论的热点问题。根据WHO(2002)制订的诊疗规范,姑息性治疗主要目的在于提高患有威胁生命疾病患者的生活质量,有效预防或减轻患者疼痛和临床症状。对于中晚期胰腺癌患者合并出现以下3种临床症状需积极进行姑息治疗:梗阻性黄疸、胃输出道(十二指肠)梗阻和疼痛。

1. 梗阻性黄疸 通常情况下,90%的胰腺癌和壶腹癌患者在诊断时就合并了梗阻性黄疸。严重时可导致肝功能不全,甚至可因继发于胆汁淤积和胆管炎而引起肝功能衰竭。积极治疗、改善梗阻性黄疸,可以显著提高患者的生活质量。

姑息的减黄手术是根据该类疾病的病理生理特点,要求简单,不仅有良好降压减黄效果,而且要对机体内环境影响最小为佳。多种治疗方法均可达到胆汁充分引流的目的,临床上常用方法分为外引流和内引流两类,外引流包括既往的胆总管内放置"T"形管引流、胆囊或胆管造瘘等,具有简单、安全、易行,短时间内即收到良好的减轻黄疸的效果,患者较易耐受手术,围手术期病死率低等优点,因而多用于梗阻时间长而病情较为严重、既往耐受大手术操作的患者。但由于胆汁外流而丢失,易造成水电解质紊乱,影响胆道对脂肪及脂溶性物质吸收造成消化功能障碍。同时由于肠道胆盐的缺乏引起菌群失调,产生大量内毒素和细菌移位,大量肠道内毒素进入门静脉,造成肝脏网状内皮系统损害,机体免疫力下降,导致败血症、弥散性血管内凝血(DIC)、肾功能不全、消化道出血、心肌损害等,不利于生存期较长的患者,因而外引流作为姑息性

手术减轻黄疸方法并不理想。因此，目前多选择行胆汁内引流的手术方法，内引流不但能使黄疸消退或减轻，而且对患者的生理改变较小，胆汁引入肠腔克服了外引流胆汁丢失所引起的一系列并发症，同时改善了患者生活质量和延长生命，效果相对比较理想。所以内引流术，在胰腺癌的手术治疗中占有相当重要的地位。国外报道对晚期无法切除的胰腺癌做内引流术 79 例术后黄疸很快消退，其平均生存期可达 13 个月。内引流包括胆囊空肠吻合术、胆总管空肠吻合术、胆管十二指肠吻合术等，以往多因手术操作简单而选择行胆囊空肠吻合术。胆囊空肠 Roux-en-Y 吻合术因操作简单、手术时间短、损伤较小而成为最常采用的术式，但其也有不足之处：① 约 10%患者胆囊管开口于胆总管下端，靠近十二指肠，易被肿大的肿瘤和转移的淋巴结压迫而至梗阻；② 有时术中难以确定胆囊管是否通畅，需经术中造影才能确定，较为费时；③ 当胆囊有炎症、结石嵌顿、不充盈或无功能时不宜行此手术；④ 胆囊管引流胆汁相对不畅、术后复发性黄疸和胆管炎的发生率显著高于肝（胆）总管空肠吻合术。而肝（胆）总管空肠 Roux-en-Y 吻合术的吻合口位置较高，不易被肿瘤侵犯或压迫，同时可提供一个更大的吻合口直接对肝（胆）总管进行引流，不但减黄效果显著，而且术后远期复发黄疸和胆管炎发生率较低。Sarfeh 等通过一项随机对照研究证明，胆管空肠吻合术的手术操作难度确实高于胆囊空肠吻合术，但前者可有效降低术后黄疸、胆管炎的复发率，术后胆汁通畅引流的效果长期、可靠。胆管十二指肠吻合术通常不被临床推荐应用，术后多因肿瘤浸润性生长导致十二指肠和远端胆总管狭窄而引起梗阻性黄疸的复发。目前，临床多推荐对于晚期胰腺癌患者胆囊切除后，常规行胆管空肠 Rou-en-Y 端侧吻合术。对于局限的晚期肿瘤患者，为防止肿瘤向近端门静脉浸润性生长，早期即可横断胆总管行胆管空肠单层连续端侧吻合。内引流术不失为一种对于晚期胰腺癌患者可取的姑息性治疗手段，但其引流方法复杂，手术时间长，对患者刺激较大，有胆瘘、腹腔感染等术后危及生命的并发症，因而两类引流方法的采用应根据

患者年龄、体质、一般状况和病变性质、有无并发症、技术条件等因素综合考虑。

临床中也常常通过非手术方法经内镜或经皮穿刺放置胆道支架来解决胆汁引流问题，而且与胆肠旁路手术的短期疗效几乎无明显差异。既往放置的胆道支撑管多是塑料的，常会引起支撑管移位、堵塞等并发症。目前，临床中用于介入和内镜治疗的支撑管是一种可以自行膨胀的金属支架，与塑料支撑管相比其胆道支撑效果更加长久、确切，但是这种金属支架放置后就无法再次通过内镜取出。Smith 等对 201 位患者进行的随机对照研究表明，行胆肠旁路吻合术患者的手术相关死亡率明显高于行支撑管置入的患者（14% vs 3%），术后并发症的发生率前者亦明显高于后者（29% vs 18%）。但是，支撑管置入后患者的梗阻性黄疸和胆管炎的复发率明显高于行旁路吻合术的患者（36% vs 2%），两组的远期生存率无明显差异。

2. 胃输出道梗阻　11%～50%的胰腺癌患者在诊断时就已出现消化道梗阻症状，合理的姑息性治疗首先应明确导致胃输出道梗阻的原因所在。最常见的原因是肿瘤浸润腹腔神经丛或侵及肠系膜周围动脉而导致胃、十二指肠或小肠功能不全。另外，有 5%左右的胰腺癌患者由于肿瘤腔内生长或肿瘤外压而导致十二指肠的机械性狭窄、梗阻。通过放射影像学或内镜检查可明确患者是否存在胃输出道的机械性梗阻。对于合并胃输出道机械性梗阻的患者应行姑息性旁路吻合手术，对于无输出道机械性梗阻的患者，可考虑应用胃动力药物治疗。

近年来，经内镜放置十二指肠支撑支架也是一种能够有效解除十二指肠梗阻的非手术姑息性治疗方法。多中心临床研究表明，经内镜放置十二指肠支撑支架成功率为 84%，十二指肠支撑支架体内平均留置时间为 146 日。到目前为止，尚无关于经内镜放置十二指肠支撑支架和行胃空肠旁路吻合术治疗胃输出道梗阻的随机对照研究。

目前，预防性胃空肠旁路吻合术的必要性和重要性尚存在较多争论，近期试验表明，预防性胃空肠吻合术可有效降低甚至避免肿瘤晚期出现胃输出道梗阻问题，且并不影响患者术后死亡率及并发

症的发生率。

3. 疼痛的外科治疗　胰腺癌或壶腹癌患者确诊时就伴有上腹部或后背疼痛主诉,通常是因为肿瘤侵及肠系膜神经或腹腔神经丛所致。此外,胆道梗阻造成的胆道高压、胆管痉挛、胆管炎或十二指肠不完全梗阻亦可引起疼痛,部分患者通过胆道转流术或胃肠转流术疼痛可缓解或消失,但对于腹膜后神经丛受累所致的疼痛则效果不佳。而在肿瘤晚期,多于90%的患者终将出现中度或重度腹部疼痛症状。根据 WHO 疼痛治疗指南,晚期胰腺癌患者若口服或肌注止痛及麻醉药物的止痛效果不满意时,则可考虑行腹腔神经丛阻滞,神经阻滞可以阻断支配胰腺组织的神经传导,防止疼痛刺激上传,这是一种相对直接的止痛治疗方法,但也有其相关的副作用,40%神经阻滞后的患者会出现腹泻和体位性低血压等。目前,也可以通过经皮穿刺、内镜超声或在剖腹探查术中进行腹腔神经丛阻滞。

近年来,经皮腹腔神经丛阻滞技术已在临床中广泛应用,此操作在 X 线、CT、超声等引导下均可完成。一项关于行腹腔干神经阻断术(NCPB)的24篇文献、包括1145例患者(63%为胰腺癌患者)的荟萃分析研究表明,70%～80%的患者 NCPB 止痛效果确切,长期有效。Wong 等近期对100例无法手术切除的晚期胰腺癌患者进行随机对照研究结果表明,行 NCPB 的试验组胰腺癌患者疼痛缓解程度明显高于对照组患者,但尚不能明显延长患者的生存时间。NCPB 并不影响肿瘤患者止痛药物的使用剂量,多数系统应用止痛药物治疗的胰腺癌患者最终仍需要施行 NCPB 来缓解疼痛,对于晚期肿瘤患者可考虑止痛药物联合 NCPB 来提高疼痛治疗的效果。

手术中行腹腔神经丛阻滞已有多年的历史。Lillemoe 等对137例剖腹探查发现肿瘤无法手术切除的晚期胰腺癌患者进行双盲随机对照研究,治疗组患者行化学性内脏神经丛切除术,即在腹腔干水平的主动脉两侧注射20 ml 的50%乙醇或生理盐水,研究表明治疗组患者在治疗后的第2、4、6个月的疼痛评分均明显下降,治疗组中的多数患者治疗后疼痛症状可长期完全消失。两组患者的死亡率、手术操作相关的并发症、平均住院时间等均无显著性差异。另外,10%的治疗组患者和12%的对照组患者因止痛效果不满意,而需术后进行经皮腹腔神经干阻滞,两者无显著性差异。但是,两组患者行经皮腹腔神经丛阻滞的后续治疗的间隔时间分别为(11.8±3.2)个月和(4±1.1)个月,两组差异显著。研究也表明,术前腹部疼痛程度严重的治疗组患者与对照组患者相比,其生存时间明显延长。作者认为,这类治疗组患者生存时间的延长与肿瘤发展继发持续性疼痛,而持续性疼痛最终可影响生存时间密切相关,这一研究结果亦可证实了其他的相关报道,即患者的疼痛程度与预后呈负相关。

另外,经胸腔镜行化学性内脏神经切断术和放射治疗也是晚期胰腺癌患者疼痛的姑息性治疗方法之一。双侧或单侧(左侧)的胸腔镜神经阻滞治疗均可达到较好的止痛效果。Leksowski 等对20例晚期肿瘤患者施行单侧胸腔镜神经阻滞,在随访的6个月内,患者的止痛效果确切、持续。放射治疗通常需几周后才能起效,当然也有一定的副作用。

(二)手术方法

1. 姑息性胰十二指肠切除术　目前,关于胰十二指肠切除术作为晚期胰腺癌患者姑息性治疗方法的手术适应范围引起许多学者的重视。早期文献报道,胰十二指肠切除术后的死亡率高达25%左右,而目前随着医疗技术水平的整体提高,围手术期一些严重并发症的治疗方法及效果明显改善,尤其是大型胰腺治疗中心报道术后死亡率可<5%,甚至可低至为0。有3项对于无远处转移的晚期胰腺癌患者行姑息性胰十二指肠切除(非根治性切除)和单旁路或双旁路吻合姑息性手术进行对照研究,结果表明,两组患者术后并发症的发生率、死亡率、住院时间等指标无明显差异。而行姑息性胰十二指肠切除术的患者术后生存时间明显长于仅行旁路姑息手术的患者,当然这种差异可能来自入组患者的选择及两组患者匹配性差等因素。另有一项对80例行姑息性胰十二指肠切除术(镜下肿瘤切缘阳性)与90例行旁路吻合术的局部晚期肿瘤患者进行的对照研究,两组患者的中位生存时间分别为15.8个月和9.5个月($P<0.01$)。两组

患者的总住院治疗时间在随访中进行对比分析,分别占生存时间的 0.58% 和 0.69%。

2. 腹腔镜姑息性治疗 腹腔镜检查是一种经常用于可疑胰腺癌患者进行确诊及胰腺癌可切除性评估的有效诊断方法。尤其是利用腹腔镜超声技术能更好地发现肿瘤的局部浸润、胰头淋巴结转移和血管浸润,还可以发现和确诊胰腺癌腹腔内微小转移灶,并且可进行活检。而且通过腹腔镜可以行胆囊空肠或胆管空肠吻合来缓解梗阻性黄疸症状,也可行胃空肠吻合姑息性治疗胃输出道梗阻等。

尽管经腹腔镜胆囊空肠吻合治疗梗阻性黄疸的患者,术后的黄疸及胆管炎复发率较高,但其手术操作难度与腹腔镜下胆管空肠吻合术相比更简便、更安全。多项研究结果表明,腹腔镜下姑息性治疗行双旁路吻合术安全、有效,术后并发症的发生率和死亡率均较低。

(三) 总结

总之,目前条件下,姑息治疗仍然是胰腺癌治疗的重要组成部分,合理、有效的姑息治疗可以改善患者的生存质量,延长患者生存时间。对于不可切除胰腺癌导致的疼痛、黄疸和胃肠道梗阻应积极治疗,予以足够的重视。姑息治疗手段的选择取决于患者的全身状况和医院的技术条件,应积极开展多科协作,合理选用微创和手术等手段,提高胰腺癌综合治疗的效果。

1. **实践中要兼顾安全和疗效,使者确实获益** 根据发展的趋势,胰腺癌的手术治疗开展还将日益普及,但是在开展这项工作时,一定要在安全和疗效保证方面多加考虑,只有这样,患者才能实际获益,工作才能持久开展。很多学者如王本茂教授强调要发挥专业组的作用。影响安全和疗效的因素和环节很多,由专业组集中处理,既可以积累经验与教训,提高效果,又能锻炼队伍。安全的考虑涉及手术过程和围手术期的诸多环节:在手术过程中,安全的手术包括安全的切除、可靠的止血和可靠的吻合重建,还包括合理、有效的引流;在围手术期的处理方面,充分的术前准备,调整好患者的生理状态,提高手术的耐受力;在手术方式和手术难度方面充分估计,以便技术和条件的安排恰如

其分。手术后,严密观察、监测内环境变化,维持其稳定,做好脏器功能支持,保持引流充分有效。注意手术并发症的监测和防范,一旦有并发症,及早处理。提高疗效与提高安全并不矛盾,安全是疗效的基础,而疗效又是治疗的目标。手术指征和手术方案的选定,包括切除决断、切除范围选择,如果切端阳性、血管壁周围的肿瘤残留、转移淋巴结的遗留,就没有达到治愈性切除的要求,也无法期待好的远期疗效。

2. **多学科协作和治疗模式的转变** 多学科协作和规范化治疗是目前肿瘤治疗领域中的两大热点。在此方面,胰腺癌虽较其他一些肿瘤略有滞后,但也是发展趋势。其实,两者是一个问题的两个方面:多学科协作是规范化治疗的必然要求,而规范化治疗也应该是以多学科协作为基础。时至今日,尤其是在大的胰腺中心,手术技术已发展至接近顶峰的平台期。适应形势发展,转变治疗模式,改变现有胰腺癌诊治过程中存在的混乱和无序状态,充分合理、科学地利用现有的技术和治疗手段,积极参与各种相关的临床研究,寻找改善胰腺癌治疗效果的最佳方式和方法,应该是我们面临的主要问题。毋庸置疑,外科根治性手术切除是唯一可提供潜在治愈机会的治疗手段。但确诊时仅不足 10% 患者有此机会,且真正可治愈者不足 20%。对于虽接受了根治性手术而仍发生复发和转移的患者,以及更多的失去手术治愈机会的患者,姑息性手术、化疗、放疗科医生的介入,可能是改善生存、提高生存质量的可选择途径。术前、术后乃至治疗前后的评估,离不开超声、CT 以及磁共振等影像科医生的参与。对标本切缘等手术质量指标的评价,以及新辅助治疗后肿瘤反应的评估,病理科医生的作用不可替代。此外,介入科、麻醉科乃至中医科都会发挥其重要作用。值得特别提出的是,对胰腺癌生物学行为的准确评估,最终依赖于分子分型。虽然目前胰腺癌分子靶向治疗仍缺乏有效药物,但其发生、发展机制方面的研究,以及由此带来的预后评估、疗效预测和治疗手段、方式方面的改变,很可能是将来促成胰腺癌治疗革命性转变的因素。所以,从事基础研究的科学家也应该成为胰

腺癌诊疗多学科协作团队中的重要组成部分。

在此，需强调多学科协作不同于传统意义上的会诊，而应是一种"联邦式"工作模式，由具资质的相关专业专家以"圆桌会议"的形式共同就某一病例进行讨论，制订出最适合的优化治疗方案。这样，可以实现各专业的强强联合、优势互补，就该病例分享各领域的先进理念、经验和技术。

最后，笔者希望在胰腺癌治疗领域提出一种"整体规划治疗"模式。此模式要求治疗伊始就在多学科协作模式下依据患者的个体情况，打破以往肿瘤一线、二线、三线治疗的界限，制订出一个整体的治疗规划，以达到治疗效益最大化而毒副损伤最小化的目的。简单说来，此模式可以用16个字概括：系统评估、整体规划、密切随访、适时调整。

（1）系统评估：要求依照患者的一般情况、疾病状况及肿瘤特点等来制订出该患者的总体治疗目标——治愈性（含潜在治愈性）抑或姑息性，并由此制订患者的治疗原则。对于一般情况良好的初始可切除病例，即应列为可治愈性目标；而临界可切除或局部进展期病例，有可能通过新辅助治疗转变为可切除者，则应列为潜在可治愈性病例；对于已发生远位转移者，目前情况下应列为姑息性治疗病例。

（2）整体规划：要求依据总体治疗目标，遵循治疗原则和循证医学证据制订出个体化的整体治疗方案。可治愈患者应以治愈为原则，手术切除是主要治疗手段，可依据临床研究成果加用新辅助或辅助治疗；潜在可治愈患者亦应以治愈为目标，制订出适合患者的新辅助治疗方案。鉴于新辅助治

疗患者的耐受性较好、总体疗程较短等特性，选择治疗方案时可将有效性放在首位，而将安全性列为次要考虑因素；对于姑息性治疗患者，应以延长生存、保证生存质量为原则，不宜过度。后者治疗方案的选择上，应将安全性置于首位，且在治疗的持续时间和药物使用上，不应过度追求肿瘤缩小等客观指标，而不顾及患者的生存质量。

（3）密切随访：要求采用客观、准确的影像和其他评估手段，密切观察治疗的效果、病情的变化和患者的反应。

（4）适时调整：应该根据随访的结果，适时调整治疗的目标和方案。如对新辅助治疗反应良好的病例，应适时接受手术治疗；治疗过程中病情进展者，则应该转为以姑息治疗为目标，或试用其他可能有效的方案。由于毒副作用或其他因素不能继续接受原方案治疗者，则应依据情况改变治疗策略。

胰腺癌是一种生物学行为很差的肿瘤，其外科治疗受医生的观念、经验以及技术等因素影响较大，整体规范手术操作几无可能，科学而严谨的临床研究设计和实施极为困难。加之目前仍缺乏疗效满意的药物，使得该领域的临床研究虽处热点，但难以出现令人满意的结果。但可以预期，随着手术技术的进步、新药物的出现、更为严谨的临床研究的进行，以及治疗模式的转变，胰腺癌的治疗一定会发生质的飞跃。

（唐启斌　金　钢　胡先贵　纪风涛　曹铭辉
沈柏用　施　源　陈汝福　叶义标）

第六节　化　学　治　疗

一、新　辅　助　化　疗

（一）新辅助化疗重要性

到目前为止，唯一可能治愈胰腺癌的方法就是通过外科手术，完整切除肿瘤，并清扫区域淋巴结

及胰周后腹膜神经。但是，仅有15%～20%的胰腺癌患者在确诊时被认为是可切除的，而且即使是经过完整切除肿瘤的患者，大多数仍死于局部复发或远处转移。

胰腺癌完整切除后很快复发或转移的现状，使医学界开始反思胰腺癌治疗的科学性。一些学者

提出了质疑,他们认为至少有 3 个原因可以导致这个情况。

(1) 当今影像技术尚无法区分真正的局限病灶和已经出现了影像学无法显示的微转移灶的所谓"局限病灶"。如果患者属于后者,在原发灶切除后,微转移灶将迅速增大——手术后患者免疫力减低及微转移灶的血供大幅增加等已证实的理论可以解释这个现象。胰十二指肠切除术后,肠系膜上动脉(SMA)右外侧缘肉眼或镜下切缘阳性十分常见,这表明单纯手术对局部肿瘤的控制是不够的。

(2) 至少 1/4 的患者在术后无法按计划进行化疗。这主要是由于术后患者一般情况变差、手术并发症及患者拒绝继续治疗等原因。而术前化疗患者的耐受情况一般较好,术后出现康复延迟不会影响综合治疗的效果。

(3) 尚未出现切实有效的抗胰腺癌药物。尽管近年来化学治疗不断进步,分子靶向药物日新月异,但各种药物及各种化疗方案的疗效仍不乐观,化学治疗在胰腺癌的治疗中始终处于辅助地位,胰腺癌的预后依然很差。有数据表明,未能完整切除的胰腺癌患者和局部晚期行放化疗的胰腺癌患者的生存期相当。

对有可能切除的胰腺癌患者,德克萨斯州大学 M. D. Anderson 癌症中心临床研究的重点放在研发新的治疗方法,来提高局部区域肿瘤的控制率,最大限度减少治疗相关性毒性反应和最大限度地增加患者生存时间。胰十二指肠切除的病理标本检查常发现后腹膜切缘阳性,因此局部肿瘤复发率高。胰十二指肠切除术并发症的出现和术后出现的康复延迟,使至少 25%～30% 的患者无法及时进行术后放化疗。

近期研究认为,放化疗后可进行重新分期,如患者出现播散性病变,则不必进行剖腹探查术;术前放化疗可降低胰空肠吻合瘘(胰十二指肠切除术后最常见的并发症)的发生率。

基于此,越来越多的学者开始关注新辅助化疗,以期提高肿瘤完整切除率,延长生存期。他们认为,新辅助化疗可以使肿瘤缩小,改善血供,便于手术切除,清除微转移灶,并可观察肿瘤对化疗的反应,有利于确定敏感的术后化疗方案。

(二)胰腺癌新辅助化疗现状

鉴于胰腺癌的高度恶性和单纯手术或手术联合辅助化疗的不佳表现,临床医生开始尝试新辅助化疗。但是,新辅助化疗的开展初期存在多个问题:① 由于分期不够准确,对于非常早期的胰腺癌患者,新辅助化疗存在过度治疗的嫌疑;② 病理学诊断可能存在错误;③ 在新辅助化疗期间,肿瘤可能出现转移,或者由可切除进展为不可切除。

不过,随着医学的进步,上述问题得到一定程度的解决或给出了合理解释。由于肿瘤直径 <2 cm 的早期胰腺癌极少见,而化疗又是全身性治疗,用于各期都不为过,所以过度治疗的担心可以忽略;随着超声内镜和超声引导下细针穿刺技术的普及,病理误诊或没有病理结果的可能性在减少;但新辅助化疗期间,肿瘤出现进展的风险是无法避免的,这也是 NCCN 指南强调行新辅助化疗前必须取得明确病理、必须影像学上确定无转移才可进行的原因之一。

1. NCCN 指南未推荐对可切除胰腺癌患者常规行新辅助化疗　NCCN 指南(2013 版)指出,目前尚无足够的证据来推荐新辅助化疗方案,但多数手术量较大的 NCCN 机构选择新辅助化疗,化疗方案差别很大。如考虑行新辅助化疗,则必须明确病理,且建议纳入临床试验,以获得最佳治疗并为推荐方案积累证据。

2. NCCN 指南推荐对有可能切除的胰腺癌患者行新辅助化疗　根据 NCCN 指南胰腺癌可切除的标准,胰腺癌可分为局限性可切除胰腺癌(resectable PC)、有可能切除胰腺癌(borderline resectable PC)、不可切除胰腺癌(unresectable PC)。有可能切除的判定标准包括以下 4 项。

(1) 无远处转移。

(2) SMV/门静脉受累提示肿瘤组织包绕血管、侵及管壁并伴管腔狭窄;肿瘤组织包裹 SMV/门静脉,但未包裹周围动脉;或者由于肿瘤组织包裹或癌栓导致小段静脉闭塞,但在受累静脉的近侧和远侧有合适的血管可进行安全切除及重建。

(3) 胃十二指肠动脉至肝动脉有小段动脉被

肿瘤组织包裹，或肝动脉直接被包裹，但尚未侵及腹腔干。

（4）以血管本身圆周为界，肿瘤围绕 SMA 未超过 180 度。

有可能切除的胰腺癌是术前诊断，其完整切除的可能性明显小于可切除胰腺癌，术后切缘阳性的概率较大，术后肿瘤易复发或转移。以上诊断应当有高质量的影像学资料，必须有针对胰腺部位的 CT 或 MR。如采取手术，则须在胰腺癌切除量在每年 15～20 例以上的医疗机构进行。

对于有可能切除的胰腺癌患者，在取得明确病理的情况下，NCCN 指南推荐行新辅助化疗后再行手术，该推荐是基于低水平证据的共识。需要强调的是，目前尚无比较有可能切除患者接受新辅助治疗或未经初始治疗直接手术的Ⅲ期临床试验，而且对于有可能切除患者新辅助治疗的最佳方案尚不可知。但在大多数 NCCN 医疗机构，包含放疗、化疗的新辅助治疗方案是首选的。

由于可切除胰腺癌行辅助化疗和新辅助化疗其预后相似，因此，在选择治疗方案时须遵循个体化原则及多学科治疗原则。患者的治疗方案应当在肿瘤科医师和外科医师经过详细的讨论后方可制订。在下列 5 种情况下，须考虑先行手术治疗。

（1）胃幽门梗阻。

（2）梗阻性黄疸在放置胆道支架后仍未能解除。

（3）活检标本未能明确诊断。

（4）体力状态相对良好。

（5）期待术后能得到满意的恢复，以及时进行足量的辅助化疗。

3. 亟待开展大规模随机、对照的Ⅲ期临床试验　时至今日，世界上仍未开展比较新辅助治疗后手术和手术后辅助化疗的设计严谨的随机、对照Ⅲ期临床试验，仅有的一些Ⅰ期、Ⅱ期临床试验，由于样本量小、入组标准及试验方案差异大等原因，其结果不具有说服力。最近，一项纳入 111 项临床试验、包括 4 394 例患者的荟萃分析结果显示：行新辅助化疗后手术的患者和手术后行辅助化疗的患者，其手术切除率及中位生存期无统计学差异。但

报道同时指出：近 1/3 的不可切除的胰腺癌患者，在行新辅助化疗（尤其是联合方案）后成功切除了肿瘤，而且患者的中位生存期与可切除胰腺癌患者相似。另一个样本量较小的荟萃分析得出了相似结论，这在一定程度上证明新辅助化疗在某一亚型的胰腺癌病例中具有降低分期的作用。

同时，由于仅 15%～20% 的患者在初诊时诊断为可切除胰腺癌，且即使这部分患者，单纯手术仍然是不足够的。因此，研制更有效的化疗和靶向治疗药物成为改善患者预后的关键。同时，许多包含靶向药物的新辅助化疗研究正在进行中，陆续公布的结果将会影响未来的诊疗方案。应鼓励可切除和有可能切除胰腺癌患者积极入组临床试验。此外，影像学水平的提高和局部肿瘤影像学诊断标准的改进将有助于更准确地确定可切除胰腺癌患者。

假以时日，我们发现了更有效的化疗或靶向治疗药物，则新辅助化疗将在降低有可能切除胰腺癌患者的分期，提高这部分患者和小部分局部晚期胰腺癌患者的 R_0 切除率方面发挥更大的作用。

二、辅 助 化 疗

到目前为止，胰腺癌仍是人类最棘手的肿瘤之一。由于胰腺癌对放化疗相对不敏感，胰腺癌辅助化疗的最佳药物和最佳方案一直存在争议。不同的临床试验得出不尽相同的结论，且各试验都有其局限性。一般来讲，北美医疗机构认为术后辅助放化疗疗效较好；而欧洲学者多主张术后单纯化疗。本节将分别讲述 NCCN 专家和 ESMO 专家的最新共识。

（一）2013 版 NCCN 指南推荐的作为Ⅰ类或ⅡA 类证据的化疗方案

（1）吉西他滨（Ⅰ类证据）。

（2）5‐FU/亚叶酸钙（Ⅰ类证据）。

（3）5‐FU 持续灌注（ⅡA 类证据）。

（4）放疗前或放疗后行 5‐FU/亚叶酸钙或 5‐FU 持续灌注或吉西他滨为基础的联合放化疗方案（ⅡA 类证据）。

需指出，2013 年 ASCO 年会上日本学者公布的一项非劣性临床试验的结果，证实胰腺癌辅助化疗 S-1 不劣于甚至优于吉西他滨的疗效（后文将详述），但该试验仅选取亚裔人群作为样本，尚无其他人群的研究结果，故 2013 年 NCCN 指南未将 S-1 列入一线推荐方案。

2013 年 NCCN 指南将卡培他滨单药化疗作为 ⅡB 类证据的化疗方案供选择，其研究仍待深入。

（二）ESMO（欧洲肿瘤内科学会）专家共识概要

该指南与 NCCN 指南均不推荐对可切除患者行新辅助治疗，而对有潜在切除可能的患者，则建议根据体能状态（PS）行新辅助治疗。在方案的选择上，该指南推荐单药化疗方案，而 NCCN 指南则首选包含放疗、化放疗的方案。

欧洲肿瘤学界认为，放疗引起的纤维化可能增加手术难度，因此可选择单药化疗，术后再根据患者体能状态、病理分期等，选择是否行化放疗。

在术后辅助治疗方面，ESMO 指南推荐化疗，而 NCCN 指南则推荐化疗与放化疗联合或序贯使用。实际上，要真正地利用临床试验比较所有的治疗方法极其困难。2013 年 10 月出版的 *Lancet Oncology* 发表了一篇关于胰腺癌辅助化疗方案的最新荟萃分析，研究者们在 PubMed、实验登记及其他摘要和综述中寻找符合条件的随机对照试验，他们找到了 2013 年 9 月 30 日前符合条件的 10 个合适的研究结果进行荟萃分析。最后的结论是：氟尿嘧啶或吉西他滨单药化疗是胰腺癌最适宜的辅助治疗方案，可使术后死亡率降低 1/3，在此基础上增加放疗或行联合化疗可稍提高生存率，但是却明显增加了治疗的毒性作用。

（三）2013 年最新公布的胰腺癌辅助化疗的几个临床试验结论

（1）CONKO-001 试验比较可切除胰腺癌行吉西他滨辅助化疗与观察的效果，证明吉西他滨组在延长无进展生存期和总生存期方面有明显优势。

（2）ESPAC-3 试验显示可切除胰腺癌行 5-FU/亚叶酸钙方案和吉西他滨单药方案化疗在延长可切除胰腺总生存期方面无明显差异。

（3）RTOG97-04 试验研究显示放疗前和放疗后行 5-FU 或吉西他滨为基础的化疗，其结果无明显差异。

（4）日本的一项临床研究（JASPAC-01）显示 S-1 在胰腺癌辅助化疗方面的疗效不劣于甚至优于吉西他滨。

各临床试验的具体内容详见后文。

胰腺癌辅助化疗方案目前仍存在一些争论。

1. 吉西他滨仍是"金标准"吗？

事实上，直至今日，世界上仍未就胰腺癌辅助化疗的"金标准"达成共识。由于多个临床试验得出了不一致的结论，且各临床试验本身带有局限性，所以医学界对于胰腺癌辅助化疗最佳治疗方案的探索始终在进行。一些设计严谨、样本量较大、偏倚较小的临床试验的结论得到多数医学家的承认，虽然其结论仍不能令人乐观，但多数医疗机构，包括 NCCN 和 ESMO 的多数成员愿意接受这样的结论，并将其作为证据，制订医疗措施。

十几年前，吉西他滨的出现，首次给予人类征服胰腺癌的希望，对于吉西他滨的研究，以及对其他化疗药与吉西他滨疗效比较的研究，广泛开展。下文将详细讲述吉西他滨在胰腺癌辅助化疗方面地位的建立，以及后来挑战、撼动其地位的数个重要临床试验。

1）氟尿嘧啶未能撼动吉西他滨地位：十几年来，吉西他滨作为胰腺癌最重要的化疗药在全世界得到广泛应用，其地位的建立源于两个设计严谨的多中心、Ⅲ期随机临床试验的结果。以下是这两个著名临床试验的简介：

（1）奠定吉西他滨地位的著名试验之一：CONKO-001 研究。1996 年德国胰腺癌研究协作组（German Study Group for Pancreatic Cancer）进行了一项名为 CONKO-001 的多中心、Ⅲ期随机临床试验，主要目的是评价吉西他滨作为胰腺癌术后辅助化疗的疗效。368 例 R_0 或 R_1 切除术后的胰腺癌患者随机分为吉西他滨辅助化疗组或术后观察组。其中特别规定，入组患者术后肿瘤标志物 CEA 和 CA19-9 水平不能高于正常 2.5 倍。

179 例患者接受术后吉西他滨辅助化疗,在第 1、8、15 日吉西他滨 1 000 mg/m² 静滴,每 28 日重复,共进行 6 个周期。175 例患者进入观察组,术后不接受化疗。1997 年该中心公布了首批研究结果:主要研究终点无病生存期吉西他滨组有明显改善,吉西他滨组为 13.4 个月,观察组为 6.9 个月(P<0.001)。基于该研究结果,NCCN 指南推荐吉西他滨作为胰腺癌术后辅助化疗的首选药物。

2008 年 ASCO 会议上更新了该研究结果。吉西他滨辅助化疗可以改善无病生存时间,辅助化疗为 13.4 个月,观察组为 6.9 月。中位生存期辅助化疗也有明显提高,分别为 22.8 个月和 20.2 个月(P=0.005)。根据患者手术是 R_0 还是 R_1 切除、有无淋巴结转移、肿瘤分期是 T_1/T_2,还是 T_3/T_4 进行亚组分析,吉西他滨化疗组均较术后观察组显著延长患者无病生存时间。吉西他滨辅助化疗能延迟胰腺癌复发时间并且延长患者生存时间。

(2)奠定吉西他滨地位的著名试验之二:JSAP-02 研究。2009 年日本胰腺癌辅助治疗研究协作组(Japanese Study Group of Adjuvant Therapy for Pancreatic Cancer)在亚裔人群中进行了另一项随机Ⅲ期临床研究 JSAP-02。118 例 R_0 或 R_1 切除术后的胰腺癌患者随机分为吉西他滨辅助化疗组或术后观察组。术后 70 日内,58 例患者接受吉西他滨辅助化疗,在第 1、8、15 日接受吉西他滨 1 000 mg/m² 静滴,每 28 日重复,共进行 3 个周期。观察组 60 例患者不接受术后化疗,除非肿瘤出现局部复发或发生转移。主要研究终点为总生存期,次要研究终点为无病生存期和评价吉西他滨辅助治疗的安全性。结果显示,辅助化疗不能延长患者中位生存期,辅助化疗组为 22.3 个月,而观察组为 18.4 个月(P=0.19)。不过吉西他滨辅助化疗能显著延长无病生存期,两组分别为 11.4 个月和 5.0 个月(P=0.01)。该试验再一次证实了吉西他滨辅助化疗能延缓胰腺癌术后复发。

JSAP-02 研究与 CONKO-001 研究非常相似,不过在以下几个方面也有些差异。首先入组人数 JSAP-02 只有 118 例,较 CONKO-001 规模小。术后辅助化疗 JSAP 只进行 3 周期,而 CONKO-001 为 6 周期。CONKO-001 要求入组患者术后肿瘤标志物 CEA 和 CA19-9 均不能超过正常的 2.5 倍,而 JSAP-02 无具体要求。术后开始化疗时间,JSAP-02 为术后 70 日内,CONKO-001 则是术后 10~42 日。JSAP-02 试验患者总生存期辅助化疗组无延长,可能与试验人数少导致检验功效过低有关。两项试验均证实吉西他滨辅助化疗能显著提高胰腺癌术后患者无病生存时间,而且 CONKO-001 最终结果表明吉西他滨能延长患者中位生存期。

这两个Ⅲ期随机临床试验都是由国际知名肿瘤中心完成,两个试验设计都比较严谨,吉西他滨用法也相同。因此结果较有说服力。

(3)最新公布的比较 5-FU 与吉西他滨疗效的试验之一:ESPAC-3。2010 年 9 月,《JAMA》杂志公布了 ESPAC-3 临床试验的最新成果。ESPAC-3 试验的目的就是为了比较吉西他滨和 5-FU 在胰腺癌辅助治疗中的疗效。共 1 088 例 R_0 或 R_1 切除后胰腺癌患者入组,随机分为吉西他滨辅助化疗组和 5-FU 辅助化疗组。吉西他滨组 537 例,1 000 mg/m² 静脉滴注,每周 1 次,连用 3 周,每 4 周重复,治疗 6 个月。5-FU 治疗组 551 例,亚叶酸钙 20 mg/m² + 5-FU 425 mg/m² 静脉推注,第 1~5 日,每 28 日重复,治疗 6 个月。主要研究终点是总生存期;次要研究终点包括无进展生存、毒副作用以及生活质量。在中位随访 34.2 个月后,有 753 例(69%)患者死亡。中位生存期吉西他滨组为 23.6 个月,5-FU 治疗组为 23 个月,两组无明显差异(HR=0.94,95%CI:0.81~1.08,P=0.39)。中位无进展生存两组也无明显差别,分别为 14.3 个月和 14.1 个月。毒副作用方面,5-FU 组 3/4 度口腔溃疡和腹泻发生率更高,而吉西他滨组则多见 3/4 度血液学毒性。两组生活质量无明显差别。

该试验提示吉西他滨和 5-FU 用于胰腺癌辅助化疗时,两者效果无明显差别。下一步研究方向可能是联合方案在辅助治疗中效果。正在进行的

ESPAC-4临床试验的主要目的就是评价吉西他滨联合卡培他滨与吉西他滨单药在胰腺癌辅助治疗的效果。

（4）最新公布的比较5-FU与吉西他滨疗效的试验之二：RTOG-9704。美国放射治疗肿瘤协作组（Radiation Therapy Oncology Group，RTOG）进行了另一项评价吉西他滨和5-FU在胰腺癌辅助治疗中疗效的Ⅲ期试验RTOG-9704。符合要求的451例胰腺癌术后患者参加该试验，其中胰头癌患者388例。患者随机分为吉西他滨组和5-FU组。吉西他滨组接受吉西他滨1 000 mg/m² 静滴，每周1次，连续3周，休息1周（1个周期），然后接受5-FU同步放化疗，放化疗结束后休息3～5周再接受3个周期的吉西他滨化疗。5-FU组接受5-FU 250 mg/(m²·d)，持续灌注3周，然后接受5-FU同步放化疗，放化疗结束后休息3～5周再接受两个周期的5-FU化疗（5-FU 250 mg/m² 持续24 h滴注，连续4周，休息2周，为1个周期）。两组接受同样5-FU同步放化疗治疗，放疗总剂量为50.4 Gy，放疗期间每日持续滴注5-FU 250 mg/m²。结果显示，将451例全部纳入分析，吉西他滨组和5-FU组间总生存期无明显差别（$P = 0.34$）。对381例胰头癌患者进行亚组分析，吉西他滨组中位生存期为20.6个月，3年生存率为32%，而5-FU组为16.9个月和21%，吉西他滨组有延长趋势（$P = 0.09$）。进行多变量分析后，在胰头癌中吉西他滨较5-FU有生存获益（$P = 0.05$）。在毒副作用方面，吉西他滨3/4度血液学毒性发生率明显升高（58% vs 9%，$P < 0.01$），而非血液学毒性两组相似。2011年作者对结果进行了更新。中位随访6.98年后，吉西他滨组和5-FU组生存期无明显差异（$P = 0.51$）。对胰头癌患者进行亚组分析，5年生存率两组相差不大，分别为22%和18%；吉西他滨未使生存期提高（$P = 0.12$），进行多变量分析后两组生存期也未达到统计学差异（$P = 0.08$）。该研究表明胰腺癌辅助治疗中，吉西他滨效果不优于5-FU。

RTOG-9704结果提示吉西他滨在胰腺癌辅助治疗中效果不优于5-FU。但我们也必须指出，

该试验存在一些干扰因素。首先，5-FU组有41%的患者接受了二线化疗，在二线化疗中81%的患者接受了吉西他滨治疗。由于两组最后都接受过吉西他滨治疗，因此即使吉西他滨原本较5-FU疗效显著，可能也会得到阴性结果。第二，两组患者入组时基线水平就不一样，吉西他滨组包含更多的T_3/T_4的患者（81% vs 70%，$P = 0.013$）。我们知道T_3/T_4的患者较T_1/T_2患者预后要差。第三，吉西他滨组同步放化疗前后吉西他滨治疗间隔太长。吉西他滨组先进行了1个周期的吉西他滨治疗，然后休息1～2周进行5-FU同步放化疗，结束后休息3～5周再进行3个周期吉西他滨化疗。也就是说，前后吉西他滨化疗间隔时间为9.5～12.5周。这么长的间隔时间，可能会影响疗效，甚至可能引起肿瘤耐药。第四，吉西他滨化疗周期可能过少，前后共4次。而在CONKO-001中，患者接受了6个周期的吉西他滨辅助治疗。

（5）结论：5-FU较吉西他滨单药无优势。结合以上研究结果，尽管奠定吉西他滨地位的两个临床试验均存在不足之处（CONKO-001研究中参与中心多达88个，前后入组时间有6年之久，而且有1/3的患者来自社区医院，不同医院手术水平很难达到一致；JSAP-02试验中患者总生存期辅助化疗组无延长，可能与试验人数少导致检验功效过低有关；尽管早在2001年，《柳叶刀》就曾刊登ESPAC-1临床试验结果，表明胰腺癌术后5-FU辅助化疗有生存获益，2004年《新英格兰杂志》公布最新ESPAC-1研究结果，证明胰腺癌根治术后5-FU辅助化疗可明显提高5年生存率，人们仍无法证明氟尿嘧啶有超越吉西他滨之处。

欧洲胰腺癌研究中心开展的ESPAC-3和美国放射治疗肿瘤协作组的RTOG-9704两项Ⅲ期临床试验是最为可信的两项成果，我们得出这样的结论：5-FU用于辅助治疗效果并不优于吉西他滨。目前吉西他滨或5-FU均可以作为胰腺癌术后辅助化疗用药。

2）2013年JASPAC-01临床试验公布重要突破：S-1单药疗效优于吉西他滨。这是吉西他滨

问世以来首次被超越,尽管这一结论尚未达成共识。2013 年 5 月底在美国举行的美国临床肿瘤学年会(ASCO)上,日本学者 Fukutomi 公布了一项为期 5 年的临床试验结果(JASPAC‑01)。该临床试验设计的目的是证明,对于可切除胰腺癌的辅助化疗,S‑1 不劣于吉西他滨。由于吉西他滨长期以来都是胰腺癌辅助化疗的金标准,因此本试验设计为非劣性试验。

该试验入组了 2007 年 4 月～2010 年 6 月期间接受治疗的 385 例患者(吉西他滨 191 例,S‑1 187 例),首要观察指标为总生存期,次要指标为无进展生存期、安全性和生活质量。已公布的两年生存率吉西他滨为 53%,S‑1 为 70%,选择 S‑1 的风险比为 0.56(95%CI:0.42～0.74,非劣性和优选性 $P<0.0001$)。试验详细内容见表 25‑6‑1～表 25‑6‑3。

表 25‑6‑1 JASPAC‑01 的设计原则

入组标准:
1) 组织学上确诊为胰腺导管腺癌,R_0 或 R_1 切除后
2) 病理分期为 Ⅰ 期、Ⅱ 期以及清除腹腔动脉周围淋巴结后的 Ⅲ 期病例
3) 年龄>20 岁
4) 3 年内无放化疗史
5) 主要脏器功能良好
6) ECOG 表现评分 0～1 分
随机分组给药:
1) 经静脉滴注吉西他滨(1 000 mg/m^2,分开在第 1、8、15 日用,每 4 周重复,6 个疗程)
2) 口服 S‑1(根据体表面积给 80、100、120 mg,每日用药连用 4 周,每 6 周重复,4 个疗程)
首要观察终点:总生存期
次要观察终点:
1) 无进展生存期
2) 安全性
3) 生存质量

表 25‑6‑2 JASPAC‑01 中化疗 3 度和 4 度毒性发生率

毒 性	吉西他滨(%)	S‑1(%)
疲乏	5	5
厌食	6	8
白细胞减少	39	9
血小板减少	9	4
血红蛋白减少	17	13
AST 段抬高	5	1

表 25‑6‑3 JASPAC‑01 结果总结

	吉西他滨	S‑1
纳入病例数	193	192
完成患者数	191	187
2 年生存率(HR=0.56,非劣性及优越性 $P<0.000\,1$)	53%	70%
2 年无进展生存率	29%	49%

该多中心Ⅲ期临床试验结果显示:尽管试验设计的初衷仅仅是证明 S‑1 对于吉西他滨的非劣性,试验结果出乎意料地显示了 S‑1 的优越性。S‑1 组患者不仅生存期较长,且毒副作用较低,3 期和 4 期骨髓抑制毒性低于吉西他滨组,患者的生存质量高于吉西他滨组。这样的结果挑战了吉西他滨长久以来金标准的地位,也鼓舞人们去设计评估 S‑1 在欧美人群中疗效的临床试验。

2. 联合化疗优于单药吗?

由于吉西他滨单药化疗方案在胰腺癌辅助化疗上的疗效已达成共识,医学界开始开展吉西他滨的联合化疗方案与吉西他滨单药化疗疗效对比的临床试验。迄今为止,结果较可信的吉西他滨为基础的联合化疗临床试验包括吉西他滨联合氟尿嘧啶、顺铂、多西紫杉醇和厄洛替尼等。下面我们将分别阐述以上临床试验。

(1)吉西他滨联合氟尿嘧啶不优于吉西他滨单药:由于吉西他滨和 5‑FU 对于胰腺癌的辅助化疗均有较明显的效果,且两者在药理学和作用机制上形成互补,人们首先想到将两者联合,以期提高疗效。美国学者先后完成了评估 5‑FU 联合吉西他滨与吉西他滨单药疗效比较的 Ⅰ、Ⅱ 和Ⅲ期临床试验。最终,Ⅲ期临床试验结果显示,无论是中位生存期,还是中位无进展生存期,联合化疗方案较吉西他滨单药均无明显延长。

(2)缺乏吉西他滨联合卡培他滨在胰腺癌辅助化疗中的临床试验:尽管已有证据显示,在体力状态良好的晚期胰腺癌患者可中,吉西他滨联合卡培他滨的生存获益明显高于吉西他滨,且 NCCN 指南推荐该方案为体力状态良好的晚期胰腺癌患

者的一线化疗方案。但尚无比较胰腺癌辅助化疗中吉西他滨联合卡培他滨与吉西他滨单药疗效的证据。

理论上讲，卡培他滨可在肿瘤细胞内通过肿瘤相关血管因子胸苷磷酸化酶（TP）转化为有细胞毒性的氟尿嘧啶，从而大大降低了氟尿嘧啶对正常人体细胞的损害，且基础研究表明胰腺癌组织中 TP 的含量平均为癌旁正常组织的 74 倍，提示卡培他滨在胰腺癌组织中活化程度增加，可能对治疗胰腺癌有价值。我们有理由期待卡培他滨与吉西他滨二药联合方案在胰腺癌辅助化疗方面取得进展。

（3）吉西他滨联合顺铂较吉西他滨单药化疗无优势：由于吉西他滨可以抑制核酸的切除修复，从而促进顺铂与 DNA 形成复合物，而顺铂可增加吉西他滨磷酸盐整合进 DNA，两者在药理学上具有协同效应，肿瘤学家们对两者联合化疗寄予厚望，进行了多个独立临床试验。

尽管吉西他滨联合顺铂对多种肿瘤化疗疗效明显，但两者联合在胰腺癌辅助化疗方面未取得预期效果，联合化疗较吉西他滨单药方案不能增加生存获益，且肿瘤的反应率没有增加。因此，在胰腺癌辅助化疗中不推荐吉西他滨联合顺铂方案。

（4）吉西他滨联合厄洛替尼不可作为一线辅助化疗方案：厄洛替尼是一种酪氨酸激酶抑制剂，商品名特罗凯，常用于局部晚期或转移性非小细胞肺癌的二线靶向药物。已有证据显示，特罗凯在晚期胰腺癌中反应率低，疗效不佳，且吉西他滨联合特罗凯在部分胰腺癌病例中引起严重毒性反应。现有临床试验数据不推荐吉西他滨联合特罗凯作为胰腺癌辅助化疗方案。

（5）吉西他滨联合紫杉醇在胰腺癌辅助化疗中的疗效尚无定论：紫杉醇的抗肿瘤活性通过其破坏微管稳定性、阻碍细胞周期进程来实现。吉西他滨联合紫杉醇和吉西他滨联合多西紫杉醇已在晚期胰腺癌中显示出较好疗效。一项研究吉西他滨联合紫杉醇在胰腺癌辅助化疗中疗效的 Ⅲ 期临床试验尚无完成，结果拭目以待。

综上所述，根据已有的临床试验资料，胰腺癌辅助化疗方面吉西他滨联合化疗方案并未出现明显优于吉西他滨单药方案，仅吉西他滨联合卡培他滨可能有优势。同时，氟尿嘧啶在延长 R_0 切除胰腺癌患者生存期方面不劣于吉西他滨，也显示出了明显生存获益，是胰腺癌辅助化疗的另一可选药物。而 S-1 不劣于吉西他滨的试验结果尚未得到世界范围内的认可，须在更广泛的人群中开展临床试验。目前，吉西他滨、氟尿嘧啶和 S-1 是胰腺癌辅助化疗最有效的 3 种药物。

三、局部晚期及转移性胰腺癌化疗

胰腺癌是最难治的恶性肿瘤之一。2010 年美国新发胰腺癌 43 140 例，同期胰腺癌死亡数为 36 800例。胰腺癌占美国癌症死亡患者数的第四位，其 5 年生存率约为 5%。胰腺癌死亡率居高不下的原因包括：多数患者确诊时即已经发生远处转移、病程进展迅速以及缺乏有效的全身化疗方案。目前，只有 15%～20% 的患者可以通过手术切除；另有 15%～20% 的患者为局部晚期，手术不能完全切除，这部分患者中位生存期为 9～11 个月；剩下的 60%～70% 的患者确诊时就已远处转移，其中位生存期仅有 6～8 个月。

全身化疗能延长局部晚期和转移性胰腺癌患者的生存期，并提高患者的生活质量。由于目前发表的研究晚期胰腺癌化疗的绝大部分Ⅲ期试验入组患者均包含局部晚期和转移性胰腺癌患者，并未将两类患者分开研究。因此，本文也将局部晚期和转移性胰腺癌的化疗一并阐述。

（一）清蛋白结合型紫杉醇临床表现优异

清蛋白结合型紫杉醇是一种不含聚氧乙烯蓖麻油、以人血清蛋白作为药物载体与稳定剂的新型紫杉醇清蛋白冻干剂。其去除了与有机溶剂有关的不良反应，提高了使用紫杉醇化疗时的安全性及量效关系。清蛋白结合型紫杉醇利用清蛋白作为人体疏水性分子的自然载体的生物特性增加了紫杉醇在肿瘤细胞中的分布，提高了局部药物浓度，增强了对肿瘤的杀伤能力。

最近的研究发现，吉西他滨联合清蛋白结合型紫杉醇较吉西他滨单药疗效有显著提高，且体力状态良好的患者能很好地耐受。

MPACT（转移性胰腺腺癌临床试验）研究是一项开放、随机、国际性Ⅲ期临床试验，评价吉西他滨联合清蛋白结合型紫杉醇对比吉西他滨单药在晚期胰腺癌中疗效。861例转移性胰腺癌患者随机接受清蛋白结合型紫杉醇（125 mg/m²）联合吉西他滨（1 000 mg/m²），在第1、8、15日静滴，每28日重复，或吉西他滨1 000 mg/m²静脉输注30 min，每周1次，连续7周，随后休息1周；此后每周给药1次，连续3周，第4周休息。结果显示，联合组中位生存期明显延长，分别为8.5个月和6.7个月（$P=0.000\ 015$）。1年生存率联合组较单药组明显提高（33% vs 22%，$P=0.002$）。无进展生存联合用药也明显提高，分别为5.5个月和3.7个月（$P=0.000\ 024$）。肿瘤缓解率联合组为单药组的3.19倍（23% vs 7%）。本研究中，联合组对比单药组最常见的3级以上治疗相关不良事件包括：中性粒细胞减少（38% vs 27%）、疲乏（17% vs 7%）和神经病变（17% vs 1%）。在危及生命的毒性方面两组没有差异（均为4%），试验结果令人鼓舞。

正是基于该试验，2013年NCCN指南将吉西他滨联合清蛋白结合型紫杉醇列为晚期胰腺癌的一线治疗方案，并作为Ⅰ类证据推荐。

（二）FOLFIRINOX方案取得突破性进展

FOLFIRINOX首次使晚期胰腺癌患者的生存期达到11.1个月，与吉西他滨单药相比，表现了显著的生存优势。NCCN指南推荐FOLFIRINOX方案用于体力状态良好的晚期胰腺癌的一线治疗。

2011年Conroy等发表了评价FOLFIRINOX方案（奥沙利铂、5-FU、草酸铂、伊立替康、亚叶酸钙）在转移性胰腺癌患者中疗效的Ⅲ期试验结果。入组的342例PS评分为0或1分的转移性胰腺癌患者随机分入两组。吉西他滨单药组171例，吉西他滨按1997年Burris等描述使用。FOLFIRINOX组171例，草酸铂85 mg/m²静滴2 h，随后亚叶酸钙400 mg/m²静滴，后伊立替康180 mg/m²静滴90 min，静推5-FU 400 mg/m²，最后5-FU 2 400 mg/m²持续滴注46 h。结果显示，联合组生存期较吉西他滨组明显延长，联

合组11.1个月，吉西他滨组6.8个月（$P<0.001$）。PFS联合组6.4个月，吉西他滨组3.3个月，也有显著延长（$P<0.001$）。肿瘤缓解率方面，联合组31.6%，而单药组9.4%，也有明显升高（$P<0.001$）。当然，在毒副作用上，联合组较吉西他滨单药组明显增加，中性粒细胞减少（45.7% vs 21%，$P<0.001$）、血小板减少（9.1% vs 3.6%，$P=0.04$）、腹泻（12.7% vs 1.8%，$P<0.001$）、外周神经感觉异常（9.0% vs 0，$P<0.001$）。尽管联合组毒副作用较重，但联合组患者生活质量并未因此而下降。而且在治疗6个月后，FOLFIRINOX组31%的患者生活质量有明显下降，而吉西他滨组则有66%（$P<0.001$）。需要指出的是，该试验入组条件很严格，都是发生转移的胰腺癌患者且体力状态良好（PS评分0或1）。而且本试验中胰头癌患者只占38%，其他试验胰头癌患者一般为52%～70%，所以患者胆管炎的发生率也较其他试验低。鉴于此，NCCN指南推荐FOLFIRINOX方案用于体力状态良好的晚期胰腺癌的一线治疗。

（三）S-1在亚裔人群中不劣于吉西他滨单药

S-1即替吉奥，是一种氟尿嘧啶衍生物口服抗癌剂，它包括替加氟（FT）和两类调节剂：吉美嘧啶（CDHP）及奥替拉西（Oxo）。其中FT是5-FU的前体药物，在二氢嘧啶脱氢酶作用下在体内转化为5-FU；CDHP能抑制活化的5-FU的分解代谢，有助于血液中和肿瘤组织内的5-FU长时间处于有效浓度中；Oxo能阻断5-FU的磷酸化，进而能降低5-FU的毒性作用。S-1与5-FU相比具有以下优势：① 能长时间维持有效的血药浓度并提高抗癌活性；② 减少毒副作用；③ 给药方便。

日本国立癌症中心医院GEST试验目的是为了考查S-1单药对比吉西他滨单药治疗的非劣效性，以及吉西他滨联合S-1较吉西他滨单药治疗在总生存期方面的优势。参加试验的局部晚期或转移性胰腺癌患者均未接受过化疗治疗。吉西他滨单药组277人，第1、8、15日接受吉西他滨1 000 mg/m²静滴，每28日重复；S-1单药组280人，第1～28日

口服 S-1,每 42 日重复；吉西他滨联合 S-1 组 275 人，第 1 和 8 日接受吉西他滨 1 000 mg/m² 静滴，第 1～14 日口服 S-1,每 21 日重复。其中 S-1 用量根据患者体表面积，体表面积＜1.25 m² 口服 80 mg/d；体表面积≥1.25 m² 且＜1.5 m² 口服 100 mg/d；体表面积≥1.5 m² 口服 120 mg/d。在主要研究终点生存期方面，吉西他滨组患者的中位总生存期为 8.8 个月，S-1 组为 9.7 个月，吉西他滨联合 S-1 治疗组为 10.1 个月。S-1 不劣于吉西他滨（HR=0.96；97.5%CI 为 0.78～1.18,非劣性 $P<0.001$），但未证实吉西他滨联合 S-1 方案较吉西他滨单药对生存期的优势（HR=0.88；97.5%CI 为 0.71～1.08,$P=0.15$）。在次要研究终点无进展生存方面，吉西他滨单药组 4.1 个月，S-1 组为 3.8 个月，联合组无进展生存为 5.7 月。S-1 不劣于吉西他滨（HR=1.09；97.5%CI 为 0.90～1.33,非劣性 $P=0.02$）；联合组较吉西他滨单药能显著延长 PFS（HR=0.66；97.5%CI：0.54～0.80,$P<0.001$）。客观缓解率 S-1 组为 21%,联合组为 29.3%,均较吉西他滨组 13.3% 明显增高。S-1 组毒副作用较吉西他滨组减轻，而吉西他滨联合 S-1 组的血液毒性则较吉西他滨组严重。但总体而言，各治疗方案耐受性良好。在该试验中包含了腺鳞癌患者（约占参加试验人数的 1.4%），在去除这部分数据后，S-1 在总生存期上仍不劣于吉西他滨（HR=0.96；95%CI：0.81～1.15）。尽管吉西他滨联合 S-1 在肿瘤缓解率和无进展生存上较吉西他滨有显著增加，但中位生存期并无延长。可能的原因之一就是吉西他滨组二线治疗中大部分接受了 S-1 或含 S-1 联合方案，而联合组的二线治疗仍主要为吉西他滨或 S-1。

该研究证明在亚裔人群中，S-1 单药在总生存期上不劣于吉西他滨，且耐受性良好，口服给药方便，可作为晚期胰腺癌的一线方案。该试验入组患者都是亚洲人（日本人或中国台湾人），而 S-1 的药效学和药代学在东西方人体内可能存在差异。这也是美国 NCCN 指南未将 S-1 列入晚期胰腺癌一线治疗的主要原因。

（四）吉西他滨的联合化疗方案较吉西他滨单药多数无明显优势

长期以来吉西他滨单药都是晚期胰腺癌标准的一线治疗方案，但单药化疗的有效率不超过 12%。药理学显示一些化疗药物与吉西他滨作用机制不同，可能有协同抗癌作用，且相互的毒副作用不重叠。因此在晚期胰腺癌中进行了许多吉西他滨为基础的联合化疗的研究。联合用药包括氟尿嘧啶类（5-FU、卡培他滨、S-1）、铂类（顺铂、草酸铂）、伊立替康、培美曲塞等。

1. 较吉西他滨略显优势的联合化疗方案

（1）吉西他滨联合清蛋白紫杉醇（明显优势，前文已述）。

（2）吉西他滨联合卡培他滨。

（3）吉西他滨联合替吉奥。

2. 较吉西他滨无优势的联合化疗方案

（1）吉西他滨联合 5-FU。

（2）吉西他滨联合顺铂。

（3）吉西他滨联合奥沙利铂。

（4）吉西他滨联合培美曲塞。

（5）吉西他滨联合伊立替康。

3. 相关临床试验

（1）吉西他滨联合卡培他滨优于吉西他滨单药。卡培他滨本身无细胞毒性，但可在肿瘤细胞内通过肿瘤相关血管因子胸苷磷酸化酶（TP）转化为有细胞毒性的氟尿嘧啶，从而大大降低了氟尿嘧啶对正常人体细胞的损害。而转化后的氟尿嘧啶主要经二氢嘧啶脱氢酶（DPD）降解而灭活。有基础研究表明，胰腺癌组织中 TP 的含量平均为癌旁正常组织的 74 倍，提示卡培他滨在胰腺癌组织中活化程度增加，可能对治疗胰腺癌有价值。

2007 年 Herrmannt 报道了第一个晚期胰腺癌中吉西他滨联合卡培他滨与标准的吉西他滨单药比较的Ⅲ期临床试验结果。在 2001 年 6 月～2004 年 6 月共入组 319 例患者。联合用药组 160 例，卡培他滨 650 mg/m² 口服，一日两次，连续用药 14 日；吉西他滨 1 000 mg/m² 在第 1 和 8 日静滴，每 21 日重复。吉西他滨单药组接受标准吉西他滨治疗。主要研究终点中位生存期，联合组 8.4 个月，单药组 7.2 个月,无统计学差异($P=0.234$)。中位无进展生存期联合组也无提高,联合组 4.3 个月,单药组 3.9 个月($P=0.103$)。但在卡氏评分 90～100 分患者中(两组各有 84 位患者),联合组中位生存期优于单药组(10.1 个月 vs 7.4 个月,$P=0.014$),并且联合组无进展生存也明显延长($P=0.022$)。联合用药并没有增加 3/4 度毒副作用。作者认为对于体力状况良好的晚期胰腺癌患者,吉西他滨联合卡培他滨是优于单药吉西他滨的选择。

2009 年 JCO 上发表另一项更大规模的评价吉西他滨联合卡培他滨的 III 期临床试验结果。533 名患者随机分为联合组(267 人)和吉西他滨单药组(266 人)。联合组卡培他滨 830 mg/m² 口服,一日两次,连续 21 日;吉西他滨 1 000 mg/m² 静滴每周 1 次,连续 3 周;每 28 日重复。单药组吉西他滨按标准用法。次要研究指标无进展生存方面,联合组 5.3 个月,明显优于单药组 3.8 个月($P=0.004$);客观缓解率联合组也有提高,分别为 19.1% 和 12.4%($P=0.034$)。但主要研究终点指标中位生存期尽管联合组有延长趋势,但无统计学意义(7.1 个月 vs 6.2 个月,$P=0.08$)。

将这项研究与 2007 年 Herrmenn 的研究及另一项 II 期研究进行了荟萃分析,共有 935 名患者,中位生存期方面,吉西他滨联合卡培他滨明显优于吉西他滨单药($P=0.02$),并且 3 个研究无明显异质性($P=0.98$)。荟萃分析结果支持吉西他滨联合卡培他滨用于晚期胰腺癌的一线治疗。

目前没有 III 期临床研究直接证实在晚期胰腺癌中吉西他滨联合卡培他滨较吉西他滨单药有生存获益。只是在亚组分析中发现体力状态良好的患者能从联合方案中获益。2013 年 NCCN 指南推荐吉西他滨联合卡培他滨用于体力状态良好的晚期胰腺癌患者的一线化疗,证据级别为 2A 级。

(2) 吉西他滨联合 5-FU 不优于吉西他滨单药。5-FU 是较早发现对晚期胰腺癌有效的药物之一。虽然 Burri 等的研究显示吉西他滨较 5-FU 能提高晚期胰腺癌患者 1.3 个月生存期,但患者中位生存期也只有 5.7 个月。考虑到吉西他滨和 5-FU 均是对胰腺癌有效的药物,两者联合应用有可能进一步改善晚期胰腺癌患者的预后。

2002 年报道了第一个晚期胰腺癌中吉西他滨联合 5-FU 与吉西他滨单药比较的 III 期临床试验结果。单药组 162 名患者,在第 1、8、15 日接受吉西他滨 1 000 mg/m² 30 min 静滴,每 28 日重复。联合组 160 名患者,吉西他滨用法同单药组,同时在吉西他滨结束后静推 5-FU600 mg/m²,每 28 日重复。结果显示,主要研究终点中位生存期联合组有延长趋势(6.7 个月 vs 5.4 个月,$P=0.09$);不过次要研究终点无进展生存,联合组有明显提高,分别为 3.4 个月和 2.2 个月($P=0.022$)。需要指出的是该试验中 5-FU 采用静推的给药方式,而我们知道在结直肠癌中 5-FU 持续静脉滴注比静推疗效好且副作用小。

2007 年 Sultana 等报道的荟萃分析,对 3 个吉西他滨联合 5-FU 治疗晚期胰腺癌的随机临床试验(上述试验、一项 III 期试验以及一项 II 期研究)进行综合分析,结果显示联合化疗和吉西他滨单药相比并不能提高晚期胰腺癌的生存期(HR=0.98;95%CI:0.86～1.11,$P=0.73$)。目前不支持吉西他滨联合 5-FU 用于晚期胰腺癌的一线治疗。

(3) 吉西他滨联合顺铂较吉西他滨单药无优势。体外细胞试验表明,吉西他滨与顺铂联合应用可以增加对肿瘤细胞的杀伤作用。顺铂导致细胞 DNA 损伤,吉西他滨能进一步抑制损伤后细胞的修复;而顺铂能抑制核苷酸还原酶对吉西他滨的降解。

2002 年发表了一项吉西他滨联合顺铂对比吉西他滨单药的 III 期临床试验结果。将确诊为晚期胰腺癌且未接受过放化疗的患者 107 人分为 A、B 组。A 组共 54 人,吉西他滨 1 000 mg/m² 静脉输注 30 min,每周 1 次,连续 7 周,随后休息 1 周,此后每周给药 1 次,连续 3 周,第 4 周休息。B 组共 53 人,吉西他滨用法用量同 A 组,顺铂 25 mg/m² 在吉西他滨前 1 h 静滴。主要研究终点为从治疗到进展时间及临床获益率。结果显示,联合组治疗到进展时间有提高(8 周 vs 20 周,$P=0.048$),但临床获益率两组无明显差别(49% vs 52.6%);中位生存期有利于联合组,但无统计学差异(20 周 vs 30 周,$P=0.43$)。

两组 3/4 度毒性发生率都较低。由于试验人数只有107 人，建议进行更大规模的试验。

2006 年 JCO 发表了另一项 Ⅲ 期临床试验结果，共有 195 位晚期胰腺癌患者参与。吉西他滨1 000 mg/m² 、顺铂 50 mg/m² 在第 1 和 15 日给药，每 28 日重复。单药组只接受吉西他滨治疗，第 1、8、15 日接受吉西他滨 1 000 mg/m² 静滴，每 28 日重复。主要研究终点是中位生存期。结果显示，中位生存期联合组无明显提高，联合组为 7.5 个月，而单药组6 个月（P = 0.15）。无进展生存也提示联合组有优势，但未达统计学差异（5.3 个月 vs 3.1 个月，P = 0.053）。两组的 3/4 度毒性反应均未超过 15%。但在卡氏评分＞90 的患者中，联合组的无进展生存明显延长（7.7 个月 vs 2.8 个月，P = 0.013），并且中位生存期也有延长趋势（10.7 个月 vs 6.9 个月，P = 0.051）。研究者也特意解释了联合组取消第 8 日吉西他滨的原因。前期试验显示联合组第 8 日也给予吉西他滨后，29% 的患者出现 3/4 度骨髓抑制，导致很多患者不得不终止试验。

虽然这两项 Ⅲ 期试验均证实吉西他滨联合顺铂不能使晚期胰腺癌患者生存获益，但两项研究的参与人数都没达到 200 人。因此又进行了一项 400位患者参与的大规模研究。将年龄 18～75 岁、卡氏评分＞50、未接受化疗的晚期胰腺癌患者随机分为 A、B 组。A 组共 199 人，吉西他滨 1 000 mg/m²静脉输注 30 min，每周 1 次，连续 7 周，随后休息 1周，此后每周给药 1 次，连续 3 周，第 4 周休息。B组共 201 人，吉西他滨用法用量同 A 组，顺铂25 mg/m² 在吉西他滨前 1 h 静滴。主要研究终点是生存期。单药组中位生存期是 8.3 个月，而联合组为 7.2 个月，无明显差异（P = 0.38）。无进展生存两组分别为 3.9 个月、3.8 个月（P = 0.80）。临床获益率反而单药组更高（23% vs 15.1%，P = 0.057）。联合组骨髓抑制明显高于单药组。联合用药不仅未能提高中位生存期、无进展生存、临床获益率，反而增加毒副作用。因此不建议在晚期胰腺癌患者中首选吉西他滨联合顺铂方案。

2011 年 Hu 等对吉西他滨联合顺铂进行了荟萃分析，共纳入 8 个临床试验，包括上述 3 个 Ⅲ 期

试验和另 5 个 Ⅱ 期试验。结果发现吉西他滨联合顺铂较吉西他滨单药不能提高患者生存期（ORs = 1.01，P = 0.93），无进展生存联合组也无提高（ORs = 1.19，P = 0.17），1 年生存率两组也无明显差异（ORs = 1.15，95% CI：0.92～1.44，P = 0.22）。目前证据不支持吉西他滨联合顺铂用于晚期胰腺癌的一线化疗。

（4）不推荐吉西他滨联合奥沙利铂方案。奥沙利铂属于第三代铂类衍生物，通过产生烷化结合物作用于 DNA，形成链内与链间交联从而抑制DNA 的合成及复制。奥沙利铂在结直肠癌辅助治疗及晚期姑息治疗中取得很好的效果。Louvet 报道了第一个晚期胰腺癌吉西他滨联合奥沙利铂与标准吉西他滨单药比较的 Ⅲ 期试验。将未接受过放化疗的 313 例晚期胰腺癌患者随机分为联合组或单药组。最后联合组 157 例，吉西他滨 1 000 mg/m² 在第1 日以固定剂量输注 100 min，第 2 日奥沙利铂以100 mg/m² 剂量输注 2 h，每 14 日重复。吉西他滨按 1997 年 Burris 等描述使用。结果显示，在次要终点指标无进展生存期方面，联合组 5.8 个月，显著优于单药组 3.7 个月（P = 0.04）；肿瘤缓解率联合组也明显提高，分别为 26.8% 和 17.3%（P = 0.04）；同时临床获益率也有提高，分别为 38.2%和 26.9%（P = 0.03）。但主要研究终点中位生存期并未提高，分别为 9.0 个月和 7.1 个月（P = 0.13）。而且在 3/4 度毒副作用，如血小板减少、周围神经感觉异常等，联合组较单药组明显增加。

2009 年又报道了另一项评价吉西他滨联合奥沙利铂对晚期胰腺癌疗效的 Ⅲ 期临床试验。832例晚期胰腺癌患者随机分为吉西他滨 30 min 滴注组、吉西他滨固定剂量率输注组、吉西他滨固定剂量率输注联合奥沙利铂组。结果显示，中位生存期以上 3 组分别为 4.9 个月、6.2 个月和 5.7 个月。联合组较吉西他滨 30 min 滴注组无生存获益（P = 0.22）。中位无进展生存联合组 2.7 个月，吉西他滨30 min 滴注组为 2.6 个月，也无延长（P = 0.10）。而恶心、呕吐、外周神经感觉异常等毒副作用上，联合组更严重。

目前 NCCN 指南不推荐吉西他滨联合奥沙利

铂用于晚期胰腺癌的一线化疗。

（5）不推荐吉西他滨联合培美曲塞。培美曲塞现已广泛用于间皮瘤和晚期非小细胞肺癌的治疗。Ⅱ期临床试验证实培美曲塞治疗晚期胰腺癌效果较好，有效率5.7%，中位 OS 达6.5月，1年生存率28%左右，且患者毒副作用较轻。将465名晚期胰腺癌患者随机分为吉西他滨联合培美曲塞治疗或吉西他滨单药治疗。联合组283人，吉西他滨1 250 mg/m² 在第1和8日静滴，培美曲塞500 mg/m² 第8日静滴，每21日重复。单药组接受吉西他滨1 000 mg/m² 第1、8、15日30 min静滴，每28日重复。结果显示，中位生存期联合组无明显提高，联合组为6.2个月，单药组6.3个月（P=0.85）；无进展联合组3.9个月，单药组3.3个月，联合组也无提高（P=0.11）。但肿瘤缓解率方面联合组有显著升高（14.8% vs 7.1%，P=0.004）。不过3/4度毒副作用方面，联合组较单药组明显加重，分别为中性粒细胞减少（45.1% vs 12.8%）、血小板减少（17.9% vs 6.2%）、贫血（13.9% vs 2.9%）、疲劳（15% vs 6.6%）。

吉西他滨联合培美曲塞不能提高患者生存期，相反增加了毒副作用，不推荐用于晚期胰腺癌患者的一线治疗。

（6）不推荐吉西他滨联合伊立替康。伊立替康是半合成喜树碱的衍生物，能特异性抑制 DNA 拓扑异构酶Ⅰ，阻止 DNA 复制时双链解旋后的重新接合，造成 DNA 双链断裂。主要毒副作用为腹泻、急性胆碱能综合征等。由于伊立替康与吉西他滨作用机制不同，而且Ⅰ、Ⅱ期临床试验显示吉西他滨联合伊立替康具有较高的安全性。因此，两者联合有可能进一步改善晚期胰腺癌患者的预后。

2004年报道了第一个两药联合的Ⅲ期临床试验。共有180名患者接受吉西他滨联合伊立替康化疗，吉西他滨1 000 mg/m² 静滴，伊立替康100 mg/m²，两药均在第1和8日滴注，每21日重复。吉西他滨单药组也有180名患者，用法按1997年 Burris 等描述使用。结果显示，主要研究终点中位生存期联合组无提高，联合组6.3个月，单药组6.6个月（P=0.79）；次要研究终点从治疗到进展时间联合组也无获益，联合组3.5个月，单药组3.0个月（P=0.35）。在毒副作用上，联合组患者3/4度腹泻较单药组明显增加。

尽管肿瘤缓解率方面，联合组明显高于单药组（16.1% vs 4.4%，P<0.01），但中位生存期并无改善。因此，有人又进行了另一项评价吉西他滨联合伊立替康疗效的Ⅲ期临床研究。60名晚期胰腺癌患者接受联合治疗，第1和8日静滴吉西他滨1 000 mg/m²，第8日静滴伊立替康300 mg/m²，每21日重复。70名患者接受吉西他滨单药治疗，第1、8、15日静滴吉西他滨900 mg/m²，每28日重复。结果显示，主要研究终点中位生存期联合组无获益，联合组6.4个月，单药组6.5个月（P=0.97）。次要研究终点肿瘤缓解率联合组也无提高（15% vs 10%，P=0.39）。1年生存率两组相近（24.3% vs 21.8%）。

将这两项Ⅲ期研究进行荟萃分析，吉西他滨联合伊立替康与单药吉西他滨单药相比，并不能提高患者生存期（HR=1.01；95%CI：0.84～1.22，P=0.92）。目前证据不支持吉西他滨联合伊立替康用于晚期胰腺癌的一线化疗。

（李志花　李　平　李开春　陈汝福）

第七节　放　射　治　疗

一、胰腺恶性肿瘤术中放射治疗

手术切除是目前胰腺癌治疗的主要手段，但由

于早期诊断率低，多数患者就诊时已无法手术切除。放射治疗是胰腺癌的主要辅助治疗，由于胰腺位置深处腹膜后，周围有脊髓、肾脏、肝脏、肾上腺等重要器官，为保护这些重要器官，施于瘤床的常

规外照射的剂量无法达到最佳治疗剂量。术中放射治疗（intraoperative radiation therapy，IORT）是将高能加速器产生的高能电子线通过限光筒引导到需照射的部位进行照射，同时保护周围正常组织和器官。

与常规外照射相比，IORT 主要有以下优点：① 可精确设定照射野；② 单次大剂量照射，超过了细胞存活剂量的肩曲线，不利于肿瘤细胞的修复、生物学效应高等；③ 利用高能电子线，建成靶区小、表面剂量高、达到最大剂量点深度后剂量急剧衰减的特性，使靶区剂量均匀、病灶后正常组织和器官受照射量小、保护性好；④ 与手术同时进行，短时间双疗效；⑤ 不影响术后的体外放疗和化疗。

（一）术中放射治疗的应用

术中放射治疗（IORT）指征：可接受根治手术或探查的病例，根据其治疗目的不同，都应列为术中放疗的适应证，包括：① 根治术或扩大根治术的病例（扩大根治效果、降低局部复发率）；② 有明显残余或切缘病理阳性的病例（杀灭残余细胞、配合其他治疗手段提高患者存活率）；③ 无法切除的胰腺癌病例（缩小肿瘤体积、减轻疼痛、提高患者生存质量）；④ 有治疗需求、无手术禁忌的病例。术中放射治疗在胰腺癌治疗中的应用分为以下两个方面。

1. 胰十二指肠切除术联合术中放射治疗 行胰十二指肠切除术的患者可能存在切缘不净、瘤床肿瘤局部残存或淋巴结残存等因素，术中放射治疗的目的是进一步提高局部控制率，以根治为目的。

Falk Roeder 等进行了一项回顾性分析，对2002～2009 年收治的 36 例局部复发性胰腺癌患者行术中放射治疗（IORT）结果显示：中位随访时间平均为 23 个月，其中 6 名患者在随访的第 17 个月出现了复发，由此可以估计术中放射治疗 1 年和2 年的局部控制率分别为 91% 和 67%；1 年和 2 年的疾病无进展生存期分别为 40% 和 26%。令人鼓舞的是，中位总生存期为 19 个月，转换成 1 年和 2 年的总生存期分别为 66% 和 54%。6 名患者的生存期超过了 3 年。在 36 名实施术中放射治疗的患者中无严重的毒性反应发生。因此，术中放射治疗

在局部复发胰腺癌的治疗中可以提高疾病控制率和总生存率。

Showalter TN 等对 1995～2005 年在托马斯杰弗逊大学医院（Thomas Jefferson University Hospital）收治的 99 名行胰十二指肠切除术的患者进行回顾性分析。其中 37 名实施了术中放射治疗（IORT），46 名未实施术中放射治疗。结果显示，术中放射治疗并没有减少局部肿瘤复发率（39%术中未放疗组 vs 23%术中放疗组，$P = 0.19$）。接受术中放射治疗的中位生存时间为 19.2 个月，未接受术中放射治疗组的中位生存时间为 21 个月，两者并没有统计学差异（$P = 0.78$）。术中放射治疗（IORT）在胰腺癌患者的生存时间和控制复发上并没有意义。

Zerbi 等进行的一项回顾性分析，对于收治的90 名患者，其中 43 名施行了 Whipper 手术联合术中放射治疗和 47 名单纯 Whipper 手术。比较两组的治疗疗效，术中放射治疗可以显著降低局部复发率（27% vs 56%，$P < 0.01$），但并不能提高总生存率。Reni 等详细分析了术中放射治疗对不同分期胰腺癌的疗效。对于 I/II 期胰腺癌，胰十二指肠切除术后行术中放射治疗同单纯手术比较，术中放射治疗组可以显著降低局部复发率（27% vs 60%，$P = 0.04$），延长局部复发时间（17.5 个月 vs 12 个月，$P = 0.003$），提高 5 年总生存率（22% ± 10% vs 6% ± 6%，$P = 0.01$）。对于 III/IV 期胰腺癌，如果术中放射治疗的射线能量 > 9 MeV，则可显著降低局部复发率，但总生存时间无明显延长。

2. 不可手术切除胰腺癌探查术后的照射 许多研究机构报道了局部晚期胰腺癌或转移性胰腺癌术中放射治疗的结果，多数研究者认为，术中放射治疗可以显著提高局部晚期胰腺癌患者的局部控制率和中位生存期，同时患者可以耐受放射治疗的副作用。但亦存在相反意见，认为术中放射治疗联合外照射与单纯外照射相比，并不能明显延长患者的中位生存期，且副作用较大。

Nagai S 等收治的 198 名不可手术的胰腺癌患者中 70 名患者出现肝转移，44 名患者出现腹膜转移，肝与腹膜均有转移的 23 名，局部复发的患者

61 名。其中 120 名患者实施了术中放射治疗（IORT），60 名患者未实施治疗。结果显示，总生存率在未治疗组明显低于术中放射治疗组。术中放射治疗被证实为一个独立的影响预后的因素（相对危险度＝0.51，$P<0.001$）。术中放射治疗，可以明显提高不可手术的胰腺癌患者的总生存率。

2007 年 1 月～2009 年 12 月中国医学科学院肿瘤医院收治的、经组织细胞学证实、不可切除的局部晚期胰腺癌 65 例，随机分为 IORT 组及对照组（IORT 组 31 例，对照组 34 例），进行前瞻性研究。IORT 组采用术中放疗加内引流/剖腹探查手术治疗；对照组仅行内引流/剖腹探查治疗，评价两组的疗效。随访时间 6～15 个月，随访率 97%（失访 2 例）。IORT 组平均生存时间（8.174～0.68）个月，对照组（5.834～0.68）个月；IORT 组中位生存时间（9.404～2.51）个月，对照组（4.804～1.19）个月；IORT 组死亡 14 例，对照组 17 例，两组比较差异无统计学意义（$P=0.805$）。生存分析显示 IORT 组较对照组有明显的生存优势（$P=0.029$）。结果显示 IORT 治疗局部晚期胰腺癌，可有效抑制肿瘤的生长、延长患者的生存时间。

为了进一步明确术中放射治疗在局部晚期胰腺癌治疗中的作用，NCI 和 RTOG 分别进行了术中放射治疗的随机分组研究。在 NCI 的研究中，术中照射组接受能量为 18～22 MeV 电子线 25 Gy 的术中照射＋50 Gy 术后放射治疗＋5-FU 同步化疗，对照组仅为同步放、化疗（60 Gy 分段放疗＋5-FU），两组的中位生存时间无差异，局部控制时间术中照射组略长于对照组。在 RTOG85-05 研究中，治疗组进行术中照射 20 Gy 后，接受同步放、化疗（50 Gy＋5-FU），对照组仅接受同步放、化疗（50 Gy＋5-FU）。该研究结果显示两组的平均生存期均为 9 个月，无统计学差异。术中放射治疗并没有提高局部晚期胰腺癌患者的生存期。

因此，需要更多的前瞻性的随机对照研究来进一步肯定术中放射治疗在胰腺癌治疗中的价值。

（二）术中放射治疗放射野的确定

IORT 放射野：根据手术情况确定放射野。① 根治性手术及淋巴结清扫者，放疗野包括瘤床和后腹膜组织，上从胆管切缘侧向右至右肾，向左至残胰内侧，残余胰腺组织应排除在外。② 不能完全切除者照射范围应将未切除或残余肿瘤或瘤床包围住，并包括瘤体外≥1 cm 的边缘。③ 完全不能切除者，放疗目的为止痛或缩小瘤体。照射范围仅包括瘤体或稍小范围也可达到相应目的。

（三）术中放射治疗剂量的确定

IORT 的剂量：胰腺毗邻小肠、胃、肝脏等重要正常脏器，上述组织的正常耐受剂量非常有限，故胰腺癌的外照射剂量限制在 45 Gy 左右（常规分割）。而术中放疗能够在手术中采取铅板遮挡、缝合线牵拉等方式将上述正常组织牵拉至放射野之外，从而摆脱正常组织受限量，使得病灶区或瘤床区获得最高的剂量。单次照射 11 Gy，相当于常规分割照射 20 Gy 左右，联合术后外照射 45 Gy，总剂量达 65 Gy。采用术中放疗联合术后放化疗的方式，提高了肿瘤区的剂量，从而有潜力提高局部控制率和生存率。对于预计无法耐受术后放疗的病例，可考虑单独术中放疗，术中放疗 15～20 Gy，相当于常规分割外照射 31～50 Gy，与单独外照射剂量相当，且降低了并发症的风险（表 25-7-1）。

表 25-7-1　美国 MD 安德森肿瘤中心放射治疗科对胰腺癌术中放射治疗的推荐剂量

肿　瘤　情　况	剂量(Gy)
根治切除，切缘阴性	10.0
无论何种术式，十二指肠全部在照射野内	12.5
切缘阳性；或肿瘤未切除但十二指肠部分在照射野内	15.0
肿瘤大体切除；或肿瘤未切除，十二指肠全部在照射野外	20.0

（四）术中放射治疗的方法

术中放疗包括术中电子束放射治疗（IOERT）和术中放射性粒子植入等。

1. 术中电子束放射治疗（IOERT）　IOERT 是术中在直视条件下，避开正常组织，对瘤床及周边组织进行一次大剂量的放射治疗。对于已手术切除的胰腺癌，可起到预防局部复发的作用；对于无法切除的患者，IOERT 可发挥局部治疗作用且对周围正常组织损伤较轻。有关 IOERT 的最佳剂量、方法及疗效还未有统一的认识。

Hiraoka 等对 37 例胰腺癌行广泛根治切除，IOERT 为 30 Gy，3 例术后死亡。术后 5 年生存率为 15.3%；30 例肉眼观察切除完全者除去术后死亡 3 例，5 年生存率为 20.2%。笔者认为对于并非非常晚期的病例，术中广泛切除，同时放疗可以改善胰腺癌治疗效果。Nishimua 等对 157 例行 IOERT 并切除肿瘤，认为 IOERT 延长可切除肿瘤，患者中位生存期不明显，但对延长非根治切除或不能切除的患者的长期（>2 年）生存率是有益的。Furuse 等提出不同意见，他们对 30 例术中探查不能切除胰腺癌的患者，IORT 为 25 Gy，2~4 周后开始 EBRT，总剂量为 25 Gy；同期应用 5-FU 治疗，总有效率为 23.3%，平均中位生存期为 7.8 个月，其中，11 例有远处转移者平均中位生存期为 5.8 个月，19 例无远处转移者平均中位生存期为 12.9 个月，认为 IOERT 合并术后放化疗并不能大幅提高总生存率。

但 IOERT 对设备要求较高，目前国内尚未广泛开展，而且 IOERT 是否能提高胰腺癌患者的长期生存率尚无定论，仍需要大样本的随机分组临床研究证实。

2. 术中放射性粒子植入 术中放射性粒子植入是术中直视下将放射性粒子植入胰腺肿瘤实质内，通过射线的持续释放达到杀灭肿瘤细胞的作用。目前临床上多使用^{125}I 治疗胰腺癌。一些学者报道 I 粒子植入术联合化疗，可缓解疼痛，改善患者生活质量，提高生存率。常用的放置粒子的方法有术中植入、经 CT 引导下的粒子植入及 B 超引导下的粒子植入，放射粒子多用^{125}I。由于采用了较为精确的治疗计划系统及粒子植入系统，改善了粒子空间分布、明显减少了并发症、提高了临床治疗效果。

总之，术中放射治疗在胰腺癌的治疗中有一定的价值，但是许多研究单位不具备术中放射治疗设备，因而参与研究的机构不多，样本量过小，报道结果很难阐述术中放射治疗在胰腺癌不同时期的疗效，需要更多更大样本量的前瞻性研究来肯定术中放射治疗的价值。

二、胰腺恶性肿瘤精确放疗

随着计算机硬件和软件技术的发展及其在医学领域的广泛应用，放射治疗计划设计和治疗实施技术也发生了巨大的变化。利用计算机强大的三维图像处理技术和高速的数据计算能力，三维适形放疗（three-dimensional conformal radiation therapy，3DCRT）和调强适形放疗（intensity modulated radiation therapy，IMRT）已发展成为成熟的放射治疗手段并得到了广泛的应用，放射治疗进入了精确治疗时代。

（一）精确放疗的基本内涵

到目前为止，按照射技术分类，放射治疗可以分为两大类：常规放疗和精确放疗。

常规放疗在计算机和立体定向技术问世以前，又称二维放疗，是放射治疗的唯一方法。20 世纪 90 年代以前的放疗技术基本上属于常规照射，即用常规固定和定位的方法，给予常规或接近常规分割剂量，在二维水平进行的传统的、经验式放疗。该放疗方式主要是在二维计划系统的支持下，采用二野、三野、四野、旋转弧形照射技术以及楔形板技术、挡铅技术、补偿器技术等进行的照射。由于二维运算忽略了非均质组织的影响，而且重要组织的客观存在和共面野方式制约了射野数量和方位的选择，导致较多的正常组织受到照射，邻近重要器官受量较高，剂量分布与瘤体适形度较差，靶区边缘剂量梯度变化较小，这些因素将直接影响肿瘤治疗效果。

精确放疗主要包括三维适形放射治疗（three-dimensional conformal radiation therapy，3DCRT）和 IMRT，即采用精确的固定、定位、立体定向、三维计算及显示的方法，采用常规或非常规剂量分割方式，在三维水平上进行的放疗，可使高剂量区的剂量分布形状在三维水平上与靶区的实际形状一致，目的是在减少或不增加正常组织损伤的前提下增加肿瘤的照射剂量，从而提高局部控制率和（或）患者的生活质量。

评价一个理想的放疗计划应包括以下 5 个方

面：① 靶区在一定范围内得到的剂量最大；② 靶区外正常组织所受照射的剂量最小；③ 靶区的定位最准确并且有很好的重复性；④ 靶区内剂量分布最均匀；⑤ 靶区高剂量分布与靶区形状一致或相似。与精确放疗相比，常规放疗只能在二维方向进行调整，它的照射只能是几个相对规则的形状，而实际上肿瘤的形状往往是不规则的，常规放疗从三维方向上讲只能对不规则的靶区用规则的照射野均匀的照射，因而靶区内往往包含过多的正常组织，而且射线束必须穿过一定厚度的正常组织才能到达肿瘤区域，照射时即使采用多野照射技术和选用相应能量的放射线，肿瘤组织与周围的正常组织的吸收剂量也差别不大，这些因素都大大限制了放射剂量的提高。

放射治疗学家将立体定向的定位技术和适形、调强的照射技术合为一体的放射治疗称为精确放疗，要求精确定位、精确计划和精确照射，高剂量分布与靶区形状一致，甚至靶区内剂量强度可调，目的是增加靶区内单次剂量与总剂量，缩短疗程，提高局部控制率和治疗比。这就把传统二维放疗中的矩形或规则形照射野改进为按需要与计划区（包含靶区且大都与靶区形状相似）形状一致的任意不规则形状的照射区和治疗区。

精确放疗包括两项要求：① 高剂量区分布的形状在三维空间方向上与靶区（包括实体肿瘤和亚临床病灶）的形状一致；② 照射野（靶区）内各点的剂量可按要求的方式进行调整，使靶区内的剂量分布符合预定的要求。满足第一个要求称为三维适形放疗（3DCRT），同时满足两个要求称为调强适形放疗，简称调强放疗（IMRT）。所谓调强即把射野内均匀剂量率转变成所需要的非均匀剂量输出率。

IMRT 是 3DCRT 的进一步发展，前者较之后者有着许多无可比拟的优势。

（1）IMRT 治疗计划系统具有逆向治疗计划设计功能，即在医师确定了靶区与周围重要器官的剂量目标与限制条件后，物理师无须设定初始照射野条件，而是由治疗计划系统自行以医师所给出的条件和要求为目标，进行逆向的优化计算，获得满足目标重要条件的射野设置和各射野的照射参数，并且逆向治疗计划设计可通过计算机对数十个甚至成百上千个计划方案进行比较，自动优化得出最佳方案。而 3DCRT 则根据设计者的经验选择射线种类、能量、射野方向、射野剂量权重，外加射野挡块或楔形板等，然后计算剂量的分布，对计划进行评估（人工优化），最后确定治疗方案（该过程称为正向治疗计划设计）；正向设计的治疗计划往往是"可接受方案"而非较优方案，特别是射野数很多时，人工优化会遇到很多困难。因此，在治疗计划设计上，IMRT 具有明显的优势。

（2）3DCRT 和 IMRT 的剂量分布均能较好地适形于靶体积，但 IMRT 可通过增强射野边缘的剂量强度从而部分地补偿射野半影的影响，而 3DCRT 却需通过将射野扩大（相当于半影的大小）超出靶体积来保证靶体积边缘的剂量，这样势必造成靶体积外邻近靶体积边缘的部分正常组织受照射剂量增加。其次，由于 3DCRT 的处方剂量来源于所有射野的射线贡献给等中心点的剂量，其处方等剂量曲线表面通常呈凸形；而只要采用足够数量的照射野，IMRT 等剂量曲线分布可呈凹形，使 IMRT 剂量分布适形度更高于 3DCRT。

（3）在同一照射靶体积内，存在肿瘤细胞密度（密集或稀疏）和生物特性（乏氧或富氧，放射抗拒或放射敏感）不同的区域，IMRT 可针对不同的剂量要求通过物理补偿器、静或动态多叶光栅等特殊的工具调节其射线的强度，达到治疗的目的；而 3DCRT 不具有此能力。

（4）3DCRT 治疗计划由多个亚计划组成，每个亚计划均需独立进行评价，最后再评价整个治疗计划（治疗计划多重性）；3DCRT 的治疗计划亦需要分段实施。而 IMRT 治疗计划为单一的治疗计划，评价和实施均较 3DCRT 简单和容易。

（5）由于 3DCRT 治疗计划的多重性，整个治疗过程是逐步进行照射的。先针对最大的、处方剂量最小的靶体积照射，然后照射较小的、处方剂量较高的靶体积，每个亚计划剂量分割一般相同（2 Gy/次）；对于敏感器官而言，其总受照射剂量的控制往往是在某一亚计划受到相当高的剂量照射，随后的亚计划再受到低剂量（散射剂量）的照射的综合结果。而 IMRT 的治疗计划是单一的，其实施可通过提高处方剂量最高的靶体积分次剂量（>2 Gy/次），减少处方剂量最小的靶体积的分次剂量（1.8~2.0 Gy/次）来实现；敏感器官受照总剂量的限制则是通过均匀地减少分次剂量（<1.8 Gy/次）来达到。由于不同的分次剂量产生不同的生物效应，IMRT 改变了肿瘤靶体积和敏感器官的分次剂量（相对于常规分割剂量而言），可能达到更好地控制肿瘤和保护正常组织器官的目的。

（二）精确放疗的靶区定义

在制订放射治疗计划以前，除诊断用的影像学信息以外，还需要获取患者治疗体位时的解剖资料，比如患者治疗体位的 CT 扫描或 X 线平片。在精确放疗计划过程中，获得患者的图像（如 CT 图像）治疗数据，将数据传输到模拟工作站或三维治疗计划系统中，由医生根据 ICRU50、62、83 号报道的要求勾画靶区（肿瘤以及危险器官），在几个报道中对放疗的靶区已有明确的阐述（图 25-7-1）。

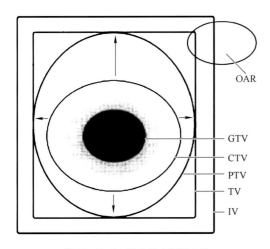

图 25-7-1　肿瘤放疗靶区定义

1. 肿瘤靶区或肉眼靶区（gross tumor volume，GTV）　GTV 指临床可见或可触及的、可以通过诊断检查手段证实的肿瘤范围。由于检查技术方法上的差别，在此基础上确定 GTV 大小和形状有时差别较大，因此，对每一例病例应指明所采用的影像学技术和评价 GTV 的具体方法。需要对 GTV 做出明确判断的主要理由是，在根治性放疗中，为了获得肿瘤的局部控制，必须对 GTV

予以合理的剂量。

2. 临床靶区（clinical target volume，CTV）　CTV 除包含 GTV 以外，还包含显微镜下可见的亚临床肿瘤病变以及可能发生转移的部位。对这一区域应当予以适当的照射剂量，才能达到根治或姑息的目的。临床经验提示，在围绕 GTV 的邻近组织内，通常有肿瘤的亚临床病变。一般认为，这一范围在肿瘤边缘的 1 cm 左右。由于采用不同治疗方案时的处方剂量水平不同，因而可能有一个以上的 CTV。比如，对病变进行增量（boost）照射时，意味着在低剂量体积内含有一个高剂量体积。在勾画 CTV 的过程中，应该考虑到恶性肿瘤的侵袭性和扩散的潜能，比如肿瘤的局部淋巴结转移问题。同时，还应该注意肿瘤周围的正常组织的放射敏感性和患者的一般状况。在治疗期间，如果有 CTV 大小、形状和部位的变化，则需要重新调整治疗计划。CTV 和 GTV 是根据肿瘤学基础的原则作出的，因此，这一概念的应用不仅局限于外照射治疗，例如在外科手术时经常根据临床判断，在 GTV 以外划分出安全边缘，而且 CTV 的概念也适用于其他的治疗手段，例如近距离放射治疗、局部化疗、热疗和光疗法。

3. 计划靶区（planning target volume，PTV）　在外照射时，由于患者胸、腹腔内器官的生理性运动，同时允许存在一定的线束和摆位误差，因而必须在 CTV 外周加以一定范围的边缘，以补偿由于上述原因造成的误差，从而引出计划靶区的概念。

4. 内靶区（internal target volume，ITV）和内边界（internal margin，IM）　在 CTV 周围加一个边界，以补偿治疗期间因患者器官运动造成的 CTV 的大小、形状和位置发生的改变，这个边界即 IM，IM 一般不对称地围绕在 CTV 周围，其包绕的范围称为 ITV。

5. 摆位边界（set-up margin，SM）　考虑到在整个治疗实施过程中患者摆位时在位置、精度和重复性方面的误差，每个照射线束需要一个摆位边界（SM）。

PTV 是几何学概念，对 PTV 的制订过程是根据治疗处方的要求，对入射线束的大小和合理排列进行调整的过程。这一体积涉及临床考虑到的所有的几何学差异和误差的补偿（IM 和 SM），目的是保证 CTV 内处方剂量的合理准确分布。PTV 的大小和形状取决于 CTV，并与根据肿瘤的临床情况所选用的治疗技术有关。PTV 的剂量分布反映了 CTV 的剂量，在某些情况下，如小范围的皮肤肿瘤、垂体瘤的治疗计划中，PTV 可能与 CTV 相似。PTV 的边缘可能包含正常的解剖结构，比如肿瘤邻近的骨结构，甚至可以延伸至体表轮廓外，比如对乳腺癌放疗时采用的切线照射野。应该对由于线束排列的选择、肿瘤的解剖部位、实施治疗时选用的固定装置等诸因素对 PTV 的影响有足够的认识。特别应该指出的是，用于三维治疗计划中影像重建的原始影像图像仅能反映在获取影像的瞬间器官和组织的解剖位置状态，而不是这些器官和组织在每次照射时的确切状态。

6. 治疗靶区（treatment volume，TV） 由放射肿瘤医生根据治疗目的（根治性或姑息性治疗）确定的、包含在等剂量线内的组织区域。在有些情况下，一些病例的治疗靶区可能大于 PTV；如果治疗靶区小于 PTV，则获得肿瘤控制的可能性减小，因而应该对治疗计划予以重新评价，必要时重新考虑治疗目的。对治疗靶区的确定主要出于两方面的原因：治疗靶区与 PTV 的关系是重要的治疗计划的优化参数；出现在治疗靶区以内、PTV 以外的复发病变可以被认为是在照射野内复发，造成肿瘤在照射野的边缘复发是由于处方剂量的原因，而不是由于照射靶区的原因。

7. 照射靶区（irradiation volume，IV） 指受到照射的组织区域。这一区域所接受的射线剂量与正常组织耐受量有重要的相关性，其范围取决于治疗所采用的照射技术。在比较不同的线束排列时，治疗靶区与照射靶区的比较可以作为治疗计划优化步骤的一部分。在报道照射靶区时，必须表达剂量水平的实际值及（或）与 PTV 剂量的关系。

8. 危险器官（organs at risk，OAR） 指放射敏感的正常组织，放射敏感性可以影响治疗计划和处方剂量。危险器官可分为 3 类：① 一类器官，此类器官的放射性损伤可致命或造成严重并发症；

② 二类器官，此类器官的放射性损伤造成中、轻度并发症；③ 三类器官，此类器官的放射性损伤为轻微、一过性、可逆的，不造成明显并发症。

（三）精确放疗的基本过程

精确放疗的基本过程主要包括：确定治疗体位，用适当的体位固定装置，固定患者体位。让患者与固定装置一起进行 CT 扫描，由此获取患者治疗体位的解剖数据。将获得的 CT 数据传输到 CT 模拟工作站或三维治疗计划系统中，由医生根据 ICRU50 号、62 号和 83 号报道的要求勾画靶区以及重要器官和正常组织的轮廓，由医生提供处方剂量和对计划的具体要求，由物理师按照医生的要求在三维治疗计划系统中制订治疗计划（3DCRT 为正向设计，IMRT 为逆向设计）。物理师认为计划符合要求时，请医生检查。如果医生提出异议，要进一步改进，如无异议，则将计划打印出来或通过网络系统输出到加速器控制系统，以备实施治疗。在 CT 模拟工作站形成患者治疗部位的数字重建图像（digitally reconstructed radiography，DRR），然后在加速器上为患者拍验证片并与 DRR 片相比较，检查等中心位置是否正确，如果没有问题就可以开始治疗。

从精确放疗的整个过程看，无论是 3DCRT 还是 IMRT，均有一定的共性，主要表现在以下几点。

1. **精确定位** 在模拟定位过程中，根据病灶的位置和患者的情况，采用各种固定方式，如热塑面膜、体部负压袋等；均以 CT 模拟为基础，并结合其他三维影像学技术如 MRI、PET、SPECT 等，采用立体定向激光灯系统进行位置确认。含有三维位置标志的影像学数据通过网络传至治疗计划系统。

2. **精确计划** 均采用三维治疗计划系统，在射束方向视图（beam eye view，BEV）、DRR 等功能支持下，对照射野与靶区以及正常组织的三维分布进行直观和客观的规划和分析，采用剂量-体积直方图（dose volume histograms，DVH）、肿瘤控制概率（tumor control probability，TCP）、正常组织并发症概率（normal tissue complication probability，NTCP）等模型对计划进行评估和优化，以达到高剂量分布与靶区的高度适形并保护正常组织。

3. 精确治疗　各种精确治疗方式均以治疗系统的物理精确性验证工作为基础和前提,精确放疗中靶区边缘剂量分布梯度陡,一旦发生漏照,后果严重,故对摆位误差、靶区的运动、治疗机及相关器械如附加准直器、MLC 的物理精度等必须加以严格控制。

(四) 胰腺癌的精确放疗

由于胰腺位置较深,且周围重要器官如胃、肠、肝、肾等放射耐受性差,因此对于胰腺癌的放疗,不管是可切除肿瘤的术前或术后放疗,还是不可切除肿瘤的姑息放疗,为了更好地提高肿瘤剂量且减少周围器官受量,采用精确放疗技术 (3DCRT/IMRT) 势在必行。毋庸置疑,对于胰腺癌的放疗,IMRT 将比 3DCRT 更有优势。如图 25 - 7 - 2 所示,以胰腺癌术后放疗为例,IMRT 较 3DCRT 有更优的靶区适形度。

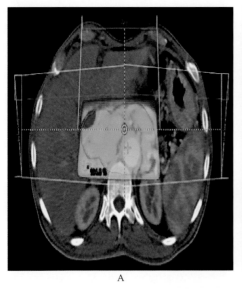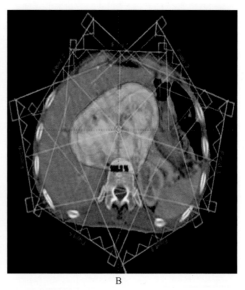

图 25 - 7 - 2　胰腺癌术后放疗
A. 3DCRT 计划;B. IMRT 计划

目前 IMRT 正被越来越多地用于胰腺癌治疗,以期增加肿瘤/肿瘤床的放射剂量而减少周围组织的毒性反应。有研究显示,对于胰腺癌术后患者,与 RTOG97 - 04 试验中同样接受基于 5 - FU 方案联合 3DCRT 的患者相比,IMRT 可减少 3/4 级毒性反应的发生。比较这两项试验,3/4 级恶心和呕吐的发生率分别为 0 和 11% (P = 0.024),3/4 级腹泻分别为 3% 和 18% (P = 0.017)。而对于局部晚期不可切除胰腺癌患者,一项回顾性治疗计划研究评估了 15 例接受 IMRT 而非 3DCRT 的局部晚期不可切除胰腺癌患者能耐受的放疗剂量,该作者总结认为 IMRT 能显著增加靶区的照射量并减少局部器官的损伤。以上研究均提示对于胰腺癌的放疗,IMRT 可能具有更好的耐受性,从而可增加对肿瘤的放疗剂量。

三、 可手术胰腺癌术后辅助放射治疗

近 30 年来的研究表明,局部区域性复发是胰腺癌术后复发转移的主要形式之一。放疗作为一种局部治疗手段,用于胰腺癌的术后巩固治疗,或许能使局控率提高,进而提高生存率。因此对于可手术切除的胰腺癌患者,术后放疗加化疗是可选择的治疗模式之一,但胰腺癌根治术后是否应常规施行辅助联合放化疗目前尚存争议,多项研究之间的结论并不一致。

1985 年,美国胃肠道肿瘤研究组(GITSG)率先发表了一篇胰腺癌术后治疗具有里程碑意义的文章。研究结果显示,R_0 切除后随机接受 2 个疗程、剂量各为 20 Gy 的常规放疗(即总剂量 40 Gy,2 个疗程间休息 2 周)联合 5 - FU 化疗的患者中位

生存期、2 年和 5 年生存率均高于单纯手术组（20 个月 vs 11 个月、43% vs 18% 和 19% vs 5%），并具有统计学意义。这是人们首次认识到胰腺癌的术后辅助治疗可以提高生存率。

与北美学者研究结果不同，欧洲学者的试验得出了阴性的结果。欧洲癌症研究和治疗组织（EORTC）进行了一项Ⅲ期试验（40891），在壶腹部癌和胰腺癌患者中评估了术后辅助放疗加 5-FU 相对于单纯观察的疗效，他们发现辅助治疗仅在胰头癌患者中获得了很小的获益，且没有统计学意义。在中位随访了 11.7 个月后，不同研究组之间胰腺癌亚组患者在无进展生存期或总生存期方面均无显著差异。由于该研究中 20% 的放化疗组患者术后未能完成放化疗，本着意向性分析（intent-to-treat，ITT）的原则，仍将这部分患者列入治疗组分析，故认为该研究的结论是一个值得探讨的阴性结论。

2004 年，欧洲胰腺癌研究组 1（ESPAC-1）发表了一项欧洲多中心随机临床研究，该研究共入组 541 例胰腺癌切除术后患者，随机分为观察组、5-FU/亚叶酸钙辅助化疗组、5-FU/亚叶酸钙同期放化疗组和 5-FU/亚叶酸钙同期放化疗后序贯 5-FU/亚叶酸钙辅助化疗组。该研究结果既令人兴奋又充满争议。研究结果提示 5-FU/亚叶酸钙方案优于观察组，但化放疗是没有必要的，甚至可能有害。不过，ESPAC-1 研究因缺乏对 RT 质控的关注而受到质疑。因此，这些最新的结果并不能否认包含 5-FU 的化放疗作为辅助治疗的合理选择。

而来自 Johns Hopkins 医院的一项基于数据库的研究中，将 616 例胰腺癌术后患者分为观察组和 5-FU 为基础的辅助放化疗组，结果显示，不论手术切缘状况、淋巴结转移情况，均能从术后辅助放化疗中获益。

除 5-FU 以外，吉西他滨在胰腺癌辅助治疗中亦扮演着重要的角色。最近，大型Ⅲ期研究 CONKO-001 试验公布了其研究结果，该研究中 368 例既往未接受放疗或化疗的患者被随机分组，分别在肉眼下肿瘤完全切除后接受吉西他滨辅助治疗或观察，意向性分析的结果显示达到了主要的研究终点，即吉西他滨组的无病生存期延长（13.4 个月 vs 6.9 个月；对数秩检验 $P<0.001$），该研究的最终结果显示吉西他滨组患者的总生存期有显著优势（22.8 个月 vs 20.2 个月；$P=0.005$）。在随访 5 年时，两组间生存率的绝对差异为 12%（21% vs 9%）。

肿瘤放射治疗组（RTOG）97-04 试验是一项Ⅲ期试验，评估了肿瘤可切除患者在包含 5-FU 的化放疗之前采用吉西他滨或氟尿嘧啶进行共 3 周及之后共 12 周的胰腺癌切除术后辅助治疗的效果。该研究采用了每日分割放疗，对所有患者进行了前瞻性的质量保证，包括对术前 CT 影像和放疗野进行中心回顾。研究结果显示，对于胰头部肿瘤患者（即 451 例入组患者中的 388 例），与 5-FU 组相比，吉西他滨组患者的总生存获得了无统计学意义的显著改善（中位生存期 20.5 个月 vs 16.9 个月；3 年生存率 31% vs 22%；$P=0.09$）。这种获益在多变量分析中更为明显（HR = 0.80；95% CI：$0.63\sim1.00$，$P=0.05$）。

尽管 RTOG 试验提示使用吉西他滨辅助治疗相对于静脉输注 5-FU 可能存在较小的优势，一项比较 5-FU 推注/亚叶酸钙相对吉西他滨术后辅助方案的前瞻性随机临床试验（ESPAC-3）却显示两组的总生存期无显著差异（中位生存期 23.0 个月 vs 23.6 个月）。

RTOG 97-04 研究的结果不能直接与 CONKO-001、ESPAC-1 或 ESPAC-3 试验的结果相比较，因为他们的治疗设计、影像学检查时间和患者特征（比如 CONKO-001 研究中的患者与 RTOG 97-04 的患者相比更多的为淋巴结阴性，且阳性切缘也较多，而 CONKO-001 试验排除了术后 CA19-9 或 CEA 水平较高的患者）不同。然而有趣的是，中位总生存期在 CONKO-001 中的吉西他滨组（22.8 个月），RTOG 9704 中包含吉西他滨组（20.5 个月），以及 ESPAC-1 中 5-FU 推注/亚叶酸钙组（20.1 个月），ESPAC-3 中的吉西他滨组和 5-FU/亚叶酸钙组（23.6 个月和 23.0 个月）中非常相似。

因此，目前在胰腺癌辅助治疗领域尚无确定的标准方案。如上所述，大致可分为两大流派，来自北美的研究（GITSG、RTOG－9704、Johns Hopkins 的回顾性研究）推崇术后辅助放化疗，而来自欧洲的研究（EORTC、ESPAC－1、CONKO－001、ESPAC－3）推崇术后单纯化疗，而单从数字上看，术后辅助放化疗（RTOG 97－04）和术后单纯化疗（CONKO－001、ESPAC－1 和 ESPAC－3）患者的中位总生存期非常接近，到底孰优孰劣，可能还需要头对头的Ⅲ期临床研究来验证。而 2010 年 1 项Ⅱ期临床试验显示，胰腺癌术后接受单药吉西他滨化疗或基于吉西他滨的放化疗，两组患者中位生存期均为 24 个月。

因此，胰腺癌胰十二指肠切除术后的治疗选择包括：① 基于吉西他滨的化疗与基于 5－FU 的化放疗联合或序贯使用。② 吉西他滨或 5－FU/亚叶酸钙单药化疗。③ 包含吉西他滨或氟尿嘧啶类的化放疗联合吉西他滨或 5－FU/亚叶酸钙化疗。当单独化疗作为辅助治疗时，对于大多数患者而言吉西他滨由于毒性较低而优于 5－FU/亚叶酸钙。卡培他滨在其他治疗方案不可选或不可接受的情况下作为最后的治疗选择，可作为 5－FU/亚叶酸钙的合理备选用药。

尽管与放疗的最佳联合方式和进行顺序尚未确定，推荐当给予术后 RT 时，应该以 45～54 Gy（1.8～2.0 Gy/d）的剂量对瘤床、手术吻合处以及邻近淋巴结区域进行照射，并序贯 5～15 Gy 对瘤床进行照射，同时需要特别注意邻近重要器官如小肠、肝、肾等的剂量。推荐使用 CT 模拟和三维放疗计划（3DCRT/IMRT），采用静脉（假设肾功能良好）和口服造影剂。治疗体积应基于术前 CT 扫描结果和手术中所置入的夹子（如果放置的话）确定。一例胰头癌术后 IMRT 放疗计划设计示意见图 25－7－3。放疗常常和 5－FU 持续静脉输注或卡培他滨、吉西他滨联合使用，在辅助治疗中可在全身化疗之前或之后使用。然而尚无研究显示化疗之前对比化疗之后给予化放疗更具优越性，当患者获得阳性切缘时，先给予化放疗再序贯全身化疗是一个合适的选择。

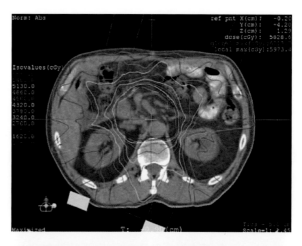

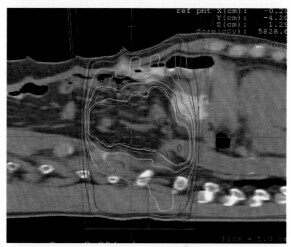

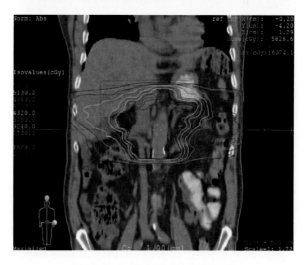

图 25－7－3 胰头癌术后 IMRT 计划

联合放化疗是胰腺癌胰十二指肠切除术后可选择的辅助治疗手段之一，但仍需开展进一步的研究，包括寻求新一代化疗药物与放射治疗的最佳组合，以及 3DCRT/IMRT 技术最佳的放射剂量、治疗范围、分割方式等。

四、不可手术胰腺恶性肿瘤姑息性放射治疗

不能手术、局部晚期胰腺癌是指肿瘤包绕肠系膜上动脉＞180°、侵犯腹腔干、侵犯肠系膜上静脉或门静脉汇合处,但尚未发生远处转移的病例。在确诊为胰腺癌的患者中约有40%属于局部晚期胰腺癌。放疗在局部晚期胰腺癌患者中的应用最早,在1969年就有报道,早期的临床研究表明,单纯放疗对该类患者的疼痛和梗阻症状有一定的姑息治疗作用。但由于胰腺癌细胞的放疗敏感性较差,加之其解剖部位特殊,毗邻重要脏器,放疗剂量通常受到十二指肠、肝脏、肾脏和脊髓等正常器官耐受量的限制。传统放疗技术,即二维放疗用于局部晚期胰腺癌的治疗,疗效一直无法令人满意。而且局部晚期胰腺癌治疗选择的共识是使用全身化疗。但单纯化疗的疗效同样不理想,故许多临床试验开始了在化疗的基础上联合放疗的研究。

(一)同步放、化疗

同步放、化疗的治疗模式的开始基于GITSG的一项临床研究,在该研究中,5－FU联合分段放疗(总剂量为40 Gy),与单纯放疗以及5－FU联合分段放疗(总剂量为60 Gy)的治疗方式进行比较,其中5－FU联合分段放疗(总剂量为40 Gy)组的中位生存期较单纯放疗组延长了约2倍(42.2周vs 22.9周)。

近年来,开展了大量同步放、化疗对于局部晚期胰腺癌的临床试验,但对提高患者的生存是否获益,文献中存在不同的结果,故同步放化疗的作用尚存在争议。Huguet等对局部晚期、不能手术切除的胰腺癌患者的同步放化疗治疗模式进行了定性的系统回顾分析。结果显示,对局部晚期不能手术切除胰腺癌患者,放、化联合治疗或者单纯化疗与最佳支持对症治疗相比延长了总生存率;就总生存率而言,放化疗联合治疗并不优于单纯化疗,且增加了相应的不良反应。

2000年FFCD/SRFO研究用三维适型放疗(总剂量60 Gy)联合同步化疗(DDP＋5－FU方案),放疗后再用吉西他滨化疗,中位生存期为8.6个月,1年生存率为32%,而单用吉西他滨化疗的患者中位生存期为13个月,1年生存率为53%。进一步研究分析发现:60 Gy的剂量导致比较多的放射并发症,由此增加了死亡,降低了生存期。

ECOG 4201 Ⅲ随机临床试验,将患者分为2组,一组使用吉西他滨化疗联合同步放疗(入组34人),但把放射剂量降低为总量50.4 Gy(1.8 Gy/次);另一组为吉西他滨单纯化疗(入组37人)。结果表明同步放化疗组的中位生存期长于单纯化疗组(11个月vs 9.2个月,$P = 0.017$),其中同步放、化疗组的4～5度毒性反应明显增加,但两组的生存质量评价无明显差异。虽然取得了阳性结果,但该试验由于获益率较低所以提前结束,并且,两组患者的无进展生存期并无差别,两组患者总生存期的置信区间存在重叠,故有评论认为该试验尚不能确定同步放、化疗在局部晚期胰腺癌治疗中的地位。

目前,对于同步放、化疗作用的进一步研究放在了两方面,一方面对于放、化疗的顺序,另一方面在于放疗技术的改进。放、化步期治疗局部晚期胰腺癌中,两种方法使用的次序可能最终影响疗效。法国GERCOR是一个回顾性的研究。181例患者先进行4个周期化疗(3个月),其中53例疾病进展,128例没有进展,然后把128例分成放、化同期(72例)和化疗(56例)两组。最终结果是:化、放同期治疗的PFS和OS提高,化、放同期治疗和化疗组的PFS分别是10.8个月和7.4个月($P = 0.005$);OS分别为15.0个月和11.7个月($P = 0.000\ 9$)。该研究提示,放疗加入化疗对这部分患者能明显改善患者的生存期。Moureau-Zabotto等对50例体力状况评分0～2分的LAPC患者给予诱导性化疗4个周期后,病情无进展的患者继续给予氟尿嘧啶及奥沙利铂同步放、化疗治疗,结果显示患者1年生存率为52.1%。

2013年的美国NCCN胰腺癌治疗指南中建议:先用化疗数疗程,当患者没有肿瘤进展时再使用放、化同步治疗,这种联合治疗可能在现阶段更合理。其实,这种先进行诱导化疗,然后再放、化疗的方法是一种对患者进行筛选的过程。在3～4个

疗程化疗后,疗效达到肿瘤缩小或稳定的患者,是那些肿瘤对化疗敏感而且远处转移潜力不大的患者。对这些患者加强肿瘤的局部治疗,即使用同步放、化疗有可能提高肿瘤的局部控制率和延长生存期。而那些化疗后肿瘤增大或发生远处转移的患者,即对化疗敏感性差的患者已经被筛选出来从而排除了进一步放疗的应用。

另一方面,则是放疗技术改进后的研究。在2000年以后,先进放疗技术相继问世,包括三维适型放疗及调强适型放疗技术,适型放疗技术有着定位准确、治疗精度高的优点,能最大限度地将照射剂量集中到靶区内以杀灭肿瘤细胞,而周围正常组织和器官则可少受或免受不必要的照射。精确放射治疗,尤其是调强放疗(IMRT),与常规放疗相比,可减少肝脏、肾脏、胃和小肠的平均剂量,治疗耐受性好,80%为2级以下的急性上消化道毒性并且IMRT比3D-CRT能进一步减少腹部器官照射剂量。一项研究报道46例患者的辅助放化疗采用IMRT技术,其3~4级腹泻、恶心、呕吐和食欲减退的概率大大低于RTOG97-04,显示其在腹部正常组织保护方面的优势。Bai等运用氟尿嘧啶或吉西他滨与调强放射治疗(IMRT)联合放化疗治疗LAPC患者,逐渐增加调强放射治疗GTV的放疗剂量。DT 60 Gy/25F/5周,结果显示IMRT技术与氟尿嘧啶联合同步放化疗可以明显改善患者体力状况评分,1年生存率为35%,且可使近1/2的患者疼痛明显缓解,且没有大于Ⅲ级的放疗不良反应发生。

目前,除却以上所提到的外照射放疗的方式,对于局部晚期胰腺癌患者,尚有许多其他的放疗方式可以选择,以下逐一展开。

(二)放射性粒子植入

放射性粒子植入治疗指将放射性粒子植入肿瘤或肿瘤浸润组织,通过其衰变释放出持续低能量γ射线,使肿瘤或肿瘤浸润组织受到最大限度的杀伤,而正常组织不受损伤或仅轻微受损。

目前用于胰腺癌治疗的主要是放射性125 I粒子,125 I半衰期为60日,粒子平均能量30 KeV,组织穿透能力1.7 cm。初始剂量率为7.7 cGy/h,生物相对效应(RBE)为1.4。其植入体内的方式有3种:① 模板种植;② B超、CT和EUS等影像引导下种植;③ 术中种植。

王成锋等报道应用125 I治疗局部进展期胰腺癌临床受益反应率为54.8%,无明显毒性反应。6个月和12个月累计生存率为56.0%和16.8%,中位生存时间为8.0个月,平均生存时间为8.4个月。金振东等采用超声内镜引导下植入125 I治疗不可切除胰腺癌,中位生存期为9.4个月。术后1个月部分缓解率为10.7%,疾病稳定为42.9%,进展恶化率为35.7%;粒子植入1周后疼痛VAS评分由(5.07±2.63)下降至(1.73±1.91)。

125 I粒子植入治疗晚期不可切除胰腺癌具有良好效果,无严重并发症,是完全有效的治疗方法,但对于其疗效的评估尚需较大例数及多中心前瞻性对照研究。

(三)立体定向放疗

立体定向放疗(SBRT)采取高剂量大分割的方式,对肿瘤实施锥面扇形射线束聚集焦式照射。包括X刀、γ刀等治疗方式。

国外的报道则显示由于大剂量照射,易产生严重的放射损伤,故对照射的精确性要求非常高。在斯坦福大学Ⅰ期的剂量递增实验中,15例局部进展期胰腺癌患者接受了单次立体定向放射治疗,3例为15 Gy,5例为20 Gy,7例为25 Gy。在治疗后12周的随访中,没有观察到3级或3级以上的胃肠道急性反应,即使在最高的25 Gy剂量组也没有发现剂量限制毒性。研究结果显示可达到较理想的局部控制率,而不出现明显的急性胃肠道毒副作用的剂量为25 Gy。

在另一项研究中,16例局部进展期胰腺癌患者,采用CT扫描和氟脱氧葡萄糖正电子发射计算机断层扫描(FDGPET-CT)进行分期,先接受1个疗程的吉西他滨化疗(1 000 mg/m²),随后进行25 Gy的立体定向放疗,随后继续吉西他滨化疗直至病情进展。在16例患者中3例(19%)出现局部复发,分别在治疗后的14、16和21个月。中位生存时间11.4个月,50%的患者生存期超过1年。在诊断时或治疗后糖类抗原CAl9-9检测正常的患者可获得更长的生存期($P<0.01$)。急性胃肠道反应轻微,其中Ⅱ度2例,Ⅲ度1例。晚期胃肠道反应更为常见,其中溃疡(Ⅱ度)5例,十二指肠狭窄(Ⅲ度)1例,十二指肠穿孔(Ⅳ度)1例。这种方法的最大优势是将治疗时间减少到1日,最大限度地减少了全身系统治疗的延迟。但较高的胃十二指肠溃疡发生率与放疗和化疗联合有关。为了减小溃疡的发生率,应避免在放疗前后2周内给予化疗;另外,所有患者预防性应用质子泵抑制剂如奥美拉唑。

但其他研究者关于局部进展期胰腺癌立体定向放疗的研究结果并不乐观。Hoyer等报道采用45 Gy/3f方案治疗22例不可手术的胰腺癌患者,6个月的实际控制率为57%。急性反应在治疗后14日最为明显,表现为身体状态的恶化和疼痛增加,4例患者出现严重的胃或十二指肠溃疡。2009年斯坦福大学的一项研究提示SBRT治疗的相关不良反应。研究包括77例患者(81%为局部晚期、19%为转移),大多数(96%)还接受序贯吉西他滨为主方案的化疗。SBRT治疗靶区为原发或转移的胰腺肿瘤和肿瘤边缘外扩2~3 mm的范围,剂量为单次放疗25 Gy。中位随诊6个月,局部晚期的患者SBRT的中位生存时间只有6.4个月;6个月和12个月的无局部区域进展率分别为91%和84%,12个月的2级以上不良反应(主要是肠溃疡)为25%。2010年,Mahadevan报道的SBRT(24~36 Gy/3次)后序贯6个月的吉西他滨辅助化疗的治疗经验显示中位生存14.3个月,但同样提示不良反应很大。

现在初步的研究结果是肿瘤的局控比常规分割更好,而且减少了系统性全身治疗的延迟但治疗的严重放射并发症发生率高。因此,这种技术还在试验中,远没有达到临床常规使用的地步。或许随着胰腺癌立体定向放疗联合新型的化疗药物或靶向治疗药物的研究不断深入,结果会有所改变。

(四) 术中放疗(IORT)

指在术中直视条件下,利用电子线对肿瘤病灶或瘤床进行一次大剂量照射。亦即在切除肿瘤后或探查确定无法切除肿瘤时,在关腹前进行一次大剂量照射。照射的范围包括瘤床和有潜在淋巴结转移的高危险区域,或未切除的肿瘤。

优点:① 肿瘤照射的靶区明确;② 术中可精确设定照射野;③ 可直接杀灭肿瘤;④ 单次大剂量照射,超过了细胞存活剂量的肩曲线,不利于肿瘤细胞的修复,生物学效应高;术中大剂量照射的生物效应是同剂量分次体外照射生物效应的2~3倍;⑤ 利用高能电子线建成区小、表面剂量高、达到最大剂量点;⑥ 手术中把肿瘤周围和浅面的正常结构和器官外移出放射区域予以保护,因此对正常组织损伤小。缺点:一次照射不可能根治肿瘤,而只能暂时抑制肿瘤的进展,常必须联合外照射治疗。

由于术中放疗专用的直线加速器昂贵,因此没有在临床上广泛应用,仅有少数临床报道。Yamaguehi等报道IORT治疗31例不能切除的晚期胰腺癌,0.5年和1年的生存率分别为100%和57.1%,明显长于姑息性治疗的患者(42.9%和0),且疼痛缓解明显。Hiraoka等对37例胰腺癌行广泛根治性切除及IORT,术后5年生存率为15.3%,R_0切除的30例患者5年生存率为20.2%,认为对于晚期的患者,术中广泛切除联合术中放疗,可以改善胰腺癌治疗效果。Heinemann等对局部进展期胰腺癌随机分为IORT组31例及对照组34例进行前瞻性观察,结果两组在术后疼痛缓解、CA19-9下降程度及生存期有显著差异。另一个报道是一个文献复习,共收集术中放疗文献14篇。它们必须是样本量>30例,中位随访时间≥3个月,14篇中共有270个病例,其中局部晚期病例占87%,包括术前外放射治疗+术中放疗(24%)、术中放疗+外照射(40%)、仅用术中放疗(36%)3种治疗方法。术中放疗剂量是15 Gy(7.5~25 Gy),外照射剂量是45 Gy。全组患者肿瘤中位控制时间为15个月,5年局控率为23.3%;中位生存期为19个月,5年生存率为17.1%。3种治疗方法中,提示术前外照射放疗+术中放疗这种治疗模式中位生存期最长(30个月),术中放疗+术后外照射放疗次之(22个月),单纯术中放疗的治疗方式效果最差(13个月)。意大利的一个回顾性资料分析,累计患者 203 例,其中术中放疗 127 例,另有 76 例没有做术中放疗作为对照。术中放疗的 127 例中有 56 例合并了外照射,87 例合并化疗。术中放疗剂量:单次剂量 10～25 Gy(中位数 17.5 Gy)。对于局限期胰腺癌,30 例进行术中照射,19 例为对照组。经过术中放疗患者的肿瘤控制更好,生存期更长。肿瘤局部进展时间需要时间 (TTLF)分别是 17.5 个月和 12 个月($P = 0.003$);肿瘤失败时间(TTF)分别为 17 个月和 11.5 个月 ($P = 0.005$);总生存时间为 18.5 个月和 13 个月;5 年生存率为 22% 和 6%。对于局部晚期胰腺癌,97 例接受术中放疗,57 例作为对照,两组的 TTF 分别是 9 个月和 8.5 个月($P = 0.25$);中位生存时间为 14.5 个月和 12 个月($P = 0.37$);5 年生存率为 3% 和 5%。这个结果显示,对于局部晚期胰腺癌,术中放疗改善肿瘤局控和生存的效果非常有限。关于术中放疗的并发症,术中放疗没有明显增加手术并发症,放疗本身的毒性和副作用也不明显。术中放疗的研究已经提示术中放疗可提高胰腺癌的局部控制和并有可能获得生存受益。麻省总医院的回顾研究报道 150 例局部晚期胰腺癌患者接受 15～20 Gy 术中放疗,而后给予原发肿瘤和区域淋巴结低剂量(10～20 Gy)或高剂量(37～40 Gy)的外照射,术中放疗后接受低剂量放疗患者多数还接受 5 - FU 同步化疗。全组中位生存时间 13 个月、1 年生存率 54%,8 例患者获得长期生存 (>3 年)。

综上所述,虽然术中放疗可以显著降低胰腺癌的局部复发率,但也可导致较高的治疗并发症,如消化道溃疡、穿孔、十二指肠纤维化和胰腺坏死,这些不良反应提示单次放疗剂量应有所限制。术中放疗剂量不能一次给予 20 Gy 以上的剂量,照射野

内包括胃或肠道,单次剂量应低于 12.5 Gy。目前有限的经验表明:术中放疗没有明显增加手术的并发症。对于局部晚期胰腺癌,在缓解疼痛、降低局部复发的作用上已经初步得到认可,但其在延长生存期方面的作用尚待有大样本量的前瞻性临床试验证实。

(五) 重粒子放射治疗

重粒子放疗是肿瘤放疗的最尖端技术,还没有被广泛采用。日本国立放射研究所(NIRS)使用炭粒子进行了胰腺癌的治疗,他们共治疗了 142 例患者,其中局部晚期胰腺癌患者 97 例,有 50 例同期性吉西他滨化疗,中位生存期 18 个月,2 年生存率 34%;用吉西他滨化疗的上述 2 个数据是 9.2 个月和 4%;用吉西他滨加普通光子放疗 50.4 Gy 的数据是 11 个月和 12%。该结果显示了重粒子同步化疗的有效性,炭粒子放疗胰腺癌的毒性、副作用和并发症并不明显。

虽然重粒子治疗局部晚期胰腺癌的疗效优于光子放疗,然而治疗的病例数较少,其优越性有待证实。总体而言,放疗作为局部治疗的手段参与局部晚期胰腺癌的治疗,已经开始显现有可能改善肿瘤局控,提高生存率,有望成为胰腺癌局部治疗的一部分,但仍缺乏强有力的循证医学证据,同步放、化疗的疗效是否优于单纯放疗也尚存在争议。就放疗技术而言,也存在诸多未解决的问题,包括靶区运动、靶区的定义,手术对照射计划的影响,合适的分割剂量、总剂量和照射时间,放疗和手术、化疗的应用次序。所以,对于局部晚期、不能手术的胰腺癌的姑息性放疗,尚需进一步循证医学研究证据来显示其意义。

(刘宜敏 毕卓菲 姜燕慧 李豆豆)

第八节 分子靶向治疗

抗肿瘤药物目前已由传统的"细胞毒"时代进展到以分子靶向治疗为代表的"细胞稳定"新纪元,

寻找肿瘤恶性生物学指标的关键环节——"靶点",并研究相应的分子靶向药物和基因细胞免疫治疗

模式已成为目前抗肿瘤药物和方案研究的重要方向。分子靶向治疗与传统化疗相比有着不可比拟的优势,是体现肿瘤个体化治疗的重要代表。分子靶向治疗是目前肿瘤生物治疗中特异性和疗效最好的代表,它针对可能导致细胞癌变的环节,如细胞信号传导通路、原癌基因和抑癌基因、细胞因子及受体、抗肿瘤血管形成、自杀基因等,从分子水平来逆转这种恶性生物学行为,从而抑制肿瘤细胞生长,甚至使其完全消退的一种全新的生物治疗模式。本章阐述了胰腺癌发生、发展密切相关的分子病理机制及针对这其中关键分子的靶向药物治疗的进展,并探讨了胰腺癌分子靶向治疗的新策略。

一、胰腺癌的分子病理机制

胰腺癌的发生发展需要经历正常胰腺细胞向胰腺上皮内瘤变(PanIN)的转变。上皮内瘤变包括 PanIN1、PanIN2 以及 PanIN3 3 个阶段。上皮内瘤变与基因突变、核异型性、上皮细胞极性消失以及细胞结构的改变密切相关。当这些事件发生后,就会形成重度上皮内瘤变或者原位癌。

众所周知,染色体畸形在胰腺癌发生发展中起着重要作用,一般是以染色体中的等位基因丢失或获取的形式出现。目前已知的染色体等位基因丢失主要发生在 1q(50%),6p(50%),6q(50%),8p(56%),9p(76%),10p(50%),10q(50%),12p(50%),12q(67%),17p(95%),18q(88%),21q(61%),22q(61%)。而染色体增加则主要发生在第 7 号和第 20 号染色体上。以上的染色体改变与特异性抑癌因子关系密切,如 p53 定位于染色体 17p,DPC4 定位于 18q,p16INK4a(MTS1)则定位于 9p。

(一)胰腺癌常见的基因突变

在胰腺癌中常见的突变基因包括 K‐ras(突变率 74%~100%)、p16INK4a(突变率达到 98%)、p53(突变率 43%~76%)、DPC4(突变率大约 50%)、Her‐2/neu(突变率约 65%)以及 FHIT(突变率 70%)。还有其他一些基因包括 Notch1、

AKT‐2、BRCA2 以及 COX‐2。这些基因中,除了 K‐ras、Her‐2/neu、Notch1、AKT‐2 以及 COX‐2 是促癌基因之外,其余的均是抑癌基因。

1. K‐ras K‐ras(柯尔斯顿鼠肉瘤病毒致癌基因)是一个促癌基因,定位在 12p12.1。ras 信号通路可将细胞增殖信号从细胞表面受体传导至核内,影响某些关键蛋白的产生和调节。ras 家族中有 3 个成员,分别是 H‐ras、K‐ras 以及 N‐ras,均位于质膜内侧,可结合 GDP 和 GTP,并具有 GTP 酶活性,能将 GTP 变成 GDP。当 K‐ras 活化后,通过结合 GTP 来传递信号,当 GTP 转变成 GDP 后,其就会失活,信号传导终止。

突变后的 K‐ras 会导致 GTP 酶失活,从而持续活化,而这种突变情况主要发生在胰腺癌、结直肠癌、肺癌和一些实体瘤中。K‐ras 在胰腺癌中的突变率为 74%~100%。在胰腺癌细胞系中,使用单链构象多态性(SSCP)以及点墨吸渍等位基因特异性寡核苷酸(太郎)杂交分析(ASO)肯定了 K‐ras 中 12、13 以及 67 密码子的突变,最常见的突变发生在 12 密码子。然而,这些突变与携带患者的预后没有显著相关性。随后的 10 项研究发现,对比发生 GtT、aGT 和 GaC 突变的胰腺导管腺癌患者,发生 GaT、cGT、GcT 和 K‐ras 突变的患者预后更差。在结肠癌和非小细胞肺癌中,K‐ras 突变与预后差及抗‐EGFR 抗体治疗低反应率密切相关。但有关抗 EGFR 抗体治疗胰腺癌与 K‐ras 突变是否存在关联则未见报道。

2. p16/INK4 p16 又称 INK4a、CDK N2 或者 MTS1(多肿瘤抑制因子 1),是一个肿瘤抑制基因,位于 9 号染色体短臂 21 区。p16INK4a 由 p16 编码,能通过竞争性结合和限制 G 期和 S 期细胞周期进程,从而抑制细胞周期素 D、CDK4 及 CDK6 激酶发生反应。在正常细胞中,细胞周期素 D‐CDK4 复合物能使 Rb1 细胞磷酸化,阻止 E2F‐Rb1 复合物的形成。E2F 是一类可以调节细胞周期的因子,在 Rb1 磷酸化后,可如转录因子般促使细胞周期进入 S 期。p16INK4a 的突变和缺失使细胞周期素 D 与 CDK4 之间的反应失去调控,从而推动细胞周期进程。

在胰腺癌中,有 27%～96% 的病例会出现 p16INK4a 的点突变、高甲基化或者纯合子缺失。研究者还发现,在体外胰腺癌细胞株中 p16 的下调比体内更加普遍。有趣的是,在非小细胞肺癌中,p16INK4a 缺失与预后差显著相关;此外,其缺失能促使滤泡中心细胞淋巴瘤向高恶性度淋巴瘤转化。然而,在关于胰腺癌的研究中得出的结论与上述研究结果不一致。

3. p53 p53 是目前研究得最多,且在肿瘤中突变频率最高的肿瘤抑制基因。p53 位于 17 号染色体短臂,在正常细胞中一般是失活的,其与 mdm 蛋白结合后,抑制自身活化并促进自身降解。在一些畸形或 DNA 有损伤的细胞中,p53 能抑制其增殖和生长,诱导细胞周期捕获及推动细胞程序性死亡。而 p53 的突变会导致细胞生长及增殖失去调控、细胞存活时间增加及染色体的不稳定性,从而促进肿瘤的发生。

在胰腺癌中,超过 76% 的细胞株发生 p53 的突变。通常来说,p53 的突变是较为普遍的,p53 突变的肿瘤细胞株存活时间显著长于野生型。此外,由于 p53 诱导细胞凋亡的机制受到破坏,p53 突变可能导致化疗耐药。然而,p53 的突变是否会造成显著的预后差异仍无定论。在一些关于胰腺癌的研究中,p53 突变的患者生存时间较 p53 野生型患者显著缩短,而在另外一些临床试验中,则显示 p53 与预后无显著相关。

4. DPC4 另一个与胰腺癌相关的肿瘤抑制基因是 DPC4,位于 18 号染色体长臂,又名 Smad4。在正常细胞中,Smad4 在 TGF-β 介导的信号通路、基因转录和生长捕获中起着重要作用。而其中的机制是:Smad4 促使 TGF-β 与它的受体TGF-βRⅡ 结合,随后磷酸化 TGF-βRⅠ,使之活化。TGF-βRⅠ 的活化诱发细胞内 Smad2 和 Smad3 磷酸化,从而与 Smad4 结合成活性形式的异质二聚体复合物,而这个复合物与 DNA 发生直接或间接的反应,调节靶基因的转录,这些靶基因包括 C-myc、p21 和 p15,进而影响细胞的增殖。因此,DPC4 的失活会使细胞增殖和生长失去调控。DPC4/Smad4 基因的失活通常由点突变造成,也可因杂合性丢失引起。

超过 50% 的胰腺癌会发生 DPC4 的突变或畸形。DPC4 的胚系突变是造成家族性青年息肉病(FJP)的主要原因,DPC4 的突变也出现在其他腺癌中,如结肠和乳腺。有研究表明,DPC4 表达的缺失在胰腺癌的发病过程中是晚出现事件,因为这个基因通常在 PanIN1 和 PanIN2 中表达,而在 PanIN3 中只有 30% 表达。DPC4 的表达是否和预后相关,目前仍存在争议,一些研究中,DPC4 的表达与预后好相关,而在另外一些研究中,则与预后不良相关。

DPC4/Smad4 还可以通过降低 VGFR 表达和诱导血小板反应蛋白来抑制血管生成,从而发挥抗肿瘤效应。

5. BRCA2 BRCA2 是一个肿瘤抑制基因,位于 13 号染色体长臂,在正常细胞中参与 DNA 损伤修复,其突变等位基因不但与家族遗传性乳腺癌相关,与散在乳腺癌也有关联。有报道称,17% 的家族遗传性胰腺癌出现 BRCA2 的胚系突变,而只有 10% 的散在病例发生 BRCA2 的胚系突变。到目前为止,尚未出现关于 BRCA2 与生存时间存在相关性的研究。因此,对于 BRCA2 的突变的监测,常规的手段看起来起不到作用。

6. Cerb 家族基因(Her-2/neu-EGF) Her-2/neu 又称 CerbB2,编码 Her-2/neu 蛋白。Her-2/neu 蛋白是 EGFR 家族中的一员,EGFR 家族有 4 个成员,包括 CerbB1/EGFR、CerbB2/Her-2/neu、CerbB3/Her-3 和 CerbB4/HER-4。Her-2/neu 由 3 个部分组成,分别为细胞外区域、跨膜区域和细胞内酪氨酸激酶区域。

生长因子结合至这些受体后,通过活化 PI3K/AKT-MAPK 通路来推动信号传导,从而促使细胞生长和分化。Her-2/neu 的过表达出现在多种肿瘤中,如乳腺癌、肠癌、肺癌、卵巢癌和胰腺癌,其会导致其受体持续活化,使细胞增殖失去调控。尽管有 35% 的乳腺癌出现 Her-2/neu 的过表达,且与预后不良显著相关,但从另外一方面来说,高表达 Her-2/neu 的乳腺癌对单克隆抗体赫赛汀有着良好的反应。在胰腺癌中,有报道称 Her-2/neu

的表达率为 16%～27%，而另一个研究则表明超过 65%。然而迄今为止，尚未见关于 Her－2/neu 与胰腺癌预后的相关性研究。

7. Notch1 和 Hedgehog　Notch1 是一个促癌基因（位于 9 号染色体长臂），与细胞分化、增殖、凋亡密切相关。在哺乳动物胚胎发育中，Notch 通路起着重要作用，它能调节表皮干细胞分化、存活、自我更新以及细胞结局。在成熟组织，Notch 起着维持内环境平衡的作用。必须要指出的是，Notch 与其他基因和相关通路（如 Wnt 和 Hedgehog）协作，共同调节干细胞的增殖、细胞分化以及器官形成。最近的研究指出，当 Notch 和（或）Hedgehog 通路持续活化或失去控制的时候会导致肿瘤干细胞的发生及肿瘤的形成。

有研究表明，Notch 和 Hedgehog 的持续活化在胰腺癌的发生中起着重要作用。Notch 发挥效应的主要方式是诱导 NF－κB 的活化及与它相关的通路上调。NF－κB 的持续活化在胰腺癌中普遍存在。当应用 siRNA 小分子或抑制剂使 Notch1 下调后，肿瘤细胞的侵袭和转移能力显著下降，其机制为 NF－κB 及其下游的 MMP－9 和 VEGF 的失活，这说明 notch1 和 NF－κB 密切相关。此外，又有研究发现，在胰腺癌细胞中使 Notch－1 持续活化导致 VEGF、bFGF 和血管生成素的水平升高。有趣的是，Notch1 在肿瘤内神经的表达也增加，提示了 Notch1 可能参与调节胰腺癌的神经血管的发生。

（二）胰腺癌的常见的异常信号通路

1. NF－κB 通路　NF－κB 为一个转录因子蛋白家族，包括 5 个亚单位：Rel（cRel）、p65（RelA，NF－κB3）、RelB、p50（NF－κB1）和 p52（NF－κB2）。p65、cRel 和 RelB 分含有 N 端 Rel 同源区（rel homology domain，RHD）和 C 端的反式激活结构域（transactivation domain，TD），在 RHD 的 C 末端有一个核定位区域（nuclear-localization sequence，NLS），负责与 DNA 结合、二聚体化和核易位，而 TD 则与转录活化相关。p50 和 p52 只有 RHD 而缺乏 TD，因此，p50 和 p52 同源二聚体并不能激活基因转录，而是作为一种抑制分子存

在，它们在细胞内通常各自以其前体 p105 和 p100 的形式存在。两个亚基形成的同源和（或）异源二聚体与靶基因上特定的序列（－κB 位点）结合调节基因转录，不同的 NF－κB 二聚体在选择结合序列时可能略有差异，这是 NF－κB 通过不同的二聚体的形式对不同基因的表达进行精细调节的一种方式。最常见的 NF－κB 二聚体是 p65 与 p50 组成的异二聚体。NF－κB 的抑制单位 IκB 通过其 C 末端特定的锚蛋白重复序列（ankyrin repeat motif）与 NF－κB 结合，并覆盖 NLS 阻止 NF－κB 向细胞核内转移。在静息的细胞中，NF－κB 和 IκB 形成复合体，以无活性形式存在于胞质中。当细胞受细胞外信号刺激后，IκB 激酶复合体（IκB kinase，IKK）活化将 IκB 磷酸化，使 NF－κB 暴露核定位位点。游离的 NF－κB 迅速移位到细胞核，与特异性 κB 序列结合，诱导相关基因转录。NF－κB 在多种肿瘤中是高表达的。

如在其他肿瘤中一样，NF－κB 在胰腺癌中也是活化的，并对胰腺癌的发生、发展、侵袭及转移有着重要的调节作用。

2. MAPK 通路　在哺乳类动物细胞中，与 ERK 相关的细胞内信号转导途径被认为是经典 MAPK 信号转导途径，目前对其激活过程及生物学意义已有了较深入的认识。研究证实，受体酪氨酸激酶、G 蛋白偶联的受体和部分细胞因子受体均可激活 ERK 信号转导途径。如：生长因子与细胞膜上的特异受体结合可使受体形成二聚体，二聚化的受体使其自身酪氨酸激酶被激活；受体上磷酸化的酪氨酸又与位于胞膜上的生长因子受体结合蛋白 2（Grb2）的 SH2 结构域相结合，而 Grb2 的 SH3 结构域则同时与鸟苷酸交换因子 SOS（son of sevenless）结合，后者使小分子鸟苷酸结合蛋白 ras 的 GDP 解离而结合 GTP，从而激活 ras；激活的 ras 进一步与丝/苏氨酸蛋白激酶 Raf－1 的氨基端结合，通过未知机制激活 Raf－1；Raf－1 可磷酸化 MEK1/MEK2（MAP kinase/ERK kinase）上的两个调节性丝氨酸，从而激活 MEKs；MEKs 为双特异性激酶，可以使丝/苏氨酸和酪氨酸发生磷酸化，最终高度选择性地激活 ERK1 和 ERK2（即

p44MAPK 和 p42MAPK)。ERKs 为脯氨酸导向的丝/苏氨酸激酶,可以磷酸化与脯氨酸相邻的丝/苏氨酸。在丝裂原刺激后,ERKs 接受上游的级联反应信号,可以转位进入细胞核。因此,ERKs 不仅可以磷酸化胞质蛋白,而且可以磷酸化一些核内的转录因子如 C-fos、c-Jun、Elk-1、C-myc 和 ATF2 等,从而参与细胞增殖与分化的调控。另外,ERK 还可以磷酸化 ERKs 通路的上游蛋白如 NGF 受体、SOS、Raf-1、MEK 等,进而对该通路进行自身的负反馈调节。还有研究发现,ERKs 可磷酸化胞质内的细胞骨架成分,如微管相关蛋白 MAP-1、MAP-2 和 MAP-4 参与细胞形态的调节及细胞骨架的重分布。

在胰腺癌中,Ras-Raf-MEK-MAPK 通路的活化较为常见。突变的 ras 基因转录翻译出持续活化的 ras 蛋白,从而使 MAPK 通路上调,导致细胞增殖、分化及存活失去调控。

3. Hh 通路 近年来发现 Hh 通路在胰腺癌的发生中也起着一定的作用。Hh 通路与胰腺胚胎发生/发育有关,但是在 70%胰腺癌中,Shh 配体是过表达的。Shh 的抑制可使胰腺癌细胞增殖减缓并诱导凋亡,其机制可能是 NF-κB 的活化。

4. MMP 家族 基质金属蛋白酶家族在肿瘤发展、侵袭及转移中发挥着重要作用,其能分解细胞外基质,从而便于肿瘤细胞迁移至其他组织器官。MMP 家族有很多成员,但与肿瘤最密切相关的是 MMP-2 和 MMP-9。MMP-2 的表达与疾病的分期和预后密切相关。

二、 胰腺癌的分子靶向药物及进展

目前针对胰腺癌的主要生物制剂有表皮生长因子受体(epidermal growth factor receptor,EGFR)抑制剂、Her-2/neu 受体抑制剂、金属蛋白酶(metallopr oteinases,MMP)抑制剂、血管内皮生长因子(vascular endothelial growth factor,VEGF)受体抑制剂、抑制过度活化 K-ras 蛋白的法尼基转移酶抑制剂(farsenyl transferase inhibitors,FTI)等,其他新的分子靶点我们也会在下文中进行详述。

(一)胰腺癌分子靶向药物的临床试验进展

1. 酪氨酸激酶抑制剂(TKI)

(1)厄洛替尼:盐酸厄洛替尼(erlotinib、CP-358774、OSI-774、Tarceva™、埃罗替尼、特罗凯)是一种口服的选择性 EGFR 酪氨酸激酶抑制药(EGFR-TKI)。

一项 I 期临床试验以局部晚期的胰腺癌患者作为受试人群,应用厄洛替尼联合同步放化疗(吉西他滨、紫杉醇及放疗)为治疗方案,确定联合用药厄洛替尼的最大耐受剂量。放化疗期间厄洛替尼的受试剂量为 50 mg、75 mg 及 100 mg 3 种剂量水平,放疗后以 150 mg 剂量维持,直到疾病进展。在放化疗期间,厄洛替尼在≥75 mg 水平出现的剂量限制性毒性有腹泻、脱水、皮疹和小肠狭窄,150 mg 的维持剂量显示出良好的耐受性。

在另一项 I/II 期临床试验中,以转移性胰腺癌和其他实体恶性肿瘤患者为受试人群,研究了厄洛替尼联合吉西他滨的耐受性、药物动力学和初步疗效。除了之前报道过的类似的毒性反应,同时还出现中性粒细胞减少和转氨酶升高。同样地,在该试验中厄洛替尼的最大耐受剂量设定在 150 mg/d,此剂量在和吉西他滨联合应用时并未出现明显的毒副作用。该研究中,胰腺癌患者组(15 人)总生存期 12.5 个月,无进展生存期 9.6 个月,1 年生存率高达 51%。

最近,Moore 等报道了一项随机的、安慰剂对照的 III 期临床试验,该试验比较了厄洛替尼联合吉西他滨相对于吉西他滨单药治疗的有效性。这项由加拿大国家癌症研究小组(CNCI)支持的临床研究(CNCI PA.3),共入组了 569 例患者,接受联合治疗的患者较对照组具有显著的生存优势(6.24 个月 vs 5.91 个月,$P=0.038$)。此外,厄洛替尼联合治疗组能提高 1 年生存率(24% vs 17%,$P=0.023$)。该研究还发现,联合厄洛替尼治疗的患者中,疗效较好者往往会发生≥2 级(根据 NCI 不良事件常见术语标准 3.0 版)痤疮样皮疹,该现象类似于西妥昔单抗在结肠癌治疗中的反应。由于联合用药后 1、2 级毒性反应的轻微增加,该项试验推荐厄洛替尼的治疗剂量降至 100 mg/d。

在晚期胰腺癌患者中,尽管联合吉西他滨和厄洛替尼比单用吉西他滨显示出了生存优势,但仅仅增加了 2 周的中位生存期。在之后的研究中,不论厄洛替尼在临床治疗上显现出怎样的生存优势,就药物-经济性价上而言,其在临床上的广泛应用还很难确定。然而,厄洛替尼确实是第一次在近 5 年胰腺癌联合治疗中显现出生存获益的药物。

(2)吉非替尼:吉非替尼(ZD1839,iressa,易瑞沙)和厄洛替尼一样,也是一种小分子酪氨酸激酶抑制药,能够阻断 EGFR 磷酸化和上述的级联分子现象。吉非替尼在肺癌的治疗中有重要的地位,但在胰腺癌的治疗却不尽人意。体外研究发现,不同胰腺癌细胞株中吉非替尼的细胞毒效应不同。研究者对此的解释是,吉非替尼仅对特定变异的 EGFR 有作用,所以对研究中无此变异的两种癌细胞株无效应。尽管Ⅰ期临床试验显示吉非替尼(250 mg/d)联合卡培他滨、放疗(50.4 Gy,28次)治疗胰腺癌患者显示出了良好的耐受性,且该试验的次要终点显示,患者总生存期(OS)为 7.13个月、疾病进展时间(TTP)为 4.57 个月。但在一项Ⅱ期临床试验中,以吉非替尼联合多西他赛作为补救方案治疗吉西他滨处理后疾病进展或发生转移的胰腺癌患者,结果未显示出任何的临床获益(中位生存期 2.9 个月,疾病进展时间 2.1 个月)。目前仍有很多关于吉非替尼的研究正在进行中。

(3)其他 TKI:小分子抑制物拉帕替尼在内的其他针对 EGFR 和 HER2 的靶向治疗,在胰腺癌患者的治疗中并没有显示出生存优势;同样靶向针对血小板衍生生长因子(PDGF)的阿西替尼(PDGF 和 VEGF 的双重抑制剂)及针对 VEGF-Trap 的阿柏西普也得到阴性结果。由于针对 IGFR1 的靶向治疗能逆转抗 EGFR 治疗的耐受性,因此针对 IGFR1 信号靶点治疗的前景更为喜人。目前数个临床试验正在评估抗 IGFR1 治疗(如 AMG-479)联合吉西他滨、厄洛替尼或针对死亡受体的 conatumumab 的治疗效果。

2. 单克隆抗体(MAbs)

(1)曲妥珠单抗:前文中已经提及,HER2/neu 在胰腺癌患者中是过度表达的。曲妥珠单抗(herceptin,赫赛汀)是一种重组人源化抗体,它可以通过阻断 HER2 受体抑制持久激活的信号转导和肿瘤生长。体外胰腺癌细胞和体内原位小鼠模型中进行的临床前研究提示曲妥珠单抗联合化疗(如吉西他滨和 5-FU)显示出明显的抗肿瘤效应。但在胰腺癌患者中进行临床试验的结果却不令人满意。在由 Safran 等人进行的一项Ⅰ期试验中,根据免疫组化标准入组致癌基因 HER2/neu 过度表达的胰腺癌患者,并检测吉西他滨和曲妥珠单抗联合治疗的毒性反应和疗效。联合治疗的毒性反应与吉西他滨单药治疗类似,尚可耐受。该试验中,临床和生物学上的总缓解率达为 41%,其中仅有 2 个患者(6%)PR。联合治疗后中位生存期为 7个月,与吉西他滨单药治疗相比没有显著差异。

(2)西妥昔单抗:西妥昔单抗(IMC-C225,erbitux,爱必妥)是针对 EGF 受体(或 ErbB1)的一种嵌合型单克隆抗体(人鼠蛋白融合)。该药已被 FDA 批准用于 EGFR 过度表达的结直肠腺癌和头颈部鳞状细胞癌的治疗。

在 2004 年一项Ⅱ期临床试验中,以未接受过化疗的晚期或转移性胰腺癌患者为受试对象,检测患者的 EGFR 表达阳性率,以及西妥昔单抗联用吉西他滨治疗后的毒性和疗效。本研究共纳入 41名患者,其中 5 名(12.2%)PR,26 人(63.4%)SD。中位疾病进展时间(TTP)为 3.8 个月,中位总生存期(OS)为 7.1 个月,1 年无进展生存期(PFS)和总体生存期分别是 12% 和 31.7%。联合治疗的耐受性良好,最常见的 3/4 级毒性反应包括中性粒细胞减少(39%)、无力(22%)、腹痛(22%)和血小板降低(17%),在所有等级的副作用中最常见的是痤疮样皮疹(87.8%)。

在 2007 年 ASCO 年会上,由西南肿瘤合作组(SWOG S0205 研究)报道了一项对比吉西他滨联合西妥昔单抗和吉西他滨单药治疗的大型Ⅲ期临床试验结果。研究共入组 766 个局部晚期或转移性胰腺癌患者(735 名合格),这些患者被随机分到两个处理组中,接受吉西他滨单药治疗或者吉西他滨和西妥昔单抗的联合治疗。吉西他滨单药治疗的中位生存期为 6 个月,联合治疗为 6.5 个月(HR = 1.09;95%CI: 0.93～1.27,$P = 0.14$),然而无进展生存期(PFS)在两组中分别为 3 个月和 3.5 个月。该大型研究中 EGFR 抑制剂的联合治疗并未显示出统计学差异和临床获益。

在同一个会议上,东部合作肿瘤组(ECOG)报道了一项关于伊立替康/多西他赛加或不加西妥昔单抗治疗胰腺癌的 II 期随机临床试验。之前,一项伊立替康和多西他赛联合治疗晚期胰腺癌的 II 期研究中,患者中位生存期可达 9 个月,现在研究者想进一步探讨加用 EGFR 抑制剂后疗效是否有所增加。在公布研究结果时,单纯化疗组及化疗组联合西妥昔单抗的中位总生存期分别为 6.5 个月(95%CI: 4.8～8.6)和 7.4 个月(95%CI: 4.4～10.7),且两组中均还有患者存活。这些研究提示,伊立替康联合多西他赛加或不加西妥昔单抗可能是在晚期胰腺癌治疗中另一个积极的选择方案,但是联合西妥昔单抗后 3/4 级毒性反应(中性粒细胞减少、腹泻等)会更常见。

目前,其他关于西妥昔单抗联用其他生物制剂(厄洛替尼、贝伐珠单抗)、细胞毒药物(奥沙利铂、吉西他滨、卡培他滨、环磷酰胺)、放疗或者疫苗的临床研究仍在进行中。

3. VEGFR 抑制剂　新生血管的生成对胰腺癌的进展、局部浸润及转移具重要的作用。在胰腺癌中血管内皮生长因子(VEGF)及其受体 VEGFR1、VEGFR2 及 VEGFR3 过度表达,导致了肿瘤新生血管的形成,促使肿瘤的进展。如前文所述,在 80%的胰腺癌病例中 VEGF 是过表达的。VEGF 和 VEGFR 的过表达往往伴随着 EGF、HER2/neu、转化生长因子 α(TGF-α)和血小板衍生内皮细胞生长因子(PD-ECGF)的共表达,并且与分期后和预后差相关。抗血管生成药物亦可根据其作用的靶点大致分为单克隆抗体(如作用于 VEGF 的贝伐珠单抗)与酪氨酸激酶抑制剂(如 axitinib、vatalanib)。

(1) 贝伐珠单抗:贝伐珠单抗(avastin,阿瓦斯汀)是第一个人源化单克隆抗体,能与 VEGF 结合并阻断其生物活性,已在多种类型肿瘤的临床实践中显示出疗效。阿瓦斯汀已经被美国食品和药物管理局(FDA)批准上市,用于转移性结直肠癌(mCRC)和非小细胞肺癌(NSCLC)的治疗。

在一项胰腺癌的多中心 II 期临床试验检测了贝伐珠单抗联合吉西他滨治疗的疗效(缓解率和总生存期)。共入组 52 例先前未接受过治疗的晚期胰腺癌患者,给予吉西他滨(在第 1、8、15 日按 1 000 mg/m² 静注,每 4 周循环)和贝伐珠单抗(在第 1、15 日按 10 mg/kg 给药)治疗。疾病缓解率为 67%(其中 21%部分缓解,46%疾病稳定),中位生存期为 8.8 个月,中位无进展生存期为 5.4 个月。可观察到的毒性反应包括 3/4 级高血压(19%)、血栓栓塞(13%)、胃肠道穿孔(8%)和出血(2%)。

随后由 Kindler 等人进行的随机 III 期临床试验中,采用双盲安慰剂对照,对比了吉西他滨联合贝伐珠单抗(GB)与吉西他滨(G)单药治疗的总生存期。在 2007 年 ASCO 会议上,该项研究期中分析的初步报道指出联合治疗组相对于单药治疗组并未显示出生存获益(GB 组 5.7 个月 vs G 组 6.0 个月)。

(2) vatalanib:vatalanib(PTK787,ZK222584)是一种选择性针对 VEGF 受体 1、2、3 小分子 TKI。在胰腺癌细胞 L3.6pl 转染裸鼠模型的临床前研究中,这种小分子制剂单药或联合吉西他滨治疗均能抑制肿瘤体积,抑制率分别为 60%和 81%。此外,联合治疗还能减少肝转移和淋巴结转移的发生率。同一组的研究人员确认了上述结果,并且表明 Vatalanib 与先前提及的 EGF 和 VEGF 抑制剂 PTK787 和 PKI166 协同联用能获得较好的治疗效果。

2006 年 ASCO 会议上提及了一项 I 期试验的摘要,入组 11 名晚期胰腺癌患者,给予 vatalanib 联合吉西他滨治疗,评估其剂量、耐受性和毒性反应。联合治疗耐受性良好,未出现明显的副作用,根据 RECIST 标准 2 名患者(18%)显示出良好的反应,5 名患者疾病稳定。而最新的 I/II 期研究结果更新提示,vatalanib 联合吉西他滨治疗的耐受性良好,大部分患者能达到 SD。

4. 金属蛋白酶抑制剂(MMPs)　marimastat

是第一个在实体瘤治疗中研究得最多的 MMP 抑制剂,它具有拮抗 MMP - 1、2、3、7、9 的活性。在英国进行的一项Ⅲ期临床试验中,共入组 414 名晚期肿瘤不可切除的胰腺癌患者,随机分配接受 marimastat(5、10 或 25 mg,每日 2 次)和吉西他滨(每周 1 000 mg/m²)治疗,随后评估生存期、临床获益和安全性。研究者报道,吉西他滨治疗的中位生存期(167 日)相对于 5 mg、10 mg 的低剂量 marimastat 治疗(111 日和 125 日)具有显著的统计学差异($P<0.003$),但相对于 25 mg marimastat 治疗(中位生存期 125 日)未显示出显著差异($P<0.78$)。吉西他滨组和 25 mg marimastat 组(大约 20%)1 年生存率类似,但都较低剂量 marimastat 组生存率高。两种药物耐受性良好,但在 25 mg marimastat 治疗时肌肉骨骼毒性发生率高达 55%,其中 3/4 级毒性反应占 12%。总的来说,这种新型制剂是一种可接受的药物,因为更多的治疗相关撤药事件发生在吉西他滨组(8%),而不是 marimastat 组(3%)。

另一项由同一组研究者进行的Ⅲ期临床试验比较了 marimastat 和吉西他滨联合治疗与吉西他滨单药治疗的疗效。239 名患者被随机分配接受吉西他滨 + marimastat 或吉西他滨 + 安慰剂治疗。就中位生存期(165.5 日 vs 164 日)、总反应率(11% vs 16%)、1 年生存率(18% vs 17%)、PFS(log-rank 检验 $P = 0.68$)或 TTF(log-rank 检验 $P = 0.70$)而言,两种治疗无显著统计学差异。但 marimastat 再一次被证明耐受性良好,肌肉骨骼症状仍是最为常见的毒性反应。

虽然 marimastat 似乎在胰腺癌治疗中并未添加任何显著的优势,但考虑到其具有的生物学活性,可能在未来联合其他药物会有显著的疗效。

5. 法尼基转移酶抑制剂(FTIs)

(1)tipifarnib:tipifarnib(R115777,zanestra)是一种法尼基转移酶的竞争性抑制剂。法尼基转移酶是一类与细胞生存和凋亡信号调节有关的酶,该酶在 p21(ras)、RhoB 和其他蛋白质(例如 PI3K/Akt)功能体现中是必需的。未经法尼基化修饰的 ras 是不能附着在细胞膜上的,而附着细胞膜这一过程是膜受体将信号转导至胞内蛋白质的重要步骤。许多临床前研究已显示出该生物制剂拮抗胰腺癌细胞和异种移植物模型的活性作用。两Ⅱ期临床试验均证明 tipifarnib 单药在晚期胰腺癌的治疗中是无效的。随后在比利时、欧洲进行了一项设计良好的Ⅲ期临床试验,该试验探讨吉西他滨联合 tipifarnib 后能否提高患者生存率和治疗效果。688 名患者被随机分为 2 组进行治疗,一组为每周吉西他滨静脉输液(最初为输注 7 周后休息 1 周,之后为输注 3 周后休息 1 周)+ 200 mg tipifarnib 口服,另一组为每周吉西他滨静脉输液 + 安慰剂。中位总生存期在联合治疗组为 193 日,而在吉西他滨单药治疗组为 182 日($P<0.75$),1 年生存率在两组分别为 27% 和 24%。研究者认为两治疗组发生的毒性反应均可接受,骨髓抑制毒性和药物相关死亡事件(联合治疗组 10 个,吉西他滨单药治疗组 7 个)更多地发生在联合治疗组。再一次地,tipifarnib 被证明与吉西他滨联合治疗并未增加获益。

(2)lonafarnib:lonafarnib(SCH66336)是一种口服的 FTI,已知其在鼠肿瘤模型和人体外异种移植模型中具有抑制肿瘤生长的作用。随后,在晚期实体瘤患者中进行了许多Ⅰ期临床试验,均显示该药安全性良好,推荐剂量为 200~300 mg,每日 2 次。在一项Ⅱ期研究中,晚期胰腺癌患者被随机分组接受口服 200 mg SCH66336 或每周吉西他滨静脉输注治疗。结果显示,lonafarnib(SCH66336)治疗组在总生存期(3.3 个月 vs 4.4 个月)和 3 个月无进展生存期比例(23% vs 31%)上低于吉西他滨组。试验治疗组耐受性良好。基于上述试验结果,进一步进行联合治疗的相关研究是十分必要的。

6. mTOR 抑制剂 mTOR(mammalian target of rapamycin)为胞内丝氨酸蛋白激酶,在多种信号转导途径中起作用,mTOR 在多种肿瘤细胞中表达增加。mTOR 抑制剂替西罗莫司(temsirolimus)、依维莫司(everolimus)等已成为治疗肾细胞癌的一线药物,然而 Wolpin 等用其治疗吉西他滨耐药性胰腺癌的结果显示其对生存无益。

（二）胰腺癌新型靶向治疗策略

1. 基质靶向　化疗药物要杀伤肿瘤细胞，首先必须能到达肿瘤细胞。然而很多在体外胰腺癌细胞、异种或同种移植鼠模型中证实有效的抗肿瘤药物，都无法在治疗胰腺癌患者的临床试验中取得成功。对于这种临床前试验与临床试验结果的矛盾，一种全新的解释是由于体外细胞培养系统和异种抑或同种移植鼠模型系统中缺乏基质，从而抗肿瘤药物更容易接触到肿瘤细胞而发挥杀伤肿瘤细胞的作用。胰腺癌具有纤维基质致密的特点，还含有活化的成纤维细胞/星形细胞、炎症细胞及其他种类细胞，如上皮细胞。这些细胞一起构成了一个对肿瘤发生发展起着重要作用的微环境。研究发现，胰腺癌基质在化疗耐药性中起着重要的作用。在应用更接近人胰腺癌特点的基质成分发育良好的基因工程鼠模型研究发现，化疗药物耐受性是由于药物未能穿过基质导致的药物无法有效抵达肿瘤细胞。目前对于改变基质属性从而促进化疗药物进入肿瘤的方法的研究正在迅猛发展。

基质 SPARC（骨粘连蛋白）是一种参与细胞-基质连接的糖蛋白，它的过度表达与胰腺癌患者的预后不良相关。蛋白结合型紫杉醇是一种血清蛋白结合的纳米级紫杉醇，联合吉西他滨后能提高抗肿瘤疗效，该疗效依赖于 SPARC 在基质细胞中的表达。鼠异种移植人胰腺癌的临床前研究分析提示，无论是单用还是与吉西他滨联用，蛋白结合型紫杉醇都能减少肿瘤基质含量。一项对转基因小鼠胰腺癌模型的研究发现用蛋白结合型紫杉醇处理小鼠后，胰腺癌中的基质未见明显变化。然而，这个研究中，吉西他滨联合蛋白结合型紫杉醇可能通过降低胞苷脱氨酶的水平来提高瘤内吉西他滨浓度，从而促进肿瘤的消退。

2. K-ras　超过 90% 的胰腺癌发生了 K-ras2 癌基因的突变（K-ras1 为假基因，K-ras2 则为原癌基因，在很多肿瘤中均能检测突变），这导致了 K-ras GTP 酶的激活。在对癌前病变组织中的检测发现，K-ras 在胰腺癌早期就已发生突变。基于在小鼠中 K-ras 对于胰腺癌的发生发展的重要性，K-ras 可能成为胰腺癌治疗的具有前景的

新靶点。但 K-ras 突变相当普遍，在患有慢性胰腺炎（胰腺癌危险因素之一）的患者或者健康人群中均可发现 K-ras 的突变，这提示了癌症的发生发展是多基因突变的结果。

Collins 等人建立了诱导胰腺表达癌蛋白 K-ras 的转基因小鼠模型，该模型可以通过小鼠饮用含有或不含有多西环素的水来启动或关闭 K-ras 的表达。在蛙皮素诱导的胰腺炎或 p53 突变的条件下，观察 K-ras 表达或失活的情况下小鼠的变化。经蛙皮素处理的小鼠，在 3 周诱导 K-ras 表达后，胰腺出现了上皮内瘤变的形成和纤维基质的积聚。3 周后，使 K-ras 失活，胰腺病变也随之完全恢复。然而，如果 K-ras 的活化持续 5 周，就会使胰腺产生广泛的上皮内瘤变和基质活化，而 K-ras 的灭活只能导致上皮内瘤变组织的凋亡，纤维化却会存留下来。关键的是，p53 突变在患有肿瘤的小鼠中 K-ras 的失活可以导致肿瘤细胞凋亡和肿瘤消退，但不能逆转纤维化。K-ras 的失活导致肿瘤细胞减少，提示胰腺癌的维持需要活化的 K-ras 存在。尽管直接靶向抑制 K-ras 靶点并没有成功，但 Collins 等人的工作成果巩固了这个潜在的癌蛋白和（或）它的下游因子作为重要的治疗靶点的地位。

3. 肿瘤干细胞　肿瘤干细胞（CSCs）概念提出激发了研究者强烈的兴趣。Nguyen 等将肿瘤干细胞定义为存在于恶性克隆中的，具有繁殖成为肿瘤的少数细胞，并且肿瘤要得到治愈必须根除这些细胞。研究发现肿瘤干细胞负责肿瘤的自我更新和维持，并且参与肿瘤的转移。尽管抗肿瘤治疗能通过减少快速增殖细胞来减小肿瘤体积，然而处于休眠状态的肿瘤干细胞却能逃避治疗的攻击，直到治疗停止后再繁殖。因此，靶向针对肿瘤干细胞的治疗就成了成功治疗肿瘤的关键。有证据表明吉西他滨治疗后，胰腺癌肿瘤干细胞群增加。通过梯度升高吉西他滨浓度处理胰腺癌细胞系 L3.6pl 和 AsPC-1 诱导细胞耐药时发现，细胞发生了上皮间叶细胞转化，c-Met 磷酸化表达增加，干细胞标志物 CD24、CD44 及上皮特异性抗原的表达亦上调。此外，Li 等鉴定 c-Met 为胰腺癌的干细胞标志物

之一,并且发现 c‑Met 的表达对肿瘤的生长转移非常重要。通过 c‑Met 或其他通路靶向针对肿瘤干细胞来治疗胰腺癌可能可以抑制肿瘤转移。

4. Notch　在胚胎形成时期,Notch 通路控制着细胞分化的命运。但它在肿瘤中的活性并不一致,在某些肿瘤中具有致癌作用,而在另一些肿瘤中却有抑制肿瘤的作用。胰腺癌中 Notch 通路异常激活在肿瘤的发生、发展和维持中有重要的作用,这使 Notch 成为治疗新靶点的可能。哺乳动物中的 Notch 有 4 种已知受体(Notch1‑4)和 5 种已知配体(JAG1、JAG2、DLL1、DLL3 和 DLL4)。当细胞间 Notch 受体与配体的结合后,Notch 受体相继发生 2 次蛋白水解。首先,金属蛋白酶、肿瘤坏死因子转化酶导致细胞外蛋白水解而释放胞外区;接着,γ‑促分泌酶复合体导致胞内发生蛋白水解,使活化的 Notch 胞内段从胞膜内释放,并转移到核内启动基因的转录或抑制靶基因。

Plentz 等研究发现,在体外,γ 分泌酶抑制剂 MRK0003 对胰腺癌细胞株有明显的抑制作用。并且,MRK0003 能够预防基因工程小鼠胰腺癌的发生。2012 年,Cook 等为进一步明确 MRK0003 对已形成胰腺癌的转基因小鼠肿瘤是否有效,结果发现 MRK0003 能够明显抑制小鼠肿瘤中 Notch 信号通路。此外,MRK0003 和吉西他滨的联合能杀伤肿瘤内皮细胞,导致肿瘤广泛的缺氧性坏死并且延长生存时间。

5. Hedgedog　Hedgedog 的信号转导在胚胎发展中起着关键作用。PTCH1 和 SMO 这两个跨膜蛋白受体参与了 Hedgedog 信号转导。在缺少配体存在的情况下,PTCH1 结合并抑制 SMO。肿瘤细胞中,PTCH1 与配体结合,减少了 PTCH1‑SMO 的抑制效应,并且促进了下游胶质瘤相关癌基因同系家族转录因子的激活。Hedgedog 通路的改变在胰腺癌中频繁发生,而且该通路与其他通路如 K‑ras,Wnt 和 twisted 间具有密切的联系。证据表明,胰腺癌细胞分泌 Hedgedog 配体,激活周围基质 Hedgedog 通路,从而促进与疾病相关的结缔组织增生反应。研究还发现胰腺癌细胞分泌的 Hedgedog 配体能激活肿瘤干细胞中的 Hedgedog

通路,从而促使转移发生。环巴胺这一天然的甾体类 SMO 拮抗剂,被证实能有效延长胰腺癌转基因小鼠的生存时间。口服的 Hedgedog 抑制剂 IPI‑269609,已经在体外细胞系中显示出效果,并且在原位异种移植胰腺癌中有效地抑制了肿瘤转移。通过胰腺癌转基因小鼠模型,Olive 等发现潜在 SMO 抑制剂——半合成环巴胺类似物 IPI‑926 的作用下,促结缔组织增生基质减少而肿瘤血管密度增加。研究还发现 IPI‑926 作用下的新生血管增加促使吉西他滨更多进入肿瘤组织,最终延长生存时间。2011 年美国临床肿瘤年会报道了一项采用 IPI‑926 联合吉西他滨作为一线药物治疗转移性胰腺癌的 1b 期研究。会上确定了 IPI‑926 的最大耐受剂量,同时患者也能良好耐受 IPI‑926 联合吉西他滨的治疗。但由于中期分析发现接受吉西他滨联合安慰剂治疗的患者的生存时间长于接受吉西他滨联合 IPI‑926 的患者,因此停止了 IPI‑926 治疗转移性胰腺癌的试验。

6. CD40　CD40 作为肿瘤坏死因子受体超家族的成员,它的活化在 T 细胞依赖的抗肿瘤免疫中起着重要作用。一项由 21 名晚期胰腺癌患者组成,以 CD40 单克隆抗体激活物 CP‑870893 联合吉西他滨作为一线疗法的试验得到开展,目的是为了确定 CD40 的活化是否能增强对胰腺癌的抗肿瘤免疫。采用实体瘤疗效评价标准(RECIST)对 19 名患者(两个患者分别由于病情恶化及 4 级脑血管意外无法入选)进行疗效评价,发现 4 名患者 PR,11 名患者 SD。患者的无进展中位生存时间为 5.6 个月,中位总生存时间为 7.4 个月。有趣的是,对治疗有反应的肿瘤样本进行分析未发现肿瘤浸润淋巴细胞,但确含有肿瘤浸润巨噬细胞。为了进一步研究这一现象,研究者采用胰腺癌基因工程小鼠模型来探讨 CD40 激活联合吉西他滨的作用。研究发现高达 30% 的小鼠胰腺癌肿瘤(30%)缩小,并且这一过程不依赖于 T 细胞的存在。FGK4545 联合吉西他滨能诱导基质退化。当将小鼠的巨噬细胞去除以后,CD40 的激活不再诱导肿瘤消退,而且基质亦不发生退化。因此,CD40 的活化似乎是以巨噬细胞为靶点重建对肿瘤的免疫监视,从而破坏肿瘤基质。

7. 聚腺苷二磷酸核糖聚合酶的抑制剂　接近10%的胰腺癌患者有遗传史,这一比例与 BRCA2 种系突变有关。这些患者有望通过应用作用于 BRCA 突变的聚腺苷二磷酸核糖聚合酶(PARP)抑制剂获益。研究报道一个携带有种系 BRCA2 突变的胰腺癌患者中,应用 PARP 抑制剂 iniparib(BSI-201)后得到了 CR。PARP 抑制剂应用于早期胰腺癌的试验已经展开,其中包括 olaparib(AZD2281)联合吉西他滨治疗转移性胰腺癌(无论 BRCA 有无突变)患者的试验。

8. RET 抑制剂　RET(rearranged during transfection)是胶质源性神经营养因子(GDNF)家族的受体,能促进胰腺癌细胞系的增殖与侵袭。G691S RET 多态性在胰腺癌细胞系中的过度表达与 ERK 磷酸化及细胞侵袭性的显著增加相关。65% 的胰腺癌表达 RET,43% 的胰腺癌表达 GDNF,而另外两个 GDNF 配体,neurturin 和 artemin 在胰腺癌中的表达分别为 65% 和 75%。凡德他尼作为一种 RET 抑制剂,也能显著抑制 EGFR 和 VEGFR 活性,并且证实能提高过表达 RET 的甲状腺髓样癌患者的生存率。一项多中心随机的 II 期临床试验比较吉西他滨单药和吉西他滨联合凡德他尼治疗胰腺癌的疗效,该试验同时评估伴随的预测疗效的生物标志物。

(三) 结论

目前胰腺癌的治疗仍面临着巨大挑战,随着对胰腺癌发病机制研究的逐渐深入,研究者通过设计一些分子靶向药物干扰胰腺癌发病机制中的主要信号通路。尽管这些生物制剂还在开发的后期阶段,但抗 EGFR、VEGF 单克隆抗体和酪氨酸激酶抑制剂的初期结果已很有应用前景,不过疗效也仅仅达到疾病稳定。目前大部分研究仍处于实验或初期临床试验阶段,尚需大规模的临床试验以评估疗效。进一步的临床试验将以评估这些药物的不同组合方案治疗晚期或早期肿瘤的疗效为方向,并且识别出最有可能从这种新的治疗方案中获益的胰腺癌患者。

(陈逢生　李爱民　罗荣城)

第九节　生物治疗

一、胰腺癌免疫治疗的现状

(一) 被动免疫

1. 单克隆抗体　自 10 多年前吉西他滨在一项 III 期临床研究中证实与氟尿嘧啶相比能够显著延长晚期胰腺癌患者的生存以来,吉西他滨便成了胰腺癌一线治疗的标准方案。之后的临床研究希望通过联合其他药物的方法进一步延长患者的生存,但联合其他化疗药物的研究仅取得了微弱的生存优势。吉西他滨联合单克隆抗体的研究同样令人失望,无论是吉西他滨联合 EGFR 单抗或是联合 VEGF 单抗的研究都没有看到延长胰腺癌患者的生存期。

2008 年 ASCO 报道了一项随机、双盲、安慰剂对照的多中心 III 期临床研究,所使用的药物为贝伐单抗联合吉西他滨和厄洛替尼,发现在吉西他滨和厄洛替尼的基础上加入贝伐单抗可以显著延长晚期胰腺癌患者的 PFS,但 OS 的延长却没有达到统计学意义。为何贝伐单抗在胰腺癌中疗效欠佳目前仍不清楚,而 EGFR 抗体在胰腺癌中疗效欠佳的原因很可能与胰腺癌中 K-ras 基因突变发生率高达 90% 相关。

MORAb009 是一个针间皮素的单克隆抗体,而间皮素在胰腺、卵巢、非小细胞肺癌和间皮瘤中均呈高表达。在胰腺癌、卵巢癌和间皮瘤中进行的爬坡研究发现剂量达到 100 mg/m² 时并未出现剂量限制性毒性,但入组的 11 例患者中仅 1 例病情稳定,其余均出现了进展。该药物与其他药物联合治疗胰腺癌值得进一步研究。

单克隆抗体的作用机制往往是针对信号传导通路,这种非免疫介导的作用依赖于下游基因通路,而下游基因通路非常复杂,常常因为出现了基因突变而导致治疗无效,例如 K-ras 基因的突变就会导致 EGFR 单抗无效。有趣的是在动物实验中,看到了单克隆抗体可以通过抗体依赖的细胞毒作用(antibody dependent cell cytotoxicity,ADCC)起到免疫增强的作用。

2. 过继 T 细胞免疫 过继 T 细胞免疫治疗也在晚期胰腺癌中进行了临床研究。20 名无法手术切除的或复发转移的胰腺癌患者接受了混合MUC1 肽链的树突状细胞(MUC1 DC)和胰腺癌细胞所分泌的 MUC1 致敏的细胞毒性的 T 淋巴细胞(MUC1 CTL)的治疗。在体外进行激活后,MUC1 CTL 和 MUC1 DC 回输到患者体内,患者接受治疗的次数为 2～15 次,其中一名肺多发转移的患者出现了完全缓解,5 名患者病情稳定,且不良反应轻微,仅可见到 1 级的不良反应。该实验尽管无法区分究竟是 DC 起效还是 CTL 起效,但说明了过继免疫治疗胰腺癌是一个安全有效的方法。

(二)胰腺癌疫苗(主动免疫)

1. 抗体特异性的疫苗 抗体特异性的疫苗初衷是针对胰腺癌抗原,但这需要全面了解胰腺癌具有免疫原性的抗原,于是肿瘤标志物自然而然地成了抗体特异性疫苗所选择的抗原,例如 CEA、MUC1、胃泌素等既是诊断的指标,又是疫苗治疗的靶点。

由于 CEA 和 MUC1 在胰腺癌中均为高表达,故而将两者都作为疫苗治疗的靶点可能会提高疗效。一项结合两者的临床研究在 62.5%中的患者(5/8)中观察到了抗原特异性的 T 细胞免疫,发现出现 CEA 和(或)MUC1 特异性免疫应答患者的中位生存期明显延长(15.1 vs 3.9 个月,P = 0.002),由于此项临床研究的入组患者为既往接受过全身化疗的患者,其总的中位生存期达到了 6.3个月,结果非常令人振奋,所以紧接着进行了一项随机对照的Ⅲ期临床研究。该研究共入组了 250例转移的胰腺癌,1：1 随机进入疫苗组或对照组,但非常可惜的是这项研究并没有达到预期的延长患者中位生存时间的目的。关于此项研究失败的原因有很多解释,其中可能性最大的原因为免疫耐受机制导致疫苗诱导的 T 细胞无法正常发挥功能。

另外一项较大的抗原特异性疫苗的临床研究使用了 G17DT 疫苗,是一个针对胃泌素的特异性抗体。共入组了 154 例无法接受化疗或不愿接受化疗的胰腺癌患者,使用疫苗或安慰剂进行治疗,发现中位生存期分别为 151 日和 82 日(P = 0.03)。尽管前期的Ⅱ期临床研究发现出现免疫应答患者的中位生存期明显延长,但该项研究的免疫应答的结果尚未公布。令人疑惑的是在紧接着的一项研究中使用吉西他滨联合 G17DT 治疗晚期胰腺癌的研究中,加或不加 G17DT 无论是 OS、PFS 还是客观反映率均无显著差异。因此可以说使用肿瘤标志物作为疫苗的抗原是否能够起效取决于疫苗的制备方法和所使用的人群。由于某些肿瘤特异性抗原在正常组织中也存在,所以在肿瘤发生之前就已经形成了免疫耐受,而这种免疫耐受对于保护正常细胞不会受到自身的免疫攻击至关重要,很难克服。

除肿瘤标志物外,肿瘤发展过程中伴随遗传学和表观遗传学改变而产生的肿瘤蛋白是疫苗制备的另一条途径。许多胰腺癌相关的肿瘤蛋白都被用作了疫苗的靶点。在早期的试验中,突变的 K-ras 肽链疫苗在 5 名患者中出现了 2 名 K-ras 特异的反应,并且生存期出现了延长。这两名患者均出现了疫苗诱导的针对 K-ras 第 12 号外显子从甘氨酸到缬氨酸这一段肽链特异性的 CD4$^+$ 和 CD8$^+$的 T 淋巴细胞。

在第二项研究中,突变的 K-ras 肽链疫苗联合GM CSF 应用在 48 例胰腺癌患者中,其中 10 例为手术患者,38 例为转移患者。58%的患者诱导出了肽链特异性的免疫应答。转移患者中出现免疫应答的患者的生存期较未出现应答的患者明显延长(148 日 vs 61 日)。

另外一项术后辅助治疗的Ⅱ期临床研究共入组了11名患者,免疫治疗每4周1次,共使用6次,在5名患者中看到了针对突变的ras肽链的特异性免疫应答,出现免疫应答的患者的中位无病生存时间在35.2个月以上,中位生存期在44.4个月以上。尽管该研究的生存数据令人鼓舞,但是在如此小样本的人群中得到的结论并不足以说明疫苗的疗效。可喜的是研究中并未发现严重的不良事件,提示这种方法安全可行,值得进一步研究与其他药物联合的疗效。

尽管对于最佳的胰腺癌疫苗所需要的抗原知之甚少,但理想的抗原应该具备以下特点:不存在免疫耐受、肿瘤特异性地表达且是肿瘤维持恶性表型所必需的抗原。肿瘤蛋白正是这一类抗原,但目前越来越多的证据表明即使是肿瘤突变所产生的抗原也会产生免疫耐受,被机体视为"自体抗原"。同时,肿瘤抗原在个体间差异很大,即使是同一个肿瘤抗原,不同个体之间的突变类型也不一样。所以,用同一种肿瘤蛋白的多肽制备的抗原几乎不可能满足所有患者制备免疫疫苗的需要。除此之外,一种肿瘤蛋白在肿瘤发生、发展的过程中始终发挥维持恶性表型的关键作用非常困难。当基因组不稳定时,肿瘤细胞非常容易获得继发突变,以弥补原本突变的癌基因所发挥的维持肿瘤恶性表型的作用。因此,某个单独的抗体几乎不可能变成理想的疫苗的靶点。

2. 混合抗原作为疫苗靶点　针对多个肿瘤抗原的个体化疫苗理论上不需要了解特定患者的"最佳抗原",并且能够克服部分患者不表达某个的缺点,具有一定的优势。一种个体化疫苗的制备方法是将患者的外周血单核细胞和血浆被分离出来,在疫苗接种前测定对23～25种多肽的细胞免疫和体液免疫反应,从中选取最多4个起反应的多肽制成疫苗使用。在一项Ⅰ/Ⅱ期临床研究中,给予吉西他滨每周1次,连续3周,每4周为一周期,序贯使用每周1次的细胞治疗。共入组了20名出现转移的胰腺癌患者,5例PR,11例稳定,中位生存期为8.5个月。在治疗患者中观察到的疫苗扩增的肽链特异性T细胞反应和IgG分别为72%和78%。但免疫反应和疗效间的关系并未见报道。

通过热休克蛋白多肽复合物也可以制备针对多种肿瘤抗原的疫苗。这种方法的优点是在体内肿瘤抗原和其伴随的蛋白呈非共价结合,将这种复合物提取出来后,可以同时得到热休克蛋白和肿瘤抗原。由于目前对肿瘤抗原的了解尚不深入,而这种制备疫苗的方法恰恰绕过了这一点,具有一定的优势。虽然部分药物在Ⅰ/Ⅱ期临床研究中看到了一定的疗效,但在Ⅲ期临床试验中并未看到生存优势。

因此,尽管个体化的多抗原疫苗具有潜在的应用价值,但需要切除肿瘤组织以提取抗原,或是需要外周血以筛选有反应的肽链,应用较为繁琐且较难在临床上大规模应用。

3. 同种异体的全细胞胰腺疫苗　自体和同种异体的疫苗都在临床前和临床研究中显示出了生物活性。尽管自体疫苗能够保证对于指定的个体来说,多数免疫相关的抗原能够在疫苗中发挥作用,但是对大多数胰腺癌患者来说,取得足够的肿瘤组织却非常困难。因此,自体疫苗还主要是在试验阶段,并未大规模用于临床。而同种异体的疫苗已有数个临床研究进行了验证,有超过200例胰腺癌患者接受了疫苗或疫苗联合化疗和放疗,发现异体的全细胞疫苗的安全性良好,且在有免疫应答患者中的疗效非常显著。

二、免疫治疗的展望

(一)寻找新的胰腺癌抗原

理想的肿瘤疫苗会特异性地针对特定患者的一系列免疫相关抗原,与相应的免疫调节剂序贯应用后可以克服免疫耐受,因此在肿瘤的免疫治疗中寻找合适的肿瘤抗原是至关重要的。理想的抗原应该具有以下特征:首先,该抗原在肿瘤细胞表达而正常组织不表达,针对该抗原的疫苗能够特异性地杀伤肿瘤细胞而对正常组织功能无影响且不容易产生免疫耐受。其次,突变抗原的应用具有一定的局限性,因为既往认为突变的抗原不产生免疫耐受的观点目前也已证实是错误的,而且非突变抗原制成的疫苗可以在患者中普遍使用,而突变抗原疫苗只能应用于特定的患者。再次,无论该抗原突变与否,应该在肿瘤的发生发展过程中起到关键的作用,仅在肿瘤发展过程中的某个阶段起作用的抗原不是最佳的选择。

目前寻找理想的胰腺癌抗原面临着非常大的挑战,尽管目前有许多建立在基因学和蛋白学上的方法应用在寻找抗原上,但鲜有成功者。

(二) 免疫方法的革新

免疫治疗未来的发展方向是如何克服免疫耐受,这方面的工作主要集中在靶向抑制免疫检查点(immune checkpoints)。目前已开发出了CTLA-4(cytotoxic T lymphocyte-associated antigen-4,CTLA-4)抗体和B7-H1/PD1抗体,并进行了动物实验和临床前的研究。CTLA-4又名CD152,是T细胞上的一种跨膜受体,属于白细胞分化抗原的一种,与CD28共享B7分子配体,而CTLA-4与B7分子结合后参与免疫反应的负调节。基因重组的CTLA-4可在体内外有效、特异地抑制细胞和体液免疫反应,理论上在使用肿瘤疫苗的同时抑制CTLA-4能够增强抗原特异性的免疫和T细胞的活化。B7-H1是另一个在胰腺癌中高表达的蛋白,其高表达与胰腺癌的预后差相关,PD-1是B7-H1的配体,在胰腺癌周围浸润的淋巴细胞中PD-1也呈阳性。在动物实验中发现阻断PD-1或B7-H1均能够抑制肿瘤的生长。目前使用PD-1抗体MDX-1106治疗胰腺癌患者的Ⅰ期临床研究也已完成。

(三) 不同方法之间的联合

虽然克服免疫耐受非常重要,但单纯克服免疫耐受是非特异性的方法,不能直接激活相应抗原特异性的T细胞。而联合免疫调节治疗与疫苗治疗可以发挥协同的作用,目前两者的协同作用已得到临床前研究的证实。从副作用的角度来看,由于疫苗治疗的安全性很好,故而与免疫调节治疗进行联合的毒性反应增加不明显,可以耐受。唯一需要重视的是免疫检查点抑制剂可能会引起自身免疫性疾病,这一类自身免疫性疾病的严重程度与治疗的疗效相关。理论上降低药物的剂量可能会减少毒性,尚待临床研究的证实。

除免疫调节治疗与疫苗治疗进行联合之外,不同靶点的免疫调节治疗之间的联合也值得重视,目前已在开展CTLA-4抑制剂与PD-1抑制剂联合的治疗。由于免疫调节治疗可能会引起自身免疫性疾病,因此联合治疗可能需要将药物剂量进行调整,以达到免疫抑制目的的同时不出现严重的不良反应。

T调节细胞在免疫耐受中发挥着重要的作用,但目前为止尚无特异性的T调节细胞的药物。目前有部分研究使用环磷酰胺作为免疫调节剂与疫苗联合,证实了环磷酰胺可以增强T细胞免疫,但单纯使用环磷酰胺并不能完全抑制T调节细胞的活性,是否可以重复用药尚待进一步研究。

(四) 探寻预测免疫治疗反应的方法

由于免疫治疗并不直接作用于肿瘤细胞,而是通过激活免疫系统起作用,故而在临床研究中判断免疫治疗是否起效十分重要,例如:使用疫苗后是否出现了临床反应? 这种反应是否与疫苗诱导的特异性免疫反应相关? 判断多肽疫苗是否起效相对较为容易,而判断全蛋白抗原或全细胞疫苗是否起效较为困难。

就目前所知,单纯的T细胞计数不足以预测免疫治疗是否起效,临床前期的研究提示新的指标例如T细胞活力或效价也许是更好的T细胞功能的预测指标。在一项Ⅱ期临床研究中发现治疗后T细胞特异性针对间皮素表位的活力与总生存相关,可以作为预测术后辅助治疗疗效的指标。

另外一个问题是T细胞针对某个抗原的免疫反应是否可以预测所有患者的反应。不同的患者由于肿瘤分泌的主要抗原不一致,免疫耐受的机制不一致,故而具有不同的抗原特异性的T细胞反应,同样体液免疫也不尽相同。

最大的挑战还在于目前的大部分研究观察的都是外周血的T细胞反应,也许外周血的免疫情况与肿瘤内部并不一致。但胰腺癌患者无论是原发病灶或转移病灶的获取都非易事。最理想的状况应该是在治疗前后分别获得组织标本,但这非常困难。

(五) 免疫治疗的疗效评价

由于肿瘤的免疫治疗机制与化疗完全不同,所以实体瘤疗效评价标准RECIST是否适合免疫治疗的疗效评价一直是一个争论的问题。在临床研究中也见到使用免疫治疗的研究,将 PFS 作为主要研究终点未取得阳性结果,但患者的生存期却得到了统计学意义的延长。在生物治疗中可能这种情况并不少见,因为肿瘤的免疫治疗并非直接针对肿瘤细胞,而是通过激活机体的免疫系统来达到治疗的目的,有可能免疫诱导出了持续的免疫反应,最终抑制肿瘤的生长。如果还是沿用 RECIST 作为评价标准,可能将治疗有效的患者评价为进展而导致治疗的中断。例如由于免疫渗透的作用,在免疫治疗初期可能会表现为肿瘤体积增大,此时使用 RECIST 评价结果为进展,但患者的一般状况会有改善,这样的情况在使用 CTLA - 4 抗体进行免疫治疗的研究中已有报道。正因为如此,免疫治疗在术后辅助治疗的人群中的应用价值更大,此时的肿瘤负荷相对较小,会给患者留下充分的时间等待免疫系统起效。综上,为更准确地评价免疫治疗的疗效,可能需要建立新的免疫治疗的疗效评价体系。

(王杰军)

第十节 疼痛的治疗

胰腺有非常丰富的神经供给,30%～73%的胰腺癌患者在首诊时即有腹部或腰背部的疼痛。随着病情的进展,疼痛的发生率和严重程度逐渐增加。晚期胰腺癌患者中,重度疼痛的发生率可上升至 90% 左右。疼痛是这类患者生活质量和生存时间明显降低的主要原因,控制疼痛不仅能明显提高患者生存质量,还可延长生存时间。

胰腺癌疼痛治疗以药物为基础,大多数胰腺癌患者通过口服阿片类药物即可控制疼痛。但是约有 1/3 的患者单纯口服药物不能控制住疼痛,并且常出现严重的副作用,例如嗜睡、尿潴留、严重便秘、瘙痒和呼吸抑制等。为此常需联合应用放疗、化疗以及神经阻滞治疗等其他方法来达到缓解疼痛并减少阿片类药副作用的治疗效果,即所谓多模式镇痛(multimodal analgesia)。目前,药物治疗、放疗以及腹腔神经丛松解术(celiac plexus neurolysis,CPN)是缓解胰腺癌疼痛的最广泛应用也是最为有效的治疗方法。

一、药物治疗

(一)癌痛的阶梯治疗

据世界卫生组织(World Health Organization,WHO)报道,有 80%～90% 的癌症患者通过合理用药能减轻疼痛。1988 年 WHO 提出了阶梯式镇痛法,药物的效力要与患者疼痛强度(并非机制)相匹配。遵循该法则,患者一开始采用非阿片类镇痛药物;当疼痛从轻度发展到中度时,通过联合使用镇痛药物提高镇痛效果;中重度疼痛应加用阿片类药物,给予常规剂量和不限制药物的供给。

阿片类药物对于癌痛的有效镇痛具有非常重要的意义。由于个体差异较为明显,临床医师必须了解每种药物的特性,帮助患者合理选择以及后期进行药物间的转换。值得一提的是,没有证据表明某一种药物优于其他药物而被选择为一线用药。对特定的患者合适的药物就是"最佳"的药物,同时还需要考虑性价比,以减少患者家庭的经济负担,提高依从性。

阿片类药物的给药途径多种多样,但口服给药仍然是最主要的给药途经。一项研究观察临终前 4 周、1 周以及 24 h 的患者用药方式,口服给药患者分别占总数的 62%、43% 和 20%。阿片类药物缓释制剂的出现为治疗选择提供了更多的灵活性。美施康定(硫酸吗啡)是第一个阿片类药物缓释制剂,羟考酮缓释制剂对于治疗神经病理性痛也同样有效。美沙酮除了作用于 μ 受体外,还具有阻断 NMDA 受体的作用,并且调节疼痛的下行传导通路,在对神经病理性痛患者的治疗效果上与吗啡相当。当晚期癌症患者阿片类药物的使用剂量逐步增加时，镇静这一副作用会逐渐凸显。这可以通过每日清晨服小剂量右旋安非他命或哌甲酯改善，这些药物的儿茶酚胺兴奋作用不仅会对抗镇静，同时也能提高阿片类药物的镇痛效应。对于伴有强烈恶心、呕吐症状的患者或口服药物有困难的患者，可使用采用透皮给药系统的麻醉类药物，如芬太尼透皮贴剂。阿片类药物还有多种其他给药途径：舌下、口含、经直肠、经皮、皮下、肌内注射、静脉注射、吸入、喷鼻以及局部给药（表面用药）等。但不是同一种药物的各种剂型都有效，例如吗啡的表面用药就没有生物利用度。芬太尼目前有数种可用剂型，除了透皮贴剂外，还有经口腔黏膜吸收剂型，包括口腔薄膜、含片和涂剂等。涂剂可用涂抹器涂刷于口腔黏膜表面从而快速起效。需注意因为这些不是缓释剂型，对药量的控制应当谨慎，防止用药过量产生不良后果。

（二）神经病理性疼痛的药物治疗

神经病理性疼痛（neuropathic pain）是指由于疾病或损伤影响躯体感觉系统而产生的疼痛。神经病理性疼痛在肿瘤患者中较为常见，瘤体对周围神经的直接作用（例如压迫）、放疗损伤或化疗产生的副作用以及手术损伤均可能诱发这类疼痛。越来越多的证据表明，慢性胰腺炎以及胰腺癌的疼痛是由胰腺的神经病变诱发的。胰腺癌的肿瘤可侵犯到胰腺内部的神经束膜，这种损害可能是神经病理性疼痛持续存在并且恶化的原因。

1. 抗癫痫药物　实验及临床资料已证实，来自神经病理性疼痛病灶的伤害性传入可汇聚成类似异常的癫样兴奋，抗癫痫类药物如卡马西平、加巴喷丁、奥卡西平和唑尼沙胺等药物有治疗神经病理性疼痛的作用。加巴喷丁是人工合成的 GABA 的类似物，随 Na^+ 通道经过肠黏膜和血脑屏障，结合于大脑皮层、海马和小脑，影响神经细胞膜的氨基酸转运而起到抑制作用。口服加巴喷丁的吸收率很高，因其血浆蛋白结合率很低（<3%），潜在的药物相互作用也较低。加巴喷丁以原型从肾排泄，因此对肾脏疾患的患者使用应该小心。加巴喷丁在镇痛方面存在封顶效应，这与肠内主动转动泵对

加巴喷丁的吸收速率存在着限制有关，如果已经达到饱和程度时，增加加巴喷丁剂量也不会增加其效果。

Mao 和 Chen 论述了加巴喷丁减轻带状疱疹后神经痛、糖尿病性神经痛、多发性硬化症以及癌性相关神经病理性痛的作用。他们注意到，这类药物的优点包括降低突发性烧灼样痛、刺痛以及冷和轻触引起的异常痛觉，其作用机制可能是阻断了中枢神经系统的钙离子通道，因而降低中枢敏化。加巴喷丁的副作用较少，头昏较为常见，引起镇静、共济失调、胃肠功能失调或疲劳，有不到 1% 的患者可出现焦虑（或发作恐慌）和胸痛。

普瑞巴林是 GABA 的 3 位烷基取代物，增加了脂溶性和弥散通过血脑屏障的能力。该药不经过肝脏代谢，药代动力学和与其他药物的相互作用等方面均优于加巴喷丁。其生物利用度远高于加巴喷丁（90% vs 33%～66%），个体差异小，同样基本以原型经肾脏排出。研究认为口服 300 mg/d 的普瑞巴林与口服 900～1 200 mg/d 的加巴喷丁效果相当。

2. 抗抑郁药物　一般认为顽固性疼痛的患者容易罹患抑郁症，采用抗抑郁药物能改善患者的疼痛症状，虽然其抑郁症状不一定改变，但至少不会进一步恶化。研究表明，传统的三环类抗抑郁药，如阿米替林和多塞平，能阻断突触间隙 5-羟色胺和（或）去甲肾上腺素的再摄取，从而产生镇痛作用。三环类抗抑郁药的镇痛作用可在用药后即时产生，而其抗抑郁作用一般都在用药后 1～4 周才能见效。现在认识到这些药物可阻断 Na^+ 通道，表现出局麻药的特性，这些发现可用于研究这类药物在神经调节作用中的潜在机制，被列为治疗带状疱疹后神经痛的高效药物。目前该类药物已广泛应用于神经病理性疼痛的治疗，其疗效相对于安慰剂对照而言，每 3 名患者中有 1 名患者至少获得中度以上的疼痛缓解。选择性 5-羟色胺再摄取抑制剂（serotonin selective reuptake inhibitor，SSRI）能阻断 5-羟色胺的再摄取，鉴于 5-羟色胺是一种神经系统内普遍存在的、有效的抑制性神经递质，提示其对神经病理性疼痛患者的治疗有帮助，但临床

上的效果相对较差。长期慢性疼痛患者可能具有焦虑和抑郁情绪的综合表现，很多人需要治疗与疼痛相关的失眠症状，三环类抗抑郁药比 SSRI 作用更明显，对睡眠有帮助。氯硝西泮等苯二氮䓬类药物也可改善神经病理性痛。为维护疼痛治疗的基本原则，简化治疗的药物成分，可以选择兼具多种作用的药物（如三环类抗抑郁药晚上可帮助睡眠，白日可增强镇痛效果）。虽然使用唑吡坦只能增加 3～4 h 的睡眠，但神经病理性疼痛患者使用很合理，睡眠期间小剂量重复用药也很有益处，只是可能会引起晨起困乏。

二、神经调节或阻滞治疗

神经调节或阻滞治疗是有创的镇痛方法，前者是在中枢或外周神经放置刺激仪，通过刺激电极干扰疼痛传导达到缓解疼痛的目的；而后者是在硬膜外、鞘内注射给药，或进行特定的神经阻滞作用于疼痛相关受体或阻滞疼痛的传导通路，发挥止痛的作用。诊断特异性越高，神经调节或阻滞的解剖学定位越精确。

关于该类方法应用的时机，目前已经建议提早至刚采用阿片类药物控制疼痛时，若将这类介入治疗拖到患者生命的最后时刻才实施并不见得有利。开支最小化分析认为透视下硬膜外注射甾体类药物并不合算，而脊髓刺激器和鞘内埋置药物注射泵是可行的。

神经调节或阻滞治疗的绝对禁忌证包括血源性感染、穿刺部位感染、严重的出凝血疾病以及患者或代理人拒绝。在操作时应谨慎使用镇静剂，以免患者不能准确描述阻滞效果。

（一）腹腔神经丛阻滞（neurolytic celiac plexus block，NCPB）

腹腔神经丛是由发自胸交感干的内脏神经汇集而成。NCPB 最早由 Cappis 于 1914 年提出用于腹部手术后治疗腹上区疼痛，而目前该技术多用于治疗癌性腹痛。

顽固性胰腺癌痛患者的影像学检查均可见后腹膜淋巴结不同程度肿大，有些肿大的淋巴结融合成团块状紧贴在腹主动脉周围。胰腺癌性腹痛的原因除癌肿直接累及胰腺的内脏神经外，更多是因为转移至后腹膜的淋巴结侵及腹腔丛所致。成功实施 NCPB 能使从胃食管连接处到大肠脾曲的腹部器官全部去神经支配，因此成为缓解顽固性胰腺癌性腹痛的重要方法之一。有研究显示其治疗 2 周后的疼痛缓解和消除率分布达到 89% 和 58%，而治疗 3 个月后上述指标可达 90% 和 56%。

通常 NCPB 在 CT、超声或 X 线透视引导下进行。Haaga 等于 1984 年报道了 CT 引导下行双侧和单侧 NCPB 治疗胰腺癌痛并取得满意疗效的研究结果。1996 年 Wiersema 等首先报道超声引导下行 NCPB 治疗腹上区癌性疼痛取得良好疗效。此两种方法均为目前临床上最广为接受的 NCPB 引导方法。

按照阻滞针进入腹腔神经丛的方位，可分为前入路和后入路。前入路因可能造成胃瘘、胰瘘，现已很少使用。后入路可分为后入路经椎间盘法、后入路经膈脚法、后入路经皮连续腹腔神经丛毁损法等方法。若从进针数量来分，还可分单针法和双针法。由于在转移的淋巴结内，所注药液扩散受到一定程度的封堵，特别在包绕腹主动脉的淋巴结内，单针单侧穿刺给药后药液较少（14%～58%）能扩散至对侧，而双针两侧穿刺给药技术则可使所注药液沿腹主动脉左、右两侧向中间扩散，从而达到药液会师包绕腹腔丛的目的。对于伴有后腹膜淋巴结广泛肿大、融合成块并侵犯、包裹腹腔丛的患者，可采用将两针直接刺入淋巴结内注药的方法，有镇痛、减瘤的双重功效。

NCPB 使用的药物包括乙醇、苯酚，也可联合使用麻醉药物如芬太尼、丁卡因等以提高疗效。乙醇和苯酚均可导致神经退变，但苯酚毒性较大，黏滞度高，不易注射，可损害血管导致神经病理性改变。因此，大多数临床医师选择乙醇作为神经破坏剂。乙醇的浓度通常选择 50%～100%，可以导致脂蛋白和黏蛋白迅速沉淀固化，使胆固醇、磷脂、脑苷脂从神经鞘膜中脱离，神经变性。当乙醇浓度＞50% 时，毁损效果与浓度无关，而与药物弥散或穿刺位置相关。鸡尾酒配方采用了无水乙醇（95%～

100%)混合布比卡因和造影剂(6:3:1)的方法，安全有效，是目前最常用的 NCPB 配方。

NCPB 禁忌证包括以下几个方面。① 不可纠正的凝血功能障碍和血小板低下。② 腹腔干结构异常，难以定位或引起大出血。③ 腹主动脉瘤和腹主动脉血栓。④ 肠梗阻患者。⑤ 局部感染和脓毒血症患者。⑥ 后腹膜解剖结构异常，如肿瘤或其他软组织覆盖了具体的阻滞结构。

NCPB 相关的并发症有以下几点。① 背痛：是最常见的并发症，常放射至肩(与膈肌刺激有关)，有时持续时间会超过 72 h。② 前腹痛：后路做时不常见，是腹膜受刺激所致。③ 体位性低血压：10%～52% 的患者会出现，与交感张力降低后，血管扩张、相对低容量导致心排量下降相关。因此要求术后卧床 12 h，并补充容量。④ 短暂性腹泻：44% 的患者会出现腹泻，可能与肠道通过时间降低、副交感作用相对增强致肠蠕动增强相关。该副作用有一点的自限性，慢性腹泻很少且比较难治，阿托品和奥曲肽有时有效。

影响 NCPB 疗效存在诸多因素，如肿瘤较大、胰体尾部肿瘤、肿瘤扩散破坏局部结构引起后腹膜的解剖位置改变、腹水或癌灶侵犯腹腔神经丛及传导通道、包膜组织、之前的手术治疗或放疗导致局部组织纤维化，影响药物扩散等因素。NCPB 对腹上区癌肿侵犯腹腔神经丛的早期和转移灶较小时，具有较好的止痛效果。此时腹腔神经丛周围间隙仍较大，乙醇易弥散，达到较广泛的腹腔神经变性，能取得满意的止痛效果。

经皮射频腹腔神经丛热凝术、胸腔镜下腹腔神经丛切除术、手术过程中腹腔神经丛毁损术等方法亦可产生类似的神经丛毁损效果，最新的个案报道在 CT 引导下腹腔神经丛冷凝术也取得了满意疗效。

（二）经皮内脏神经损毁技术（splanchnic nerve block，SNB）

如前所述，对于腹腔神经丛受累的肿瘤患者，NCPB 可能难以取得良好疗效。此时可考虑采用 SNB 疗法。

根据腹上区内脏痛觉通路可知：胰腺癌中晚期疼痛通过神经纤维传至腹腔神经丛，并从腹腔神经丛传至内脏神经。内脏大小神经从腹腔神经丛离去，约在 T_1 水平穿过膈脚，然后在膈脚后间隙，沿椎体表面入神经纤维连接到交感神经链。SNB 利用高浓度无水乙醇使脂蛋白和黏蛋白变性以及萃取的作用达到破坏内脏大小神经纤维以中断痛觉通路，达到止痛的目的。

影响实施局部神经毁损术的因素包括患者的一般情况(如凝血和免疫功能)、疼痛的定位和发展速度、疼痛的类型、患者的治疗目标；预期寿命；特殊治疗固有的风险；患者对以往保守治疗的反应、对诊断性阻滞的反应、对相关副作用的耐受性以及与主治医师和护理人员接触的机会。理论上，最适合神经毁损术的患者应该有固定的痛源(诊断性阻滞能减轻疼痛)，无凝血功能障碍，无血行感染的疾病，进针部位无感染，对所告知的风险和效益很满意，还要具备能耐受可能出现的感觉、运动、自制力障碍、神经病理性疼痛的态度。Suleyman 等认为内脏神经阻滞更有利于腹内癌肿转移可能引起药物扩散不良的患者。有文献报道经椎间盘 CT 引导下弧形穿刺针穿淋巴结化学消融内脏神经毁损是一种特别适合于腹腔神经丛被肿瘤包埋、椎前膈角后间隙被转移融合肿大的淋巴结占据时的癌痛及常规 NCPB 治疗疼痛失败的病例。也有研究认为，其远期疗效不论是在镇痛效果还是提升生活质量方面，等同于甚至优于腹腔神经丛阻滞术。

（三）神经调节术

神经调节术用于控制疼痛始于 1967 年。该疗法是通过在硬膜外腔（spinal cord stimulation，SCS）或大脑皮质放置电极刺激脊髓或运动皮质（motor cortex stimulation，MCS），通过电极刺激产生疼痛的神经，从而产生麻木样的感觉来覆盖疼痛区域，达到缓解疼痛的目的。可以进行刺激的目标神经包括：脊髓、马尾、外周神经(包括迷走神经)、大脑皮质和深部脑神经团。目前已广泛用于治疗癌痛引起的顽固性中枢和外周神经病理性疼痛。

SCS 控制疼痛的原理基于 1965 年 Melzack 和 Wall 提出的疼痛的"门控通道理论"。该理论假设通过植入性电刺激激活直径较大的传入神经纤维，从而"关闭"疼痛传导的"门控"。SCS 改变脊髓背角的局部神经化学,刺激脊髓背角抑制脊髓丘脑束的疼痛传导。有证据表明在神经病理性疼痛治疗中,SCS 可增加 GABA 释放、并可能抑制包括谷氨酸、门冬氨酸等一些兴奋型氨基酸。也有学者认为氧需求供应的恢复是其止痛机制之一。接受 SCS 治疗的患者必须符合以下几点:保守治疗失败,排除严重的精神问题以及试验性治疗证实能够缓解 50%以上的疼痛,并且需要签署同意书。有报道称 SCS 治疗肿瘤引起的神经病理性疼痛可使疼痛缓解达 90%以上,改善患者的功能状态和睡眠,并可停止药物疼痛治疗达 12 个月。

任何治疗都对患者会产生一定的经济负担。在美国,该项治疗的平均费用从 1993 年的 15 342 美元增长到了 2006 年的 58 088 美元。医师在使用该技术治疗慢性疼痛特别是神经病理性疼痛患者时,必须仔细考虑该项操作的风险效益比。

(四)硬膜外或鞘内药物输注

进行性神经源性痛的最终治疗方法是植入硬膜外或鞘内药物输注系统。与神经阻滞和 SCS 治疗相同,硬膜外或鞘内给药法是一种有创治疗。即在硬膜外腔或蛛网膜下腔埋置导管,并将此导管与皮下的可编程输注泵相连,可向硬膜外或蛛网膜下腔直接给予吗啡、可乐定等药物,从而增强镇痛效果,减少药物的副作用。

接受该治疗的患者必须经过仔细筛选。一般说来,应对患者进行病理学鉴别诊断,以确认没有进一步的外科手术指征或是保守治疗也已失败。其适应证包括:① 大剂量口服、经皮或其他全身应用的阿片类药物不能缓解的疼痛;② 全身应用阿片类药物可缓解疼痛,但是出现难以忍受的并发症,如恶心、呕吐、便秘或过敏反应;③ 神经阻滞、神经调节或毁损术无法治疗的疼痛;④ 难治性的且局限的癌痛。其禁忌证包括:① 颅内压增高;② 全身感染或拟穿刺部位局部感染;③ 怀疑穿刺点水平的肿瘤占位;④ 出血倾向;⑤ 对拟使用的椎管内药物过敏;⑥ 认知功能障碍或激惹状态可能致意外拔除导管;⑦ 在导管的接头或穿刺点的护理以及换药等工作上存在预计的困难。

该治疗的早期并发症同常用的口服阿片类药物相似,为恶心、尿潴留、瘙痒、头痛等。有研究发现鞘内置管给药感染发生率为 2%,而硬膜外置管为 1%。在硬膜外放置导管人群有 16%因硬膜外导管的并发症(如纤维化)而更换导管。有研究者通过荟萃分析得出,浅部感染发生率 2.3%,深部感染发生率 1.4%,出血为 0.9%,神经损伤为 0.4%。之前还有研究显示,大剂量鞘内吗啡注入与肌阵挛和痛觉过敏有相关性。长时间的鞘内注射吗啡还可能导致低促性腺素性功能减退症和肾上腺皮质功能减退。

三、其 他 技 术

(一)放射性粒子植入治疗胰腺癌腹痛

粒子植入是将放射性粒子均匀地植入肿瘤靶区,通过放射性粒子持续释放放射线达到最大限度地杀伤肿瘤细胞的作用。放射性粒子植入具有创伤小、肿瘤靶区剂量分布均匀和对周围正常组织损伤小、操作简便等优点。放射性粒子植入治疗的核素一般释放低能量光子,一般推荐使用 ^{125}I、^{192}Ir 和 ^{103}Pd 等,在胰腺癌治疗中使用最多的是 ^{125}I。^{125}I 半衰期较长,为 59.7 日,释放短程软 γ 射线和 X 射线的低能光子,具有增加相对生物效应的作用。其组织穿透力 1.7 cm,靶体积治疗外剂量衰减迅速,对患者和医护人员损害小。其种植方式有:模板种植,B 超、CT 或 EUS 引导下种植以及术中种植。国内外不同研究中的放射性 ^{125}I 植入术后疼痛缓解率达 65%~88%,中位生存期 7~14 个月。这无疑是为难以手术切除的胰腺癌腹痛患者提供了缓解疼痛、改善生活质量的另一种有效途径。

(二)高能聚焦超声 HIFU 技术

HIFU 是 20 世纪 90 年代研制成功的一种高新技术,是将体外低能量超声波通过聚焦形成高能量焦域来破坏深部组织的非侵入性治疗技术。近年来,该技术被应用于进展性胰腺癌、难以切除的胰体尾部肿瘤的治疗中,特别是无黄疸的胰腺癌或经过减黄治疗后的胰腺癌是 HIFU 的适应证之一。

目前认为 HIFU 治疗肿瘤的机制主要包括以

下几个方面。① 热固化效应：聚焦的超声束能够在焦点处产生很高的声强，从而使超声的能量迅速被组织吸收并转换成热能，瞬间在局部产生 65℃ 以上的高温，使组织发生不可逆损伤。② 机械效应：是超声波作为机械波的原发机制，聚焦后超声波的机械力也随之大幅提高，可在瞬间对靶细胞施加挤压、膨胀交替变化的压力，导致细胞破裂。③ 空化效应：强超声在液体中产生类似雾状的气泡，负压期形成空化微泡，正压期空化泡崩溃产生高温高压，这种能量变化使肿瘤细胞崩溃，蛋白质变性，从而使组织受到严重破坏。④ 血管栓塞：HIFU 可以栓塞 2 mm 以下的血管，从而使肿瘤组织的病灶出现缺血性坏死，加强其生物学效应。⑤ 固化瘤苗：HIFU 焦点处产生的强烈膨胀和收缩运动破坏细胞结构，可使镶嵌在细胞膜脂质双分子层中的肿瘤抗原暴露，同时，对细胞膜等结构的机械性破坏使存在于胞质和胞核中的抗原暴露增加，从而改变肿瘤组织的免疫原性，加强机体对肿瘤组织的免疫反应。

HIFU 止痛的机制有：① 肿瘤经 HIFU 治疗后发生变性坏死，主要为凝固性坏死，消除了肿瘤浸润神经引起的癌性疼痛。② 有研究显示神经组织对超声治疗的敏感性较高，HIFU 治疗胰腺癌时的范围包括围绕在腹腔干和肠系膜上动脉周围的神经丛，治疗能破坏腹腔神经丛，阻断了痛觉的神经冲动传入。③ 肿瘤组织发生凝固性坏死，减少了化学致痛物质的产生。

由于该技术无创，且有减小瘤体、缓解疼痛的作用，治疗安全性较高，对于不能耐受手术治疗的患者提供了胰腺癌治疗的一种新途径。

（王凯旋　包　睿　熊源长）

第十一节　心　理　评　估

目前，胰腺癌的治疗仍未取得革命性进展，晚期患者往往在较短的生存期内还要饱受疼痛、黄疸、食欲减退、便秘以及抑郁等并发症的煎熬，而且这些并发症往往很难治疗。有研究显示，伴有疼痛、抑郁和神经质的癌症患者，对治疗反应差、自杀率高、存活时间也短。因此，通过多学科联手协作，最大限度地缓解胰腺癌患者临床症状，改善患者生存期生活质量及心理状态，是非常重要的。

一、胰腺癌患者疼痛的评估与处理

40%～80%的患者在确诊为胰腺癌时就已经伴有上腹部、腰部或背部疼痛。胰腺体尾部肿瘤的患者疼痛更为多见，而胰头肿瘤患者通常出现的是无痛性黄疸。胰腺癌的疼痛是因肿瘤侵犯邻近的肠系膜神经丛或腹腔干神经丛所致，常表现为典型的尖锐痛。

（一）疼痛的评估

评估胰腺癌患者疼痛时，应充分倾听患者主诉，全面、详细地询问病史，注意患者精神状态及分析有关心理社会因素，进行仔细的体格检查，恰当评定患者疼痛的程度。评估疼痛程度的方法主要包括以下几种。

（1）视觉模拟量表（visual analogue scale，VAS）：VAS 通常采用 10 cm 长的直线，两端分别表示"无痛"（0）和"想象中剧烈疼痛"（10）。被测者根据其感受程度，在直线上相应部位做记号，从"无痛"端至记号之间的距离即为痛觉评分分数。

（2）数字评价量表（numerical rating scale，NRS）：将疼痛程度用 0～10 这 11 个数字表示。0 表示无痛，10 表示最痛。被测者根据个人疼痛感受选择其中一个数字。一般认为，1～3 为轻度疼痛，4～6 为中度疼痛，7～10 为重度疼痛。

（3）语言评价量表（verbal rating scale，

VRS)：根据患者主诉，将疼痛分为无、轻度、中度、重度 4 个等级。轻度痛标准为有疼痛但可忍受，生活正常，睡眠无干扰；中度痛标准为疼痛明显，不能忍受，要求服用止痛药，睡眠受干扰；重度痛标准为疼痛剧烈，不能忍受，需立即使用止痛剂，睡眠受严重干扰，可伴自主神经紊乱或被动体位。

（4）行为评价法：由于疼痛对人体的生理和心理都会造成一定的影响，所以疼痛患者经常表现出一些行为和举止的变化，如面部表情、躯体姿势、行为和肌紧张度等。通过观察记录这些变化，可以为疼痛临床评价提供一些较客观的辅助依据。

（5）其他评价方法：临床疼痛评价还可以通过生理测定法或生化测定法实现。生理测定法是通过记录患者肌电图变化或根据心率、血压、呼吸及局部皮肤温度对疼痛进行评估，这种方法的准确性较低。生化测定法是通过测定神经内分泌的变化，如血浆皮质醇含量、血浆和脑脊液 β-内啡肽变化等作为疼痛评估的辅助方法。

（二）疼痛治疗的目标和原则

对处于早期、正接受积极治疗的胰腺癌患者，充分缓解疼痛能够使其耐受抗癌治疗所必需的诊疗措施，从而提高抗癌治疗效果；对于晚期患者，充分缓解疼痛可改善生活质量，能达到相对无痛苦的死亡。治疗效果应追求循序渐进，最初以解决疼痛不影响睡眠为目标，即增加无痛睡眠时间；其次以在白天安静时无疼痛为目标，即解除休息时疼痛；最后以站立、活动时无疼痛为目标，即解除活动时疼痛。

世界卫生组织（WHO）推荐的癌痛三阶梯治疗原则的内容包括：

（1）阶梯给药：指止痛药物的选择应根据疼痛程度由弱到强按顺序提高，第一阶梯为对乙酰氨基酚或非甾体类解热镇痛抗炎药（NSAIDs），第二阶梯为弱阿片类药物，第三阶梯为强阿片类药物。在使用强效镇痛药时，还可联用前一阶梯药物和其他辅助药物。

（2）口服给药：为首选，因其简单、经济、易于接受，能够获得稳定的血药浓度，而且与静脉注射同样有效，更易于调整剂量、更有自主性，不易成瘾、不易耐药。

（3）按时给药：强调有规律的按时，而不是按需给药，保证连续缓解疼痛。

（4）个体化给药：个体间对麻醉药品的敏感度差异很大，所以阿片类药物并没有标准用量，凡能使疼痛得到缓解并且副作用最低的剂量就是最佳剂量。

（5）注意具体细节：需连续、动态评估疼痛，及时调整药物用量；关注镇痛药物带来的副作用，积极给予对症处理。

（三）疼痛治疗方法

选择疼痛治疗方法，应从无创伤和低危险性的开始，然后再考虑有创伤和高危险性的方法。

1. 药物治疗

（1）对乙酰氨基酚及 NSAIDs 类药物：具有解热、镇痛及抗炎作用，无耐药性和依赖性，但有剂量极限性（天花板效应）。常见不良反应包括：胃肠道反应，甚至诱发胃溃疡；抑制血小板功能，增加出血风险；前列腺素合成抑制可导致肾血管收缩，肾血流和肾小球滤过率下降，个别敏感个体可能导致急性肾衰；长期服用还可能损害肝功能。

（2）曲马朵：人工合成的一种弱阿片类药物，作用于 μ 阿片类受体以及去甲肾上腺素系统发挥双重镇痛作用，可用于治疗中至重度疼痛。其呼吸抑制作用轻，最常见的药物不良反应是恶心、呕吐、出汗及便秘。曲马多可降低癫痫的发作阈，可能引起强直性阵挛发作，因此对癫痫患者应慎用。另外，长期服用也可能导致成瘾或人格障碍。

（3）吗啡：吗啡是治疗重度癌痛的一线药物，临床常用剂型包括即释吗啡和控释/缓释吗啡。吗啡镇痛作用强大，无封顶效应，可通过不断增加剂量而达到满意的镇痛效果，而且长期应用对胃、肠、肝、肾等器官无明显毒性作用。常见副作用包括：过度镇静、呼吸抑制、头晕、恶心、呕吐、瘙痒、便秘等。对肾功能不全患者使用时需谨慎，因其代谢产物聚积于体内可能诱发中枢神经系统兴奋和肌痉挛，也可增加镇静药物常见的副作用发生。

（4）芬太尼：芬太尼是一种强效阿片类药物，作用强度为吗啡的 75～100 倍。其分子量小、脂溶性好、对皮肤或黏膜刺激性小,制成透皮吸收贴剂后,适用于无法口服的胰腺癌患者。其透皮贴剂可持续 72 h 恒定地释放芬太尼,作用缓慢而持久,6～12 h 达血浆峰浓度,12～24 h 达稳定血药浓度。药物吸收不受胃肠功能影响,避免了药物的首过效应,生物利用度可达 92%。不良反应与吗啡相似。

2. **腹腔神经丛阻滞** 腹腔神经丛分布于胰腺、肝脏、胆囊、肾上腺、肾脏,从食管交界处到脾曲的胃肠,腹腔神经丛阻滞已被广泛应用于胰腺癌疼痛的治疗。经过一次或数次的阻滞,可缓解 80% 患者的疼痛,但该方法对肿瘤转移的疼痛无效。腹腔神经丛阻滞的并发症包括:局部疼痛,低血压,药物误注入蛛网膜下腔、硬膜外腔、腹主动脉、下腔静脉,周围器官包括肾脏、小肠、肺的穿刺损伤,肠蠕动增强(伴腹泻)等。神经系统并发症如截瘫也有报道,可能由脊髓前动脉综合征所致,但发生率很低。新近有报道,以超声内镜(EUS)引导行腹腔神经丛阻滞,可提高成功率和有效率,减少并发症,但尚需大规模临床病例实践检验。

二、胰腺癌患者生活质量及心理的评估与改善

以往,国外学者对癌症患者生活质量及心理状态的关注和研究较多,而国内研究相对较少。近年来,也有国内学者在国外成熟的评估量表基础上,编译了中文版的生活质量及心理评估量表,用于临床评估及科研并取得了一定的效果。

(一)生活质量的评估

生活质量(quality of life,QOL)又称为生存质量、生命质量,其综合测量个人或群体所感受到的躯体、心理、社会、总体主观感受等各方面的适应状态。主要内容有:① 躯体功能,包括日常生活能力;② 情绪或心理功能,包括患者的感觉、对疾病的焦虑感、对生活的满意度等;③ 社会功能;④ 疾病本身及治疗引起的症状和体征;⑤ 经济状况以及疾病对经济状况的影响等。生活质量是在 WHO 提倡的健康新概念"人们在躯体上、精神上及社会生活中处于一种完好的状态,而不仅仅是没有患病和衰弱"的基础上构建的,是医学模式由生物医学模式向生物-心理-社会医学模式转变的体现。

胰腺癌患者的生活质量评估多应用欧洲癌症研究和治疗组织(EORT)所设计的 EORTC-QLQ-C30 量表,该量表现已有标准中文版。量表由核心问卷和癌症特殊问卷两部分组成,包括 5 个功能子量表(躯体、角色、认知、情绪、社会功能),3 个症状子量表(疲劳、疼痛、恶心或呕吐),1 个总体健康状况子量表和一些单一的条目。该问卷简明扼要,有效适用于不同文化、不同社会背景的患者,而且可根据不同癌症的具体特点增加疾病特殊问卷,以评估特定肿瘤相关症状、治疗相关副作用以及受疾病和治疗影响的其他生活质量方面。

(二)影响胰腺癌患者生活质量的主要并发症

1. **胃瘫** 胃瘫是一种功能性胃梗阻,而不是由于胰头部肿块压迫胃和十二指肠所致的机械性胃梗阻,其影响着 60% 以上的胰腺癌患者。胃瘫可伴有广义的胃肠蠕动障碍,可能造成肠梗阻,进一步导致恶液质、脱水、电解质紊乱和生活质量下降。糖尿病、甲状腺功能低下以及阿片类药物都可加重胃瘫。

胃瘫的标准诊断方法是,进食一份标准化的固态餐(面包、果酱、鸡蛋)后进行胃成像检查,如果 2 h 内食物残留超过 60% 或者 4 h 内食物残留超过 10% 则为胃排空延迟。一种新的动态方法是患者吞下一个含无线监测器的胶囊,测量消化管腔内的 pH 值和压力,然后将数据传输给接收器。胶囊从胃移动到十二指肠时,数据将显示 pH 值迅速上升。

没有体重下降、低蛋白血症或其他营养障碍的患者可以进行饮食和行为改善,同时服用促蠕动和止吐药物以改善胃瘫症状。但对于长期胃瘫的患者,需要调节电解质平衡,静脉内给予促蠕动和止吐药,同时进行胃肠减压。

胃复安和红霉素是临床上常用的促蠕动药。胃复安是一种 5-HT$_4$ 受体激动剂,同时也是多巴

胺 D_2 受体拮抗剂。其能促进胃肠道的胆碱能和氮能运动,加速胃排空和肠蠕动,并通过拮抗中心和外周多巴胺受体发挥止吐作用。服用胃复安10 mg 4 次/d可有效改善恶心、呕吐、腹痛、餐后饱胀、体重下降等症状。但胃复安能快速穿过血脑屏障,拮抗多巴胺 D_2 受体,会引起患者静坐不能及其他锥体外系症状。红霉素是大环内酯类抗生素,也是胃动素受体激动剂,能促进胃蠕动,加速胃排空。但大剂量红霉素可引起胃肠蠕动过度增强,而导致腹痛、恶心和呕吐。另外,红霉素导致心脏性猝死的风险是正常人群的 2 倍。止吐药和促蠕动药联合有协同作用。常用的止吐药包括吩噻嗪类药物如异丙嗪和普鲁氯哌嗪,或 5-HT$_3$ 受体拮抗剂如昂丹司琼和格拉司琼。后类药物在胃瘫患者中应用仍有争议,而且价格较贵,因此应限制使用。患者对一种止吐药没有反应时,更换另一种药可能有效。

对于顽固性胃瘫,越来越多地采用外科手术来治疗,最常见的手术是胃电刺激仪植入术。胃刺激仪能有效治疗由于糖尿病、先天性或手术所致的胃瘫,但目前仍需要前瞻性的研究确认其用于肿瘤患者的疗效和风险。顽固性恶心呕吐的胃瘫患者应当考虑行胃造瘘术。胃造瘘管有助于缓解消化不良、恶心、胃胀等症状,改善患者状态,增加体重。胃瘫患者出现体质虚弱、营养缺乏时,应当考虑放置空肠造瘘管。在放置空肠造瘘管之前,应放置鼻空肠饲管 48～72 h,以确定患者能耐受含有足够热量和蛋白质的营养液。空肠造瘘管放置的并发症包括感染、肠功能紊乱及造瘘管脱出等。

2. 黄疸　胰头癌患者因胆道梗阻可引起黄疸,减轻黄疸的方法包括胆总管空肠吻合手术或者内镜下胆管扩张术。外科手术适用于可以切除肿块或者局部晚期无法切除但尚没有远处转移的胰腺癌患者,其优势是可以同时行腹腔神经丛阻滞,对于合并十二指肠梗阻的患者还可以同时行胃空肠吻合,但其治疗后的发病率和死亡率并不低。

内镜下行胆管扩张并放置支架以减轻黄疸安全有效。在放置胆道支架前,应用ERCP评估胆道系统和胰管情况,同时预防性使用抗生素并改善凝血功能。约 3 个月后支架内阻塞的风险增加,如果患者情况允许则需要更换支架。预防性使用抗生素和胆盐并不能预防支架阻塞。与外科手术相比,放置支架的发病率和死亡率较低。

金属支架适合用于胆管狭窄程度不高、不易发生梗阻和感染的患者。金属支架可以用鞘包裹(防止肿瘤组织向内生长),也可以裸露。用鞘包裹发生梗阻的风险很低,但是容易发生胆囊炎。

胆管炎是胆管支架植入后常见的并发症。严重的胆管炎表现为因胆汁淤积和感染所致的发热、黄疸及腹痛。胆管炎是严重的并发症,需要立即住院治疗,使用抗生素和静脉输液。

3. 恶液质　癌症恶液质的特征是营养失调、肌肉萎缩、虚弱,其会降低治疗效果、加重治疗的毒性作用并加速死亡。当恶液质是由于食欲不佳所致,这种情况称为"厌食恶液质综合征"。胰腺癌晚期时,超过 80% 的患者会出现恶液质。临床上,肿瘤恶性程度与恶液质程度并没有直接关系。事实上,即使患者并不厌食,直径较小的胰腺肿瘤也能导致体重明显下降。这可能与肿瘤患者往往存在严重的碳水化合物、氨基酸及脂类的代谢障碍有关。另外,50% 以上的胰腺癌患者继发有糖尿病,血糖增高也是疾病发展的不利因素。

治疗恶液质的主要药物包括类固醇、大麻素、合成代谢及抗炎类药物。类固醇如地塞米松、泼尼松龙、甲泼尼龙,能短期内改善患者的状态、食欲。地塞米松是治疗恶液质的首选,因为其较少引起盐皮质激素症状,常用剂量为每日口服 3～6 mg。甲地孕酮是一种人工合成激素,可模拟黄体酮作用,其能增加食欲、提高生活质量,但是不影响去脂体重和其他功能改变。甲地孕酮治疗的主要不良反应包括深静脉血栓形成和高血糖,前者发生率为 2%～18%,后者为 2%～13%。

大麻素是大麻的衍生物,在大脑边缘系统、下丘脑和外周器官系统作用于细胞因子或者内源性大麻素受体,通过刺激癌症患者的食欲来减轻恶液质。大麻素还有止吐作用并能够提升情绪,其不良反应包括烦躁不安、困惑、头晕、协调不能、液体潴留、呕吐和阳痿等。

恶液质患者的营养治疗十分重要,其目的是提高患者的营养和热量摄入,增加人体成分含量,改善患者的功能状态、免疫系统及生活质量。对于那些经过抗癌治疗、需要提高生活质量和生存时间的患者,经口或经管饲肠内营养剂很有益。此外,约65%的患者有一定的脂肪吸收障碍,50%的患者有蛋白质吸收障碍。补充胰酶可用于治疗因为胰液分泌不足所致的营养吸收障碍,恢复十二指肠内正常的酶活性,改善上述症状并预防体重进一步减轻。目前临床应用pH敏感的脂肪酶微球体,每餐摄入25 000~40 000 U的脂肪酶。为了充分发挥酶在十二指肠内的活性作用,患者应当在进餐开始时和进餐中都摄入胰酶。

4. 恶性腹水 恶性腹水的产生机制包括:腹膜直接受到肿瘤的侵犯,肿瘤导致腔静脉/门静脉阻塞、淋巴系统回流障碍和低蛋白血症,细胞因子(包括肿瘤坏死因子、血管内皮生长因子、IL-6)释放,血管通透性增加等。恶性腹水不同于肝硬化所引起的腹水,其可随有效的抗癌治疗而消失。姑息性治疗的目的是缓解腹水引起的不适,提高生活质量。

使用利尿剂治疗腹水有争议,而腹腔穿刺引流是唯一的快速缓解腹水症状的治疗方法。最佳的抽放腹水量尚不确定。穿刺引流的并发症包括低血压、肾衰、腹膜炎、低蛋白血症和肺栓塞。在肝硬化性腹水中,输注清蛋白和血浆扩容剂能预防循环衰竭,但尚无数据证实在恶性腹水患者中的疗效。经常需要穿刺的患者可以考虑留置导管引流,但应注意预防腹腔感染。

腹腔-静脉分流术是使用一种单向阀门控制系统直接将腹水引流到腔静脉,同时尚可避免回流的一种技术。此技术广泛应用于肝硬化腹水患者,同时也可以缓解顽固性恶性腹水患者的症状。腹腔-静脉分流术的并发症包括引流管阻塞以及癌细胞扩散。乳腺癌和卵巢癌患者行此项技术益处很多,但是胃肠道肿瘤特别是胰腺癌因其预后不良并不太适合应用。

5. 便秘 便秘是胰腺癌患者的常见症状,可影响超过50%的晚期患者。便秘的病因很多,可能由于肿瘤直接侵犯横结肠或者肠道的神经和肌肉,进而通过激素或者细胞因子介导而引起广泛的胃肠功能障碍,或者由于治疗药物如阿片类药物和5-HT₃拮抗剂的副作用所致。超过60%的患者即使没有口服阿片类药物也需要服用泻剂,而90%使用阿片类药物的患者需要泻剂。阿片类药物减少肠蠕动,增加肠道圆形括约肌静息时间。同时,阿片类药物改变肠内液体运送,导致小肠内液体转运时间减少,从而减弱肠道分泌功能。在癌症晚期,食欲不振导致膳食纤维和液体摄入不佳,同时患者全身状态不良也是造成便秘的原因。

治疗方法包括早期干预、患者宣教、调整饮食和服用药物。有研究表明,增加膳食纤维的摄入并不能改善便秘状况,而每日饮水1.5~2 L却有所帮助。麻醉药的使用剂量与便秘程度似乎没有关系,但不同药物之间有所差别:芬太尼经皮给药比吗啡和氢吗啡酮的副作用少,美沙酮的副作用比吗啡轻。

目前常用的治疗药物主要有两类,粪便软化剂和渗透类药物。软化剂可增加液体的散布,而渗透类药物如聚乙二醇、乳果糖和山梨醇,能将液体拉进肠腔,后者需要大量饮水才能起作用。大部分接受麻醉镇痛药的患者均需预防性地使用软化剂通便,对于顽固性病例需要增加渗透性药物。美国FDA最近批准了两种阿片受体拮抗剂甲基纳曲酮和爱维莫潘,用于治疗阿片类药物导致的便秘。这两种药能选择性地拮抗外周阿片受体,而保留中枢阿片作用。但其临床效果尚需广泛的临床研究证实。

6. 血栓形成 胰腺癌血栓的发生率很高,临床发生率为12%,尸检发生率为47%。下肢静脉血栓、血栓性静脉炎、门静脉血栓和肺血栓形成是胰腺癌血栓疾病的常见表现,其他表现包括弥漫性血管内凝血、脾静脉血栓、肠系膜血栓、静脉性坏疽及肢体远端缺血。

胰腺癌患者的血栓性疾病应当考虑使用低分子肝素或者普通肝素进行长期抗凝治疗。可放置滤器防止血栓进入肺内,但是增加了下肢静脉血栓的风险,因此最好用于出现过肺栓塞和有抗凝禁忌的患者。急性的血栓形成可采用溶栓治疗,但并发症风险很高,因此不推荐使用。门静脉血栓,特别是近期发生的血栓可安全实施抗凝治疗。

新近,美国国家癌症综合治疗网络(national comprehensive cancer network)发布了癌症患者静脉血栓治疗的指南,其主要内容包括以下5点。① 除出血及其他禁忌证,所有入院治疗的癌症患者均应考虑预防性使用抗凝药。② 不需要在日常预防性服用抗凝药,除非患者同时在服用反应停或者来那度胺。③ 接受手术治疗的癌症患者应当考虑用药预防血栓。④ 不论初始或后续治疗,确诊为静脉血栓栓塞的癌症患者均首选低分子肝素。⑤ 抗凝药对癌症患者生存率的影响需要进一步研究,目前尚无推荐药物。

(三) 心理评估与改善抑郁

1. 心理评估方法　当前常用各种专项量表评估患者的心理状态。抑郁和焦虑是癌症患者常见的心理障碍类型,针对这两种心理障碍的量表也较多,应用较为广泛的包括以下3种。

(1) 症状自评量表(SCL-90):此量表包含90道题(即90项症状清单),9个反映心理问题的突出因子:躯体化、强迫症状、人际关系敏感、抑郁、焦虑、敌对、恐怖、偏执、精神病性。内容涉及感觉、情绪、思维、意识、行为、生活习惯、睡眠等。采取5级评分标准,1分代表无症状、5分代表症状严重,依次递进。任一因子得分超过2.5分即被界定为异常,说明可能存在该因子所代表的轻微心理问题,超过3分说明症状中等程度以上,可能有较为明显的心理问题。

(2) 抑郁自评量表(SDS):此量表由20个陈述句和相应问题条目组成,每一条目相当于1个有关症状,均按4级评分。20个条目反映抑郁状态4组特异性症状。① 精神性情感症状:包含抑郁心境和哭泣。② 躯体性障碍:包含情绪的日间差异、睡眠障碍、食欲减退、性欲减退、体质量减轻、便秘、心动过速、易疲劳。③ 精神运动性障碍:包含精神运动性迟滞和激越。④ 抑郁的心理障碍:包含思维混乱、无望感、易激惹、犹豫不决、自我贬值、空虚感、反复思考自杀和不满足。总分的正常上限参考

值为41分,标准分正常上限参考值为53分。

(3) 焦虑自评量表(SAS):该量表从构造形式到具体评定方法,都与抑郁自评量表十分相似,主要用于评定焦虑患者的主观感受。SAS共包括20个项目:焦虑、害怕、惊恐、发疯感、不幸预感、手足颤抖、躯体疼痛、乏力、静坐不能、心悸、头昏、晕厥感、呼吸困难、手足刺痛、胃痛、消化不良、尿意频数、多汗、面部潮红、睡眠障碍、噩梦。主要评定依据为项目所定义的症状出现的频度,分为没有或很少时间、少部分时间、相当多时间、绝大部分或全部时间4级。总分的正常上限参考值为40分,标准分正常上限参考值为50分。

进行心理评估时还常用到社会支持评定量表(SSRS),以评估患者所能接受到的社会支持程度,为个体化的心理干预措施提供依据。社会支持指一个人通过社会联系所获得的能减轻心理应激反应、缓解精神紧张状态、提高社会适应能力的影响。社会联系是指来自家庭成员、亲友、同事、团体、组织和社区的精神和物质上的支持和帮助。社会支持评定量表的评价指标包括主观支持、客观支持和支持的利用度3个维度,共10个项目。其客观支持情况指单位、同事、好友、家庭、亲戚给予的物质支持情况;主观支持指个人对在社会中受尊重、被理解的情感体验和满意的程度;个体对支持的利用度系指个人对别人的帮助是拒绝还是接受。

2. 胰腺癌患者抑郁状态及改善方法　据统计,抑郁困扰着全球超过12 000万人。抑郁患者较正常人体质下降,可诱发冠心病和休克,在年长者中有较高的远期死亡率,重度抑郁导致严重的功能障碍甚至自杀。胰腺癌与抑郁之间存在一定的联系。虽然患有严重疾病的患者都容易发生抑郁,但有研究发现,在控制了人口统计学和医学变量后,同样是复杂的腹部肿块,胰腺癌发生抑郁的自我评分要比胃癌高。胰腺癌和抑郁关系的生理学基础还不清楚,理论上推测与5-羟色胺有关,可能胰腺肿瘤分泌这种激素,或者能分泌抗体阻断5-羟色胺受体。尚无证据表明抑郁可影响胰腺癌患者的存活期。

胰腺癌患者抑郁的诊断步骤和治疗与一般抑

郁症患者相同。最常用的诊断方法是根据患者的病史，依照《精神疾病诊断和统计手册（第四版）》的诊断标准（DSM－IV）进行诊断。诊断标准包括：至少出现两周的心境低落、兴趣缺失，同时合并3～4种其他心理躯体症状。当胰腺癌患者处于疾病晚期、疼痛控制不满意、身体功能欠佳以及缺乏社会支持关爱时，应当评估其是否发生抑郁，特别是本人或家庭成员有抑郁病史的患者风险更大。

心理疏导可有效缓解胰腺癌患者的心理障碍，包括抑郁、焦虑、恐惧、敌对情绪等。常用的支持性心理治疗方法包括：鼓励安慰患者，与患者及家属建立良好的信任关系，讲解疾病知识、治疗方法及相关并发症，建立社会支持系统以及对患者实施保护性医疗措施等。对于严重抑郁患者，还可实施有针对性的心理干预措施，如音乐疗法、暗示疗法、放松训练及生物反馈放松训练、认知行为治疗等，以达到培养乐观情绪及积极生活态度、降低应激水平、改善躯体症状、乐于配合治疗等目的。

（陈 辉 侯 炯）

第十二节　中 医 治 疗

在中医的脏象学说中并无"胰腺"这一脏腑，也没有"胰腺癌"记载。至清代《医林改错》方首次出现"胰"，而此前的文献在脏腑解剖上，一般以脾代替或概括胰腺。而与"胰腺癌"临床表现相似的病证散见于历代文献之中，记载了胰腺癌的病因病机、症状表现、治法方药与预后转归，其中不乏至今仍具有较高临床价值的治法方药。中医药在胰腺癌的治疗中具有独特的优势，尤其是对于晚期胰腺癌患者，可以配合手术与放化疗，扶正祛邪，提高整体疗效，在改善或控制患者症状、提高生活质量、延长生存期方面具有重要作用。

一、中医对"胰腺"与"胰腺癌"的认识

（一）中医对"胰腺"的认识

有关于胰腺的解剖学认识，首见于《难经·四十二难》，其中记载"脾重二斤三两，扁广三寸，长五寸，有散膏半斤"。"散膏"一般被认为就是现代解剖学的胰腺，是作为脾的附属物。至金元时期，医家对胰腺有了进一步的认识，如李东垣在《脾胃论》提出"脾长一尺掩太仓"；元代滑寿《十四经发挥》载"脾广三寸，长五寸，掩手太仓，附着于脊之第十一椎"。明代李梴《医学入门》载"脾居中脘一寸二分，上去心三寸六分，下去肾三寸六分"，同时描述脾"形扁如马蹄，又如刀镰"。以上所记载之"脾"从形态与位置上更接近胰腺。至清代胰腺始从脾或脾的附属物中独立出来，记载最为详细的当属王清任的《医林改错》，明确记载"津管一物，最难查看，因上有总提遮盖，总提俗名胰子，其体长于贲门之右，幽门之左，正盖津门，总提下前连气府，接小肠"；"胃外津门左名总提，肝连于其上"；"此是膈膜以下，总提连贯胃肝大小肠之体质"。其中的"总提"即是胰腺，这是中医文献中首次出现的"胰"。

民国时期张锡纯《医学衷中参西录》中载"脺为脾之副脏，在中医书中，名为'散膏'，即扁鹊《难经》所谓脾有'散膏'半斤也。"又注"脺尾衔接于脾门，其全体之动脉又自脾脉分支而来，故与脾有密切之关系。"其中之"脺"即是胰腺。新中国成立以前包蘅村在《医学杂志》中记载"胃上有膈，胃下有脺，其味甜，其色赤，其质柔软，其形扁长，横贴胃底，起胃右方。矮小之人，脺长五寸，高大之人，脺长七寸。由右向左，右端厚而左端尖，右为头而左为尾，中有液管，会合胆汁，斜入小肠。"对胰腺的形态、解剖学特点、位置以及与相邻脏腑的关系有了非常明确的认识。

综上所述，传统中医对胰腺有"散膏""总提""胰子""脺"的记载，但对于胰腺的功能，并没有像解剖学认识那样从脾的附属物中独立出来。

（二）中医对"胰腺癌"的认识

中医对胰腺癌无专门论述，与胰腺癌表现相似的记载散见于历代文献的"积聚""伏梁""黄疸""结胸""痞气""腹痛""脘痛"等病证。历代医家在文献中重点论述了症状表现，并分析了其病因病机。

1. "胰腺癌"证候表现 胰腺癌最常见的临床症状与体征有腹痛、体重减轻、黄疸、乏力、食欲不振、腰背痛、恶心、呕吐、腹胀、腹泻、便秘、腹内肿块、发热等。历代文献中与"胰腺癌"症状相似的病证表现大致可以分为三类。一类是以肿块为主症，如"积聚""伏梁""痞气"等，一类以疼痛为主症，如"结胸""腹痛""脘痛"等，另一类则是"黄疸"与"水气"。三类症状常相兼出现。

《难经·五十六难》中载"脾之积名曰痞气，在胃脘，覆大如盘，久不愈，令人四肢不收，发黄疸，饮食不为肌肤"。《诸病源候论·黄病诸候》中"气水饮停滞结聚成癖，因热气相搏，则郁蒸不散，故胁下满痛，而身发黄，名为癖黄"。《外台秘要》描述"心腹积聚，日久癥瘕，块大如杯碗，黄疸，宿食朝起呕吐，支满上气，时时腹痛，心下坚结，上来抢心，傍攻两胁，彻背连胸"。《圣济总录》记载"积气在腹中，久不瘥，牢固推之不移，癥也，此由寒温失宜，饮食不节，致脏腑虚弱，饮食不消，按之其状如杯盘牢结，久不已，令人身瘦而腹大，至死不消"。李东垣《兰室秘藏》中提出"脾病，当脐有动气，按之牢若痛，动气筑筑然，坚劳如有积而硬，若似痛也，甚则亦大痛，有是则脾虚病也。"这些描述与胰腺癌出现腹痛、上腹部肿块、黄疸、消瘦等症状非常相似。

2. "胰腺癌"的病因病机 中医古代文献中类似胰腺癌病因病机的论述较多，其发生发展与后天失养、饮食失调、七情内伤、脏腑失调等相关。如《诸病源候论·虚劳病诸候》中指出"积聚者，由阴阳不和，脏腑虚弱，受于风邪，搏于脏腑之气所为也……诸脏受邪，初未能为积聚，留滞不去，乃成积聚""积聚痼结者，是五脏六腑之气已积聚于内，重因饮食不节，寒温不调，邪气重沓，牢痼磐结者也。"说明正虚之人易感受外邪致气血凝滞而生积聚，并且强调了外感六淫、内伤饮食等实邪易致积聚痼结。

（1）禀赋不足，正气虚弱：《灵枢·百病始生》提出"壮人无积，虚则有之"，认为积的形成与正气不足有关。《医宗必读》"积之成也，正气不足，而后邪气踞之。"指出正气不足之人，易于感受邪气，进一步形成气滞、湿阻、痰结、血瘀，终致积聚形成。《景岳全书》"凡脾肾不足，及虚弱失调之人，多有积聚之病；盖脾虚则中焦不运，肾虚则下焦不化，正气不行，则邪滞得以居之。"强调了脾肾虚弱在积聚发病中的重要性。

（2）内外合邪，气滞血瘀：起居失宜，寒温失调，感受湿毒，阻滞气机，气血瘀滞，久则影响脏腑，蕴生湿热郁毒而成积。《灵枢·百病始生》所讲"积之始生，得寒乃生"。"卒然外中于寒，若内伤于忧怒，则气上逆，气上逆则六俞不通，温气不行，凝血蕴裹而不散，津液涩渗，著而不去，而积皆成矣。"感受寒邪，内伤情志，内外合邪，致气机郁滞，久则可致气滞血瘀或聚津成痰，痰瘀交阻而成积，正如《金匮翼·积聚统论》所讲"凡忧思郁怒，久不得解者，多成此疾。"饮食失宜，最伤脾胃，脾虚化源不足，则饮食减少，日渐消瘦，脾失健运，湿浊内生，郁而化热，湿热日久成毒或成癥积，或湿热毒邪交阻，熏蒸肝胆，胆汁外溢而发黄。《景岳全书》"饮食之滞，留蓄于中，或结聚成块，或胀满硬痛，不化不行，有所阻隔，乃为之积。"另外，诸如黄疸、结石、胁痛等病，日久不愈，正气亏虚，邪气留滞，气血郁滞，蕴结成毒，也可致本病。

现代中医根据临床表现对胰腺癌的病因病机进行了阐释。周仲瑛认为胰腺癌多为肝脾两伤，土败木贼，气不化水，湿热痰毒互结引起。刘鲁明认为胰腺癌的发病是由于湿、热、毒外侵或脾胃失运，湿热内生，化热成毒，互结日久，聚集不散，阻滞气机，积久成瘤。"湿热毒聚，积久成瘤"是胰腺癌发病的关键环节，是其基本的病机。范忠泽认为胰腺癌的病因大体可归结为四个方面：外感湿热毒邪、饮食失调、情志失调、后天失养。胰腺癌的病机突出集中在两个方面：外感或内伤因素使肝胆气机受阻，外感或内伤因素使中焦脾胃功能失调。顾缨等认为湿热、瘀毒、正虚是胰腺肿瘤发病的基本病理因素，肝脾功能的失调是产生这些病理因素的关键,而其中中焦脾虚则是最根本的内因。杨炳奎等认为本病病位在胰,实系肝胆,发病机制为外感湿热毒邪,肝胆气机受阻,疏泄失常,胆汁外溢;气机不利,络脉不通,湿热毒邪与瘀互结,久留不去而成积证。

胰腺癌由先天不足、后天失养、饮食失节、七情郁结等因素致使气血郁滞、积结成瘤,病位在脾,涉及肝胆,以肝、脾功能失调,尤其是中焦脾胃功能失调为主。病性为本虚标实,脾虚为本,湿阻、痰凝、气滞、血瘀、热毒为标,虚实夹杂。临床发现胰头癌以湿热证表现为多,胰体部、胰尾部的癌肿多见脾虚气滞证。

二、胰腺癌的中医药治疗

(一)扶正祛邪是中医药治疗胰腺癌的根本原则

中医药治疗恶性肿瘤有着悠久的历史,历代医家在长期的医疗实践中,积累了丰富的辨治经验。《景岳全书》提出积聚治疗"总其要不过四法,曰攻、曰消、曰散、曰补,四者而已。"可视为胰腺癌治疗的基本原则。

胰腺癌的治疗应根据病程长短、证候表现,判定邪正盛衰与虚实主次,以确立治法。《医宗必读·积聚》提出"初者,病邪初起,正气尚强,邪气尚浅,则任受攻;中者,受病渐久,邪气较深,正气较弱,任受且攻且补;末者,病魔经久,邪气侵凌,正气消残,则任受补。"《医学心悟》更为详细地提出"治积聚者,当按初中末之三法焉,邪气初客,积聚未坚,宜直消之,而后和之,若积聚日久,邪盛正虚,法从中治,须以补泻相兼为用,若块消及半,便从末治,即住攻击之药,但和中养胃导达经脉,俾荣卫流通,而块自消矣。更有虚人患积者,必先补其虚,理其脾,增其饮食,然后用药攻其积,斯为善治,此先补后攻之法。"胰腺癌初期正气未虚,以邪实为主,治当以攻邪为主,可视其湿热瘀毒而攻;中期积块渐长,正气渐伤,邪实正虚,当攻补兼施,后期积块久居,瘀结不去,正虚为主,当以扶正为主。

《素问·六元正纪大论》提出"大积大聚,其可

犯也,衰其大半而止"。即使在胰腺癌初期邪实为主,也不可任用攻伐之品,若过用或久用攻伐消导之药,则伤败脾胃或耗伤气血,反会加重病情,正如《沈氏尊生书·寒·积聚癥瘕痃癖》所讲"若积之既成,又当调营养卫,扶胃健脾,使元气旺而间进以去病之剂,从容调理,俾其自化,夫然后病去而人亦不伤。"《张氏医通·积聚》提出"盖积之为义,日积月累,匪朝伊夕,所以去之亦当有渐,太急则伤正气,正伤则不能运化,而邪反固矣。"胰腺癌的治疗必须视其邪气性质与脏腑气血虚实不同,把握好攻邪与扶正的关系。《医宗必读·积聚》提出了"屡攻屡补,以平为期",深受后代医家重视。胰腺癌病机以脾虚为本,湿热瘀毒为标,因此,健脾是贯穿胰腺癌治疗全过程的基本治则。

现代医家在继承古人理法方药的基础上,结合胰腺癌临床特点,中医与西医相结合,辨证与辨病相结合,祛邪与扶正兼顾,进行胰腺癌的中医药治疗与研究。实践证明,对配合手术调理、放化疗减毒增效、缓解患者症状、提高生活质量、延长生存期、稳定瘤体、减少复发与转移有较好效果。

(二)胰腺癌的辨证分型治疗

学者们认为,胰腺癌的证候表现大致可分为四型,即脾虚湿滞型、湿热毒盛型、气滞血瘀型与气阴两亏型。

1. 脾虚湿滞型

主症:腹胀,纳呆,便溏,恶心呕吐,胁下疼痛,扪之有块,倦怠乏力,消瘦。舌质淡或黯,苔白,脉细或弦细。

主症分析:脾主运化,脾虚运化失职,则纳呆;中焦升降失司,则恶心呕吐,清气下陷则便溏,气滞于中则腹胀。脾虚水谷精微不能运化,气血化生无源,则出现乏力消瘦。舌质淡,脉弦细为脾胃失运之征。

治法:健脾理气,化湿安中。

方药:六君子汤加减:党参15 g,炒白术20 g,茯苓15 g,生牡蛎30 g,天龙1条,八月札15 g,苍术10 g,木香10 g,砂仁6 g(后下),法半夏10 g,厚朴10 g,生薏苡仁30 g,炙甘草6 g。

方义与加减:方中党参、炒白术、砂仁健脾益

气化湿。半夏、苍术燥湿理气,茯苓、生薏苡仁淡渗利湿,木香、厚朴、八月札理气安中,生牡蛎、天龙软坚散结。

腹胀可加大腹皮、枳壳,湿重可加豆蔻、泽泻、车前子;肿块明显可加三棱、莪术,疼痛重者加青皮、延胡索。

2. 湿热毒盛型

主症:身目俱黄,黄色鲜明,恶心呕吐,胸胁胀满,纳呆腹胀,腹痛拒按,小便黄赤,大便干结,乏力消瘦。舌红苔黄腻,脉弦数或脉弦滑。

证候分析:脾失健运,水湿内生,蕴而化热,湿热内郁,熏蒸肝胆,胆汁不循常道而外溢,则身黄、目黄;湿热中阻,胃失和降,则恶心呕吐,纳呆腹胀;肝气郁滞,血行不畅,则胸胁胀满,腹痛拒按。舌红苔黄腻,脉弦细数为湿热内蕴之征。

治法:疏肝清热,利湿解毒。

方药:大柴胡汤合茵陈蒿汤加减:柴胡10 g,郁金10 g,枳壳10 g,茵陈蒿15 g,炒栀子10 g,制大黄10 g,白花蛇舌草30 g,虎杖30 g,土茯苓30 g,龙葵30 g,天龙2条。

方义与加减:方中柴胡、郁金与枳壳疏肝解郁,理气除胀;炒栀子清利肝胆湿热,制大黄泻热通腑,两者合用使湿热从前后分消,茵陈蒿清热利湿退黄;白花蛇舌草、虎杖、土茯苓、龙葵清热解毒;天龙清热解毒,软坚消癥。

腹胀明显可加川楝子、大腹皮;黄疸明显可加赤芍、白茅根。

3. 气滞血瘀型

主症:胸胁胀满疼痛,痛处固定不移,夜间尤甚,腹中痞块,纳少或恶心呕吐,面色黧黑,形瘦乏力。舌质黯,或有瘀斑,脉弦细或涩。

证候分析:久病气滞血瘀,不通则痛,故胸胁胀满疼痛,固定不移;入夜血行迟缓,瘀阻加重,故痛处夜甚;瘀阻日久,渐成藏块;瘀血阻络,新血不生,肌肤失养则面色黧黑,形瘦乏力。舌质黯、瘀斑、弦弦细或涩为瘀血内阻之象。

治法:活血化瘀,散结止痛。

方药:血府逐瘀汤加减:桃仁10 g,红花10 g,赤芍15 g,丹参30 g,炮山甲10 g,八月札15 g,浙贝母15 g,菝葜30 g,藤梨根30 g,延胡索30 g。

方义与加减:桃仁、红花、丹参、赤芍活血化瘀,山甲、浙贝软坚散结,菝葜、藤梨根清热解毒、祛湿消肿,八月札疏肝理气、软坚散结,加延胡索活血止痛。

腹痛甚可加望江南、乳香、没药、三棱、莪术。

4. 气阴两亏型

主症:神疲乏力,纳呆消瘦,口干津少,胁胁隐痛,扪之有块,便干溲赤,舌红少津,脉弦细数。

证候分析:癌肿日久,气阴两亏,气虚不运则乏力纳呆,阴津不足机体失养则口干津少、身体消瘦,便干溲赤。正不胜邪,积聚日增则见胸胁隐痛、扪之有块。舌红少津、脉弦细数为气阴两亏之征。

治法:益气养阴,清热解毒。

方药:一贯煎加减:生地15 g,北沙参20 g,麦冬15 g,枸杞子15 g,天冬15 g,鳖甲20 g,当归10 g,党参15 g,浙贝母10 g,牡丹皮10 g。

方义与加减:以生地、麦冬、北沙参、天冬滋阴清热,枸杞子、当归益阴养血,党参益气健脾,浙贝软坚散结,丹皮清热凉血,鳖甲滋阴透热,软坚散结。

阴伤重而舌红无苔者,加龟板、玉竹、太子参、山药,阴虚有热者,加丹皮、知母,血虚者加熟地、白芍;脾虚重纳差者加炒白术、砂仁等。

（三）胰腺癌的专方治疗

清代医家徐灵胎提出"一病必有一主方,一方必有主药"。临床上,许多名老中医根据胰腺癌的基本病机与证候,辨病与辨证相结合,形成了相对固定的专方,取得较好疗效。

1. 胰腺癌专方

（1）铁树牡蛎汤（雷永仲方）

组成:铁树叶30 g,煅牡蛎30 g,海藻15 g,夏枯草15 g,海带12 g,漏芦12 g,白花蛇舌草30 g,当归12 g,赤芍12 g,丹参18 g,党参15 g,白术12 g,茯苓15 g,川楝子9 g,郁金9 g。

功效:软坚散结,扶正消癥。

主治:晚期胰腺癌。

方义:党参、白术、茯苓健脾化湿,煅牡蛎、海藻、夏枯草、海带软坚散结,铁树叶、白花蛇舌草、漏芦清热解毒,当归、赤芍、丹参、郁金活血化瘀,川楝子、郁金舒肝理气。诸药配合共奏活血化瘀,软坚消癥之功。

加减:活血化瘀加桃仁、王不留行;软坚消癥加炙山甲、望江南;健脾和胃加陈皮、木香、太子参、黄芪、薏苡仁、山药;清利湿热,加茵陈蒿、车前草、金钱草、虎杖。

(2) 孙秉严方

组成:黄药子、熟地、黑丑、白丑、黄芪、槟榔各30 g,川楝子20~30 g,川断、沙苑子、海藻、牡蛎、莪术、桃仁、柴胡、青皮、滑石、独角莲、党参各15 g,鸡内金、砂仁(后下)各6~10 g,蜈蚣、斑蝥各3 g。

功效:软坚散结,活血消癥。

主治:胰头癌。

方义:黄药子、独角莲解毒消肿、化痰散结,蜈蚣、斑蝥活血化瘀、解毒散结,海藻、牡蛎软坚散结;黑白丑逐水消积;柴胡、青皮、川楝子疏肝理气,行气活血;桃仁、莪术活血化瘀;槟榔理气下积,鸡内金消食化积,滑石淡渗利湿;黄芪、党参、砂仁健脾益气;熟地、川断、沙苑子补益肝肾。

加减:黄疸加茵陈蒿30~60 g,栀子10~15 g;腹水加赤小豆、葶苈子、猪苓、车前子(包煎)、水红花子各30 g,冬葵子10~30 g,商陆10~15 g,泽泻15 g;正气不弱水肿甚者可用十枣汤;腹痛加丹参、薏苡仁各15 g,延胡索10~15 g,穿山甲、乳香、没药各6 g;眠差加合欢皮、白芍各15 g,琥珀2 g(冲服)。

(3) 山甲龙葵方(高国俊方)

组成:穿山甲15 g,龙葵30 g,川楝子10 g,香附12 g,郁金10 g,石见穿30 g,丹参15 g,青皮12 g,陈皮12 g,夏枯草24 g,红花30 g,广木香10 g,枸杞子30 g,八月札12 g。

功效:理气活血,化瘀消积。

主治:胰腺癌。

方义:穿山甲软坚散结,夏枯草、龙葵、石见穿清热解毒散结,川楝子、香附、青皮理气活血止痛,陈皮、广木香、八月札理气健脾,郁金、丹参、红花活血化瘀,枸杞子养阴柔肝。

加减:黄疸加茵陈蒿24 g,栀子20 g,大黄

10 g;水肿加茯苓20 g,泽泻10 g,猪苓10 g,车前草30 g,半枝莲30 g。

(4) 调脾抑胰方(赵景芳方)

组成:党参10 g,炒白术10 g,苏梗10 g,枳实10 g,全瓜蒌10 g,姜半夏12 g,陈皮6 g,怀山药15 g,薏苡仁20 g,炒谷芽20 g,炒麦芽20 g,猪苓30 g,徐长卿30 g,八月札30 g。

功效:健脾化湿,理气消积。

主治:减轻胰腺癌患者腹痛、腹胀、食欲不振等症状。

方义:以党参、炒白术、怀山药甘温补中,健脾益气,苏梗、姜半夏、陈皮、八月札健脾理气,燥湿化痰,炒谷芽、炒麦芽行气消导,枳实、全瓜蒌行气宽中,薏苡仁、猪苓甘淡之品,淡渗利湿,徐长卿祛风止痛,活血消肿。

加减:腹痛剧烈加柴胡10 g,延胡索20 g,佛手10 g,郁金15 g,白芍15 g,炙甘草5 g;黄疸加山慈菇15 g,青黛10 g,野菊花30 g,茵陈30 g,虎杖10 g;大便秘结加重全瓜蒌用量,加决明子30 g,生大黄5~15 g;腹水者加冬瓜皮30 g,车前子30 g(包煎),商陆6 g,甘遂0.5 g。

(5) 祛瘀散结方(刘嘉湘方)

组成:八月札12 g,炮山甲12 g,干蟾皮12 g,香附12 g,枸杞子30 g,红藤30 g,龙葵30 g,夏枯草30 g,蒲公英30 g,石见穿30 g,丹参15 g,郁金9 g,川楝子9 g,广木香9 g。

功效:清热解毒,祛瘀散结,理气止痛。

主治:胰腺癌。

方义:八月札、香附、木香理气解郁;郁金、川楝子疏肝理气止痛;炮山甲、干蟾皮、夏枯草散结消癥;龙葵、石见穿清热解毒、消肿散结;丹参、红藤活血化瘀;蒲公英清热解毒,枸杞子柔养肝阴,扶正祛邪。

加减:腹部肿块坚实可加三棱、莪术,大便干结加麻子仁,或大黄。

2. 配合胰腺癌手术、放疗、化疗应用方

(1) 胰腺癌术后用方

组成:肿节风20 g,半枝莲15 g,当归、熟地、茯苓各12 g,川芎、白芍、白术、陈皮、木香各10 g,人

参(蒸兑)10 g,炙甘草 5 g,大枣 2 枚,生姜 3 片。

功效:健脾益气,活血化瘀。

适用于胰腺癌患者术后气血不足,脾胃气虚者。

(2)胰腺癌放疗后用方

组成:红藤、赤芍各 20 g,太子参、天门冬、牡丹皮各 15 g,茯苓 12 g,柴胡、山药、陈皮、法半夏、广木香各 10 g,甘草 5 g。

功效:疏肝健脾,活血祛瘀。

适用于胰腺癌患者放疗后,疲劳乏力,纳呆腹满,胸胁或脘腹胀满或刺痛,肝脾不和,气滞血瘀者。

(3)胰腺癌化疗期间方——活血化瘀汤

组成:丹参、桃仁、白花蛇舌草各 20 g,三棱、莪术、王不留行、山豆根、炙鳖甲、炙穿山甲、菝葜、八月札、焦山楂各 15 g。

水煎服,日 1 剂,用至化疗结束。

功效:软坚散结,活血化瘀,解毒抗癌。

适用于胰腺癌患者化疗期间胸胁腹部胀痛或刺痛不适,纳差乏力,舌质暗紫,气滞血瘀者。

(4)胰腺癌化疗期间方——健脾和胃汤

组成:代赭石(包煎)、生薏苡仁各 30 g,三棱、莪术、鸡血藤各 15 g,旋覆花(包煎)、陈皮、法半夏、太子参各 12 g,焦三仙、鸡内金、茯苓、白术、菟丝子、女贞子各 10 g。

水煎服,日 1 剂,用至化疗结束后 1 周。

攻效:健脾益气,和胃降逆,补益肝肾。

适用于胰腺癌患者化疗期间,恶心呕吐,食欲不振,面色不华,脾胃虚弱者。

(5)胰腺癌化疗后方

组成:薏苡仁、石见穿各 20 g,茯苓、山药、黄芪各 15 g,粳米、甘草各 6 g。

功效:健脾祛湿,益气解毒。

适用于胰腺癌患者化疗后脾胃不足,疲劳乏力,食欲不振者。

(四)名医论治胰腺癌

1. 国医大师周仲瑛教授——胰腺癌治疗当辨病与辨证相结合 周仲瑛教授认为胰腺癌多表现为肝脾(胃)不和、湿热瘀结、气滞血瘀,治宜调和肝脾(胃)、清热化湿、消肿散结、理气活血为大法。同时因胰腺癌为恶性肿瘤,发展迅速,因此必重用抗癌解毒之品,如川楝子、莪术、石打穿、白花蛇舌草等,以加强治疗的针对性。临床治疗 1 例胰腺癌肝转移患者,根据其病证表现为厥阴阳明木土不调,故取辛开苦降酸收复法并用,治疗半年后,病情得到控制,复查肝脏转移灶有缩小趋势。

2. 于尔辛教授——胰腺癌辨病位与辨证结合

于尔辛教授认为湿热蕴结是胰腺癌的核心病机,在晚期亦可单独用中药治疗。在治疗过程中当分胰头与胰体、胰尾不同。胰头癌常出现阻塞性黄疸,初期辨证多为湿热,治以理湿清热,佐以消导软坚,常用苍术、姜半夏、茵陈蒿、焦山楂、半枝莲、神曲、麦芽、冰球子、海浮石等;若黄疸日久,多呈寒湿之象,遵吴鞠通"舌苔白厚,面色淡黄而黯",乃"沉寒痼冷之疾""无论癥瘕,虽有气血之分,然皆系阳病结于阴邪,岂有用阴药之理。"治以温化寒湿,佐以软坚消导。胰体与胰尾癌以上腹肿块为主,以腰背部疼痛为主症,治以理气软坚,佐以化湿祛瘀,常用枳实、青木香、广木香、乌药、橘核、荔枝核、冰球子、三棱、莪术、蒲黄、姜半夏等。

3. 刘鲁明教授——胰腺癌病机为湿热毒聚,积久成瘤,治当清热解毒,化湿散积 刘鲁明教授认为胰腺癌为湿热毒邪致病,为湿、热、毒侵袭或脾失健运,湿热内生,化热成毒,湿热毒邪互结日久,聚集不散,阻滞气机,积久成瘤。其核心病机为"湿热毒聚,积久成瘤",故治当"清热解毒,化湿散积"。创立清胰化积方,主要药物有白花蛇舌草,半枝莲,蛇六谷,绞股蓝,白豆蔻。以蛇六谷化痰散积、解毒消肿为君;白花蛇舌草、半枝莲清热解毒、利湿消肿为臣;绞股蓝扶助正气、解毒消肿为佐;白豆蔻化湿和胃,行气宽中为使。全方治疗以"攻"为主,针对胰腺癌湿热毒邪的病机特点而设。临床上,在清胰化积方基础上可随症加减。黄疸加用茵陈、青蒿、栀子;腹痛者加用延胡索、川楝子、八月札、香附、木香;痞块者加用干蟾皮、蜂房、山慈菇、浙贝母、天龙;消化道出血加用三七粉、茜草、蒲黄、白茅根;便秘加用虎杖、蒲公英、大黄;腹泻患者可加用防风、土茯苓;厌食者加用山楂、六神曲、鸡内金、莱菔子;

腹水患者加用车前子、大腹皮、泽泻等;阴虚配伍沙参、石斛、芦根等。

三、胰腺癌中西医结合治疗研究

胰腺癌为消化系统恶性程度高、预后差的病种,病程短、进展快、死亡率高,目前临床上常多种疗法配合运用。近年来,对中西医结合提高胰腺癌治疗效果,中医药对手术、放疗与化疗毒副反应的防治等方面研究较多。

潘岩等通过临床回顾性研究对以清胰化积方为主的中西医综合治疗老年胰腺癌进行疗效评估,采用 Kaplan-Meier 方法计算生存期,Log-rank 检验进行组间比较,并通过应用 Cox 比例风险模型对 2002 年 1 月~2008 年 12 月期间接受中西医结合治疗的 190 例老年胰腺癌患者进行多因素分析。发现 190 例老年胰腺癌患者 1 年生存率为 28.42%,3 年生存率为 6.32%,5 年生存率为 2.11%,中位生存期为 7.1 个月。其中清胰化积组(半枝莲、白花蛇舌草、天南星、白蔻仁、灵芝、绞股蓝、薏苡仁等)102 例,中位生存期 8.7 个月;非清胰化积方 88 例,中位生存期 4.7 个月,差异有统计学意义($P < 0.05$)。分析发现,KPS 评分<80、CA19-9≥500 U/ml、消瘦(体重在 6 个月内减轻≥10%)、肝转移、手术方式、全身化疗和清胰化积中药是影响该治疗模式预后的独立影响因子。提出根治手术、全身化疗和清胰化积中药是老年胰腺癌长期生存保护因素。老年胰腺癌Ⅲ期患者可化疗结合清胰化积方中药治疗,Ⅳ期老年胰腺癌患者则应以中药及最佳对症支持治疗为主。

韩冬等提出化疗药物当属于中医的"药毒"范畴,此类药物虽可"以毒攻毒",在一定程度上抑制肿瘤的发展,起到治疗作用,但其毒性可损伤人体脾胃之气,出现恶心呕吐、厌食、腹胀等症状,局部灌注化疗后药毒在局部留滞会阻碍肝胆气机,致肝郁脾虚。热疗属中医热毒范围,可耗伤脾胃之气。据此针对胰腺癌动脉灌注化疗、热疗后的病理特点,结合胰腺癌的基本病机,提出治当透邪解郁,疏肝理脾,临床以四逆散为基本方,获得较好疗效。

中医从整体上把握胰腺癌的特殊病理状态,给予相应的治疗。田同德等认为恶性肿瘤常有血液的高凝状态,以及肿块的形成,这是血瘀的特征性表现,同时其局部炎症形成常表现出属阳属热的症状特点,因此清热解毒、活血化瘀已成为目前中医治疗胰腺癌的重要治疗原则之一。现代研究证实这两类药物不仅具有直接的抗肿瘤作用,并且可以通过调节机体免疫、逆转药物耐药性而起作用,其对肿瘤炎症微环境的改善作用也颇有特点。

中医药配合手术或放疗、化疗是近来中西医结合治疗胰腺癌的重要方向。陈光伟等认为中晚期胰腺癌患者尤其是术后或放疗、化疗后,多脾胃虚弱,气血化生无源致气血不足,日久伤肾,成脾肾两亏。在治疗中重视补脾益肾,扶正抗癌,可起到减毒增效,预防复发和转移的作用。李炯辉等观察白术麦冬汤对胰腺癌三维适形放疗后消化道反应的作用,治疗组采用白术麦冬汤(麦冬 30 g,茯苓、白术、葛根各 15 g,陈皮、党参、半夏、佛手、焦山楂各 10 g,木香 6 g)配合昂丹司琼治疗 28 例,并设对照组(昂丹司琼组),观察两组放疗后疗效及并发症情况。结果发现在控制迟发性恶心和呕吐的反应率上,治疗组明显优于对照组($P < 0.01$)。并且在放疗后恢复食欲方面,治疗组优于对照组($P < 0.05$)。认为本方有益气健脾,调和脾胃的功能,能够减轻放疗对胃肠道损伤,促进食欲恢复。尤建良等应用扶正和胃合剂(党参、炒白术、猪苓、谷麦芽、茯神、薏苡仁、制半夏、陈皮、炙枇杷叶、炙甘草等)配合吉西他滨加奥沙利铂标准方案(GEMOX 方案)治疗中晚期胰腺癌 52 例,结果改善临床症状总有效率为 88.46%,稳定肿瘤的临床获益率为 86.54%,提高生存质量总有效率为 82.69%,增加体重总有效率为 86.54%,整体疗效的总收益率为 75.00%;1 年生存率为 55.77%,中位生存期为 15.8 个月。认为中药扶正和胃合剂配合化疗治疗中晚期胰腺癌,可以减轻患者症状,提高生活质量,控制病情发展,延长生存期。李婵等总结近几年中药联合动脉灌注化学药物治疗中晚期胰腺癌临床研究,总体上使用的中药可分为活血化瘀类、益气活血类和抗癌解毒类 3 类,结果显示,中药联合动

脉灌注化学药物治疗可使中晚期胰腺癌患者的消化道反应和骨髓抑制等毒副作用明显减少,延长生存期,提高临床受益水平和生活质量。

虽然中医药治疗胰腺癌研究取得了一定成果,但仍存在诸多问题,如对胰腺癌辨证分型不统一,尚未有公认的胰腺癌辨证标准,在临床研究中虽有随机对照研究,但样本较小,在规范化系统性上有待进一步提高。

（杨　学　朱德增）

第十三节　多学科诊治模式探讨

胰腺癌是消化系统中恶性程度最高的肿瘤,其发病率在全球范围内逐年上升。2014 年美国胰腺癌新发病例数 46 420 例,死亡病例数 39 590 例,在恶性肿瘤死亡率中居第四位,5 年生存率不足 6%。依据中国肿瘤登记年报:2011 年我国胰腺癌发病率为 8.55/10 万,在所有肿瘤中居第 7 位;死亡率为 7.56/10 万,居第 6 位。胰腺癌的诊治结果并不理想,这一方面与其恶性程度高,易于早期侵犯周围组织器官和远处转移有关。另一方面,由于胰腺癌缺乏特异性的早期诊断手段,包含手术在内的综合治疗方案存在很多有争论的地方,使得胰腺癌的诊治过程难以完全规范化,无法为患者提供全方位的诊疗策略,往往会延误治疗时机,降低治疗效果。多学科诊治模式（multidisciplinary team,MDT）则可通过多学科的会诊解决患者在诊断和治疗中的难题,制订最合理的治疗方案。MDT 在国外大型医疗中心已经成为肿瘤治疗的重要模式,在国内也处于快速发展阶段。

一、多学科诊治模式的概念、组成、历史及发展

（一）多学科诊治模式的概念及组成

多学科诊治模式（multidisciplinary team,MDT）是指由两个以上的相关学科组成固定专家组,针对某一类疾病进行定期定时的临床讨论会议,提出最佳的临床诊断与治疗方案的医学形式。MDT 一般包括多个学科的专家,形成相对固定的专家组,针对某一器官或系统疾病,通过定期、定时、定址的会议,提出诊疗意见的临床工作模式。随着医学的进步,临床科室逐渐分化,专业化程度越来越突出,专科医师往往难以了解其他学科的发展,进而无法满足患者整个治疗阶段的需求。通过 MDT 的讨论,则可以最大限度地发挥多学科的学术优势:针对病例实际情况结合各自专业的临床经验,参照循证医学的证据,开展多学科病例讨论,就单个患者的诊断和治疗提出最佳的方案。

胰腺癌 MDT 则应理解为由包括胰腺外科、肿瘤内科、影像科、病理科等多个相关专业人员,依据患者的不同健康状况、肿瘤分期和进展情况,个体化地应用现有的多学科、多种有效治疗手段,以最适当的经济费用取得最好的治疗效果,同时最大限度地改善胰腺疾病患者生活质量的诊治模式。

随着科技的进步,大部分恶性肿瘤的治疗方法和效果已经取得了突飞猛进的发展,但胰腺癌的治疗仍主要局限于手术、放疗和化疗的传统领域,且由于单一治疗效果不满意,疾病迅速进展,很多患者丧失了进一步治疗的机会。胰腺癌 MDT 成员来自各学科胰腺癌专业组,各成员作用平等,可以针对患者的不同病情,参照国内外循证医学的证据,结合本专业的临床经验,提出诊断和治疗意见及执行计划。胰腺癌的 MDT 以多个学科合作诊疗为主体,个体化治疗为原则,多种治疗手段共用为方法,最大限度临床受益为目的。胰腺癌的 MDT 模式是胰腺癌个体化治疗的延伸和发展,也是改善胰腺癌预后的重要途径。

（二）多学科诊治模式的历史

Junor 于 1994 年回顾 535 例卵巢癌的患者资

料时,发现影响患者 5 年生存率的因素包括首诊是否为妇科专家、手术是否为妇科专家实施、是否进行 MDT 讨论等,从而提出 MDT 可以影响患者预后。究其原因,在于患者是否在初次就诊时得到正确、合理的诊疗方案和系统的治疗方法。结直肠癌治疗专家 Bill Heald 在提出全直肠系膜切除术(TME)概念后,一直积极倡导结直肠 MDT 工作模式。Palmer G 等对于直肠癌诊疗的研究表明,术前的影像分期和多学科诊治模式评估对手术范围和肿瘤的可切除性有着重要的影响,并可明显地提高可切除肿瘤的比例。Rando K 等在肝癌的研究中发现,MDT 参与肝癌诊疗可以减少输血次数,提高术后患者生活质量。2007 年 Sharma 等通过问卷的形式随访了 253 位结肠外科医师,96.5% 医师认为 MDT 对结肠癌患者有益。Morris 等通过研究发现,参与 MDT 讨论的病理学家更容易从结肠癌标本中检测到 12 个以上的淋巴结。

美国 Johns Hopkins 等医院通过研究发现,对于胰腺癌患者多学科诊疗的综合评估更为准确,MDT 使近 1/4 患者修改了其初始的治疗方案的同时也提高了诊疗效率,节约了医疗资源。MD Anderson Cancer Center 的多学科诊疗经验表明:MDT 能使可切除胰腺癌 5 年生存率从 10%～18% 提高至 27%,2015 版胰腺癌 NCCN 指南中,单独强调了 MDT 的重要性,明确提出:对于影像学有胰腺占位,疑似胰腺癌但尚未发现转移灶的病例,应参加多学科会诊讨论,制订下一步治疗方案。循证医学证明,多学科诊治模式是胰腺癌取得最佳疗效的重要因素,它包括规范化手术、围手术期辅助治疗以及新型靶向药物治疗等跨学科治疗模式。这已经逐步成为近年来胰腺癌诊疗方面的一大进展。

(三)我国胰腺癌多学科诊治模式的建设历程

随着我国医疗与国际的接轨,国内已有不少单位开展了胰腺癌 MDT 诊疗模式,其中北京协和医院的胰腺癌 MDT 诊疗模式起步早,建设完善,取得了良好的效果。下文就以北京协和医院为例介绍我国胰腺癌 MDT 诊疗模式的发展。

1. 北京协和医院胰腺癌 MDT 的发展沿革
早在 20 世纪 70 年代,北京协和医院在我国基本外科奠基人曾宪九教授的倡导下,建立了基本外科、消化内科、放射科、病理科每周联合会诊胰腺疑难疾病的模式,并建立胰腺专业病房和实验室。经过 40 余年的发展,协和医院共诊治胰腺癌 5 500 余例。2010 年 5 月 11 日,在赵玉沛院士的牵头下,北京协和医院胰腺疑难病会诊中心正式挂牌成立。会诊中心集中了胰腺外科、消化内科、肿瘤内科、内分泌科、病理科、麻醉科、放射科、放疗科、核医学科、超声科等 10 个科室的 20 多位国内顶尖专家,采用科主任领衔,A、B 角方式,通过集体阅片讨论,为每一位疑难病患者寻求最佳诊治方案。截至 2015 年 3 月 31 日,会诊中心初诊胰腺疑难病例已逾 1 700 人,最大限度地提高胰腺癌高危人群的早期诊断率,使更多患者获得手术机会;同时 MDT 也提升了协和医院胰腺癌的诊疗效率,拓宽了专科医师视野。

2. 胰腺癌 MDT 工作流程 ① 胰腺癌专科门诊:由具有胰腺癌诊治经验的副主任医师或以上资历医师出诊,主要任务是对胰腺疑难病例进行初筛、进行登记、检查、资料收集和建立档案;对欠缺的资料进一步完备,并安排会诊,将患者的病情和会诊可达到的效果及时与患者和家属沟通。② MDT 会诊:由 MDT 门诊的接诊医师负责安排和组织,每周二上午首诊医师准备基本信息及检查资料,下午举行 MDT 会议。会议由胰腺外科赵玉沛院士主持,首先由首诊医师向会诊专家做病例报道,必要时将患者带入会诊室,由专家亲自问诊和查体。各科专家结合病史、查体及辅助检查资料对患者病情和治疗方案展开讨论,确定诊疗方案或方向,指定下一步诊疗科室。会诊后,对于诊断明确的患者,分别进入手术科室、非手术科室接受治疗;对于十分疑难、仍无法确诊的部分患者,进入指定科室做进一步检查,由会诊中心安排第二次免费复诊。如需预约检查、预留床位、预约随诊专家,均在当场拍板解决。

3. 胰腺癌 MDT 讨论内容 ① 对患者进行分类:在进一步评估之前,结合患者已有资料做初步归类。根据胰腺占位的情况,患者大致可分为恶性、不能确定、排除恶性 3 种情况。② 术前分期:对胰腺占位的患者,各相关科室密切合作,结合病史及影像学资料进行尽可能准确的术前分期,初步判断肿物切除的可能性。③ 患者的耐受能力评估:采用 WHO(0～4 级)或 ECOG(0～5 级)对患者活动状况进行评分。此外,还需考虑患者的年龄、基础状况和心肺功能。④ 拟定初步治疗模式:恶性占位患者参考 TNM 分期和患者耐受能力决定手术治疗或放化疗止痛;不确定占位者可行三维重建、PET‑CT、奥曲肽显像、超声内镜等检查明确诊断;排除恶性占位的患者则建议内科治疗,定期复诊。⑤ 是否采用辅助治疗:依据循证医学证据决定。⑥ 确定治疗计划:包括治疗方式、实施时间、疗效评估和复诊计划。

北京协和医院胰腺疑难病会诊中心开诊 5 年以来,初诊 1 700 余例胰腺疑难病例。其中胰腺癌占 62%,胰腺炎 11%,胰腺神经内分泌肿瘤 9%,囊腺瘤 6%,导管内乳头状黏液瘤及实性假乳头状肿瘤 2%,其他如胰腺结核、不明原因的胰腺占位、继发性胰腺转移、单纯肿瘤学标志物升高等占到 10%。会诊的患者来自全国 18 个省、直辖市及自治区,还有部分来自欧美国家,产生了深远的影响。

4. 胰腺癌 MDT 的注意事项 从上文可以看出,MDT 模式的优点在于其能整合来自不同专科的长期从事胰腺癌专业研究的专家,对胰腺疾病的研究能够跟踪国际上最新的研究进展,其诊治水平处于同行中的最高层次。经过多学科会诊和讨论,根据大家共同接受的治疗原则和临床指南,MDT 可以做出适合具体患者的最佳治疗方案。在多学科会诊模式中,大量的工作都由医生完成,建议将 MDT 讨论的时间、地点和时长固定,并且安排一个专职人员负责协调 MDT 的日常运行。在讨论开始前将病案初步筛选,在 MDT 讨论后,对执行的情况进行及时随访,关注患者的疗效、预后以及心理的变化等。此外,为了提高 MDT 的运行效率,避免组织工作的混乱,不断提高胰腺癌 MDT 的诊治水平,在 MDT 施行过程中应注意以下事项:

(1) MDT 的资料管理和经验总结:进入 MDT 的患者,其资料均应完整、翔实、可查。在 MDT 门诊,接诊医师应具体负责治疗前的资料收集、档案建立工作;MDT 会诊中,应详细记录治疗方案和计划;MDT 治疗中,具体负责医师应详细记录所负责患者的治疗计划完成情况和病情变化;MDT 结束后,应制订随访制度,以评价治疗效果和总结经验。

(2) MDT 的专业人员要求:参加胰腺癌 MDT 的人员需要由相关专业选派,具有胰腺癌专业知识,在各自领域有一定的学术地位。同时各专业应分别组织中、低年资医生参加具体工作,做好人才梯队建设,为日后发展做好准备。

(3) MDT 的患者分类管理:在实际临床工作中,面对大量患者,汇集多个学科进行会诊,其时间有限,应对参加 MDT 的患者进行区别和分类管理,以在有限的时间内,发挥 MDT 的最大效能,达到患者最大受益的目的。

(4) MDT 的医学伦理学问题:对于参加基础或临床试验的患者,在具体试验开始前应进行充分的告知,并签署知情同意书。患者的个人资料应保密。

二、胰腺癌多学科诊治模式建立的意义及展望

(一)胰腺癌多学科诊治模式是胰腺病学科发展的必然趋势

胰腺疾病病情复杂,临床表现不典型,仅仅依靠某一种治疗手段很难为患者带来最大益处。诊断和治疗均需要多学科协同完成,这从根本上要求我们在诊断和治疗上必须遵循多学科协作、系统全面的原则。而我国目前多数医院的现状是各自为政的分科体制,按治疗手段分科室有利于手术、放疗、化疗等专科自身的纵向发展,但不得不承认各种治疗手段都有其局限性,在这种模式下相当一部分肿瘤患者的诊断、分期不规范,进而影响胰腺疾病整体治疗水平的提高。临床医生应该有将各种有效治疗手段做科学整合的意识,即多学科诊治模式的理念。但综合治疗并不是将各种治疗手段

简单叠加或随意轮番应用,而是要根据胰腺癌的病理特征、患者的生理与功能状态、疾病的发展阶段,取各学科之长,达到有机的结合。它需要外科、放疗科、内科、病理科和肿瘤科等专家共同协作,平等参与。

1. 提高胰腺癌诊治水平需要多学科诊疗模式
胰腺癌可向周围组织、器官侵犯,又有存在于血道、淋巴道内的微转移和在远器官形成的转移灶。因此治疗时不仅需要针对胰腺癌局部,还需兼顾全身。胰腺癌有多种组织类型,即使同类型,由于具有不同的细胞学、分子生物学行为,也有不同耐药性,治疗方案也需有所不同,需要考虑到每个患者的实际情况,采取多学科治疗。胰腺癌发病时由于病变范围的不同,疾病分期不同,治疗方案也随之有变。TNM 分类法有助于医生制订治疗计划、估计预后和评价疗效,是制订多学科治疗计划的基础。TNM 的不同组合形成了胰腺癌的不同临床分期,同一胰腺癌不同的 TNM 分期,需要有不同治疗方案。

2. 促进医疗资源优化需要多学科诊疗模式
学科发展的专业化和多学科诊疗模式这两者互不矛盾,密切相关,相辅相成。胰腺癌中涉及的相关科室专业化越分越精细,会使得研究在纵向发展上更加深入,对胰腺癌的本质认识更加透彻,诊疗也更加专业化。然而,实际工作中也存在学科专业化难以解决的问题。例如,随着医学的发展,诊疗手段也越来越丰富,如何选择最佳治疗方案是较为棘手的问题;胰腺疾病多急、危重症和疑难杂症,这些往往是某一专科无法单独处理的;随着专业化的加深,医生的专业范畴越来越狭窄,许多医生的业务知识和技能仅局限于自己的专业,在处理一些涉及其他学科的疾病时就显得捉襟见肘,有时甚至没有整体大局观,只顾处理自己专业的问题,而忽略了其他专业更重要的问题,最终导致治疗上的失败。在多学科诊疗方案中各临床科室不再单独行事而是紧密配合,以患者为中心,为了达到最好的治疗效果并实现患者的利益最大化,及时、合理地开展多学科协作。多学科诊疗可使医生在诊疗中具有整体观和大局观,可以统筹兼顾,将各学科的

治疗方案进行融会贯通,避免错误治疗、片面性治疗、治疗力度不足及过度治疗,从而提炼出最科学、合理、有效的综合治疗方案。胰腺学科专业化和多学科诊疗模式建立是符合当代医学专业化和整体化相互交融共同发展的大体趋势和医院工作的实际情况,在该模式指导下临床诊疗工作会获得事半功倍的效果,医疗资源会得到更合理的配置和应用,医疗活动会变得更加一体化、高效化及人性化,医院的整体医疗实力会得到较大提高。

3. 提高医疗服务质量需要多学科诊疗模式
目前诊疗现状中普遍存在的问题有:① 对患者的心理、社会等因素关注较少;② 过度强调患者诊疗数量,忽视治疗中最佳时机和最佳手段选择的问题;③ 专科治疗为主,综合治疗较少;④ 医生业务知识和技能狭窄,缺乏综合治疗和团队协作的意识;⑤ 患者对医疗水平和服务质量满意度不高;⑥ 各临床科室或亚专业水平普遍发展较高,但仍无法满足医患双方对高效率医疗流程和高质量整体疗效的需要;⑦ 医疗纠纷较多等。多学科诊疗可以从整体和全局把握患者的诊疗方案,更好地关注患者心理和社会因素,使得上述问题得到圆满解决。为更好地融入生物-心理-社会医学模式,也需要我们推广多学科诊疗,这要求我们医务工作人员:第一,要改变医学观念,摒弃单纯生物医学模式中只重视疾病而忽视人本身的理念,把患者放在首位;第二,医生要在学科专业顶尖化基础上主动去适应新的医学模式和多学科协作团队模式,拓宽医学知识广度,加强对医学相关知识的学习,提高自身综合能力;第三,要在临床工作中根据患者和疾病的不同情况合理地开展多学科协作诊疗,医院要有计划性和制度性地加快多学科诊治模式的建设。

(二)胰腺癌多学科诊治模式的意义

1. 改善胰腺肿瘤的治疗方案,减少手术并发症 由于胰腺肿瘤的隐匿性和复杂性,提高胰腺肿瘤的早期诊断率和手术切除率是改善患者预后的关键。Cieslak KP 等通过与传统诊疗模式对比发现:MDT 除了能早期发现胰腺肿瘤外,还可以扩大手术适应证,使更多患者获得手术机会,同时降低术后并发症风险。

2. **提高早期诊断率**　近年来,胰腺手术水平有了长足的进步,然而疗效却没有明显改善,胰腺癌5年生存率没有显著提高,产生这一结果的原因是绝大多数患者在手术时属进展期患者,我们手术技术上的改进只能提高切除率,降低死亡率,要提高远期治疗效果一定要提高早期诊断才行。Shin EJ等专家认为,多学科诊疗模式可以整合遗传学、消化科、外科、放射科、病理学专家的学术优势,是目前为止在高危人群中筛选出胰腺癌患者的最佳方式,MDT可以保证最多的患者得到最佳的诊疗方案。精准的早期诊断对于胰腺疾病的治疗方案有着决定性的作用,例如,对于不适宜手术切除的胰腺疾病患者,若因诊断不准确而盲目采取手术,将是十分糟糕的举措。

3. **促进医院科学研究的发展**　众多罕见或特殊病例,为临床研究提供了难得的资料,有助于更好地评价临床试验研究的疗效,也促进了基础研究与临床研究的结合。Van Laethem等认为,多学科会诊可以完善病例资料,提高患者入组率,从而为手术、放化疗等一些临床相关性研究提供帮助。

4. **有利于研究生教学及培养**　研究生在多学科协作诊治模式实施过程中,通过各学科专家的讨论过程及临床决策,学习到不同患者的诊治方法,如何使患者得到规范化治疗。学习到如何识别和应用不同级别的证据决定患者的诊治方案,并学会阅读文献评价不同质量的文献,了解文献的优缺点,提高了循证医学水平。查阅文献的同时也提高了研究生的英语水平,有利于培养具有国际化视野的新型医学人才。

5. **提升诊疗效率,降低患者费用**　Timothy B. Gardner等研究表明,MDT模式使胰腺癌患者平均确诊时间由29.5日缩减至7.7日,总住院日期减少30日。多学科诊治团队可以为患者一次性提供一对多的诊疗平台,使患者在最短的时间内获得最先进的诊疗方案,缩短就诊时间,节省诊疗费用。

6. **拓宽专科医师视野,提升医院业务水平**　21世纪的医学飞速发展,专科医师在提高本专业水平的同时难以兼顾其他学科的发展。然而MDT会议提供了一种多学科交互、医技与临床紧密结合的对话机制。作为全国最早开展胰腺疾病多学科诊疗机构,协和胰腺疾病会诊中心打破了过去以治疗手段分科的旧机制,建立了以病种为单位的新机制。临床和医技多科室共同阅片、集体讨论决策,在大幅提高诊疗效率、为患者带来切实利益的同时,加深了医生对疾病的认识和对其他专科最新进展的了解,开阔了视野,丰富了思路,培养了全面思维,直接推动了医疗水平的整体提升。

7. **推动区域医疗中心的发展**　在欧美国家MDT诊疗模式已经相当完善,并且成为医疗体系的重要组成部分,如英国多个癌症诊治指南均规定:全科医生接诊的可疑肿瘤的患者在接受治疗前必须经过MDT会诊。在我国MDT诊疗模式日趋受到重视,但还仅限于大型综合性医院,距离普及还有距离。大多数患者需要经过反复的转诊,直到找到适合患者治疗的专科后,才能获得治疗方案并且接受治疗。在这期间有可能因不同学科的意见不一致,使得患者对治疗的选择无所适从。随着医改的深化,区域医疗中心的建立为MDT的推广创造了新的机遇,MDT的普及也将大幅度加速区域医疗中心的建立。MDT模式可以充分利用多家医院的信息共享平台,实现不同级别医疗中心间进行资料共享,从而使得患者在基层医院亦可以得到标准的MDT讨论。同时,这样的MDT模式可以使得不同医院的临床医务人员通过学习观摩专家的讨论,迅速提高诊断水平和能力,从而带动区域医疗质量的提升。

8. **提高疑难病、罕见病确诊率,丰富国家疾病库**　通过胰腺疑难病会诊,北京协和医院发现并确诊了多种胰腺疑难病例,包括腺泡细胞囊性瘤、混合性腺神经内分泌肿瘤、多发神经内分泌肿瘤综合征等世界范围内罕见的病例。例如:一个曾被高度怀疑为小导管型的IPMN病例,病理科在显微镜下发现其细胞学形态并不典型,虽有多发小囊但囊内未见小乳头,经多学科会诊,参阅相关文献后确诊为我国首例胰腺腺泡细胞囊性瘤。北京协和医院依据整理的胰腺疑难病会诊案例,出版了《北京协和医院胰腺病疑难病案讨论精选》一书。这为全国胰腺疾病领域提供宝贵的学习资料,有助于推动我国医疗水平的整体提升。

(三)胰腺癌多学科诊治模式的展望

1. 胰腺癌多学科诊治程序和内容的规范化 随着国内对 MDT 的重视以及三甲医院评审的推动,MDT 工作程序必然越来越规范。对各类人员的职责、工作程序、文书规范以及档案、随访管理等方面进行制度化建设,特别是规范讨论意见的汇总程序是 MDT 是否有效的标志性工作。中华医学会肿瘤学分会胰腺癌学组的 MDT 共识形成了纲要性文件,程序的细化对工作具有指导作用。此外,MDT 在影像学诊断、组织学和细胞学诊断、病理分期和状态评价、治疗方案、康复建议、随访要求等方面必须符合肿瘤综合治疗的原则和要求,在格式条款上标准化。

2. 胰腺癌多学科诊治模式的数字化 在 MDT 实践中,国外有将临床决策支持系统用于 MDT,国内已经有医院在医院管理系统中加入了 MDT 模块。这种数字化趋势,不仅能够提高 MDT 的工作效率,而且可用于 MDT 的统计和自我评价,其对 MDT 的制度建设也是一种更高层面的支持。区域肿瘤资料的共享有助于减少因资料不全而导致 MDT 失败,为远程 MDT 创造了条件。

3. 胰腺癌多学科诊治模式与临床试验及基础研究的整合 胰腺癌治疗难度极大,尤其是晚期胰腺癌,多种治疗方法尚处于临床试验阶段。为尽可能寻找胰腺癌的有效治疗方法,对于现有治疗途径均不能获得满意效果的患者应尽可能安排参加临床试验,这也符合美国国家综合癌症网(NCCN)指南原则和国际惯例。胰腺癌的发病率虽处于上升阶段,但其仍属于低发病率肿瘤。对胰腺癌的流行病学和病因学研究,需要大样本数据和资料的支持。因此,应完整收集每位胰腺癌患者的资料,以积累数据,为未来的科研奠定基础。有必要在 MDT 的同时,邀请基础学科(如流行病学)研究者的参与。

4. 多中心胰腺癌多学科诊治模式的探索 目前,大型医疗机构在发展中都形成了各自的特色和技术优势,但相应也存在技术缺陷和不足。因此,对于病情复杂的患者,单一的医疗中心存在难以独立完成诊治的情况,可根据患者的病情邀请不同医疗机构的相关专家进行会诊和协商,制订治疗计划,在必要的情况下可转院治疗。多中心 MDT 模式将可以解决患者因病情复杂而辗转于多家医院,造成延误诊治的情况。在当前的国内医疗条件下,多中心 MDT 模式尚处于探索阶段,需要进一步完善。

总之,胰腺多学科诊治模式能够打破以往的以治疗手段分科的体制,建立以病种分类的新体系,通过各学科的交叉协作,可以最大限度地发挥医院的学科优势,为胰腺疾病患者提供最优化的治疗方案,带来最好的治疗效果。我们相信随着 MDT 的普及,将会有更多的胰腺癌患者受益。

(张太平 曹 喆 赵玉沛)

◇ 参 ◇ 考 ◇ 文 ◇ 献 ◇

[1] Genkinger JM, Spiegelman D, Anderson KE, et al. Alcohol intake and pancreatic cancer risk: a pooled analysis of fourteen cohort studies [J]. Cancer Epidemiol Biomarkers Prev, 2009, 18(3): 765 – 776.

[2] Ben Q, Cai Q, Li Z, et al. The relationship between new-onset diabetes mellitus and pancreatic cancer risk: a case-control study [J]. European Journal of Cancer, 2011, 47(2): 248 – 254.

[3] Ben Q, Xu M, Ning X, et al. Diabetes mellitus and risk of pancreatic cancer: a meta-analysis of cohort studies [J]. European Journal of Cancer, 2011, 47(13): 1928 – 1937.

[4] Turati F, Galeone C, Edefonti V, et al. A meta-analysis of coffee consumption and pancreatic cancer [J]. Annals of Oncology Official Journal of the European Society for Medical Oncology, 2012, 23(2): 311 – 318.

[5] Chang B, Sang L, Wang Y, et al. Consumption of tea and risk for pancreatic cancer: a meta-analysis of published epidemiological studies [J]. Nutrition & Cancer, 2014, 66:

1 - 15.

[6] Larsson SC, Wolk A. Red and processed meat consumption and risk of pancreatic cancer: meta-analysis of prospective studies[J]. Br J Cancer 2012; 106: 603 - 607.

[7] Qiwen B, Zhaoshen L, Chunxing L, et al. Hepatitis B virus status and risk of pancreatic ductal adenocarcinoma: a case-control study from China[J]. Pancreas, 2012, 41(3): 435 - 440.

[8] Ben Q, Wang K, Yuan Y, et al. Pancreatic cancer incidence and outcome in relation to ABO blood groups among Han Chinese patients: a case-control study [J]. International Journal of Cancer, 2011, 128(5): 1179 - 1186.

[9] Truty MJ, Lomberk G, Fernandez-Zapico ME, et al. Silencing of the transforming growth factor-beta (TGFβ) receptor II by Kruppel-like factor 14 underscores the importance of a negative feedback mechanism in TGFbeta signaling [J]. Journal of Biological Chemistry, 2009, 284(10): 6291 - 6300.

[10] Lomberk G, Zhang JS, Truty MJ, et al. A new molecular model for regulating the tgfβ receptor ii promoter in pancreatic cells[J]. Pancreas, 2008, 36(2): 222 - 223.

[11] Breiling A, Sessa L, Orlando V. Biology of polycomb and trithorax group proteins [J]. International review of cytology, 2007, 258: 83 - 136.

[12] Ringrose L. Polycomb comes of age: genome-wide profiling of target sites [J]. Current Opinion in Cell Biology, 2007, 19: 290 - 297.

[13] Li A, Hong SM, Vincent A, et al. Pancreatic cancers epigenetically silence SIP1 and hypomethylate and overexpress miR-200a/200b in association with elevated circulating miR-200a and miR-200b levels [J]. Cancer Research, 2010, 70(13): 5226 - 5237.

[14] Yu J, Li A, Hong SM, et al. MicroRNA alterations of pancreatic intraepithelial neoplasias [J]. Clinical Cancer Research, 2012, 18(4): 981 - 992.

[15] Grzenda AL, Lomberk G, Urrutia R. Different EZH2 isoforms are expressed in pancreatic cells: evidence for a polycomb-mediated subcode within the context of the histone code[J]. Pancreas, 2007, 35(4): 404 - 404.

[16] Wei Y, Xia W, Zhang Z, et al. Loss of trimethylation at lysine 27 of histone H3 is a predictor of poor outcome in breast, ovarian, and pancreatic cancers[J]. Molecular Carcinogenesis, 2008, 47(9): 701 - 706.

[17] Bartel DP. MicroRNAs: target recognition and regulatory functions[J]. Cell, 2009, 136(2): 215 - 233.

[18] Filipowicz W, Bhattacharyya SN, Sonenberg N. Mechanisms of post-transcriptional regulation by microRNAs: are the answers in sight? [J]. Nat Rev Genet, 2008, 9(2): 102 - 114.

[19] Lee E, Gusev Y, Jiang J, et al. Expression profiling identifies microRNA signature in pancreatic cancer[J]. International Journal of Cancer, 2007, 120(5): 1046 - 1054.

[20] Szafranska AE, Davison TS, John J, et al. MicroRNA expression alterations are linked to tumorigenesis and non-neoplastic processes in pancreatic ductal adenocarcinoma [J]. Oncogene, 2007, 26(30): 4442 - 4452.

[21] Bloomston M, Frankel WL, Petrocca F, et al. MicroRNA expression patterns to differentiate pancreatic adenocarcinoma from normal pancreas and chronic pancreatitis[J]. The Journal of the American Medical Association, 2007, 297(17): 1901 - 1908.

[22] Griffiths EA, Gore SD. DNA methyltransferase and histone deacetylase inhibitors in the treatment of myelodysplastic syndromes[C]// Semin Hematol, 2008, 45: 23 - 30.

[23] John P, Neoptolemos RU, Abbruzzese JL, et al. Pancreatic cancer[M]. New York: Springer, 2010.

[24] Patak LS, Tait AR, Mirafzali L, et al. Patient perspectives of patient-controlled analgesia (pca) and methods for improving pain control and patient satisfaction [J]. Regional Anesthesia & Pain Medicine, 2013, 38 (Issue): 326 - 333.

[25] Lange H, Kranke P, Steffen P, et al. Combined analgesics for postoperative pain therapy. Review of effectivity and side-effects[J]. Der Anaesthesist, 2007, 56(10): 1001 - 1016.

[26] Collins TA. Packed red blood cell transfusions in critically ill patients[J]. Crit Care Nurse, 2011, 31(1): 25 - 33

[27] American Society of Anesthesiologists Committee. Practice guidelines for preoperative fasting and the use of pharmacologic agents to reduce the risk of pulmonary aspiration: application to healthy patients undergoing elective procedures: an updated report by the American Society of Anesthesiologists Committee on Standards and Practice Parameters[J]. Anesthesiology, 2011, 114(3): 495 - 511.

[28] Bjoraker DG. Abdominal and Major Vascular Surgery [M]//Nimmo WS, Blackwell GS. Oxford: Scientific Publications, 2010: 726 - 744.

[29] Bisbe E, Molto L. Pillar 2: minimising bleeding and blood loss[J]. Best Pract Res Clin Anaesthesiol, 2013, 27(1): 99 - 110.

[30] Avidan MS, Eric J, David G, et al. Prevention of intraoperative awareness in a high-risk surgical population [J]. N Engl J Med 2011, 365: 591 - 600.

[31] Severgnini P, Selmo G, Chiesa A, et al. Protective mechanical ventilation during general anesthesia for open abdominal surgery improves postoperative pulmonary function[J]. Anesthesiology, 2013, 118(6): 1307 - 1321.

[32] 徐建国,吴新民,罗爱伦,等. 成人术后疼痛处理专家共识 [J].临床麻醉学杂志,2010,26(3): 190 - 196.

[33] 王崑,黄信孚,孙谊,等. Appleby 手术治疗恶性胰体尾肿瘤 6 例报道[J].中华普通外科杂志,2007,22(1): 32 - 35.

[34] Hirano S, Kondo S, Hara T, et al. Distal pancreatectomy with en bloc celiac axis resection for locally advanced pancreatic body cancer: long-term results[J]. Ann Surg, 2007, 246(1): 46 - 51.

[35] Tanaka E, Hirano S, Tsuchikawa T, et al. Important technical remarks on distal pancreatectomy with en-bloc celiac axis resection for locally advanced pancreatic body

cancer（with video）［J］. J Hepatobiliary Pancreat Sci，2012，19（2）：141 - 147.

［36］ 靳大勇，楼文晖，吴文川，等.胰腺癌根治切除术 308 例分析［J］.中国实用外科杂志，2007，27（2）：81 - 83.

［37］ Wu X，Tao R，Lei R，et al. Distal pancreatectomy combined with celiac axis resection in treatment of carcinoma of the body/tail of the pancreas：a single-center experience［J］. Ann Surg Oncol，2010，17（5）：1359 - 1366.

［38］ Hirano S，Kondo S，Tanaka E，et al. Postoperative bowel function and nutritional status following distal pancreatectomy with en-bloc celiac axis resection［J］. Dig Surg，2010，27（3）：212 - 216.

［39］ Sperti C，Berselli M，Pedrazzoli S. Distal pancreatectomy for body-tail pancreatic cancer：is there a role for celiac axis resection? ［J］Pancreatology，2010，10（4）：491 - 498.

［40］ Panos A，M yers PO，Kalangos A. Thoracoscop ic and robotic tricuspid valve annu lop lasty with abiodegradab lering：an in itial experience［J］. J HeartV alve Dis，2010，19（2）：201 - 206.

［41］ Rodriguez E，Nifong LW，Chu MW，et al. Robotic mitral valve repair for anterior leaflet and bileaflet prolapse［J］. Ann Thorac Surg，2008，85（2）：438 - 444.

［42］ Kim DJ，Hyung WJ，Lee CY，et al. Thoracoscopic esoph agectomy for esophageal cancer：feasibility and safety of robotic assistance in the prone position［J］. J Thorac Cardiovasc Surg，2010，139（1）：53 - 59.

［43］ Box GN，Ahlering TE. Robotic radical prostatectomy：longterm outcomes［J］. Curr Opin Uro，2008，18（2）：173 - 179.

［44］ Chen CC，Falcone T. Robotic gynecologic surgery：past，present，andfuture［J］. Clin ObstetGyneco，2009，52（3）：335 - 343.

［45］ Giulianotti，Fabio Sbrana，Bianco，et al. Robot-Assisted Laparoscopic Middle Pancreatectomy ［J］. Journal of Laproendoscopic，2010，20（2）：135 - 139.

［46］ Giulianotti，Pietro Addeo，Christian Buchs，et al. Robotic Extended Pancreatectomy With Vascular Resection for Locally Advanced Pancreatic Tumors［J］. Pancreas，2011，40（8）：1264 - 1270.

［47］ Giulianotti，Pietro Addeo，Christian Buchs，et al. Early Experience With Robotic Total Pancreatectomy ［J］. Pancreas，2011，40（2）：211 - 313.

［48］ Vasilescu C，Sgarbura O，Tudor S，et al. Roboticspleen-preserving distal pancreatectomy：A case report［J］. Acta ChirBelg，2009，109：396 - 399.

［49］ Choi SH，Kang CM，Kim DH，et al. Robotic pylorus preserving pancreaticoduodenectomy with mini-laparotomy reconstruction in patient with ampullary adenoma：a case report［J］. J Korean Surg Soc，2011，81：355 - 359.

［50］ Ugo B，Stefano S，Fabio V，et al. Laparoscopic robot-assisted pancreastransplantation：first world experience ［J］. Transplantation，2012，93：201 - 206.

［51］ Giulianotti PC，Sbrana F，Bianco FM，et al. Robot-assisted laparoscopic pancreatic surgery：single-surgeon experience［J］. Surg Endosc，2010，24：1646 - 1657.

［52］ Zureikat AH，Nguyen KT，Bartlett DL，et al. Robotic-assisted major pancreatic resection and reconstruction［J］. Arch Surg，2011，146（3）：256 - 261.

［53］ Buchs NC，Addeo P，Bianco FM，et al. Robotic versus open pancreaticoduodenectomy：a comparative study at a single institution［J］. World J Surg，2011，35：2739 - 2746.

［54］ Buchs NC，Addeo P，Bianco FM，et al. Outcomes of robot-assisted pancreaticoduodenectomy in patients older than 70 years：a comparative study［J］. World J Surg，2010，34：2109 - 2114.

［55］ Kang CM，Kim DH，Lee WJ，et al. Initial experiences using robot-assisted central pancreatectomy with pancreaticogastrostomy：a potential way to advanced laparoscopic pancreatectomy ［J］. Surg Endosc，2011，25（4）：1101 - 1106.

［56］ Horiguchi A，Uyama I，Miyakawa S. Robot-assisted laparoscopic pancreaticoduodenectomy［J］. J Hepatobiliary Pancreat Sci，2011，18（2）：287 - 291.

［57］ 周宁新，陈军周，刘全达，等.达芬奇机器人手术系统和开腹胰十二指肠切除术的比较［J］.中华消化外科杂志，2010，9（2）：101 - 104.

［58］ 周宁新，陈军周，刘全达，等."达芬奇"机器人普通外科手术 180 例：中国单中心报道［J］.中国普外基础与临床杂志，2011，18（7）：698 - 704.

［59］ 郑树国，李建，伟陈健，等.应用达芬奇机器人手术系统治疗壶腹部癌［J］.中华消化外科杂志，2010，4（9）：112 - 113.

［60］ 赵之明，纪文斌，张文智，等.达芬奇机器人肝胆胰手术在老年患者中的应用［J］.中华保健医学杂志，2011，13（3）：242 - 244.

［61］ Peng CH，Shen BY，Deng XX，et al. Early experience for the robotic duodenum-preserving pancreatic head resection ［J］. World J Surg，2012，36（5）：1136 - 1141.

［62］ 沈柏用，彭承宏，李宏为.胰腺外科的微创治疗：从腹腔镜到达芬奇［J］.世界机器人大会，2011.

［63］ Reni，M. Evidences and opinions for adjuvant therapy in pancreatic cancer［J］. Curr Drug Targets，2012，13（6）：789 - 794.

［64］ Herreros-Villanueva M，Hijona E，Cosme A，et al. Adjuvant and neoadjuvant treatment in pancreatic cancer ［J］. World J Gastroenterol，2012，18（14）：1565 - 1572.

［65］ Chua TC，Saxena A. Preoperative chemoradiation followed by surgical resection for resectable pancreatic cancer：a review of current results［J］. Surg Oncol，2011，20（4）：e161 - e168.

［66］ Gillen S，Schuster T，Meyer Zum Büschenfelde C，et al. Preoperative/neoadjuvant therapy in pancreatic cancer：a systematic review and meta-analysis of response and resection percentages ［J］. PLoS Med，2010，7（4）：e1000267.

［67］ Reni M. Evidences and opinions for adjuvant therapy in pancreatic cancer［J］. Curr Drug Targets，2012，13（6）：789 - 794.

［68］ Diener MK，Combs SE，Buchler MW. Chemoradiotherapy for locally advanced pancreatic cancer［J］. Lancet Oncol，2013，14（4）：269 - 270.

［69］ Maisonneuve P，Lowenfels AB. Adjuvant chemotherapy

with gemcitabine for patients with resectable pancreatic cancer[J]. JAMA, 2007, 297(23): 2581 - 2582.

[70] Ueno H, Kosuge T, Matsuyama Y, et al. A randomised phase Ⅲ trial comparing gemcitabine with surgery-only in patients with resected pancreatic cancer: Japanese Study Group of Adjuvant Therapy for Pancreatic Cancer[J]. Br J Cancer, 2009, 101(6): 908 - 915.

[71] Neoptolemos JP, Stocken DD, Bassi C, et al. Adjuvant chemotherapy with fluorouracil plus folinic acid vs gemcitabine following pancreatic cancer resection: a randomized controlled trial[J]. JAMA, 2010, 304(10): 1073 - 1081.

[72] Regine WF, Winter KA, Abrams R, et al. Fluorouracil-based chemoradiation with either gemcitabine or fluorouracil chemotherapy after resection of pancreatic adenocarcinoma: 5 - year analysis of the U. S. Intergroup/RTOG 9704 phase Ⅲ trial[J]. Ann Surg Oncol, 2011, 18(5): 1319 - 1326.

[73] Chaulagain CP, Rothschild J, Saif MW. Is S-1 a potential game changer in adjuvant therapy of pancreatic cancer? [J]. JOP, 2013, 14(4): 329 - 333.

[74] Herreros-Villanueva M, Hijona E, Cosme A, et al. Adjuvant and neoadjuvant treatment in pancreatic cancer [J]. World J Gastroenterol, 2012, 18(14): 1565 - 1572.

[75] Heinemann VM, Haas, Boeck S. Systemic treatment of advanced pancreatic cancer[J]. Cancer Treat Rev, 2012, 38(7): 843 - 853.

[76] Sultana A, Smith CT, Cunningham D, et al. Meta-analyses of chemotherapy for locally advanced and metastatic pancreatic cancer[J]. J Clin Oncol, 2007, 25(18): 2607 - 2615.

[77] Reni M. Evidences and opinions for adjuvant therapy in pancreatic cancer[J]. Curr Drug Targets, 2012, 13(6): 789 - 794.

[78] Von Hoff DD, Ervin TJ, Arena FP, et al. Randomized phase Ⅲ study of weekly nab-paclitaxel plus gemcitabine versus gemcitabine alone in patients with metastatic adenocarcinoma of the pancreas(MPACT)[C]// ASCO Meeting Abstracts, 2013: 31: LBA148.

[79] Conroy T, Desseigne F, Ychou M, et al. FOLFIRINOX versus gemcitabine for metastatic pancreatic cancer[J]. N Engl J Med, 2011, 364(19): 1817 - 1825.

[80] Ueno H, Ioka T, Ikeda M, et al. Randomized phase Ⅲ study of gemcitabine plus S-1, S-1 alone, or gemcitabine alone in patients with locally advanced and metastatic pancreatic cancer in Japan and Taiwan: GEST study[J]. J Clin Oncol, 2013, 31(13): 1640 - 1648.

[81] Herrmann R, Bodoky G, Ruhstaller T, et al. Gemcitabine plus capecitabine compared with gemcitabine alone in advanced pancreatic cancer: a randomized, multicenter, phase Ⅲ trial of the Swiss Group for Clinical Cancer Research and the Central European Cooperative Oncology Group[J]. J Clin Oncol, 2007, 25(16): 2212 - 2217.

[82] Cunningham D, Chau I, Stocken DD, et al. Phase Ⅲ randomized comparison of gemcitabine versus gemcitabine plus capecitabine in patients with advanced pancreatic

cancer[J]. J Clin Oncol, 2009, 27(33): 5513 - 5518.

[83] Heinemann V, Boeck S, Hinke A, et al. Meta-analysis of randomized trials: evaluation of benefit from gemcitabine-based combination chemotherapy applied in advanced pancreatic cancer[J]. BMC Cancer, 2008, 8: 82.

[84] Colucci G, Labianca R, Di Costanzo F, et al. Randomized phase Ⅲ trial of gemcitabine plus cisplatin compared with single-agent gemcitabine as first-line treatment of patients with advanced pancreatic cancer: the GIP-1 study. J Clin Oncol, 2010, 28(10): 1645 - 1651.

[85] Poplin E, Feng Y, Berlin J, et al. Phase III, randomized study of gemcitabine and oxaliplatin versus gemcitabine (fixed-dose rate infusion) compared with gemcitabine (30 - minute infusion) in patients with pancreatic carcinoma E6201: a trial of the Eastern Cooperative Oncology Group [J]. Journal of clinical oncology, 2009, 27(23): 3778 - 3785.

[86] Huguet F, Girard N, Guerche CS, et al. Chemoradiotherapy in the management of locally advanced pancreatic carcinoma: a qualitative systematic review [J]. J Clin Oncol, 2009, 27(13): 2269 - 2277.

[87] Barhoumi M, Mornex F, Bonnetain F, et al. Locally advance unresectable pancreatic cancer: induction chemoradiotherap followed by maintenance gemcitabine versus gemcitabine lone: definitive results of the 2000 - 2001 FFCD/SFRO phase Ⅲ trial[J]. Cancer Radiother, 2011, 15(3): 182 - 191.

[88] Loehrer PJ Sr, Feng Y, Cardenes H, et al. Gemcitabine alone versus gemcitabine plus radiotherapy in patients with locally advanced pancreatic cancer: an Eastern Cooperative Oncology Group trial[J]. J Clin Oncol, 2011, 29(31): 4105 - 4112.

[89] Philip PA. Locally advanced pancreatic cancer: where should we go from here? [J]. J Clin Oncol, 2011, 29(31): 4066 - 4068.

[90] Huguet F, André T, Hammel P, et al. Impact of chemoradio therapy after disease control with chemotherapy in locally advanced pancreatic adenocarcinoma in GERCOR phase Ⅱ and Ⅲ studies[J]. J Clin Oncol, 2007, 25(3): 326 - 331.

[91] Moureau-Zabotto L, Phélip JM, Afchain P, et al. Concomitant administration of weekly oxaliplatin, fluorouracil continuous infusion and radiotherapy after 2 months of gemcitabine and oxaliplatin induction in patients with locally advanced pancreatic cancer: a groupe coordinateur multidisciplinaire en oncologie phase Ⅱ study [J]. J Clin Oncol, 2008, 26(7): 1080 - 1085.

[92] 王成锋,赵平,李晔,等.125I粒子植入治疗局部进展期胰腺癌[J].中华肿瘤杂志,2010,32(2): 22 - 28.

[93] 金震东,李兆申,杜奕奇,等.超声内镜引导下125I粒子植入联合化疗治疗腹腔实体肿瘤的前瞻性研究[J].中华消化内镜杂志,2007,24(1): 23 - 33.

[94] Schellenberg D, Goodman KA, Lee F, et al. Gemcitabine chemotherapy and single-fraction stereotactic body radiotherapy for locally advanced pancreatic cancer[J]. Int J Radiat Oncol Biol Phys, 2008, 72(3): 678 - 686.

[95] Chang DT, Schellenberg D, Shen J et al. Stereotactic radiotherapy for unresectable denocarcinoma of the pancreas[J]. Cancer, 2009, 115(3): 665-672.

[96] Mahadevan A, Jain S, Goldstein M, et al. Stereotactic body radiotherapy and gemcitabine for locally advanced pancreatic cancer[J]. Int J Radiat Oncol Biol Phys, 2010, 78(3): 735-742.

[97] Heinemann V, Boeck S, Hinke A, et al. Meta-analysis of randomizedtrials: evaluation of benefit from gemcitabine based combination chemotherapy applied in advanced pancreatic cancer[J]. BMC Cancer, 2008, 8(2): 82-93.

[98] Valentini V, Calvo F, Reni M, et al. Intra-operative radiotherapy(IORT)in pancreatic cancer: joint analysis of the ISIORT-Europe experience [J]. Radiother Oncol, 2009, 91(1): 54-59.

[99] Reni M, Panucci MG, Ferreri AJ, et al. Effect on local control an survival of electron beam intraoperative irradiation for respectable pancreatic adenocarcinoma[J]. Int J Radiat Oncol Biol Phys, 2001, 50(3): 651-658.

[100] Dragovich T, Huberman M, Von Hoff DD, et al. Erlotinib plus gemcitabine in patients with unresectable pancreatic cancer and other solid tumors: phase IB trial [J]. Cancer Chemotherapy and Pharmacology, 2007, 60(2): 295-303.

[101] Moore MJ, Goldstein D, Hamm J, et al. Erlotinib plus gemcitabine compared with gemcitabine alone in patients with advanced pancreatic cancer: a phase III trial of the National Cancer Institute of Canada Clinical Trials Group [J]. Journal of Clinical Oncology, 2007, 25 (15): 1960-1966.

[102] Wacker B, Nagrani T, Weinberg J, et al. Correlation between development of rash and efficacy in patients treated with the epidermal growth factor receptor tyrosine kinase inhibitor erlotinib in two large phase III studies[J]. Clinical Cancer Research, 2007, 13(13): 3913-3921.

[103] Carneiro BA, Brand RE, Fine E, et al. Phase I trial of fixed dose rate infusion gemcitabine with gefitinib in patients with pancreatic carcinoma [J]. Cancer Investigation, 2007, 25(5): 366-371.

[104] Philip PA, Benedetti J, Fenoglio-Preiser C, et al. Phase III study of gemcitabine[G] plus cetuximab[C] versus gemcitabine in patients[pts] with locally advanced or metastatic pancreatic adenocarcinoma[PC]: SWOG S0205 study[J]. Journal of Clinical Oncology, 2007, 25(18_suppl): LBA4509.

[105] Burtness BA, Powell M, Berlin J, et al. Phase II trial of irinotecan/docetaxel for advanced pancreatic cancer with randomization between irinotecan/docetaxel and irinotecan/docetaxel plus C225, a monoclonal antibody to the epidermal growth factor receptor (EGF-r): eastern cooperative oncology[J]. Journal of Clinical Oncology, 2007, 25(18_suppl): 4519.

[106] Kindler HL, Niedzwiecki D, Hollis D, et al. A double-blind, placebo-controlled, randomized phase III trial of gemcitabine(G) plus bevacizumab(B) versus gemcitabine plus placebo(P) in patients(pts) with advanced pancreatic cancer (PC): A preliminary analysis of Cancer and Leukemia Group B CALGB [J]. Journal of Clinical Oncology, 2007, 25(18_suppl): 4508.

[107] Wolpin BM, Hezel AF, Ryan DP, et al. Phase II study of RAD001 in previously treated patients with metastatic pancreatic cancer [J]. J Clin Oncol, 2008, 26 (15S): 4614.

[108] Grippo PJ, Tuveson DA. Deploying mouse models of pancreatic cancer for chemoprevention studies[J]. Cancer Prev Res(Phila), 2010, 3(11): 1382-1387.

[109] Von Hoff DD, Ramanathan RK, Borad MJ, et al. Gemcitabine plus nabpaclitaxel is an active regimen in patients with advanced pancreatic cancer: a phase I/II trial[J]. J Clin Oncol, 2011, 29(34): 4548-4554.

[110] Frese KK, Neesse A, Cook N, et al. nab-Paclitaxel potentiates gemcitabine activity by reducing cytidine deaminase levels in a mouse model of pancreatic cancer [J]. Cancer Discov, 2012, 2(3): 260-269.

[111] Collins MA, Bednar F, Zhang Y, et al. Oncogenic Kras is required for both the initiation and maintenance of pancreatic cancer in mice [J]. J Clin Invest, 2012, 122(2): 639-653.

[112] Nguyen LV, Vanner R, Dirks P, et al. Cancer stem cells: an evolving concept[J]. Nat Rev Cancer, 2012, 12(2): 133-143.

[113] Shah AN, Summy JM, Zhang J, et al. Development and characterization of gemcitabine-resistant pancreatic tumor cells[J]. Ann Surg Oncol, 2007, 14(12): 3629-3637.

[114] Li C, Hynes M, Dosch J, et al. c-Met is a marker of pancreatic cancer stem cells and therapeutic target[J]. Gastroenterology, 2011, 141(6): 2218-2227.

[115] Plentz R, Park JS, Rhim AD, et al. Inhibition of gamma-secretase activity inhibits tumor progression in a mouse model of pancreatic ductal adenocarcinoma [J]. Gastroenterology, 2009, 136(5): 1741-1749.

[116] Cook N, Frese KK, Bapiro TE, et al. Gamma secretase inhibition promotes hypoxic necrosis in mouse pancreatic ductal adenocarcinoma[J]. J Exp Med, 2012, 209(3): 437-444.

[117] Feldmann G, Fendrich V, McGovern K, et al. An orally bioavailable small molecule inhibitor of Hedgehog signaling inhibits tumor initiation and metastasis in pancreatic cancer[J]. Mol Cancer Ther, 2008, 7(9): 2725-2735.

[118] Olive KP, Jacobetz MA, Davidson CJ, et al. Inhibition of Hedgehog signaling enhances delivery of chemotherapy in a mouse model of pancreatic cancer[J]. Science, 2009, 324(5933): 1457-1461.

[119] Stephenson J, Richards BM, Wolpin C, et al. The safety of IPI-926, a novel hedgehog pathway inhibitor, in combination with gemcitabine in patients (pts) with metastatic pancreatic cancer[J]. J Clin Oncol, 2011, 29: abstract 4114.

[120] Beatty GL, Chiorean EG, Fishman MP, et al. CD40 agonists alter tumor stroma and show efficacy against pancreatic carcinoma in mice and humans[J]. Science,

2011，331(6024)：1612－1616.

[121] Fogelman DR，Wolff RA，Kopetz S，et al. Evidence for the efficacy of Iniparib, a PARP-1 inhibitor, in BRCA2－associated pancreatic cancer[J]. Anticancer Res, 2011, 31(4)：1417－1420.

[122] Wells SA，Robinson BG，Gagel RF，et al. Vandetanib in patients with locally advanced or metastatic medullary thyroid cancer：a randomized，double-blind phase Ⅲ trial [J]. J Clin Oncol，2012，30(2)：134－141.

[123] Paice JA，Ferrell B. The management of cancer pain[J]. CA：A Cancer Journal for Clinicians，2011；61(3)：157－182.

[124] Núñez Olarte JM. Oxycodone and the challenge of neuropathic cancer pain：a review[J]. Oncology，2008, 74 Suppl 1：83－90.

[125] Shelton BW，Deynes-Romero J，Tofani-Montalvo M，et al. Methadone：an effective alternative to morphine for pain relief in cancer patients[J]. Bol Asoc Med P R，2008 Jul-Sep；100(3)：7－10.

[126] Rauck R，North J，Gever LN，et al. Fentanyl buccal soluble film(FBSF)for breakthrough pain in patients with cancer：a randomized，double-blind，placebo-controlled study[J]. Ann Oncol，2010，21(6)：1308－1314.

[127] Taylor DR. Fentanyl buccal tablet：rapid relief from breakthrough pain[J]. Expert Opin Pharmacother，2007, 8(17)：3043－3051.

[128] Vasisht N，Gever LN，Tagarro I，et al. Single-dose pharmacokinetics of fentanyl buccal soluble film[J]. Pain Med，2010，11(7)：1017－1023.

[129] Treede RD，Jensen TS，Campbell JN，et al. Neuropathic pain：redefinition and a grading system for clinical and research purposes[J]. Neurology，2008，70(18)：1630－1635.

[130] Ceyhan GO，Michalski CW，Demir IE，et al. Pancreatic pain[J]. Best Pract Res Clin Gastroenterol，2008，22(1)：31－44.

[131] Finnerup NB，Sindrup SH，Jensen TS. Recent advances in pharmacological treatment of neuropathic pain[J]. F1000 Med Rep，2010，14(2)：52.

[132] Ghai A，Gupta M，Hooda S，et al. A randomized controlled trial to compare pregabalin with gabapentin for postoperative pain in abdominal hysterectomy[J]. Saudi J Anaesth，2011，5(3)：252－257.

[133] Ozgencil E，Yalcin S，Tuna H，et al. Perioperative administration of gabapentin 1200 mg day-1 and pregabalin 300 mg day-1 for pain following lumbar laminectomy and discectomy：a randomised，double-blinded，placebo-controlled study[J]. Singapore Med J，2011，52(12)：883－889.

[134] Tiina S，Wiffen PJ. Antidepressants for neuropathic pain：a Cochrane review [J]. J Neurol Neurosurg Psychiatry，2010，81(12)：1372－1373.

[135] Prasad A，Choudhry P，Kaul S，et al. Thoracoscopic splanchnicectomy as a palliatice procedure for pain relief in carcinoma pancreas[J]. J Minim Access Surg，2009, 5(2)：37－39.

[136] Yarmohammadi H，Nakamoto DA，Azar N，et al. Percutaneous computed tomography guided cryoablation of the celiac plexus as an alternative treatment for intractable pain caused by pancreatic cancer[J]. J Cancer Res Ther，2011，7(4)：481－483.

[137] Vissers KC，Besse K，Wagemans M，et al. Pain in patients with cancer [J]. Pain Pract，2011，11（5）：453－475.

[138] 程建敏,陈宇,贺辉,等.穿膈脚后间隙内淋巴结化学消融内脏神经毁损治疗晚期癌痛[J].《温州医学院学报》,2008,2：157－159.

[139] Yakovlev AE，Ellias Y. Spinal cord stimulation as a treatment option for intractable neuropathic cancer pain [J]. Clin Med Res，2008，6(3－4)：103－106.

[140] Kunnumpurath S，Srinivasagopalan R，Vadivelu N. Spinal cord stimulation：Principles of past，present and future practice：a review [J]. Journal of Clinical Monitoring and Computing，2009，23(5)：333－339.

[141] Lad SP，Kalanithi PS，Arrigo RT，et al. A socioeconomic survey of spinal cord stimulation（SCS）surgery [J]. Neuromodulation，2010，13(4)：265－269.

[142] Aprili D，Bandschapp O，Rochlitz C，et al. Serious complications associated with external intrathecal catheters used in cancer pain patients：a systematic review and meta-analysis[J]. Anesthesiology，2009，111：1346－1355.

[143] Du YQ，Li ZS，Jin ZD. Endoscope-assisted brachytherapy for pancreatic cancer：from tumor killing to pain relief and drainage[J]. J Interv Gastroenterol，2011，1(1)：23－27.

[144] Dubinsky TJ，Cuevas C，Dighe MK，et al. High-intensity focused ultrasound：current potential and oncologic applications[J]. AJR Am J Roentgenol，2008，190(1)：191－199.

[145] Hu ZL，Yang XY，Liu YB，et al. Investigation of HIFU-induced anti-tumor immunity in a murine tumor model [J]. J Transl Med，2006，5(5)：413－422.

[146] Sung HY，Jung SE，Cho SH，et al. Long-term outcome of high-intensity focused ultrasound in advanced pancreatic cancer[J]. Pancreas，2011，40(7)：1080－1086.

[147] Lowy AM，Steven DL，Philip AP. Pancreatic Cancer [M]// Springer-Verlag GmbH，2008：345－350.

[148] Sharma C，Eltawil K M，Renfrew P D，et al. Advances in diagnosis，treatment and palliation of pancreatic carcinoma：1990－2010[J]. World J Gastroenterol，2011，17(7)：867－897.

[149] Miller RD. Miller's anesthesia[M]. 7th ed. Philadelphia：Elsevier，2010.

[150] Puli SR，Reddy JBK，Bechtold ML，et al. EUS-guided celiac plexus neurolysis for pain due to chronic pancreatitis or pancreatic cancer pain：a meta-analysis and systematic review[J]. Dig Dis Sci，2009，54(11)：2330－2337.

[151] 王晓戎,刘鲁明.刘鲁明教授运用病机理论治疗胰腺癌经验介绍[J].云南中医学院学报,2009,32(6)：60－61.

[152] 范忠泽,梁芳,李琦,等.晚期胰腺癌的中医药诊疗现状分析

［J］.辽宁中医杂志,2008,35(5):679-680.

［153］ 越建成.段凤舞肿瘤积验方［M］.北京:中国中医药出版社,2013:308.

［154］ 李秋荐,茹立良,陈光伟.扶正抗癌方治疗晚期胰腺癌51例［J］.中国医药导报,2009,6(24):75-78.

［155］ 李炯辉,刘莹.白术麦冬汤对胰腺癌三维适形放疗后消化道反应疗效观察［J］.陕西中医,2014,35(4):412-414.

［156］ 田同德,杨峰,唐静雯.清热解毒经、活血化瘀中药配合化疗对中晚期胰腺癌的疗效观察［J］.中医药导刊,2012,14(3):429-430.

［157］ 尤建良,姚新新.扶正和胃合剂配合GEMOX方案治疗中晚期胰腺癌［J］.中国肿瘤外科杂志,2011,3(3):168-171.

［158］ 李婵,张青.中药联合动脉灌注化学药物治疗中晚期胰腺癌临床研究进展［J］.中国中医药信息杂志,2011,18(3):108-109.

［159］ 韩冬,李婵,杨国旺,等.疏肝理脾法联合热疗及动脉灌注化疗治晚期胰腺癌［J］.中国实验方剂学杂志,2012,18(11):254-257.

［160］ 潘岩,刘鲁明,陈震.中西医结合治疗190例老年胰腺癌的预后分析［J］.临床肝胆病杂志,2014,30(4):330-334

［161］ Siegel R,Ma J,Zou Z,et al. Cancer statistics,2014［J］. CA Cancer J Clin,2014,64:9-29.

［162］ 陈万青,郑荣寿,曾红梅,等.2011年中国恶性肿瘤发病和死亡分析［J］.中国肿瘤,2015,24(1):1-10.

［163］ Sultana A,Tudur SC,Cunningham D,et al. Meta-analyses of chemotherapy for locally advanced and metastatic pancreatic cancer:results of secondary end points analyses［J］. Br J Cancer,2008,99:6-13.

［164］ Bilimoria KY,Bentrem DJ,Ko CY,et al. National failure to operate on early stage pancreatic cancer［J］. Ann Surg,2007,246:173-180.

［165］ Shrikhande SV,Kleeff J,Reiser C,et al. Pancreatic resection for M1 pancreatic ductal adenocarcinoma［J］. Ann Surg Oncol,2007,14:118-127.

［166］ Loos M,Kleeff J,Friess H,et al. Surgical treatment of pancreatic cancer［J］. Ann N Y Acad Sci,2008,1138:169-180.

［167］ MacDermid E,Hooton G,MacDonald M,et al. Improving patient survival with the colorectal cancer multi-disciplinary team［J］. Colorectal Dis,2009,11(3):291-295.

［168］ Doyle J. Barriers and facilitators of multidisciplinary team working:a review［J］. Paediatr Nurs,2008,20(2):

26-29.

［169］ Palmer G,Marting A,Cedermark B,et al. Preoperative tumour staging with multidisciplinary team assessment improves the outcome in locally advanced primary rectal cancer［J］. Colorectal Dis,2010.

［170］ Rando K,Harguindeguy M,Leites A,et al. Quality standards in liver surgery:influence of multidisciplinary team work and patient centralization ［J］. Acta Gastroenterol Latinoam,2010,40(1):10-21.

［171］ Sharma A,Sharp DM,Walker LG,et al. Colorectal MDTs:the team's perspective［J］. Colorectal Disease,2007,10(1):63-68.

［172］ Morris EJ,Maughan NJ,Forman D,et al. Identifying stage Ⅲ colorectal cancer patients:the influence of the patient,surgeon,and pathologist［J］. J Clin Oncol,2007,25(18):2574-2579.

［173］ Timothy M. Pawlik,Daniel Laheru,Ralph H. Hruban,et al. Evaluating the impact of a single-day multidisciplinary clinic on the management of pancreatic cancer［J］. Ann Surg Oncol,2008,15(8):2081-2088.

［174］ Matthew HGK,Huamin W,Jason BF,et al. Long-term survival after multidisciplinary management of resected pancreatic adenocarcinoma［J］. Ann Surg Oncol,2009,16(4):836-847.

［175］ Shin EJ,Canto MI. Pancreatic cancer screening ［J］. Gastroenterol Clin North Am,2012,41(1):143-157.

［176］ Cieslak KP,Besselink MG,Rijkers AP,et al. Pancreatoduodenectomy for suspected malignancy:indications,complications and survival［J］. Ned Tijdschr Geneeskd,2012,156(44):A4449.

［177］ Van Laethem JL,Verslype C,Iovanna JL,et al. New strategies and designs in pancreatic cancer research:consensus guidelines report from a European expert panel ［J］. Ann Oncol,2012,23(3):570-576.

［178］ Gardner T B,Barth R J,Zaki B I,et al. Effect of initiating a multidisciplinary care clinic on access and time to treatment in patients with pancreatic adenocarcinoma ［J］. J Oncol Pract,2010,6(6):288-292.

［179］ 中华医学会肿瘤学分会胰腺癌学组(筹).胰腺癌多学科综合治疗协作组专家共识［J］.中华肿瘤杂志,2013,35(5):398-400.

［180］ 董书,胥雪冬,谢京城,等.医院多学科会诊保障危重患者安全［J］.医院管理论坛,2011,28(8):17-19.

第二十六章
胰腺黏液性囊性肿瘤

一、概　述

胰腺黏液性囊性肿瘤（mucinous cystic neoplasm，MCN）是一种胰腺囊性上皮性肿瘤，由柱状、产黏液的上皮细胞及上皮下卵巢样间质（ovarian-like stroma，OS）组成，通常与胰管不相通。MCN 具有恶性潜能，绝大部分患者（约 95%）为围绝经期中年女性，发病高峰年龄为 40～55 岁。极少数男性亦会发生 MCN。

OS 定义为：间质含小的卵巢样的上皮样细胞即黄体化的间质细胞，典型者抑制素（inhibin）、雌激素受体（ER）和孕激素受体（PR）免疫组化染色阳性。1997 年美军病理学院（The Armed Forces Institute of Pathology，AFIP）指出 OS 仅存在于 MCN，为其特征之一。2006 年，国际胰腺病协会仙台共识正式提出严格将 OS 作为 MCN 诊断必备条件之一，2012 年福冈共识再次强调了 OS 对 MCN 诊断的重要性。

二、组织起源及发病机制

MCN 起源不明，研究表明胰腺 MCN 可能是在雌激素及孕激素的作用下，由内胚层的未成熟间质细胞发育而来；亦可能起源于胚胎发育过程中种植于胰腺的原始卵黄细胞。

MCN 发病分子机制复杂，研究表明，Wnt 信号通路的激活促进了卵巢样间质的发育，从而有助于 MCN 的形成。发生于 12p 染色体的 K‑ras 基因突变可出现在疾病早期，恶性进展过程中其突变频率逐渐增加；而胞核 p53 表达增加及 DPC4 基因产物表达丧失亦通常见于 MCN 伴浸润性癌。以上表明，基因事件的累积效应可能导致了 MCN 的形成和恶变。

三、病　理

MCN 往往单发，多位于胰腺体尾部，发现时平均直径约 8.1 cm（1.5～36 cm）（图 26‑0‑1）。MCN 可为单房或多房结构，囊腔较大（罕见微囊型 MCN），囊壁厚，囊腔内可有分隔，一般不与胰管相通（除溃破后瘘管形成）。

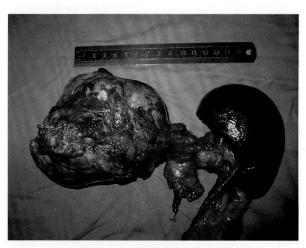

图 26‑0‑1　MCN 术后大体标本

大体切面上，MCN 囊腔被一层厚的纤维囊壁包裹，部分形成壁结节并突向囊腔，局部囊壁可见钙化。腔内液体黏稠,偶呈水样或血性(图 26 - 0 - 2)。显微镜下,囊壁内呈高柱状、充满黏液的上皮细胞,细胞呈平坦或呈乳头状,可伴不同程度分化的胃小凹上皮或肠上皮。OS 内可有黄体化细胞及类似于白体的玻璃样变。

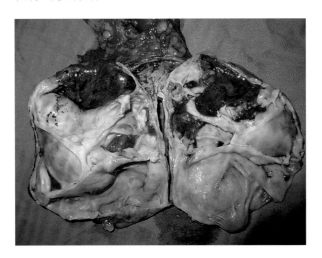

图 26 - 0 - 2　MCN 囊肿剖面

　　免疫组化方面,MCN 上皮细胞表达细胞角蛋白 CK7、CK8、CK18、CK19 和上皮膜抗原,偶见 CK20 和 CA19 - 9 表达。黏蛋白无特征性表达。间质细胞可表达雌激素和孕激素受体、波形蛋白、平滑肌肌动蛋白、钙视网膜蛋白、α -抑制素、Melan - A、酪氨酸羟化酶、CD99 及 Bcl - 2。CD10 在间质及上皮层均有表达。

　　WHO(2010)消化系肿瘤组织病理学分级系统将 MCN 分为 3 个亚型:MCN 伴低-中度异型增生,MCN 伴高度异型增生,MCN 伴浸润性癌;同时将前两者(即非浸润性癌)定义为癌前病变,后者定义为恶性病变(图 26 - 0 - 3,图 26 - 0 - 4)。该分级意见同时指出,由于 MCN 囊壁上皮细胞层在结构上可能存在"裸上皮"(囊壁上皮退变、消失)和异质性(囊壁上皮具有不同程度的组织病理学改变,且浸润性成分常为灶性),所有标本行病理组织学检查时需要广泛取材切片、仔细阅片,防止浸润性癌成分"漏诊"。严格采用 OS 作为 MCN 诊断标准,MCN 伴浸润性癌比例为 6%～27%,其浸润性成分通常类似典型胰腺导管腺癌,也可出现其他类型的胰腺肿瘤成分,包括伴有类破骨巨细胞的未分化癌、腺鳞癌、绒毛膜癌及高级别肉瘤等。

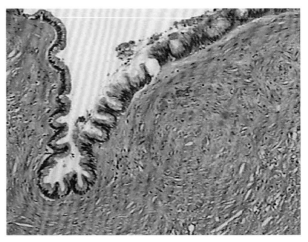

图 26 - 0 - 3　MCN 伴低度异型增生,囊壁由单层柱状黏液上皮组成,上皮下可见卵巢样间质

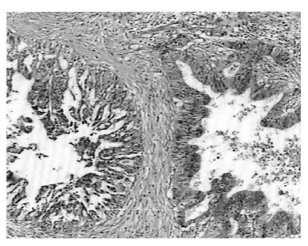

图 26 - 0 - 4　MCN 伴浸润性癌,囊腔内衬上皮呈乳头状生长,细胞异型明显,间质有浸润现象

四、临床表现

　　临床表现多取决于肿瘤的大小,＜3 cm 的 MCN 常为偶然发现,较大肿瘤可产生症状,但往往是非特异性的。常见有腹痛/背痛、腹胀、体重减轻、恶心、呕吐、腹泻等;较少 MCN(9%～10%)可发生急性胰腺炎。部分患者可出现新发的糖尿病。肿瘤体积较大者,压迫胆总管可引起黄疸,查体时可触及腹部包块。

　　有症状的 MCN 患者,尤其是体重减轻和背痛者,应高度警惕恶性可能。一般情况下,MCN 伴浸润性癌患者较非浸润性 MCN 患者年长 5～10 岁,提示 MCN 由可根治的非浸润癌发展为浸润性癌通常需数年时间。MCN 伴浸润性癌往往肿瘤体积较大,但很少出现淋巴结转移,偶可出现肿瘤侵犯胆管、胃、结肠、腹膜或肝脏转移的相关症状。

五、辅助检查

(一)实验室检查

血清肿瘤标志物(CEA、CA19 - 9)水平升高在 MCN 伴浸润性癌患者中更为常见,但用于单个 MCN 恶性程度判断缺乏可靠性。MCN 血清淀粉酶水平多正常。部分患者可出现血糖升高。

(二)影像学检查

1. B超　可表现为单房或多房,与 SCN 比较,MCN 子囊内径相对较大,常有后壁增强效应。有时可见粗大不规则的乳头状赘生物由囊壁突入囊内。体积较大的 MCN 伴浸润性癌往往表现为囊性为主、合并高回声肿瘤实性部分,其囊性部分透声性不如胰腺假性囊肿。

2. CT　多位于胰腺体尾部,囊壁及纤维分隔较 SCN 厚,囊腔被分隔为多个子囊,切面似"橘子"。囊液如混有坏死物及出血,CT 密度增高。周边囊壁偶见"蛋壳样"钙化,对 MCN 诊断具有病理特征性并高度预示恶变。增强 CT 常可见囊壁、分隔及实性赘生物呈强化表现。直径≥4 cm、囊壁不规则增厚、实性壁结节、周边钙化等常预示 MCN 为恶性(图 26 - 0 - 5)。

3. MRI/MRCP　MCN 在 MRI 上为边界清楚的、较大的单发或多发分叶状囊性病变,伴强化的分隔和(或)实性成分。胰管扩张往往见于 MCN 伴浸润性癌患者。与 CT 比较,MRI 因其具有更高的软组织对比分辨率而能更好地识别囊腔内容物的特征和辨别囊肿与胰管的关系,而后者是 MCN 与 PPs 和 IPMN 鉴别的一个重要特征。MRI 的不足之处在于难以很好地显示钙化。

4. PET - CT　研究认为,作为一种非侵入性检查方法,^{18}FDG - PET 在诊断恶性 PCLs 方面的准确性可能优于 CT,可能使那些无症状或手术高危患者避免不必要的外科治疗,但其诊断价值尚需进一步临床证实。

5. EUS、CE - EUS 及 EUS - FNA

1) EUS:MCN 通常为边界清楚、单发、圆形囊肿,往往不与胰管相通。大部分是由分隔形成的多个较大子囊(常少于 6 个,直径多大于 1～2 cm)构成的"囊内有囊""橘子样"外观的多房结构,极少部分为单房。MCN 囊壁一般较厚(>2 mm),囊液黏稠并可使其在 EUS 图像上呈颗粒状外观,需与 PPs 囊内坏死物鉴别。周边囊壁钙化("蛋壳样"钙化)见于 10%～25% 的患者,是预示 MCN 恶变的重要病理特征。>40 mm、囊壁或分隔局部增厚、增大的壁结节以及胰管扩张常预示 MCN 恶变(图 26 - 0 - 6)。

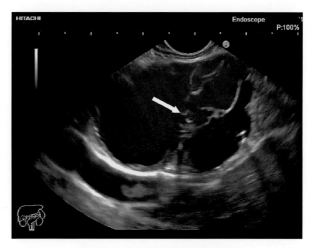

图 26 - 0 - 6　MCN(胰颈)EUS 图像

箭头显示囊腔内多发分隔并钙化

2) CE - EUS:造影后 MCN 边界及分隔显示更清晰,良性 MCN 囊壁及分隔血管丰富,呈高增

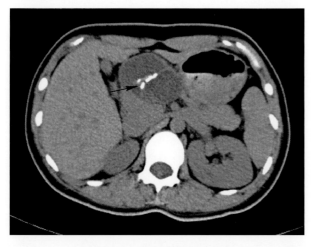

图 26 - 0 - 5　MCN(胰颈)CT 图像

箭头显示囊腔内多发分隔并块状钙化

强或等增强;而恶性 MCN 囊壁及分隔实性区血管少而不规则,呈低增强。同时,CE－EUS 有助于 MCN 壁结节(有血管)与囊内黏液栓及坏死物(无血管)的鉴别。

3) EUS－FNA 细胞/组织学检查及囊液分析:

(1) 细胞病理学:往往在大量黏液背景下见少量上皮细胞,伴不同程度结构和细胞异型。肿瘤细胞呈层状或小团簇状,细胞核常位于基底部,细胞质内可见黏液。恶性者核浆比增大、核大、核拥挤,或染色质增加(图 26-0-7,图 26-0-8)。

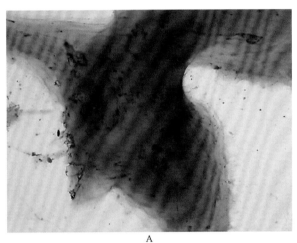

A

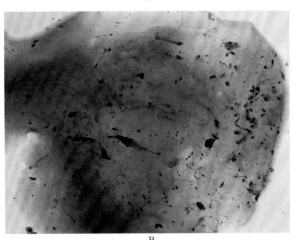

B

图 26-0-7 EUS－FNA 液基细胞学制片,中倍
典型的稠厚的胶样黏液。A. HE 染色呈粉红色或淡紫蓝色;B. 巴氏染色呈淡蓝色或淡紫蓝色,其中常见散落的细胞

(2) 组织病理学:MCN 伴低度异型增生者,柱状上皮仅可见微小至轻度结构及细胞异型,可伴有基底部细胞核轻度增大;无有丝分裂像。MCN 伴中度异型增生者,柱状上皮可见轻至中度结构或

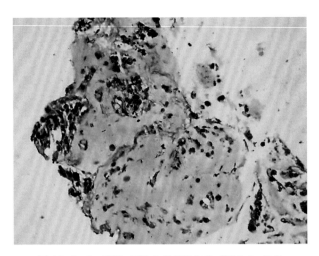

图 26-0-8 EUS－FNA 细胞蜡块切片,HE 染色,低倍
粉红色云雾样黏液背景中可见散在或小团上皮细胞,散在细胞核小、偏位,胞质丰富,部分细胞可见胞质内黏液。右下角尚可见一小片状的细胞,排列整齐,核位于基底,极向存在

细胞异型,伴乳头样突起或隐窝样内陷,细胞核轻度增大、拥挤并形成假复层上皮。MCN 伴高度异型增生者,以出现重度的上皮结构和细胞异型为特征,伴不规则树枝或出芽状结构(栅栏状结构),细胞核分层且极性丧失,呈多形性且核仁显著。常见有丝分裂像且不规则。浸润性癌为有局部浸润并突破基底膜者。

(3) 囊液分析:穿刺液细胞外黏液的存在有助于黏液性及非黏液性 PCLs 的鉴别诊断。囊液肿瘤标志物(CEA、CA19-9、CA72-4、CA125 等)检测(各需约 0.5 ml 囊液)可进一步提高 EUS－FNA 诊断能力,其中 CEA 被认为是鉴别黏液及非黏液性胰腺囊性肿瘤(PCNs)最准确的标志物。CEA＞192 ng/ml 往往为 MCN 而 CEA＜5 ng/ml 更倾向于 SCN 诊断。2007 年美国胃肠病学会(ACG)指南推荐在 FNA 获取囊液量较少时,首先行 CEA 检测。部分研究认为,CEA 水平明显升高可能预示 MCN 伴浸润性癌诊断,但更多研究认为 CEA 水平无助于良恶性鉴别。由于 MCN 通常不与胰管相通,囊液淀粉酶水平一般较低。此外,黏蛋白亚型、基因组学、蛋白组学及 miRNAs 表达分析等亦可能成为 MCN 囊液分析的新标志物。

6. ERCP ERCP 是判别胰腺囊性病变是否与主胰管相通的最敏感方法,因 MCN 与主胰管不相通,而 PPs 和 IPMN 多与主胰管相通,ERCP 在这方面可发挥其独特作用。ERCP 尤其有助于 BD-IPMN 与 MCN 的鉴别,两者在非侵入性影像学上很难鉴别。ERCP 有引起胰腺炎的风险,以及高分辨率 MRCP 三维重建影像技术的出现,目前不推荐 ERCP 作为首选诊断方法。

7. **高分辨率光学成像技术(OCT、CLE)**　最新研究表明,高分辨率光学成像技术,包括光学相干断层成像(optical coherence tomography, OCT)和激光共聚焦显微内镜(confocal laser endomicroscopy, CLE)技术,可能在 MCN 诊断中发挥重要作用。囊壁的形态及囊液的散光特性可作为 OCT 检查利用的主要特征,而囊壁上皮细胞的厚度、细胞形态及血管分布特征可作为 CLE 研究的主要特征。

六、诊断及鉴别诊断

大多数 MCN 生长缓慢,早期无症状,往往在体检或其他系统疾病行影像学检查时发现。如中年女性患者既往无胰腺炎病史,在其胰腺体尾部发现囊性病变,应高度警惕 MCN 可能。随着 MCN 肿瘤体积增大,部分患者可出现腹痛/背痛、腹胀、体重减轻、恶心、呕吐、腹泻等非特异性症状。血清淀粉酶水平多正常。血清肿瘤标志物(CEA、CA19-9)在 MCN 伴浸润性癌往往升高。MCN 伴浸润性癌平均年龄显著高于非浸润性 MCN,且瘤体直径通常≥4 cm 或存在壁结节。部分患者经 CT、MR/MRCP 等检查,术前仍难以确诊,在有经验的医学中心可考虑行 FNA 细胞学/组织学检查及囊液分析(囊液淀粉酶、CEA、CA19-9 等)。MCN 需与以下几种疾病进行鉴别。

(一)胰腺假性囊肿

常有急性胰腺炎、慢性胰腺炎、腹部手术或外伤病史。病灶位于胰腺内或外,往往与胰管相通,多呈圆形、类圆形,囊壁薄而均匀且多无钙化,无壁结节,囊内极少有分隔或实性成分。而 MCN 多无胰腺炎病史,囊壁厚,部分可伴壁结节或钙化;囊腔不与胰管相通,囊内可有分隔,囊肿不随时间消失或缩小。当 PPs 囊壁较厚或囊内出现较多坏死物

时与 MCN 难以鉴别,此时 FNA 细胞学/组织学检查和囊液分析具有重要鉴别诊断价值。PPs 囊液清亮或呈血性,部分可混合絮状坏死物,囊液淀粉酶升高而 CEA 水平多正常;MCN 囊液黏稠,囊液淀粉酶多正常而 CEA 水平升高;细胞学/组织学检查可发现产黏液上皮细胞和(或)卵巢样间质。

(二)浆液性囊性肿瘤(SCN)

女性多见,发病年龄多在 50 岁以上。SCN 几乎均为良性肿瘤,浆液性囊腺癌报道罕见。常单发,囊腔不与胰管相通,腔内有分隔。形态上分微囊型(SCA)和小囊型(SOA)两类,SCA 多见于胰腺体尾部,病变常较大,直径可达 25 cm,瘤体内无数小而薄壁的子囊围绕中央瘢痕紧密排列,呈“蜂窝状”或“海绵状”。中央条片状或日光放射状钙化为其特征性表现。SOA 由少量大的囊性结构组成,通常无中央瘢痕,其与 MCN 很难鉴别。SOA 胰头生长更为多见,多呈分叶状轮廓,囊壁较薄且无强化;而 MCN 多位于胰体尾部,卵圆形多见,囊壁较厚,囊壁及囊内分隔多呈不均匀强化。FNA 细胞学/组织学检查,前者无卵巢样间质,囊液稀薄,囊液 CEA 水平多正常;后者可发现卵巢样间质,囊液黏稠,囊液 CEA 水平多升高。

(三)IPMN

MCN 和 IPMN 具有不同的生物学行为和病理特征,包括浸润性癌的发生率、根治性手术后的复发率及多灶性病变的发生等等,两者鉴别具有重要意义。MD-IPMN 与主胰管交通,易与 MCN 鉴别;但 BD-IPMN 往往与 MCN 鉴别困难。以下几点有助于两者鉴别:① MCN 不在胰管内生长且不与胰管相通;② 具有卵巢样间质;③ 影像学上 MCN 因分隔存在而表现为“囊内有囊”,典型者切面呈“橘子”样外观;而 BD-IPMN 表现为“囊外有囊”,典型者呈“葡萄串”样外观。

(四)SPN

SPN 患者绝大部分(>90%)为 20~30 岁的中青年女性,男性少见(<10%)。常为单发、较大的圆形、类圆形或分叶状肿块,周围有完整的纤维被膜包裹,与周围胰腺实质界限清楚,部分患者囊壁伴钙化,此为 SPN 典型病理特征之一。瘤体内有

不同程度出血、坏死并呈囊性变。囊液通常为血性,囊液淀粉酶、CEA、CA19－9 水平多正常或轻度异常。

(五)胰腺癌囊性变

胰腺癌为高度恶性肿瘤,部分患者瘤体因缺血坏死而发生囊性变,肿块无包膜,与周围胰腺实质边界不清,周围血管、神经常受侵犯,肝脏及淋巴结转移多见,常伴有胰管和胆总管扩张,临床上疼痛及黄疸症状较明显。

七、治 疗

(一)手术

一般认为 MCN 均应手术治疗(除非有手术禁忌证),术中应完整切除病变,避免囊肿破裂导致肿瘤细胞播散。对<4 cm 且无壁结节的 MCN 患者,可考虑行保留胰腺实质的切除术、保留脾脏的远端胰腺切除术以及腹腔镜手术。MCN 伴浸润性癌的淋巴结转移率较低,通常不必清扫胰周淋巴结。近年来,部分学者认为对低危 MCN 患者(无症状、<3 cm、无壁结节、无胰管或胆总管扩张、无胰周淋巴结肿大、无血清肿瘤标志物升高)密切随访亦是合理的。

(二)EUS 引导下注射消融术

EUS 引导下注射消融术的常用药物有乙醇、紫杉醇等,治疗目的为消融囊壁上皮细胞并消除或降低恶变风险。其适应证包括:① 手术禁忌或拒绝手术的患者;② 随访期间囊肿体积增加;③ 囊肿>2 cm,囊内小腔≤6 个,且病变不与 MPD 交通。影响 PCNs 消融效果的因素包括囊壁厚度、囊内分隔及存在壁结节等。

(三)化疗及放疗

MCN 伴浸润性患者预后较差,5 年生存率低,可考虑术前和(或)术后化/放疗。Obayashi 等报道 1 例进展期 MCN 伴多发肝转移的 39 岁女性患者接受 16 个疗程化疗,GEMOX 方案[第 1 日,吉西他滨 500 mg/d,10 mg/(m² · min);第 2 日,奥沙利铂 150 mg/d,100 mg/m²;每 3 周 1 个疗程];13 个疗程后患者肝脏转移灶消失,16 个疗程后行 MCN 手术治疗,术后随访 22 个月无复发,认为 GEMOX 方案对 MCN 有效。MCN 化放疗前景值得期待,但目前仅为少数小样本研究,尚需大规模前瞻性临床试验进一步验证。

八、预后及随访

非浸润性 MCN 完全切除后可获得根治,一般不需随访。浸润性 MCN 的预后取决于浸润的程度、肿瘤的分期及是否能手术切除。浸润性 MCN 术后 5 年存活率约 50%。微小浸润性 MCN 大多亦可经手术根治,复发率低;而不能切除的浸润性 MCN 预后极差,同胰腺导管腺癌相近。日本学者建议 MCN 伴浸润性癌患者术后每 6 个月 CT 或 MRI 随访 1 次,了解局部复发及远处转移情况。

(孙金山 李兆申 肖 斌)

◇ 参 ◇ 考 ◇ 文 ◇ 献 ◇

[1] Zamboni G, Fukishima N, Hruban RH, et al. Mucinous cystic neoplasms of the pancreas [M]//Bosman FT, Carneiro F, Hruban RH, et al. WHO Health Organzation classification of tumors of the digestive system. 4th edition. Lyon(France): IARC, 010: 300 - 303.

[2] Yamao K, Yanagisawa A, Takahashi K, et al. Clinicopathological features and prognosis of mucinous cystic neoplasm with ovarian-type stroma: a multi-institutional study of the Japan pancreas society [J]. Pancreas, 2011, 40(1): 67 - 71.

[3] 孙金山,张永镇,李兆申,等.胰腺黏液性囊性肿瘤 125 例临床特征分析[J].中华胰腺病杂志,2014,14(5): 321 - 325.

[4] Crippa S, Salvia R, Warshaw AL, et al. Mucinous cystic neoplasm of the pancreas is not an aggressive entity: lessons from 163 resected patients[J]. Ann Surg, 2008, 247(4): 571 - 579.

［5］ Goh BK，Tan YM，Kumarasinghe MP，et al. Mucinous cystic tumor of the pancreas with ovarian-like mesenchymal stroma in a male patient［J］. Dig Dis Sci，2005，50（11）：2170-2177.

［6］ Kobayashi T，Teruya M，Shimizu S，et al. Mucinous cystic tumor of the pancreas in a man：a rare case［J］. Pancreas，2006，33（3）：312-314.

［7］ Tanaka M，Chari S，Adsay V，et al. International consensus guidelines for management of intraductal papillary mucinous neoplasms and mucinous cystic neoplasms of the pancreas［J］. Pancreatology，2006，6（1-2）：17-32.

［8］ Tanaka M，Fernández-del Castillo C，Adsay V，et al. International consensus guidelines 2012 for the management of IPMN and MCN of the pancreas［J］. Pancreatology，2012，12（3）：183-197.

［9］ Erdogan D，Lamers WH，Offerhaus GJ，et al. Cystadenomas with ovarian stroma in liver and pancreas：an evolving concept［J］. Dig Surg，2006，23（3）：186-191.

［10］ Sano M，Driscoll DR，De Jesus-Monge WE，et al. Activated wnt signaling in stroma contributes to development of pancreatic mucinous cystic neoplasms［J］. Gastroenterology，2014，146（1）：257-267.

［11］ Garcea G，Ong SL，Rajesh A，et al. Cystic lesions of the pancreas. A diagnostic and management dilemma［J］. Pancreatology，2008，8（3）：236-251.

［12］ Jeurnink SM，Vleggaar FP，Siersema PD. Overview of the clinical problem：facts and current issues of mucinous cystic neoplasms of the pancreas［J］. Dig Liver Dis，2008，40（11）：837-846.

［13］ Basturk O，Coban I，Adsay NV. Pancreatic cysts：pathologic classification，differential diagnosis，and clinical implications［J］. Arch Pathol Lab Med，2009，133（3）：423-438.

［14］ Nagata K，Horinouchi M，Saitou M，et al. Mucin expression profile in pancreatic cancer and the precursor lesions［J］. J Hepatobiliary Pancreat Surg，2007，14（3）：243-254.

［15］ Yeh MM，Tang LH，Wang S，et al. Inhibin expression in ovarian-type stroma in mucinous cystic neoplasms of the pancreas［J］. Appl Immunohistochem Mol Morphol，2004，12（2）：148-152.

［16］ Handra-Luca A，Flejou JF，Rufat P，et al. Human pancreatic mucinous cystadenoma is characterized by distinct mucin，cytokeratin and CD10 expression compared with intraductal papillary-mucinous adenoma［J］. Histopathology，2006，48（7）：813-821.

［17］ Del Chiaro M，Verbeke C，Salvia R，et al. European experts consensus statement on cystic tumours of the pancreas［J］. Dig Liver Dis，2013，45（9）：703-711.

［18］ Jang KT，Park SM，Basturk O，et al. Clinicopathologic characteristics of 29 invasive carcinomas arising in 178 pancreatic mucinouscystic neoplasms with ovarian-type stroma：implications for management and prognosis［J］. Am J Surg Pathol，2015，39（2）：179-187.

［19］ Bai X，Ye L，Zhang Q，et al. Surgical resection and outcome of pancreatic cystic neoplasms in China：analysis of a 16-year experience from a single high-volume academic institution［J］. World J Surg Oncol，2014，12：228.

［20］ Le Baleur Y，Couvelard A，Vullierme MP，et al. Mucinous cystic neoplasms of the pancreas：definition of preoperative imaging criteria for high-risk lesions［J］. Pancreatology，2011，11（5）：495-499.

［21］ Sperti C，Pasquali C，Decet G，et al. F-18-fluorodeoxyglucose positron emission tomography in differentiating malignant from benign pancreatic cysts：a prospective study［J］. J Gastrointest Surg，2005，9（1）：22-28.

［22］ Kim YC，Choi JY，Chung YE，et al. Comparison of MRI and endoscopic ultrasound in the characterization of pancreatic cystic lesions［J］. AJR Am J Roentgenol，2010，195（4）：947-952.

［23］ Al-Haddad M，El Hajj II，Eloubeidi MA. Endoscopic ultrasound for the evaluation of cystic lesions of the pancreas［J］. JOP，2010，11（4）：299-309.

［24］ Gil E，Choi SH，Choi DW，et al. Mucinous cystic neoplasms of the pancreas with ovarian stroma［J］. ANZ J Surg，2013，83（12）：985-990.

［25］ Pitman MB，Lewandrowski K，Shen J，et al. Pancreatic cysts：preoperative diagnosis and clinical management［J］. Cancer Cytopathol，2010，118（1）：1-13.

［26］ 孙金山，周益峰，李兆申，等. 造影增强内镜超声在胰腺囊性病变中的应用［J］. 中华消化内镜杂志，2014，31（8）：474-477.

［27］ Seicean A，Badea R，Stan-Iuga R，et al. The added value of real-time harmonics contrast-enhanced endoscopic ultrasonography for the characterisation of pancreatic diseases in routine practice［J］. J Gastrointestin Liver Dis，2010，19（1）：99-104.

［28］ Allen PJ，Qin LX，Tang L，et al. Pancreatic cyst fluid protein expression profiling for discriminating between serous cystadenoma and intraductal papillary mucinous neoplasm［J］. Ann Surg，2009，250（5）：754-760.

［29］ Brugge WR，Lewandrowski K，Lee-Lewandrowski E，et al. Diagnosis of pancreatic cystic neoplasms：a report of the cooperative pancreatic cyst study［J］. Gastroenterology，2004，126（5）：1330-1336.

［30］ Khalid A，Brugge W. ACG practice guidelines for the diagnosis and management of neoplastic pancreatic cysts［J］. Am J Gastroenterol，2007，102（10）：2339-2349.

［31］ Zhan XB，Wang B，Liu F，et al. Cyst fluid carcinoembryonic antigen concentration and cytology by endosonography-guided fine needle aspiration in predicting malignant pancreatic mucinous cystic neoplasms［J］. J Dig Dis，2013，14（4）：191-195.

［32］ van der Waaij LA，van Dullemen HM，Porte RJ. Cyst fluid analysis in the differential diagnosis of pancreatic cystic lesions：a pooled analysis［J］. Gastrointest Endosc，2005，62（3）：383-389.

［33］ Park WG，Mascarenhas R，Palaez-Luna M，et al. Diagnostic performance of cyst fluid carcinoembryonic antigen and amylase in histologically confirmed pancreatic cysts[J]. Pancreas, 2011, 40(1): 42 – 45.

[34] Correa-Gallego C, Warshaw AL, Fernandez-del Castillo C. Fluid CEA in IPMNs: A useful test or the flip of a coin? [J]. Am J Gastroenterol, 2009, 104(3): 796 – 797.

[35] Sakorafas GH, Smyrniotis V, Reid-Lombardo KM, et al. Primary pancreatic cystic neoplasms revisited: part II. Mucinous cystic neoplasms[J]. Surg Oncol, 2011, 20(2): e93 – 101.

[36] Haab BB, Porter A, Yue T, et al. Glycosylation variants of mucins and CEACAMs as candidate biomarkers for the diagnosis of pancreatic cystic neoplasms[J]. Ann Surg, 2010, 251(5): 937 – 945.

[37] Fukushima N, Sato N, Prasad N, et al. Characterization of gene expression in mucinous cystic neoplasms of the pancreas using oligonucleotide microarrays[J]. Oncogene, 2004, 23(56): 9042 – 9051.

[38] Ke E, Patel BB, Liu T, et al. Proteomic analyses of pancreatic cyst fluids [J]. Pancreas, 2009, 38 (2): e33 – e42.

[39] Ryu JK, Matthaei H, Dal Molin M, et al. Elevated microRNA miR-21 levels in pancreatic cyst fluid are predictive of mucinous precursor lesions of ductal adenocarcinoma [J]. Pancreatology, 2011, 11 (3): 343 – 350.

[40] Zhang B, Guo X, Zhang J, et al. MicroRNA224 is downregulated in mucinous cystic neoplasms of the pancreas and may regulate tumorigenesis by targeting Jagged1[J]. Mol Med Rep, 2014, 10(6): 3303 – 3309.

[41] Iftimia N, Cizginer S, Deshpande V, et al. Differentiation of pancreatic cysts with optical coherence tomography (OCT) imaging: an ex vivo pilot study[J]. Biomed Opt Express, 2011, 2(8): 2372 – 2382.

[42] Konda VJ, Aslanian HR, Wallace MB, et al. First assessment of needle-based confocal laser endomicroscopy during EUS-FNA procedures of the pancreas(with videos) [J]. Gastrointest Endosc, 2011, 74(5): 1049 – 1060.

[43] Iftimia N, Yoon WJ, Brugge WR. Cystic lesions of the pancreas: more reliable differentiation with in situ high-resolution optical imaging? [J]. Expert Rev Gastroenterol Hepatol, 2012, 6(2): 125 – 127.

[44] Theruvath TP, Morgan KA, Adams DB. Mucinous cystic neoplasms of the pancreas: how much preoperative evaluation is needed? [J]. Am Surg, 2010, 76(8): 812 – 817.

[45] Yamaguchi T, Ishigami K, Inoue T, et al. Three cases of serous oligocystic adenomas of the pancreas; evaluation of cyst wall thickness for preoperative differentiation from mucinous cystic neoplasms[J]. J Gastrointest Canc, 2007, 38(1): 52 – 58.

[46] Lee JH, Kim JK, Kim TH, et al. MRI features of serous oligocystic adenoma of the pancreas: differentiation from mucinous cystic neoplasm of the pancreas[J]. Br J Radiol, 2012, 85(1013): 571 – 576.

[47] Manfredi R, Ventriglia A, Mantovani W, et al. Mucinous cystic neoplasms and serous cystadenomas arising in the body-tail of the pancreas: MR imaging characterization [J]. Eur Radiol, 2015, 25(4): 940 – 949.

[48] Park JW, Jang JY, Kang MJ, et al. Mucinous cystic neoplasm of the pancreas: is surgical resection recommended for all surgically fit patients? [J]. Pancreatology, 2014, 14(2): 131 – 136.

[49] Nguyen D, Dawson DW, Hines OJ, et al. Mucinous cystic neoplasms of the pancreas: are we overestimating malignant potential? [J]. Am Surg, 2014, 80(10): 915 – 919.

[50] Gan SI, Thompson CC, Lauwers GY, et al. Ethanol lavage of pancreatic cystic lesions: initial pilot study[J]. Gastrointest Endosc, 2005, 61: 746 – 52.

[51] Oh HC, Seo DW, Song TJ, et al. Endoscopic ultrasonography-guided ethanol lavage with paclitaxel injection treats patients with pancreatic cysts [J]. Gastroenterology, 2011, 140(1): 172 – 179.

[52] DeWitt J, DiMaio CJ, Brugge WR. Long-term follow-up of pancreatic cysts that resolve radiologically after EUS-guided ethanol ablation[J]. Gastrointest Endosc, 2010, 72(4): 862 – 866.

[53] Obayashi K, Ohwada S, Sunose Y, et al. Remarkable effect of gemcitabine-oxaliplatin(GEMOX) therapy in a patient with advanced metastatic mucinous cystic neoplasm of the pancreas[J]. Gan To Kagaku Ryoho, 2008, 35(11): 1915 – 1917.

[54] Lewis GH, Wang H, Bellizzi AM, et al. Prognosis of minimally invasive carcinoma arising in mucinous cystic neoplasms of the pancreas[J]. Am J Surg Pathol, 2013, 37(4): 601 – 605.

第二十七章
胰腺浆液性囊性肿瘤

胰腺囊性病变（pancreatic cystic lesions，PCLs）分为非肿瘤性和肿瘤性两类，非肿瘤性主要为胰腺假性囊肿（pancreatic pseudocysts，PPs）；肿瘤性即胰腺囊性肿瘤（pancreatic cystic neoplasms，PCNs）主要包括浆液性囊性肿瘤（serous cystic neoplasm，SCN）、黏液性囊性肿瘤（mucinous cystic neoplasm，MCN）、导管内乳头状黏液瘤（intraductal papillary mucinous neoplasm，IPMN）、实性假乳头状瘤（solid pseudopapillary neoplasm，SPN）等。

PCLs 分类见表 27‐0‐1。根据囊液性质，PCNs 可进一步分为黏液性和非黏液性，前者主要包括 MCN 和 IPMN，有潜在或明显恶性倾向；后者主要包括 SCN 和 SPN，一般为良性或低度恶性。

SCN、MCN、IPMN 和 SPN 4 种 PCNs 的主要特点见表 27‐0‐2。

表 27‐0‐1　PCLs 分类

非 肿 瘤 性	肿 瘤 性
假性囊肿（PPs）	浆液性囊性肿瘤（SCN）
先天性囊肿	黏液性囊性肿瘤（MCN）
潴留性囊肿	导管内乳头状黏液瘤（IPMN）
淋巴上皮囊肿	实性假乳头状瘤（SPN）
异位子宫内膜囊肿	神经内分泌瘤（PNEN）囊性变
寄生虫性囊肿（棘球蚴囊肿等）	导管腺癌（PDAC）囊性变
其他	腺鳞癌囊性变
	囊性腺泡细胞癌
	转移癌囊性变
	囊性肉瘤
	胰母细胞瘤
	囊性错构瘤
	囊性畸胎瘤
	淋巴管瘤
	海绵状血管瘤
	副脾表皮样囊肿
	其他

表 27‐0‐2　SCN、MCN、IPMN 和 SPN 的主要特点

	SCN	MCN	IPMN	SPN
性别差异	女性多于男性	女性远多于男性	男性略多于女性	女性远多于男性
发病高峰年龄（岁）	60～70	50～60	60～70	20～30
临床表现	常无症状，少有腹痛或腹块	偶有腹痛或腹块	偶有腹痛、急性胰腺炎及吸收不良	常无症状，少有腹痛或腹块
影像学特征	多为微囊，呈"蜂窝状"，囊壁较薄，中心星状瘢痕伴钙化；少囊型少见	多单发，囊壁较厚，可见"蛋壳样钙化"及分隔、壁结节	主胰管或分支胰管扩张；壁结节	囊实性混合
囊液特征	囊液稀薄；通常 CEA<5 ng/ml	囊液黏稠；黏蛋白染色阳性；通常 CEA>192 ng/ml	囊液黏稠；黏蛋白染色阳性；通常 CEA>192 ng/ml	囊液常呈血性
细胞学	立方形上皮细胞富含糖原	柱状上皮细胞伴不同程度异型增生	柱状上皮细胞伴不同程度异型增生	分枝状乳头伴髓样间质
潜在恶性	无	有	有	有
治疗	出现症状或>4 cm 时手术	建议手术治疗	MD‐IPMN 及 MT‐IPMN 均建议手术治疗；BD‐IPMN 根据临床情况决定	建议手术治疗

一、概　述

SCN 是由立方或扁平状、富含糖原的上皮细胞构成的一种 PCN,其上皮细胞可分泌一种类似血清的稀薄浆液样液体。SCN 约占全部胰腺肿瘤的 1%～2%。平均发病年龄约 60 岁(年龄范围 26～91 岁),女性相对高发(67%～80%)。

绝大部分 SCN 为良性,即浆液性囊腺瘤(serous cystic adenoma, SCA),WHO(2010)消化系肿瘤组织病理学分级系统将 SCA 分为 5 种亚型:微囊型 SCA(serous microcystic adenoma, SMA)、巨囊型 SCA(serous macrocystic adenoma)或称少囊型 SCA(serous oligocystic adenoma, SOA)、实性型 SCN(solid serous neoplasm)、VHL 相关型 SCN(von-Hippel-Lindau – associated serous cystic neoplasm)和浆液-神经内分泌混合型肿瘤(mixed serous-neuroendocrine neoplasm)。因 SMA 占 SCA 的绝大部分,一般情况下,我们所说的 SCA 是指 SMA。

极少数可发生转移,即浆液性囊腺癌(serous cystic adenocarcinoma,SCAC),SCAC 文献报道很少,一般认为其发病率低于 1%。

二、组 织 起 源

SCN 不同亚型间生物学行为不尽相同,但可能具有相同的组织学来源。研究发现,大多数 SCN 均表达 NSE、α-inhibin 和 MUC-6,认为 SCN 可能起源于胰腺腺泡中央细胞或中间管系统。

三、病 理

SMA 多位于胰腺体尾部,常为单发、包裹良好的、圆形伴轻度突起的病灶,直径范围为 1～25 cm(平均 6 cm)。切面上,SMA 中央通常为致密纤维结缔组织瘢痕,由中央瘢痕发出数量不等的薄壁纤维分隔,呈放射状延伸至 SMA 周边囊壁。无数充满浆液性液体的微小囊腔围绕中央瘢痕紧密排列

形成"蜂窝状"或"海绵状"外观。中央瘢痕可伴有钙化。囊腔不与胰管系统相通。组织学上,囊壁内衬扁平或立方形、形态均一、富含糖原颗粒的上皮细胞,细胞边界清晰,胞质清澈或淡染;胞质富含糖原,不经消化酶处理的 PAS 染色阳性。胞核小并呈深染,核圆、形态均一,核仁不显著。通常无细胞异型增生、坏死和有丝分裂。偶尔,肿瘤细胞形成囊腔内乳头状突起,突起内通常无纤维管状结构。周围间质内充满大量管状结构,包绕着神经、胰岛,并可观察到聚集的淋巴组织。

SOA 主要发生在胰头部,由少量较大的子囊构成,甚至为单囊结构。子囊大小不等,可见分隔。SOA 较小子囊和纤维结缔组织可延伸至周围胰腺组织,使其边界欠清晰。通常无中央瘢痕。囊液清亮或淡咖啡色。组织学上,囊内衬上皮细胞形态与 SMA 相似。偶尔 SOA 囊壁上皮细胞层裸露,需要与其他 PCLs(尤其是 PPs、MCN)鉴别。间质富含纤维结缔组织,并常可见玻璃样变。

实性型 SCN 大体外观呈实性,类似分化良好的胰腺神经内分泌肿瘤(PNEN),肿瘤直径通常小于 SMA 和 SOA,通常为 2～4 cm。肿瘤细胞形成小的腺泡,没有或仅有极小的囊腔,呈实性外观。组织学上,细胞形态与 SMA 和 SOA 类似(图 27-0-1)。

VHL 相关型 SCN 见于 35%～90% 的 VHL 病患者,多发性、少囊型 SCA 是其最常见发病类型。大体上,其与散发的 SOA 难以分辨,但它们往往形成特征性的多发"补丁样"病变或弥漫分布于整个胰腺,而不是单发病变。研究证实,与 VHL 种系突变一样,VHL 相关型 SCN 患者染色体 3p25 处 VHL 抑癌基因位点杂合现象消失(图 27-0-2)。

SCAC 大体形态上与 SCA 相似,其肿块直径可能更大(平均约 10 cm)。组织学上,SCAC 与良性 SCN 几乎一致,唯一区别在于前者发生远处转移(肝脏、淋巴结、周围神经或血管、胃、十二指肠、脾脏、肾上腺等)。因此,即使是 SCN 在病理检查时亦需广泛取材,以期获得正确诊断。

免疫组织化学方面,SCA 和 SCAC 特征基本相同,通常表达细胞角蛋白 AE1/AE3、CAM5.2、CK7、CK8、CK18、CK19、上皮膜抗原、NSE、α-抑

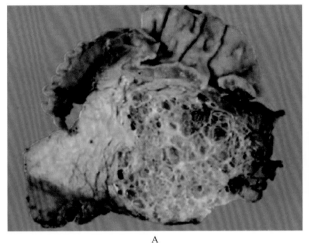
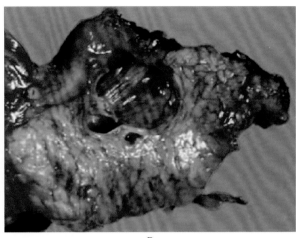

图 27 - 0 - 1　SCN 术后标本大体切面

A. 微囊型浆液性囊腺瘤(SMA)；B. 小囊型浆液性囊腺瘤(SOA)(Basturk O, et al. Arch Pathol Lab Med，2009)

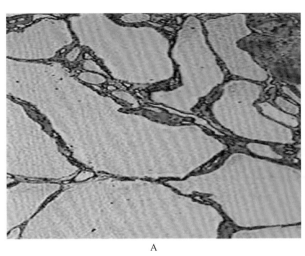
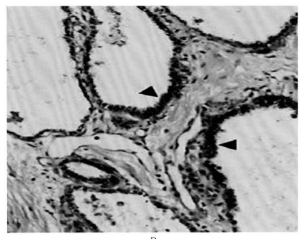

图 27 - 0 - 2　SCN 标本切片 HE 染色及 PAS 染色

A. 术后标本 HE 染色显示 SCN 呈微囊结构，内衬立方扁平上皮细胞，胞质清亮(×20)；B. AS 染色显示 SCN 特征性的胞质内糖原颗粒(黑色箭头所示)(×100)(Katz MH, et al. J Am Coll Surg，2008)

制素、钙调蛋白和 MUC6，不表达 CEA、CK20、嗜铬粒蛋白 A、突触囊泡蛋白、波形蛋白、MUC5AC和胰蛋白酶。

四、临床表现

SMA 女性多见，男女比例约 1∶3，平均发病年龄 65 岁；SOA 占 SCA 的 7%～26%，男女发病率相当，发病年龄多在 50 岁左右，较 SMA 明显年轻。

40%以上的 SCN 在确诊时无症状；有症状者大多是由肿瘤的占位效应造成的，其症状往往是非特异性的，包括腹痛、腹胀/腹块、恶心、呕吐、体重减轻、出血等，部分患者可触及腹部肿块，而梗阻性黄疸发生极少。

五、辅助检查

(一)实验室检查

血清淀粉酶水平多正常。血清肿瘤标志物(CEA、CA19 - 9 等)绝大部分均在正常水平，即使 SCAC 亦极少升高。

(二)影像学检查(图 27 - 0 - 3)

1. B 超　SCN 多为孤立性多房性病灶。SMA声像图表现为边界较清的囊实性病灶，呈蜂窝状或类实质样回声；中心强回声伴声影提示有钙化。SOA声像图表现为单囊或多囊病灶，囊液透声好，囊壁光整，边界清。单囊者在声像图上与PPs、MCN很难鉴别。

2. CT　SCN常单发，多在胰腺体尾部，不与胰管交通。SMA由多个薄壁的小囊（1～2 cm）构成，约30%可见中央纤维瘢痕形成，部分伴有放射状钙化，该特征对SCN诊断具有高度特异性。CT平扫显示SCN为一充满液体的或实性的占位，如囊腔体积过小，CT可能无法辨别病变的囊性特征。注射对比剂后，囊壁及分隔特征性的强化，由于存在多个囊腔而使病变呈"蜂窝状"或"海绵状"外观。SOA由单个或多个较大囊腔（>2 cm）组成，无中央瘢痕或钙化，与MCN鉴别困难。VHL相关型SCN可为遍布整个胰腺分布的多发性浆液性囊性病变，如在肾脏等部位同时发生类似囊肿，往往可确诊。

3. MRI/MRCP　SMA具有多发的小囊及强化的分隔而使其在T_2WI上呈典型的"蜂窝状"。MRI优良的软组织对比分辨率使其可以识别出那些因囊肿体积过小而不能在CT影像上可靠识别的囊肿。囊液偶因出血而罕见的在T_1WI表现为亮的信号区域。SCN很少伴有胰管扩张，不与胰管交通（除极少个案报道）。MRI不足之处在于很难识别SCN中央钙化。

4. PET-CT　对于老年患者、高危手术患者以及当考虑行保留胰腺实质手术而要求术前可靠排除恶性PCLs时可考虑行^{18}FDG-PET检查。值得注意的是，SCN在PET-CT检查时^{18}FDG吸收亦可增加，使其与PPs、SPN、MCN和IPMN鉴别困难，其应用价值有待进一步研究。

5. EUS、CE-EUS及EUS-FNA

（1）EUS：SMA因其微囊型结构在EUS图像上呈现出一种特征性外观，通常为分叶状，不与胰管交通，囊壁薄且不易与周围胰腺实质区分，内部分隔较薄而富含血管结构（此方面EUS多普勒显像效果最佳）。中央星状瘢痕（有时伴钙化）在EUS的检出率仅约11%，低于CT。部分SCN因子囊体积过小（数个毫米）呈实性外观；SOA子囊体积较大、数目较少；单房型SOA应与MCN鉴别，EUS图像上分叶状轮廓、囊壁薄甚至难以识别，有助于单房型SOA的诊断。

（2）CE-EUS：CE-EUS图像上，大多数SCN因其囊壁及分隔存在血管结构而呈高增强，且分布均匀，有助于SCN与PPs鉴别。Ishikawa等研究表明，CEH-EUS可以更好地显示SCN边界、分隔及壁结节，尤其是能清晰地显示微囊型SCN形态（"蜂窝状"或"海绵状"外观），从而把常规EUS误诊为实性病变的SCN检出，进一步提高EUS诊断的准确率。

（3）EUS-FNA细胞/组织学检查及囊液分析：CT或EUS引导的FNA活检标本内通常细胞成分稀少，往往很难发现肿瘤上皮细胞，能观察到的细胞通常形成片状或小串珠状。通常具有稀少至中等的细胞质和圆形不均一的细胞核，偶可见"裸核"。间质内通常无细胞成分，个别病例可观察到钙化成分。

囊液分析：SCN囊液为浆液性，稀薄，清亮或血性。除极少数外，SCN囊液淀粉酶通常<250 U/L。囊液肿瘤标志物中，CEA被认为是鉴别黏液及非黏液性PCNs的最准确标志物。CEA>192 ng/ml往往为MCN，而CEA<5 ng/ml更倾向于SCN诊断。2007年美国胃肠病学会（ACG）指南推荐在FNA获取囊液量较少时，首先行CEA检测。近年研究认为，血管内皮生长因子（VEGF-A、VEGF-C）是一种新的、高度特异性的SCN囊液标志物，可将其与其他具有恶性潜能或恶性PCNs区分开，从而具有重要诊断价值（图27-0-3）。

6. ERCP　ERCP是判别PCLs是否与主胰管交通的最敏感方法，因SCN与主胰管不相通，而PPs和IPMN多与主胰管相相通，ERCP在这方面可发挥其独特作用。

7. 高分辨率光学成像技术（OCT、CLE）　研究表明，高分辨率光学成像技术，包括光学相干断层成像（optical coherence tomography，OCT）和激光共聚焦显微内镜（confocal laser endomicroscopy，CLE）技术，可能在SCN诊断中发挥重要作用。囊壁的形态及囊液的散光特性可作为OCT检查利用的主要特征，而囊壁上皮细胞的厚度、细胞形态及

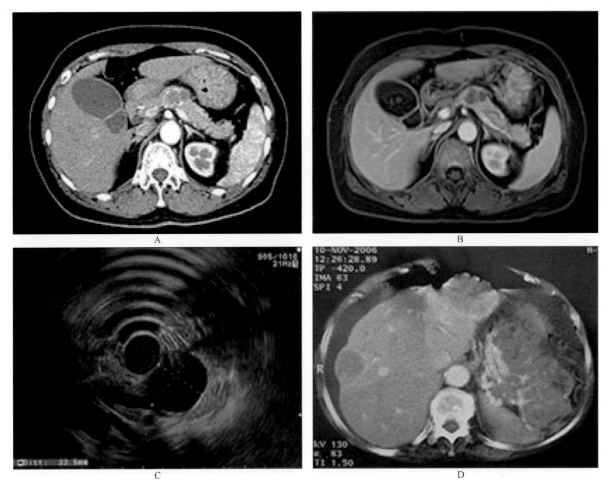

图 27 - 0 - 3　SCN 影像学检查

A. SCN（胰头）CT 图像；B. SCN（胰头）MRI 图像；C. SCN（胰头）EUS 图像；D. 巨大浆液性囊腺癌（SCAC）伴肝转移（图 D. 引自 Bramis K，et al. World J Surg Oncol，2012）

血管分布特征可作为 CLE 研究的主要特征。

六、诊断及鉴别诊断

SCN 早期多无症状，往往在体检或其他系统疾病行影像学检查时发现。有临床表现者，其症状亦是非特异性的，包括腹痛、腹胀/腹块、恶心、呕吐、体重减轻、出血等，部分患者可触及腹部肿块。血清淀粉酶、肿瘤标志物（CEA、CA19-9）等多正常。影像学检查对于那些有典型特征的 SMA 具有诊断价值，而 SOA、实性型 SCN 等与其他 PCLs（PPs、MCN、PNEN 等）鉴别困难。FNA 常常难以获得诊断性细胞学结果，而囊液分析结果又通常缺乏特异性。免疫组织化学分型及囊液 VEGF 检测等可能在 SCN 诊断和鉴别诊断中具有重要价值。

SCN 重点鉴别如下。

（一）SOA 和 PPs、MCN 的鉴别

SOA 由少量较大的子囊组成，胰头多见，大多呈分叶状轮廓，囊壁较薄且无强化，通常无壁结节或钙化，大多无中央瘢痕。FNA 细胞学/组织学检查无卵巢样间质，囊液稀薄，囊液淀粉酶及 CEA 水平多正常。

PPs 常有急性胰腺炎、慢性胰腺炎、腹部手术或外伤病史。病灶位于胰腺内或外，往往与胰管相通，多呈圆形、类圆形，囊壁薄而均匀且多无钙化，无壁结节，囊内极少有分隔或实性成分。囊液清亮或呈血性，部分混合絮状坏死物，囊液淀粉酶升高而 CEA 水平多正常。

MCN 在胰腺体尾部多见，囊壁厚，部分可伴壁结节或钙化；囊腔不与胰管相通，囊内可有分隔，囊

肿不随时间消失或缩小。囊液黏稠,囊液淀粉酶多正常而 CEA 水平升高;细胞学/组织学检查可发现产黏液上皮细胞和(或)卵巢样间质。值得注意的是,单房型 SOA 由于囊内出血、肉芽组织形成类似分隔样结构而使其类似 MCN 外观。

(二)实性型 SCN 和 PNEN 的鉴别

实性型 SCN 与 PNEN 鉴别困难。研究认为,与 PNEN 比较,实性型 SCN 在平扫 CT 上往往呈弱衰减,而在 T_2WI 上呈显著高度强化。腹部 MRI 弥散成像鉴别实性型 SCN 与囊性 PNEN 的准确率优于 CT。免疫组化对两者的鉴别具有重要价值,SCN 多表达 NSE、α-抑制素和 MUC6;而 PNEN 组织中嗜铬粒蛋白 A 和突触囊泡蛋白多为强表达。

七、治　疗

(一)手术

SCN 体积增大与其是否为恶性无关,但当 SCN>4 cm 后其生长速度加快,且更容易引起临床症状。目前 SCN 手术指征为:出现症状、SCN>4 cm 及囊性病变性质不确定。SCAC 患者亦需手术治疗,术后仍能长期存活。SCN 一般不需周围淋巴结清扫。多学科协作可能降低那些非必要 SCN 手术治疗。

(二)EUS 引导下注射消融术

EUS 引导下注射消融术的常用药物有乙醇、紫杉醇等,治疗目的为消融囊壁上皮细胞并消除或降低恶变风险。其适应证包括:① 手术禁忌或拒绝手术的患者;② 随访期间囊肿体积增加;③ 囊肿>2 cm、囊内小腔≤6 个,且病变不与主胰管相通。影响 PCNs 消融效果的因素包括囊壁厚度、囊内分隔及存在壁结节等。

(三)化疗及放疗

SCA 为良性,术后无须化放疗。而 SCAC 既往报道病例数极少,尚无化放疗经验。

八、预后及随访

SCN 在手术完全切除病变后可获治愈,无复发或转移,因此术后无须随访。而 SCAC 因报道病例数量极少,其生物学行为尚不明确。

(孙金山　李兆申　肖　斌)

◇参◇考◇文◇献◇

[1] Kosmahl M, Pauser U, Peters K, et al. Cystic neoplasms of the pancreas and tumor-like lesions with cystic features: a review of 418 cases and a classification proposal[J]. Virchows Arch, 2004, 445(2): 168-178.

[2] Terris B, Fukishima N, Hruban RH. Serous cystic neoplasms of the pancreas[M]//Bosman FT, Carneiro F, Hruban RH, et al. WHO Health Organzation classification of tumors of the digestive system. 4th edition. Lyon (France): IARC, 010: 296-299.

[3] Kosmahl M, Wagner J, Peters K, et al. Serous cystic neoplasms of the pancreas: an immunohistochemical analysis revealing alpha-inhibin、neuron-specific enolase and MUC6 as new markers[J]. Am J Surg Pathol, 2004, 28(3): 339-346.

[4] Reese SA, Traverso LW, Jacobs TW, et al. Solid serous adenoma of the pancreas: a rare variant within the family of pancreatic serous cystic neoplasms[J]. Pancreas, 2006, 33(1): 96-99.

[5] Vadalà S, Calderera G, Cinardi N, et al. Serous cystadenocarcinoma of the pancreas with portal thrombosis [J]. Clin Ter, 2010, 161(2): 149-152.

[6] Gupta R, Dinda AK, Singh MK, et al. Macrocystic serous cystadenocarcinoma of the pancreas: the first report of a new pattern of pancreatic carcinoma[J]. J Clin Pathol, 2008, 61(3): 396-398.

[7] Tseng JF, Warshaw AL, Sahani DV, et al. Serous cystadenoma of the pancreas: tumor growth rates and recommendations for treatment[J]. Ann Surg, 2005, 242(3): 413-419.

[8] Sun HY, Kim SH, Kim MA, et al. CT imaging spectrum of pancreatic serous tumors: based on new pathologic classification[J]. Eur J Radiol, 2010, 75(2): e45-55.

[9] Mansour JC, Schwartz L, Pandit-Taskar N, et al. The utility of F-18 fluorodeoxyglucose whole body PET imaging

for determining malignancy in cystic lesions of the pancreas [J]. J Gastrointest Surg, 2006, 10(10): 1354 - 1360.

[10] Kubo H, Nakamura K, Itaba S, et al. Differential diagnosis of cystic tumors of the pancreas by endoscopic ultrasonography[J]. Endoscopy, 2009, 41(8): 684 - 689.

[11] Brugge WR. Management and outcomes of pancreatic cystic lesions[J]. Dig Liver Dis, 2008, 40(11): 854 - 859.

[12] Petrone MC, Arcidiacono PG. Role of endosocopic ultrasound in the diagnosis of cystic tumours of the pancreas[J]. Dig Liver Dis, 2008, 40(11): 847 - 853.

[13] Dietrich CF, Ignee A, Braden B, et al. Improved differentiation of pancreatic tumors using contrast-enhanced endoscopic ultrasound [J]. Clin Gastroenterol Hepatol, 2008, 6(5): 590 - 597.

[14] 孙金山, 周益峰, 李兆申, 等. 造影增强内镜超声在胰腺囊性病变中的应用[J]. 中华消化内镜杂志, 2014, 31(8): 474 - 477.

[15] van der Waaij LA, van Dullemen HM, Porte RJ. Cyst fluid analysis in the differential diagnosis of pancreatic cystic lesions: a pooled analysis[J]. Gastrointest Endosc, 2005, 62(3): 383 - 389.

[16] Park WG, Mascarenhas R, Palaez-Luna M, et al. Diagnostic performance of cyst fluid carcinoembryonic antigen and amylase in histologically confirmed pancreatic cysts[J]. Pancreas, 2011, 40(1): 42 - 45.

[17] Ferrone CR, Correa-Gallego C, Warshaw AL, et al. Current trends in pancreatic cystic neoplasms. Arch Surg, 2009, 144(5): 448 - 454.

[18] Allen PJ, Qin LX, Tang L, et al. Pancreatic cyst fluid protein expression profiling for discriminating between serous cystadenoma and intraductal papillary mucinous neoplasm[J]. Ann Surg, 2009, 250(5): 754 - 760.

[19] Brugge WR, Lewandrowski K, Lee-Lewandrowski E, et al. Diagnosis of pancreatic cystic neoplasms: a report of the cooperative pancreatic cyst study[J]. Gastroenterology, 2004, 126(5): 1330 - 1336.

[20] Khalid A, Brugge W. ACG practice guidelines for the diagnosis and management of neoplastic pancreatic cysts [J]. Am J Gastroenterol, 2007, 102(10): 2339 - 2349.

[21] Yip-Schneider MT, Wu H, Dumas RP, et al. Vascular endothelial growth factor, a novel and highly accurate pancreatic fluid biomarker for serous pancreatic cysts[J]. J Am Coll Surg, 2014, 218(4): 608 - 617.

[22] Iftimia N, Cizginer S, Deshpande V, et al. Differentiation of pancreatic cysts with optical coherence tomography (OCT) imaging: an ex vivo pilot study[J]. Biomed Opt Express, 2011, 2(8): 2372 - 2382.

[23] Konda VJ, Aslanian HR, Wallace MB, et al. First assessment of needle-based confocal laser endomicroscopy during EUS-FNA procedures of the pancreas(with videos) [J]. Gastrointest Endosc, 2011, 74(5): 1049 - 1060.

[24] Iftimia N, Yoon WJ, Brugge WR. Cystic lesions of the pancreas: more reliable differentiation with in situ high-resolution optical imaging? [J]. Expert Rev Gastroenterol Hepatol, 2012, 6(2): 125 - 127.

[25] Lin XZ, Wu ZY, Li WX, et al. Differential diagnosis of pancreatic serous oligocystic adenoma and mucinous cystic neoplasmwith spectral CT imaging: initial results[J]. Clin Radiol, 2014, 69(10): 1004 - 1010.

[26] Yoneda S, Cho T, Ito T, et al. A case of unilocular serous cystic neoplasm mimicking mucinous cystic neoplasm[J]. Nihon Shokakibyo Gakkai Zasshi, 2011, 108 (11): 1916 - 1923.

[27] Jang KM, Kim SH, Song KD, et al. Differentiation of solid-type serous cystic neoplasm from neuroendocrine tumour in the pancreas: value of abdominal MRI with diffusion-weighted imaging in comparison with MDCT[J]. Clin Radiol, 2015, 70(2): 153 - 160.

[28] Menard A, Tomlinson G, Cleary S, et al. Serous cystadenomas of the pancreas: long-term follow-up measurement of growth rate [J]. Can Assoc Radiol J, 2011, 62(3): 190 - 196.

[29] Sakorafas GH, Smyrniotis V, Reid-Lombardo KM, et al. Primary pancreatic cystic neoplasms revisited: Part I: Serous cystic neoplasms[J]. Surg Oncol, 2011, 20(2): e84 - e92.

[30] Zanini N, Fantini L, Casadei R, et al. Serous cystic tumors of the pancreas: when to observe and when to operate: a single-center experience[J]. Dig Surg, 2008, 25(3): 233 - 239.

[31] Antonini F, Fuccio L, Fabbri C, et al. Management of serous cystic neoplasms of the pancreas[J]. Expert Rev Gastroenterol Hepatol, 2015, 9(1): 115 - 125.

[32] King JC, Ng TT, White SC, et al. Pancreatic serous cystadenocarcinoma: a case report and review of the literature[J]. J Gastrointest Surg, 2009, 13(10): 1864 - 1868.

[33] Ricci C, Casadei R, Taffurelli G, et al. The usefulness of a multidisciplinary team approach in decision making for pancreatic serouscystic neoplasms[J]. JOP, 2014, 15(6): 577 - 580.

[34] Gan SI, Thompson CC, Lauwers GY, et al. Ethanol lavage of pancreatic cystic lesions: initial pilot study[J]. Gastrointest Endosc, 2005, 61: 746 - 752.

[35] Oh HC, Seo DW, Song TJ, et al. Endoscopic ultrasonography-guided ethanol lavage with paclitaxel injection treats patients with pancreatic cysts[J]. Gastroenterology, 2011, 140(1): 172 - 179.

[36] DeWitt J, DiMaio CJ, Brugge WR. Long-term follow-up of pancreatic cysts that resolve radiologically after EUS-guided ethanol ablation[J]. Gastrointest Endosc, 2010, 72(4): 862 - 866.

[37] Sakorafas GH, Sarr MG. Cystic neoplasms of the pancreas: what a clinician should know[J]. Cancer Treat Rev, 2005, 31(7): 507 - 535.

[38] Katz MH, Mortenson MM, Wang H, et al. Diagnosis and management of cystic neoplasms of the pancreas: an evidence based approach [J]. J Am Coll Surg, 2008, 207(1): 106 - 120.

第二十八章
胰腺实性假乳头状瘤

一、概　　述

胰腺实性假乳头状瘤（solid pseudopapillary neoplasm，SPN）由 Franz 在 1959 年先先报道，1996 年 WHO 将其归类为交界性肿瘤，2010 年 WHO 将其归类为恶性肿瘤。SPN 患者绝大部分（>90%）为 20~30 岁的中青年女性，男性少见（<10%）。过去认为 SPN 是一种少见肿瘤，约占全部胰腺肿瘤的 0.9%~2.7%，占胰腺囊性肿瘤的 5.5%~12.0%。近年来，随着医学影像技术的发展和临床认识的提高，SPN 检出率呈逐年增加的趋势。

二、组织起源及发病机制

SPN 起源尚不明确，有学者认为其起源于胰腺的原始多能干细胞，亦有学者认为其起源于胚胎发生过程中与胰腺原基连接的生殖脊-卵巢原基相关细胞，可能是一种性激素依赖性肿瘤。

SPN 发病机制不清，多数研究认为与 β-catenin（β-连环蛋白）基因突变干扰其蛋白产物的磷酸化，从而导致 Wnt 信号通路功能障碍有关。

三、病　　理

大体，SPN 多位于胰尾或胰头，常为单发、较大的圆形、类圆形或分叶状肿块，平均直径为 8~10 cm，最大可达 30 cm 以上。SPN 瘤体通常较软，

少数较坚韧且伴硬化。纤维包膜完整，与周围胰腺实质界限清楚，部分患者囊壁伴钙化，此为 SPN 典型病理特征之一。切面上，肿瘤边缘实性部分呈淡褐色或黄色，内部不同程度出血、坏死并呈囊性变，广泛出血囊性变者在形态上与胰腺假性囊肿很难辨别。少数 SPN，尤其是较小的病变，主要呈实性。

镜下，SPN 通常由连接松散的多角形细胞围绕微血管等管状结构形成假玫瑰花结或假乳头结构，肿瘤细胞体积较小，形态一致，胞核圆形，核分裂相罕见。典型胞质呈嗜酸性，有时可见嗜酸性颗粒、泡沫细胞、胆固醇结晶。PAS 染色阳性，有时可见耐淀粉酶小体。体积较小的肿瘤通常血供丰富，在假乳头区域的中心，有黏液样变性。少数病例存在恶性浸润表现，肿瘤细胞形态不规则，出现核分裂相以及异型核，肿瘤细胞突破包膜，侵犯周围血管、神经、脏器及胰腺周围组织。极少情况，SPN 由梭形细胞组成，肿瘤显著呈实性生长，缺少特征性假乳头结构。

免疫组织化学，几乎所有 SPN 均表达 α1-AT（α1-抗胰蛋白酶）、α1-ACT（α1-抗胰凝乳蛋白酶）、CD10、vimentin（波形蛋白）和 NSE（神经烯醇化酶）；CK20、CgA、S-100、CD56、Nestin 仅局灶阳性或弱阳性；而不表达或微量表达 EMA、AE1/AE3、CK19、CAM5.2。SPN 胞质和胞核内可见 β-catenin 聚集，E-cadherin（E-钙黏蛋白）局限于细胞核，而 Cyclin-Dl 和 Ki-67 在较小的肿瘤中相对高表达。synaptophysin（突触囊泡蛋白）常为阳性表达而 chromogranin（嗜铬粒蛋白）常为阴性表达。多数肿瘤 PR（孕激素受体）阳性，ER（雌

激素受体)阴性,进一步检测发现 SPN 细胞多表现为 ER-β 阳性,而 ER-α 阴性,由此推测 SPN 的发生与性激素相关,与其好发于年轻女性相符,但具体机制不清。WHO 推荐联合 β-catenin、CD10、vimentin 和 chromogranin 检测用于 SPN 鉴别诊断。

四、临床表现

SPN 多无症状,往往在常规体检或其他系统疾病行影像学检查时发现。其症状多为肿瘤压迫周围组织器官所致,腹痛最为常见,腹部外伤后致瘤体内出血可引起急性腹痛。其他包括腹部不适、腰背部疼痛、早饱、恶心、呕吐、乏力、体重减轻等。极少患者可出现黄疸、肠梗阻等表现。肿瘤体积较大时,查体可触及腹部包块。

五、辅助检查

(一)实验室检查

SPN 患者实验室检查无特异性改变,血糖及血淀粉酶水平多正常,肿瘤标志物(AFP、CEA、CA19-9、CA242、CA72-4 等)正常或轻度异常。

(二)影像学检查

1. B超(US)　超声图像上,SPN 多呈圆形、类圆形或分叶状,边界清晰,有包膜,囊壁通常较厚,局部可见钙化,典型病例呈环形钙化。瘤体可呈实性、囊实性或囊性,其边缘和(或)内部可见血流信号。瘤体较小时,多以实性为主;瘤体较大时,囊实性改变多见。胆、胰管一般无扩张或仅轻度扩张,远处脏器及淋巴结转移罕见,周围血管极少受累。

2. CT　CT 图像上,SPN 呈单发的圆形、类圆形或分叶状肿块。瘤体多较大,常向胰腺外膨胀性生长,肿块周边大部分有完整的纤维包膜,囊壁较厚并伴强化,瘤体密度一般不均匀,常为囊实性结构,周边多为实性成分,内部常伴出血、坏死及囊性变;部分病变可全部呈实性或囊性。增强扫描动脉期实性部分轻度强化,门脉期、延迟期实性部分逐渐强化,但强度仍低于正常胰腺实质;囊性部分始终无强化。可伴钙化,多为边缘环形或不规则钙化,偶见内部结节状钙化。部分患者可因肿瘤占位效应而挤压邻近组织器官,但往往无浸润,一般不侵犯胆管、胰管及周围血管。如有胆、胰管扩张,程度亦较轻。腹膜后淋巴结及肝脏转移极为罕见。

3. MRI　与 CT 相比,MRI 可以更好地显示囊内出血的形态特征从而有助于 SPN 诊断。囊性成分 T_1WI 呈明显低信号,T_2WI 呈明显高信号;实性成分呈软组织信号,T_1WI 呈低信号,T_2WI 等或略高信号,增强扫描强化模式与 CT 相仿,呈渐进性中等程度强化,但大多门脉期、延迟期低于周围胰腺实质。包膜 T_1WI、T_2WI 均呈低信号,增强扫描包膜均见强化。钙化 T_1WI、T_2WI 呈更低信号。肿瘤内部出血信号复杂。弥散成像(DWI)病灶呈高信号,出血较多时可呈混杂信号。

4. PET-CT　CT/MRI 可较好显示 SPN 的形态学特征,而 PET-CT 通过功能成像,可反映 SPN 的组织病理学特征。PET-CT 检查时 SPN 表现为中-强$^{18F-}$FDG 摄取,且$^{18F-}$FDG 摄取量与瘤体细胞构成、增殖指数及组织学恶性程度相关。有研究表明,PET-CT 在鉴别 SPN、PDAC(胰腺导管腺癌)和 PNEN(胰腺神经内分泌肿瘤),尤其在判断 SPN 肝脏及腹膜转移方面具有较好作用,结论尚需进一步临床验证。

5. EUS、CE-EUS 及 EUS-FNA　EUS 图像上,SPN 通常为一个边界清楚、包裹良好、囊实性混合回声的肿块,其后方为强回声;多见于胰尾或胰头,部分肿瘤边缘或中心可见粗大钙化。CE-EUS(造影增强内镜超声)图像上,SPN 动脉相肿瘤周边环状增强、内部低增强伴始终无增强区有助于诊断。D'Onofrio 等应用 CEH-EUS(谐波造影增强内镜超声)观察 SPN,发现 SPN 声像图上典型边缘强化与病理检查血管密集的包膜相对应,对其诊断很有价值(图 28-0-1)。

EUS-FNA 诊断 SPN 准确率在 75% 以上,细胞学表现包括树枝状乳头,内含栅栏状纤维管性结构,被覆立方形或圆柱状细胞,富含细胞质,细胞形态均一,胞质内可见包涵体,具有髓样间质的皱褶细胞核被形态单一的肿瘤细胞包绕。

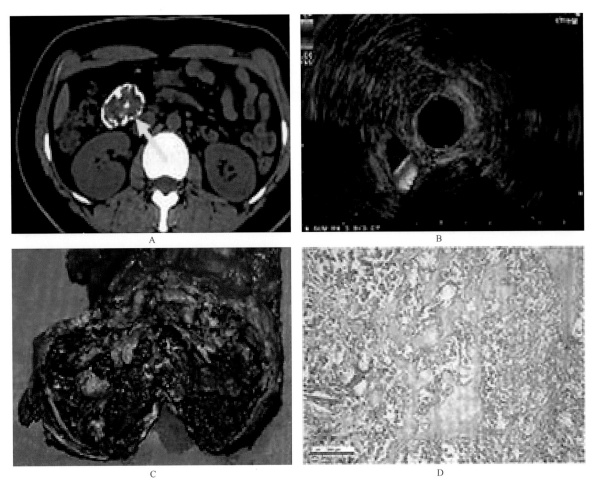

图 28 - 0 - 1 SPN 典型 CT、EUS、大体标本切面及病理切片（HE 染色）

A. CT 显示胰头钩突部囊实性肿块，密度不均，囊壁呈环形钙化，内部散在不规则片状钙化；B. EUS 显示胰头钩突部直径约 5 cm 的类圆形囊实性肿块，回声不均，囊壁及内部见多发片状强回声，后方伴声影；C. 术后大体标本切面；D. HE 染色观察，肿瘤细胞类圆形，核圆，深染，异型，排列呈巢状，部分呈乳头状结构。（第二军医大学附属长海医院供图）

六、诊断及鉴别诊断

SPN 缺乏典型临床表现、特异性免疫组化标志物和肿瘤标志物，且各项实验室指标亦无明显的异常，其诊断依靠对临床、影像、病理及免疫组织化学的综合分析。过去，SPN 术前诊断主要依靠 CT、MRI 等影像学检查；近年来，EUS 尤其是 EUS - FNA 细胞/组织病理学诊断技术的应用极大提高了 SPN 术前诊断的准确性。

值得注意的是，当妊娠妇女出现顽固性呕吐时，在排除甲状腺疾病、胃食管反流病和胆汁淤积性肝病等疾病后，应考虑 SPN 可能。因为 SPN 肿瘤细胞对黄体酮有一定的反应性，可能导致妊娠期肿瘤细胞快速生长。

SPN 需与以下几种疾病进行鉴别。

1. **胰腺假性囊肿** 常有急性胰腺炎、慢性胰腺炎、腹部手术或外伤病史。病灶位于胰腺内或外，往往与胰管相通，多呈圆形、类圆形，囊壁薄而均匀且多无钙化，无壁结节，囊内极少有分隔或实性成分。典型假性囊肿与 SPN 易鉴别，当假性囊肿内出现坏死、感染、出血或囊壁增厚时鉴别困难，常需依靠病理确诊。

2. **无功能胰岛细胞瘤** 好发于中年以上人群，无性别倾向，半数以上位于胰腺体、尾部。由于不引起内分泌症状，发现时瘤体常较大。当肿瘤中心部发生坏死时，亦可呈囊实性改变，偶伴钙化。恶性者可发生肝脏及淋巴结转移，以上表现与 SPN 鉴别困难，往往需病理和免疫组化证实。

3. **胰腺癌囊性变** 胰腺癌为高度恶性肿瘤，

部分患者瘤体因缺血坏死而发生囊性变,肿块无包膜,与周围胰腺实质边界不清,周围血管、神经常受侵犯,肝脏及淋巴结转移多见,常伴有胰管和胆总管扩张,临床上疼痛及黄疸症状较明显。

4. **黏液性囊性肿瘤(MCN)**　MCN 绝大多数为女性(女∶男＝20∶1),发病高峰年龄为 40～55岁。往往单发,多位于胰腺体尾部,直径多为 1～20 cm,最大可达 36 cm。可呈单房或多房结构,囊腔较大,囊壁厚,腔内可有分隔,一般不与胰管交通(除溃破后瘘管形成)。大体切面上,MCN 囊腔被一层厚的纤维囊壁包裹,部分形成壁结节并突向囊腔,局部囊壁可见钙化。腔内液体黏稠,偶呈水样或血性。病理组织学检查,上皮细胞层下方卵巢样间质为 MCN 特征,是诊断 MCN 的必要条件。MCN 伴浸润性癌约占全部 MCN 的 6%～27%,当 MCN 患者年龄≥60 岁、肿块直径≥4 cm 或存在壁结节时,应警惕恶性可能。

5. **浆液性囊性肿瘤(SCN)**　女性多见,发病年龄多在 50 岁以上。常单发,囊腔不与胰管相通,腔内有分隔。形态上分微囊型(SCA)和小囊型(SOA)两类,SCA 多见于胰腺体尾部,病变常较大,直径可达 25 cm,瘤体内无数小而薄壁的子囊围绕中央瘢痕紧密排列,呈"蜂窝状"或"海绵状"。中央条片状或日光放射状钙化为其特征性表现,但发生率较低。SOA 由少量大的囊性结构组成,通常无中央瘢痕。发病年龄常较 SCA 年轻。SOA 主要发生在胰头部,常常造成患者胆道梗阻和黄疸。SCN 几乎均为良性肿瘤,浆液性囊腺癌的报道很少,一般认为浆液性囊腺癌实际发病率低于 1%。组织学上,浆液性囊腺癌与良性 SCN 形态几乎一致,鉴别要点在于前者发生肝脏和(或)淋巴结转移。

6. **胰母细胞瘤**　发生于儿童的 SPN 需与胰母细胞瘤鉴别,后者非常罕见,发病年龄常小于 10岁,肿块较大,由于中央坏死可出现囊性成分。恶性程度高,容易侵犯周围血管,多伴有淋巴结肿大和肝脏转移。

七、治　疗

SPN 大多数为非侵袭性,外科手术往往可治愈,应确保实现切缘阴性(R_0)。SPN 即使出现远处转移(肝脏、肠系膜、腹膜等)或复发,仍应(再次)手术治疗。SPN 极少发生淋巴结转移,因此不必常规行淋巴结清扫术。

无法手术切除的 SPN 可考虑化、放疗,但确切疗效尚缺乏大规模临床资料证实,文献报道相对较多的化疗药物有吉西他滨、顺铂,其他有奥沙利铂、伊立替康、异环磷酰胺、依托泊苷、长春新碱等。SPN 肝转移灶可考虑经肝动脉栓塞化疗或射频消融治疗。

八、预后及随访

SPN 为低度恶性肿瘤,预后明显好于胰腺导管腺癌(pancreatic ductal adenocarcinoma,PDAC)。SPN 完全切除(R_0)术后 5 年生存率＞95%;即使发生浸润、复发或远处转移,仍能长期存活。预后不良的危险因素包括高龄及含非整倍体 DNA 成分的 SPN。SPN 术后复发的高危因素包括:血管浸润、多形性细胞核、坏死、有丝分裂活性增加、周围神经或血管浸润、周围胰腺实质浸润等。尽管 SPN 复发率低(0～14%),亦需长期随访。

（孙金山　李兆申　肖　斌）

◇参◇考◇文◇献◇

[1] Kloppel G, Hruban RH, Klimstra D, et al. Solid-pseudopapillary neoplasm of the pancreas [M]//Bosman FT, Carneiro F, Hruban RH, et al. WHO Health Organzation classification of tumors of the digestive

system. 4th edition. Lyon(France)：IARC, 2010：327 - 330.

［2］ Papavramidis T, Papavramidis S. Solid pseudopapillary tumors of the pancreas：review of 718 patients reported in English literature[J]. J Am Coll Surg, 2005, 200(6)：965 - 972.

［3］ Romics L Jr, Oláh A, Belágyi T, et al. Solid pseudopapillary neoplasm of the pancreas — proposed algorithms for diagnosis and surgical treatment ［J］. Langenbecks Arch Surg, 2010, 395(6)：747 - 755.

［4］ Madan AK, Weldon CB, Long WP, et al. Solid and papillary epithelial neoplasm of the pancreas[J]. J Surg Oncol, 2004, 85(4)：193 - 198.

［5］ Mortenson MM, Katz MHG, Tamm EP, et al. Current diagnosis and management of unusual pancreatic tumors ［J］. Am J Surg, 2008, 196(1)：100 - 113.

［6］ Santini D, Poli F, Lega S. Solid-papillary tumors of the pancreas：histopathology[J]. JOP, 2006, 7(1)：131 - 136.

［7］ Vassos N, Agaimy A, Klein P, et al. Solid pseudopapillary neoplasm(SPN)of the pancreas：case series and literature review on an enigmatic entity[J]. Int J Clin Exp Pathol, 2013, 6(6)：1051 - l059.

［8］ Guimaraes LS, de Melo AM, Ruiz MR, et al. Solid pseudopapillary tumor of the pancreatic：evaluation of clinical, radiological and surgical profiles E[J]. Rev Col Bras Cir, 2013, 40(5)：398 - 403.

［9］ Sushanth RJohn LC, Jennifer S, et al. Surgical management of solid-pseudopapillary neoplasms of the pancreas(Franz or Hamoudi Tumors)：A large single-institutional series[J]. J Am Coll Surg, 2009, 208(5)：950 - 957.

［10］ Machado MC, Machado MA, Bacchella T, et al. Solid pseudopapillary neoplasm of the pancreas：distinct patterns of onset, diagnosis, and prognosis for male versus female patients[J]. Surgery, 2008, 143(1)：29 - 34.

［11］ Go JH. A spindle cell predominant pancreatic solid-pseudopapillary tumor. Yonsei Med J, 2008, 49 (4)：672 - 675.

［12］ Serra S, Salahshor S, Fagih M, et al. Nuclear expression of E-cadherin in solid pseudopapillary tumors of the pancreas[J]. JOP, 2007, 8(3)：296 - 303.

［13］ Kang CM, Kim HK, Kiln H, et al. Expression of Wnt target genes in solid pseudopapillary tumor of the pancreas：a pilot study[J]. Pancreas, 2009, 38(2)：e53 - e59.

［14］ Geers C, Moulin P, Sempoux C, et al. Solid and pseudopapillary tumor of the pancreas-review and new insights into pathogenesis[J]. Am J Surg Pathol, 2006, 30(10)：1243 - 1249.

［15］ Yu PF, Hu ZH, Wang XB, et al. Solid pseudopapillary tumor of the pancreas：a review of 553 cases in chinese literature［J］. World J Gastroenterol, 2010, 16 (10)：1209 - 1214.

［16］ Yang F, Jin C, Long J, et al. Solid pseudopapillary tumor of the pancreas：a case series of 26 consecutive patients[J]. Am J Surg, 2009, 198(2)：210 - 215.

［17］ Choi JY, Kim MJ, Kim JH, et al. Solid pseudopapillary

tum or of the pancreas：typical and atypical manifestations ［J］. AJR Am J Roentgenol, 2006, 187(2)：w178 - w186.

［18］ Goh BK, Tan YM, Cheow PC, et al. Solid pseudopapillary neoplasms of the pancreas：an updated experience[J]. J Surg Oncol, 2007, 95(8)：640 - 644.

［19］ Shimada K, Nakamoto Y, Isoda H, et al. F-18 fluolodeoxyglueose uptake in a solid pseudopapillary tumor of the pancreas mimicking malignancy[J]. Clin Nucl Med, 2008, 33(11)：766 - 768.

［20］ Dong A, Wang Y, Dong H, et al. FDG PET/CT findings of solid pseudopapillary tumor of the pancreas with CT and MRI correlation ［J］. Clin Nucl Med, 2013, 38 (3)：e118 - e124.

［21］ Kim YI, Kim SK, Paeng JC, et al. Comparison of F-18 - FDG PET/CT findings between pancreatic solid pseudopapillary tumor and pancreatic ductal adenocarcinoma ［J］. Eur J Radiol, 2014, 83(1)：231 - 235.

［22］ Treglia G, Caporale N, Rufini V, et al. Usefulness of 18F-FDG PET/CT in an unusual case of solid-pseudopapillary pancreatic tumor in childhood with aggressive behavior[J]. Clin Nucl Med, 2013, 38(1)：e35 - 37.

［23］ Guan ZW, Xu BX, Wang RM, et al. Hyperaccumulation of 18F-FDG in order to differentiate solid pseudopapillary tumors from adenocarcinomas and from neuroendocrine pancreatic tumors and review of the literature[J]. Hell J Nucl Med, 2013, 16(2)：97 - 102.

［24］ 孙金山,周益峰,李兆申,等.造影增强内镜超声在胰腺囊性病变中的应用[J].中华消化内镜杂志,2014,31（8）：474 - 477.

［25］ D'Onofrio M, Malagò R, Vecchiato F, et al. Contrast-enhanced ultrasonography of small solid pseudopapillary tumors of the pan creas：enhancement pattern and pathologic correlation of 2 cases[J]. J Ultrasound Med, 2005, 24(6)：849 - 854.

［26］ Fasanella KE, McGrath K. Cystic lesions and intraductal neoplasms of the pancreas ［J］. Best Pract Res Clin Gastroenterol, 2009, 23(1)：35 - 48.

［27］ Bardales RH, Centeno B, Mallery JS, et al. Endoscopic ultrasound-guided fineneedle aspiration cytology diagnosis of solid-pseudopapillary tumor of the pancreas：a rare neoplasm of elusive origin but characteristic cytomorphologic features［J］. Am J Clin Pathol, 2004, 121(5)：654 - 662.

［28］ Law JK, Stoita A, Wever W, et al. Endoscopic ultrasound-guided fine needle aspiration improves the pre-operative diagnostic yield of solid-pseudopapillary neoplasm of the pancreas：an international multicenter case series (with video)[J]. Surg Endosc, 2014, 28(9)：2592 - 2598.

［29］ Kobayashi T, Teruya M, Shimizu S, et al. Mucinous cystic tumor of the pancreas in a man：a rare case[J]. Pancreas, 2006, 33(3)：312 - 314.

［30］ 孙金山,张永镇,李兆申,等.胰腺黏液性囊性肿瘤125例临床特征分析[J].中华胰腺病杂志,2014,14(5)：321 - 325.

［31］ Tanaka M, Chari S, adsay V, et al. International consensus guidelines for management of intraductal papillary mucinous neoplasms and mucinous cystic neoplasms of the pancreas[J]. Pancreatology, 2006, 6(1 - 2): 17 - 32.

[32] Reddy RP, Smyrk TC, Zapiach M, et al. Pancreatic mucinous cystic neoplasm defined by ovarian stroma: demographics, clinical features, and prevalence of cancer [J]. Clin Gastroenterol Hepatol, 2004, 2 (11): 1026 - 1031.

[33] Crippa S, Salvia R, Warshaw AL, et al. Mucinous cystic neoplasm of the pancreas is not an aggressive entity: lessons from 163 resected patients[J]. Ann Surg, 2008, 247(4): 571 - 579.

[34] Balasundaram C, Luthra M, Chavalitdhamrong D, et al. Pancreatoblastoma: a rare tumor still evolving in clinical presentation and histology [J]. JOP, 2012, 13 (3): 301 - 303.

[35] Tipton SG, Smyrk TC, Sarr MG, et al. Malignant potential of solid pseudopapillary neoplasm of the pancreas [J]. Br J Surg, 2006, 93(6): 733 - 737.

[36] Garcea G, Ong SL, Rajesh A, et al. Cystic lesions of the pancreas. A diagnostic and management dilemma [J]. Pancreatology, 2008, 8(3): 236 - 251.

[37] Nagri S, Abdu A, Anand S, et al. Liver metastasis four years after Whipple's resection for solid-pseudopapillary tumor of the pancreas[J]. JOP, 2007, 8(2): 223 - 227.

[38] Hofmann H, von Haken R, Werner J, et al. Unresectable isolated hepatic metastases from solid pseudopapillary neoplasm of the pancreas: a case report of chemosaturation with high-dose melphalan [J]. Pancreatology, 2014, 14(6): 546 - 549.

[39] Morikawa T, Onogawa T, Maeda S, et al. Solid pseudopapillary neoplasms of the pancreas: an 18 - year experience at a single Japanese Institution[J]. Surg Today, 2013, 43(1): 26 - 32.

[40] Honore C, Goere D, Dartigues P, et al. Peritoneal carcinomatosis from solid pseudopapillary neoplasm (Frantz's tumour)of the pancreas treated with HIPEC[J]. Anticancer Res, 2012, 32(3): 1069 - 1073.

[41] Hah JO, Park WK, Lee NH, et al. Preoperative chemotherapy and intraoperative radiofrequency ablation for unresectable solidpseudopapillary tumor of the pancreas [J]. J Pediatr Hematol Oncol, 2007, 29(12): 851 - 853.

[42] Maffuz A, Bustamante Fde T, Silva JA, et al. Preoperative gemcitabine for unresectable, solid pseudopapillary tumour of the pancreas[J]. Lancet Oncol, 2005, 6(3): 185 - 186.

[43] Prasad TV, Madhusudhan KS, Srivastava DN, et al. Transarterial chemoembolization for liver metastases from solid pseudopapillary epithelialneoplasm of pancreas: a case report[J]. World J Radiol, 2015, 7(3): 61 - 65.

[44] Kim CW, Han DJ, Kim J, et al. Solid pseudopapillary tumor of the pancreas: can malignancy be predicted? [J]. Surgery, 2011, 149(5): 625 - 634.

第二十九章
胰腺导管内乳头状黏液性肿瘤

一、概　述

胰腺导管内乳头状黏液性肿瘤(intraductal papillary-mucinous neoplasm of the pancrea，IPMN)是一类特殊类型的胰腺外分泌部肿瘤，在遗传学上与胰腺癌有亲缘关系，包括良性腺瘤到浸润性癌的系列病变，主要为直径常＞1 cm，发生于主胰管或分支胰管导致胰管扩张的乳头状突起的产黏液上皮，少数为扁平状上皮。

1982 年日本学者 Ohhashi 第一次报道了产黏液的胰腺癌。1996 年世界卫生组织(WHO)和美国病理研究所(AFIP)将胰腺产黏液的囊性病变分为导管内乳头状黏液性肿瘤(intraductal papillary-mucinous，IPMT)和黏液囊性瘤(mucinous cystic tumor，MCT)两类。2000 年 WHO 修订的分类中把疾病名称确定为现在的导管内乳头状黏液性肿瘤(IPMN)。2006 年首次发布了该病的国际共识(仙台国际共识)，2012 年又修订了该共识(福冈国际共识)，对超声内镜下穿刺(EUS - FNA)的作用、分支型 IPMN 更多地采用观察而非手术切除、IPMN 合并胰腺癌等方面做了更新。该病曾经有过胰管内产黏液肿瘤、胰管扩张的黏液囊腺瘤、囊腺癌、黏液性胰管扩张症等各种名称。根据 Furuta 统计，IPMN 占尸检的胰腺肿瘤的 0.5%；IPMN 现在占手术切除的胰腺肿瘤的 16%～25%。1996 年后病理学家和临床医生越来越重视 IPMN，但是目前的研究的证据级别还是比较低，缺乏随机对照研究。

二、流行病学

目前尚无 IPMN 全球发病情况的报道，日本和北美的发病例数较多。2008 美国一项纳入 1984～2005 年 28 例 IPMN 患者的流行病学研究发现，IPMN 的平均发病年龄 73.1 岁，男女比例相似，校正年龄和性别后，IPMN 的累积发病率为 2.04/10 万(95%CI：1.28～2.80)，2005 年 12 月 31 日的点患病率为 25.96/10 万(95% CI：14.53～37.38)，＞60 岁者为 99.10/10 万(95%CI：54.40～143.79)，该研究认为发病率虽然较低但趋势是增加的。2012 年同一地区的另外一个研究显示，在 1985～2005 年，经年龄和性别校正的 IPMN 的发病率增长 14 倍，从 0.31/10 万增长到 4.35/10 万，从 2000～2001 年，癌的发病率从 0.008/10 万增加到 0.032/10 万，但是此后较稳定，在 2007 年维持在 0.06/10 万，因为胰腺癌的死亡率在 1975～2007 年是稳定的(约每年 11/10 万死亡)，因此认为 IPMN 的增加时因为诊断技术的发展导致诊断率增加，而不是发病率的增加。麻省总医院的 Simons JP 根据全美的 1988～2003 年的监测、流行病学与死亡登记处的数据估计人群的 IPMN 发病率，经年龄别调整的发病率随时间的延长在降低($P<0.05$)，但是每年发现局部病灶并切除的比例在增加($P<0.05$)，因此认为由于对 IPMN 的认识深入，对可切除的或早期的 IPMN 的诊断率增加导致恶性 IPMN 的发病率下降。

对于 IPMN 发病因素的研究很少，只有

Talamini 等比较了 1981～1998 年 46 例 IPMN 与 93 例慢性胰腺炎在年龄、性别、吸烟史和饮酒史的差异，认为 IPMN 具有更少的吸烟史与饮酒史，IPMN 是慢性胰腺炎的原因而非结果。此外该研究确定生活方式（如吸烟、饮酒、体重指数等）、地理位置、病毒、暴露史（放射线）、家族史等均非好发因素，可能只有遗传因素是可能性最大的病因。

三、病 理

根据目前 WHO 疾病定义和分类体系，IPMN 是发生于主胰管或分支胰管的胰腺导管内乳头状黏液性肿瘤，包括不同程度的乳头状上皮成分、黏液分泌程度、胰管囊性扩张和浸润性。目前认为 IPMN 是与结肠的绒毛状腺瘤类似的块状的上皮性肿瘤，它可以是多灶性的。本病典型的大体特征包括：肉眼可见的肿块，产黏液并造成胰管扩张。IPMN 的大小是与胰腺上皮内瘤变（PanIN）区别的主要特征和重要标准，只有>1 cm 的、团块状的、影像学上可以看见的病灶才归入 IPMN，PanIN 则属于显微镜下诊断。一些专家认为胰腺癌的起源有两种模式：一条通路是从 PanIN 到浸润性导管癌；另一条通路就是从 IPMN 到黏液胶样癌。胰腺导管内高级别瘤变是一种小的黏膜病变，常常累及二级分支胰管，从而引起这些胰管的扩张，这种高级别瘤变常常是 IPMN 腺瘤的前体，因此可以认为是 IPMN 的一种成分。

（一）IPMN 的大体分类

根据病变胰管的解剖，IPMN 分为主胰管型（MD‑IPMN）、分支胰管型（BD‑IPMN）、混合型（MIX‑IPMN）。MD‑IPMN 是以主胰管充满黏液并弥漫或部分扩张为特征的，伴十二指肠乳头开口增大，主胰管（MPD）>5 mm，没有其他导致胰管梗阻的原因，胰管的内壁可包含壁结节。在福冈国际共识中将主胰管直径 5～9 mm 列为"警惕特征"，>10 mm 列为"高风险特征"。在福冈国际共识中将直径>5 mm 且与主胰管交通的胰腺囊肿列为 BD‑IPMN。BD‑IPMN 分布在胰头或胰尾的周边，病灶常常较小，乳头也较少，呈灰白色，呈葡萄串样。MIX‑IPMN 同时符合 MD‑IPMN 和

BD‑IPMN 的标准，其侵袭性更强、体积更大、成分也更复杂，可以包含不同程度的上皮内瘤变。BD‑IPMN 的恶变率比 MIX‑IPMN 和 MD‑IPMN 要低。黏液积聚和乳头形成是 IPMN 特征性病变，乳头质地柔软易碎，可以从管壁轻微的结节到显著的乳头样肿块。BD‑IPMN 随着时间的增加发生癌变的机会也增加，其累积发生率每 5 年增加3.0%，每 10 年增加 8.8%，而且年龄>70 岁的癌变率较高。

（二）IPMN 的组织学分类

1. **浸润性 IPMN 分类** 浸润性 IPMN 分为胶样癌和管状癌，前者预后较好，通常由肠型分化而来，弥漫或特异表达 CDX2 和 MUC2。IPMN 相关癌或者 IPMC 发生浸润的比例和程度较常规 PADC 低，比如在 T 分期，淋巴结转移、低分化癌、血管浸润、神经浸润、切缘微浸润的发生率较低，但是一旦发生则预后与常规 PADC 相似。

2. **IPMN 的异型性分类** 根据肿瘤分化进展的水平不同，IPMN 现在被分为良性（腺瘤，IPMA）、交界性（IPMB）恶性非浸润性癌（原位癌，carcinoma-insitu，CIS‑IPMC）和浸润性癌（浸润性导管乳头样黏液癌，IPMC）。IPMN 似乎遵循从腺瘤‑交界性‑癌的模式。约一半的 IPMN 诊断时已经是恶性的，约 1/3 已经是浸润性，需要注意的是在同一个标本中可以存在不同程度的分化。低级别异型性增生以细胞核位于基底部的高柱状产黏液的扁平或乳头样上皮为特征，呈轻度或没有细胞异型，但是已经显示肿瘤源性改变。因此认为存在早期肿瘤样改变。交界性异型增生以扁平或乳头样增生，伴局部或轻度核异型，如核大、拥挤、深染、假复层。高度异型增生即原位癌（在 2010WHO 的分类中已经废弃）显示大部分微乳头和筛孔样结构，偶伴腔内坏死。细胞学方面，这些病灶含有增大的细胞，不规则的细胞核，深染的核仁，缺乏极性，有丝分裂相增加，包含异型性，常呈绒毛状结构。

3. **黏蛋白（MUC）染色分类** 基于形态学特征和对人类上皮细胞内黏液表达的 MUC 核心蛋白免疫组化活性，IPMN 被分为 4 种亚型：肠型（MUC1‑，MUC2$^+$，MUC5AC$^+$）、胆胰型、嗜酸细胞型（MUC1$^+$，MUC2‑，MUC5ac$^+$）和胃型（MUC1‑，

MUC2$^-$,MUC5AC$^+$）。肠型 IPMN（约占手术切除标本的 35%）是胰头部位的体积大的、产黏液能力强的 MD-IPMN，经常包含非浸润性癌，而且很可能最终发展为浸润性癌，但是比 PADC 的预后要好。胆胰型约占 IPMN 的 22%，位于胰头部，常包含原位癌，随时间的推移转变成为更具浸润行为的导管癌。嗜酸细胞型生物学行为呈惰性，约占 IPMN 的 12%。胃型 IPMN（惰性型）在组织学上与 PanIN1A/1B 相似，常起源于胰头外周，属于分支胰管腺瘤，很少有浸润性，预后较好，特别是直径<3 cm 的病灶。不同的类型 IPMN 代表其各自的遗传学背景，具有不同的预后。Takasu 等的报道认为即使发展到浸润性阶段，由肠型发展而来的 IPMN 仍然比有胰胆型的预后好。明确的定义 IPMN 亚组有助于对其标准化认识并方便交流。当然，在 IPMN 病灶中包含有不同类型的肿瘤细胞，所以每一个 IPMN 的病理报道应该记录其主要亚型和次要亚型，以便进一步分析不同亚型的生物学行为（表 29-0-1）。

表 29-0-1 MUC 分 型

	特 征	类 型			
		胃 型	肠 型	胰 胆 型	嗜酸细胞型
免疫组织化学	MUC1	−	−	＋	−
	MUC2	−	＋	−	−
	MUC5AC	＋	＋	＋	＋
HE 染色	乳头结构	细、指状	绒毛状	细、分支状、复杂	细、分支状、复杂
	细胞质	嗜酸性>嗜碱性	嗜碱性>嗜酸性	双嗜性	丰富嗜酸性
	核	位于基底部	增大深染、卵圆形	大、深染	大、圆
	不典型增生	轻度	中度	重度	重度

4. 微浸润性 IPMN（MI-IPMC）　1993 年日本胰腺病学会提出微浸润性 IPMN（MI-IPMC）的概念，是指浸润轻微超过胰管壁的 IPMN，即只有在少数切片发现非全周的显微镜下的浸润而不是大体标本上主胰管有明显的浸润。学者 Nara 在 2008 年 MI-IPMC 提出明确的诊断标准：① 浸润深度<5 mm，不论组织学类型；② 黏液湖破裂与浸润性病灶不相连，或有散的癌细胞漂浮其中，或有很多癌细胞但浸润深度<5 mm；③ 膨胀性生长的范围，病灶突破基底膜但只浸润到大血管或肠道壁未浸润管腔内。Nara 总结了手术切除的 25 例 MI-IPMC 和 26 例大体浸润性 IPMN（IC-IPMC）认为，MI-IPMC 的 3、5、10 年的生存率均为 100%，其预后和良性 IPMN 是一样的，而 IC-IPMC 相应的生存率较差，分别为 51%、38%、0。Marchegiani 等在对 223 例 MD-IPMN 的分析显示 MI-IPMN 是 IPMN 一个与众不同的特征，其发生相关淋巴结转移率为 14%，4 年生存率为 IC-IPMC 的两倍（68% vs 35%），复发率近 IC-IPMC 的一半（28% vs 51%）。麻省总医院的 Sahora K 在 Surgery 上发表研究报道，对 46 例微浸润性混合型 IPMN（MI-MIX-IPMC）与 163 例大体浸润性混合型 IPMN（IC-MIX-IPMC）进行比较。MI-MIX-IPMC 的 MPD 直径为 2 mm，比 IC-MIX-IPMC 的 9 mm 要小（P<0.000 1）。囊的直径≥10 mm，在 IC-MIX-IPMC 占 62%，而 MI-MIX-IPMC 占 93%（P<0.000 1）。MI-MIX-IPMC 大部分是为胃型上皮跟 BD-IPMN 相似，而肠型上皮约占 IC-MIX-IPMC 的一半。高级别上皮内瘤变在 MI-MIX-IPMN 比 IC-MIX-IPMC 少（P<0.000 1）。这些差异提示 MI-MIX-IPMC 比 IC-MIX-IPMC 有更好的预后（P=0.046）。他们认为 MI-MIX-IPMC 与 BD-IPMN 在病理特征与生物学行为上相似，应将 MI-MIX-IPMC 与 IC-MIX-IPMC 区别分类。

5. IPMN 合并胰腺癌（PDAC）与 IPMN 衍生癌（IPMC）的区别　PDAC 可能在不同于 IPMN 的部位独立发展而成。虽然 IPMN 和 PDAC 两者起源和局部解剖不同，以及两者本身的定义也不同，但是当 PDAC 发生于 IPMN 附近的时候，很难跟源于 IPMN 的癌（IPMC）区别。

另外，因 PDAC 或 IPMC 发生的潴留性囊肿的鉴别也经常是经验性的：源自 PDAC 的潴留性囊肿即使有癌细胞的蔓延也经常是退化的上皮，而源自 IPMN 的往往具有呈微乳头，或大体可见突起乳头的异型黏液上皮覆盖的扩张胰管。

6. IPMN 与胰腺腺管内上皮内瘤（pancreatic intraepithelial neoplasia，PanIN）的区别　PanIN 是一种显微镜下的非浸润性的胰管乳头样突起病变，它也可以是扁平的，可以有不同程度的结构和细胞学异性。PanIN 常常发生在直径<5 mm 的胰管，有时候在组织学上 IPMN 和 PanIN 是无法区分的。现在仍没有可靠的方法鉴别 PanIN 病变和早期 IPMN。这些病变具有临床相关性但是他们独立的特异起源仍然没有明确，特别是他们的病理生理和他们之间的关系仍不明确。

（三）分子机制

1. **致癌基因**

（1）Kirsten-ras（K-ras）：K-ras 定位于染色体 12p 编码膜结合鸟苷三磷酸腺苷（GTP）锚合蛋白，突变可以发生在 13 密码子。K-ras 基因突变的频率各研究的数据有所不同，范围为 38.2%～100%。这可能是因为对该病定义的改变和检测方法的敏感性不同造成的。但是在不同分化级别的病灶中 K-ras 突变的频率没有差异：轻度不典型增生占 87%，中度不典型增生占 90.2%，高度不典型增生占 70.7%。该突变被认为是 IPMN 肿瘤转化的早期事件。

K-ras 突变在手术切除的标本和外周血均能发现，虽然在胰液中可以检测到该突变，但是由于在慢性胰腺炎和其他胰腺病中也可以发现，此外 K-ras 突变也出现在 IPMN 主病灶以外的癌旁组织和其他病变中，因此没有诊断意义。

另外，K-ras 突变与主胰管直径相关，提示该突变可能与黏液的高分泌相关。K-ras 突变与 IPMN 的 MUC 分型相关，在胆胰型中突变频率最高（100%），在肠型中突变频率最低（46.2%）。通常认为肠型 IPMN 是高产黏液的，因此两方面的证据相矛盾，两者的关系需要进一步验证。

（2）GNAS：GNAS 是一个定位于 20 号染色体长臂 13.3 区的癌基因，编码鸟嘌呤核苷酸锚合蛋白（G-protein）a 亚单位（$G_s-\alpha$）。在 61% 的 IPMN 中发现 201 密码子突变。GNAS 突变不再与 IPMN 无关的胰腺癌和其他囊性病变中表达，因此可以在鉴别诊断中起重要作用。GNAS 突变随不典型增生级别的增加而增加，从低级别不典型增生的 19%，到中级别不典型增生的 23%，再到高级别不典型增生的 58%。在不同组织学亚型中 GNAS 的表达分别为：肠型 100%、胆胰型 71%、胃型 51%、嗜酸细胞型 0。

（3）PI3K/Akt 信号通路：磷脂酰肌醇-3 激酶（PI3Ks）组成一个大而复杂的家族脂质激酶，围绕 3 个级别的亚单位和亚型。他们在各细胞功能中扮演重要作用，比如增生、分化、化学趋化、葡萄糖稳态等方面。PI3KCA 突变在 75% 的 IPMN 病例发生于外显子 9 和 20，影响螺旋和激酶区蛋白的功能。E542K、E545K 和 H1047R 突变似乎可以激活 PIK3CA 和 Akt 信号通路。PIK3CA 基因突变在 IPMN 的频率为 11%，PIK3CA 似乎是 IPMN 恶变比较后期的事件。

（4）BRAF 和 RAS/MAPK 通路：B-Raf 是 1 个丝/苏氨酸激酶，由 BRAF 编码，定位于 ras 信号通路的下游，RAS/MAPK 通路调节增生、分化、转移和凋亡。ras 通路影响激酶层级 Raf/MEK/ERK；BRAF 是 3 个 Raf 元件中的 1 个。BRAF 基因定位于 7 号染色体长臂 34 区。BRAF 突变在 IPMN 约为 2.7%，即使 BRAF 突变的发生率很低，但是通过 Ras-Raf-MEK-ERK-MAP 通路和 ras 突变在 IPMN 的肿瘤进化过程中起重要的作用；BRAF 和 K-ras 两个突变加速了肿瘤的进程。

（5）端粒酶逆转录表达：人端粒酶是一种核蛋白复合体，位于染色体的末端，它与端粒结合蛋白一起构成了特殊的"帽子"结构，作用是保持染色体的完整性。当细胞分裂一次，每条染色体的端粒就会逐次变短一些，构成端粒的一部分基因的 50～200 个核苷酸会因多次细胞分裂而不能达到完全复制（丢失），以至细胞终止其功能，不再分裂。在某些需要无限循环复制的细胞中,端粒的长度在每次细胞分裂后被能合成端粒的特殊性 DNA 聚合酶(端粒酶)所保留。一旦端粒酶失活,端粒的功能通过延长端粒 DNA 序列克服所谓的"端粒危机",细胞就能生存并保留很多基因和表观遗传改变。端粒是 RNA 依赖的 DNA 多聚酶,在正常人的体细胞内通常处于失活状态。它的催化成分是通过人端粒酶逆转录酶(hTERT)基因编码定位于 5 号染色体。在 IPMN,端粒酶随组织学进展而缩短,在97.3%的位点分析中存在缩短现象。端粒缩短在所有的腺瘤中存在,约一半的位点检测中存在长度缩短 50%。IPMN 的原位癌中端粒较交界性 IPMN 明显缩短,但是没有 PADC 严重,这可能是在原位癌期端粒缩短已经到了关键的阶段。IPMN 的浸润性癌中端粒酶的活性较交界性 IPMN 或 IPMN 原位癌明显提高。在恶性 IPMN,hTERT 表达也明显较非恶性部分高:腺瘤占 15.8%,交界性占 35.7%,原位癌占 85%,浸润性癌占 86.7%。从交界性到原位癌的阶段可能是一个关键阶段,端粒的失活就发生在 IPMN 癌化进程的这个关键步骤,细胞通过上调 hTERT 克服这个危机是其进展的重要事件。

(6) Hedgehog 信号通路:Hedgehog 家族由 3 个同源基因组成:前两个基因按多刺哺乳动物命名为 desert hedgehog(Dhh)和 Indian hedgehog(Ihh),第三个基因按广受欢迎的世嘉电子游戏命名为 sonic hedgehog(Shh)。Hedgehog(Hh)蛋白是一个分泌信号因子的家族,主要作用是调节许多器官和组织的发育。在 IPMN 检测异常激活的 Hedgehog 通路显示:Shh 表达在 46.2%的腺瘤、35.7%的交界性异常增生、80%的 IPMN 原位癌和84.6%的浸润性癌,显然随着恶性程度的增加而增加,IPMN 的组织学亚型方面,Shh 在68.8%的肠型、92.8%的胆胰型、38.1%的胃型和50%的未分类型表达。Shh 的表达也发现于间质细胞,在腺瘤性和交界性 IPMN 较少,而在恶性 IPMN 显著增加。另外,它的表达提示恶性肿瘤的淋巴结转移。Shh 在 IPMN 的胰液表达,但是没有在胰腺炎的胰液中表达,因此应该可以通过胰液 Shh 鉴别胰腺炎和 IPMN。这些数据显示 Shh 信号通路的激活关系到 IPMN 的早期阶段的发展,也对从良性到恶性的转化起作用。

2. 抑癌基因

(1)周期素依赖性激酶抑制因子 2A(cyclin-dependent kinase inhibitor A,CDKN2A)/p16:定位于染色体 9p21,编码周期素激酶(Cdk)抑制因子 p16^{Ink4A},也称为 p16,是一种重要的抑癌基因,属于细胞周期依赖性激酶抑制因子基因家族,在调节细胞增殖与凋亡、防止有 DNA 损伤的细胞进行分裂增殖中具有关键作用。CDKN2A 功能失活的机制有基因缺失、点突变和甲基化等,在胰腺癌中这些失活模式均发生在肿瘤发生的后期阶段。在良性和交界性 IPMN p16 蛋白缺失的比例为 10%～25%,而在恶性 IPMN 其失活比例为 77.8%～100%,p16 基因杂合子缺失随着不典型增生的级别增加而增加,从腺瘤、交界性、原位癌到浸润性的比例分别为12.5%、20%、33%、100%,这表明 p16 缺失是 IPMN 从非浸润性进展到浸润性癌的必需条件,但不是充分条件。p16 缺失是 IPMN 从中/低级别异型增生向恶性 IPMN 转换的强烈信号。

(2)TP53 基因:抑癌基因 p53 定位于 17p 的短臂,它调节保护抗癌基因重排或突变积累以及抑制抑癌基因失活和癌基因激活导致的细胞转化关键的生长点。p53 基因由于错义突变而失活,通过等位基因 1 的基因内突变伴另一个等位基因的失活。在 IPMN 中 p53 突变的比例在各家报道不一,从 27.3%到 42%(在胰液和组织中)或 52%,通常认为在腺瘤中没有 p53 突变,在 IPMB 中突变率为33.3%,而非浸润性 IPMC 为 38.5%,在所有的浸润性 IPMC 中 p53 基因都是失活的。因此,跟结直肠癌中的情况相似,p53 杂合性缺失(LOH)在 IPMN 的肿瘤转化进展中是比较后期的事件。

p53 基因的 LOH 在 IPMA 中为 0,IPMB 为20%,非浸润性 IPMC 为 33%,几乎全部的浸润性 IPMC;因此,基因突变的积累,p16 和 p53 的 LOH,是 IPMN 发展成浸润性癌的重要事件。

(3)3DPC4(deleted in pancreatic cancer locus 4):胰腺癌基因座 4(DPC4)缺失是一个种类抑制基因,定位于 18q21,与转录生长因子 β(TGF-β)的生

长抑制通路相关。DPC4 编码的 SMAD4，是一个核转录因子，它能激活细胞周期抑制因子，特别是 p21CIP1 的转录。DPC4 通过杂合缺失和伴随等位基因缺失的基因内突变的机制失活。SMAD4 功能的丧失导致视网膜细胞瘤通路的上调，随着细胞周期从 G1～S 期，使得未调节的细胞增生。由于在 55%的 PADC 中存在 DPC4 的失活，其在胰腺癌是相对特异的。SMAD4 表达在所有的 IPMA/IPMB/CIS‐IPMC 中，而 75% IC‐IPMCSMAD4 缺失。因此，SMAD4 表达缺失是浸润性癌的最好的标志。在浸润性癌中，所有的胶样癌显示了强烈的弥漫性的 DPC4 标记，而管状癌则只有 50%出现 DPC4 染色，SMAD4 突变近来也被认为与较差的预后和广泛的转移的胰腺癌相关。

（4）丝/苏氨酸激酶 11(serine/threonine kinase 11 gene，STK11)：丝/苏氨酸激酶 11(STK11)基因，也被称为肝激酶 B1(LBK1)，位于 19p 染色体，编码一个与生长抑制活性有关的丝/苏氨酸激酶。另外，STK11/LBK1 的产生与 p53 有关，调节 p53 依赖的凋亡，经遗传获得的 STK11 突变跟 Peutz-Jegher 综合征(PJS)以及相关的 IPMN 和 PDAC 有关。在 PJS 伴 IPMN 的病例中 STK11/LKB1 基因的双等位基因失活显示该突变与 IPMN 的因果关系。除了生殖系突变外，在 5%的散发型 IPMN 和 PDAC 中发现了该基因的体细胞突变。19p13.3 的 LOH 在伴 PJS 的 IPMN 达 100%而缺乏 PJS 特征的 IPMN 中占 25%。

（5）Brahma-related gene 1：BRG1 是一个 ATP 酶/解旋酶，由染色体 19p13.2 区的基因编码，构成 SWI/SNF 染色质重组复合体的催化亚单位，通过破坏 DNA 与组蛋白成分的黏附允许转录因子接近靶基因。BRG1 在 IPMN 的肿瘤抑制作用已经被证实，BRG1 表达缺失发生在 53.3%的 IPMN 病灶，比例随异型性增加而增加，从 IPMA 的 28%，到 IPMB52%，到 IPMC 的 76%，但是 BRG1 的表达与组织学亚型和 IPMN 病灶的部位没有相关。

3. 表观遗传学改变

（1）DNA 甲基化：甲基化抑癌基因启动子位点是已经证实的肿瘤发生的表观遗传机制，在人类

的数种肿瘤中发现异常甲基化基因启动子区域的表达及其导致的基因表达缺失，特别是，在 92%的肿瘤中发现异常甲基化至少与一个基因启动子位点有关。超过 80%的 IPMN 标本中发现通过启动子甲基化 CpG 岛（即富含 CpG 位点的基因区域，在哺乳动物的启动子中约占 40%）沉默抑癌基因的表达。尽管 IPMN 中基因启动子的甲基化导致肿瘤抑制基因的失活以及双等位基因的肿瘤抑制基因的失活在 IPMN 比胰腺癌少。IPMN 的甲基化可能发生在细胞周期控制基因（p16、p73 和 APC）、DNA 修复基因（MGMT，hMLH1）和细胞黏合素（E‐cadherin）。IPMNs 的异型程度越高甲基化程度也越高；比如，在 IPMN 中 APC 甲基化在非浸润性标本中占 10%，而浸润性标本中达 50%。E‐cadherin 甲基化也是类似的情况，在非浸润性 IPMN 占 10%，浸润性 IPMNs 占 38%。错配修复基因 hMLH1 和 MGMT 在浸润性 IPMN 中也比非浸润性 IPMN 有更高的甲基化率（分别为 38% vs 10%和 45% vs 20%）。同样的情况也发生在 TFPI‐2：在 IPMC 占 85%而 IPMA 仅占 17%，类似的情况还发生在 BNIP3（IPMC 占 57%，IPMB 占 20%，IPMA 和正常胰腺为 0）、PTCHD2（IPMC 占 50%，在 IPMB 占 27%，在 IPMA 为 0，在正常胰腺标本占 6%）、SOX17、NXPH1、EBF3、ppENK 和 p16。不仅如此，在 55%的 IC‐IPMC 标本中发现甲基化 3 个以上的启动子，在 CIS‐IPMN 中这样的情况仅占 20%。因此，分析胰液中的 DNA 甲基化可能能在外科手术前用来鉴别浸润性与非浸润性 IPMNs。另外，在肿瘤切除后某些基因位点的甲基化可能用于预测肿瘤复发的风险，对于没有组织学病变的手术切缘的甲基化特征可以用来预测多灶性病变和残留胰腺的复发风险。MD‐IPMN 与 BD‐IPMN 的甲基化程度也有显著的差异（71.3%±23.8% vs 44.4%±20%）。

（2）S100 蛋白家族：S100 家族是包含一个功能性 EF 手钙结合区的蛋白家族。它们定位于细胞的胞质和细胞核内，与钙离子信号通路、细胞生长和移动、细胞周期、转录和细胞分化有关。现已发现 16 个 S100 基因位于 1q21 的染色体基因簇

上,只有编码 S100P 蛋白(S100P 钙结合蛋白)的 S100P 基因位于 4p16 上,它不仅调节 Ca^{2+} ,还调节 Zn^{2+} 和 Mg^{2+} ,并且在胰腺癌表达增加,可能与胰腺癌的生长和浸润性有关。在 S100P 在 IPMN 组织块中的表达较癌旁组织高,而在显微切割的 IPMN 细胞中该蛋白的水平高于 PDAC 和 PanIN 细胞,但是在胰液标本中,该蛋白的表达在 IPMN 较慢性胰腺炎高。因此,在胰液中 S100P 的表达可以鉴别胰腺肿瘤和慢性胰腺炎,它可能是一个胰腺肿瘤发生发展的早期标志物。由 S100A4 编码的 S100 钙结合蛋白 A4 调节癌细胞的移动和转移,在转移性肿瘤中差异表达。S100A4 在 IPMN 中的表达随恶性程度的增加而增加,在 7.4% 的良性 IPMN 中高表达,而恶性 IPMN 中 42.9% 高表达。因此 S100A4 是一个恶性程度的标志物,有助于 IPMN 的诊断和生物学行为研究。由 S100A6 编码的 S100 钙结合蛋白 A6 调节细胞的增殖和浸润,与 PDAC 细胞一样,在 IPMN 细胞 S100A6 也较正常或胰腺炎相关的上皮细胞高表达。S100A6 的差异表达在胰腺肿瘤演进过程中是一个早期事件,它的表达随着恶性程度的增加而增加,可以作为一个恶性潜能的标志物。在胰液中测定 S100A6 也许能早期发现胰腺癌或确定高危病变。S100A11 基因编码的 S100A11 蛋白通过核仁素介导与细胞周期调节因子 P21 协同从胞质进入细胞核内应对 DNA 损伤起重要作用,在 IPMN 和 PDAC 的组织块和胰液中 S100A11 均较正常胰腺组织高表达,但在显微切割的标本中,IPMN 细胞较 PDAC 高表达。这显示其可能是一个抑癌基因,它的表达降低了病灶从良性到恶性的转化。在慢性胰腺炎和有胰腺癌家族史的高危病例中检查胰液中的 S100A11 含量可能发现早期胰腺癌。

(3) MicroRNAs(miRNAs)的差异化表达:MicroRNAs(miRNAs)是一种小的(18 - 24 核苷酸),能通过结合信使 RNA 调节基因的表达的单链 RNA 分子,能抑制靶 mRNA 的转录或降解;miRNAs 的基本功能是调节基因的稳定性和翻译核 mRNA 的转录。它在增生的控制,分化和凋亡,其差异化表达可能导致癌基因的启动或抑制抑癌

基因,可能是癌基因或抑癌基因的作用。在 PDAC 及其癌前病变,包括 IPMN 中 miRNA 的差异表达是很常见的。miR - 21 的原始转录源自 17q23.2;miR - 21 上调使癌细胞抑制凋亡并获得浸润性。miR - 21 抑制抑制磷酸化酶和紧张素同系物(PTEN)导致后续的 AKT 信号通路被激活,miR - 21 还抑制 PDC4,导致细胞的转化和转移。miRNA - 155 是由 21q21.3 染色体编码。错义表达的 miR - 155 在胰腺癌抑制具有促凋亡作用的 P53 相关核蛋白 1(TP53INP1)。miR - 21 和 miR - 155 在 IC - IPMN 比非 IC - IPMN 和正常胰腺组织上调,在 CIS - IPMN 较 IPMA 上调,miR - 155 在 83% 的 IPMNs 表达但是在正常胰管仅 7% 表达,而 miR - 21 在 IPMN 的表达达 81% 但是在正常胰管仅 2%,在所有的 CIS - IPMN 均表达 miR - 155,但是在 IPMA 仅 54% 表达;95% 的 CIS - IPMN 表达 miR - 21,但是在 IPMA 仅有 54%,两者在 CIS - IPMN 均比 IPMA 高表达,miR - 21 的高表达与更短的生存期和更短中位无病生存期相关提示其是疾病进展和死亡率的独立预测因素。与 miR - 155 和 miR - 21 相反,miR - 101 的表达在非浸润性 IPMN 和正常胰腺组织高比 IC - IPMNs 高,miR - 101 在良性 IPMN 能下调 EZH2(zeste 基因增强子人类同源物,其在恶性 IPMN 中高表达),当在恶性 IPMN 中 miR - 101 下调导致 EZH2 表达增加。因此,低水平的 miR - 101 能通过 EZH2 上调促发 IPMN 的癌变。

4. 人 MUCIN 基因表达 MUC 是一组编码高分子量黏蛋白(mucin)的基因,这种黏蛋白的功能除了保持黏膜的润滑和保护黏膜外,还在内稳态和肿瘤的发生中起作用。近年来发现了人类黏液的各种核心蛋白(MUC1 - 9,MUC11 - 13,MUC15 - 20)。黏蛋白在各种上皮的表达存在差异,肠道球型细胞表达 MUC2、MUC3 和 MUC4,胃表面细胞表达 MUC5AC,幽门腺分泌 MUC6。胰管细胞通常表达 MUC3、MUC5B 和 MUC6。在胰腺癌,MUC1 和 MUC2 分别代表了浸润性和惰性的表现型。

MUC1 具有抑制细胞之间和细胞与间质之间的通讯功能,通过整合素起到对细胞毒 T 细胞的免

疫耐受的作用。在数种上皮组织中发现 MUC1 黏蛋白的 mRNA，其在胰腺组织中呈过表达，尤其是在 PanIN‑3 和 PDAC 中常见（61%）。在非浸润性 IPMN 和非胆胰型 IPMN 只有少量的 MUC1 表达。在 IPMN，MUC1 只在 90% 管状浸润性癌特异性表达。MUC1 在 IPMN 的表达随异型性增加而增加，在 8.6% 的 IPMA/IPMB，在 35.8% 的 IPMC，对于高表达的 MUC1，其细胞内定位与糖基化的差异都与其侵袭性相关。MUC1 高表达可能是恶性或浸润性的标志物。

MUC2 是一种分泌性黏液，通过二硫键将多聚物连接成胶样，通过富含半胱氨酸的支链参与调节细胞的增殖。它在正常小肠、结肠和气道的黏膜的球型细胞的核周区域，提供一个不可溶的黏液屏障保护上皮，它在正常的胰腺组织是不表达的，但是在肠型 IPMN 和胶样癌中出现。MUC2 能在肠型 IPMN 的胰液中检测到。MUC2 在早期 IPMN 高表达，随着异型性的增加表达也增加，在 IPMA/IPMB，CIS‑IPMN，胶样癌的表达分别为 30%，54% 和 100%，但是在 PDAC MUC1 的表达为 63%，MUC2 仅 1%。在 IPMN 的浸润性癌中，胶样癌只表达 MUC2（100%）不表达 MUC1，而管状癌表达 MUC1，仅 1% 表达 MUC2。4 cm 以下的 MUC2⁻ 的 IPMN 癌的发生率较低，MUC2⁺ 的 IPMN 具有较高的癌的发生率，即使病灶比较小。MUC2⁻ 的 IPMN 与病灶大小相关，而 MUC2⁺ 的病灶跟病灶大小无关。由此我们推断，MUC2⁺ 不是从 MUC2⁻ 转变而来，而是从细胞株开始就分为两种类型。

MUC4 是 ErbB‑2 的跨膜配体，其功能是细胞之间和细胞与间质之间的交互。通过改变细胞的特性和调节 ErbB‑2 的表达对肿瘤的生长和转移起作用。MUC4 在正常胰腺不表达，在 IPMC 高表达，与较差的生存期相关。MUC4 是可以分泌到细胞外的，因此在高危 IPMN 的囊液内可以表现为高浓度。在高风险的囊中检测到 MUC4 高表达可能提示 ErbB‑2 信号通路的激活代表其从交界性向恶性转化。MUC4 在从腺瘤到癌的转化中起作用，可能成为诊断的标志物。

MUC5AC 是一种由胃黏膜产生的分泌型黏蛋白，它可以在 Barrett 食管和异型增生的十二指肠黏膜，结肠腺瘤或腺癌中表达。它似乎可以在肿瘤的周围形成保护性的黏液，这可能对所有的肿瘤都有利。跟 MUC2 一样，MUC5AC 不再正常胰腺表达，但是在各型 IPMN 和 PanINs 中表达。MUC5AC 表达增加是胰腺癌变的早期事件，MUC5AC 与胰腺腺瘤细胞增生的转变相关，因此它可能是 IPMN 与其他增生性病变鉴别的独特标志物。MUC4 和 MUC5AC 在近一半的 IPMA 中表达，几乎所有的 IPMB 和 IPMC 都表达，因此他们可能在胰腺癌变过程中协同作用。MUC6 是一种幽门型黏蛋白，在前肠细胞的分化中起重要作用，关系到胃和胰腺的癌变。它在胰腺的闰管和三级胰管，十二指肠的 Brunner 腺的腺泡，MUC6 似乎调节已经被认为是胰腺癌变中起重要作用的 Sp 和 NF‑κB 通路。

黏蛋白的表达可以反映 IPMN 的不同组织学类型：MUC1 在胆胰型表达，MUC2 在肠型表达，MUC5AC 通常在胃型表达，但是也可以与 MUC1 一起在胆胰型和嗜酸细胞型表达，或者与 MUC2 一起在肠型表达。嗜酸细胞型 IPMN 显示弥漫和强烈的 MUC6 的表达，胆胰型 IPMN 也表达 MUC6 但是其强度较嗜酸细胞型要低。已经有研究评估经超声内镜引导的穿刺（EUS‑FNA）标本的 MUC 检测的可行性，能够提取到 MUC 的 RNA。

5. 动物模型　Siveke et 等建立了 IPMN 老鼠动物模型通过重叠 Elastase-Rgfa p48（+/Cre）的老鼠和 K‑ras（+/LSLG12D）的老鼠，其同时表达 TGFalpha 和 K‑ras（G12D）导致 IPMN 相关的囊的发育。另一个 IPMN 动物模型是联合 K‑ras（G12D）和 SMAD4 缺陷的老鼠导致 IPMN 的发生，SMAD4 似乎能在 IPMN 和 PDAC 中阻止 K‑ras 激活的肿瘤基因通路。

四、临床表现

IPMN 62% 为男性，平均年龄 65 岁。虽然研究认为 72% 的患者有症状，但是随着影像学的发展，这种因为其他原因检查偶然发现的无症状 IPMN 在增加。IPMN 的常见症状包括急性（常常是不严重的）或复发性胰腺炎、腹痛、体重减轻、新发生的或者加重的糖尿病；其他常见的情况包括：后背疼痛（虽然很少是因为 IPMN 浸犯神经造成的）13%（2%～30%）、腹部压痛 30%、腹泻和脂肪泻（21%，6%～43%）、恶心和呕吐（16%，3%～39%）、疲乏 13%、食欲下降 10%、早饱 3%、腹部肿块 7%（3%～10%）。发热流感样症状和胃肠出血是潜在的临床症状，发生率为 2%～5%。由于黏液栓造成的梗阻性黄疸，胆总管堵塞或者胆管炎或者胆总管外压的约占 16%（3%～62%）。由于 IPMTN 的主要特征是生长缓慢，从症状出现到诊断的时间长达 7～35 个月。

IPMN 经历与肠癌相似的腺瘤—交界性—原位癌—浸润性癌的过程，一个总共收集了 1 426 例 IPMN 的 5 个研究显示良性到恶性的进展需要 4.7 年。在 BD‑IPMN 约有 10%～15% 会在 3 年间进展但是很少会进展到恶性病变，而大部分 MD‑IPMN 和 MIX‑IPMN 则在 2 年里会进展成恶性病变。因此，MD‑IPMN 主张手术切除，而 BD‑

IPMN 则建议根据囊的大小和症状随访。该研究还显示有症状的 MD‑IPMN 的 1、2、5 年的恶变率分别为 42%、54%、66%，而无症状的 MD‑IPMN 则分别为 20%、40%、40%；有症状的 BD‑IPMN 的恶变率分别为 15%、30%、37%；无症状的 BD‑IPMN 则均为零。在剔除无症状者后 IPMN 的 1、2、5 年的恶变率，MD‑IPMN 为 55%、66%、79%，而 MIX‑IPMN 则为 36%、48%、59%，BD‑IPMN 为 15%、30%、37%。日本的多中心长期随访研究显示，349 例无壁结节的 BD‑IPMN 平均随访 3.7 年，其中 17.8% 病情进展，在手术的 23 例中 9 例为癌，其中仅 1 例为浸润性癌，其余因出现症状的 7 例手术者没有发现恶性病变，而发生胰腺癌的仅 2.0%。

五、诊　断

对 IPMN 而言理想的诊断手段应该确定病变的：部位、分级和可切除性。2012 年福冈国际共识的诊断流程见图 29‑0‑1。

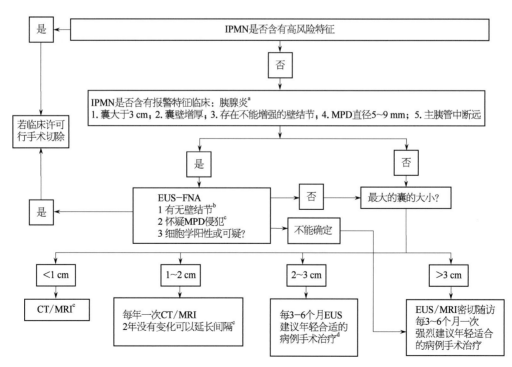

图 29‑0‑1　2012 年福冈国际共识关于根据胰腺囊性病变影像特征的处理策略

a. 胰腺炎作为手术指征是因为需要缓解症状；b. 黏液栓的鉴别诊断。黏液栓可能随体位改变，可以灌洗消失，没有多普勒血流。壁结节的特点是不能移动，有多普勒血流，FNA 可以穿刺到肿瘤组织；c. 出现后壁，胰管内黏液栓或壁结节提示主要胰管侵犯。没有这些征象不能排除；d. 日本的研究显示随访的目的是对于怀疑 BD‑IPMN 的病例，存在与 BD‑IPMN 恶变无关的胰腺癌的风险。但是是否影像学监测可以发现早期胰腺癌尚不确定，因此监测的间隔期仍不明确有研究比较手术前 CT 和术后病理结果认为：主胰管＞6 mm，壁结节＞3 mm 是恶性 IPMN 的独立预测因子，主胰管内壁结节＞6.3 mm 是胰腺实质浸润的独立预测因子，这些因子的敏感性、特异性、对良恶性判断的正确率分别为 83%、81%、82%，对胰实质的浸润的判断的敏感性、特异性、对良恶性判断的正确率分别为 90%、88%、89%。认为薄层 CT 可以鉴别良性、非浸润性和浸润性 IPMN。也有相反的结论对照手术后病理结果分析了 38 例 IPMN 的 CT 表现，认为 CT 不能判断 IPMN 的病理亚型（图 29 - 0 - 2～图 29 - 0 - 4）。

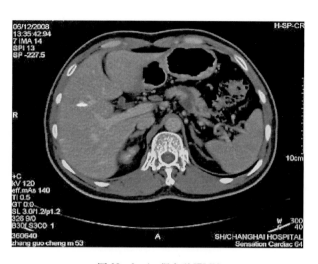

图 29 - 0 - 4　混合型 IPMN

胰腺体尾部主胰管扩张，分支胰管扩张，两者可见交通

的最好的方法。相对 ERCP 它快速、安全、无创、能准确确定病灶的位置、正确的分级而且对操作者的依赖较小。胰腺薄层增强扫描能观察胰外浸犯、可切除性、病灶和周边组织和血管的关系等。对于 MRI 和 CT 对 IPMN 的诊断价值方面，有研究分析了 53 例 IPMN 病例，认为对囊肿是否与主胰管相通方面 MRI 明显优于 MDCT。也有研究比较三维 MRCP 和二维 MRCP 的效果，认为三维 MRCP 提高了影像质量，但是对诊断正确性没有帮助（图 29 - 0 - 5～图 29 - 0 - 7）。

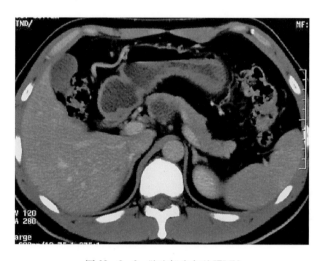

图 29 - 0 - 2　胰头部分支型 IPMN

呈分房的葡萄串样的囊性低密度灶

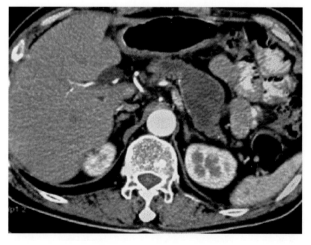

图 29 - 0 - 3　主胰管型 IPMN

胰腺体尾部主胰管显著扩张

磁共振胰胆管水成像（MRCP）结合动态磁共振检查（MRI）是观察 IPMN 管道系统和整个病灶

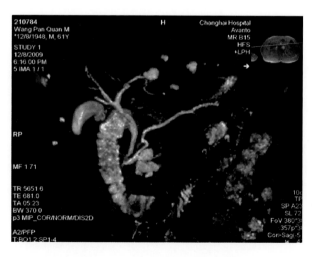

图 29 - 0 - 5　MRCP 混合性胰管型 IPMN

可见胰头部分支胰管呈葡萄串样扩张，与主胰管相通，主胰管轻度扩张

另外在 FDG - PET 对良恶性 IPMN 的鉴别诊断价值的研究中，最大的一宗研究例数为 64 例，与

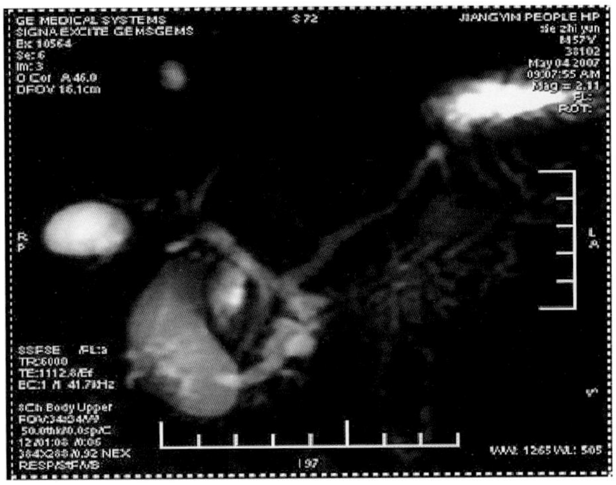

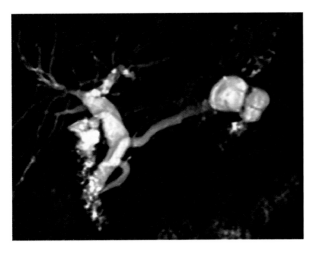

图 29 - 0 - 6 分支胰管型 IPMN

可见胰头部分支胰管呈葡萄串样扩张,与主胰管相通

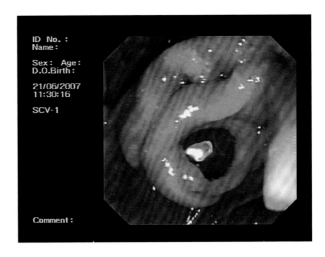

图 29 - 0 - 8 十二指肠镜

可见十二指肠乳头开口扩张,黏液流出糊在开口处

内镜下的观察可能存在一定程度的主观性。对于没有乳头开口增大或没有黏液流出的情况又有 MPD 扩张的病例,ERCP 是很难将其与慢性胰腺炎鉴别,这时需要随访观察数月重复检查来对比是否进展。ERCP 检查的另一个征象是发现胰管内可移动可变形的充盈缺损,其代表黏液栓的形成。但是对于 BD - IPMN 也可能没有乳头开口增大和胰管内黏液栓形成的表现,其主要征象是胰腺囊性病灶与主要胰管相同,ERCP 也不容易发现这一征象。ERCP 的好处在于通过吸引或细胞刷能够获得细胞学标本,虽然 2012 福冈国际共识并没有将经 ERCP 取样进行病理学检查列为常规,但是认为其是重要的研究内容。胰液细胞学的敏感性较低,为 10%～50%,如果重复取样其敏感性可以增加至 80%,而联合胰管扩张扭曲其敏感性可以达 78%。而细胞块技术甚至可以进行组织学分级和病理亚型的分类,但是其与手术切除标本的符合率在 BD - IPMN 约 55%,MD - IPMN 和 MIX - IPMN 可达 100%。

由于 Ideno 的研究显示胃型的无 GNAS 突变的 IPMN 更容易合并胰腺癌,肠型 IPMN 更容易恶变,因此 ERCP 的病理学检查可以帮助预测是否恶变和合并胰腺癌。从治疗的角度 ERCP 可以清理胰管内的黏液栓。Harada 等比较了是否放置胰管支架对预防术后胰腺炎的效果,在抽吸胰液后放置支架对术后胰腺炎预防作用,但是会增加那些胰管不是很宽的男性病例的术后胰腺炎的发生率。

图 29 - 0 - 7 主胰管型 IPMN

可见胰尾部主胰管呈囊样扩张

手术后病理和随访的结果在原位癌、浸润性癌的符合率分别为 4/5、20/21,对良恶性的判断比常规影像学检查如 MDCT 和 MRI 的 2/5、13/21 要高,提示 PET 术前诊断的正确率较高。PET 扫描被用于发现恶性 IPMN 和选择手术患者但是相关的病例报道比较少。大部分常规的检查,如肿瘤标志物 CA19 - 9 和 CEA 是正常的,只有小于 20% 的病例术前轻度升高而且并不提示恶性性质。

临床检查中最重要的特异性表现是在 ERCP 中发现大量的黏液从张开的"鱼口状"的乳头流出,最初就是这个征象使我们注意到这个疾病并且将 ERCP 作为这个疾病诊断的"金标准",这个征象主要发生在 MD - IPMN(图 29 - 0 - 8)。

对于那些开口稍大或者黏液量少的病变这个

另外,经口胰管镜有助于术前 IPMN 的定位和良恶性鉴别(图 29 - 0 - 4)。对于 SPYGLASS 与用超细前视胃镜进入胰管检查以及窄带成像技术(NBI)对 IPMN 良恶性判断以及提高活检的阳性率均有帮助。ERCP 细胞学的不足之处是存在可能发生术后胰腺炎的风险,发生率为 10%～14%,但是通常是轻症胰腺炎,很少发生重症胰腺炎(图 29 - 0 - 9～图 29 - 0 - 11)。

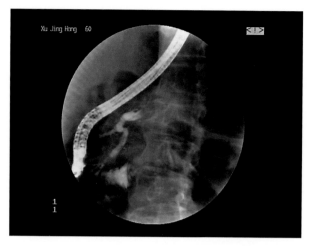

图 29 - 0 - 11　ERCP 显示主胰管分支胰管均显著扩张,两者交通,分支胰管内似见充盈缺损

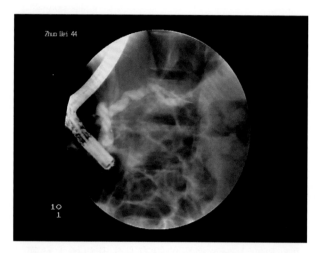

图 29 - 0 - 9　ERCP 显示主胰管全程扩张,未见梗阻,可见充盈缺损

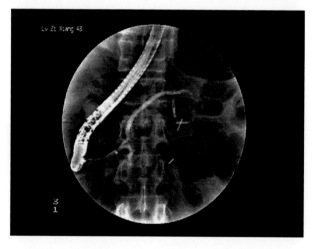

图 29 - 0 - 10　ERCP 显示分支胰管扩张,主胰管无明显扩张

对于诊断不明确的患者可以用超声内镜(EUS)和胰管内超声(IDUS)评估实质性肿块、壁结节、血管浸犯、淋巴结、肝脏转移等。有研究评估 EUS 对壁结节对恶性 IPMN 的敏感性、特异性、正确率分别为 60%、92.9%、75.9%。影像学的"报警特征"包括:囊>3 cm,囊壁增厚,MPD 直径 5～9 mm,不能增强的壁结节,MPD 中断伴远端胰腺

萎缩,淋巴结肿大。在影像学上的"高风险特征"是指胰头病灶伴梗阻性黄疸,能增强的壁结节,MPD 直径>10 mm,则不需要进一步检查就可以进行手术切除。对于囊较小的又具有"报警特征"者应该进行 EUS 更进一步的评价风险。对于囊>3 cm 但是没有"报警特征"者也应该进行 EUS 确认是否存在囊壁增厚或壁结节,尤其在老年人。所有囊>3 cm 又没有"报警特征者"需要密切随访,根据囊的大小进行风险分层。Ohno 等报道采用 EUS 造影,根据壁结节的血供将其分为低乳头型,息肉样型,浸润型,后两者对于恶性 IPMN 的诊断敏感性,特异性,准确率分别为 60.0%,92.9%,75.9%。由于 IPMN 的病例还存在合并胰腺癌的可能,Uehara 等报道≤1 cm 的 BD - IPMN 存在合并胰腺癌的概率为 8%,BD - IPMN 合并胰腺癌的年发生率为 0.41%～1.10%。同样的,Kamata 对 102 例明显为良性的 BD - IPMN 进行每 6 个月一次的随访,发现 7 例合并胰腺癌,但是没有发现 BD - IPMN 病灶本身的恶变,在 EUS 发现的病例中 CT 和 MRI 仅发现了其中的 43%,因此虽然 EUS 造影存在操作者依赖的情况但是其仍是一个重要的手段。另外超声内镜的弹性成像技术可以提供更多的信息,有助于判断病灶的黏液性或浆液性等(图 29 - 0 - 12～图 29 - 0 - 14)。

也有研究认为 EUS 无法判断良恶性但是 EUS - FNA 对判断良恶行有重要价值。EUS - FNA 比

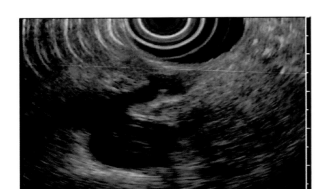

图 29 - 0 - 12　EUS 显示主胰管型 IPMN

主胰管扩张内见等回声灶,后方无声影

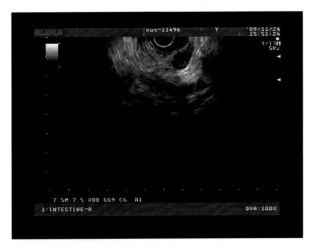

图 29 - 0 - 13　EUS 显示混合型 IPMN

主胰管和分支胰管均扩张,可见交通,分支胰管内可见等回声壁结节,后方无声影

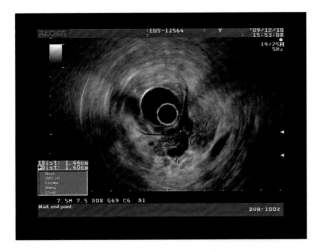

图 29 - 0 - 14　EUS 显示分支胰管型 IPMN 囊壁见等回声壁结节,后方无声影

ERCP 有创性更强而且对操作者的依赖性也更强,而且对小的病灶不能穿刺,有较高的假阳性率。有研究比较了 EUS 和 IDUS 对 IPMN 的测量的乳头高度和术后病理测得的乳头进行比较其误差为 1~2 mm,提示术前 EUS 和 IDUS 对病灶形态观察的准确性,认为其有助于对 IPMN 的分级的判断。IDUS 由于高频超声的穿透性较差对于主胰管数毫米外的病灶其发现能力有限。胰液和壁结节的细针穿刺(EUS - FNA)对诊断恶性 IPMN 是一个有用的手段,但是应权衡其准确率和穿刺造成恶性 IPMN 种植和播散的风险。EUS 以及 FNA 对 IPMN 的诊断价值越来越受到重视。EUS 出现实质性病灶、主胰管扩张、管腔内充盈缺损、厚壁间隔是恶性 IPMN 的预测指标。而 EUS - FNA 囊液细胞学诊断 IPMN 的研究表明,EUS - FNA 细胞学诊断 IPMN 或符合 IPMN 的准确性为 71%,肯定了其诊断价值。在专业的机构和 EUS 的专家对于恶性 BD - IPMN 的 EUS - FNA 的诊断敏感性 78%,特异性 88%。Pitman 等认为 EUS - FNA 检及异型细胞或结合 CEA 对于判断恶变较 2012 年福冈国际共识更准确。进一步的研究认为胰液细胞学对 IPMN 的 MUC 亚型与组织学判断是相符合的。另外,有研究评价了 IPMN 胰液的细胞学对 IPMN 不典型增生的级别的诊断价值。尽管有一半以上的 IPMN 出现胶冻样黏液,但是对组织学分级的评估没有价值。但出现成堆的紧密连接的上皮细胞至少代表中度不典型增生,而坏死强烈提示原位癌或更高的级别。而囊液中肿瘤标准物也能帮助诊断,CEA>200 ng/ml,CA72 - 4>40 U/ml 诊断恶性 IPMN 的敏感性、特异性、阳性预测值、阴性预测值分别为 90%、71%、50%、96%,87.5%、73%、47%、96%,提示这两个指标是良好的判断良恶性 IPMN 的工具,其价值优于 CA19 - 9(表 29 - 0 - 2)。另外,EUS - FNA 结合显微内镜可以实时显示显微与分子影像观察上皮乳头的存在与结构有助于对 IPMN 的判断。美国麻省总医院的 Yoon 和 Won Jae 比较 EUS-FNA 组与非 EUS-FNA 组的 IPMN 的腹腔种植率,结果两组没有显著性差异(2.3% vs 0.4%,P=0.403)(图 29 - 0 - 15)。

表 29 - 0 - 2　IPMN 预测因素

恶性预测因素	浸润性预测因素	预后不良预测因素	复发预测因素
男性	老年	黄疸	浸润性
老年	有症状	腹痛	淋巴结浸犯
有症状	黄疸	浸润范围广	部分切除
症状出现时间短	肿瘤直径＞3 cm	位于胰尾	
糖尿病（新发或加重）	胰管直径＞12～15 mm	淋巴结浸犯	
脂肪泄	壁结节	血管浸犯	
CA19 - 9，CEA 升高	淋巴结浸犯	管状腺癌	
肝酶升高	MUC1 高表达	手术切缘阳性	
端粒酶活性增加	DPC4 高表达	CA19 - 9 升高	
肿瘤＞30 mm	P53 高表达	肿瘤大小	
主胰管型或混合型			
壁结节数量			
壁结节大小＞3～5 mm			
胰管直径＞6～10 mm			
有实质性结构			
囊壁间隔厚			

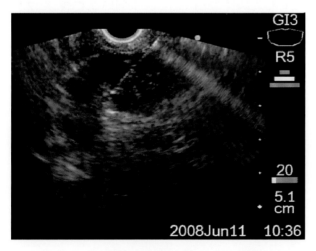

图 29 - 0 - 15　EUS - FNA EUS 引导下 FNA 穿刺分支
胰管内的等回声壁结节

六、鉴 别 诊 断

MD - IPMN 需要与慢性胰腺炎（chronic pancreatitis，CP）鉴别，因为两者均表现为主胰管扩张，但是通常 IPMN 的主胰管扩张较 CP 严重，CP 通常在 MRCP 或 ERCP 可见明显的主胰管狭窄导致上游胰管的扩张，而 IPMN 则没有狭窄。IPMN 在 ERCP 时可以看到十二指肠乳头的明显扩张可伴黏液流出或吸引后有黏液流出，有部分可以在切开后用球囊拖出大量黏液。而 CP 则可伴有胰管结石和胰腺钙化。MD - IPMN 需要鉴别的另一个疾病是胰管内管状肿瘤（IPTN），其与 IPMN 的最大的区别在于其不分泌大量的黏液，但是也可以表现为主胰管因为息肉样的管状腺瘤阻塞胰管导致上游胰管的扩张，因此不是胰管的全程扩张也没有十二指肠乳头的扩张，两者可以此鉴别。其他胰腺恶性肿瘤靠近主胰管时也可能造成梗阻性胰管扩张，同样也会在影像学上表现为主胰管的截断和明显的实性肿瘤而容易鉴别。BD - IPMN 需要与以下疾病鉴别。

1. 胰腺假性囊肿（pseudocyst，PC）　胰腺假性囊肿本质是胰腺渗出积液包裹，没有上皮细胞覆盖的"假性"囊肿，因此有明确的重症胰腺炎的病史，IPMN 并发的急性胰腺炎往往是轻症胰腺炎，而且是先有囊性病灶再发生胰腺炎，尽管这一点在临床上因为没有既往影像学资料无法确认。胰腺假性囊肿不与主胰管相通,存在于胰腺的周围而不在胰腺实质内部。囊液分析可以发现 CEA、CA19-9 均不高但是淀粉酶高。胰腺假性囊肿可以经保守处理吸收或自行消退。

2. **胰腺黏液性囊腺瘤**(mucinous cystic neoplasm,MCN) 胰腺黏液性囊腺瘤在病理上与 IPMN 的主要鉴别点是 MCN 有完整的卵巢样基质包裹,与主要胰管不相通。临床上好发于育龄期妇女,男女比约 1:20,平均年龄约 48 岁。MCN 好发于胰腺体尾部,大体上可以呈厚壁多房,可以大至 3.5 cm,在体积大病灶内可以有壁结节或实性成分,囊内容物为黏液,也可以伴出血坏死成分。

3. **潴留性囊肿**(retention cyst) 常见于无症状的成年人,经常是偶然发现的,往往是因为胰腺的纤维化或梗阻导致上游的胰管囊样扩张形成黏液性囊肿,通常有单层立方上皮包裹。由于非肿瘤性质因此囊液分析可以发现 CEA、CA19-9 均不高但是淀粉酶高。

4. **胰腺癌的囊性变**(cystic pancreatic ductal adenocarcinoma,cPDAC) 常规胰腺癌囊性变较少见,约 1%,通常因为胰腺癌中央坏死形成囊肿的假象,或者因为胰腺癌堵塞了分支胰管或主要胰管导致上游胰腺囊肿或主要胰管的扩张。与 IPMN 进行鉴别主要依靠,病灶体积较小,胰管的扭曲严重,出现嗜神经侵犯,伴坏死等现象。其他少见胰腺肿瘤的囊性变,如胰腺神经内分泌肿瘤(pancreatic neuroendocrine tumor,pNET),胰腺泡细胞癌,也可以呈囊性变,但是形态上均表现为圆形而非葡萄串样,不与胰管相通,又有明显的实性成分,因此大部分容易与 IPMN 鉴别。

5. **浆液性囊腺瘤**(serous cystadenoma,SC) 为良性肿瘤,由均一的富含糖原的上皮形成无数微小的包含浆液的囊。平均年龄为 61 岁,有 1/3 的病例为无症状偶然发现者,有 2/3 发生于胰腺体尾部,女性好发,男女比约 1:3,病灶可以大到 2.5 cm。在大体病理上容易诊断,因为其有典型的蜂窝状结构伴中央星芒状钙化瘢痕,这些囊并不与胰管相通。偶尔可以有呈小囊表现的浆液性囊腺瘤。

6. **Von Hippel-Lindau(VHL)综合征** VHL 综合征 50%~80% 累及胰腺,这些囊肿可以因其呈弥漫性分布于胰腺,呈大小不等,而不像浆液性囊腺瘤或 BD-IPMN 呈局部分布。

7. **胰腺实性假乳头状瘤**(solid-pseudopapillary neoplasm,SPPN) 好发于 20~30 岁的女性(平均年龄 28 岁,男女比 1:20),病灶可以发生在胰腺的任何部位,通常较大,平均直径 9~10 cm,大体标本切面可以有出血坏死,或者散在出血,米黄色的黄油样实性灶,有的呈鱼肉状。

8. **淋巴内皮囊肿**(lymphoepithelial cyst,LEC) 60% 为多囊性病变,老年人好发,男性为主,表现向胰腺周边突出的囊性团块,囊液可以是清亮的也可以是乳酪样。

BD-IPMN 的鉴别诊断基于表 29-0-3 所示的临床特征和表 29-0-4 所示的关键问题,首先根据病史和人口特征,如性别、年龄等。如是男性病例则几乎不可能是 MCN,因为 MCN 95% 为女性发病。同样,如果没有重症胰腺炎病史则几乎可以排除胰腺假性囊肿的可能。如果是一个很年轻的病例则首先考虑实性假乳头状瘤,因其好发于年轻人。如果有 VHL 或 MEN 家族史则首先需要考虑这两个疾病。再根据病灶的影像特征,比如 EUS 或 MRI 和 CT,通常用胰腺薄层三期 CT 作为初筛,然后用 EUS 判断有没有壁结节并获得囊液进行分子生物学和生化分析。MRCP 能用来判断有无与主胰管交通。EUS-FNA 获得囊液后第一步是观察其大体外观是否呈黏稠的,黏液常见于 IPMN 和 MCN,囊液浑浊常见于胰腺假性囊肿或胰腺实性假乳头状瘤的出血坏死残渣,囊液若是清亮的则代表可能是浆液性囊肿或少见的淋巴上皮囊肿,囊性神经内分泌肿瘤或浸润性 PADC 囊性变。囊液的实验室评估也有助于鉴别诊断,黏蛋白染色阳性或 CEA 升高支持 IPMN 和 MCN 诊断,通过淀粉酶测定可以鉴别两者,由于与胰管相通 IPMN 囊液淀粉酶升高而 MCN 与胰管不相通淀粉酶不高。若 CEA 和淀粉酶都不高则 SC、PPC、SPPN 可能性大。

表 29 - 0 - 3　BD - IPMN 的鉴别诊断

	IPMN	MCN	SCN	PPC	SPPN	LEC	cNEN	cPDAC
年龄	老年	中年	中老年	任何年龄	青年人	老年人	中老年	老年人
性别(女%)	50%	>95%	>50%	<50%	80%～90%	20%	50%	>50%
病史	无症状/腹痛/黄疸	无症状/腹痛	无症状	重症胰腺炎	无症状/腹痛/恶心	无症状	无症状/内分泌症状	无症状/腹痛/黄疸
部位	胰头部多见	胰体位多见	全胰腺	全胰腺可见	全胰腺	胰腺周边	全胰腺	全胰腺
囊的形态	葡萄串状	圆形或类圆形	蜂窝状	不规则或类圆形	椭圆形	椭圆形	圆形	多种形态
个数	多房	常单发或小囊	无数个囊	单囊	小囊或多囊	小囊	单囊	多种
与胰管的关系	相通	不相通	不相通	可相通	无	无	无	偶发
钙化	无	无	中央星状瘢痕伴钙化	无	部分有	无	偶发	无
囊液外观	黏稠	黏稠	清亮	浑浊,出血/坏死	浑浊,出血/坏死	无黏液/结晶样渣	无黏液	清亮
CEA/黏蛋白	+	+	-	-	-	-	-	±
CA19 - 9	±	±	-	-	-	-	-	±
淀粉酶	+	+	-	+	-	-	-	±
上皮细胞	柱状/乳头状	柱状	立方上皮	无上皮细胞	细胞黏附性差	鳞状上皮	单一	腺样结构
间质	纤维化	有卵巢样基质包绕	纤维化	纤维化	玻璃样变	淋巴样	玻璃样变	纤维化

表 29 - 0 - 4　鉴别诊断的关键问题

	关键问题	可能的诊断
人口学资料和病史	男?	MCN 基本排除
	无胰腺炎病史?	PSEUDO 基本排除
	青年女性?	SPN
	MEN 病史?	cNET
	VHL 病史?	SC
影像	圆形?	PSEUDO 或 MCN
	中央星芒状钙化斑?	SC
	位于胰头?	MCN 基本排除
囊液	无 CEA/黏蛋白?	IPMN 或 MCN 基本排除
	高 CEA,高淀粉酶?	IPMN
	高 CEA,低淀粉酶?	MCN
	低 CEA,高淀粉酶?	PSUEDO
	高淀粉酶?	IPMN 或 PSEUDO
组织学	上皮覆盖?	PSEUDO 基本排除

七、治　疗

(一) 手术切除

目前推荐对主胰管型和混合型 IPMN 行手术切除。非浸润性 IPMN 手术后 5 年生存率为 77%～100%,而浸润性 IPMN 则为 27%～60%。由于 IPMN 的患者的平均年龄较高,往往伴全身并发症,手术耐受性差,而且胰腺切除手术会招致内分泌和外分泌功能的下降或完全丧失,所以需要评估手术的风险和术后患者的生活质量以及发展成为恶性程度很高的胰腺癌对患者的生存率的影响。IPMN 术后可能复发,不论弥漫性病变或孤立性病变,不论手术切缘是阴性还是阳性,所以 IPMN 的手术范围和术中切缘的价值目前还有争议,手术必须权衡全胰切除和残留胰腺发展成胰腺癌的风险。只有在病变广泛浸润到整个胰腺或多灶性病变可行全胰腺切除,可在提倡术中冰冻切片或术中超声检查判断切除范围。术后病理如果提示切缘阳性行可以再次手术。

1. MD - IPMN 的手术指征　总结已经发表的研究显示,MD - IPMN 中 IPMC 占 61.6%(36%～100%)而 IC - IPMC 占 43.1%(11%～81%),而且这些病例的 5 年生存率较低(31%～54%),强烈推荐进行手术治疗。但是,对于主要胰管扩张在5～9 mm的"令人不安的特征"建议先观察不需要立即手术。目前尚没有一致的恶性MD-IPMN的预测因子,包括主要胰管扩张,出现症状和壁结节,切除的目的是要取得阴性切缘,对于节段性扩张或具有局部病灶的弥漫性扩张的病例,确定切缘相对容易,但是缺乏局灶病变的情况下需要进一步检查,包括ERCP和EUS,这样的病例甚至有可能本身是慢性胰腺炎。ERCP发现主要胰管充盈缺损可以明确MD-IPMN。如果诊断明确,左侧胰腺切除是最佳选择,因为技术上容易施行而且取得阴性切缘。

冰冻切片有助于确定切除线。切缘若为高级别不典型增生则需进一步切除,若为低到中级别不典型增生则是否需要进一步切除尚有争议。对于年轻的病例如有必要可以考虑全胰腺切除,因为他们可能能够处理复杂的脆弱的糖尿病和外分泌功能不全。对于难以确定切缘的病例,胰管内超声(IDUS)和胰管镜以及术前细胞学可以得到更多的信息,以尽可能避免黏液漏出。

2. BD-IPMN的手术指征 对分支型IPMN的处理目前还有争议,关注的焦点是何种BD-IPMN需要手术治疗。在切除的BD-IPMN中恶变的概率为25.5%(6.3%～46.5%),而浸润性病变的概率为17.7%(1.4%～36.7%)。由于每年的恶变率为2%～3%,而且多发生于老年患者,因此切除BD-IPMN需要谨慎权衡利弊。2006年仙台国际共识认为只要有以下一项指标就是手术切除指征:主胰管≥10 mm,囊的大小≥30 mm,壁结节,囊液细胞学怀疑或是阳性。符合上述指标或随访中囊增大以及多灶性病变被认为是恶性可能大,须行手术治疗。此后有多项研究对指南进行了评估,有学者对147例患者按仙台共识进行回顾性评估,结果在手术切除的77例中最初评估有61例至少有一个共识指征16例没有共识指征,符合共识的恶性病变的比例为9/61(15%),不符合共识的恶性病变的比例为0/16,(P=0.1)。以出现一个共识指征为恶性标准共识的敏感性、特异性、阳性预测值、阴性预测值分别为100%、23%、14%和100%,提示共识的敏感性比较高而特异性较低。

另一研究回顾性分析了61例IPMN包括31例BD-IPMN,全部的高风险病变(原位癌和浸润性癌),74.2%(23/31)的BD-IPMNs,包括69.2%(18/26)低风险的病变(腺瘤和交界性)符合2006共识的手术切除标准,所以认为对于<3 cm的病变应用该共识将导致过多的切除低风险病灶,对于BD-IPMN可以手术指征放宽到3 cm以上。Bournet等研究认为有症状的分支型IPMN因为治疗症状与防止恶变要手术切除,而无症状者的处理尚不明确。还有三个研究随访了低风险的BD-IPMN都认为无须手术治疗随访即可。但来自韩国的回顾性研究认为只有<2 cm且没有壁结节者才无须手术。因此2006年的仙台标准得到认可,新的高风险因子包括囊的迅速增大和细胞学高级别不典型增生而不是阳性。

虽然有争议,但是对于年轻病例(<65岁),即使病灶小于2 cm,但是由于累积恶变风险增加,有学者建议手术切除。切除需要个体化并根据病灶的部位和患者的条件决定。病灶大于3 cm相对于出现壁结节,细胞学阳性是一个较弱的恶变的指标,因此不建议立即手术,尤其是老年病例。

3. 术式选择 尽管术前和术中难以准确评估IPMN的分化级别,但是US、CT、MRI和EUS能明确病灶是否具有浸润性。根据IPMN病灶的部位和范围手术方式包括胰十二指肠切除,左侧胰腺切除,或全胰腺切除,必要时伴淋巴结清扫。对于临床考虑没有恶变倾向的BD-IPMN可以采用局部切除或非解剖学切除(如剜除或钩突切除)。当然,非解剖切除可能招致黏液的漏出导致腹膜假性黏液瘤,另外,胰瘘的风险和复发的风险都可能增加。对于低级别不典型增生和中级别不典型增生的IPMN进行腹腔镜手术会是一个比较好的选择。

IPMN可以表现为主要胰管内跳跃式的多发病灶MD-IPMN或者多发的BD-IPMN,在BD-IPMN中多发性IPMN占25%～41%,但是多发性病灶的数量与是否更具浸润性风险没有相关。相反有研究提示在有症状的IPMN中,单发者比多发性具有更多的浸润性(18% vs 7%)。对于多发性IPMN的手术方法应参考BD-IPMN。如果病灶局限于一个区域则可行局部胰腺切除,对于不行全胰腺切除就不能去除全部病灶的病例,将高风险病灶局部切除而低风险的病灶保留观察是一个可以考虑的策略。当然对于具有 PDAC 家族史的病例,全胰腺切除的指征应适当放宽,因为其发生 PDAC 的概率较高。

（二）随访

1. 不能切除的 IPMN 的随访观察　IPMN 是否需要随访需要根据年龄、家族史、症状、并发症、发生癌变的风险以及患者的意愿来做临床判断。对于随访监测的时间间隔和方法目前没有文献报道。通常需要进行病史分析和体格检查,检查 MRI/MRCP（或胰腺系列 CT）,超声内镜检查必要时行超声内镜下的穿刺以获得细胞学结果和 CEA 及其他分子生物学分析。对于没有"高风险的结节"的病例应该每 3～6 个月检查一次 MRI/MRCP 或 CT,以后的监测需要根据病灶的大小分层。在病灶稳定后是否可以中断或改成每 2 年一次,现在没有数据可以参考。考虑到 IPMN 的癌变的可能还是建议每 3～6 个月的复查。如果在监测期间发生"高风险结节"那么应该手术切除。对于已经有"高风险结节"或者在监测期间发现的"高风险结节"应为手术风险或患者的意愿不行手术治疗者,则应该加强监测。虽然现在还不清楚是否长得越快就越有可能是恶性,但是还是推荐缩短监测的间隔时间。

2. IPMN 手术切除后的随访　对于 IPMN 手术后的胰腺的 IPMN 问题可能有以下原因：① 已知的 BD - IPMN 未切除;② 切缘阳性;③ 在残留胰腺中发现新的 IPMN。对于残留胰腺中存在已知的 BD - IPMN 应该跟未切除的 IPMN 一样监测。术后随访需要根据切缘的情况分别对待。如果边缘呈正常胰腺或非异型改变（PanIN - 1A or - 1B）,应该认为是阴性边缘,这些病例应该按未切除的 IPMN 随访监测。如果残留胰腺没有病灶应该随访 2～5 年以监测有无新发的病灶。如果切缘是低级别异型增生、中等级别的异型增生、高级别异型增生,这样显微镜下的阳性切缘是否增加 IPMN 的复发率尚不清楚,也没有关于这个问题的研究,建议每年进行两次复查,如果有报警表现则

需要进行全面的监测甚至细胞学检查。如果边缘是浸润性癌则应再次手术。

3. IPMN 切除后复发　新复发的非浸润性 IPMN 是难以确定的,因为手术后吻合口狭窄与新复发的 IPMN 均可以导致主要胰管的扩张。在术后 5 年的复发率约为 0～20%,非浸润性 IPMNs 复发率低,为 1.3%～9.3%,残留胰腺的复发率为 1.3%～6.3%,弥漫性病灶的复发率为 0～4.7%,良性 IPMN 复发可以通过再次切除来补救。虽然没有证据的支持,对于没有残留病灶且切缘阴性的病例仍建议复查 2～5 年以监测可能出现的新发病灶。最近的报道提示 BD - IPMN 的病例存在 0.7%～0.9% 的胰腺癌发生率,因此建议每半年行 CT 或 MRCP 监测是合理的。

4. 浸润性 IPMN 手术后复发　浸润性 IPMN 的复发率是 12%～68%,弥漫性病变的复发率是 3.4%～44%,这比良性 IPMNs 0～15% 的复发率要高。IPMN 的总体预后较常规胰腺癌好,但是浸润性 IPMN 的预后与 PDAC 相似。因此,浸润性 IPMN 随访策略与常规胰腺癌一致。

5. IPMN 合并其他肿瘤的随访　IPMN 并不增加全身其他脏器肿瘤的发生率,但是可能增加胰腺癌的发生率。因此对于 IPMN 的病例已经术后的病例除需注意 IPMN 的复发外还要注意合并胰腺的发生。由于 IPMN 的同时性和异时性肿瘤发生率达 10%～29%,而且有 64% 的患者是多发病灶,所以 IPMN 是存在发生肿瘤遗传易感性或暴露在致癌源下的征兆,随访还需要注意其他部位肿瘤的发生情况。IPMN 伴同时性或异时性胰外恶性肿瘤的比例约 23%,比普通的 PADC（10%）和黏液囊性肿瘤（8%）都高。同时性或异时性胰腺外恶性肿瘤的部位不定,但是以胃和结肠为主。若包括良性的肿瘤则 IPMN 同时性或异时性肿瘤的比例达 32%～48%。IPMN 的患者有较高的独立的胰腺癌和胰腺神经内分泌肿瘤的发生率。有研究显示 IPMN 患者发生结肠息肉的比例较高,建议在应在随访期间行结肠镜检查。

（王　雷）

◇ 参 ◇ 考 ◇ 文 ◇ 献 ◇

[1] Yamada Y，Mori H，Matsumoto S，Kamei N，Hongo N. Invasive carcinomas derived from intraductal papillary mucinous neoplasms of the pancreas：a long-term follow-up assessment with CT imaging［J］. Journal of Computer Assisted Tomography，2006，30(6)：885－890.

[2] Tanaka M，Fernandez-del Castillo C，Adsay V，et al. International consensus guidelines 2012 for the management of IPMN and MCN of the pancreas［J］. Pancreatology，2012，12(3)：183－197.

[3] Marchegiani G，Mino-Kenudson M，Sahora K，et al. IPMN involving the main pancreatic duct：biology，epidemiology，and long-term outcomes following resection ［J］. Annals of Surgery，2014，261(8)：1365－1365.

[4] Sahora K，Fernandez-del Castillo C，Dong F，et al. Not all mixed-type intraductal papillary mucinous neoplasms behave like main-duct lesions：implications of minimal involvement of the main pancreatic duct［J］. Surgery，2014，156(3)：611－621.

[5] Dal Molin M，Matthaei H，Wu J，et al. Clinicopathological correlates of activating GNAS mutations in intraductal papillary mucinous neoplasm (IPMN)of the pancreas［J］. Annals of Surgical Oncology，2013，20(12)：3802－3808.

[6] Dal Molin M，Hong SM，Hebbar S，et al. Loss of expression of the SWI/SNF chromatin remodeling subunit BRG1/SMARCA4 is frequently observed in intraductal papillary mucinous neoplasms of the pancreas［J］. Human Pathology，2012，43(4)：585－591.

[7] Fukushige S，Horii A. DNA methylation in cancer：a gene silencing mechanism and the clinical potential of its biomarkers［J］. The Tohoku Journal of Experimental Medicine，2013，229(3)：173－185.

[8] Hong SM，Omura N，Vincent A，et al. Genome-wide CpG island profiling of intraductal papillary mucinous neoplasms of the pancreas ［J］. Clinical Cancer Research，2012，18(3)：700－712.

[9] Sekine H，Chen N，Sato K，et al. S100A4，frequently overexpressed in various human cancers，accelerates cell motility in pancreatic cancer cells［J］. Biochemical and Biophysical Research Communications，2012，429(3－4)：214－219.

[10] Lubezky N，Loewenstein S，Ben-Haim M，et al. MicroRNA expression signatures in intraductal papillary mucinous neoplasm of the pancreas［J］. Surgery，2013，153(5)：663－672.

[11] Caponi S，Funel N，Frampton AE，et al. The good，the bad and the ugly：a tale of miR-101，miR-21 and miR-155 in pancreatic intraductal papillary mucinous neoplasms［J］. Annals of Oncology，2013，24(3)：734－741.

[12] Matthaei H，Wylie D，Lloyd MB，et al. miRNA biomarkers in cyst fluid augment the diagnosis and management of pancreatic cysts ［J］. Clinical Cancer Research，2012，18(17)：4713－4724.

[13] Nakahara O，Takamori H，Iwatsuki M，et al. Carcinogenesis of intraductal papillary mucinous neoplasm of the pancreas：loss of microRNA-101 promotes overexpression of histone methyltransferase EZH2［J］. Annals of Surgical Oncology，2012，19 Suppl 3：S565－S571.

[14] Kim DH，Shin N，Kim GH，et al. Mucin expression in gastric cancer：reappraisal of its clinicopathologic and prognostic significance ［J］. Archives of Pathology & Laboratory Medicine，2013，137(8)：1047－1053.

[15] Nissim S，Idos GE，Wu B. Genetic markers of malignant transformation in intraductal papillary mucinous neoplasm of the pancreas：a meta-analysis ［J］. Pancreas，2012，41(8)：1195－1205.

[16] Walsh MD，Clendenning M，Williamson E，et al. Expression of MUC2，MUC5AC，MUC5B，and MUC6 mucins in colorectal cancers and their association with the CpG island methylator phenotype［J］. Modern Pathology，2013，26(12)：1642－1656.

[17] Kitazono I，Higashi M，Kitamoto S，et al. Expression of MUC4 mucin is observed mainly in the intestinal type of intraductal papillary mucinous neoplasm of the pancreas ［J］. Pancreas，2013，42(7)：1120－1128.

[18] Terada T. An immunohistochemical study of primary signet-ring cell carcinoma of the stomach and colorectum：II. expression of MUC1，MUC2，MUC5AC，and MUC6 in normal mucosa and in 42 cases［J］. International Journal of Clinical and Experimental Pathology，2013，6(4)：613－621.

[19] Distler M，Kersting S，Niedergethmann M，et al. Pathohistological subtype predicts survival in patients with intraductal papillary mucinous neoplasm (IPMN) of the pancreas［J］. Annals of Surgery，2013，258(2)：324－330.

[20] Kobayashi G，Fujita N，Maguchi H，et al. Natural history of branch duct intraductal papillary mucinous neoplasm with mural nodules：a Japan Pancreas Society multicenter study［J］. Pancreas，2014，43(4)：532－538.

[21] Mikata R，Ishihara T，Tada M，et al. Clinical usefulness of repeated pancreatic juice cytology via endoscopic naso-pancreatic drainage tube in patients with pancreatic cancer ［J］. Journal of Gastroenterology，2013，48(7)：866－873.

[22] Monzen M，Shimizu K，Hatori T，et al. Usefulness of cell block cytology for preoperative grading and typing of intraductal papillary mucinous neoplasms［J］. Pancreatology，2013，13(4)：369－378.

[23] Hara T，Ikebe D，Odaka A，et al. Preoperative histological subtype classification of intraductal papillary mucinous neoplasms (IPMN) by pancreatic juice cytology with MUC stain［J］. Annals of Surgery，2013，257(6)：1103－1111.

[24] Ideno N，Ohtsuka T，Kono H，et al. Intraductal papillary mucinous neoplasms of the pancreas with distinct pancreatic ductal adenocarcinomas are frequently of gastric

subtype[J]. Annals of Surgery, 2013, 258(1): 141-151.

[25]　Ohtsuka T, Matsunaga T, Kimura H, et al. Role of pancreatic juice cytology in the preoperative management of intraductal papillary mucinous neoplasm of the pancreas in the era of international consensus guidelines 2012[J]. World Journal of Surgery, 2014, 38(11): 2994-3001.

[26]　Kamata K, Kitano M, Kudo M, et al. Value of EUS in early detection of pancreatic ductal adenocarcinomas in patients with intraductal papillary mucinous neoplasms[J]. Endoscopy, 2014, 46(1): 22-29.

[27]　D'Onofrio M, Crosara S, Canestrini S, et al. Virtual analysis of pancreatic cystic lesion fluid content by ultrasound acoustic radiation force impulse quantification [J]. Journal of Ultrasound in Medicine, 2013, 32(4): 647-651.

[28]　Nakai Y, Shinoura S, Ahluwalia A, et al. In vivo visualization of epidermal growth factor receptor and survivin expression in porcine pancreas using endoscopic ultrasound guided fine needle imaging with confocal laser-induced endomicroscopy[J]. Journal of Physiology and Pharmacology, 2012, 63(6): 577-580.

[29]　Yoon WJ, Daglilar ES, Mino-Kenudson M, et al. Peritoneal seeding in intraductal papillary mucinous neoplasm of the pancreas patients who underwent endoscopic ultrasound-guided fine-needle aspiration: the PIPE Study[J]. Endoscopy, 2014, 46(5): 382-387.

[30]　Hwang DW, Jang JY, Lee SE, et al. Clinicopathologic analysis of surgically proven intraductal papillary mucinous neoplasms of the pancreas in SNUH: a 15-year experience at a single academic institution[J]. Langenbeck's Archives of Surgery, 2012, 397(1): 93-102.

[31]　Ohtsuka T, Kono H, Tanabe R, et al. Follow-up study after resection of intraductal papillary mucinous neoplasm of the pancreas; special references to the multifocal lesions and development of ductal carcinoma in the remnant pancreas[J]. American Journal of Surgery, 2012, 204(1): 44-48.

[32]　Tanaka M. Controversies in the management of pancreatic IPMN [J]. Nature Reviews Gastroenterology & Hepatology, 2011, 8(1): 56-60.

[33]　Sawai Y, Yamao K, Bhatia V, et al. Development of pancreatic cancers during long-term follow-up of side-branch intraductal papillary mucinous neoplasms [J]. Endoscopy, 2010, 42(12): 1077-1084.

[34]　Yamaguchi K, Kanemitsu S, Hatori T, et al. Pancreatic ductal adenocarcinoma derived from IPMN and pancreatic ductal adenocarcinoma concomitant with IPMN [J]. Pancreas, 2011, 40(4): 571-580.

[35]　Tarantino I, Mocciaro F, Barresi L, et al. Synchronous extrapancreatic malignant papillary mucinous neoplasms in a patient with intraductal papillary mucinous neoplasm of the pancreas: a rare case of simultaneous pancreatic, hepatic, and pulmonary involvement[J]. Pancreas, 2012, 41(3): 501-502.

[36]　Larghi A, Panic N, Capurso G, et al. Prevalence and risk factors of extrapancreatic malignancies in a large cohort of patients with intraductal papillary mucinous neoplasm (IPMN) of the pancreas[J]. Annals of Oncology, 2013, 24(7): 1907-1911.

[37]　Malleo G, Marchegiani G, Borin A, et al. Observational study of the incidence of pancreatic and extrapancreatic malignancies during surveillance of patients with branch-duct intraductal papillary mucinous neoplasm[J]. Annals of Surgery, 2015, 261(5): 984-990.

第三十章
胰腺神经内分泌肿瘤

第一节　胰岛素瘤

一、概　述

胰岛素瘤(insulinoma)是少见的胰腺内分泌瘤中最常见的一种肿瘤,其发病率约为 4/100 万,主要临床表现是低血糖症状和高胰岛素血症。病因尚不清楚,可能与基因突变、细胞凋亡、神经递质、生长因子、胃肠激素等因素相关。目前可分功能性和非功能性两大类。功能性胰岛素瘤因其分泌过多的激素而导致相关临床综合征出现。非功能性胰岛素瘤起病隐匿,诊断较为困难。该肿瘤的绝大多数属良性,恶性者仅占 10% 左右,5%～10% 为多发性内分泌肿瘤 I 型(multiple endocrine neoplasia 1,MEN1)相关胰岛素瘤。任何年龄均可发病,多见于中青年(30～50 岁),男性略高于女性(1.02∶1)。本病诊断依赖于典型的临床表现,但由于其临床表现多样常易发生误诊。手术切除为治疗胰岛素瘤的首选治疗方案。胰岛素瘤通常瘤体直径<2 cm,可多发或单发,可广泛分布于胰头、胰体及胰尾,甚至胰外,因此术前定位诊断尤为关键。

二、病　理

肿瘤 90%～95% 为单发,几乎均位于胰腺实质内,异位瘤罕见。胰头、胰体、胰尾约各占 1/3。肿瘤直径多为 0.5～5 cm,且大多患者肿瘤直径<2 cm,肿瘤组织切面上呈结缔组织多寡不一,大多呈灰白色或紫红色,边界清楚但大多无包膜,质较正常胰组织为软,表面不平,血供丰富,瘤体小。如肿瘤大并有钙化则提示恶性可能。镜下:瘤细胞形似胰岛细胞,呈小圆形、短梭形或多角形,形态较一致,细胞核呈圆或椭圆形、短梭形,染色质细颗粒状,可见小核仁,核分裂少见,偶见巨核细胞。瘤细胞排列形式多样,有的呈岛片状排列(似巨大的胰岛)或团块状,有的呈脑回状、梁状、索带状、腺泡和腺管状或呈菊形团样结构,还可呈实性、弥漫、不规则排列及各种结构混合或单独排列。其间为毛细血管,可见多少不等的胶原纤维分隔瘤组织,可有黏液、淀粉样变性、钙化等继发改变。

三、临床表现

胰岛素瘤一方面为低血糖诱发代偿性儿茶酚胺释放引起的交感神经兴奋症状,表现为心动过速、饥饿、发抖、苍白、出汗等;另一方面为低血糖引起的神经精神症状,即因低血糖造成脑组织缺乏葡萄糖而引起的症状,如:人格改变、精神错乱、癫痫发作和昏迷等。因肿瘤体积通常较小通常并不引起症状,但若肿瘤较大或位置较特殊时,也可能引起压迫症状,如阻塞性黄疸。若为恶性胰岛素瘤,还可能出现肿瘤转移所引起的症状,如转移到肝脏可引起肝区疼痛和肝脏肿块。

四、诊　断

(一)定性诊断

Whipple 三联征是定性诊断的依据,反复测定空腹血糖如均<2.8 mmol/L,IRI>25 μU/ml,空腹或发作时周围静脉血的胰岛素和血糖(IRI/G)的比值>0.3,诊断即可确立。特别是低血糖发作时胰岛素仍高于正常则更具诊断意义。如腺垂体功能减退、肾上腺皮质功能不足、严重的肝病和肿瘤等均有 Whipple 三联征,可借助饥饿试验等方法进行诊断和鉴别诊断,也可参考以下方法帮助诊断。

(1) C 肽测定:胰岛素和 C 肽由胰岛 B 细胞分泌,C 肽在外周血中降解较胰岛素慢,于是外周血中 C 肽和胰岛素以等克分子浓度相比,C 肽要高数倍,故 C 肽更能反映 B 细胞的分泌功能。

(2) 口服葡萄糖耐量试验(OGTT):胰岛素瘤患者 OGTT 曲线低平。

(3) 甲苯磺丁脲刺激试验法:胰岛素瘤患者甲苯磺丁脲刺激后血糖下降明显。血浆胰岛素水平升高明显,可超过 150 U/ml。

(4) 饥饿和运动试验:72 h 的饥饿试验是诊断胰岛素瘤病变的敏感而可靠的方法。从国外文献资料来看,几乎 100%的患者在禁食 72 h 之内会诱发低血糖症状。

(5) 5%～10%的胰岛素瘤患者合并 MEN1,对于有甲状旁腺功能亢进和(或)垂体瘤的胰岛素瘤患者,应详细询问患者的内分泌疾病史和家族史,条件许可时可行 MEN1 基因测序。

(二)定位诊断

手术切除肿瘤是治疗胰岛素瘤的最佳选择,定位诊断是手术治疗成功的关键。但胰岛素瘤大多数<2 cm,术前应明确肿瘤的部位、单发或多发、有无转移,因为一次手术完全切除肿瘤仍有一定的困

难。临床上常用的定位诊断方法包括术前定位诊断和术中定位诊断,而术前定位诊断又包括侵入性检查和非侵入性检查。

1. 术前定位

1) 非侵入性检查

(1) 超声检查:胰岛素瘤位置较深、体积较小,且受肥胖、肠管积气影响较大,导致 B 超检查阳性率<30%,但由于超声有无创、安全、方便等特点,所以仍为目前常用方法。

(2) CT 检查:目前常规 CT 检出率低(17%～40%),但 CT 在评价肿瘤血管侵入程度和是否有肝转移等方面也有一定意义。近年来,随着多排螺旋 CT 的开展应用,三维重建、增强和动态扫描技术,尤其是胰腺薄层三期增强扫描(动脉期、胰腺期、门静脉期)的进步大大提高了 CT 定位的准确性,定位准确率为 63%～75%。

(3) 磁共振成像(MRI)检查:MRI 对胰岛素瘤的定位诊断价值与 CT 相当,胰岛素瘤在 T_1WI 呈低信号,T_2WI 上则呈稍高信号,预饱和法抑脂技术 T_1WI 上胰腺周围脂肪被抑制,正常胰腺因富含水样蛋白而呈高信号,胰岛素瘤则呈低信号,对比更清晰。动态增强快速干扰梯度回波(FSPGR)序列扫描的应用则使 MRI 定位诊断准确率进一步提高。

2) 侵入性检查

(1) 内镜超声检查(endoscopic ultrasonography,EUS):在国外一些中心机构常选择内镜超声作为常规非侵入性影像学定位检查胰岛素瘤阴性时的补充手段。文献报道内镜超声检查可以检测到 0.3～0.5 cm 大小的病灶,定位胰岛素瘤的准确率为 80%～90%。超声内镜指导下的细针穿刺(EUS - guided fine needle aspiration,FNA)同时辅以免疫组化、电镜等技术可以很好地区别胰腺导管癌、实体上皮瘤和淋巴等结构。但 EUS 对胰尾部肿瘤定位准确率仅为 37%～50%。

(2) 选择性动脉钙剂刺激静脉采血测胰岛素(selective arterial calcium stimulation with heptic venous sampling,ASVS):通过选择性动脉造影依序插管到脾动脉、胃十二指肠动脉、肠系膜上动

脉等部位,分别注射葡萄糖酸钙(1 mg Ca²⁺/kg)后立即从肝静脉采血测定胰岛素含量,根据其峰值进行定位诊断。ASVS 对于小胰岛素瘤,特别是其他影像学检查阴性的隐匿性胰岛素瘤术前定位是一项有益的补充定位手段。研究发现 ASVS 准确性高达84%～100%。ASVS 对于单发胰岛素瘤定位准确率高,对于多发胰岛素瘤的定位诊断则有一定的局限性。但 ASVS 检查费用高、创伤大、技术复杂,在我国仅限于在大的医疗中心开展,尚未普及。

(3)数字减影血管造影(digital subtraction angiography,DSA)及经皮经肝门静脉置管分段取血测胰岛素(PTPC):这些技术受限于其敏感度、有创性和可操作性在临床中已较少应用。

2. 术中定位 术中超声检查(intraoperative ultrasonography,IOUS):术中超声可以发现触摸不到的肿瘤,还可提供恶性肿瘤的影像学变化,有助于手术切除方式的选择,避开胰管、胆总管、脾静脉,减少手术并发症;对再次手术的病例,还可区别瘢痕或肿瘤。术中超声结合细致的术中探查,并可在超声引导下进行细针穿刺以确诊,正确率可达90%～100%。

五、鉴 别 诊 断

胰岛素瘤的临床表现多种多样,易误诊。需要与胰岛素瘤鉴别的疾病主要有两大类,即非胰岛素瘤性低血糖症和神经精神性疾病。

(一)非胰岛素瘤性低血糖症

1. 慢性酒精中度中毒和营养不良 使葡萄糖摄入不足而出现低血糖症状。

2. 肝糖原合成或胰高血糖素储备有缺陷 如肝硬变、暴发性肝炎、充血性心衰使肝糖原的代谢紊乱。各种与糖代谢有关的酶或激素的缺乏,如高血糖素合成酶、丙酮酸羧化酶等的缺乏,或肾上腺素、甲状腺素、雌性激素、儿茶酚胺、胰高血糖素等分泌的不足皆能使糖原的异生及合成受影响。这类患者的低血糖症并不伴有高胰岛素血症,测定血清胰岛素及其比值有助于排除胰岛素瘤的诊断。

3. 糖过分的损失 如糖尿病患者、败血症高热、巨大肿瘤等,大量丢失或消耗葡萄糖而导致出现低血糖症状。

4. 药物性因素 外源性胰岛素、磺胺基类、降糖氨酸、双胍类等皆可诱发低血糖。

(二)神经精神性疾病

思维、记忆、定向、感知、认知、性格、行为和意识等方面的异常易被误诊为精神性疾病、神经官能症、癫痫、癔病、脑瘤、脑血管病等,上述神经精神性疾病的血糖和血胰岛素正常,与胰岛素瘤疾病截然不同。

六、治 疗

(一)手术治疗

1. 手术切除 是当前公认的治疗胰岛素瘤最有效的方法,其整体的治愈率为 75%～98%。根据肿瘤所在位置、大小及与周围器官、组织毗邻的关系选择手术治疗术式,临床常用手术方法有单纯肿瘤摘除术、远端胰体切除术、远端胰体切除术联合脾切除术、胰腺节段切除术、胰十二指肠切除术、保留十二指肠的胰头切除术等。腹腔镜下切除胰岛素瘤手术也逐渐在临床上开展,与开腹手术相比,其最大缺点是术者无法进行触诊探查,致使术中定位的准确性降低,而目前腹腔镜超声检查的应用解决了这一难题,分辨率高,可以发现≤1 cm 的隐匿病灶,有助于鉴别多发肿瘤。

2. 胰岛素瘤合并 MEN1 的处理 5%～10%的病例为多发肿瘤,而且此类患者多合并 MEN1,因此对其处理要仔细慎重,避免术中遗漏肿瘤。对于诊断为胰岛素瘤的患者,在术前常规检查中,如发现有 MEN 迹象,应进行全面检查,对合并 MEN 的患者,要高度警惕多发胰岛素瘤的可能性。目前各种术前影像学检查均无法检出全部的多发胰岛素瘤,因此这类患者不宜选择腹腔镜手术,应开腹仔细探查,结合术中超声和血糖监测,争取去除全部病灶。

(二)非手术治疗

(1)对少数不能手术的患者,可长期服用氯苯甲嗪,以抑制胰岛素的分泌。增加餐次、多吃糖类也可缓解低血糖症状。

（2）对于恶性肿瘤或已有肝转移者,可采用二氧偶氮（nitrogen dioxide）或链脲霉素（streptozotocin）,该药对胰腺 B 细胞有选择性损害,对转移性胰岛细胞癌也有一定疗效。左旋门冬酰胺酶（L-asparaginase）、链黑霉素（streptonigrin）对恶性胰岛素瘤也有作用。

（王凯旋　王云锋　曾彦博）

第二节　胃泌素瘤

一、概　述

胃泌素瘤（gastrinoma）又称为卓-艾综合征（Zollinger-Ellision syndrome,ZES）,上述综合征群由 Zollinger-Ellison 于 1955 年首先报道,故命名为 Zollinger-Ellison 综合征。ZES 是一种具有分泌胃泌素功能的肿瘤,其临床表现为胃液和胃酸分泌过多、高胃泌素血症、慢性难治性消化性溃疡和腹泻的综合征群。

此症可由分泌胃泌素的肿瘤（胃泌素瘤）或胃窦 G 细胞增生所引起。由前者引起的现称为 Zollinger-Ellison 综合征 II 型,而由后者引起的则称为 I 型。约 20% 的胃泌素瘤患者可表现为多发性内分泌肿瘤 I 型（multiple endocrine neoplasia type1,MEN1）。根据 WHO《消化系统肿瘤分类（第 4 版）》标准,胃泌素瘤归属于胰腺神经内分泌肿瘤（pancreatic neuroendocrine neoplasms,P-NENs）,其发病率呈不断上升趋势且具备恶性潜能。

二、流行病学

胃泌素瘤为少见病,国内外报道其发病率仅为（0.1～15）/100 万。该病发病率在美国为居于胰岛素瘤之后第 2 位的胰内分泌肿瘤,在我国则在无功能性胰岛细胞瘤之后居第 3 位,国内多以个案报道形式。据报道,0.1% 消化性溃疡和 2%～5% 的复发性溃疡由胃泌素瘤引起。

胃泌素瘤可见于儿童及老年人,但以中年人多见,男性患病率稍高于女性,比率为 3：2。发病年龄在 7～90 岁,多见于 40～60 岁,中位年龄 50 岁。Zollinger-Ellison 综合征 II 型约占胃泌素瘤总数的 65%～75%,发病年龄平均为 43 岁；另一类与多发性内分泌肿瘤 I 型（multiple endocrine neoplasia type 1,MEN1）相关,约占总数的 16%～35%,发病年龄相对较轻,平均为 34 岁。可合并甲状旁腺、垂体、胰岛及肾上腺皮质等的病变,并具有以下特点：① 有明确的家族史,家系中有第 11 对染色体 q13 的变异。② 胃泌素瘤常为微小、多发且多分布于十二指肠及其他部位。③ 肿瘤生长相对缓慢,带瘤生存时间长,预后好。

三、发病部位和病理

胃泌素瘤多位于胰腺及十二指肠,其次位于脾门、肠系膜、胃、淋巴结及卵巢等部位,但 80%～90% 位于胃泌素三角区内。该三角区域以胆囊管与胆总管交汇处为上点,十二指肠第二三部分接合部为下点,胰腺颈体接合部为中点所围成。胃泌素瘤大小 0.1～20.0 cm 不等,多发性胃泌素瘤多位于十二指肠,占 20%～70%。据 Jensen 等报道为 50% 以上,十二指肠的此肿瘤 71% 位于第一段,21% 位于第二段,8% 位于第三段。肿瘤体积多小于 1.0 cm,胰腺胃泌素瘤多为单发,体积较大。胃泌素瘤 60%～90% 为恶性。病理：胃泌素瘤通常界限清楚,但无包膜,由大小较一致的小圆形细胞组成,细胞核及细胞质均匀一致,核分裂相少见,可分为实巢状、小梁状、腺管状和混合性 4 种组织学类型，一般管状分化较明显。肿瘤中钙化和透明变性也较常见。在组织学方面不能鉴别肿瘤的良恶性，只有通过非镜检发现肿瘤侵犯血管，或手术发现有淋巴结和肝转移才能断定为恶性。

四、临床表现

胃泌素瘤患者的主要临床表现为溃疡相关的腹痛、腹泻、腹上区不适、消化道出血、呕吐及反酸、消化道穿孔等。部分患者可由于上消化道出血和消化道穿孔接受了多次手术治疗。合并多发性内分泌腺瘤 Ⅰ 型（multiple endocrine neoplasm，MEN‐I）者还伴有多汗、心悸、骨折、复视及泌乳等症状，并有明确家族史。

（一）腹痛及消化性溃疡相关症状

胃泌素瘤的典型症状为高酸相关症状，腹痛是最常见的。经抑酸治疗后溃疡可完全消失。导致胃泌素瘤症状不典型，造成诊断困难和延误。因此，应用抑酸剂者胃镜检查未见溃疡并不能排除胃泌素瘤，应注意询问病史，尤其是停药后很快复发者。90%～95% 的胃泌素瘤患者在病程中可发生消化性溃疡。约 75% 的溃疡分布于十二指肠壶腹部，14% 发生于降部和水平部，11% 发生于空肠，此外尚可见于食管和结肠溃疡。溃疡大多为单发和中小溃疡，直径一般＜1 cm，少数可＞2 cm，但多发溃疡和巨大溃疡远比普通溃疡病多见。常见症状为上腹疼痛、反酸、烧心、恶心、呕吐、呕血和（或）黑便等，通常较为持续或呈进行性，症状不易被常规治疗所控制。40%～50% 患者可产生消化性溃疡的并发症，如出血、穿孔、幽门梗阻和胃-空肠-结肠瘘等。患者在胃大部切除术后，溃疡极易迅速复发，常发生于吻合口或吻合口远端的复发性溃疡。与普通消化性溃疡比较，本病溃疡的特点是：顽固、多发、非典型部位，并发症的发生率高，胃大部切除术后溃疡迅速复发。

（二）腹泻

胃泌素瘤患者腹泻发生率为 30%～73%，腹泻为分泌性，兼具以下特点：① 呈大量水样和脂肪泻，每日可 10～30 次，其量可达 2 500～10 000 ml。常为间歇性并随溃疡症状的起伏而变化，夜间腹泻多见，严重时可产生水及电解质紊乱，而出现脱水、低钾血症和代谢性酸中毒等症状。② 抑制胃酸可缓解腹泻，如应用抑酸剂或经鼻胃管抽吸胃液。③ 粪便肉眼无黏液、脓血，镜下无白细胞和红细胞。④ 停用抑酸剂后可迅速复发。

（三）MEN‐I

10%～40% 患者中可并发其他内分泌肿瘤。累及内分泌腺的分布依次为甲状旁腺、胰腺、垂体、肾上腺、甲状腺，并出现相关临床表现，如发作性低血糖昏迷、消化性溃疡、甲状旁腺功能亢进、闭经泌乳、嫌色细胞瘤、肢端肥大症、腹泻、脂肪泻、库欣综合征等。

五、定性和定位诊断

（一）定性诊断

胃泌素瘤病例在我国多为偶发，临床医师对此病认识不足易被忽略。自患者的临床症状出现到确诊时间为 2～13 年，美国 NIH 对于 216 例患者回顾性分析发现，国外自临床症状出现到确诊时间为 4～7 年。近年来由于质子泵抑制剂（proton pump inhibitor，PPI）广泛使用掩盖了胃泌素瘤患者的病情，尤其是不明原因胃食管反流病（GERD）和溃疡病患者由于长时间服用 PPI，在掩盖典型三联征的同时，又可造成血胃泌素的升高，给诊断带来困难。因此，在胃泌素测定前 10～14 日应谨慎地停用 PPI，而以 H2RA 受体拮抗剂作为替代治疗。其他可引起血胃泌素升高的情况还包括萎缩性胃炎、胃窦旷置、肾功能不全等。

目前胃液分析和胃泌素测定是胃泌素瘤的诊断基础。

1. 血清胃泌素　目前国际多采用美国 NIH Fracker（1994）制订的标准：空腹血清胃泌素＞100 ng/L；血清胃泌素测定（放射免疫法）是特殊的诊断手段，在正常人和消化性溃疡病患者中空腹血清胃泌素为 50～150 pg/ml，本病常＞500 pg/ml，甚者高 1 000 pg/ml。当空腹血清胃素＞1 000 pg/

ml，伴有相应的临床症状者，可确立本病诊断。恶性贫血患者的空腹血清胃泌素显著增高，平均值为1 000 pg/ml，甚至高达 10 000 pg/ml。其他如胃窦 G 细胞增生、肾衰竭、甲状旁腺功能亢进、萎缩性胃炎、残留胃窦及 H_2 受体阻断剂酸泵抑制剂的治疗，均可使血清胃泌素增高，应注意鉴别。通过胃液分析和血清胃泌素的测定，95% 以上的患者可确立诊断。

2. **胃液分析** 基础胃酸分泌量（BAO）＞15 mmol/h（既往无胃手术史者）或＞5 mmol/h（既往有胃手术史者）。本病患者胃内的壁细胞几乎全部处于最大刺激状态，故对五肽胃泌素的刺激不再发生强力反应，最大酸排量（MAO）无明显增加，使 BAO/MAO＞60%。

3. **激发试验** 适用于怀疑本病而空腹血清胃泌素轻度升高者。其方法有以下 3 种。① 胰泌素（secretin）试验：为激发试验中最有价值者，既省时且不良反应中。常用胰泌素 2 μg/kg 静脉注射后，每隔 5 min 分别测定血清胃泌素的浓度，患者注射后 5～10 min 血清胃泌素值可升至 500 pg/ml。胰泌素能抑制胃酸分泌，故在胃窦 G 细胞增生和十二指肠溃疡病患者胰泌素试验时胃泌素和胃酸均可降低、无变化或仅轻度升高。② 钙输注试验：用钙离子可刺激肿瘤释放胃泌素。常用葡萄糖酸钙 12～15 mg/kg，静脉滴注，持续 3 h，每隔 30 min 分别测定血清胃泌素的浓度。患者常于滴注后 3 h 血清胃泌素值达高峰，大量增加常＞400 pg/ml。有高钙血症者忌做此试验。十二指肠溃疡患者可少量升高，胃窦 G 细胞增生者其结果无一定规律性。空腹血清胃泌素为 100～1 000 pg/ml 者可行促胰液素刺激试验，有助于诊断和鉴别诊断。③ 标准试餐试验：常以面包 1 片、牛奶 200 ml、煮鸡蛋 1 只、干酪 50 g（含脂肪 20 g、蛋白质 30 g、碳水化合物 25 g）为标准试餐作为刺激剂。患者吃标准试餐前 15 min 和 1 min，吃后每 15 min 分别取静脉血一次，连续 90 min，大约 50% 的胃泌素瘤患者进标准餐后，血清胃泌素水平有明显升高。不过，胃窦 G 细胞增生的患者进餐后血清胃泌素水平也会升高。所以试餐试验的敏感性和特异性很低。

4. **放射性核素扫描检查法** 已证实胃泌素瘤含有大量对生长抑素有高度亲和力的受体，应用 ^{123}I 标记的生长抑素和成衍生物奥曲肽（^{123}I-octreotide）静脉注射，可结合在肿瘤的表面，通过不照相闪烁扫描达到定位诊断的目的。有报道表明此法对胃泌素瘤色定位诊断成功率较高。

（二）定位诊断

约 90% 以上的胃泌素瘤位于胰体和颈部交界处、十二指肠第二三部交界处、胆囊管与胆总管交界处的三角内，即胃泌素三角内。在影像学定位前，每位患者均应先行生化检查。目前推荐首先行上胃肠道内镜仔细检查十二指肠，随后视具体情况再行 CT、MRI 和 SRS 检查。如上述检查均为阴性，则可行 EUS，它可发现大多数胰腺胃泌素瘤，但还是可能漏掉 50% 的十二指肠胃泌素瘤，再行选择性动脉造影并行促胰液素刺激试验和肝静脉测定胃泌素以定位诊断。SRS 方法可了解病期，又可同时对肝和远处转移灶进行定位，但即使这样也可能漏掉 50% 的直径＜1 cm 的肿瘤。最近研究显示，MRI 检查对诊断肝转移灶有较高的灵敏度，而手术中应对所有患者行超声检查，这是检查十二指肠肿瘤的常规方法。胃泌素瘤肝转移患者中发生骨转移者约占 1/3 以上，对此类患者应行 SRS 和脊椎 MRI 检查。

1. **胰腺胃泌素瘤的定位诊断** 定位诊断中传统的腹部超声检查、CT、MRI 和血管造影在胰腺胃泌素瘤的定位诊断中仍有较高的选用价值。1993 年美国国家健康研究所的 32 例胃泌素瘤前瞻性比较研究表明，超声、CT、MRI 和血管造影的敏感性分别为 19%、28%、25% 和 59%。但对于 18 例有肝转移的患者而言，MRI 显像的敏感性为 83%，而超声、CT 和血管造影则分别为 50%、56% 和 61%。作者认为，对于评估有肝转移的胰腺内分泌肿瘤，MRI 是首选的影像学检查。相反，评价原发性胰腺胃泌素瘤，血管造影仍是肿瘤定位的首选方法。

（1）腹部超声、CT、MRI：属非侵入性检查方法。腹部 B 超对胃泌素瘤的检出率为 14%～25%，CT 为 20%～60%，MRI 为 20%。单纯 B 超检查对肿瘤直径＜2 cm 的胃泌素瘤的诊断阳性率较低,而多排螺旋 CT 检查对该病的诊断阳性率＞50%。MRI 检查对于一些经 CT 检查不能发现的肿瘤有一定的价值,并可通过造影了解胰管与肿瘤的关系。

(2) 纤维内镜和内镜超声检查能准确显示胰腺,对胰腺内小的腺瘤有高度的敏感性,还能发现上消化道溃疡和黏膜皱襞的变化,以及能直接存在于胃、十二指肠内的肿瘤。有报道,超声内镜对于胰腺神经内分泌肿瘤的诊断敏感性高于超声、CT、MRI 等影像学检查,尤其对诊断胰头部肿瘤有独特的优势,在超声内镜引导下行细针穿刺活检,有利于胰腺内分泌肿瘤及胰腺癌的鉴别诊断。

(3) 选择性腹腔动脉造影术:应用于超声和CT、MRI 检查没有得出肿瘤位置和大小时采用。

(4) 20 世纪 90 年代,一些新的方法开始用于胃泌素瘤的定位诊断。① 超声内镜:近来国内外的研究表明,EUS 是术前定位诊断 PNETs 最准确的方法,敏感性达 77%～95%,尤其是对直径＜1 cm 的小病灶。内镜超声能准确显示胰腺,是诊断胰腺胃泌素瘤的重要方法。胃泌素瘤可位于胰腺实质内或其周围,部分位于十二指肠壁内,胰腺旁病变可与胰腺相连或完全分离,从而给超声内镜检查带来一定的困难。因此在检查过程中应注意对胰腺外病变的检测,对胰腺内病变亦不能满足于仅发现一两处病灶,以避免漏诊。胃泌素瘤患者如内镜超声阴性,则可排除胰腺胃泌素瘤,提示有小的十二指肠或胰外病变。② 生长抑素受体闪烁成像技术(somatostatin receptor scintigrahpy,SRS):由于胃肠道内分泌肿瘤具有高亲和力的生长抑素受体,用稳定的铟标记生长抑素类似物奥曲肽,与生长抑素受体结合后,闪烁法测定生长抑素受体。有研究报道 SRS 胃泌素瘤的检出率为 100%。③ 选择性动脉胰泌素注射试验(selective arterial secretin injection,SASI):其原理是注射胰泌素后,胃泌素瘤细胞迅速释放大量胃泌素。运用导管选择性插入胃十二指肠动脉、肠系膜上动脉和脾动脉。胃十二指肠动脉供应胰头和十二指肠的上半部;脾动脉供应胰体、胰尾;肠系膜上动脉供应胰头和十二指

肠下半部。另一导管置入右肝静脉收集静脉血标本用以测定胃泌素。胰泌素注入选择的动脉,每次注射前和注射后 20 s、40 s、60 s、90 s、120 s 从肝静脉采血做胃泌素的测定。根据选择性动脉注射胰泌素后胃泌素的峰值来判断胃泌素瘤的确切位置。

2. 十二指肠胃泌素瘤的定位诊断　随着对十二指肠胃泌素瘤认识的提高,许多以往治疗效果不佳或手术未发现肿瘤的病例被认为是忽视了对十二指肠的探查。1993 年,Sugg 等报道,由于重视了十二指肠的探查,使十二指肠胃泌素瘤所占比例上升至 77%,而全部胃泌素瘤的发现率也上升至94%。国内文献报道十二指肠胃泌素瘤发生率差异很大,这可能与报道单位对十二指肠胃泌素瘤的认识以及病例数较少有关。国外报道 70%～80%胃泌素瘤位于十二指肠壁内,其中 71% 位于第一段,21% 位于第二段,8% 位于第三段。对顽固性溃疡或术后溃疡复发的患者应常规行胃十二指肠镜检查,要查到十二指肠的第三段。如发现十二指肠结节应格外小心,尤其是合并胃黏膜粗大肥厚、多发糜烂及大量胃液潴留应考虑到胃泌素瘤存在的可能。十二指肠胃泌素瘤的直径往往＜1 cm 且多发生于黏膜下层,黏膜活检时常无阳性特征,故经常被漏诊。国外学者建议对所有胃泌素瘤患者都应常规切开十二指肠探查。手术时应纵行切开十二指肠第二段,可用手指探查第三段,亦可用十二指肠镜检查第三段,注意勿遗漏小的病变。标准的探查手术还应包括术中应用 EUS 和术中对十二指肠应用双合诊,可以对胃泌素瘤明确定位,阳性率较高。

3. 合并 MEN1 的定位诊断　合并 MEN1 的患者,同时也有甲状旁腺、垂体、肾上腺、皮肤、甲状腺、中枢神经系统和平滑肌的肿瘤或增生,故应进行特殊的甲状旁腺定位检查、MRI 检查蝶鞍区、CT 检查胸/腹部器官。对于小的肿瘤(尤其在胰头/体部的),EUS 比其他断层影像学检查更为敏感。

六、鉴别诊断

1. **溃疡病**　胃泌素瘤的主要临床表现为消化

性溃疡和腹泻,而十二指肠溃疡患者中有 12% BAO 可≥15 mmol/h。当消化性溃疡患者有下列表现时,就应警惕胃泌素瘤的可能,进行血清胃泌素测定:① 高钙后肾结结石;② 腹泻;③ 多发性溃疡;④ 溃疡位于十二指肠远断或空肠;⑤ 家族性内分泌病史,尤其是 MEN1 型综合征;⑥ 复发性溃疡;⑦ 药物治疗不能控制症状。

2. 胃窦 G 细胞增生　主要临床特征是高酸分泌、消化性溃疡、腹泻和高胃泌素血症,与胃泌素瘤十分相似,其血清胃泌素升高源于胃窦增生的 G 细胞,因而胃窦切除可使本病治愈。胃窦 G 细胞增生与胃泌素瘤的区别:空腹血清胃泌素水平一般仅中度增高(200~600 pg/ml),胰泌素激发试验阴性,胃泌素试餐反应阳性,胃窦 G 细胞与 D 细胞之比可高达 90/1。

3. 高胃泌素血症　常见引起血清胃泌素增高的原因有:胃泌素瘤、胃窦 G 细胞增生或功能亢进、伴有低胃酸或无胃酸的萎缩性胃炎、恶性贫血、胃出口梗阻、胃窦旷置、迷走神经切除术后、短肠综合征、肾功能不全、MEN1 型综合征等。通过病史和实验室检查鉴别。

七、治　疗

(一) 药物治疗

适用于肿瘤不能根治切除的患者和剖腹探查未发现肿瘤的病例。① H₂ 受体拮抗剂:如有雷尼替丁和法莫替丁等,但 H_2 受体拮抗剂不是对每一例患者均有效,治疗失败率为 10%~65%。对增大剂量后仍不能理想控制胃酸分泌的病例可加用抗胆碱药物和胃泌素受体拮抗剂。长期大量使用 H_2 受体拮抗剂要注意不良反应。② 质子泵抑制剂:高选择性抑酸药,抑制壁细胞膜 $Na^+ - K^+ -$ ATP 酶,其抑胃酸分泌的作用超过 H_2 受体抑制剂,且持续时间长,抑制胃酸作用持续时间至少可达 48 h。临床常用的如奥美拉唑、兰索拉唑、埃索美拉唑等。③ 长效生长抑素类似物:如长效奥曲肽,单独使用或与 α 干扰素合用可减少 15%~20% 的肿瘤体积。④ 化疗:适用于转移性恶性胃泌素瘤治疗,目前最佳化疗方案是阿霉素、5-FU、N 链脲霉素。

(二) 手术治疗

在有效的制酸药问世之前,全胃切除术一度在胃泌素瘤治疗中占重要地位。目前,全胃切除术仅用于药物作用不佳且无法确切找到胃泌素瘤组织的患者。全胃切除消除了胃酸分泌,可治愈症状,但不能切除原发肿瘤,不能改变疾病的自然进程。20 世纪 80 年代后期,随着成功的药物治疗和更为有效的定位诊断方法的临床应用,积极寻找原发肿瘤并予以有效切除成为多数医生的选择。美国国家卫生组织报道单用药物治疗者,在诊断后 1~17.2 年发生肝转移者达 23%,而原发肿瘤切除后转移率仅为 3%。因此,有效切除原发肿瘤在胃泌素瘤治疗中的地位得以确立。

1. 胃泌素瘤全胃切除术　早期认为胃泌素瘤的病死率高的原因是溃疡病的严重并发症所致,故通过全胃切除以消除胃泌素作用的靶器官。但因副作用多,全胃切除术治疗胃泌素瘤已日趋减少。目前主要用于术前检查和手术探查找不到的肿瘤,而又不能采用药物治疗或药物治疗效果不佳的年轻患者,以及术后效果不佳随访又困难的患者。

2. 肿瘤切除　术式的选择依赖于术前对肿瘤的定位,术中应首先对"胃泌素瘤三角"进行探查,并纵行切开十二指肠降部,进一步直视下进行探查。胰头部表浅、单发的肿瘤可行肿瘤摘除术;如肿瘤较深、有浸润性表现则应行胰十二指肠切除术;胰体尾的单发肿瘤应行胰体尾切除术;同时存在多发胰腺胃泌素瘤和十二指肠胃泌素瘤的患者,可实施胰十二指肠切除术。不论采用何种术式,均应行区域淋巴结清扫。十二指肠胃泌素瘤常位于十二指肠降部的黏膜下层,肿瘤直径多<1 cm,应纵向切开十二指肠降部,充分探查肠黏膜及内侧壁,发现十二指肠胃泌素瘤后,对直径<1 cm 的肿瘤可连同表面黏膜一并摘除,较大者则应切除包括足够厚度的十二指肠壁在内的肿瘤组织,并行区域淋巴结清扫。Bausch 等回顾性分析了 48 例因胃泌素瘤手术患者,发现进行系统性淋巴结清扫的患者比选择性或未进行淋巴结清扫的患者对生物化

疗疗法的反应要好，而且进行系统性淋巴结清扫的患者预后要好于未行系统行淋巴结清扫患者。

3. MEN1 型胃泌素瘤的治疗　目前对 MEN1 型胃泌素瘤的治疗仍存在不同看法。许多时候，胃泌素瘤手术切除后并不能改善其预后。许多学者发现合并甲状旁腺功能亢进的 MEN1 型病例在甲状旁腺切除后胃泌素瘤症状有自限现象，其可能的原因有：切除了异位分泌胃泌素的其他内分泌肿瘤；阻止了高钙血症所激活的胃泌素、胰泌素分泌系统。因此，对胃泌素瘤的患者应同时检查甲状旁腺、垂体与肾上腺功能，以除外 MEN1 的存在。MEN1 型胃泌素瘤的治疗应有整体化治疗的概念，而不应单纯局限于胃泌素瘤。同时伴有胃泌素瘤与甲状旁腺功能亢进症的 MEN1 患者，如首先切除甲状旁腺肿瘤，常可使胃泌素浓度降至正常，获得化学性治愈。合并胃泌素瘤的 MEN1 患者，常伴有胰腺与十二指肠的弥漫、多发性内分泌肿瘤。由此可以解释有些患者切除了胰腺肿瘤，却不能改善高胃泌素血症。国内朱预等报道的 3 例 MEN1 型的手术治疗主要是针对其他的内分泌肿瘤如甲状旁腺切除、胸腺类癌切除及垂体摘除等，胃泌素瘤症状不重，通过服药得到了控制。

八、预　　后

胃泌素瘤的预后较好，胃泌素瘤完全切除后，胃泌素分泌正常的患者，其 10 年生存率为90%～100%。即使存在淋巴结转移，但肿瘤能完全切除者 10 年和 20 年生存率仍达 85%。胃泌素瘤不能切除或不完全切除的患者 5 年和 10 年生存率分别为 43% 和 25%。胃泌素瘤肝转移、出现 Cushings 综合征、肿瘤＞3.0 cm、与 MEN1 无关、原发瘤位于胰腺或有淋巴结转移均为预后不良的指标。

（王凯旋　王云锋　曾彦博）

第三节　胰高血糖素瘤

一、概　　述

胰高血糖素瘤（glucagonoma）是起源于胰岛 A 细胞的内分泌肿瘤，是非常罕见的一种胰腺内分泌肿瘤（pancreatic endocrine tumor，PET）。国外研究报道，其年发病率为（0.01～0.1）/10 万。1942 年，皮肤科医生 Becker 报道了第一例 PET 患者，该患者被确诊为胰腺恶性肿瘤，且伴有皮肤坏死性红斑、口舌炎、糖尿病、贫血、体重下降、重度抑郁及静脉血栓等特殊症状。后续研究发现这部分患者的肿瘤细胞主要是胰岛 A 细胞，并在肿瘤组织中检测到高水平胰高血糖素，且患者血中亦有胰高血糖素升高，从而确定此病是由于胰腺肿瘤分泌大量胰高血糖素引起的，为此 McGavran 医生将其命名为胰高血糖素瘤综合征（glucagonoma syndrome）。后来，Wilkinson 医生将胰高血糖素瘤引起的典型的皮肤病变命名为坏死性移行性红斑（necrolytic migratory erythema）。胰高血糖素瘤主要起源于胰岛 A 细胞，胰岛 A 细胞不受控制地分泌大量胰高血糖素入血，从而导致一系列代谢异常而致病。血胰高血糖素主要含有巨胰高血糖素、大分子胰高血糖素、真性胰高血糖素及低分子胰高血糖素 4 种分子量不同的成分，而胰高血糖素瘤主要分泌大分子胰高血糖素。胰高血糖素的主要生理功能是促进肝糖原分解和糖异生，抑制糖酵解和脂肪生成。故在胰高血糖素瘤时，大量胰高血糖素经门静脉进入肝脏导致糖原分解增加、血糖升高和糖异生增强，进而使血氨基酸水平明显降低，影响蛋白质代谢，脂肪合成减少且分解增加，这一系列异常代谢变化构成了胰高血糖素瘤的病理生理基础。

国外报道本病女性多于男性，男女比为 1：(2～3)，平均发病年龄为 52 岁（范围为 19～73 岁），青少年发病和合并多发性内分泌肿瘤（multiple endocrine neoplasm，MEN）均较为少见，后者仅有 1%～20%。但是也有学者报道男女发病风险相当。与其他 PETs 相比，胰高血糖素瘤肿瘤较大，多数肿瘤直径＞4 cm（范围为 0.4～35 cm），90% 为单发，几乎 100% 发生于胰腺（仅有 1 例报道发生在十二指肠），50%～80% 发生在胰体尾部，50%～80% 为恶性，50% 患者就诊时已有肝转移。在我国关于胰高血糖素瘤的文献报道病例共 34 例，其中男性 22 例，女性 12 例，男女比为 1.8：1（此性别比例与国外报道相反），平均发病年龄为 47.6 岁（范围为 28～66 岁）。34 例胰高血糖素瘤患者中，肿瘤单发者 33 例，占 97.1%（33/34）；多发者 1 例，占 2.9%（1/34）。肿瘤位于胰体尾部 30 例（88.2%），胰头 4 例（11.8%），无异位病例。在明确报道肿瘤大小的 25 例中，直径在 10 cm 以上者 4 例（16%），5～10 cm 者 9 例（36%），2～5 cm 者 9 例（36%），2 cm 以下者 3 例（12%），肿瘤最大直径 17.5 cm，平均为 5.2 cm。有 9 例病例无肿瘤大小的报道，其中 7 例患者未接受手术。在 29 例报道其良恶性的病例中，良性占 17.2%（5/29），恶性占 82.8%（24/29）。恶性患者中有 22 例为肝转移（91.7%），仅 1 例为腹腔淋巴结转移。

二、临床表现

胰高血糖素瘤早期较难发现，大多数患者因其他疾病或体征到医院检查时偶然发现。本病最具特征性的临床表现是皮肤坏死性移行性红斑及糖尿病。

1. **糖尿病表现**　多数胰高血糖素瘤病例会出现糖尿病，国内文献报道的病例中，52.4% 患者有糖尿病，42.9% 患者有糖耐量异常。国外文献报道 75%～95% 的胰高血糖素瘤患者出现糖尿病，但糖尿病通常较轻，原因可能与胰腺激素之间的相互制约有关，其具体机制可能为：① 胰高血糖素促进肝糖原分解，血糖升高，高血糖刺激胰岛素分泌增加，

这一反馈抑制机制防止血糖升高过多；② 增多的胰高血糖素导致 D 细胞分泌内源性生长抑制激素增加，起到抑制肿瘤细胞分泌胰高血糖素的作用，从而降低血糖。

2. **皮肤坏死性移行性红斑**　胰高血糖素瘤最具特征性的临床表现是反复出现的、经久不愈的皮肤坏死性移行性红斑，大多数病例均有此皮损表现（国外病例报道皮肤坏死性移行性红斑的发生率达 67%～90%，在国内为 85.7%），因此多数病例均有长期在皮肤科反复就诊的病史，容易误诊，国内病例中有 1 例患者误诊长达 10 年。皮肤坏死性移行性红斑的典型特征为：① 好发部位为面部、腹部、腹股沟、下肢、下腹部等皮肤皱褶易摩擦部位及口角等处；② 通常皮疹初起时为高出皮面的红斑，其后中心逐渐苍白，出现水泡，继而水泡破溃、结痂，痂壳脱落后遗留皮肤色素沉着，1 次皮损过程为 1～2 周；③ 皮损范围不断向外扩展，新老皮疹交替出现，临床上可以见到红斑、水泡、结痂、色素沉着并存的情况；④ 皮损活检特点为上层表皮坏死溶解，角质层部分浮起形成水泡，而表皮下层和真皮层正常。皮损形成的机制尚不明确，胰高血糖素本身并不引起皮损，其可能与低氨基酸血症、锌缺乏等有关。部分锌缺乏患者以及丙型病毒性肝炎患者也可出现相似的皮肤坏死性移行性红斑，应注意鉴别诊断。

3. **深静脉血栓**　30% 胰高血糖素瘤患者可出现深静脉血栓，这在 PETs 中是较为独特的临床表现。

4. **贫血**　贫血是大多数胰高血糖素瘤患者的症状之一，在国内患者中贫血者占 81%，一般为正细胞性正色素性贫血。长期低氨基酸血症、高分解代谢和消耗、营养不良等因素是造成贫血的常见原因，此外有学者还认为胰高血糖素可抑制红细胞生长。这类患者骨髓穿刺检查一般不出现红细胞生成异常，其血清铁、维生素 B_{12} 和叶酸水平也正常，常规铁剂及维生素 B_{12} 治疗不能纠正贫血。进展期恶性胰高血糖素瘤和合并肝转移患者的贫血程度更加严重。

5. **口舌炎**　口舌炎也是该病较为常见的症状

之一,可表现为口角溃烂、舌质绛红、开裂状如牛肉,口腔疼痛影响进食,经久不愈,如此也可导致贫血及消瘦。常伴皮疹出现,国内病例中有66.7%的患者有口角炎和舌炎,而口腔溃疡则很少见。

6. **低氨基酸血症及消瘦** 胰高血糖素是分解代谢性激素,其增加氨基酸分解代谢,故胰高血糖素瘤患者均有低氨基血症,血中氨基酸水平可比正常低一半以上。由于氨基酸分解代谢增加、产生负氮平衡,以及恶性消耗、糖尿病,再加上痛性舌炎影响进食等因素,胰高血糖素瘤患者通常会出现消瘦。国内病例中,有90%患者出现消瘦,近30%患者有低蛋白血症,少部分患者甚至出现肌萎缩。

7. **其他** 如1/3患者会发生抑郁;外阴阴道炎发生率为12%;30%患者有静脉血栓形成,严重血栓导致肺梗死可致死;15%患者有腹泻。

三、诊 断

1. **临床诊断依据** 胰高血糖素瘤患者有其临床特殊的"4D"综合征,即:diabetes(糖尿病)、dermatitis(皮炎)、deep venous thrombosis(深静脉血栓)和depression(抑郁症)。其他症状包括口舌炎、贫血、消瘦、神经精神症状和低氨基酸血症等临床表现,再结合血浆胰高血糖素水平、空腹血糖、糖耐量试验等实验室检查,胰高血糖素瘤的定性诊断通常不难确定。特别是坏死性移行性红斑在70%胰高血糖素瘤患者中出现,需对坏死性移行性红斑的具体特点有足够的认识,并进行皮损活检,否则易误诊为其他皮肤病。坏死性移行性红斑多发于面部、腹部、腹股沟等处。由于本病的恶性率较高,长期误诊会延误治疗,预后差。

2. **测定血清胰高血糖素水平** 正常血清胰高血糖素值150~200 pg/ml,空腹血清胰高血糖素浓度超过1 000 pg/ml就足以确诊胰高血糖素瘤。血清胰高血糖素水平为500~1 000 pg/ml,且患者有典型的胰高血糖素瘤症状和体征时,尚不能排除该肿瘤。饥饿、胰腺炎、肝肾功能不全或衰竭、Cushing综合征、重型应激反应、低血糖症、糖尿病酮症酸中毒、菌血症以及家族性高胰高血糖素血症均可导致血清胰高血糖素水平升高,但是上述疾病很少使血清胰高血糖素水平达到500 pg/ml以上。有少数无症状或瘤体较小的胰高血糖素瘤患者的血浆胰高血糖素值在1 000 pg/ml以下。

3. **其他实验室检查** 除血浆胰高血糖素水平测定以外,空腹血糖、糖耐量试验、血浆清蛋白水平和血浆氨基酸谱分析等实验室检查均有助于胰高血糖素瘤的确诊。糖原性氨基酸浓度低于正常的25%即有诊断意义。

4. **皮疹和部分周围正常组织活检** 在组织学上若符合前述坏死性移行性红斑的改变,对判断病情有很大帮助。但是仍必须与其他不典型的皮肤病相鉴别。

5. **肿瘤定位** 胰高血糖素瘤的体积一般较其他PETs大,直径多为4~10 cm,定位诊断难度相对较小。B超和CT是首选的定位诊断方法,CT能发现86%的胰高血糖素瘤。如果肿瘤较小CT不易发现时,超声内镜是最佳的定位检查方法,它可以检出82%的肿瘤,特异性高达95%。上述影像学检查不仅能找到原发肿瘤的部位,还可发现有无淋巴结及肝转移结节。需要注意的是,有50%的患者在确诊时已有肝转移,另外局部淋巴结、骨骼、肾上腺、肾和肺也可发现转移结节。其他无创和有创(如选择性动脉造影)肿瘤定位检查可根据患者的具体情况选择性使用。北京协和医院曾有1例发生于胰体尾部的胰高血糖素瘤患者,多次B超和CT均未发现肿瘤,最后经腹腔动脉造影确诊。

四、治 疗

手术切除肿瘤是治疗胰高血糖素瘤最主要的方法,也是唯一可能获得治愈的方法。但由于胰高血糖素瘤在发现时多已有广泛转移,手术根治率较低。术式主要有胰体尾切除、胰腺部分切除、肿瘤摘除术、Whipple术等。由于胰高血糖素瘤通常较大且多发于胰尾部,故胰体尾切除术最为常用,必要时可同时切除脾脏。国内报道的21例患者中,有14例接受手术治疗,其中9例为胰体尾切除术。对于肝转移病灶应尽量切除，可减少胰高血糖素分泌，达到减轻症状的效果。对于晚期失去手术时机的病例可以试行化疗，如链脲霉素、氮烯咪胺（dimethyl-triazenoimidazole carboxamide，DTIC）、阿霉素、5-FU、丝裂霉素等可能有一定疗效，但因应用尚少，缺乏经验。生长抑素长效类似物如奥曲肽（octreotide）能使 67% 患者的皮疹好转，75% 患者血胰高血糖素水平下降，但由于随时间延长其疗效会逐渐下降，而用药量需要不断增加，继而其副作用也增加，其治疗价值仍待进一步验证。α-干扰素单用或与生长抑素合用对控制肿瘤生长及缓解症状有较好的效果。由于近 1/3 的胰高血糖素瘤患者会出现深静脉血栓，因此对于这部分患者可以考虑用肝素进行预防性治疗。经静脉补锌、氨基酸及必需脂肪酸常能有效控制症状、减轻皮疹、改善营养状况、纠正贫血，但对肿瘤本身无作用。

胰高血糖素瘤大多为恶性，易误诊，确诊时已多为晚期并伴有肝转移。患者可有长期营养不良、消瘦、贫血和严重衰竭，但由于肿瘤生长相对缓慢，恶性胰高血糖素瘤患者有可能会长期存活，且有研究表明患者的生存状况与肿瘤无关。据报道，其 5 年生存率可达 50%～60%（最长可达 20 年），但只有 30% 的患者可因手术切除肿瘤获得治愈。因此经过手术、生长抑素类似物等积极的综合治疗，仍然有可能获得较高的缓解率和较长的生存期。

（杨志英　孙笑天）

第四节　血管活性肠肽瘤

一、概　述

1958 年 Verner 和 Morrison 首次报道了两例以顽固性腹泻和低血钾为主要表现的胰岛细胞瘤，人们将之命名为 Verner-Morrison 综合征。1967 年，Marks 等报道了以水样泻和无胃酸为主要表现的胰岛细胞瘤，并将其命名为 WDHA 综合征（watery-diarrhea-hypokalemia-achlorhydria syndrome），也有人称其为胰性霍乱（pancreatic cholera）和韦-莫二氏综合征（Verner-Morrison syndrome）。后来的研究发现此类患者的肿瘤组织中含有分泌血管活性肠肽（vasoactive intestinal peptide，VIP）的细胞，血浆 VIP 浓度亦明显升高，并且给予正常健康志愿者静脉持续输注 VIP 10 h 后，所有受试者均出现水样泻，临床表现与 WDHA 患者一致，从而证实肿瘤分泌大量的 VIP 是 WDHA 患者的病因，该肿瘤称为胰腺血管活性肠肽瘤（vasoactive intestinal peptide tumors，VIPoma）。VIPoma 是一种较为罕见的胰腺内分泌肿瘤，以水样腹泻、低钾血症、胃酸缺乏为主要临床表现，称为 VIPoma 的三联征，胰体尾部是病变的主要部位。该肿瘤的年发病率估计为 1/1 000 万，国内到 2013 年只有约 35 例零散的病例报道。男女比例 1.2∶1；发病年龄 27～71 岁，平均年龄 50.9 岁，病程最短为 1 周，最长为 10 余年。90% 的 VIPoma 位于胰腺，胰外 VIPoma 占总数的 10% 左右，主要发生在结肠、支气管、肾上腺、肝脏和神经中枢。儿童 VIPoma 几乎均由神经节瘤引起。VIPoma 绝大多数为散发，仅 6% 的 VIPoma 与 MEN1 相关。VIPoma 的恶性率为 40%～70%，胰外 VIPoma 恶性率为 10%，明显低于胰内 VIPoma（50%～70%），VIPoma 诊断时 60%～80% 已发生转移。

二、临床表现

1. **腹泻**　大量分泌性腹泻为本病最突出的临床特点，几乎发生于所有患者，主要表现为水样便，黏液少，无脓液或血，大便检查一般无臭、无脓血、呈淡茶水样,脂肪泻少见或轻微。其显著特点是禁食后腹泻症状无缓解。病程长短不一,2个月～15年不等。早期为间断性或突发性,并逐渐加重;晚期肿瘤发生恶变时为持续性腹泻。腹泻频繁而量增加意味着病情的进展。腹泻时无腹痛、里急后重等肠道炎症症状,应用消炎或止泻药物治疗多无效果。VIPoma出现严重水泻的原因主要是由于肿瘤产生大量的VIP导致血中的VIP浓度升高,强有力地促进肠道分泌水和钾、钠、氯、碳酸氢盐等电解质。虽然VIP公认是本病的致病因素,但有时VIPoma同时分泌组甲硫肽(peptide histidine methionine,PHM)其与VIP共有同一前体肽,与VIP作用相似但弱得多。VIPoma还分泌胰多肽、前酪神经肽原、前列腺素等,这些激素的共同作用也可能是引起腹泻的附加原因。大量水样腹泻可导致严重的电解质紊乱和脱水,甚至引起休克、酸中毒和心肾功能不全而导致死亡。

2. 低血钾　VIPoma患者由于肠道大量排钾,所致的低血钾严重而持续,且不易纠正。在缓解期血钾可有不同程度的升高,但达不到正常水平,即使大量补钾也很难纠正,只有切除肿瘤才能治愈。由于水泻丢失大量钾,患者往往有低血钾的表现,恶心、呕吐、嗜睡、肌无力等。

3. 低或无胃酸　VIP结构与胰泌素、胰高血糖素、肠抑胃肽等相近,可使碱性胰液分泌增多,能抑制胃酸分泌,导致胃酸缺乏,甚至无胃酸。但其胃黏膜壁细胞正常,切除肿瘤后即可恢复正常。最初认为绝大多数的患者有低胃酸或无胃酸的表现,现发现无胃酸约占30%的VIPoma患者,其余的VIPoma患者为低胃酸。有时部分肿瘤还分泌神经降压素、生长抑素等,它们也可能是低或无胃酸的原因。

4. 其他　① 高血糖:因VIP可促进糖原分解使血糖升高。② 高血钙:骨质溶解血钙升高所致,部分患者有低磷、低镁,低镁有时可引起手足搐搦。③ 皮肤红斑:VIP可扩张血管,导致面部潮红,部分患者出现阵发性皮肤潮红,常发生在颜面部或胸部。④ 部分VIPoma还分泌胰多肽、5-羟色胺、前列腺素E2等,可引起相应症状。⑤ 其他如周期性

背痛、结肠息肉等,重者可出现代谢性酸中毒、肾功能不全甚至昏迷等,但罕见。

三、诊　断

VIPoma的诊断需要明确:① 是否有大量分泌性腹泻;② 是否有血浆VIP的明显升高;③ 明确胰内或胰外有无肿瘤的存在。

(一)定性诊断

(1) 对于具VIPoma三联征,即腹泻、低血钾和无(低)胃酸的患者应怀疑VIPoma可能。其中,周期性分泌性腹泻是诊断VIPoma的要点,成年人每日水样泻在700 ml以上,持续3周;顽固性腹泻经积极治疗效果不佳时,应考虑本病。如果在没有治疗的情况下,大便量<700 ml/d,可基本排除VIPoma的可能。

(2) 血浆VIP测定:采用放射免疫分析法测定血浆胰血管活性肠肽值是确诊本病的重要依据。文献报道,正常人血浆VIP值为0～190 ng/L,若>200 ng/L有定性诊断价值。由于VIPoma并非持续性分泌VIP,对于阴性病例亦不能轻易排除诊断,在腹泻症状明显时测定更有意义。检测血浆VIP还可以作为判定肿瘤切除是否彻底、术后肿瘤有无复发以及药物治疗是否有效的依据。

(3) 其他神经内分泌标志物:如胃泌素、胰多肽、嗜铬粒蛋白A等,有助于判断。由于VIPoma产生大量的VIP,可抑制垂体腺苷酸环化酶激活肽Ⅰ(VPAC1)受体的生长,在体内测定VPAC1受体,有助于诊断。测定血清钙、甲状旁腺素(PTH)、胃泌素、催乳素(PRL)等激素水平以排除多发性内分泌肿瘤(MEN)。

(二)定位诊断

1. 内镜超声检查　VIPoma定位诊断首选内镜超声(EUS)。EUS可检出80%以上直径<2 cm的微小胰腺神经内分泌肿瘤病灶,是目前最有效的定位方法。

2. CT检查　CT能显示有无肿瘤、肿瘤的部位及大小、数量,了解有无邻近脏器及周围淋巴结侵犯、有无转移,并对临床手术指征和随访具有重

要价值。但在 CT 上难以与胰腺癌及其他胰腺功能性内分泌肿瘤、非功能性肿瘤鉴别。与胰腺癌不同的是，所有 VIPoma 均为血管性肿瘤，增强扫描有明显的强化征象，而胰腺癌属少血管性肿瘤，往往不出现强化。如果在行 CT 检查的同时又做选择性动脉造影可提高检出率，并有助于发现肝脏转移瘤。

3. MRI　MRI 对胰内小肿瘤与周围组织有良好的分辨率，恶性肿瘤敏感性为 85%。

4. 奥曲肽同位素扫描　依据肿瘤的局限性和分期，通过奥曲肽扫描的生长抑素受体闪烁描记法，被认为是最佳的影像诊断技术。有报道同位素扫描可发现 91% 的原发灶，75% 的转移灶。

四、鉴别诊断

胰腺活性肠肽瘤应与感染性腹泻及霍乱或副霍乱进行鉴别，感染性腹泻由细菌感染引起的腹泻比血管活性肠肽瘤患者的分泌性腹泻起病更急，大便镜检或培养可发现致病性细菌，使用抗生素及止泻剂后感染性腹泻可控制，而 VIPoma 患者的大便中无致病菌，且使用抗生素及止泻剂后腹泻无明显好转，使用生长抑素类药物后腹泻明显缓解。霍乱或副霍乱起病较急，如未经治疗常急剧恶化，粪便培养有霍乱或副霍乱弧菌；而血管活性肠肽瘤患者则病程可长达数月、数年，粪便培养无上述细菌。

五、治　疗

（一）对症治疗

首先要改善全身状态，积极治疗因大量腹泻引起的脱水，以及纠正电解质和酸碱平衡紊乱。

（二）手术治疗

手术切除是血管活性肠肽瘤最有效的治疗方法，一旦确诊即应手术，力求根治。对于良性肿瘤患者，根治性切除后多能获得痊愈。根据肿瘤的大小和部位，采取不同的方案。对胰腺体尾部实质内的肿瘤，可进行局部胰腺切除，包括保留或切除脾

脏的胰腺体尾部切除。位于胰头和钩突部的巨大肿瘤（直径>5 cm）或胰头多发肿瘤，可行保留十二指肠的胰头切除、保留幽门的胰十二指肠切除或经典胰十二指肠切除术。所切取标本进行术中快速冰冻病理检查，术后再进行石蜡切片免疫组织化学染色，测定 Ki-67 帮助判断肿瘤性质。需强调的是即使术前定位明确，亦需进行全胰探查。建议辅以术中 B 超检查，避免遗漏可能存在的多发小病灶，并明确肿瘤与周边血管和胰管的关系。还可对可疑部分进行细针穿刺活组织检查，以帮助明确诊断。由于有 10% 的 VIPoma 位于胰腺外，如术中未能找到肿瘤，应仔细探查肠系膜根部及后腹膜等隐匿部位。手术时应尽量减少胰腺切除。并发症主要是胰瘘，通常可通过非手术治疗而治愈。有研究表明胰腺 VIPoma 行外科手术的总的 5 年生存率为 68.5%。如术中发现有肿瘤转移，不能行根治性切除者可行减瘤手术，改善症状，提高生活质量。若肿瘤发生肝脏转移，可行肝动脉栓塞、射频消融、冷冻疗法及静注放射性生长抑素等方法。恶性 VIPoma 有转移者 5 年存活率为 60%。

（三）药物治疗

目前最有效的药物治疗首选生长抑素类似物，术前可控制症状，术后可减轻残余肿瘤所致的腹泻。但生长抑素类似物随着应用时间延长，疗效下降，用药量增加，且不能控制恶性肿瘤的发展，一旦停用，又会出现严重腹泻、水样便症状。故生长抑素类似物主要适用于术前准备控制症状或肿瘤未能切除的患者以改善症状。文献报道指出，血管紧张素对 VIPoma 有一定治疗作用。首选生长抑素类似物，无论术前控制症状还是术后减轻残余肿瘤带来的临床问题，奥曲肽以及其他长效生长抑素类似物是目前最有效的药物，可使 90% 患者的腹泻减轻，65% 患者的腹泻停止。但是随应用时间延长，疗效下降用药量增加，且不能控制恶性肿瘤的发展。

（四）化疗

有报道联合链唑霉素和多柔比星脂质体治疗恶性或转移性 VIPoma 是安全有效的，效果可与联合链唑霉素和阿霉素相比较，然而，心脏毒性者倾

向于与脂质体药物的联合应用。也有研究认为,链脲霉素、5-氟尿嘧啶和阿霉素在转移性内分泌肿瘤中是应用最广泛的化学治疗药物,但其对恶性VIPoma 的疗效有限,且副作用明显。

（王凯旋　李兆申）

第五节　生长抑素瘤

一、概　　述

生长抑素瘤(somatostatinoma)是来源于胰岛 D 细胞的肿瘤。由于肿瘤释放大量的生长抑素(somatostatin, SS),引起脂肪痢、糖尿病、胃酸过少和胆石症等综合病症,又称为生长抑素瘤综合征。

生长抑素是一种由 14 个氨基酸组成的多肽,最初于 1968 年从大鼠的下丘脑中被分离出来,并发现能抑制生长激素的释放,被命名为生长激素释放抑制因子(somatotropin release-inhibiting factor, SRIF)。现在发现,在下丘脑、胰腺 D 细胞、胃、十二指肠和小肠中都存在生长抑素,并能广泛地抑制各种肽类物质的释放。因此,该激素不仅能抑制内分泌和外分泌,而且还抑制肠蠕动和胆囊收缩,故又称其为抑制激素。

1977 年,Larsson 首次报道生长抑素瘤。1979 年 Krejs 全面描述本病的临床特征。生长抑素瘤是最罕见的功能性内分泌肿瘤之一。本病好发年龄为 40~60 岁,男、女患者比例为 1∶2。60%生长抑素瘤发生于胰腺,40%发生于十二指肠和空肠。其中起源于胰腺的生长抑素瘤,位于胰头部约占 50%,位于胰腺尾部者占 25%,另外 25%可广泛分布于整个胰腺实质,有相当数量的生长抑素瘤来源于胰腺外器官。大多数生长抑素瘤为恶性肿瘤,其中 3/4 的患者在诊断时已有转移,常见的转移部位为肝脏、胰腺周围淋巴结和骨髓等。

二、病　理　学

生长抑素瘤的瘤体一般较大,多呈圆形,有分界,为 1.5~10 cm,平均 5 cm。有 90%的肿瘤呈单个孤立性分布。

(一)镜下观察

应用普通染色在光学显微镜下检查,难以分辨细胞的类型和性质,故不能确定诊断;应用电子显微镜技术检查,可见分化良好、含有 D 细胞颗粒的胰岛细胞;应用免疫荧光技术检查,对生长抑素具有阳性反应。后两者为诊断本病的主要病理学依据。

(二)病理生理学改变

由于生长抑素能抑制多肽类激素的释放,可引起机体广泛地病理生理变化,主要有以下几方面。

1. 中枢神经系统　抑制脑垂体释放促激素,如生长激素、促甲状腺素、促肾上腺皮质激素和泌乳素等。

2. 胃肠道　生长抑素能直接抑制胃酸分泌、胃排空、十二指肠运动、胆道和胆囊运动、胰腺外分泌功能以及葡萄糖、氨基酸和三酰甘油等的吸收。生长抑素对胃肠道局部具有旁分泌效应,对由肽类精细调控的消化和代谢过程起负反馈调节作用。

3. 内分泌系统　生长抑素能明显抑制胃肠系统,尤其是胰腺内分泌激素的释放,这些激素包括:胰岛素、胰高血糖素、促胃液素、胃动素(motilin)、促胰液素(secretin)、缩胆囊素(cholecystokinin)、胰多肽(pancreatic polypeptide)和血管活性肠肽(vasoactive intestinal peptide, VIP)等。无论是正常组织还是肿瘤组织,生长抑素都能通过特异的受体的作用,抑制上述肽类激素的释放。

三、临　床　表　现

1. 糖尿病　本病的大多数患者会发生糖尿病

或糖耐量减低,其严重程度从血糖轻微升高到显著的酮症酸中毒。引起糖尿病的原因为肿瘤组织分泌大量生长抑素,抑制了胰岛素的释放;有些患者则由于胰腺被肿瘤组织替代,致使胰岛素的合成能力大受限制。但是,另有约 10% 的患者出现低血糖症状,其机制目前尚不清楚。推测是由于肿瘤抑制了胰高血糖素(glucagon)、生长抑素(growth hormone)等正常自身调节机制,或者损害了糖的吸收功能。

2. **胃酸过少**　由于生长抑素抑制了促胃液素的分泌以及胃的泌酸功能,使所有患者都导致胃酸过少,部分患者甚至出现无胃酸症。患者表现为消化不良症状和进食后腹上区饱胀。

3. **胆石症**　有 26%~65% 的患者会发生胆石症,其中约 16% 的患者伴有皮肤和巩膜黄染。发生胆囊结石的原因可能为:① 生长抑素抑制了缩胆囊素(cholecystokinin,CCK)的释放;② 抑制了胆道和胆囊的运动功能;③ 脂类代谢障碍。

4. **腹痛**　胰腺生长抑素瘤腹痛的发生率为 53%,肠道生长抑素瘤腹痛的发生率为 39%,其发生机制可能有:① 营养吸收障碍;② 胃肠道蠕动迟缓;③ 肿瘤压迫或激发感染。

5. **腹泻**　本病有 26% 的患者有腹泻表现,其原因是对糖、脂肪和氨基酸的吸收障碍导致粪便中的渗透压增高;有些患者是因为存在脂肪泻。生长抑素瘤患者发生脂肪泻者约占 19%,由于患者胰腺的外分泌功能下降,引起脂肪的消化、吸收不良,因而发病。

总之,生长抑素瘤的临床表现十分复杂,呈现多样性改变,而且这些症状在其他许多疾病过程中都是很常见的。有人把同时有糖尿病、胆石症和脂肪泻称之为生长抑素瘤的"三联症"。仅有约 20% 患者存在上述典型临床表现。

四、辅 助 检 查

(一)实验室检查

(1)胃液分析:胃酸过少甚至无胃酸。

(2)血糖升高,或葡萄糖耐量试验下降。

(3)基础血浆生长抑素测定:为诊断本病的主要依据,任何被怀疑有生长抑素瘤可能的患者,都应测定其血浆生长抑素水平。在清晨空腹状态下,正常人的生长抑素水平<100 fg/L(<100 pg/ml),生长抑素瘤患者为 0.16~107 pg/L(0.16~107 ng/ml),平均 15.5 ng/ml。但血中生长抑素阴性并不能否定肿瘤存在。

(4)激发试验:对于临床上怀疑有生长抑素瘤可能,而血浆生长抑素水平又不升高的患者,可通过激发试验来进一步明确诊断。① 苯基磺丁脲(D860)激发试验:静脉注射甲苯磺丁脲后,有肿瘤存在者可因刺激生长抑素的释放,使血浆生长抑素水平明显升高,而无肿瘤者则不升高。② 钙-肽促胃液素试验(calcium-pentagastrine test):本病患者在静脉注射钙(葡萄糖酸钙)和五肽促胃液素后 3 min,血浆中生长抑素水平可增高 2 倍,10 min 后逐渐恢复正常;无论胰腺或胰腺外生长抑素瘤患者,伴有肝脏转移者,其血浆生长抑素水平也显著增高;该试验不能使正常人或胰腺腺癌患者血浆中生长抑素浓度增高。

(二)定位诊断

(1)胃肠钡餐或十二指肠低张造影检查:对位于十二指肠降段或胰头部肿瘤,可见充盈缺损、十二指肠环变大、压迹等改变,但对胰腺体、尾部肿瘤无帮助。

(2)B超、CT 或 MRI 检查:由于本病瘤体通常较大,常可发现胰腺原发肿瘤及肝脏转移性肿瘤,定位诊断率高。

(3)选择性腹腔动脉造影:能显示胰腺多血供肿瘤及其肝脏转移灶,对本病的定位诊断意义与 B 超、CT 和 MRI 相仿,诊断率>85%。但这些检查都只能确定肿瘤的存在,而不能做出定性诊断。

(4)ERCP:对于胰腺占位性病变,ERCP 可以显示胰管的结构改变,但不能做出定性诊断。

(5)EUS 病理组织学检查:是确诊生长抑素瘤的金标准。内镜超声引导下的细针穿刺活检,可提高生长抑素瘤的术前确诊率。

(6)放射性核素扫描:胰腺神经内分泌肿瘤通常含有高密度的生长抑素受体,体外实验显示 [123]I

标记的生长抑素类似物 tyr-octreotide 对生长抑素瘤、高血糖素瘤和无功能瘤有 100% 亲和力,对肠肽瘤与胰岛素瘤分别有 87% 和 73% 的亲和力。In-DTPA-Octreotide 的半衰期长,已经应用于临床,这种方法的最大优点是可用于远处播散的诊断,特别是淋巴结、肺和骨。

五、诊断及鉴别诊断

本病临床表现复杂多样,诊断十分困难,尤其是很难做到早期诊断。如果患者同时存在糖尿病、胆石症、脂肪泻这三联症表现,以及消化不良、胃酸过少、体重下降、腹痛或腹部肿块等症状,应想到有患生长抑素瘤的可能性。

1. 定性诊断 测定血浆生长抑素增加可诊断。肿瘤组织中含有高浓度的生长抑素,或免疫组化生长抑素免疫反应阳性是确诊和鉴别诊断生长抑素瘤的最可靠方法。

2. 定位诊断 胰腺生长抑素瘤的体积一般较大,B 超、超声内镜、CT、MRI 检查常能检出 80% 以上的肿瘤。生长抑素核素显像是一种检查生长抑素瘤原发肿瘤和转移灶的敏感方法。

生长抑素瘤应与其他能引起生长抑素升高的肿瘤相鉴别,如甲状腺髓样瘤、肺小细胞癌、嗜铬细胞瘤和其他分泌儿茶酚胺的肾上腺外副神经节瘤等。

六、治 疗

(一)外科治疗

外科手术是治疗生长抑素瘤的首选方法。但是,由于本病患者有很高的转移率,故手术切除率并不很高。因多数患者的瘤体较大,所以常常不适宜行肿瘤剜除术,故胰腺切除是主要的手术方式。

(1)对于胰腺体、尾部的肿瘤,可行胰腺体尾部切除术。

(2)对于胰头部的肿瘤,应行胰腺次全切除术或胰十二指肠切除术。

(3)对于已无法行根治性切除的巨大肿瘤或肝脏转移性肿瘤,采用姑息性减容术,也常能达到减轻症状、延长生命的目的。

(4)对于单个肝转移灶患者,可行肝部分切除术;仅肝转移者,有部分中心开展肝移植治疗;对于多发肝转移者,可选择射频或冷冻消融、TACE、TAE 等治疗。

(二)内科治疗

对于肿瘤晚期无手术条件者可采用内科综合的治疗措施,其中生长抑素类似物是其标准治疗方案。对于奥曲肽抵抗的可单独或联用干扰素治疗。近期有报道应用放射性标记生长抑素类似物治疗,可达 2% 完全反应率,28% 部分反应率。亦有分子靶向制剂治疗内分泌肿瘤的临床研究,效果尚需评估。对具体化疗措施及其效果有待进一步研究。一组行单纯内科治疗的 4 例患者中,有 1 例单用链佐星(streptozotocin)治疗,能部分缓解症状,存活达 5 年。在另一组 3 例患者中,2 例以链佐星联合 5-FU 治疗,症状有明显改善;另 1 例单用多柔比星,也能部分缓解症状。综合上述两组患者的治疗效果,1 年生存率为 48%,5 年存活率为 13%。

(方 军 张玉琦)

第六节 无功能胰岛细胞瘤

无功能胰岛细胞瘤(nonfunctioning islet cell tumor,NFICT)是极为罕见的神经内分泌源性胰腺肿瘤,是指具有胰腺神经内分泌肿瘤的组织学特征但无特殊内分泌紊乱,即其临床表现与激素产生过量无关的胰岛细胞肿瘤。其中 50%~75% 可分泌大量胰多肽(pancreatic polypeptide,PP),又称为产胰多肽瘤（PPoma），其他尚有可分泌神经降压素、胃泌素、HCG 片段及嗜铬粒蛋白等物质的内分泌肿瘤。NFICT 与可分泌肽类激素的功能性胰岛细胞瘤（functioning islet cell tumor，FICT）相比，两者虽然在胚胎学和组织病理学上完全相同，都是胰岛 β 细胞的肿瘤，但它们在临床表现、实验室所见、肿瘤在胰腺的发生部位、肿瘤大小、恶性倾向、远处转移率、诊断、治疗及预后等方面均有很大差异。

一、发病概况

1947 年 Lopes-Kurger 首次报道了无功能胰岛细胞瘤。他们对 10 314 例胰腺岛细胞瘤患者做常规尸检时发现胰岛细胞瘤 44 例，其中 8 例为 NFICT（18.2%）。1958 年 Frantz 收集胰岛细胞瘤 211 例，其中 NFICT6 例（2.8%）。国内何三光于 1983 年首先报道 NFICT 8 例，至今国内报道病例数已逾 600 例。胰岛细胞瘤为罕见病，人类发生率为 1.0/1 000 000 万，而 NFICT 则占全部胰岛细胞瘤 2.8%～67%，其中 44%～67% 为恶性。尸检发现率为 0.1%～1.0%。NFICT 通常很大，甚至可超过 10 cm。其平均发病年龄，女性为 32 岁左右，男性为 50 岁左右，女性明显多于男性，国内报道男女性别比为 1∶3。

二、病理生理及病理学

从组织发生学上讲，由于神经脊干细胞的差别，NFICT 所产生的肽类物质不尽相同，NFICT 主要是向胰外突出生长并与胰腺组织界限分明，故极有可能起源于胰腺被膜下或被膜的孤立胰岛细胞。有学者认为 NFICT 实际上几乎都是 PPoma，可以合成并分泌 PP。除胰腺外，胃窦及十二指肠近端黏膜也可产生少量 PP，但循环中 95% 以上的 PP 来源于胰岛 F 细胞，并多以二聚体形式存在，其半衰期为 6～7 min，主要经肾脏清除。胰泌素、胆囊收缩素及韩蛙皮素等均可刺激胰岛细胞分泌。研究表明，PP 具多种生理功能，如可抑制胰腺外分泌（包括胰液、电解质及胰酶）、抑制胃肠蠕动及胆囊收缩、调节小肠黏膜水及电解质分泌、抑制生长抑素及胰岛素分泌等。临床上也观察到部分 PPoma 患者血浆中 PP 水平升高，同时患者可出现诸如顽固性水样腹泻、糖尿病、体重下降、胃酸分泌减少、消化性溃疡、颜面潮红及急性精神病发作等似乎与 PP 升高有关的症状，但在 PP 水平正常的患者亦可有上述表现。实际上，多数学者认为 NFICT 并非无分泌功能，只是由于：① 仅分泌极微量的激素不足以引起明显的临床表现，如分泌的 PP；② 所分泌物质不具有生物活性；③ 分泌多种功能相拮抗的激素；④ 肿瘤细胞有缺陷，只能合成激素或其无活性的前体，但不能分泌；⑤ 肿瘤细胞只能合成激素原而不能进行进一步加工修饰；⑥ 或者所分泌的肽类物质目前尚未被识别。Madura 对 14 例 NFICT 切除标本所做的研究表明，全部病理组织中都含有两种或两种以上的肽类激素，包括嗜铬粒蛋白 A、神经源性特异性烯醇化酶、PP、生长抑素、胰高血糖素和胃泌素，其中仅神经源性特异性烯醇化酶可在血清中检出，但由于这些物质含量极微故不引起任何临床症状。

NFICT 病理特征不特异，一般多见于胰头，占50%；体积较大，可为囊性、实性或混合性，质均，常有完整包膜，但往往向胰外生长。镜下肿瘤细胞小，核单一；异型性不明显、有丝分裂相少见是本病的重要特征。尸检发现的 NFICT 体积都较小（<2 cm），但在临床上所见的肿瘤体积均较大（7～12 cm）。国内大宗文献报道肿瘤大多为单发，占99%，多发者仅占 1%，肿瘤体积最小为 0.8 cm，最大 30 cm，93.3% 的肿瘤直径＞3.0 cm。肿瘤多为圆形或椭圆形，表面不平或呈分叶状，切面为灰白色或灰红色，可有出血或囊性变。NFICT 在胰腺上无好发部位，胰头及钩突与胰体、尾部发病率无显著差异，国内文献报道其发生率分别为 38.6%、26.5% 和 27.8%，全胰腺 1.8%，异位者 5.4%。肿瘤细胞可分为以下 3 种类型。① 胰岛细胞型：瘤细胞成片状或团状排列，与毛细血管紧密相连。② 类基底细胞型：瘤细胞依间质毛细血管排列成

索条状、小梁状、脑回状或巢状。③ 混合型。NFICT恶变率较高，国外文献报道恶性者达44%～67%，而国内报道恶性者占35%，造成这种差异的原因可能与部分国内学者判定恶性的标准较严有关，认为只有肿瘤出现转移灶，才是确定恶性的唯一证据。有时病理难以判定良恶性，一般认为单凭肿瘤细胞的异形性和核分裂相不能确定为恶性，恶性的标准应该是肿瘤侵犯周围组织；局部或远处转移，病理发现瘤内血管或神经受侵。

研究发现，肿块大小与淋巴结转移率密切相关，Madura报告的14例中，肿块直径<2 cm的3例、2～4 cm的5例和>4 cm的6例，有淋巴结转移者分别为1例、1例和5例（83.33%）。巨大NFICT常位于胰头部且多为良性，而体积较小者多在胰体和尾部。

神经内分泌标记嗜铬素A（CgA）、突触素（Syn）和神经特异性烯醇化酶（NSE）在NFICT中呈强阳性表达，是胰腺NFICT的良好标志物，联合检测有助于提高检测的敏感性。免疫组织化学研究有助于肿瘤的分类，但目前尚未发现其对临床治疗和预后判断具有实际价值。术前血清肿瘤学标志物检测对判定NFICT的良恶性价值也有限，张圣杰等发现术前肿瘤标志物CA19-9升高的患者肿瘤切除后均降至正常。随访中有2例恶性患者分别在术后1年和3年后CA19-9再次升高，同时CT发现肝内或肺内有转移灶。说明术后肿瘤标志物的再次升高通常预示着肿瘤的复发或转移，且能早于影像学手段1～3个月。

三、临床表现

NFICT由于不分泌活性物质，因此起病隐匿，病程较长，进展缓慢，缺乏特异性临床表现，故不易早期诊断，从首发症状出现到最后确诊的时间间隔平均为0.5～2.7年。症状多因原发肿瘤逐渐长大压迫、牵拉周围器官所致。最常见的症状是无痛性或痛性逐渐长大的腹部肿块及腹部疼痛不适，文献报道其发生率可达77.6%及38.2%，疼痛大多位于中上腹和（或）腰背部。此外由于肿瘤压迫、推移、牵拉及侵及邻近器官如胃、十二指肠、胆系或胰管等，可引起上腹饱胀不适、食欲不振、恶心、呕吐、上消化道出血、梗阻性黄疸或急性胰腺炎发作等。肿瘤位于胰头或钩突部者出现症状相对较早，位于胰尾部者出现症状最晚。胰尾肿瘤可致脾静脉闭塞引起节段性门静脉高压性静脉曲张出血。囊内出血破溃时可表现为急腹症。尚有部分患者无任何症状，常因其他疾病行剖腹探查时偶然被发现。恶变者病程晚期可有恶病质、发热、精神萎靡等。体格检查常在腹上区扪及肿块，肿块多光滑、活动度小而触痛不明显。Kent报道的25例NFICT中，72%长径>6 cm。Solorzano报道病例163例，长径中位值为6 cm（1～25 cm）。Fugazolla认为胰腺癌罕有直径大于10 cm者，故若胰腺肿瘤直径超过10 cm，更倾向于NFICT。恶变转移后可有肝肿大、腹水、表浅淋巴结肿大等晚期癌肿的表现。

四、诊断及鉴别诊断

（一）实验室检查

除伴有梗阻性黄疸或并发急性胰腺炎的患者可有相应的血清胆红素、转氨酶、AKP、GGT、淀粉酶、脂肪酶等升高外，多数患者的常规实验室检查、血糖、淀粉酶及脂肪酶等均在正常范围内。多数文献报道血浆胰岛素、胃泌素、胰高血糖素、血管活性肠肽、PP及生长抑素等胰腺内分泌激素都在正常范围内，但也有报道约67%的患者有一种或多种激素水平的升高。有研究显示，至少约75%的NFICT患者血浆中PP含量升高，但同时22%～71%的FICT患者及非胰类癌患者中PP含量亦有不同程度的升高。由此可见，血浆PP水平升高可以提示胰腺神经内分泌肿瘤，但不能就此确立NFICT的诊断。

目前尚未发现特异性NFICT肿瘤标志物，p27、Ki-67、神经源特异性烯醇化酶及铬粒粒蛋白（A、B或C）等肿瘤标志物为研究的热点，尤其是后两者可以作为较为特异的神经内分泌肿瘤标志物，对这些标志较的检测有助于内分泌性胰岛细胞瘤的诊断,并提供与胰腺癌、胰腺囊腺瘤及胰腺囊腺癌等的鉴别诊断依据,但因其总体病例数较少,其敏感性、特异性及临床实际应用价值有待于进一步研究证实。

(二)影像学检查

因缺乏分泌过多激素引起的特异临床综合征,影像学检查在 NFICT 的诊断中起特别重要的作用。即使肿瘤体积已很大,只要不压迫相邻脏器或发生恶变,一般不易被发现。但当肿瘤体积较大并出现相应压迫症状,或可扪及腹部肿块时,行影像学检查往往可以提示诊断。下列几点有助于该病的诊断:① 瘤体往往很大,但患者的一般情况尚可;② 瘤体内出现钙化较常见;③ 肿块往往向胰腺的前下方生长,很少向胰腺后方扩展,故一般不累及腹腔干和肠系膜上动脉根部周围的脂肪组织,此点不同于胰腺癌,可作为两者的鉴别点;④ 肿瘤可以出现坏死、囊性变,但囊壁往往强化明显,坏死、囊变区的范围与大的肿瘤不成比例,提示肿瘤血供丰富;⑤ 肿瘤易发生肝转移,肝转移灶血供往往较为丰富。

1. **超声检查** 腹部 B 超探查 NFICT 的发现率为 50%～100%,可清晰显示胰腺轮廓与肿块界限,并可见肿块内坏死、出血或液化以及囊性变。NFICT 大多为中等大小,圆形或卵圆形,包膜较完整,内部呈低回声,常伴无回声区。肿瘤较小时,呈圆形低回声,内部回声较均匀,即使恶变也不例外;瘤体中等大小时,常呈圆形、卵圆形,内部回声常不均匀,可伴无回声区,恶变时形态常不规则;瘤体很大时,则呈分叶状,内部回声不均匀,伴无回声区。若肿块内出现坏死、液化或出血时,可呈不均质多个分隔的液性暗区。彩色多普勒超声检查可探及动脉型血流速度曲线,阻力指数为 0.51～0.82。超声检查的缺点是当瘤体很大时,若压迫周围器官,则难以显示肿瘤与周围脏器的关系,尤其是肿瘤向外生长或侵犯胃后壁与胃之间无呼吸时的相对运动者,对其来源有时很难判定,此时可进行超声内镜检查,但不易与胰腺囊腺瘤或囊腺癌鉴别。

2. **CT 检查** 可以发现肿瘤的部位、数目、大小及是否有转移性病灶,对鉴别肿瘤的良恶性具有重要意义,并有助于与胰腺癌等的鉴别。其定位诊断准确率为 82%。NFICT 血供丰富,与周围正常胰腺组织相比,增强 CT 时动脉期和静脉期均呈高密度影,伴囊性变时,强化常延迟至静脉期或门静脉期。巨大肿瘤增强后,表现为肿瘤边缘环状强化和中央轻度不规则强化。Eelkema 等报道,增强 CT 时,造影剂可进入 83% 的 NFICT 病灶或转移灶,但 NFICT 很少侵犯腹腔动脉和肠系膜上动脉。任光圆等报道,NFICT 平均 CT 值为 25～45 HU,增强扫描后 CT 值可强化至 95～128 HU。由于 NFICT 瘤体较大,钙化发生率可达 22%;而胰腺癌仅 2% 钙化,却有 60% 累及腹腔动脉和肠系膜上动脉,且造影剂不进入病灶内,所以两者鉴别时难度不大。NFICT 囊性变时和胰腺囊腺瘤平扫显示肿瘤边界大都清楚可辨,多为低密度影,少数表现为更低密度的混杂影,部分有钙化。因肿瘤的多血管性质,增强扫描往往因肿瘤液化坏死及囊性变,故多不均匀强化,但其转移灶则强化明显。螺旋 CT 在动脉期和门静脉期均有强化表现,可增加原发肿瘤及继发肝转移瘤的检出率,有利于肿瘤的早期发现和良恶性的鉴别。

3. **MRI 检查** 可以显示肿瘤及血管受侵犯和转移等。NFICT T_1 加权下表现为低信号,T_2 加权下则为高信号的肿块影。

4. **ERCP 造影检查** 可显示主胰管呈弓形受压、移位,胰管受压部位光滑,主胰管僵硬或显影不良,远端主胰管扩张等多种表现,肿瘤生长入主胰管非常罕见,但有报道。对手术时选择手术方式具有重要意义,此类患者术中有可能损伤主胰管,故应行包括肿瘤在内的胰腺部分切除术。若肿瘤向外生长,主胰管未受压时,ERCP 可无任何阳性发现,另在与胰腺癌鉴别方面,ERCP 临床意义亦极为有限。

5. **数字减影血管造影(DSA)** 大多数 NFICT 血液供应很丰富,因此 DSA 具有更高的定位诊断价值,结合选择性动脉内刺激试验(ASVS)后对原发灶和有转移灶者的阳性率可分别达到 85.17% 和 92.19%,可以显示隐匿的原发灶和肝转移灶。

特别是对于缺乏激素过度分泌所引起临床症状的恶性无功能胰岛细胞瘤和胰腺癌的鉴别诊断尤为重要。此外，门静脉分段取血测激素浓度（PTPC）、选择性动脉胰泌素或钙激发试验等介入性定位方法也有助于定位。特征表现是肿瘤着色和邻近血管受压，有囊性变时可见一无血管区和肿瘤实质部分密度增高，脾静脉闭塞也较为常见。这些表现与胰腺囊腺癌或囊腺瘤的血管造影图像难以鉴别，但与胰腺癌鉴别较容易，因胰腺癌的特征是浸润肠系膜上动脉和胰腺血管。当肿瘤体积较小时，血管造影对诊断则无任何帮助。对异位的 NFICT，DSA 有时很难将其与其他腹膜后肿瘤鉴别。

6. 生长抑素受体核素显像检查　近年来发现高亲和力的生长抑素受体（SSR）分布在胰腺内分泌肿瘤细胞表面，应用核素标记的生长抑素长效类似物[111]In-(DTPA-D-phel)-奥曲肽与肿瘤 SSR 结合，行核素单光子发射体层扫描。由于 80%～90% 的胰腺神经内分泌肿瘤生长抑素受体表达阳性（胰岛素瘤除外），SRS 对于内、外分泌肿瘤的鉴别诊断和定位也具有突出的价值，并可发现肝外的转移病灶及作为生长抑素治疗的依据。除胰岛素瘤、血管活性肠肽瘤外，胰腺神经内分泌肿瘤 SSR 核素扫描阳性率在 80% 以上，而在胰腺癌则为阴性，故术前全身生长抑素受体核素扫描可以鉴别 NFICT 和胰腺癌。在显示恶性 NFICT 远处转移灶方面较 CT、B 超检查等更具有优越性，对不能切除的肿瘤来说，该方法还可以指导生长抑素的应用，以控制肿瘤的发展而缓解症状。

7. 超声内镜检查　超声内镜（EUS）可将超声探头置于内镜头端，由于胰腺紧邻胃及十二指肠，因此可获得比 B 超更清晰的胰腺图像，对胰腺微小病灶的检出率更高，EUS 及 EUS 引导下细针穿刺活组织检查是目前最敏感的定位手段。据文献报道，超声内镜定位胰腺神经内分泌肿瘤的敏感性达 93%～100%。

（三）鉴别诊断

主要应与非内分泌性胰腺肿瘤及 FICT 进行鉴别。胰腺癌等非内分泌性胰腺肿瘤血浆中 PP 含量不升高，可资两者的鉴别。一般而言，PP 细胞约占胰岛细胞总量的 10% 左右，有报道显示 45% 的多种 FICT 患者血浆中 PP 含量超过 1 000 pg/ml，其中血管活性肠肽瘤为 74%，胰高血糖素瘤为 57%，类癌为 45%，生长抑素瘤为 33%，胃泌素瘤为 32%，胰岛素瘤为 21%。但 FICT 患者临床上均有各种相应激素分泌过多导致的特异性临床综合征，而且血浆中各种相应激素水平升高及组织学检查可见相应的免疫阳性细胞，有助于与 NFICT 鉴别。此外，尚应排除可引起血浆 PP 水平升高的其他原因，诸如：① 某些消化道激素可以引起 PP 释放，如胆囊收缩素、胃泌素、胰泌素及蛙皮素等；② 迷走神经兴奋可促进 PP 合成及释放，如胰岛素引起低血糖反应时，由于迷走神经兴奋将导致血浆 PP 含量升高，但这种升高反应可被阿托品抑制，NFICT 时由于失去迷走神经控制，阿托品试验阴性；③ 年龄增长、肠切除术后、大量饮酒、感染、慢性非感染性炎症、慢性肾衰竭、糖尿病及慢性复发性胰腺炎时血浆 PP 含量亦可有不同程度的升高，应注意鉴别。

五、治　疗

目前对 NFICT 的手术指征仍存在争议，缺乏标准化方案，但手术切除疗效确切，是治疗 NFICT 的首选。对 NFICT 的治疗原则是一旦确诊后应早期彻底切除。李昱骥等报道手术切除的患者 1、3、5 年生存率分别为 85.1%、58.1%、50%。所选术式取决于病变的良性与恶性与肿块部位以及与周围脏器的关系。如无特殊禁忌证均应做手术探查，必要时于术中做冰冻切片可依病理结论来选择术式。综合文献报道，恶性 NFICT 的远期效果和预后远远好于胰腺外分泌肿瘤，因此对有肝转移的恶性 NFICT 的手术态度应比胰腺外分泌肿瘤积极，同时应进行积极的综合治疗。

（一）手术治疗

NFICT 手术治疗具有以下特点：① 肿瘤有完整包膜，易与胰腺分离；② 肿瘤多向胰外突出生长，其基底一般不大；良性肿瘤一般不侵入门静脉和胰管；③ 肿瘤表面虽有较丰富血管，但易分离，出血一般可以控制。术式根据其肿瘤部位及良恶性而定。恶性选择同胰腺癌，并尽可能行根治术。良性肿瘤包膜完整，与正常胰组织分界清楚，不与其他脏器粘连，宜行单纯肿瘤切除术；若肿瘤位于头颈部，虽能单纯切除，但有术后胰瘘之虑，宜行肿瘤连同部分头颈部胰腺切除，头颈部与空肠 Roux-en-Y 吻合术；如位于胰头部，与十二指肠粘连紧密，单纯切除有损伤十二指肠壁产生十二指肠瘘及坏死可能，应行胰十二指肠切除术；如位于胰体尾部，肿瘤与脾脏粘连，可行远端胰腺切除＋脾脏切除，此术式简单易行，并发症少。常见手术失败的原因包括：① 肿瘤组织脆弱，有的肿瘤包膜不一定十分完整，尤其是靠近胰腺实质时包膜更不完整；② 肿瘤的静脉壁薄弱，分离时造成的出血没有得到及时有效的控制；③ 肿瘤实质中有大量的毛细血管网，瘤体内部有时出血几乎无法缝扎或钳夹止血。因此，手术时要注意在分离门静脉时切忌损伤，一旦损伤应立即缝合修补。分离肿瘤的基底部应紧靠肿瘤表面进行，分离时注意勿伤及主胰管。肿瘤切除后胰腺断面应细致止血，表面用细线缝扎止血，切勿强行拉紧缝合断面，以免造成胆管末端狭窄或梗阻。常用的手术方式包括以下4种。

1. **肿瘤局部切除术**　适用于肿瘤包膜完整，与胰腺组织有明显分界的良性肿瘤。肿瘤位于胰头而主胰管可完整保留又不侵犯门静脉时，亦可考虑行肿瘤局部切除术。

2. **胰十二指肠切除术**　适用于肿瘤与胰腺粘连紧密，剥离肿瘤时胰腺损伤过大或有可能损伤主胰管者；肿瘤血管丰富，剥离过程中出血过多；摘除肿瘤时有损伤十二指肠壁或由于血液供应障碍导致十二指肠坏死可能；病灶在钩突部位时，有时也需行胰十二指肠切除术。

3. **胰体尾切除术**　肿瘤位于胰体尾者，多主张行包括肿瘤在内的胰体尾、脾脏切除术。该术式简单易行，并发症少。近年来，也有学者试行保留脾脏的胰体尾切除术，尤适用于肿瘤包膜完整分界清楚者，并取得了许多经验。

4. **全胰切除或区域性胰腺切除**　胰颈部的肿瘤可连同部分胰头切除，关闭胰头断端、胰体断端与空肠端端或端侧进行 Roux-en-Y 吻合术，术后并发症很少。

对于恶性肿瘤浸润门静脉或肠系膜上动、静脉的患者可采用区域性胰腺切除加血管移植的方法，对恶性弥漫性 NFICT 行全胰腺切除术加胰腺异体移植术、胰岛素替代治疗。

局限性肿瘤经切除后预后良好，恶性 NFICT 的诊断常较晚，根治性切除率＜25%，肝转移者预后则较差，但与胰腺癌相比其预后则有较大差别。据报道，恶性 NFICT 术后 5 年存活率为 60%，无淋巴结转移者存活期平均超过 10 年，有转移者，中位生存期平均为 75 个月。国内回顾性分析 237 例 NFICT 的资料显示，肿瘤局部切除率、胰体尾切除率、胰十二指肠切除率、区域性胰腺切除率及全胰切除率分别为 32.3%、29.2%、17.2%、10.4% 及 0.5%。恶性 NFICT 术后 1 年、3 年及 5 年生存率为 76.2%、62% 及 53.1%。所以，对无法行根治性手术的患者仍应积极治疗，姑息性减量手术对控制症状、延长生存期和提高化疗治疗效果也非常有意义。

（二）化学治疗

化疗有效率较低，对恶性 NFICT 根治性切除后是否进行化疗仍然存在争议。常用的化疗药物有氯脲霉素、链佐霉素、氟尿嘧啶、阿霉素等。常用剂量为：氯脲霉素单次静脉注射 150 mg/m^2，每 7 周重复 1 次；链佐霉素 500 mg/m^2，每日 1 次，连用 5 日，每 6 周重复 1 次；氟尿嘧啶 400 mg/m^2，每日 1 次，连用 5 日，每 6 周重复 1 次，可与链佐霉素同时应用；阿霉素在第一次给予链佐霉素时给予 50 mg/m^2，在 6 周治疗期内，第 22 日再给予阿霉素，但总剂量不超过 500 mg/m^2。有学者曾报道善宁与化疗药物联合应用可使肿瘤缩小。化疗期间应注意肝肾损害等副作用。

（三）放射治疗

放射治疗对原发肿瘤和转移性病灶的治疗均有效，可改善病情并可获得较长时间的缓解。

（郭晓钟　崔忠敏）

第七节 多发性内分泌肿瘤Ⅰ型

一、概念与特点

该疾病最初是由 Wermer 于 1954 年发现某一家系中父亲和四个女儿患有多发性甲状旁腺瘤、胰腺肿瘤和垂体肿瘤,从而发现了多发性内分泌肿瘤Ⅰ型(multiple endocrine neoplacia type Ⅰ,MEN1)这一遗传性疾病。MEN1 是常染色体显性遗传,其外显率为 95% 以上,性别分布均衡。8%～14% 的 MEN1 型患者无家族病史。"多发"有着双重含义:一为肿瘤的发生部位涉及至少两个内分泌器官(如垂体和胰腺);二是在单个内分泌器官中肿瘤为多发(如胰腺上有两个或以上的肿瘤)。约 20% 的 MEN1 患者同时有 3 个内分泌器官先后发生肿瘤。

MEN1 主要是由甲状旁腺瘤、胃肠道和胰腺神经内分泌肿瘤、垂体瘤所组成,同时包括其他组织器官的肿瘤,如肾上腺、支气管和胸腺类癌等。这些肿瘤既可为良性也可以为恶性。MEN1 肿瘤最常发生的 3 个内分泌器官分别为甲状旁腺、胰腺和垂体。国外资料显示,MEN1 中甲状旁腺瘤发生率>95%,胰腺神经内分泌肿瘤发生率为 75%,垂体瘤的发生率为 50%,其他肿瘤 40%(其中如肾上腺皮质肿瘤的发生率为 20%～70%)。绝大多数 MEN1 相关的胰腺神经内分泌肿瘤发生之前,往往已经患有甲状旁腺瘤。

从随机选择的尸检病例中发现,MEN1 型的患病率为 0.25%。胃泌素瘤患者中有 16%～38% 和 MEN1 相关,垂体瘤患者中则只有低于 3% 的患者与 MEN1 相关。文献报道 MEN1 发病年龄为 5～81 岁,但在 50 岁之前,80% 的患者在出现临床症状,98% 患者 MEN1 型有生化检查异常。在英国的发生率为 10/10 万,男女发病率无差异。

无论从 MEN1 的名称还是其定义上最初都特指内分泌肿瘤,但是近些年在临床上发现 MEN1 包括为数不少的非内分泌肿瘤,例如皮肤血管纤维瘤(angiofibromas)、皮肤胶原瘤(collagenomas)、脂肪瘤(lipoma)、肺平滑肌瘤、食管平滑肌瘤和子宫肌瘤等。其中皮肤血管纤维瘤非常多见,88% 的 MEN1 患者在发生内分泌肿瘤的同时合并血管纤维瘤,皮肤胶原瘤也可见于 72% 的 MEN1 患者,肾上腺皮质肿瘤发生率为 35%,多发脂肪瘤发生率为 33%,前肠类癌发生率为 15%,脑膜瘤发生率低于 10%,面部室管膜瘤小于 5%。表 30-7-1 综合了若干文献报道的在 MEN1 中各内分泌肿瘤发生的部位和比例。

二、发病机制

MEN1 是常染色体显性遗传疾病。位于染色体 11q13 的 MEN1 抑癌基因异常是导致 MEN1 的分子遗传学基础。MEN1 的发生遵循二次打击的学说,即 MEN1 患者遗传了一个突变的基因拷贝,该突变基因在患者所有的组织中均存在。携有突变 MEN1 基因的患者的另一野生型的等位基因在出生后发生 LOH 或发生突变(11q13 LOH 更多见),使得 MEN1 基因完全失活从而导致基因功能丧失从而导致肿瘤的发生。MEN1 含 10 个外显子,编码 610 个氨基酸的 menin 蛋白。敲除 MEN1 基因的小鼠可发生与人相似的胰腺神经内分泌肿瘤以及其他部位的神经内分泌肿瘤,如垂体瘤。

表 30-7-1 130 例 MEN1 患者发生各种内分泌肿瘤的比例

肿瘤的种类	出现的比例
1. 甲状旁腺瘤	88%～100%
2. 胰腺神经内分泌肿瘤	41%～66%
胃泌素瘤	≤54%
胰岛素瘤	12%～21%

肿瘤的种类	出现的比例
无功能胰腺神经内分泌肿瘤	80%～100%
（胰高血糖素瘤、生长抑素瘤和 VIPoma）	4%
3. 垂体瘤	47%～80%
4. 类癌	3.6%～30%
5. 肾上腺皮质肿瘤	5%～36%

续　表

三、临床表现

MEN1 患者的肿瘤发病高峰年龄比散发性肿瘤发生的时间早 20 年左右，但是 MEN1 相关的垂体泌乳素瘤的发病年龄与散发性泌乳素瘤的发病年龄没有差别。女性 MEN1 患者多为 30 岁以后出现 MEN1 相关症状，较男性早 10 年。MEN1 相关症状、体征为（按发生频率由高往低排列）：高血钙、肾结石、消化道溃疡、低血糖、头痛、视野减小、垂体功能低下、肢端肥大、乳溢-月经不调以及较为少见的库兴综合征（cushing's syndrome）。

1. **甲状旁腺**　是 MEN1 最常见受累的内分泌器官，约 95% 的 MEN1 患者有甲状旁腺瘤，故甲状旁腺功能亢进为 MEN1 最常见症状，也可较长时间内无临床表现。85% 以上 MEN1 患者以甲状旁腺机能亢进为首发表现，其余不足 15% 的患者首发表现为无功能胰腺神经内分泌肿瘤或泌乳素瘤。患者有高血钙、低血磷、PTH 水平升高或异常。有的甲状旁腺肿瘤无症状，仅通过生化或影像检查发现。有的患者也可有：肾结石、多尿、夜尿、肾功能损害、消化性溃疡、口渴、便秘、腹部绞痛、疲乏、骨痛等。

2. **胰腺**　是 MEN1 第二常见受累的腺体。文献报道 30%～80% 患者出现胰腺神经内分泌肿瘤，最为常见的是无功能胰腺神经内分泌肿瘤，其次包括胃泌素瘤（＞50%）、胰岛素瘤（1/3）、VIP 瘤、胰血高糖素瘤。

3. **垂体**　30%～50% 的 MEN1 患者出现垂体前叶肿瘤，女性发生率较高。垂体前叶肿瘤包括泌乳素瘤（2/3）、生长激素瘤（1/4）、促肾上腺皮质瘤

（约 5%）、TSH‐oma 及无功能腺瘤（约 5%）。临床表现与肿瘤分泌激素、肿瘤局部占位压迫邻近组织有关。如压迫视交叉颞侧视野缺损或垂体受压而致垂体功能减退的症状和体征。根据肿瘤是否有功能并分泌过多的激素而在临床上产生闭经、不孕、泌乳、阳痿、肢端肥大症或库欣综合征等临床症状。在 MEN1 的垂体瘤中，催乳素瘤最为常见，其次为生长激素瘤。

4. **其他**　如肾上腺腺瘤、胸腺、支气管、肺以及胃肠的神经内分泌肿瘤，有的患者甚至可能出现脂肪瘤、面部血管纤维瘤、胶原瘤。

10%～30% MEN1 患者出现肾上腺皮质肿瘤，这些肾上腺肿瘤多数是良性且无功能，但是功能性的肾上腺皮质肿瘤可表现为高皮质醇血症（cushing's syndrome）、原发性（参考文献 3）醛固酮增高（conn's syndrome）。

胸腺、支气管与肺及胃的神经内分泌肿瘤：15% 的 MEN1 患者出现前肠的神经内分泌肿瘤，例如发生于胸腺、呼吸道、上胃肠等部位。MEN1 相关的胸腺神经内分泌肿瘤多见于男性患者，病情进展迅速并有较高的死亡率。患者起初可能无症状，但是肿瘤转移时可能出现类癌综合征（如面部潮红、支气管痉挛、难治性腹泻等）。支气管神经内分泌肿瘤还可出现呼吸系统表现如咳嗽、喘息、咯血等。

MEN1 患者中，类癌不常见，但较 MEN2 型患者明显增多。类癌可发生在胸腺、肺、胃或十二指肠，在男性多见于胸腺，女性多见于肺部。半数以上类癌可有局部浸润或远处转移，尤其是胸腺类癌。患者可有潮红、腹泻、腹痛、心瓣膜病变、支气管哮喘等类癌综合征的表现，但多数 MEN1 患者的类癌无症状。当胃、肠类癌的患者出现潮红等症状时往往提示有了肝转移。MEN1 相关的胃泌素瘤患者中 7%～30% 合并胃部类癌。在非胃泌素瘤患者中，这些类癌很少发生。胃部类癌起源于嗜铬样（enterochromaffin-like，ECL）细胞，原发类癌通常为多发，发病过程缓慢，仅 18% 的类癌发生转移。MEN1 患者中有不到 10% 的比例发生胸腺类癌，这种类癌在男性患者中多见，几乎没有临床症状。与胃部类癌相反，胸腺类癌发病进展迅速，

易发生远端转移因而增加男性 MEN1 患者的死亡率。虽然是 MEN1 患者发生胸腺类癌,但是这些肿瘤中未见 MEN1 基因发生 LOH,提示该类癌发生的分子病理学机制可能与其他的 MEN1 肿瘤有不同。支气管类癌在 MEN1 患者中的发生率不到 10%,多为良性,80% 为女性。

四、辅 助 检 查

(一)实验室检查

1. 甲状旁腺瘤　测定患者的血及尿钙、磷含量,血 PTH 浓度。

2. 胰腺神经内分泌肿瘤　铬粒素 A、铬粒素 B、胰多肽、神经降压素的水平会有所升高。胃泌素瘤患者测定空腹血清胃泌素水平、胃酸水平,刺激试验(胃泌素升高＞100 pmol/L,或者比基线水平升高 50% 以上)。

胰岛素瘤患者测定空腹及饥饿时血糖、胰岛素、C-肽水平。有文献报道诊断胰岛素瘤的金标准为 48 h 空腹试验,以 β-羟丁酸和磺酰脲类为阴性对照、胰岛素原≥22 pmol/L 为判断标准。

测定空腹血清或血浆胰高血糖素、VIP、生长抑素等相关激素水平及相应的血尿生化检查,如查血糖、钙、磷、钾、钠等,亦可帮助诊断上述胰腺肿瘤。

3. 垂体　如为功能性垂体肿瘤的患者,除有特殊体征提示临床诊断外,测定血清催乳素、生长激素、生长激素释放激素、促肾上腺皮质激素(ACTH)、促肾上腺皮质激素释放激素(CRH)、血及尿皮质醇水平等可提供确诊诊断的依据。如为无功能性垂体肿瘤,可分别测定肾上腺、甲状腺、性腺等各相关激素水平是否低下,以判断有关腺垂体功能减退。

4. 其他　如怀疑肾上腺腺瘤可测定醛固酮水平;怀疑嗜铬细胞瘤可测定血、尿儿茶酚胺与 3-甲氧基肾上腺素;支气管 NET 可测定尿羟吲哚乙酸水平等。对于有症状的或者功能性肿瘤应做激素功能的检查。

(二)影像学检查

1. CT　检查可以显示胰腺神经内分泌肿瘤、周围淋巴结和肝脏转移,其优点在于确定肿瘤的部位有利于手术切除,缺点是不能反映肿瘤的组织学和功能状态。一项前瞻性的研究认为在早期 PETs 的诊断中,CT 检查的敏感性不如生化和激素检测。因此,当动态检测 PETs 时,CT 的作用有限,然而当生化检测诊断确立后,需确定肿瘤的解剖部位时,CT 的作用很重要。

2. 放射性核素显像　① 生长抑素受体核素显像(somatostatin receptor scintigraphy,SRS):可以检测全身和局部的肿瘤病变。SRS 的优点在于能够根据肿瘤的大小和生长抑素受体的浓度来得知肿瘤的功能状态。SRS 的缺点是不能准确特异地将肿瘤定位,而 SRS 和 CT 扫描相结合是定位诊断 PETs 的很好策略。② 甲状旁腺 MIBI 显像:有助于甲状旁腺肿瘤的定位。

3. 超声内镜(endoscopic ultrasound,EUS)超声内镜是检测胰腺神经内分泌肿瘤最敏感的手段之一。文献记载 EUS 测到的肿瘤平均大小为 1.5 cm,范围是 0.6～6.5 cm,其中不少肿瘤用其他影像学检查(如 CT)无法检测到。胰岛素瘤一般很小(80%＜2 cm,47%＜1 cm),EUS 检出率为 70%～95%。EUS 的优点除敏感性外,其精确定位胰和胰腺旁的淋巴结肿瘤,为手术切除肿物提供了极为有用的解剖定位信息。EUS 的局限性是不易发现肿瘤的肝转移。此外,胃泌素瘤在 MEN1 中很常见,而 40%～50% 的胃泌素瘤原发部位在十二指肠,但是 EUS 不容易发现十二指肠肠壁的胃泌素瘤。

4. MRI　Gd 增强前与增强后对比,是诊断垂体肿瘤最敏感的检查。

5. 超声　甲状旁腺术前超声联合血清 I-PTH 水平可辅助区分甲状腺结节与甲状旁腺肿瘤。

五、诊　断

对收治的原发性甲状旁腺功能亢进症、胰腺神经内分泌肿瘤、垂体肿瘤、肾上腺肿瘤等患者,均详细询问临床症状及家族史,画出家族中包括患者、可疑者及正常者的家谱图。近年来对上述患者常规检测血糖、血钙、甲状旁腺素、血泌乳素、生长激素、皮质醇释放激素、血和尿游离皮质醇、血胰岛素和胃泌素等，并进行颈部和腹部 B 超检查。随后对定性诊断明确的腺体病变进行定位检查，主要包括颅磁共振成像（MRI）、颈胸部 CT 及锝-甲氧基异丁基异腈扫描、腹部 CT 或 MRI 检查等。将病变累及甲状旁腺、垂体和胰腺中 2 个或 2 个以上内分泌腺体的病例临床诊断 MEN1。确诊 MEN1 型后，对其患病或未患病的家族成员均应进行严密随诊，定期进行相关检查以早期发现家族中的 MEN1 型病例。测定基因 MEN1 的突变是分子诊断的关键一环。

六、治　疗

因内分泌腺体病变为肿瘤或增生，因此手术治疗为首选方案，但是 MEN1 型患者具有各内分泌腺体及（或）多发性病变特点，因此在治疗某个单一内分泌腺体疾病时，临床医生应了解此特点。当多个腺体受累时，治疗的顺序应决定于病变的严重程度、病情的轻重缓急及其疗效的好坏。对于 MEN1 相关的功能性 PETs，如胰高血糖素瘤、胰岛素瘤、VIP 瘤、生长抑素瘤治疗方法与相应的非 MEN1 相关肿瘤无明显区别，手术仍然是第一选择。术前应尽可能地处理相应的临床综合征，例如使用抑酸药治疗溃疡和腹泻，使用生长抑素类似物奥曲肽（octreotide）或其他长效的生长抑素类似物来治疗胰高血糖素瘤和血管活性肠肽瘤。

对于 MEN1 相关的胃泌素瘤治疗，大多数情况下推荐使用质子泵抑制剂治疗胃酸过多症状。但是，手术治疗仍存争议，手术目的是降低远处转移的机会，然而几个著名的医学中心报道，肿瘤切除术后出现肿瘤转移、病情进展迅速。MEN1 相关的胃泌素瘤通常多发，且常常发生于十二指肠，因此大多医疗中心采取非手术治疗。若胃泌素瘤出现在胰腺或者 >2 cm 时则建议手术，因为肿瘤 >2 cm 或位于胰腺的胃泌素瘤均预后不好。另外，钙能促进胃泌素的分泌，因此胃泌素瘤患者应首先考

虑有无甲状旁腺功能亢进，抑制甲状旁腺功能亢进可能明显减轻高胃泌素瘤血症和胃酸分泌。

对于 MEN1 型相关的无功能的胰腺神经内分泌肿瘤手术治疗仍存有争议。目前专家达成共识的是肿瘤 <1 cm 仅需随访，如肿瘤 >2 cm 则手术切除。

胰腺神经内分泌肿瘤无手术治疗指征时，可选择生物治疗（如生长抑素类似物奥曲肽、干扰素治疗）、化疗、多肽受体放射核素治疗等，可同时联合针对肝和骨转移的治疗。最近针对晚期、分化好的（分级为 G1 和 G2）、不能手术胰腺神经内分泌肿瘤的患者可以采用分子靶向药物的治疗，如依维莫司和索坦。

七、预　后

影响 MEN1 型患者预后的主要因素是有无肝或远处转移。MEN1 型患者有一半在 50 岁左右死亡，死亡原因 50% 系恶性肿瘤和 MEN1 后遗症。28%～46% 的死亡直接与 MEN1 相关，MEN1 型最常见死亡原因为恶性胰腺神经内分泌肿瘤，如胃泌素瘤、无功能胰腺神经内分泌肿瘤。即使进行了手术切除，MEN1 相关的神经内分泌肿瘤的复发率仍很高。最新的资料表明：仅有 20% 左右的患者没有胰腺神经内分泌肿瘤的复发（随访中位数 4.8 年）；约 40% 的患者有胰腺神经内分泌肿瘤的复发并接受再次手术切除（随访中位数 9.9 年）；31% 的患者有胰腺神经内分泌肿瘤复发但是没有进行再次手术切除（随访中位数 6.3 年）。

八、小　结

MEN1 是常染色体显性遗传的疾病，临床较为少见，发病的分子病理学机制是 MEN1 抑癌基因功能丧失。因涉及多个内分泌腺（主要为甲状旁腺、胰腺和垂体），临床表现复杂多样。MEN1 疾病死亡的最常见原因是恶性胰腺神经内分泌肿瘤。近年来发现 MEN1 还包括为数不少的非内分泌肿瘤，有的还非常多见，使得 MEN1 临床表现更加复杂。该疾病的诊治涉及多个临床学科，包括内分泌科、消化内科、普外科、神经外科、胸外科、皮肤科、

病理科、核医学科和放射科。MEN1 相关的肿瘤特别是 MEN1 相关的胰腺神经内分泌肿瘤是否采用手术切除仍有争议，手术切除肿瘤后复发率较高。已知 MEN1 基因编码的蛋白有调节转录、基因组稳定性、细胞分裂的功能，但是还有很多其他未知的功能。MEN1 型小鼠模型为研究 Menin 蛋白创造了条件。另外，分子生物学技术与基因分子生物学的发展有助于 MEN1 基因突变的研究与诊断，可检出 MEN1 型突变携带者，这类人群是高风险人群，定期的生化与放射学检查以检出内分泌肿瘤。提高该疾病的诊断水平和找到公认的最佳治疗方案尚有待于进一步积累临床资料和实践。

（宋甜甜　陈原稼）

◇ 参 ◇ 考 ◇ 文 ◇ 献 ◇

［1］ 刘国强,邱法波,曲玉虎,等.胰岛素瘤的流行病学特征及诊治经验调查 3 524 例[J].世界华人消化杂志,2010,18(15):1620－1623.

［2］ 公伟,李占元,曾庆东等.胰岛素瘤的诊治分析(附 49 例报告)[J].中华肝胆外科杂志,2004,10:514－516.

［3］ Noone TC, Hosey J, Firat Z, et al. Imaging and localization of isletcell tumours of the pancreas on CT and MRI[J]. Best Practice & Research Clinical Endocrinology & Metabolism, 2005, 19(2): 195－211.

［4］ Tseng LM, Chen JY, Won JG, et al. The role of intra-arterial calcium stimulation test with hepatic venous sampling(IACS) in the management of occult insulinomas[J]. Ann Surg Ocol, 2007, 14(7): 2121－2127.

［5］ J Guettier JM, Kam A, Chang R, et al. Localization of insulinomas to regions of the pancreas by intraarterial calcium stimulation: the NIH experience[J]. J Clin Endocrinol Metab, 2009, 94(4): 1074－1080.

［6］ Zografos GN, Stathopoulou A, Mitropapas G, et al. Preoperative imaging and localization of small sized insulinoma with EUS-guided fine needle tattoing: a case report[J]. Hormones, 2005, 4(2): 111－116.

［7］ Shin LK, Brant-Zawadzki G, Kamaya A, etal. Intraoperative ultrasound of the pancreas[J]. Ultrasound Q, 2009, 5(25): 39－48.

［8］ Wong M, Isa SH, Zahiah M, etal. Intraoperative ultrasound with palpation is still superior to intra-arterial calcium stimulation test in localising insulinoma[J]. World J Surg, 2007, 31(3): 586－592.

［9］ Tucker ON, Crotty PL, Conlon KC. The management of insulinoma[J]. Br J Surg, 2006, 93(3): 264－275.

［10］ Abboud B, Boujaoude J. Occult sporadic insulinoma: localization and surgical strategy[J]. World J Gastroenterol, 2008, 14(5): 657－665.

［11］ Bosman F T, Carneiro F, Hruban R H, et al. WHO classification of tumours of the digestive system[M]. World Health Organization, 2010.

［12］ Barakat MT, Meeran K, Bloom SR. Neuroendocrine tumors[J]. En-docr Relat Cancer, 2004, 11(1): 10－18.

［13］ Pais SA, AI Haddad M, Mohamadnejad M, et al. EUS for pancreatic neuroendocrine tumors: a single-center, 11 - year experience[J]. Gastrointest Endosc, 2010, 71: 1185－1193.

［14］ Ishikawa T, hoh A, Kawashima H, et al. Usefulness of EUS combined with contrast-enhancement in the differential diagnosis of malign ant versus benign and preoperative localization of pancreatic endocrine tumors[J]. Gastrointest Endosc, 2010, 71: 951－959.

［15］ Dadan J, Wojskowicz P, Wojskowicz A. Neuroendoerine tumors of the pancreas[J]. Wiad Lek, 2008, 61: 4347.

［16］ Patel KK, Kim MK. Neuroendocrine tumors of the pancreas: endoscopic diagnosis[J]. Curr Opin Gastroenterol, 2008, 24: 638－642.

［17］ Figueiredo FA, Giovannini M, Monges G, et al. Pancreatic endocrine tumors: a large single-center experience[J]. Pancreas, 2009, 38: 936－940.

［18］ Khashab MA, Yong E, Lennon AM, et al. EUS is still superior to multidetector computerized tomography for detection of pancreatic neuroendocrine tumors[J]. Gastrointest Endosc, 2011, 73: 691－696

［19］ 赵刚,吴志勇.胃泌素瘤诊治现状[J].肝胆胰外科杂志, 2007,19(1): 60－62.

［20］ Yu R. Pancreatic α-cell hyperplasia: facts and myths[J]. J Clin Endocrinol Metab, 2014, 99(3): 748－756.

［21］ Batcher E, Madaj P, Gianoukakis AG. Pancreatic neuroendocrine tumors[J]. Endocr Res, 2011, 36(1): 35－43.

［22］ Kanakis G, Kaltsas G. Biochemical markers for gastroenteropancreatic neuroendocrine tumours (GEP-NETs)[J]. Best Pract Res Clin Gastroenterol, 2012, 26(6): 791－802.

［23］ Gupta RA, Udwadia FE, Agrawal P, et al. Pancreatic glucagonoma with pancreatic calcification[J]. Pancreatology, 2013, 13(3): 327－329.

［24］ Zhang K, Lehner LJ, Praeger D, et al. Glucagonoma-induced acute heart failure[J]. Endocrinol Diabetes Metab Case Rep, 2014, 2014: 140061.

[25] Gaiser CA, Dhawan N. Paradoxical presentation of glucagonoma with delayed onset of necrolytic migratory erythema[J]. Am J Med, 2015, 128(2): e1 - e2.

[26] Lewis RB, Lattin GE Jr, Paal E. Pancreatic endocrine tumors: radiologic-clinicopathologic correlation [J]. Radiographics, 2010, 30(6): 1445 - 1464.

[27] Ito T, Igarashi H, Jensen RT. Pancreatic neuroendocrine tumors: clinical features, diagnosis and medical treatment: advances[J]. Best Pract Res Clin Gastroenterol, 2012, 26(6): 737 - 753.

[28] Ro C, Chai W, Yu VE, et al. Pancreatic neuroendocrine tumors: biology、diagnosis and treatment [J]. Chin J Cancer, 2013, 32(6): 312 - 324.

[29] Delaunoit T, Rubin J, Neczyporenko F, et al. Somatostatin analogues in the treatment of gastroenteropancreatic neuroendocrine tumors[J]. Mayo Clin Proc, 2005, 80: 502 - 506.

[30] Shaib W, Mitchell K, Saif MW. Amelioration of symptoms and reduction of VIP levels after hepatic artery chemoembolization in a patient with sandostatin resistant VIPoma[J]. The Yale Journal of Biology and Medicine, 2010, 83(1): 27 - 33.

[31] 中华医学会外科学分会胰腺外科学组.胰腺内分泌肿瘤的诊断和外科治疗指南(讨论稿)[J].中国实用外科杂志,2009, 29(2): 105 - 107.

[32] Ghaferi AA, Chujnacki KA, Long WD. et al. Pancreatic VlPomas: subject review and one institutional experience [J]. Gastrointest Surg, 2008, 12(2): 382 - 393.

[33] 周耿,刘莉,李永杰.胰腺血管活性肠肽瘤 1 例报告并国内文献复习[J].中国普通外科杂志,2013,22(9): 1207 - 1211

[34] Nakayama s, Yokole T, Kobayashi K, et al. VIPoma with expression of both VIP and VPAC 1 receptors in a patient with WDHA syndrome[J]. Endocrine, 2009, 35(2): 143 - 146.

[35] Song s, Shi R, Li B, et al. Diagnosis and treatment of pancreatic vasoactive intestinal peptide endocrine tumors [J]. Pancreas, 2009, 38(7): 811 - 814

[36] 孙备,李鹏.胰腺血管活性肠肽瘤临床特点和诊治[J].中国实用外科杂志,2010,30(9): 754 - 756.

[37] Mori Y, Sato N, Taniguchi R, et al. Pancreatic somatostatinoma diagnosed preoperatively: report of a case [J]. JOP, 2014, 15(1): 66 - 71.

[38] Galli G, Zonefrati R, Gozzini A, et al. Characterization of the functional and growth properties of long-term cell cultures established from a human somatostatinoma[J]. Endocr Relat Cancer, 2006, 13(1): 79 - 93.

[39] 张圣杰,任贺,唐勇,等.70 例无功能胰岛细胞瘤的临床病理特征及预后分析[J].中国肿瘤临床,2013,49(9): 539 - 542.

[40] 赵玉沛.恶性胰腺内分泌肿瘤的诊断与肝转移的外科治疗[J].腹部外科,2008,21(5): 272 - 273.

[41] Grozinsky-Glasberg S, Mazeh H, Gross DJ. Clinical features of pancreatic neuroendocrine tumors [J]. J Hepatobiliary Pancreat Sci, 2015.

[42] Yazawa N, Imaizumi T, Okada K, et al. Nonfunctioning pancreatic endocrine tumor with extension into the main pancreatic duct: report of a case[J]. Surg Today, 2011,

41(5): 737 - 740.

[43] Nakano K, Yamashita S, Soma I, et al. A case of nonfunctioning islet cell tumor with extensive calcification [J]. Nihon Shokakibyo Gakkai Zasshi, 2009, 106(10): 1494 - 1499.

[44] Davies K, Conlon KC. Neuroendocrine tumors of the pancreas[J]. Curr Gastroenterol Rep, 2009, 11 (2): 119 - 127.

[45] Yu R, Nissen NN, Dhall D, et al. Nesidioblastosis and hyperplasia of alpha cells, microglucagonoma, andnonfunctioning islet cell tumor of the pancreas: review of the literature[J]. Pancreas, 2008, 36(4): 428 - 431.

[46] 杨军,周光文,陈曦,等.多发性内分泌肿瘤 1 型相关胰腺内分泌肿瘤的诊断与治疗[J].Chin J Surg, 2009, 47: 329 - 332.

[47] Walls GV. Multiple endocrine neoplasia(MEN)syndromes [C]//Seminars in Pediatric Surgery. WB Saunders, 2014, 23: 96 - 101.

[48] Carroll RW. Multiple endocrine neoplasia type 1(MEN1) [J]. Asia-Pac J Clin Oncol, 2013, 9: 297 - 309.

[49] Thakker RV. Multiple endocrine neoplasia type 1(MEN1) [J]. Best Practice & Research Clinical Endocrinology & Metabolism, 2010, 24: 355 - 370.

[50] Thakker RV. Multiple endocrine neoplasia type 1(MEN1) and type 4 (MEN4) [J]. Molecular and Cellular Endocrinology, 2014, 386(1): 2 - 15.

[51] Sadowski SM, Triponez F. Management of pancreatic neuroendocrine tumors in patients with MEN 1[J]. Gland Surg, 2015, 4(1): 63 - 68.

[52] Raymond E, Dahan L, Raoul J-L, et al. Sunitinib malate for the treatment of pancreatic neuroendocrine tumors[J]. N Engl J Med, 2011, 364: 501 - 513.

[53] Yao JC, Shah MH, Ito T, et al. Everolimus for advanced pancreatic neuroendocrine tumors [J]. N Engl J Med, 2011, 364: 514 - 523.

[54] Asgharian B, Chen Y-J, Patronas NJ, et al. Meningiomas may be a component tumor of multiple endocrine neoplasia type 1[J]. Clin Cancer Res, 2004, 10: 869 - 880.

[55] Van Asselt SJ, Brouwers AH, van Dullemen H M, et al. EUS is superior for detection of pancreatic lesions compared with standard imaging in patients with multiple endocrine neoplasia type 1 [J]. Gastrointestinal Endoscopy, 2015, 81(1): 159 - 167.

[56] Doherty GM. Multiple endocrine neoplasia type 1[J]. J Surg. Oncol, 2005, 89: 143 - 150.

[57] Gibril F, Jensen RT. Chapter 109 Gut and pancreatic endocrine tumors[M]//Clinical Gastroenterology. 1st ed. New York: Elsevier, 2005: 811 - 822.

[58] Hoffmann KM, Gibril F, Entsuah LK, et al. Patients with multiple endocrine neoplasia type 1 with gastrinomas have an increased risk of severe esophageal disease including stricture and the premalignant condition, Barrett's esophagus[J]. J Clin Endocrinol Metab, 2006, 91: 204 - 212.

[59] Mansour JC, Chen H. Pancreatic endocrine tumors[J]. J Surg Res, 2004, 120: 139 - 161.

第三十一章
其他胰腺少见肿瘤

第一节　胰　腺　类　癌

（一）概述

1907 年 Oberndofer 描述类癌是一组生长缓慢、低度恶性的小肠肿瘤，因其与癌相似而称为类癌。类癌起源于具有嗜银特性的 Lieberkuhn 肠腺腺管基底部的嗜银细胞，又称 Kcultschitzsky 细胞或嗜铬细胞。1968 年 Pearse 将这些具有摄取胺前体并能脱羧转化为活性肽功能的细胞统称为 APUD（amine precursor uptake and decartoxylation）细胞，由此产生的肿瘤成为 APUD 肿瘤。因此类癌属于 APUD 肿瘤范畴。类癌发病率低，按国外统计其发病率仅为 13/10 万，占全部恶性肿瘤 0.05%～0.2%，在胃肠道恶性肿瘤中占 0.4%～1.8%。约 85%类癌发生在胃肠道，最多见于阑尾、小肠、直肠等部位，而胰腺类癌罕见。MODLIN 等曾统计美国 1950～1991 年共 8 305 例类癌病例，胰腺类癌仅 46 例，占 0.55%。胰腺类癌的男女比例为 1∶1.1，平均年龄为 48.9 岁，约 44.9%的肿瘤发生于胰头，其次为胰尾占 21%。目前有关该病的国内文献均为个案报告，总数约 30 余例。胰腺类癌恶性度较低生长缓慢，但临床诊断困难且容易误诊，多数病例发现时已有扩散和转移（76.1%），5 年生存率较低（34.1%）。

（二）临床表现

胰腺类癌的主要症状为腹痛，其次为腹泻及体重下降，同时可伴有严重的、难以控制的腹泻和皮肤潮红，类癌综合征表现并不典型，仅 34.0%患者出现皮肤潮红。也有少数患者以黄疸、急性胰腺炎为首发症状。

（三）诊断

1. 血浆 5 - HT（5 - hydroxytryptamine，5 - HT）、尿 5 - HIAA（5 - hydroxyindoleaceticacid，5 - HIAA）　类癌患者 5 - HT 代谢的增加，故测定血浆中 5 - HT 浓度或测定尿中其代谢产物 5 - HIAA 具有诊断意义。Maurer 等 1966～1995 年报道的 29 例胰腺类癌患者中，其中 85%尿中 5 - HIAA 浓度升高，而免疫细胞化学法测定血中 5 - HT 升高的灵敏度更高达 100%。

2. CT/MRI　胰腺类癌 CT 检查测得其平均直径约 6.86 cm，平扫时肿瘤密度不均，易发生囊变坏死，增强后肿瘤明显强化，尤以动脉期明显。由于肿瘤血供丰富，其发生肝转移的概率相对较高，且转移瘤亦均表现丰富血供的特点。在 MRI 检查中，病灶在 T_1 加权相时呈低密度影像，T_2 相时呈中高信号。

3. 超声内镜　近年来超声内镜检查也在胰腺类癌的诊断上显示出极高的灵敏度和准确性。Anderson 等统计，超声内镜对胰腺神经内分泌肿瘤检查的准确率可达 93%，对转移淋巴结的定位准确率也高达 90.9%。

4. ^{131}In-奥曲肽闪烁成像法　对于胰腺类癌原发瘤和转移灶探测的灵敏度和特异性都较高(分别为 74% 和 84%),故可作为确定病期和估计预后的首选,但该法对于进展缓慢的类癌诊断率低。

(四) 鉴别诊断

1. **腹膜后脂肪肉瘤**　CT 表现为密度不均匀、边缘不清楚、呈浸润性生长的肿块,若病灶内见到脂肪密度可与本病鉴别。

2. **胰腺癌**　多发生在胰头,肿块多呈等或低混合密度,境界不清,可出现"双管征",由于绝大多数胰腺癌属于缺乏血供肿瘤,增强后强化程度通常低于正常胰实质,这些特点与胰腺类癌不同,再结合相关实验室检查可鉴别。

3. **胰岛细胞瘤**　其影像学表现与类癌相似,鉴别困难,需结合临床症状及相关血液学检查。

4. **胰腺实性假乳头状瘤**　好发于胰腺头部和尾部,多为体积较大囊实性肿块,有完整包膜,其钙化发生率约 30%,增强后动脉期实质性部分仅轻度强化,门静脉期或延迟期强化更为明显,但仍低于正常胰实质强化程度,可做鉴别诊断。

(五) 治疗

1. **手术治疗**

(1) 早期切除肿瘤是本病的首选治疗方法。即使有转移也应争取切除原发病灶,应尽可能切除转移灶,同时彻底清扫胰周淋巴结。

(2) 术前可用生长抑素减少类癌危象发生,术中应避免过度刺激肿瘤,术前、术后预防性应用抗组胺及激素等 5-羟色胺拮抗剂。

(3) 局限性肝转移可采取肝叶切除,多发性病灶或巨大病灶不能切除者,可行肝内结节注射无水乙醇、肝动脉插管栓塞等治疗。

2. **药物治疗**　对于无法手术患者,可应用生长抑素及其类似物治疗。生长抑素可与肿瘤细胞表面特异受体结合并具有抑制多种激素释放的功能,人工合成的生长抑素八肽类似物奥曲肽运用最广泛,50~200 μg,皮下注射,每日 3 次。应用奥曲肽治疗类癌综合征,数分钟皮肤潮红可消失,几小时内腹泻可停止,症状缓解率达 70%~90%,但长期应用有脂肪泻及胆石生成等副作用,长期使用还有继发失效的问题。文献报道已有长效制剂如兰肽乐、Octreotide-LAR 等在临床试验中,其安全性和有效性与奥曲肽相近,但副作用少,而且兰肽乐 17 日才给药一次,容易被患者接受,长期疗效及副作用有待观察。体外实验结果显示,应用胃肠道神经内分泌肿瘤靶向治疗剂间碘苄胍联合 γ-干扰素或表皮生长因子的靶向治疗剂对抑制肿瘤细胞生长有良好效果。

3. **化疗**　化疗药物可选择阿霉素、氟尿嘧啶、环磷酰胺、链脲霉素等,可取得一定疗效(33%、26%)。对肝动脉内灌注化疗治疗肝类癌意见不一。

(六) 预后

类癌的预后总的来说是好的,自然生存期、转移后生存期均远比一般肿瘤为长。据文献统计,全部病例总的 5 年生存率为 82%,无转移的局限性类癌 5 年生存率为 94%,有局部淋巴结转移的类癌 5 年生存率为 64%,已有远处转移者 5 年生存率为 18%。同时,消化系统类癌预后与类型相关,典型类癌预后最好,5 年生存率可达 70%;不典型类癌次之,未分化神经内分泌癌预后最差,平均生存期不足 1 年。类癌预后与肿瘤的部位、大小、浸润深度、是否有淋巴结转移以及类癌综合征等都有关,做到早期发现、早期确诊及早期治疗是预后的关键。

(王凯旋　王云锋　曾彦博)

第二节　原发性胰腺淋巴瘤

原发性胰腺淋巴瘤(primary pancreatic lymphoma,PPL)是临床上较为少见的病例,目前对 PPL 定义并未统一。Behrns 等 1994 年提出的 PPL 诊断标准为:起源于胰腺组织或十二指肠及胰周淋巴组织,然后浸润胰腺,无远处淋巴结转移,无肝脾浸润,但有时很难确定 PPL 的具体起源。根据病理组织学不同,分为霍奇金病(hodgkin disease,HD)及非霍奇金淋巴瘤(non-Hodgkin lymphoma,NHL)两大类,其中以 NHL 多见。PPL 好发于胰头,临床表现和影像学特点均难以与胰腺癌鉴别,易误诊为胰腺癌,但以化疗为主的综合治疗有效,1 年生存率为 42.4%～77.8%,平均生存时间为 2～6.5 年,最长报道约 18 年,预后较胰腺癌好。

(一)流行病学

胰腺淋巴瘤占恶性淋巴瘤结外病变的 1.2%～2.2%,占胰腺恶性肿瘤的 0.16%～4.9%。PPL 更为罕见,目前多为个案报道,因此 PPL 发病率、病因和发病机制迄今均尚未完全阐明。PPL 多见于中老年人,男性高于女性,平均年龄 60 岁。目前研究认为 PPL 可能与遗传、病毒感染、职业暴露、免疫力低下、环境因素或继发于其他恶性肿瘤等有关,有研究报道,当兄妹一方患病时另一方患病危险性增高 3～4 倍,而疱疹病毒、肝炎病毒、艾滋病毒等也可能与 PPL 的发病有关,有研究报道艾滋病患者中 PPL 发病率约为 5%。

(二)病理

1. PPL 病理分类　PPL 病理特点及分型与结内淋巴瘤无差异,以 NHL 多见,依据镜下特点及免疫组织化学检查可做出进一步分类及亚型诊断。最常见的类型是弥漫大 B 细胞淋巴瘤,T 细胞淋巴瘤虽然非常罕见,但其预后极差。

2. PPL 病理分期　Ann Arbor 分期系统将 PPL 分为以下 4 期。① Ⅰ 期:病变局限在胰腺。② Ⅱ 期:累及胰腺周围区域淋巴结。③ Ⅲ 期:膈肌以上或以下淋巴受累。④ Ⅳ 期:淋巴瘤侵犯全身淋巴组织。临床主要为 Ⅰ 期和 Ⅱ 期患者。

(三)临床表现

PPL 临床症状缺乏特异性,体检又无体表淋巴结肿大,极易与胰腺癌混淆,在进行病理诊断之前易被误诊。PPL 病程短,从出现症状到就诊时间平均约 4 周,临床表现以腹痛、黄疸和体重下降最常见。

1. 腹痛　为本病主要表现,约 80% 以上的患者有腹痛。由于病变的部位不同和引起疼痛的机制不一,腹痛呈多样表现。PPL 胰腺局部病灶往往较大,胰腺局限性或弥漫性增大,可引起胰腺包膜膨胀和胰管、肝外胆管的阻塞,从而引起腹上区持续性或间歇性胀痛。当 PPL 病变扩展、累及腹膜后神经丛和腹腔神经丛时,可导致剧烈的腹上区和腰背痛。

2. 黄疸　当病变位于胰头、钩突部并压迫胆总管时,可出现进行性黄疸和白陶土样大便,发生率为 25%～42%,而胰腺癌病变位于胰头部时黄疸发生率达 50% 以上。

3. 腹部包块　80% 以上 PPL 胰腺病变表现为直径>6 cm 的巨大、密度均一肿块,因此约 50% 以上患者腹部可扪及包块,而胰腺癌 60% 以上直径<6 cm,很少触及包块。

4. 体重减轻　40%～51% 在病程中出现消瘦,体重下降 10% 以上。

5. 发热　仅 7%PPL 患者存在发热,热型多不规则,此点有别于其他恶性淋巴瘤。

6. 周围淋巴结肿大　周围淋巴结肿大少见,是 PPL 与恶性淋巴瘤侵犯胰腺的鉴别之一。

7. 其他　恶心、呕吐、消化吸收不良综合征、消化道出血、胃出口综合征等。

(四)辅助检查

1. 实验室检查　无特征性改变,血常规变化不明显,血沉无明显加快,骨髓像多正常。当并发急性胰腺炎时血淀粉酶可升高。血清肿瘤标志物阳性率低,有研究报道 PPL34 例,血清肿瘤标志物 CEA、CA19-9 均正常。

2. 腹部 X 线　PPL 肿块内无钙化表现,少数情况下,由于巨大肿块压迫,上消化道钡剂造影可表现为十二指肠显影欠佳或十二指肠圈扩大。

3. 血管造影　能清楚显示胰周血管,表现为肠系膜上动脉环形强化 12%、肠系膜上静脉或肠系膜上静脉与门脉汇合部狭窄 5%、脾静脉闭塞 4%。

4. 腹部 B 超　胰腺均一、低回声包块,有时伴有胰周淋巴结肿大和胰管或胆总管扩张的表现。多普勒超声检查较常规经腹 B 超更清楚地显示胰周血管,但其临床价值需进一步证实。

5. 胰腺 CT、MRI　PPL 病变位于胰头 60%、胰尾 20%、胰体 10%,个别病变可多灶分布或弥漫性分布。80% 以上 PPL 胰腺病变表现为直径>6 cm的巨大、均一肿块,肿块为低密度或等密度灶,增强后呈低密度灶,肿块无坏死和钙化(图 30-

2-1)。当病变位于胰头体部时可发现肠系膜上动、静脉被推移,但一般无包绕;当并发胰腺炎症时左肾前筋膜可增厚。部分患者伴胰腺周围淋巴结肿大,当肾静脉水平以下腹膜后淋巴结肿大时则强烈提示 PPL。胆总管或胰管可扩张,胆囊增大不明显。CTA 和 MRA 能提供更多的信息。

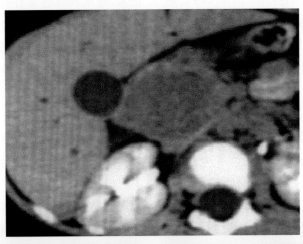

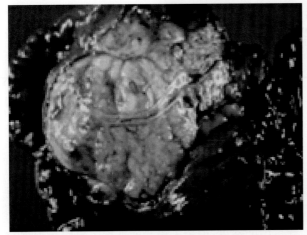
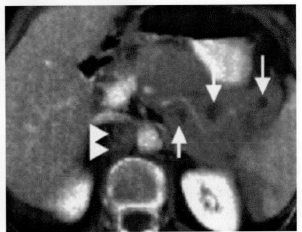

图 31-2-1　胰腺淋巴瘤的 CT 表现

6. 正电子发射计算机断层显像(positron emission tomography, PET)　PET 是一种利用正电子发射放射性核素及其标记化合物进行人体局部或全身成像的现代医学影像技术。近年来,PET 被广泛应用于淋巴瘤的诊断,PET 诊断淋巴瘤的敏感性、特异性和准确率分别达 91% ～ 95%、74%～89% 和83%～91%。胰腺 CT、MRI 对 PPL 诊断和分期有重要意义,但 CT、MRI 难以发现胰腺较小病变,更难准确区分病变的良、恶性和判断 PPL 经放、化疗后剩余组织是残存的肿瘤组织还是

已经纤维化的淋巴组织。FDG(氟代脱氧葡萄糖)-PET 为葡萄糖代谢显像,可利用肿瘤细胞在 DNA 及蛋白质合成中氨基酸利用和糖酵解增多、FDG 摄取率高的机制,使用 FDG 代谢示踪剂计算标准化摄取值以判断肿瘤的良、恶性,不但可准确探测到较小的淋巴结转移,并且可发现早于解剖形态变化的肿瘤代谢变化,为判断疗效或病情复发与否提供可靠依据。目前 PET 主要用于:① PPL 分期;② 寻找转移癌、原发灶,从而鉴别 PPL 或全身淋巴瘤累及胰腺;③ 鉴别放射或化学治疗后组织坏死

与残余肿瘤灶,从而监测疗效,并及时发现病情变化。

7. 内镜逆行胰胆管造影（endoscopic retrograde cholangiopancreatography，ERCP） ERCP 可发现胰胆管狭窄、扩张等形态学改变,其中主胰管正常 30%,胰管受病灶推挤移位 10%,胰管轻度狭窄、扩张 50%,主胰管梗阻 10%。PPL 患者胰管多数为轻度扩张,很少合并主胰管高度扩张,扩张的胰管与腺体前后径之比均<0.5,而胰腺癌一般为中重度扩张,此比值常>0.5。

（五）诊断

PPL 的诊断标准：CT、MRI 及 B 超等影像学检查提示淋巴瘤主要位于胰腺或只伴有胰周淋巴结病变,肝脾无累及;浅表淋巴结一般无肿大;胸片纵隔淋巴结无肿大;外周血白细胞计数正常。

由于 PPL 只具有发热、盗汗、消瘦、腹痛等非特异性临床表现,因此若无典型临床表现或累及消化道和腹腔脏器外的淋巴组织病变时,明确诊断较困难。有报道 PPL 术前误诊率达 100%,PPL 确诊依赖胰腺病变的活检。已往经皮穿刺细胞学常常不能提供足够的组织用于诊断和组织分型,因此更倾向于剖腹探查术中行胰腺病变楔形活组织检查和肿大淋巴结活组织检查等,从而获得较多的组织以明确诊断,并进行 PPL 的组织分型。近年来随着活检器械的改进、穿刺技术的进步及免疫组化技术等的发展,经皮胰腺穿刺活组织检查的价值有所增加,有报道经 B 超引导或超声内镜引导下活组织检查敏感性、特异性及诊断正确率分别为 94%、100%、66%～100%,并发症主要为胰周血肿、迷走神经反射、腹痛等。PPL 不同的病理分型和病程分期对治疗的反应和预后均有不同,因此活组织检查有助于进行正确的病理分型和临床分期,并因此为每一例患者选择最合理的治疗措施,从而直接有助于 PPL 的治疗预后。

（六）鉴别诊断

1. **胰腺癌** 由于 PPL 临床上少见,伴有胆管扩张及周围浸润时临床表现与胰腺癌类似,故误诊率较高,但 PPL 的治疗和预后均不同于胰腺癌,因此两者鉴别有重要意义。Merkle 等认为 PPL 与胰腺癌的 CT、ERCP 等影像学区别在于前者胰管可呈中断或狭窄,但通常无明显的胰管扩张和胰管受浸润表现,肾静脉水平以下的淋巴结有时可受累。胰腺癌表现为胰腺局部肿块,近端胰管受侵犯导致远端胰管扩张或伴有双管征,肿块体尾部的胰腺萎缩,当继发炎症时可伴有假性囊肿形成等间接征象,晚期胰腺癌常有肝内转移及胰头旁淋巴结转移,肿块有围血管性与嗜神经性生长的特点。因此,胰腺肿块而无主胰管和胰周血管受侵犯时,或无胰腺炎临床表现,但胰腺呈弥漫性浸润样改变者,应考虑 PPL。

2. **恶性淋巴瘤** 全身 NHL 有 1/3 累及胰腺,但主要病变常不位于胰腺,而表现为周围淋巴结肿大,发热常见。影像上很难鉴别 PPL 或是全身性淋巴瘤的胰腺侵犯,但如果腹腔淋巴结肿大伴有浅表淋巴结肿大,脾、肾、肾上腺同时有病变存在时,如骨髓活检异常则恶性淋巴瘤可能性较大。

3. **胰腺周围转移性淋巴结肿大** CT 及 MRI 能较好地显示转移性淋巴结病变与胰腺之间的关系,转移性淋巴结肿大以肠系膜上动脉根旁及腹腔动脉旁多见,其次为下腔静脉旁,肝门及胃周围淋巴结少见,淋巴结直径一般<1.5 cm,密度基本均匀、无强化,晚期可融合成块,侵犯和包绕周围血管,常常有原发病灶存在。

4. **胰腺炎性假瘤** 胰腺炎性假瘤是一种罕见的良性肿瘤样病变,病因迄今未明,通常认为可能是免疫异常或是感染、创伤、急性胰腺炎等引起炎症反应的结果,但均无确凿的证据。组织学表现较具特征性,主要是纤维基质背景下梭形间质细胞（纤维母细胞、肌纤维母细胞）和炎症细胞的增生,炎症细胞包括数量不等的浆细胞、淋巴细胞、嗜酸性细胞、泡沫样组织细胞以及巨细胞等,但在病程的不同时期组织学表现可有相应的改变和有所侧重。病变内可有出血、坏死、囊变、钙化、骨化。病灶一般境界清楚,但缺乏真性包膜。B 超大多表现为境界清楚的低或等回声团块,内部出血、坏死、囊变区回声更低,钙化灶表现为强回声伴声影。CT 表现多种多样：平扫时与胰腺密度相等或偏低,密度均匀或不均,可有数量不等的钙化;强化常不显著,但可有多种强化类型,包括周围延迟强化、弥漫性不均强化、均匀强化以及无强化。40岁以上患者胰腺部位出现境界清楚的肿块,同时存在腹膜后纤维化或硬化性胆管炎等疾病时,要考虑本病的可能;既往曾有其他部位炎性假瘤病史患者新近出现胰腺部位的病灶时,应首先考虑炎性假瘤复发或多系统受累而非恶性肿瘤,本病无恶变危险,彻底切除后一般不会复发、预后甚佳,故积极的外科手术治疗对本病的确诊和根治具有十分重要的价值。

(七)治疗

PPL分型不同其疗效和预后不同,一些肿瘤生长迅速,如果不予治疗很快会造成患者死亡,另一些则生长较为缓慢,如滤泡性或小结节型淋巴瘤,然而它们对常用的细胞毒性药物反应却更少,这些更难治愈。PPL不同类型使得治疗需要根据疾病的不同而个体化,而一些治疗手段两者都可以用到,化疗是目前治疗PPL的主要措施,必要时辅以放疗或手术等治疗。

1. 化疗 PPL对化疗较为敏感,缓解率波动为30%～60%。化疗的反应率随淋巴瘤分期不同而不同,积极的化疗方案能提高缓解率,但毒性反应也会随之增加,因此应根据患者的具体情况(包括一般状况、心电图、血象、肝肾功能以及既往对化疗的反应等)来制订具体化疗方案,并选择适当的化疗时机。如肿瘤仅累及局部淋巴结予手术切除或肿瘤减体积手术,术后辅以化疗和放疗;肿瘤体积较大、胰腺周围淋巴结广泛浸润的病例,可先行术前化疗,再选择适当的手术治疗;对伴梗阻性黄疸、肝功能较差的患者可先行经皮肝穿刺置管引流或ERCP胆道引流降压,同时使用肝脏损害较轻的药物如环磷酰胺和泼尼松化疗,待黄疸消退、肝功能好转后用含阿霉素的方案,对胃肠道梗阻的可同时行肠外营养支持以完成化疗。具体化疗方案见表31-2-1。

表 31-2-1 PPL 常用化疗方案

分 型	方 案	药 物	用量(mg/m²)	给药途径	时 间 及 疗 程
NHL	CHOP	环磷酰胺	750 mg	静注	第1、15日
		阿霉素	40～50	静注	第1日
		长春新碱	1.4	静注	第1日
		泼尼松	100	口服	第1～5日
	COP	环磷酰胺	400	静注	第1、15日
		长春新碱	1.4	静注	第1日
		泼尼松	100	口服	第1～5日
	MACOP-B	氨甲喋呤	400	静注	第8日
		四氢叶酸	15	口服	1次/6h,共6次
		阿霉素	50	静注	第1、15日
		环磷酰胺	350	静注	第1、15日
		长春新碱	1.4	静注	第8、22日
		泼尼松	75	口服	4周或12周
HD	MOPP	盐酸氮芥	6	静注	第1、8日
		长春新碱	1.4	静注	第1、8日
		甲基苄肼	100	口服	第1～14日
		泼尼松	40	口服	第1～14日
	ABVD	阿霉素	25	静注	第1、15日
		博莱霉素	10	静注	第1、15日
		长春花碱	6	静注	第1、15日
		甲氮咪胺	375	静注	第1、15日

注:MOPP方案将盐酸氮芥换为环磷酰胺600 mg/m²则为COPP方案

2. 放疗　PPL 以 NHL 为主,对放疗敏感,但复发率仍较高,因此放疗一般作为化疗的辅助治疗,采用直线加速器和 ⁶⁰Co 治疗机均可。放疗时应精心设计放射野,合理安排放射剂量,注意保护心、肺、肝、肾、脊髓、性腺等重要脏器,可显著降低发生率,一旦发生亦可经营养、局部对症处理或补充集落刺激因子、激素等治疗后,多数患者能忍受全程治疗。根治剂量一般为 45 Gy,预防剂量 40 Gy,如全腹照射则应适当减少剂量或分次照射。放疗副作用主要包括急性期的胃肠道反应、照射局部皮肤黏膜反应,中、远期并发症如骨髓抑制、放射性肺炎、性腺功能障碍、放射性脊髓炎等。

3. 手术　由于化疗和局部放疗有较高的缓解率,故手术适应证主要为 PPL 局部病灶并发或放化疗导致胆总管梗阻、十二指肠梗阻等并发症时,或经皮穿刺活检失败而需术中取得病理分型诊断以助诊疗者。手术方式主要有胆道分流术、胃肠吻合术或胰腺病灶切除术,全胰切除对 5 年生存率并无改善,且并发症发生率较高,不值得推荐。研究报道认为对于局限于胰腺或范围较小的病变可以手术切除肿块辅以化疗和(或)放疗,而胆总管梗阻行胆道分流术可改善肝功能,有助于患者接受化、放疗等治疗。但不同的观点认为,胰腺病灶手术创伤大,术后并发症多,恢复慢,可使部分患者失去化疗和放疗的机会,梗阻性黄疸或肠道梗阻并不影响化疗,胆道分流术、胃肠吻合术或肿块切除术并非必需。

4. ERCP　ERCP 胆道支架置入术能保持胆道通畅引流,改善肝功能,有利于患者接受化疗和放疗等治疗,安全有效,基本无并发症。

5. 靶向治疗　在过去的十年里,对恶性淋巴瘤的认识进入分子水平,精确的靶向治疗成为治疗的一个新选择。实验研究已能确定肿瘤组织中可以用作治疗的特异靶分子部位,打断肿瘤生长、存活和转移必不可少的细胞通路,从而影响肿瘤细胞的生长、分化、增殖和凋亡。单抗靶向治疗不但能减轻那些特异性不太强的细胞毒药物化疗的副作用,而且与常规化疗药物之间存在协同作用。利妥昔单抗(rituxan,Genentech 公司)1997 年被批准用于复发的或难控制的惰性或滤泡性 CD20⁺ 淋巴瘤,近年来,该药治疗 NHL 的 Ⅲ 期临床试验的初步结果表明,利妥昔单抗能延长缓解期,将利妥昔单抗与 CHOP 或 CHOP 类似化疗方案联用,能提高那些对传统药物无效的患者的治疗效果。目前已经成为目标抗原的有 CD20、CD4、CD22 和 CD30,但这些药物是高效价的蛋白质,造价昂贵,在患者的管理方面也不方便,临床疗效和毒性反应需进一步评估。放射免疫疗法是利用单抗的特异性来控制放射剂量,¹³¹I、¹¹¹In 等标记的单抗获得了美国 FDA 的批准,用于治疗复发或难控制的、低级的滤泡性或转移性 NHL。

(八)预后

影响 PPL 预后的因素比较复杂,除与早期诊断、及时治疗等因素有关外,肿瘤的组织类型、病理分期、肿瘤大小、一般状况和发病年龄与预后也密切相关。由于 PPL 的预后和治疗与胰腺癌有显著不同,胰腺肿块的病理组织学检查以明确诊断将直接有助于 PPL 的疗效和预后。

(王凯旋　施新岗)

第三节　胰　腺　肉　瘤

(一)概述

胰腺肉瘤系来源于胰腺间叶组织的恶性肿瘤。根据组织病理学可分为平滑肌肉瘤、纤维肉瘤、脂肪肉瘤、横纹肌肉瘤、髓系细胞肉瘤、未分化多形性肉瘤、血管肉瘤、透明细胞肉瘤等,其中以胰腺平滑肌肉瘤最多见。临床十分罕见,国内外仅有零散个案报道。国外学者分析 5 057 例胰腺恶性肿瘤,发现仅有 5 例为胰腺平滑肌肉瘤,占胰腺恶性肿瘤的

0.1%。主要发生于中老年人,亦可发生于年轻人。

(二) 临床表现

胰腺肉瘤可发生于胰腺的任何部位,其症状与肿瘤的大小、部位及病理类型密切相关。早期肿瘤较小时可无任何临床症状,部分患者行 CT 或 B 超等辅助检查时可偶然发现胰腺占位性病变。部分患者表现为腹胀不适、腹部肿块、腹痛、腰背痛、体重减轻、黄疸、消化道出血、贫血、十二指肠梗阻、恶心等非特异性临床症状。此外,尚有以急性胰腺炎为首发症状的胰腺血管肉瘤个案报道,间接地说明了胰腺肉瘤临床表现的多样性和复杂性。

(三) 辅助检查

胰腺肉瘤临床病例罕见,缺乏系统研究,其术前确诊极为困难,目前相关文献报道基本为术后病理或尸检病理确诊。腹部超声可发现胰腺部位的巨大实质性或囊实性肿块,异常回声区,内部回声强弱不等,分布欠均匀,边界不清楚。消化道钡餐检查可发现胃和十二指肠受压或被推移的现象。CT 和 MRI 检查可发现胰腺肿块性病变,肿块密度增高、不均匀,边界不清楚,可有钙化或囊性变,同时亦可明确肿块与大血管以及周围器官的关系。ERCP 检查可发现胆胰管受压、突然中断、"双管征"等表现。近年来EUS -FNA 的快速发展,使术前获取组织标本、进而明确病理诊断成为一种可能,是目前比较理想的首选检查方法。EUS 可评估胰腺肿块部位、大小及局部浸润情况,细胞穿刺可获取部分病变组织标本,进一步完善免疫组织化学及分子检测最终明确诊断。

(四) 鉴别诊断

胰腺肉瘤样癌是一种少见的胰腺恶性肿瘤,上皮来源的癌细胞呈肉瘤样改变,显微镜下肿瘤呈梭形细胞型、多形巨细胞型、圆形细胞型等,与肉瘤难以鉴别。本质上是来源于胰腺导管上皮的未分化癌而非肉瘤或癌肉瘤。一般根据临床表现和影像学检查难以诊断,需要病理才能确诊。病理可见肉瘤样组织占整个病变组织的半数以上;且免疫组化显示肉瘤样成分有上皮性标志物的阳性表达。

胰腺癌肉瘤是一种混合性胰腺恶性肿瘤,既有上皮来源的癌性成分,又有间叶来源的肉瘤成分。目前多数学者认为其是多能干细胞向上皮和间质分化的结果。临床表现缺乏特异性。增强 CT 等影像学检查扫描肿瘤组织出现不均匀强化,提示肿瘤血供丰富,这一点可与胰腺癌鉴别。免疫组化染色,腺癌部分表达 CK、EMA 等上皮性标志物;肉瘤部分表达 VIM、Actin、S - 100 等间叶组织标志物。癌肉瘤恶性程度高,预后不良。

胰腺囊腺瘤或囊腺癌临床表现和影像学上很难鉴别,EUS - FNA 或术后病理是最终确诊手段。

(五) 治疗

胰腺肉瘤是一类胰腺间叶细胞肿瘤的总称,恶性潜能目前缺乏共识,其治疗需结合肿瘤大小、部位、细胞异型性、核分裂象、病理类型、邻近器官侵犯及远处转移等因素综合考虑。目前,一般情况下如果病变肿块具有完整的边界、没有周围组织血管浸润及远处器官转移,完全切除或扩大切除预后较好。如果术前或术中发现有肝转移等远处转移,通常预后不良。其扩散方式以局部浸润及远处转移为主,较少发生淋巴结转移。所以是否术中行淋巴结清扫尚无定论,但有淋巴结肿大者仍应术中清扫淋巴结。根据病理结果,适当辅以放疗和化疗,可以起一定治疗作用。

(王凯旋　王云锋)

第四节　胰腺腺鳞癌

(一) 概述

胰腺腺鳞癌(adenosquamous carcinoma, ASC)又称胰腺黏液表皮样癌(mucoepidermoid carcinoma)、胰腺棘皮癌(adenoacanthoma),是一种临床罕见的胰腺外分泌肿瘤,约占胰腺恶性肿瘤的 2.1%,恶性程度高,预后很差。病理学上肿瘤由导管腺癌成分和鳞状细胞癌成分混合构成,临床表现与胰腺导管腺癌类似,术前确诊较困难,预后差。自 1907 年 Herxheimerd 最先报道以来,全球共有 700 余例报道。

胰腺腺鳞癌的真实发病率很难确定,因为病变往往较大,不可手术切除,难以得到最终确诊。由于很多患者并没有进行手术或尸检,仅限于手术病例的分析可能并不完全反映真实的发病率。对406 例胰腺外分泌肿瘤患者的尸检研究发现,ACS的比例为 4%。ACS 男性患者多于女性(1.2∶1),平均发病年龄(66.6±12.1)岁,白种人多见。肿瘤最大直径为 1.5～12.0 cm,平均为 4.4～2.2 cm。对 ASC 有利的预后因素包括早期诊断、肿瘤可切除、辅助放化疗。而肿瘤直径超过 3 cm、肿瘤分化差、淋巴结转移和周围神经或血管浸润则与预后不良相关。

(二)病理

1. **组织学来源** 正常胰腺组织中不含鳞状细胞成分,在慢性胰腺炎、放置胆管或胰管支架导致的鳞状上皮组织转化、原发性或继发性胰腺肿瘤等患者中才可能出现不典型的鳞状上皮。ASC 的起源目前有如下学说。① 胰管腺上皮在慢性胰腺炎反复炎性刺激或肿瘤阻塞后发生鳞状组织转化。② 碰撞理论(collision theory):腺癌和鳞癌碰巧同时发生,电镜下腺鳞癌具有两种完全不同的细胞成分,腺癌细胞有丰富的内质网和成熟的高尔基体及分泌小泡,鳞癌细胞中内质网很少,多见束状的张力丝,但目前还没有腺癌、鳞癌间移行的报告。③ 原始多能干细胞向腺上皮或鳞状上皮分化发展的结果,免疫组化染色表明腺癌和鳞癌细胞中均有不同程度 CA19 - 9、ST439、细胞角蛋白的阳性表达。也有学者发现在胰腺原位癌中存在鳞状组织转化。

2. **大体及镜下特点** 大多数 ASC 位于胰腺的头部,也可位于胰腺体、尾,甚至整个胰腺。在病灶中同时存在胰腺导管腺癌和鳞癌的成分,其中鳞癌生长较快,易发生坏死、囊变,腺癌很少发生坏死,常产生黏液。主要的病理学特点是腺癌细胞群中混有不同数量的鳞癌细胞,原发灶和转移灶表现

出相同的特征。切除的大体标本为淡棕褐色至淡黄色,通常与正常的胰腺实质界限不清。镜下见肿瘤包括腺上皮细胞和鳞状上皮细胞,前者有导管或腺体结构且伴有大量细胞内外黏蛋白;后者是以不规则和浸润性的实性瘤巢或带有明显的细胞边界、细胞间桥、不透亮的嗜伊红染色的胞质、不同程度角化的多形编织状细胞为特征。有学者将胰腺外分泌部的鳞状细胞占肿瘤的 30%以上作为 ASC 的诊断标准,但多数学者认为只要含有鳞癌成分的胰腺导管腺癌即可诊断为 ASC。

(三)临床表现

ASC 与胰腺导管腺癌相似,好发于胰头部(44.6%)。早期症状不明显,晚期临床表现与肿瘤部位密切相关,可表现为腹痛、黄疸、体重下降和纳差等。临床上常见的并发症有糖尿病、上消化道出血、侵犯十二指肠导致狭窄、凝血功能障碍等。

(四)诊断

1. **实验室检查** 84%胰腺腺鳞癌患者 CA19 - 9 升高,74% 患者 CEA 升高。但是 CA19 - 9 和CEA 并不具有特异性,仅具有参考意义。

2. **影像学检查** ASC 的影像学表现与胰腺导管腺癌不易区分。其 CT 特征包括:① 肿瘤为囊实性,实性部分在平扫呈低或等密度,增强动脉期轻度强化,门静脉期明显强化,囊性部分在增强前后均呈低密度;② 囊性区周围多有不规则“卫星”小囊;③ 囊性区内无分隔;④ 伴有胰胆管扩张,部分伴胰腺萎缩;⑤ 胰外侵犯和血管浸润多见。另外,通过 ERCP 或术前 CT 引导下的细针穿刺抽吸胰液进行细胞学检查有助于术前诊断。但有学者认为内镜超声(EUS)或 CT 引导下细针穿刺细胞学检查可能会导致肿瘤腹腔内种植转移和胰瘘的发生。鳞癌成分有高镓摄入的特性,故镓核素扫描有助于 ASC 的诊断。也有研究发现,ASC 可产生类甲状旁腺激素样蛋白(PTHrP)而升高血钙,但是否有诊断价值目前还不清楚。

(五)鉴别诊断

ASC 主要与胰腺导管腺癌相鉴别,但两者极其相似,均具有恶性肿瘤的表现。前者肿块边界不清,密度不均,多有周围邻近结构的受侵,当出现中央坏

死、厚壁样囊变,囊内黏液样密度,或胰腺小病灶、大转移时可作为有效的鉴别点。后者为乏血供性肿瘤,一般无明显强化,无坏死囊变,常伴有胰管扩张等特点。术前鉴别诊断 ASC 和胰腺导管腺癌目前仍然十分困难,基本上均为术后病理才能确诊。

(六) 治疗

1. 外科手术治疗　虽然 ASC 具有鲜明的病理特点,目前所采用的治疗策略却和腺癌患者相似。Smoot 等对 1985～2003 年 23 例 ASC 病例进行了回顾性研究,其中 12 例行根治性手术切除,11 例行姑息治疗。根治性切除组中位生存期为 8 个月,姑息治疗组仅 4.8 个月。Kobayashi 等报道了 1980～2007 年接受手术治疗的 39 例 ASC,术式为胰十二指肠切除术(PD),包括保留幽门的 PD(76.9%)、胰体尾(20.5%)和全胰切除术(2.6%),整体的 1、2 和 3 年生存率分别为 25.5%、14% 和 14%。

2. 放疗和化疗　虽然少数研究表明术后化疗可改善生存率,但目前没有对腺鳞癌患者的使用标准辅助治疗方案的任何标准,虽然切除后辅助化疗展现出一定的改善。Voong 等研究了 39 例切除 ASC 后辅助放化疗患者的预后,发现接受氟尿嘧啶、吉西他滨或卡培他滨这类药物的患者较接受平均剂量为 5 040 cGy(4 500～5 000 剂量)的放疗患者,生存率有明显提高。近期研究发现术后辅助以铂类为基础的化疗可提高患者的生存率。但 Katz 等的 95 例较大样本量研究发现,辅助放化疗并没有提高 ASC 生存率。因此,针对 ASC 放化疗的效果还有待进一步证实。

总之,ASC 是一种临床少见、预后差的胰腺外分泌肿瘤,男女发病比例约为 1.2 ∶ 1,其病理特征为腺癌和鳞癌细胞混合,提示是一种特殊类型的胰腺癌。术前诊断较难,治疗上以手术切除为主,辅助放化疗效果不明确。

(廖　专　李兆申)

◇ 参 ◇ 考 ◇ 文 ◇ 献 ◇

[1] 朱建国,杨亚芳,李海歌,等.胰腺类癌的 CT 表现(附 3 例报告及文献回顾)[J].临床放射学杂志,2010(1):123 - 125.

[2] Krstic M, Sumarac M, Diklic A, et al. Endoscopic uhrasonography in preoperative localization of neuroendocrine tumors of the pancreas[J]. Acta Chir Iugosl, 2005, 52: 97 - 100.

[3] Kölby L, Bernhardt P, Swärd C, et al. Chromogranin A as a determinant of midgut carcinoid tumour volume[J]. Regulatory Peptides, 2004, 120(1): 269 - 273.

[4] 丁训杰,应韶旭.淋巴瘤[M]//陈灏珠.实用内科学(11 版).北京:人民卫生出版社,2004,2186 - 2198.

[5] Du X, Zhao Y, Zhang T, et al. Primary pancreatic lymphoma: A clinical quandary of diagnosis and treatment [J]. Pancreas, 2011, 40(1): 30 - 36.

[6] Jang P, Jiang Y, Wu BQ, et al. Diagnosis and treatment of primary pancreatic lymphoma[J]. Clini Hepatol, 2011, 27(11): 1190 - 1192.

[7] He TL, Hu XG, Liu R et al. Diagnosis and treatment of a patient with primary pancreatic lymphoma: a report of nine cases[J]. Sec Mil Med Univ, 2005, 26(8)875 - 876.

[8] Deng X, Qiu SS, Yang QC, et al. Diagnosis and treatment of primary pancreatic lymphoma[J]. Chin J Gene Surg,

2011, 20(3): 314 - 316.

[9] Wang YZ, Yang YS, Cai FC, et al. Primary pancreatic lymphoma: a report of one case[J]. Chin J Gastroenterol Hepatol, 2013, 22(6): 591 - 592.

[10] Fujinaga Y, Lall C, Patel A, et al. MR features of primary and secondary malignant lymphoma of the pancreas: a pictorial review[J]. Insights Imaging, 2013, 4(3): 321 - 329.

[11] Liakakos T, Misiakos EP, Tsapralis D, et al. A role for surgery in primary pancreatic B-cell lymphoma: a case report[J]. J Med case Reports, 2008, 2: 167.

[12] Xu J, Zhang T, Wang T, et al. Clinical characteristics and prognosis of primary leiomyosarcoma of the pancreas: a systematic review[J]. World J Surg Oncol, 2013, 11: 290.

[13] Hébert-Magee S, Varadarajulu S, Frost AR, et al. Primary pancreatic leiomyosarcoma: a rare diagnosis obtained by EUS-FNA cytology[J]. Gastrointest Endosc, 2014, 80(2): 361 - 362.

[14] Csiszkó A, László I, Palatka K, et al. Primary angiosarcoma of the pancreas mimicking severe acute pancreatitis - Case report [J]. Pancreatology, 2015, 15(1): 84 - 87.

[15] Kim JY, Song JS, Park H, et al. Primary mesenchymal tumors of the pancreas: single-center experience over 16 years[J]. Pancreas, 2014, 43(6): 959 - 968.

[16] Hsu JT, Yeh CN, Chen YR, et al. Adenosquamous carcinoma of the pancreas[J]. Digestion, 2005, 7(2 - 3): 104 - 108.

[17] Song B, Liu X, Ma H, et al. A clinical series of 80 patients with adenosquamous carcinoma of pancreas[J]. Zhonghua Wai Ke Za Zhi, 2014, 52(9): 658 - 661.

[18] Wild AT, Dholakia AS, Fan KY, et al. Efficacy of platinum chemotherapy agents in the adjuvant setting for adenosquamous carcinoma of the pancreas [J]. J Gastrointest Oncol, 2015, 6(2): 115 - 125.

[19] Bixler HA, Castro MJ, Stewart J. Cytologic differentiation of squamous elements in the pancreas [J]. Diagnostic cytopathology, 2011, 39(7): 536 - 540.

[20] Smoot RL, Zhang L, Sebo TJ, et al. Adenosquamous carcinoma of the pancreas, a single-institution experience comparing resection and palliative care[J]. JAm Coil Surg, 2008, 207(3): 368 - 370.

[21] Kobayashi N, Higurashi T, Iida H, et al. Adenosquamous carcinoma of the pancreas associated with humoral hypercalcemia of malignancy(HHM)[J]. J Hepatobiliary Panereat Surg, 2008, 15(5): 531 - 535.

[22] Voong KR, Davison J, Pawlik TM, et al. Resected pancreatic adenosquamous carcinoma: clinicopathologic review and evaluation of adjuvant chemotherapy and radiation in 38 patients[J]. Hum Pathol, 2010, 41(1): 113 - 122.

[23] SKatz MH, Taylor TH, Al-Refaie WB, et al. Adenosquamous versus adenocarcinoma of the pancreas: a population-based outcomes analysis [J]. J Gastrointest Surg, 2011, 15(1): 165 - 174.